Michael Stolberg
Gelehrte Medizin und ärztlicher Alltag in der Renaissance

Michael Stolberg

Gelehrte Medizin und ärztlicher Alltag in der Renaissance

—

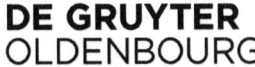

ISBN 978-3-11-099592-3
e-ISBN (PDF) 978-3-11-070738-0
e-ISBN (EPUB) 978-3-11-070740-3

Library of Congress Control Number: 2020943185

Bibliographic information published by the Deutsche Nationalbibliothek
Die Deutsche Nationalbibliothek verzeichnet diese Publikation in der Deutschen National-
bibliografie; detaillierte bibliografische Daten sind im Internet über http://dnb.dnb.de abrufbar.

© 2022 Walter de Gruyter GmbH, Berlin/Boston
Dieser Band ist text- und seitenidentisch mit der 2021 erschienenen gebundenen Ausgabe.
Coverabbildung: Egbert van Panderen (1581–1637), Arzt am Krankenbett
(Ausschnitt aus: Der Arzt als Gott, Engel, Mensch und Teufel), Wellcome Collection, London.
Druck und Bindung: CPI books GmbH, Leck

www.degruyter.com

Inhalt

Einleitung —— 1

Teil I Der Eintritt in die Welt der gelehrten Medizin

Prolog: Der „gelehrte" Arzt. Zur Geschichte eines Ideals —— 19

Berufswahl —— 27

Medizinstudium —— 39
    Theoretische Medizin —— 47
    Praktische Medizin —— 51
    Unterricht am Krankenbett —— 57
    Anatomie —— 71
    Pharmazie und Botanik —— 78
    Chirurgie —— 85

Gelehrter Habitus —— 93
    Dichtkunst —— 95
    Humanistische Stammbücher —— 99
    Briefwechsel —— 102
    Historiographie und Ethnographie —— 109
    Loci communes —— 113
    Gelehrtes Self-fashioning —— 118

Teil II Ärztliche Heilkunde

Von der Theorie zur Praxis —— 125

Krankheitslehre —— 129
    Krankheitsstoffe, Flüsse und Verstopfungen —— 130
    Widernatürliche Hitze —— 139
    Ansteckung —— 141
    Verstopfungen —— 144
    Der Mythos vom Säfteungleichgewicht —— 145

Äußere Krankheitsursachen —— 151
    Umwelt und Lebensweise —— 151
    Mond, Sterne und Jahreszeiten —— 154

Diagnostik —— 160
    Gespräch —— 160
    Harnschau —— 163
    Stuhlschau —— 171
    Auswurf und andere Ausscheidungen —— 173
    Blutschau —— 174
    Pulsdiagnose —— 177
    Körperliche Untersuchung —— 180

Therapeutische Praxis —— 185
    Reinigende und entleerende Mittel —— 187
    Aderlass und Schröpfen —— 193
    Schwitzen —— 202
    Heilbäder und Heilwasser —— 204
    Diätetik: Essen, Lebensweise, Emotionen und Sexualität —— 205
    Chirurgie —— 214

Krankheitsbilder —— 221
    Fieber —— 226
    Schwindsucht —— 240
    Gicht und Podagra —— 247
    Steinleiden —— 254
    Krebs —— 263
    Wassersucht —— 265
    Fallsucht —— 270
    Apoplexie und Paralyse —— 275
    Melancholie und Wahnsinn —— 278
    Franzosenkrankheit —— 285
    Zahnschmerzen —— 302

Kinderheilkunde —— 311

Frauenheilkunde —— 317
    Gestörte Monatsblutung —— 321
    Gebärmuttererstickung —— 327
    Schwangerschaft —— 337
    Geburt und Wochenbett —— 342

Erfahrungswissen: Der Aufstieg der Empirie —— 348
    Empirica, Experimenta und Geheimmittel —— 350
    Paracelsismus und chymische Arzneimittel —— 354
    Experimentelle Arzneiprüfungen —— 367
    Fallgeschichten: Beobachtung am Krankenbett —— 375

Selbst-Beobachtung: Der Körper des Arztes als Erkenntnisquelle —— 379
Autopsien —— 382
Faktizität —— 390
Die Medizin und die „wissenschaftliche Revolution" des
17. Jahrhunderts —— 393

Teil III **Ärzte, Patienten und medikale Laienkultur**

Ärzte, Patienten und medikale Laienkultur —— 397

Stadtärzte —— 402

Leibärzte —— 410

Praxisalltag —— 423
Ärztliche Klientel —— 423
Praxisabläufe —— 426
Briefpraxis —— 428

Arzt-Patienten-Beziehung —— 431
Interaktionen —— 434
Gefährdete Autorität —— 438
Diagnostische und prognostische Unsicherheit —— 439
Das leidige Geld —— 445
Selbstbewusste Patienten —— 450
Bittere Pillen —— 455
Fordernde Patienten —— 458
Unerwünschte Wirkungen —— 462
Schamhaftigkeit —— 465
„Umstehende" und Pflegende —— 468
Unheilbar Kranke und die „Cura palliativa" —— 474
Am Sterbebett —— 481

Alternativen zur ärztlichen Behandlung —— 486
Selbstbehandlung —— 486
Bader und Barbiere —— 491
Laienheiler —— 496

Gelehrte Ärzte und medikale Laienkultur —— 502
Von Laien lernen —— 502
Eine gemeinsame Welt? —— 506
Hexerei und Magie —— 512

Schluss —— 521

Quellen und Literatur

Bildliche Quellen – Abbildungsverzeichnis —— 529

Handschriftliche Quellen —— 530

Gedruckte Literatur —— 533

Register —— 571

Einleitung

Dieses Buch hat einen Protagonisten, von dem die meisten Leserinnen und Leser vermutlich noch nie gehört haben. Sein Name ist Georg Handsch. Im Jahr 1529 wurde er in Leipa, dem heutigen Česka Lipa, geboren, einem kleinen prosperierenden Städtchen etwa 80 km nördlich von Prag,[1] und dorthin sollte er kurz vor seinem Tod im Februar 1578 zurückkehren. Auf seinem Lebensweg konnte er einige Erfolge verzeichnen. Er studierte in Padua Medizin und erwarb in Ferrara den Doktorgrad. Er verkehrte in Prag, wenn auch in untergeordneter Stellung, mit einigen berühmten Gelehrten und Ärzten seiner Zeit, mit Matthaeus Collinus etwa, dem führenden Kopf der böhmischen Humanisten, und dem bekannten Arzt und Botaniker Pietro Andrea Mattioli. Schließlich erlangte er, vermutlich dank Mattiolis Fürsprache, die Stellung eines Leibarztes am Hof des habsburgischen Erzherzogs Ferdinand II. in Innsbruck.

Selbst unter professionellen Medizinhistorikern und Medizinhistorikerinnen ist Handsch freilich kaum bekannt.[2] Er hat, abgesehen von einer deutschen Übersetzung von Mattiolis berühmtem Werk über die Heilpflanzen,[3] kein einziges Buch veröffentlicht, und selbst diese Übersetzung wurde schon bald darauf durch eine neue, von Joachim Camerarius besorgte deutschsprachige Ausgabe verdrängt.[4] Keine wichtige medizinische Entdeckung, keine aufregende neue Theorie verbindet sich mit seinem Namen. Nicht einmal ein Porträt von ihm ist überliefert. Zeitlebens konnte er sich keine lukrative eigene Praxis aufbauen. Selbst seine Tätigkeit als Leibarzt am habsburgischen Hof in Ambras bei Innsbruck war weniger ruhmreich als man auf den ersten Blick vermuten könnte. Der Hof war nach zeitgenössischen Maßstäben von bescheidener Größe.[5]

Der beachtliche Wohlstand, den sich erfolgreiche Ärzte damals erwerben konnten, blieb Handsch verwehrt. Er heiratete nie und hatte nicht einmal einen eigenen Hausstand. Zeitlebens war er Mieter oder Gast in fremden Häusern. Als er starb, belief sich sein gesamtes Geldvermögen nur auf rund 600 Gulden. So viel und manchmal deutlich mehr verdienten andere Ärzte in einem Jahr.[6]

---

1 Das genaue Geburtsdatum war, nach Handschs eigenen Angaben im Einband von Cod. 9671 der 20. März 1529; zu Leipa, seiner Geschichte und der – großteils durch Feuer zerstörten – lokalen archivalischen Quellenüberlieferung siehe Schober/Neder, Sechshundertjahrfeier (1929); Bienert, Böhm[isch] Leipa ([um 1937]).
2 So findet Handsch beispielsweise auch in Josef Vinařs Überblicksdarstellung zur tschechischen Medizingeschichte nur an einer Stelle, als Übersetzer von Mattiolis Werk, Erwähnung (Vinař, Obrazy (1959), S. 111) und bei Hlaváčková/ Svobodný, Dějiny lékařství (2004) gar nicht.
3 Mattioli, Commentarii (1554); Mattioli, New Kreutterbuch (1563).
4 Mattioli, Kreutterbuch (1586).
5 Hirn, Ferdinand II. (1887), S. 467.
6 Schreiben des vom Erzherzog beauftragten „Nachlassverwalters" Jakob Schrenck von Notzing vom 15.5.1579. Gemäß der Berechnung des erzherzoglichen Pfennigmeisters summierte sich Handschs Vermögen, einschließlich ausstehender Zahlungen des Hofs, auf rund 592 fl, wovon allerdings noch „etliche Schulden allhier" zu bezahlen seien. Dazu kamen der Wert von Handschs hinterlassener

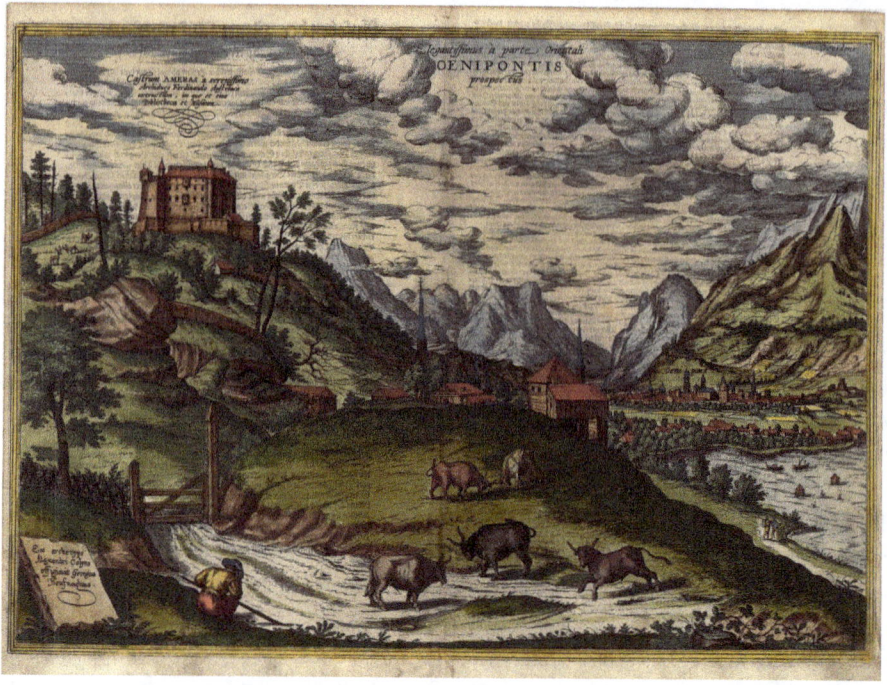

Abb. 1: Schloss Ambras, Joris Hoefnagel nach Alexander Colin, aus: Civitates Orbis Terrarum, Teil 5, Köln 1598, Nr. 58

Was, so mögen sich die Leserinnen und Leser spätestens an dieser Stelle fragen, rechtfertigt es dann, ausgerechnet diesen offenkundig ziemlich bedeutungslosen Arzt in den Mittelpunkt einer Monographie zu stellen? Die Frage ist berechtigt, doch sie birgt einen Teil der Antwort schon in sich: Die großen Werke, Entdeckungen und Theorien der führenden Autoritäten in der Medizin der Renaissance sind recht gut untersucht. Nancy Siraisi, Ian Maclean, Katherine Park, Jerome Bylebyl, Vivian Nutton und Andrew Wear, um nur einige der wichtigsten Namen zu nennen, haben wertvolle Studien vorgelegt, über die Genese und Rezeption einzelner antiker Texte und Autoren, über das Wirken herausragender Ärzte und Anatomen und über die großen theoretischen Debatten jener Zeit.[7] Der Blick in die einschlägige Forschungsliteratur offenbart jedoch auch eine gravierende Forschungslücke: Unser Wissen über den ärztlichen Alltag, über die Praxis und die Lebenswelt gewöhnlicher Ärzte ist bislang sehr beschränkt. Wie die Ärzte Tag für Tag am Krankenbett das theoretische Wissen anwandten, das eine kleine Elite von führenden Autoren in ihren Veröffentlichungen ausbreitete, liegt weitgehend im Dunkeln. Welche Diagnosen sie bevorzugten, wie sie

---

Bibliothek und, Handschs Testamenten von 1578 zufolge, ein paar silberne und vergoldete Becher, Kleidung und Bettzeug, sowie die vom Vater ererbte Hälfte des Elternhauses in Leipa.
7 Vgl. das Literaturverzeichnis.

verbreitete Krankheiten erklärten und behandelten, wie sich ihr Verhältnis zu ihren Patienten und Konkurrenten gestaltete, all das ist bislang kaum erforscht.[8] Das liegt nicht zuletzt an der spärlichen Quellenüberlieferung. Der medizinische Alltag lässt sich aus den medizinischen Veröffentlichungen der Zeit nur schemenhaft rekonstruieren. Persönliche Aufzeichnungen, Tagebücher, Praxisjournale und ähnliche Quellen, die uns genauere Einblicke in die ärztliche Praxis und Lebenswelt jener Zeit geben könnten, sind, anders als für spätere Epochen, rar.

Damit sind wir bei dem zweiten und zentralen Grund, gerade den historisch unbedeutenden Georg Handsch zum Protagonisten dieses Buchs zu machen: Handsch schrieb gern und viel, sehr viel sogar, und was er schrieb hat größtenteils überlebt. Fast dreißig Handschriftenbände, manche davon mit mehr als tausend Seiten Umfang, sind in der Österreichischen Nationalbibliothek in Wien aus seiner Feder überliefert.[9] Handschs Nachlass umfasst ein breites Spektrum an Schriften, von einer mehrbändigen, nie veröffentlichten *Historia animalium* über den Entwurf für ein *Compendium medicinae* aus dem Jahr 1558,[10] bis hin zu einer Zusammenstellung von ausgewählten Briefen aus seiner Feder. Unter seinen Handschriften ragt aber eine Reihe von persönlichen Notizbüchern zum Studium der Medizin und zur ärztlichen Praxis hervor. Auf insgesamt weit über 4.000 Seiten notierte Handsch hier alles, was ihm irgendwie bemerkenswert und erinnerungswürdig erschien. Aufzeichnungen über Vorlesungen und anatomische Sektionen, denen er als Student beiwohnte, stehen neben Einträgen zu diagnostischen und therapeutischen Beobachtungen und Erfahrungen. Mitteilungen von ärztlichen Kollegen über die Heilkraft bestimmter Pflanzen oder den Wert einzelner diagnostischer Zeichen folgen unvermittelt auf Notizen zu Dingen, die er von Badern, Barbieren und Laienheilern oder von Patienten und gewöhnlichen Laien

---

[8] Selbst Laurence Brockliss und Colin Jones mussten sich in ihrer beeindruckenden, umfassenden Rekonstruktion der „medizinischen Welt" im frühneuzeitlichen Frankreich für das 16. Jahrhundert bezüglich des ärztlichen Alltags und des alltäglichen Miteinanders weitgehend mit vereinzelten anekdotischen Hinweisen begnügen (Brockliss/Jones, Medical world (1997), bes. S. 284–344).
[9] Cod. 9550, 9607, 9650 9666, 9671, 9821, 11006, 11130, 11141–3, 11153,11158, 11183, 11200, 11204–11208, 11210, 11226, 11231, 11238–40 und 11251; dazu kommt von anderer Hand, aber mit Handschs Besitzvermerk, eine Mitschrift zu Augustinus Schurffs Vorlesungen im Jahr 1537 in Wittenberg (Cod. 11228). In einem Bittgesuch an den Erzherzog erwähnte Handschs letzter Diener Matheus Pärtl zudem zwei von Handsch in Böhmen, also vermutlich in Leipa hinterlassene, in grünes Pergament gebundene Notizbücher, die Handsch „am Liebsten" gewesen seien und einen „Außzug auß den anderen Püechern" darstellten (Tiroler Landesarchiv Innsbruck, Ferdinandea, undatiertes Schreiben, mit Aktenvermerk vom 19.6.1578). Sie sind vermutlich verloren gegangen.
[10] Cod. 11208; die Handschrift trägt auf dem Einband den Titel „Compendium medicum me authore" und auf einem Vorblatt die Erläuterung „Compositus est hic liber a me Doct. Georgio Handschio, Pragae, Anno 1558 ad informationem M. Georgii a Sudetis". Zahlreiche Durchstreichungen und die vergleichsweise nachlässige Schrift lassen wenig Zweifel, dass es sich um ein bloßes Konzept handelt. Inhaltlich beschränkt sich der Text weitgehend auf die Diätetik, die Fieberlehre und die Pharmazeutik. Georgius Polenta a Sudetis war 1557/58 Dekan der philosophischen Fakultät und wandte sich erst später der Medizin zu (Kalina von Jätenstein, Nachrichten, Bd. 1 (1818), S. 48–52). Ob er je ein solches Compendium von Handsch erhielt, ist nicht überliefert.

erfuhr. Nicht zuletzt schilderte Handsch zahllose konkrete Krankheitsfälle, die seine Lehrer in Prag und Padua und später er selbst und seine Kollegen behandelten. Nicht nur die Erfahrungen und Beobachtungen, die Handsch bei seinen eigenen Patienten machte, sondern auch die einer ganzen Reihe von Kollegen in seinem Umfeld, berühmten und weniger berühmten, fanden so in großem Umfang Eingang in seine Notizbücher.

Meist begnügte sich Handsch mit einzelnen, kurzen Notizen. Hin und wieder machte er auch ausführliche Aufzeichnungen oder verfolgte sogar Tag für Tag den Krankheitsverlauf und notierte die Beschwerden des Kranken, seine Äußerungen und die der Umstehenden, die ärztlichen Deutungen des Krankheitsgeschehens, die Behandlung und deren Erfolg. In Hunderten von Einträgen gab Handsch zudem im Wortlaut, und hier in der Regel auf Deutsch, die Ausdrücke und Formulierungen wieder, mit denen die Ärzte den Kranken und ihren Familien das Krankheitsgeschehen erläuterten. Immer wieder kommen auch die Patienten und ihre Angehörigen ihrerseits zu Wort, mit ihren Vorstellungen vom Krankheitsgeschehen, ihren Wünschen und Forderungen und ihrer Einschätzung der ärztlichen Behandlung.

Handschs Notizbücher, das macht sie umso wertvoller, waren zweifellos nur für seinen persönlichen Gebrauch gedacht und nicht etwa auf eine Veröffentlichung hin angelegt. Sieht man von einigen Vorlesungsmitschriften und seinen Aufzeichnungen zu anatomischen Demonstrationen ab, sind seine Einträge meist sehr kurz und bunt durcheinander gemischt. Handsch schrieb einfach der Reihe nach auf, was er hörte und sah, lernte und erlebte. Manches war ganz offensichtlich nicht für fremde Augen bestimmt. Immer wieder verwies er in schonungsloser Offenheit auf Fehler und Irrtümer, die ihm selbst und seinen Kollegen in der Diagnose und Behandlung von Krankheiten und im Umgang mit Patienten unterliefen. Nicht selten hob er solche Einträge sogar am Rand mit Bemerkungen wie „Fehler" oder „Irrtum" („error") oder „meine Fehler" („errores mei") hervor.[11] Wiederholt erwähnte er auch seine Hämatophobie: Er konnte den Anblick von Blut nur schwer ertragen.[12] Für einen Arzt war das ein Problem, denn die sorgfältige Untersuchung des abgelassenen Aderlassbluts war damals ein wichtiges und verbreitet geübtes diagnostisches Verfahren. Er beschrieb erregende sexuelle Träume, in denen er mit einem anderen Mann zusammen war,[13] und vermerkte vereinzelt sogar konkrete sexuelle Kontakte zu anderen Männern.[14] In einer Zeit, in der gleichgeschlechtliche sexuelle Kontakte als schweres Verbrechen galten, hätte er schwerwiegende Konsequenzen befürchten müssen, wenn das bekannt geworden wäre.

Was Handsch dazu bewog, Tausende von Seiten mit Notizen zur ärztlichen Praxis zu füllen, können wir seinen Aufzeichnungen nur mittelbar entnehmen. Er hat sich nicht ausdrücklich dazu geäußert. Die Vermutung, wir könnten es hier mit einem

---

11 Beispielsweise Cod. 11183, fol. 70v, fol. 77v, fol. 176v und fol. 391v; Cod. 11205, fol. 333v.
12 Cod. 11183, fol. 85r.
13 Cod. 11205, fol. 481v, „attrectationem iuvenilis membri ad meum et mihi exire sperma".
14 Cod. 11183, fol. 59v: „Ter manuduxi cum Venceslao Sseliha, in Maio".

Dokument jenes vielbeschworenen Aufstiegs des Invididuums im Zeitalter der Renaissance zu tun haben,[15] das macht die Lektüre rasch klar, trägt trotz einzelner sehr persönlicher Einträge nicht weit. Es ist nicht die Person Handsch mit ihrem Blick auf die Welt, ihren Beziehungen zu anderen und ihren Glaubensüberzeugungen, die im Mittelpunkt der Aufzeichnungen steht. Notate zu medizinischen Beobachtungen und Erfahrungen, zu Gehörtem und Gelesenem zunächst im Studium und im medizinischen Alltag und später in der Begegnung mit Patienten und anderen Heilkundigen herrschen weithin vor. Die treibende Kraft hinter Handschs Schreiben war allem Anschein nach ein konkretes, praktisches Interesse. Das zeigen vor allem die zahllosen Einträge zu individuellen Patienten und seine immer wiederkehrenden Versuche, aus den Erfahrungen im einzelnen Krankheitsfall allgemeine Lehren zu ziehen. Seine Notizen sollten ihm helfen, ein guter, erfolgreicher Arzt zu werden. Auf ihre spezifische Weise, so lässt sich schon an dieser Stelle zusammenfassend feststellen, dokumentieren Handschs Notizbücher zugleich die wachsende Wertschätzung für empirisches Wissen in der gelehrten Medizin des 16. Jahrhunderts.[16]

Dass Handsch Notizbücher überhaupt überliefert sind, verdankt sich einer Verkettung von günstigen, für Handsch und seine Hinterbliebenen allerdings weniger glücklichen Umständen. Handsch, der bereits 1576 „in schwere Leibsschwachait geraten" war,[17] reiste im Winter 1577/78 von Innsbruck in seine Heimatstadt Leipa. Er starb dort am 25. Februar 1578.[18] In der historischen Forschung hieß es bislang, Handsch habe seine Bibliothek vor seinem Tod an Erzherzog Ferdinand verkauft.[19] Doch das ist nachweislich falsch. Nur acht Tage vor seinem Tod, verfügte Handsch in Leipa, Hunderte von Meilen von Innsbruck entfernt, testamentarisch, seine „Liberay" zu Innsbruck solle verkauft werden und das Geld auf seine Geschwister und weitere, namentlich genannte Erben verteilt werden.[20] Handsch hatte seine Bücher und Handschriften nicht etwa an den Erzherzog verkauft, sondern dieser vereinnahmte sie nach Handschs Tod für seine Bibliothek im Schloss Ambras, und zwar gegen Be-

---

15 Burckhardt, Cultur (1860), bes. S. 131–170 (Abschnitt 2, „Entwicklung des Individuums"); Burke, Individuality (1998).
16 Stolberg, Empiricism (2013).
17 Tiroler Landesarchiv Innsbruck, Kopialbuch Geschäft vom Hof, 1576, foll. 501r-502r.
18 Das Sterbedatum geht aus einem Schreiben des Bürgermeisters von Leipa, Wolff Heubner, an Erzherzog Ferdinand vom 6.4.1579 hervor (Tiroler Landesarchiv Innsbruck, Ferdinandea 164).
19 Hirn, Erzherzog Ferdinand II., Bd. 1 (1885), S. 362f und Bd. 2 (1885) S. 440; Beer, Philippine Welser (1950), S. 86.
20 Tiroler Landesarchiv Innsbruck, Ferdinandea 164, Testament vom 17.2.1578, Abschrift. In einem nur wenige Tage später verfassten zweiten Testament fehlt dieser Passus, aber Handsch vermachte die „besten" zehn Bücher aus seiner „Lyberey" einem Studiosus (ebd.); s. a. Panáček, Testament (2013), der nur dieses zweite Testament erwähnt. Handsch hatte nicht nur seine Bücher, sondern auch seine Kleidung und sein Bettzeug in Innsbruck zurückgelassen, hatte also offenkundig vor, nach Innsbruck zurückzukehren und gar keinen Anlass, seine Bibliothek zu verkaufen.

zahlung der Hälfte ihres geschätzten Werts.²¹ Damit wird auch verständlich, warum Handschs Notizbücher trotz ihrer teilweise sehr persönlichen und offensichtlich nicht für die Augen des Herrschers und des Hofs bestimmten Einträge in die erzherzogliche Sammlung kamen. Hätte Handsch seine Bücher und Handschriften an den Erzherzog verkauft, ehe er nach Leipa reiste, hätte er die Notizbücher leicht aussortieren können.²²

Ich habe Handschs Notizbücher bei meinen systematischen Recherchen nach frühneuzeitlichen medizinischen Handschriften in der Österreichischen Nationalbibliothek entdeckt. Ein Blick in die ältere Literatur zeigte freilich rasch, dass die Existenz dieser Notizbücher in der historischen Forschung zu Erzherzog Ferdinand II. seit langem bekannt war. Josef Hirn hat sie schon vor mehr als einem Jahrhundert als Quelle reichhaltigen Materials „für die Kenntnis der Cultur und des Hoflebens ihrer Zeit" gepriesen.²³

An eine umfassende, systematische Lektüre und Analyse des gesamten Korpus hatte sich jedoch bislang aus guten Gründen niemand gemacht. Handschs Schrift ist zwar über weite Strecken verhältnismäßig sauber und für den Geübten meist recht gut lesbar. Sein Latein ist verständlich und weitgehend fehlerfrei. Die Abbreviaturen und Ligaturen, mit denen er wie die meisten Gelehrten jener Zeit Buchstabenverdopplungen, Konjunktionen und vor allem geläufige Endungen wie „-orum" oder „-entes" wiedergab, lassen sich in der Regel sicher entschlüsseln. Lediglich Eigennamen und die zahlreichen später hinzugefügten Randbemerkungen bergen zuweilen große paläographische Herausforderungen. Dennoch erfordert allein die Lektüre der weit über 4.000 Seiten Notizen und der übrigen umfangreichen handschriftlichen Texte aus Handschs Nachlass selbst vom Geübten einen hohen Zeitaufwand. Dabei muss der Ertrag auf den ersten Blick höchst ungewiss erscheinen. Über weite Strecken bieten Handschs Notizen, wie gesagt, ein kunterbuntes Durcheinander von mehr oder weniger kurzen Einträgen. Wer zuverlässige verallgemeinernde Aussagen treffen will, beispielsweise über das, was Handsch über eine bestimmte Krankheit oder ein be-

---

21 Tiroler Landesarchiv Innsbruck, Ferdinandea 164, Brief Jakob Schrenck von Notzings an Erzherzog Ferdinand vom 16.5.1579; deren Wert der Bücher sei auf über 200 Gulden geschätzt worden und der Erzherzog habe dafür 100 Gulden „bewilligt", die Schrenck nun als Teil von Handschs Nachlass aufführte; in den Genuss des versprochenen Gnadengelds in Höhe von 200 fl sei Handsch nicht mehr gekommen. Nach Hirn, Ferdinand II. (1887), S. 440 (Anm.) ließ der Erzherzog nach dem Tod von Buchbesitzern im Umfeld des Hofs deren Hinterlassenschaft „versekretieren", also versiegeln, bis Schrenck kam und die Bücher auswählte, die er für die erzherzogliche Bibliothek erwerben wollte; zu Schrenck siehe Heigel, Schrenck von Notzing (1891).
22 Nach Ferdinands Tod verkaufte dessen Sohn Karl die Bibliothek an Kaiser Rudolf II. Leopold I. ließ dann 1665 einen großen Teil der Bücher und Handschriften nach Wien bringen, darunter auch die Handschs (Purš, Bibliothek (2017); Lambeck, Commentariorum liber, Bd. 2 (1769), Sp. 697–704, Sp. 926, Sp. 930 und Sp. 933).
23 Hirn, Erzherzog Ferdinand II. (1885), S. 363; Hirn verweist in seiner Biographie wiederholt auf Handsch oder nutzt ihn als Quelle, verzichtet aber auf genaue Belegstellen; nach eigenem Bekunden (ebd.) verwendete er vor allem Cod. 11183 und Cod. 11204.

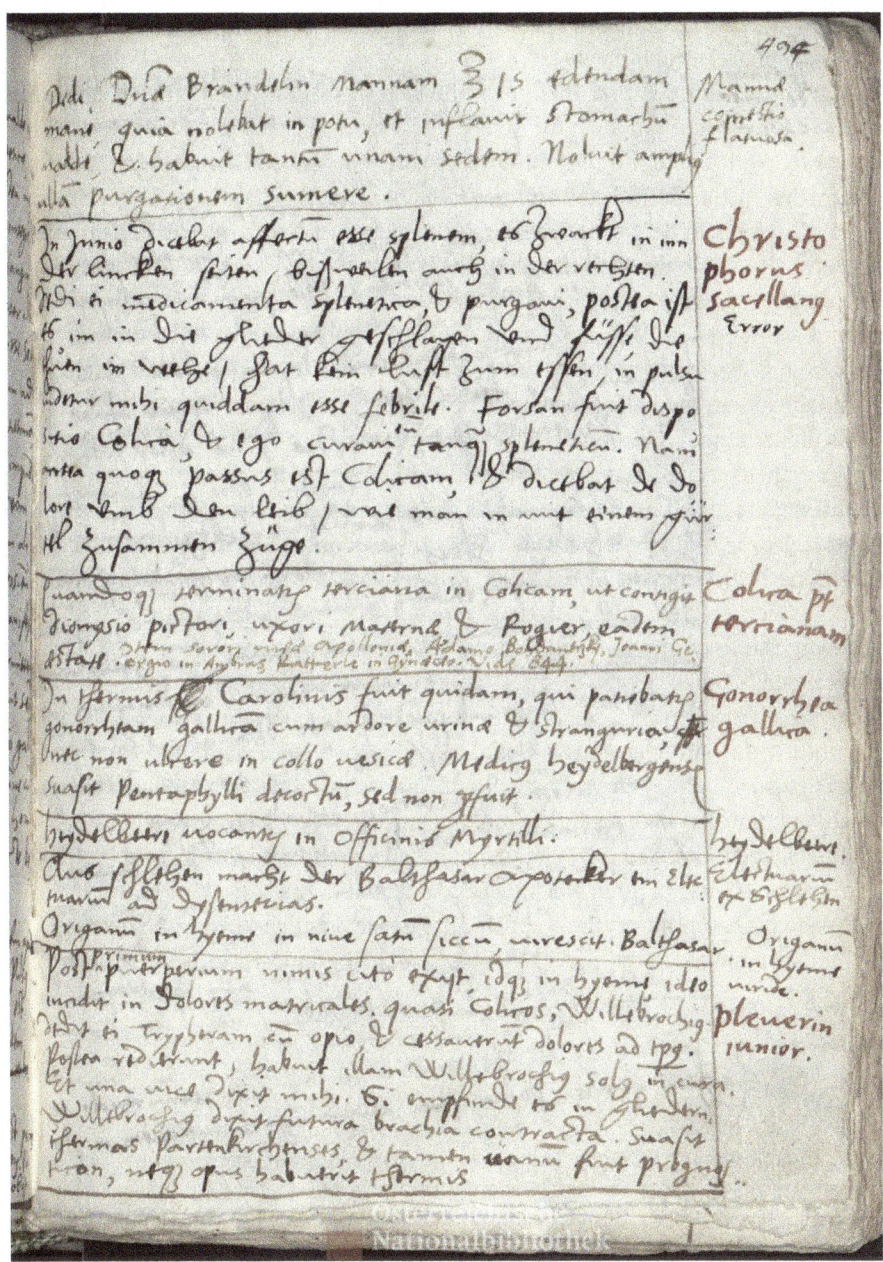

Abb. 2: Aufzeichnungen von Georg Handsch, Österreichische Nationalbibliothek Wien, Cod. 11183, fol. 434r

stimmtes Arzneimittel wusste oder erfuhr, muss, wie der Verfasser dieser Zeilen, die Notizbücher in ihrer Gesamtheit lesen und Dutzende, ja, zuweilen Hunderte verschiedene Einträge zusammenführen, die Handsch bei unterschiedlicher Gelegenheit zum gleichen Gegestand machte.

Für Historikerinnen und Historiker, die sich nicht nur für die großen medizinischen Theorien, sondern auch für deren Anwendung, für den Alltag, die Praxis, die Lebenswelt von Ärzten, für das Mit- und Gegeneinander von Heilkundigen und Patienten, kurzum für die Welt der frühneuzeitlichen Medizin in all ihr Vielfalt interessieren, liegt jedoch in diesem Durcheinander nicht nur eine große Herausforderung. Die Buntheit, die Konkretheit und die Alltagsnähe machen zugleich den besonderen Wert und Reiz dieser Quelle aus. Handschs Notizbücher eröffnen schon für die Jahre vor und während dem Medizinstudium wertvolle Einblicke in die Welt der gelehrten Medizin und zeigen, wie junge Männer in diese eingeführt wurden. Vor allem aber vermitteln sei ein einmalig facettenreiches Bild von der alltäglichen medizinischen Praxis in Stadt und Land, von den Begegnungen zwischen Ärzten und Patienten, von den Krankheitsvorstellungen von Ärzten und Laien und ihrem alltäglichen, praktischen Umgang mit Krankheiten. Dieses Bild geht weit über das hinaus, was die vorwiegend gedruckt überlieferten Quellen zu bieten haben, auf die sich die medizinhistorische Forschung zur Medizin der Renaissance in solchen Dingen bislang fast ausschließlich gestützt hat.

Georg Handsch und seine einzigartigen Notizbücher werden also im Mittelpunkt dieses Buchs stehen. Doch dies ist keine Biographie. Ich werde nebenbei auch Handschs Werdegang nachzeichnen und dem, was bislang über seinen Lebensweg bekannt ist, das ein oder andere Detail hinzufügen.[24] Mein zentrales Erkenntnisinteresse ist jedoch ein anderes. Gestützt auf Handschs einmalig detaillierte Aufzeichnungen und unter Einbeziehung zahlreicher weiterer handschriftlicher und gedruckter Quellen möchte ich die medizinische Welt von Ärzten und Laien im Renaissancezeitalter in ihren vielen Facetten rekonstruieren.[25]

Methodisch verknüpft dieses Buch alltagsgeschichtliche/historisch-anthropologische und praxeologische Ansätze. Alltagsgeschichte und Historische Anthropolo-

---

[24] Vgl. die biographischen Skizzen von Kalina von Jätenstein, Nachrichten, Bd. 2 (1819), S. 28–43; d'Elvert, Geschichte (1868), S. 60 f; Wolkan, Geschichte (1894), S. 124–133; Wolkan, Handsch (1904); Senfelder, Georg Handsch (1901); Maiwald, Geschichte (1904), S. 23–25; Rudel, Beiträge (1925), S. 74–77; Smolka/Vaculínová, Georg Handsch (2010); Lucie Storchova, Georg Handsch [2020] – mein Dank gilt der Verfasserin, die mir ihr Manuskript vor der Veröffentlichung hat zukommen lassen. Handsch findet zudem regelmäßig in Arbeiten zu Erzherzog Ferdinand II. und seinem Hof in Ambras Erwähnung (Hirn, Erzherzog Ferdinand II. (1885); Forcher, Erzherzog Ferdinand II. (2017); Haag/Sandbichler, Ferdinand II. (2017).
[25] Den Begriff „Renaissance" dient mir nur dazu, meine Untersuchungszeit grob zu umreißen und zugleich Assoziationen zu Phänomenen wie dem Humanismus, internationalen Gelehrtenrepublik und der neuen Anatomie zu wecken, die für meine Darstellung zentral sind. Die in der Geschichtsschreibung heftig diskutierte Frage, ob es überhaupt sinnvoll ist, von einer „Renaissance" zu sprechen (erfrischend hierzu: Starn, Postmodern Renaissance (2007)), kann ich hier getrost beiseite lassen. Einen umfassenden Überblick über die Welt der Renaissance, ihre Entstehung und ihren Ausklang bietet Roeck, Morgen der Welt (2017).

gie – die Ansätze überschneiden sich weitgehend – sind in den letzten Jahrzehnten zu einem etablierten und anerkannten Feld der geschichtswissenschaftlichen Forschung geworden. Der Schwerpunkt der Analysen liegt auf der Kultur und der Lebenswelt der „einfachen Leute". Längst hat die Forschung aber, im Bemühen um eine umfassende Rekonstruktion historischer Wirklichkeit(en) in all ihrer Vielfalt und unter dezidierter Einbeziehung der Perspektive der zeitgenössischen Akteure, alltagsgeschichtliche Fragestellungen auch auf die gesellschaftlichen, politischen und geistigen Eliten übertragen.[26] So hat sich Gadi Algazi in einer Reihe von Aufsätzen mit dem Alltag spätmittelalterlicher und frühneuzeitlicher Gelehrter befasst, denen sich auch die akademisch gebildeten Ärzte zurechneten.[27] Wie Algazis Arbeiten beispielhaft zeigen, können solche Analysen weit mehr bieten als nur eine anschauliche Schilderung des Alltagslebens. Sie fördern zugleich wichtige Erkenntnisse über den gelehrten „Habitus" zu Tage – „Habitus" hier im Sinne Pierre Bourdieus verstanden als ein Ensemble von im Laufe der Sozialisation erworbenen Einstellungen, Normen und Verhaltensmustern, die im Alltagsleben zum Ausdruck kommen und dieses ihrerseits prägen.[28]

Praxeologische Ansätze haben in der jüngeren Soziologie und Geschichtsschreibung und weit darüber hinaus große Aufmerksamkeit erfahren. Ihnen liegt die Einsicht zu Grunde, dass gesellschaftliche Strukturen und Konfigurationen ebenso wie soziale, geschlechtliche, professionelle oder konfessionelle Identitäten in hohem Maße durch Handeln, durch alltägliche, mehr oder weniger routinisierte, im Alltagsleben nur begrenzt reflektierte, ja, zuweilen buchstäblich inkorporierte, in den Körper „eingeschriebene" Praktiken geschaffen, verstetigt und verändert werden. „Praktisches Wissen", so eine zentrale Prämisse dieser Ansätze, folgt dabei weitgehend einer inhärenten, informellen Logik und muss sich immer wieder aufs Neue in der Auseinandersetzung mit der Materialität von Körpern und Artefakten beweisen.[29] In der Wissenschafts- und Medizingeschichte haben praxiszentrierte Ansätze als Gegengewicht zur lange Zeit dominierenden Beschäftigung mit den großen Entdeckungen und den theoretischen Entwürfen der führenden Protagonisten frühzeitig besondere Bedeutung erlangt. Sie können hier entscheidend dazu beitragen, das Verhältnis von theoretischem Wissen und praktischem Handeln zu klären und sie können gegebenenfalls Unterschiede und Widersprüche zwischen Theorie und Praxis aufdecken.

Wie die vorliegende Untersuchung für die Deutung, Diagnose und Behandlung von Krankheiten zeigen wird, kann der Blick auf die Alltagspraxis wohletablierte, auf

---

26 Tanner, Historische Anthropologie (2004).
27 Algazi, Food (2002); Algazi, Scholars (2003); Algazi, Geistesabwesenheit (2007); Algazi, Habitus (2010); s. a. Füssel, Akademische Lebenswelt (2007).
28 Bourdieu, Esquisse (1972); vgl. Raphael, Habitus (2004).
29 Zur theoretischen Grundlegung siehe Schatzki/Knorr/von Savigny, Practice turn (2001); Reckwitz, Grundelemente (2003); Alkemeyer, Subjektivierung (2013); für beispielhafte Anwendungen auf historische Fragestellungen vgl. beispielsweise Alkemeyer/Budde/Freist, Selbst-Bildungen (2013); Brendecke, Praktiken (2015).

die Lektüre theoretischer Schriften gestützte Wahrheiten, ja, weithin unbestrittene Grundannahmen der historischen Forschung in Frage stellen. So haben Generationen von Medizinhistorikerinnen und Medizinhistorikern behauptet, die frühneuzeitlichen Ärzte hätten ihre Patienten kaum angefasst und schon gar nicht systematisch mit ihren Händen körperlich untersucht. Tatsächlich findet die körperliche Untersuchung in den großen medizinischen Lehrwerken der Zeit kaum Erwähnung. Die hier vorgestellten alltags- und praxisnahen Quellen machen jedoch deutlich, dass die manuelle Untersuchung des Bauchraums im 16. Jahrhundert zur ärztlichen Routine gehörte und dass manche Ärzte sogar weibliche Patienten eigenhändig vaginal untersuchten. Wer, um ein anderes Beispiel aus der ärztlichen Diagnostik zu nennen, die zahlreichen heftigen Polemiken ärztlicher Schriftsteller gegen die Krankheitsdiagnose aus dem Harn, für bare Münze nimmt, muss bei der Untersuchung alltags- und praxisnaher Quellen erkennen, dass sich diese Kritik in erster Linie den nicht-ärztlichen Harnschauern galt. In der alltäglichen Praxis der gelehrten Ärzte spielte die Harnschau weiterhin eine überragende Rolle.

Noch gravierender und von weitreichender Bedeutung für unsere Einschätzung der frühneuzeitlichen Medizin insgesamt sind die Differenzen im Fall der Krankheitslehre. Auch in der jüngeren Forschungsliteratur und bei ausgewiesenen Kennern der frühneuzeitlichen Medizin wird noch verbreitet die Auffassung vertreten, die frühneuzeitliche Medizin habe Krankheiten vor allem auf ein Ungleichgewicht der vier natürlichen Säfte (gelbe und schwarze Galle, Blut und Schleim) und/oder der mit ihnen Primärqualitäten (kalt, warm, trocken und feucht) im Körper zurückgeführt, das es therapeutisch zu korrigieren galt. Tatsächlich findet sich diese Auffassung in den theoretischen Publikationen galenisch orientierter Ärzte und die paracelsistischen Ärzte kritisierten ihrerseits heftig die angebliche Fixierung der „Galeniker" auf die vier Säfte. Der Blick auf Quellen zum Umgang mit konkreten Krankheitsfällen in der alltäglichen ärztlichen Praxis im 16. Jahrhundert ergibt jedoch ein völlig anderes Bild. So gut wie nie wurden Krankheiten mit einem Ungleichgewicht der Qualitäten oder der natürlichen Säfte im Körper erklärt. Das weithin vorherrschende Erklärungsmodell war ein anderes: Die allermeisten Krankheiten führte man auf mehr oder weniger spezifische, unreine, verdorbene, faulige oder in anderer Weise schädliche Krankheitsstoffe zurück, die es folgerichtig möglichst gezielt zu entleeren galt.

Markante Differenzen zwischen Theorie und Praxis – in diesem Fall, genauer gesagt, zwischen Norm und Wirklichkeit – fördern alltags- und praxisnahe Quellen auch im Hinblick auf die medizinische Ethik und die ärztliche Pflichtenlehre, zutage. Dem Anspruch christlicher Ärzte beispielsweise, allen Patienten in gleicher Weise helfen zu wollen, standen in der Praxis große Unterschiede im diagnostischen und therapeutischen Aufwand gegenüber, den die gelehrten Ärzte bei unvermögenden Patienten einerseits und bei wohlhabenden andererseits trieben. Die ärztliche Verpflichtung, auch unheilbaren und todgeweihten Patienten beizustehen, fand wiederum im Alltag nicht selten dort ihre Grenzen, wo die Ärzte angesichts des vorhersehbaren ungünstigen Krankheitsverlaufs um ihren Ruf als erfolgreiche Praktiker fürchten mussten.

In ihrer Ausführlichkeit, ihrem Detailreichtum und ihrer Alltagsnähe sind Handschs Aufzeichnungen für ihre Zeit nach allem, was wir wissen, absolut einmalig. Ich werde in diesem Buch beständig aus ihnen schöpfen. Ohne Anspruch auf Vollständigkeit, aber doch in erheblichem Umfang werde ich daneben aber auch auf andere, handschriftliche und gedruckte, Quellen aus jener Zeit zurückgreifen. Mit ihrer Hilfe möchte ich das von Handsch gezeichnete Bild ergänzen und, wo nötig, nuancieren. Studentische Aufzeichnungen, wie sie aus jener Zeit handschriftlich und gelegentlich auch im Druck überliefert sind, zeigen, wie die angehenden Ärzte in die geistige Welt der gelehrten Medizin eingeführt wurden. Vereinzelt überlieferte Notizbücher und Praxisjournale eröffnen Einblicke in den ärztlichen Alltag, die ärztliche Klientel und die diagnostische und therapeutische Praxis anderer Ärzte.[30] Insbesondere das umfangreiche Praxisjournal des Zwickauer Stadtarztes Hiob Finzel wird uns immer wieder begegnen.[31] Selbstverständlich werde ich auch auf gedruckte medizinische Lehrbücher und Traktate zurückgreifen. Zu vielerlei Aspekten der ärztlichen Lebenswelt, von den außermedizinischen Aktivitäten der Ärzte und ihren Beziehungen zu anderen Gelehrten, über die Dienstverhältnisse bei Herrschern und städtischen Obrigkeiten bis hin zu den privaten Lebensverhältnissen verdanken wir zudem ärztlichen Korrespondenzen wertvolle Hinweise. Sie sind bereits aus dem 16. Jahrhundert zu Tausenden überliefert. Am Institut für Geschichte der Medizin in Würzburg erfassen wir solche Korrespondenzen seit 2009 im Rahmen eines Akademie-Langzeitprojekts in einer über das Internet frei zugänglichen Datenbank, die mittlerweile mehr als 50.000 Briefe von Ärzten und an diese aus rund 500 in- und ausländischen Archiven und Bibliotheken verzeichnet und für viele Tausende von ihnen zudem eine detaillierte Inhaltsangabe bietet.[32] Gestützt auf solche ergänzende Quellen werde ich auch Themen abhandeln, für die Handschs Aufzeichnungen nur begrenzte Aussagekraft haben. Beispielsweise werde ich auch die große Bedeutung des Amts eines bezahlten Stadtarztes als wichtige Etappe im Leben vieler Ärzte und als wesentlichen Faktor für die Ausbreitung und Durchsetzung der gelehrten Medizin beleuchten, obwohl Handsch dieses Amt nie innehatte.

In seinem Fokus auf die konkrete, alltägliche ärztliche Praxis schließt dieses Buch an die Arbeiten eines internationalen, von der Deutschen Forschungsgemeinschaft geförderten Forschungsverbunds an, als dessen Sprecher ich wirken durfte.[33] Die zwanzig am Verbund beteiligten Historikerinnen und Historiker haben in einer Reihe von Projekten die Geschichte der ärztlichen Praxis im deutschsprachigen Raum vom

---

30 Historischer Überblick bei Hess/Schlegelmilch, Cornucopia (2016).
31 Ratschulbibliothek Zwickau, Ms. QQQQ1, Ms. QQQQ1a und Ms. QQQQ1b; vgl. hierzu Stolberg, A sixteenth-century physician (2019).
32 Siehe www.aerztebriefe.de.
33 Näheres unter https://www.medizingeschichte.uni-wuerzburg.de/aerztliche_praxis/index.html; das Vorhaben ging maßgeblich auf die Initiative von Maria Ruisinger, der heutigen Leiterin des Deutschen Medizinhistorischen Museums in Ingolstadt, und von Martin Dinges zurück, der auch als stellvertretender Sprecher des Verbunds fungierte.

17. bis zum 19. Jahrhundert erforscht. Anhand von Praxisjournalen und von Fall zu Fall unterschiedlichen weiteren ergänzenden Quellen haben sie in Fallstudien zu einzelnen Arztpraxen und in synthetischer Zusammenschau die ärztliche Klientel, die Arzt-Patienten-Beziehung, die handlungsleitenden Krankheitskonzepte, die diagnostischen und therapeutischen Praktiken, die Bedeutung des gesellschaftlichen, politischen und konfessionellen Kontexts und viele weitere Aspekte der ärztlichen Praxis und Lebenswelt im genannten Zeitraum untersucht und Veränderungsprozesse herausgearbeitet.[34] Die älteste dieser Arztpraxen, war die von Johannes Magirus in Berlin und Zerbst in den 1650er und 1660er Jahren, die Sabine Schlegelmilch eingehend untersucht hat.[35] Das vorliegende Buch schließt in wichtigen Punkten an dieses kollektive Unterfangen an und schließt eine wesentliche, für die Zeit vor 1650 verbliebene zeitliche Lücke.

Die nachfolgende Darstellung gliedert sich in drei Teile. Nach einer einleitenden Skizze der historischen Entwicklung des Ideals und der Figur des „gelehrten" Arztes gibt der erste Teil einen Überblick über die ärztliche Ausbildung, in deren Verlauf sich die angehenden Ärzte jene vielfältigen Kenntnisse und Fertigkeiten erwarben, die sie später an ihren Patienten zur Anwendung brachten. Die medizinische Ausbildung in Padua, wo Handsch wie damals viele angehende Ärzte von nördlich der Alpen studierte, wird hier, auch dank der guten Quellenüberlieferung in Form von studentischen Aufzeichnungen, besonderen Raum einnehmen. Es geht dabei nicht nur um die Vorlesungen, die die Medizinstudenten besuchten, die Bücher, die sie lasen, die anatomischen Demonstrationen und klinischen Fallbesprechungen, denen sie beiwohnen durften. Es geht auch und vor allem darum, die Geisteswelt, die Theorien und Denkansätze zu rekonstruieren, mit denen sich die angehenden Ärzte vertraut machten, die ihnen im Lauf der Jahre zur zweiten Natur wurden und die sie in ihrer Praxis zur Anwendung bringen mussten. Ausführlich werde ich hier auch auf den gelehrten Habitus eingehen, den sich die zukünftigen Ärzte in ihrer jahrezehntelangen Ausbildung erwarben und einige der charakteristischen humanistischen Aktivitäten der Ärzte vorstellen, in denen sich dieser Habitus manifestierte, von der Dichtkunst über die Geschichtsschreibung bis zur humanistischen Aufzeichnungspraxis der *loci communes*.

Der zweite, umfangreichste Teil ist der konkreten heilkundlichen Praxis in all ihrer Vielfalt gewidmet: den diagnostischen, vorbeugenden und therapeutischen Praktiken der Ärzte, den Konzepten und Erklärungsmodellen, auf die sie ihr Handeln stützten, ihrem Verständnis der wichtigsten, verbreitet diagnostizierten Krankheiten. Ausführlich werde ich auch die wachsende Bedeutung empirischer Ansätze für die ärztliche Praxis nachzeichnen, die Beobachtung und im Einzelfall experimentelle Überprüfung von Arzneiwirkungen, den Aufstieg der medizinischen Kasuistik und die

---

34 Dinges/ Jankrift/ Schlegelmilch/ Stolberg, Medical practice (2016).
35 DFG-Projekt „Ärztliche Praxis und medizinisches Weltbild um 1650: Johannes Magirus (1615–1697)"; Näheres unter https://www.medizingeschichte.uni-wuerzburg.de/aerztliche_praxis/projekt_stolberg.html; vgl. die ausführliche Darstellung in Schlegelmilch, Ärztliche Praxis (2018).

bereits im 16. Jahrhundert vielfach geübte Praxis der Autopsie von verstorbenen Patienten.

Ich werde den Leserinnen und Lesern gerade in diesem Teil mitunter Einiges zumuten müssen. Es ist eine fremde Welt, die uns hier begegnet. Ärzte und Patienten stützten sich auf Konzepte und Bilder vom menschlichen Körper und seinen Krankheiten, die mit unseren heutigen Vorstellungen oft nur wenig gemein haben. Für das historische Verständnis des ärztlichen Denkens und Handelns wie der Krankheitserfahrung der Patienten ist es jedoch unverzichtbar, sich auf diese fremde Welt und ihre innere Logik einzulassen, so wie die Kulturanthropologie dies in der Auseinandersetzung mit fremden Kulturen heute tut. Wenn wir die Wirkmächtigkeit und Langlebigkeit der frühneuzeitlichen Krankheitslehre verstehen wollen, müssen wir die vertraute Frage nach dem „Fortschritt", nach dem, was man damals „schon" wusste, ganz bewusst beiseite lassen. Aus kulturanthropologischer und wissenssoziologischer Sicht ist Heilkunde ein soziokulturelles Konstrukt.[36] Erfolgreiche heilkundliche Praxis setzt nicht zwangsläufig voraus, dass die Heilkundigen die Theorien und Erklärungsmodelle der modernen westlichen Medizin teilen. Es genügt, wenn sie und ihre Erklärungen plausibel und glaubwürdig sind, wenn sie den Kranken Orientierung bieten, verbunden mit dem Versprechen auf wirksame Heilmittel. Krankheitskonzepte, so hat es Leon Eisenberg schon vor Jahren auf den Punkt gebracht, sind Mittel, Realität zu erzeugen und dem Chaos der erlebten Welt Bedeutung zu verleihen. Eisenberg spricht in diesem Zusammenhang sogar von einer gemeinsamen „Mythopoese" durch Arzt und Patient.[37]

Damit soll nicht geleugnet werden, dass Krankheitsphänomene „real" existieren. Sie sind keine bloßen Hirngespinste. Welchen Phänomenen wir aber überhaupt Beachtung schenken, wie wir sie deuten, wie wir unterschiedliche Krankheiten voneinander abgrenzen, wie wir mit ihnen umgehen, all das wird in hohem Maße von der Kultur mit ihrem jeweiligen Welt- und Menschenbild und den daraus geschöpften Krankheitskonzepten geprägt. Nur durch diesen übergreifenden, prägenden und formenden Einfluss der Kultur wird die große Vielfalt medizinischer Systeme und Weltbilder in Vergangenheit und Gegenwart verständlich, von denen die der westlichen Biomedizin nur eine Spielart, wenn auch heute die bei weitem wirkmächtigste ist. Und so befremdlich, ja, manchmal absurd die eine oder andere Vorstellung uns heute anmuten mag: Die Krankheitskonzepte, die ich in diesem zweiten Teil vorstellen werde, entsprachen im Zeitalter der Renaissance dem Stand der Wissenschaft. Sie folgten den damals weithin anerkannten Kriterien für methodisch begründete, wissenschaftliche Erkenntnisse. Die diagnostischen, prognostischen und therapeutischen Praktiken wiederum, die sich aus diesen Konzepten ableiteten, waren nach damaligem Verständnis rational.[38] Diese Praktiken schienen sich zudem, wie wir se-

---

[36] Byron, Medicine (1994); Harley, Rhetoric (1999); Helman, Culture (2007).
[37] Eisenberg, Physician (1981), S. 245.
[38] Harley, Rhetoric (1999), S. 417f.

hen werden, tagtäglich immer wieder aufs Neue in der heilkundlichen Praxis zu bewähren.

Der dritte Teil des Buch wendet sich dem ärztlichen Praxisalltag zu, der ärztlichen Klientel, der Bedeutung einer Anstellung als Stadtarzt oder fürstlicher Leibarzt im beruflichen Werdegang vieler Ärzte und den Interaktionen und Konflikten zwischen den Ärzten und ihren Patienten. Darauf gegründet, werde ich das Verhältnis von ärztlicher Medizin und Laienmedizin in den Blick nehmen und die bemerkenswerte Offenheit der gelehrten Ärzte für laienmedizinische Vorstellungen und Praktiken herausarbeiten. Abschließend werde ich fragen, aus welchen Gründen die gelehrten Ärzte der Renaissance in der alltäglichen Praxis auf die von Laien bevorzugten Krankheitskonzepte und -praktiken zurückgriffen, wenn sie Krankheiten nicht auf ein gestörtes Gleichgewicht der Säfte und Qualitäten, sondern auf unreine, rohe, fremde, widernatürliche Krankheitsstoffe im Körper zurückführten.

Noch einige Hinweise zur sprachlichen und formalen Gestaltung: Die Übersetzungen von Zitaten aus dem Lateinischen und aus modernen Fremdsprachen sind, wo nicht anders angegeben, meine eigenen. Zitate habe ich der besseren Lesbarkeit halber im Hinblick auf die Groß- und Kleinschreibung, die Interpunktion sowie die Verwendung von „u"/„v" und „i"/„j" den modernen Gepflogenheiten angepasst, also beispielsweise „vsus" als „usus" und „uaria" als „varia" wiedergegeben. Zweifelsfrei lesbare Abkürzungen und Ligaturen, wie den verbreitet für ein Endungs- „m" und „n" gebrauchten Strich über dem letzten Vokal eines Wortes, habe ich stillschweigend aufgelöst. In deutschsprachigen Zitaten habe das von Handsch häufig verwendete „cz" je nach moderner Schreibweise durch „z" oder „tz" ersetzt. Belege, die ich der Datenbank des Würzburger Akademienprojekts „Frühneuzeitliche Ärztebriefe" verdanke, sind mit der jeweiligen URL des betreffenden Briefdatensatzes sowie mit dem/den Namen des/der VerfasserIn/nnen der Zusammenfassung versehen.

Im Umgang mit weiblichen und männlichen beziehungsweise geschlechtsneutralen Formen habe ich eine pragmatische Lösung gewählt. Wenn es um die gelehrten Mediziner geht, erledigt sich die Frage insofern, als Medizinstudenten und promovierte Ärzte damals stets Männer waren. Es gab jedoch männlicher und weibliche Laienheilkundige und an zahllosen Stellen ist von Kranken in der Einzahl die Rede. Die ständige Wiederholung von Formulierungen wie „den Patienten beziehungsweise die Patientin", „dem Kranken/der Kranken" wäre ermüdend, der willkürliche, wechselnde Gebrauch von „Patientin" und „Patient" oder die grundsätzliche Bevorzugung der weiblichen Form würden verwirren. Obendrein ist in meinen Quellen nicht immer erkennbar, ob von einer Frau oder von einem Mann die Rede ist, denn die weibliche und die männliche Form von „patiens", der/die „Leidende", lauten im Lateinischen identisch. Ich werde daher im Folgenden in verallgemeinernden Formulierungen die männliche Form („der Patient", „dem Patienten") für Patientinnen und Patienten gebrauchen, wenn es dagegen um konkrete Individuen geht, das Geschlecht spezifizieren, soweit das möglich ist.

Dieses Buch ist das Ergebnis langjähriger Forschungsarbeiten. Sein Abschluss wäre ohne die vielfältige Unterstützung durch andere kaum möglich gewesen. Danken möchte ich hier an erster Stelle meinen Mitarbeiterinnen und Mitarbeitern am Institut für Geschichte der Medizin in Würzburg, die mir geholfen haben, die nötigen zeitlichen Freiräume für die zeitraubende Quellenanalyse zu schaffen. Alexander Pyrges und Sabine Schlegelmilch haben mir zudem wertvolle kritische Anregungen zu früheren Textfassungen dieses Buchs gegeben und Johannes Dürr, Kira Günther, Christoph Haenel, Marlene Kuch, Anna Maas und Benjamin Stärr haben mich maßgeblich beim abschließenden Lektorat unterstützt. Zu ganz besonderem Dank verpflichtet bin ich nicht zuletzt dem Historischen Kolleg in München und der Fritz Thyssen-Stiftung, die es mir mit einer Senior Fellowship im akademischen Jahr 2018/19 ermöglicht haben, mich ein ganzes Jahr lang in einer produktiven Arbeitsatmosphäre weitestgehend auf die Arbeit an diesem Buch zu konzentrieren.

Teil I **Der Eintritt in die Welt der gelehrten Medizin**

Prolog:
Der „gelehrte" Arzt. Zur Geschichte eines Ideals

Die abendländische Medizin veränderte sich im Mittelalter tiefgreifend. Eine Neuerung vor allem sollte weitreichende Folgen zeitigen und die Entwicklung der Heilkunde für Jahrhunderte und letztlich bis heute prägen: Die Medizin wurde akademisch. Sie fand ihren festen Platz an den neu entstehenden Universitäten, reihte sich dort unter die gelehrten Disziplinen ein.[1] Aus heutiger Sicht mag das nicht überraschen. Dass Ärztinnen und Ärzte eine universitäre Ausbildung benötigen, scheint uns eine Selbstverständlichkeit. Nur auf eine hochdifferenzierte theoretische Grundlage, auf die umfassende wissenschaftliche Erkenntnis der physiologischen und pathologischen Prozesse im Körper, gestützt, so der weithin unangefochtene Konsens, ist eine angemessene Diagnose und Behandlung der vielfältigen Krankheiten des Menschen möglich. Wenn wir den Blick weiten und auf die Vielzahl historischer und gegenwärtiger Kulturen auf unserem Planeten schauen, wird freilich rasch deutlich, dass die westliche Kultur mit ihrer Wertschätzung für eine „akademische", theoretisch fundierte, wissenschaftliche Medizin ein Sonderfall ist. In allen bekannten Kulturen und Gesellschaften gibt es Krankheiten und Menschen, die sich mit deren Diagnose und Behandlung befassen. In den allermeisten Kulturen wird medizinisches Handeln dabei von mehr oder weniger komplexen Vorstellungen vom menschlichen Körper und seiner Beziehung zur menschlichen, natürlichen und übernatürlichen Mit- und Umwelt geleitet und es finden sich Menschen, denen besondere Kenntnisse und Fertigkeiten auf diesem Gebiet zugeschrieben werden. Die Überzeugung aber, dass medizinische Praxis ein umfassendes, schriftlich fixiertes methodisches und theoretisches Fundament benötigt und dass der wahre Arzt ein „gelehrter" Mann sein muss, ist nicht die Regel, sondern die Ausnahme. Sie ist auf wenige sogenannte „Hochkulturen" beschränkt, in denen Schriftlichkeit und Buchwissen insgesamt eine besondere Rolle spielten und die sich teilweise nachweislich gegenseitig beeinflusst haben.

Der deutsche Begriff „Arzt" meinte ursprünglich nicht ausschließlich den studierten, wissenschaftlich gebildeten Arzt. Der Begriff leitet sich vermutlich vom griechischen Wort „archiatros" ab, das einen herausragenden Vertreter einer Gruppe von Heilkundigen bezeichnete. In diesem Sinne benutzten frühneuzeitliche Ärzte zuweilen noch den Begriff „Archiater" als eine Art Ehrentitel für den führenden Arzt am Ort. Selbst im ausgehenden Mittelalter hatte so mancher als solcher betitelte „Arzt" jedoch keineswegs Medizin studiert. Auch ein handwerklich gebildeter Barbier oder Wundarzt konnte beispielsweise als „Arzt" gelten.[2] Erst im Laufe der Frühen

---

1 Überblicke bei O'Malley, Medical Education (1970), S. 89–102; Bylebyl, Medicine (1985); Siraisi, Medieval & early Renaissance medicine (1990), Kap. 3: Medical education; Siraisi, Fakultät (1996), S. 321–342; Siraisi, Medicine (2001); Grendler, Universities (2002), S. 314–352; Mugnai Carrara/Forti, L'insegnamento (2008).
2 Kintzinger, Status (2000), S. 68 f.

Neuzeit wurde der Begriff „Arzt" immer mehr gleichbedeutend mit *doctor medicinae*. Am Ende wurde das schlichte „Doktor" zum Synonym für den universitär gebildeten Arzt und in der Bevölkerung wiederum zum Begriff für Heilkundige aller Art, selbst für „Juden", Henker, Barbiere und Marktschreier.[3]

Innerhalb der abendländischen Kultur ordnet sich das Ideal einer „gelehrten", auf wissenschaftlichen, philosophischen Grundlagen und ausgedehnter Lektüre aufbauenden Medizin in eine jahrtausendealte Tradition ein.[4] Die Forderung der Arzt müsse zugleich „Philosoph" sein, steht bereits in den hippokratischen Texten. Sie fand damals ihren konkreten Ausdruck in der engen Verbindung von Medizin und Naturphilosophie. So knüpfte beispielsweise die antike Lehre von den vier natürlichen Säften im Körper – gelbe und schwarze Galle, Blut und Schleim – und den ihnen paarweise zugeordneten Primärqualitäten (warm, kalt, trocken, feucht) unmittelbar an die naturphilosophische Lehre von den vier Elementen mit ihren Qualitäten an, aus denen nach antiker Lehre alle Dinge der Natur bestanden und aus deren jeweiliger Mischung ihre spezifischen Eigenschaften herrührten.

Folgenreicher noch als solche konkreten Übernahmen von Erklärungselementen war der gleichfalls bereits in der Antike aus der Naturphilosophie entlehnte methodische Zugriff. Die antiken medizinischen Schriftsteller schufen ein Theoriegebäude, das es erlaubte, Krankheiten auf natürliche Weise zu erklären und zu behandeln. Selbst eine in der Antike weithin als eine übernatürlich, von den Göttern herrührend begriffene Krankheit wie die Epilepsie, um ein berühmtes Beispiel zu nennen, wurde nun geradezu mechanistisch auf Vorgänge im Schädelinneren zurückgeführt, in diesem konkreten Fall auf einen gestörten Abfluss des Schleims aus dem Gehirn.[5] Als Erben dieser Tradition mag uns ein naturalistischer Ansatz als selbstverständlich erscheinen. Er ist es nicht. In zahlreichen Kulturen der Welt spielen Götter und andere, häufig mehr oder weniger anthropomorph beschriebene, übernatürliche Mächte bis heute in der Deutung und Behandlung von Krankheiten eine zentrale Rolle.

Selbst im Abendland stand dieser naturalistische Zugriff im Übrigen lange Zeit neben konkurrierenden Ansätzen. Die Vorstellung, dass Krankheiten übernatürliche Ursachen hatten oder zumindest mit übernatürlichen Mitteln zu behandeln waren, blieb etwa im Rahmen der Asklepios-Medizin bis weit in die nachchristliche Zeit nicht nur im damaligen Griechenland, sondern beispielsweise auch im Rheinland lebendig und sie bestimmte die medizinischen Vorstellungen und Praktiken der Landbevölkerung mindestens bis ins 19. Jahrhundert hinein. Der „naturalistische" Zugriff der hippokratischen Medizin prägte jedoch die medizinischen Schriftsteller der folgenden Jahrhunderte. Im zweiten Jahrhundert unserer Zeitrechnung setzte Galen von Pergamon dieses Programm einer Medizin auf theoretischer naturphilosophischer Grundlage in zahlreichen Schriften um und erweiterte es, indem er neben den Säften auch

---

3 Cod. 11205, fol. 272r.
4 Guter Überblick bei Jouanna, Entstehung (1996); s. a. Jouanna, Hippocrates (2000).
5 Temkin, Falling sickness (1971).

dem *pneuma*, der eingepflanzten Lebenswärme, den Seelenvermögen sowie den einzelnen Organen und ihren Vermögen eine Schlüsselrolle einräumte. Er sollte damit die Entwicklung der abendländischen Medizin für rund 1500 Jahre maßgeblich bestimmen.[6]

Nach dem Zusammenbruch des römischen Reichs, im spätantiken und frühmittelalterlichen Abendland, wurde die gelehrte Medizin vor allem in den Klöstern mit ihren Bibliotheken und Schreibstuben weitergegeben und praktiziert.[7] Parallel und deutlich intensiver und ausgedehnter wurde das Erbe der gelehrten antiken Medizin in den Hochkulturen des Nahen und Mittleren Ostens gepflegt und überliefert und durch Elemente aus der griechischen, arabischen und persischen Philosophie bereichert.[8] Die Verknüpfung dieser beiden Überlieferungen – der europäischen, zunächst vorwiegend klösterlichen, und der arabischen und persischen – sollte die abendländische Medizin über Jahrhunderte prägen, als im Hochmittelalter in Europa die ersten hohen Schulen und Universitäten entstanden.[9] Vor allem in den Kontaktzonen zwischen abendländischer und arabischer Kultur, in Süditalien und Spanien, setzte eine umfangreiche Übersetzungstätigkeit ein. Die Werke eines Avicenna, eines Averroes und eines Ḥunain ibn Isḥāq (Johannitius) traten neben die Textüberlieferung in den abendländischen Bibliotheken. Die berühmte Schule von Salerno, in der Nähe von Montecassino mit seiner umfangreichen Bibliothek gelegen und anfangs primär für ihre erfolgreichen Praktiker bekannt, gab sich eine zunehmend differenzierte theoretische, philosophische Basis.[10]

Medizinische Inhalte und insbesondere die medizinische Theorie, das ist wichtig für das historische Verständnis, hatten auch in der Folgezeit nicht nur an den medizinischen Fakultäten ihren Platz. Sie wurden zunächst an den Kathedralschulen und später an den Universitäten auch im Rahmen des Studiums der Freien Künste, der *artes liberales*, gelehrt. Schon in manchen Lateinschulen konnten die Schüler medizinische Schriften kennenlernen. Beispielsweise las der 14-jährige Isaak Keller in Straßburg nicht nur Ausschnitte aus Ciceros Reden und den Dialog zwischen Aeschines und Demothenes auf Griechisch, sondern auch Galens *De sanitate tuenda*.[11] Erst recht galt das für die *gymnasia illustria*, die im 16. Jahrhundert in manchen Städten gegründet wurden. Das waren Einrichtungen, die zwischen Lateinschulen und Universitäten standen und an denen oft auch die örtlichen Stadtärzte unterrichteten.[12] Die Ärzte forderten ihrerseits ausdrücklich einen solchen Unterricht. Die

---

6 Galen, Opera (1822); Temkin, Galenism (1973); Hankinson, Cambridge companion (2008).
7 MacKinney, Medical education (1955), S. 844.
8 Ullmann, Medizin (1970); Pormann/Savage Smith, Medieval Islamic medicine (2007).
9 Die Literatur zur Geschichte der abendländischen Universitäten ist sehr umfangreich. Einen guten Überblick über die Zeit ab 1500 geben die Beiträge in Ridder-Symoens, University (1996).
10 De Renzi, Collectio (1852–59).
11 Brief an Bonifacius Amerbach, vom 12.9.1544, ediert bei Jenny, Amerbachkorrespondenz (1967), S. 47f (www.aerztebriefe.de/id/00007426, S. Krauss/S. Schlegelmilch).
12 Hinweis von Sabine Schlegelmilch.

Medizin müsse an den Schulen nicht weniger als andere Fächer gelehrt werden, erklärte Johann Ludwig Havenreuter (1548–1618) in Straßburg.[13]

Dass sich die gelehrte Medizin und ihre Vertreter insbesondere an den ersten und lange Zeit führenden Universitäten etablieren konnten – in Bologna, Montpellier, Paris und bald darauf Padua – war dennoch alles andere als selbstverständlich. Schließlich zielte medizinisches Wissens stets auch auf Praxis, auf die Anwendung in der Diagnose, Vorbeugung und Behandlung von Krankheiten. In den akademischen Rangstreitigkeiten wurde besonders mit den Juristen über Jahrhunderte hinweg erbittert darüber gestritten, ob die Medizin überhaupt den Anspruch erheben durfte, eine *scientia* zu sein, oder ob ihr letztlich nur der niedrigere Rang einer Kunst oder eines Handwerks, einer *ars* oder *techne* zustand. Selbst führende Vertreter der Medizin wie Jacobus Sylvius räumten ein, dass die Medizin nur in einem weiteren, allgemeineren, nicht aber im eigentlichen Sinne *scientia* sei.[14]

Entscheidend für die erfolgreiche akademische Verankerung der Medizin war letztlich die Nähe zur aristotelischen Philosophie und deren alles überragende Stellung an den mittelalterlichen Universitäten. Die galenischen Schriften ebenso wie der *Canon medicinae* des Avicenna, der im hohen Mittelalter zum führenden medizinischen Lehrwerk wurde,[15] waren aristotelisch geprägt. Mehr noch, es waren insbesondere Ärzte, die ihrerseits im 13. und 14. Jahrhundert, vor allem an den italienischen Universitäten, die Aneignung der aristotelischen Philosophie vorantrieben.[16]

Die Integration medizinischer Inhalte in die Lehre der *artes* lag in mancher Hinsicht nahe. Medizinische und naturphilosophische Themen und Fragen gingen fließend ineinander über. Der Mensch war Teil der Natur und in Vielem anderen Lebewesen ähnlich. In *De sensu et sensatu* (436a-b) hatte Aristoteles ausdrücklich gefordert, dass sich die Naturphilosophie auch mit den Grundlagen von Gesundheit und Krankheit befassen müsse.[17] Im frühen Mittelalter hatte Isidor von Sevilla dann erneut die Nähe von Medizin und *artes* hervorgehoben. Man heiße die Medizin eine „zweite Philosophie" („secunda philosophia"), meinte er. Die Medizin ziele nämlich wie die Philosophie auf den ganzen Menschen, allerdings im Unterschied zu dieser auf den Körper, nicht auf die Seele. Sie zähle nur deshalb nicht zu den *artes liberales*, weil sie ihrerseits auf der Gesamheit der *artes liberales* gründe. Der Arzt bedürfe der Grammatik, um Gelesenes verstehen und in eigene Worte fassen zu können, der Rhetorik für die Argumentation und der Dialektik, mit deren Hilfe er die Ursachen von Krankheiten erhellen und behandeln könne. Auch Arithmetik und Geometrie seien dem Arzt nützlich, etwa für die Zeit- und Kalenderberechnung. Die Astronomie erlaube es, die Bewegungen der Sterne zu verfolgen, die ihrerseits unmittelbar auf den menschlichen Körper einwirkten. Selbst die Musik könne für den Arzt hilfreich sein.

---

13 Havenreuter, Theses (1586), These I.
14 Sylvius, Ordo (1548), S. 6.
15 Siraisi, Avicenna (1987).
16 Schmitt, Aristotle (1983); Schmitt, Aristotle (1985)
17 S. a. Stolz, Artes-liberales-Zyklen 2004, S. 446.

So habe David mit seiner Kunst König Saul von einem unreinen Geist befreit und Asklepiades einen Rasenden („phreneticus") durch „symphonia" geheilt.[18]

Die gelehrten Ärzte des Hohen Mittelalters taten ihrerseits alles, um ihre Gelehrsamkeit und die umfassenden theoretischen und philosophischen Grundlagen ihres Denkens und Handelns zu unterstreichen. Die scholastische Methode hielt auf breiter Ebene auch in die Medizin Einzug. Führende Mediziner wie Taddeo Alderotti und Pietro d'Abano befassten sich ausführlich mit philosophischen Fragen, bemühten sich um eine Auflösung von Widersprüchen zwischen der medizinischen Tradition und der aristotelischen Philosophie und diskutierten selbst allgemeine moralische Fragen.[19]

Im Zeitalter der Renaissance fand die Forderung nach einer philosophische Fundierung der Medizin mehr denn je Gehör. Galens kleine Schrift *Quod optimus medicus sit quoque philosophus*, von keinem Geringeren als Erasmus von Rotterdam übersetzt, wurde breit rezipiert.[20] Mit großem Nachdruck forderte Galen hier, der Arzt müsse auch Philosoph sein und die verschiedenen Teile der Philosophie beherrschen: die *philosophia rationalis*, die *philosophia naturalis* und selbst die *philosophia moralis*. Er müsse, gestützt auf die logische Anschauung („logica speculatione"), die Natur des Körpers, seinen Aufbau aus Elementen, unterschiedlichen Substanzen („partes similares") und Organen („partes instrumentales") sowie deren Funktionen und Nutzen für das Lebewesen erkennen. Er müsse mit den Unterschieden zwischen den Krankheiten und deren jeweiliger Behandlung vertraut sein. In all dem sei es nicht mit einem zögerlichen Prüfen getan. Es bedürfe eines sicheren Beweises („demonstratio certa"), wie ihn die „ars rationalis" lehre. In moralischer Hinsicht müsse der Arzt Nüchternheit bewahren und dürfe nicht der Geldgier verfallen, wie jene, die sich als Giftmischer und nicht als Ärzte gebärdeten.[21]

Die gelehrten Ärzte des 16. Jahrhundert griffen solche Forderungen auf und sie schlugen sich auch in der universitären Lehre nieder. Mit gutem Grund war in der Regel ein Studium der Freien Künste Voraussetzung für den Erwerb eines akademischen Grads in der Medizin. An manchen Orten, wie Montpellier, wurden die entsprechenden Kenntnisse vor der Immatrikulation geprüft.[22] An den italienischen Universitäten waren die *artes* und die Medizin zwar in der Regel nicht getrennten Fakultäten zugeordnet, doch auch hier galt das vorbereitende Studium der *artes* als unverzichtbar. Es konnte allenfalls während des Medizinstudiums fortgeführt werden. Als Ulrich Ellenbog im April 1504 sein Studium in Siena aufnahm, hielt er es für selbstverständlich, dass er sich erst mit den Anfangsgründen von Logik und Philosophie vertraut machte, ehe er sich auf dieser Grundlage der Medizin zuwandte. So

---

18 Isidor von Sevilla, Praeclarissimum opus (1509), fol. 24r (Buch 4, Kap. 13).
19 Siraisi, Taddeo Alderotti (1981).
20 Schmitt, Aristotle (1985), S. 2.
21 Galen, Optimus medicus (1547), S. 30f.
22 Stolberg, Studying medicine [2020].

machten es alle, meinte er, Jüngere wie Ältere.[23] Erst zwei Jahre später, im Frühjahr 1506, berichtete er, er schließe nun sein Studium der Logik ab und beginne mit dem Medizinstudium.[24] Lediglich mit der Naturlehre wolle er sich auch weiterhin befassen. Die Aphorismen des Hippokrates habe er schon privat gelesen.[25] Auch in Padua besuchten die Medizinstudenten im 16. Jahrhundert nicht nur Vorlesungen und anatomische Demonstrationen. Der Züricher Medizinstudent Georg Keller etwa beschäftigte sich intensiv mit aristotelischer Logik und hörte unter anderem die Vorlesungen des Paduaner Professors Bernardinus Tomitanus.[26] Ein Medizinstudent wie Johannes Greiffenhagen konnten in seinen Briefen denn auch vom Geschehen an der medizinischen Fakultät und den neuesten Publikationen des Arztes Girolamo Mercuriale ebenso berichten wie von Francesco Piccolomini (1523–1607) und Jacobo Zabarellas Aristoteles-Kommentaren.[27] In den 1590er Jahren hielt Galileo Galileo seine Mathematikvorlesungen in Padua sogar eigens in einer Abendstunde, zu der außer ihm niemand las, damit Studenten der Medizin und der Philosophie sie gleichermaßen besuchen konnten. Nach Galileos eigener Darstellung waren seine Hörer sogar zum größeren Teil Medizinstudenten.[28] Wer in Padua oder an anderen italienischen Universitäten promoviert wurde, erhielt denn auch in der Regel den Grad eines Doktors der Philosophie und der Medizin, einen Titel den die Absolventen später stolz in Briefen und Publikationen hervorhoben.

Wie seine Paduaner Aufzeichnungen verraten, sah sich Georg Handsch deshalb gezwungen, sich gewisser Tricks bedienen, um seinen medizinischen Doktorgrad zu erlangen. Er hatte eine gründliche Ausbildung in den *studia humanitatis*, aber konnte nicht einmal den Titel eines *baccalaureus*, geschweige denn den eines *magister* vorweisen und er hatte auch in Padua kein paralleles Studium der Philosophie absolviert. Wie seine privaten Notizen verraten, wollte er daher zum einen dafür sorgen, dass ihm Briefe aus der Heimat zugestellt würden, die ihn als „Magister" bezeichneten. Zum anderen nahm er sich vor, ein Lobgedicht auf den berühmten Professor und herzoglichen Leibarzt Antonio Musa Brasavola (1500–1555) in Ferrara zu schreiben.[29] Er war

---

23 Allen, Letters (1907), S. 740–754, hier S. 741f; zu Bologna Simeoni, Storia (1940), S. 30.
24 Zur medizinischen Lehre in Siena siehe Piccinini, Scienza (1991).
25 Ellenbog, Briefwechsel (1938), S. 16, Regest zu Ellenbogs Brief vom 8.3.1506.
26 Schieß, Briefe (1906), S. 10.
27 Brief von Johannes Greiffenhagen an Sigismund Schnitzer, Padua, 27.6.1589, abgedruckt in Hornung, Cista ([1626]), S. 289f; ein vorausgehender ausführlicher Brief über die Aristoteleskommentatoren ist offenbar verloren gegangen.
28 Archivio di Stato, Venedig, Riformatori allo Studio 419, Brief von Galileo Galilei an die (für die Paduaner Universität zuständigen) *Riformatori*, 9.3.1609. Anlass des Schreibens war seine Klage, dass sich seine Studenten nach siebzehn Jahren plötzlich wegen einer eigenmächtig von Annibal Bimbiolo zur gleichen Zeit angesetzten Vorlesung zwischen dieser Vorlesung und seiner eigenen entscheiden mussten
29 Unter Handschs handschriftlich überlieferten Gedichten findet sich ein Lobgedicht auf Brasavola, das er 1553 nach seiner Promotionsrede an die *doctores* vortrug (Cod. 11210, fol. 174a v; s. a. Cod. 9821, fol. 243v).

allem Anschein nach erfolgreich. Im Juni 1553 konnte er seine Studien in Ferrara unter Brasavola mit der Promotion abschließen.[30]

Das Studium der *artes* bot nicht nur eine eingehende, für einen zukünftigen Arzt nützliche philosophische, rhetorische und argumentative Schulung. Es vermittelte zudem konkrete Lerninhalte, die auch für das Medizinstudium und für die berufliche Tätigkeit als Arzt hilfreich waren: die Naturgeschichte gewährte vielfältige Einblicke in die Welt der Pflanzen, Tiere und Mineralien, aus denen auch viele Arzneimittel gewonnen wurden. Mathematische Fertigkeiten halfen bei der Berechnung von Geburtshoroskopen (Nativitäten) und bei der Erstellung von astrologischen Kalendern für eine konkrete Stadt (zumeist die Wirkstätte des Arztes) auf einem gegebenen Längen- und Breitengrad. Ärzte zählten zu den wichtigsten Verfassern von astrologischen Kalendern, einem der damals am weitesten verbreiteten Produkte der Druckerpresse.[31] Manche Stadtärzte legten Jahr für Jahr einen solchen Kalender für ihren jeweiligen Wirkungsort vor.[32]

Philosophie und Medizin waren im 16. Jahrhundert nicht zuletzt personell eng verbunden. Das galt ganz besonders an den italienischen Universitäten. Die Verankerung von Medizin und *artes* an einer gemeinsamen Fakultät förderte den persönlichen Austausch untereinander und so manche universitäre Karriere führte damals von einer weniger geachteten und schlechter bezahlten Professur in der Philosophie zur Medizin. Manche Philosophen befassten sich sehr ausführlich mit medizinischen Themen. Jacopo Zabarella etwa, einer der einflussreichsten Aristoteliker seiner Zeit, suchte nach Möglichkeiten einer stringenten, logischen Begründung der medizinischen Diagnostik und Therapie. Mit Nachdruck hob er die Bedeutung eines analytischen Vorgehens, einer *methodus resolutiva*, für die Medizin hervor. Aus den Symptomen müsse der Arzt auf die Ursachen schließen. In einer zweiten Denkbewegung könne er dann in die umgekehrte Richtung, im *regressus*, wiederum aus der Erkenntnis der Krankheitsursache zu einem noch präziseren Verständnis der Symptome gelangen.[33] Viel spricht dafür, dass Zabarella hier seinerseits wiederum durch die Paduaner Mediziner beeinflusst wurde. Vor allem Giovanni Battista da Monte kultivierte bereits Jahrzehnte vor Zabarella ein streng methodisches Vorgehen am Krankenbett und lehrte seine Studenten am einzelnen Patienten systematisch von den beobachteten oder vom Patienten beklagten Veränderungen und Beschwerden auf das ursächliche Geschehen im Körperinneren zu schließen.[34]

---

30 Pardi, Titoli (1901), S. 166f.
31 Sudhoff, Iatromathematiker (1902); Herbst, Biobibliographisches Handbuch (https://www.presse forschung.uni-bremen.de/dokuwiki/doku.php?id=startseite).
32 So in Zürich Christoph Clauser (Wehrli, Clauser (1924), S. 84–98).
33 Zu Zabarellas Logik vgl. Mikkeli, Aristotelean response (1992); Ingegno, Astrologia (1995), S. 85–113.
34 Da Monte, Consultationum (1554); Da Monte, Consultationum (1556); Da Monte, Consultationum (1558); Da Monte, Consultationum (1559); Da Monte, Consultationum (1565). Viele von Da Montes „consultationes" waren mündliche, von seinen Studenten aufgezeichnete Äußerungen

Auch nördlich der Alpen, wo sie in der Regel in zwei getrennten Fakultäten gelehrt wurden, waren Philosophie und Medizin im 16. Jahrhundert eng miteinander verbunden. Wie in Italien unterrichtete so mancher spätere deutsche Medizinprofessor zunächst in den *artes*. Zu den weit über die Grenzen von Medizin und Philosophie wirkmächtigsten Schriften jener Zeit zählte Philipp Melanchthons *De anima*, ein Werk, das formal als Kommentar zur aristotelischen Seelenlehre konzipiert war, aber auf breiter Ebene anatomisches und physiologisches Wissen darbot.[35] Wie wiederholte Verweise in Handschs Paduaner Vorlesungsnotizen zeigen, wurde das Werk auch in Italien frühzeitig rezipiert.[36]

---

[35] Melanchthon, Commentarius (1540); Melanchthon, Liber (1552); vgl. Helm, Galenrezeption (1996), Helm, Aristotelismus (1997).
[36] Beispielsweise Cod. 11210, fol. 4r und fol. 34r.

Berufswahl

Am Beginn eines der Handschen Notizbücher findet sich eine auf den ersten Blick rätselhaft anmutende Liste: „poeta", „orator", „arithmeticus", „musicus", heißt es da unter anderem, „grammaticus", „medicus", „organista" und „nigromanticus". Mit anderer Feder und in anderer Tinte fügte Handsch noch weitere Begriffe hinzu, „dialecticus" etwa und „praestigiator".[1] Einige nachfolgende, etwas ausführlichere Einträge lassen erkennen, was es mit dieser Liste auf sich hat. Sein „magister" wolle ihn für die Arbeit als „arithmeticus" im Metallbetrieb des Herrn von Gendorf empfehlen, lesen wir da. Gott möge es richten, dass er „lector" an der Prager Universität werde. „Stadtschreiber werden", notierte er auf Deutsch. Selbst „sacerdos" („Priester") und „ynn der Canterey [Kantorei, M.S.] praeceptor" finden sich unter den angeführten Stellungen.[2]

Kein Zweifel, kaum zwanzig Jahre alt,[3] dachte Handsch schreibend über seine berufliche Zukunft nach, lotete seine Optionen aus. Die Medizin, das macht diese Liste deutlich, war zu diesem Zeitpunkt nur eine von vielen Möglichkeiten und sie stand keineswegs an erster Stelle. Er konnte sich auch vorstellen, Dichter, Rhetor oder „Grammatiker", also vermutlich Schulmann, zu werden, Musiker oder Organist, Stadtschreiber oder, offenbar am liebsten von allem, Universitätslehrer. Die Liste wirkt nur auf den ersten Blick beliebig. Vielleicht mit Ausnahme einer vermutlich nicht ganz ernst gemeinten „Karrieremöglichkeit" als „Zauberer" oder „Schwarzkünstler"[4] hatten die genannten Berufe eines gemeinsam: sie erforderten Kenntnisse und Fertigkeiten wie sie damals in den sieben Freien Künsten vermittelt wurden, im *trivium* von Grammatik, Rhetorik und Dialektik und im *quadrivium*, das dieses durch speziellere Kenntnisse und Fertigkeiten in Naturphilosophie, Arithmetik, Geometrie und Musiktheorie ergänzte.

Wie Handschs Liste anschaulich aufzeigt, eröffnete bereits das kulturelle Kapital[5] einer guten Ausbildung in den *artes liberales* vielfältige berufliche Perspektiven. Der Blick auf ärztliche Biographien jener Zeit zeigt, dass nicht wenige spätere Ärzte diese Vielfalt von Optionen zu schätzen und zu nutzen wussten. Eine umfassende, quantitativ belastbare Prosopographie der frühneuzeitlichen Ärzte im deutschsprachigen Raum bleibt ein dringendes Desiderat. Schon der grobe Blick auf historische Arbeiten zu den Lebenläufen der Absolventen einzelner Universitäten[6] ebenso wie auf die

---

1 Cod. 9666, fol. 1r.
2 Cod. 9666, fol. 1v.
3 Die Handschrift ist auf den 23. September 1547 datiert. Wahrscheinlich schrieb Handsch die Liste aber erst später auf die ersten, zunächst leer gelassenen Seiten. Zweifellos stammen die Einträge jedoch aus der Zeit bevor er im Herbst 1550 nach Padua ging, um Medizin zu studieren.
4 An einer anderen Stelle im gleichen Notizbuch erwähnte Handsch, er habe einige Zaubertricks mit Karten und Zahlen gelernt (Cod. 9666, foll. 134v-135r).
5 Zum Begriff des „kulturellen Kapitals" siehe Bourdieu, Les trois états (1979); Bourdieu, Forms (1986).
6 Koch, Medizinische Fakultät (2007), S. 289–343.

Daten zu mehreren Tausend Ärzten des deutschsprachigen Raums, die das Würzburger Akademieprojekt „Frühneuzeitliche Ärztebriefe" seit 2009 zusammengetragen hat,[7] lässt jedoch erkennen, dass viele zukünftige Ärzte nicht den geradlinigen Weg von der Lateinschule über das Studium der Freien Künste zum Erwerb des medizinischen Doktorgrads gingen. Viele übten vor dem Medizinstudium zunächst andere berufliche Tätigkeiten aus, manche sogar über viele Jahre. Manche hatten noch als praktizierende Ärzte andere, medizinfremde Einkommensquellen. Heinrich Stromer (um 1476–1542), der Besitzer von „Auerbachs Keller" in Leipzig, ist ein bekanntes Beispiel.[8]

Eine naheliegende und recht häufig gewählte Option nach dem Abschluss eines Studiums der *artes*, das galt auch für die Absolventen der Prager Universität, war die Arbeit an einer Schule.[9] Selbst einige der berühmtesten Ärzte und Gelehrten der Zeit unterrichteten zeitweilig an einer Schule oder leiteten sie, wie Georg Agricola (1494–1555) in Zwickau. Andere arbeiteten zunächst eine Zeitlang als Hofmeister oder Erzieher der Söhne eines Fürsten oder Grafen. Johann Aichholz (1520–1588) beispielsweise reiste zunächst als Erzieher durch Frankreich und Italien, ehe er schließlich mit 35 Jahren zum Dr. med. promoviert wurde und einige Jahre später Professor an der Wiener medizinischen Fakultät wurde.[10]

Eine weitere, insbesondere in den Biographien bekannter Ärzte häufig zu findende Möglichkeit oder Station war die Lehre an einer Hochschule oder Universität. So mancher spätere *doctor medicinae* unterrichtete zunächst an einer Artistenfakultät. Heinrich Stromer las an der Leipziger Universität über den Logiker Petrus Hispanus (13. Jhd), bevor er sich der Medizin zuwandte.[11] Thomas Reinesius (1587–1667) hielt im frühen 17. Jahrhundert an der Jenaer Universität unter anderem Vorlesungen über die Gedächtniskunst, eher er dann in Prag eine Hofmeisterstelle beim kaiserlichen Apotheker und später beim Grafen von Schlick annahm, um schließlich wieder weiter zu studieren und in Basel den Doktorgrad zu erwerben.[12] Selbst mit seiner Hoffnung auf eine Anstellung als Musiker war Handsch nicht allein. Der spätere Zwickauer Arzt Simon Wilde beispielsweise bemühte sich zunächst um eine Stelle als Kantor.[13]

Die wenigsten zukünftigen Ärzte waren insofern von vornherein für die ärztliche Karriere bestimmt. Medizinstudium und ärztliche Tätigkeit waren nur eine von vielen Möglichkeiten, wie ein junger *baccalaureus* der Freien Künste seinen Platz in der

---

7 Vgl. www.aerztebriefe.de; im Opac des Projekts sind bislang nur aus sehr unterschiedlichen Quellen zusammengetragene und nicht immer überprüfbare biographische Basisdaten zugänglich. Ein sehr viel umfassender Datenbestand wurde in einer internen Datenbank zusammengetragen und soll nach Abschluss des Projekts (voraussichtlich Ende 2023) öffentlich zugänglich gemacht werden.
8 Wustmann, Wirt (1902).
9 Truc, Aufgabe (1998), S. 205; Horský, Bedeutung (1988), S. 279f.
10 Schrauf/Wenzel, Wiener Ärzte (1894).
11 Wustmann, Stromer (1902), S. 7; auch Hiob Finzel lehrte in den *artes*, ehe er seine medizinischen Studien aufnahm (Aewerdieck, Register (2010), S. 12–21).
12 Hase, Reinesius (1858), S. 315f.
13 Buchwald, Simon Wilde (1894), S. 70.

zeitgenössischen Gesellschaft finden konnte. Die Entscheidung für ein Medizinstudium wollte sorgfältig erwogen sein, zumal im Vergleich zu einem Studium an einer der beiden anderen höheren Fakultäten, der theologischen und der juristischen. Es gab gute Gründe, warum Ärzte, die die Vor- und Nachteile dieser Wahl am besten kennen mussten, ihre eigenen Söhne häufig ebenfalls Medizin studieren ließen.[14] Eine ärztliche Tätigkeit war geachtet und sie wurde im 16. Jahrhundert, wie wir noch sehen werden, auch in wirtschaftlicher Hinsicht attraktiver. Insbesondere in den Städten nahmen wachsende Bevölkerungskreise die Dienste gelehrter Ärzte in Anspruch oder bevorzugten deren Hilfe sogar. Zudem stellten immer mehr Städte promovierte Ärzte als Stadtärzte ein, gegen ein Salär, das zumindest ein Grundeinkommen sicherte. Mehr noch als Theologie und Jurisprudenz versprach die Medizin zugleich ein gewisses Maß an Freiheit und Unabhängigkeit. Die Ärzte wurden damals zu führenden Vertretern eines neuen, historisch sehr wirkmächtigen gesellschaftlichen Phänomens: Oft fern von der Heimat und ohne die Unterstützung durch familiäre Beziehungen konnten sich viele von ihnen allein dank ihrer akademischen Ausbildung eine erfolgreiche wirtschaftliche Existenz aufbauen. Manche von ihnen brachten es sogar zu beachtlichem Wohlstand. Untersuchungen zu Steuererhebungen und zahlreiche Heiraten von Ärzten und Ärztetöchtern ins städtische Patriziat oder im Einzelfall sogar in den Adel, lassen erkennen, dass viele Ärzte zur städtischen Oberschicht zählten. Die erfolgreichsten von ihnen erwarben durch ihre berufliche Tätigkeit und Mitgiften so umfangreiche Vermögen, dass sie sich als finanzkräftige Geldverleiher betätigen konnten.

Doch es gab auch Schattenseiten. Nicht nur hatten vor allem junge Ärzte oft zu kämpfen, bis sie sich gegen die zahlreiche ärztliche und nicht-ärztliche Konkurrenz durchsetzen und sich eine erfolgreiche Praxis aufbauen konnten. Ausgerechnet der Umgang mit dem zentralen Gegenstand ärztlicher Tätigkeit, dem menschlichen Körper, bedrohte Ansehen und Würde der Ärzte. Zwar vermieden die studierten Ärzte es weitgehend, sich eingehender mit den manuellen Aspekten der Medizin auseinanderzusetzen. Aderlässe, Schröpfen und das Setzen von Klistieren etwa überließen sie gerne den Badern und Barbieren. Dennoch sahen sich die Ärzte unausweichlich mit Gestank, Verfall und Unreinheit assoziiert. Nicht zuletzt galt die eingehende Untersuchung der menschlichen Ausscheidungen für die Diagnose als unverzichtbar, und das in einer Zeit, in der „Unreinheit" stets die Ehre oder zumindest das Ansehen zu gefährden drohte.

Die zeitgenössische Ärztekritik legte den Finger in die Wunde: Die ärztliche Kunst sei „unflätig", lautete das vernichtende Urteil von Agrippa von Nettesheim. Nur „wegen des schändlichen Gewinstes" gingen die Ärzte „um des Kranken Seichscherbel und Kackhäuser" herum. Sie seien „meistenteils ansteckend, und vom Harn und Kote der Patienten stinkend", „ja unflätiger als die Hebammen selbsten, indem sie garstige und unflätige Sachen mit ihren Augen ansehen und der Patienten Ge-

---

[14] Konkrete Zahlen für Lyon und Montpellier bei Lingo, Rise (1980), S. 46 f.

rülpse und Farzen [sic!] anhören und riechen müssen."[15] Zeno Reichart sei „nicht zu Kot und Urin geboren", begründete denn auch ein befreundeter Apotheker seinen Rat, der junge Mann solle lieber Rechtswissenschaft als Medizin studieren; Zenos Vater, der ihn zunächst für die Medizin bestimmt hatte, pflichtete ihm bei.[16] Theologie und Juristerei – letztere zogen studierende Söhne aus dem Adel der Medizin regelmäßig vor – gefährdeten die Würde nicht in der gleichen Weise. Dazu kamen, insbesondere in Seuchenzeiten, die Gefahren für die eigene Gesundheit. So mancher Arzt fiel selbst der Pest dem Opfer und die Vermutung lag nahe, dass er sich an seinen Patienten angesteckt hatte.

Im Übrigen – das galt allerdings auch für Theologie und Jurisprudenz – war es ein langer und kostspieliger Weg zum *doctor medicinae*. Das Medizinstudium erforderte üblicherweise nach dem Studium der Freien Künste mindestens drei oder vier weitere Jahre und oft noch mehr. Das war eine lange Zeit, in der die jungen Männer meist weiterhin ihren Vätern auf der Tasche lagen. Noch teurer wurde es, wenn sie zumindest einen Teil ihres Studiums an einer renommierten ausländischen Universität absolvierten. Zu den Reisekosten, den Immatrikulationsgebühren und weiteren Studiengebühren, etwa für den Zugang zu einer anatomischen Demonstration oder private Lehrveranstaltungen, die beispielsweise in Padua eine sehr wichtige Rolle spielten,[17] kamen die Kosten für Unterkunft und Verpflegung sowie für Kleidung und Bücher.[18] Georg Keller berichtete 1556 von Mitstudenten in Padua, die selbst mit einem Stipendium von jährlich 100 Gulden nicht auskamen.[19] Dabei galten die Lebenshal-

---

15 Nettesheim, Eitelkeit (1913), S. 79.
16 Ludwig, Vater und Sohn (1999), S. 227, Brief von Wolfgang und Zeno Reichart, 24.2.1524, „non ad stercora et lotia esse natum".
17 So erklärte Johann Schwartz, er könne mit dem gewährten Stipendium („Gnadengeld") in Padua wohl auskommen, wenn er „medicinischen Sachen nicht sonderlich nachforschen" wollte (Hauptstaatsarchiv Stuttgart, A 282, 1301, Brief von Johann Schwartz an Franz Kurtz vom 4.2.1573).
18 Genauere Zahlen sind nur vereinzelt überliefert und sie sind aufgrund unterschiedlicher Münzen und deren Wertschwankungen nur schwer vergleichbar. Eher bescheiden mutet die Summe von 70 rheinischen Gulden an, die Ulrich Ellenbog im frühen 16. Jahrhundert im Voraus für einen siebenjährigen Aufenthalt an die Domus Sapientiae (Universität) in Siena entrichten musste. Dafür bekam er Essen, ein Zimmer mit Bett und Bettzeug, zwei Tische und zwei Stühle (Ellenbog, Briefwechsel (1938), S. 14–15). 70 Gulden entsprach in etwa dem Jahresgehalt eines deutschen Stadtarztes, der sich jedoch ein Mehrfaches durch seine private Praxis dazuverdienen konnte. Einen Taler und zwei Groschen pro Woche musste Philipp Bech 1553 in Leipzig an den Arzt Martin Drembeck entrichten, in dessen Haus er lebte. Der Unterhalt für das Pferd, mit dem er von Leipzig zurück nach Basel reiten wollte, kostete einen weiteren Taler pro Woche (Brief von Bech an Johann Ulrich Iselin, 8.9.1553, in Jenny, Amerbachkorrespondenz (1982), S. 140–141 (www.aerztebriefe.de/id/00007930, M. Kohler/T. Walter); ob der Betrag die Kosten für Essen und Trinken einsschloss, geht aus dem Brief nicht eindeutig hervor. Jakob Baldenberger verbrauchte als Medizinstudent in Montpellier 1551/52 innerhalb von acht Monaten 22 Kronen oder rund 35 Gulden (Brief Baldenbergers an den Rat von St. Gallen, 19.6.1552; www.aerztebriefe.de/id/00019601, A. Döll/ T. Walter). In Padua kostete Johann Schwartz zufolge 1573 allein das bescheidene Essen in der Burse 6 Kronen im Monat (Hauptstaatsarchiv Stuttgart, A 282, 1301, Brief an Franz Kurtz vom 4.2.1573).
19 Schieß, Briefe (1906), S. 22f.

tungskosten in Padua noch als vergleichsweise niedrig.[20] Im teuren und damals von den Hugenottenkriegen und schließlich der Bartholomäusnacht erschütterten Paris waren, einem Bittgesuch von Johann Schwartz zufolge, 1572 Kost und Logis nicht einmal für 14 Gulden im Monat zu haben.[21]

Die Kosten des Studiums waren noch nicht alles. Eine erfolgreiche medizinische Laufbahn war zunehmend an die Promotion zum *doctor medicinae* gebunden, möglichst an einer der führenden Universitäten der Zeit. Bis ins 16. Jahrhundert hinein war es vielerorts noch möglich, auch ohne Promotion als Arzt ein gutes Auskommen zu finden. Ulrich Lehner, aus Kaub, betrieb in Prag noch um 1550 eine blühende Praxis, ohne promoviert zu sein. Doch er war zu seiner Zeit bereits eine Ausnahme. In manchen Städten, wie im reichen und mit Ärzten gut versehenen Augsburg, genügte bald nicht einmal mehr der Doktortitel, um als Arzt arbeiten zu dürfen. Er war bloße Voraussetzung für die Zulassung durch das *collegium medicum*. In Frankreich verlieh nur eine Promotion in Paris oder Montpellier das Recht, im ganzen Land zu praktizieren. Die Absolventen anderer Universitäten mussten damit rechnen, dass man sie zunächst einer erneuten Prüfung unterzog, wenn sie in einer französischen Stadt praktizieren wollten.[22]

Eine ordentliche Promotion an einer anerkannten Universität war teuer. Nach Georg Kellers Schilderung kostete sie in Padua zu Handschs Zeit 24 bis 30 Kronen oder an die 50 Gulden.[23] Zu den Gebühren, die man an die Professoren und den Pedell entrichten musste, kamen oft noch die Kosten für das Festmahl, das der Promovend ausrichten musste, und für Sachgeschenke, wie die Handschuhe, die beispielsweise die Professoren in Montpellier üblicherweise geschenkt bekamen.[24] Zahlreiche deutschsprachige Studenten, die in Oberitalien oder in Montpellier studierten, zogen es denn auch vor, den Doktorgrad anschließend andernorts zu erwerben, an einer Universität, die finanziell günstigere Bedingungen bot. Im ausgehenden 16. Jahrhundert war insbesondere Basel in dieser Hinsicht beliebt.

In den Briefwechseln zwischen Medizinstudenten und ihren Vätern spielten finanzielle Fragen und Bitten um weitere Geldzusendungen eine dementsprechend gewichtige Rolle und gaben zu Konflikten Anlass, zumal wenn der Vater argwöhnte, der Sohn widme sich seinen Studien nicht mit ausreichendem Fleiß, gebe sich gar liederlichen Ausschweifungen hin oder gehe verschwenderisch mit dem Geld um. Mit seinen Schlägen habe der Vater erreicht, dass er nicht weiter Geld für neue Hosen gefordert habe, klagte Johann Georg Gockel, aber seine Hosen hätten nun einmal schon überall Löcher. So zerlumpt drohe er zum Gespött der Leute („fabula vulgi") zu

---

20 Brugi, Gli scolari (1903), S. 12.
21 HStA Stuttgart, A 282, Bü. 1301, Brief von Johann Schwartz an Herzog Ludwig von Württemberg vom Oktober 1572.
22 Lunel, Maison (2008), S. 42–45.
23 Schieß, Briefe (1906), S. 23; Umrechnung nach den (groben) Angaben (ebd., S. 5).
24 Dulieu, Médecine (1979), S. 66–69.

werden.²⁵ Auch Mütter und Schwestern wurden zuweilen um Geld angegangen. Gockels Mutter schickte ihrem Sohn auf dessen Bitten allerdings nur eine Kleinigkeit, verbunden mit ernsthaften Ermahnungen, er soll es nicht „verfressen" und sich nicht in schlechte Gesellschaft begeben. Wenn er sich als ein ähnlich übler Geselle erweisen sollte, wie sein Vetter, den sie vor kurzem gesehen habe, dann wolle sie ihn treten, dass ihm der Dreck aus dem Maul herauskomme.²⁶ Aus Siena schrieb Ulrich Ellenbog in kurzer Zeit drei Briefe an seine Schwester Elisabeth in Ravensburg und bat um Geld für seine Promotion, mit Erfolg, wie es scheint.²⁷ Manche Medizinstudenten liehen sich Geld von Freunden und Kommilitonen oder sie blieben unter Hinweis auf die bald erwartete Sendung von weiterem Geld ihren Hauswirten die Bezahlung für Kost und Logis schuldig und machten sich schließlich aus dem Staub. Die Vertreter der *Natio germanica* in Padua, in der sich die zahlreichen deutschsprachigen Studenten zusammenschlossen, mussten sich immer wieder mit Bürgern der Stadt auseinandersetzen, die bei ihnen vorstellig wurden, um das Geld einzufordern, das ihnen Mitglieder der *Natio* bei der Abreise schuldig geblieben waren.²⁸

Waren die Kosten von Studium und Promotion hoch, so waren sie doch nicht so prohibitiv und die soziale Mobilität höher, als man vor diesem Hintergrund vermuten könnte. Ein Medizinstudium war keineswegs nur jungen Männern aus den wohlhabenden städtischen Oberschichten vorbehalten. Auch die Söhne von einfachen Handwerkern fanden zuweilen den Weg in die Medizin. Daniel Sennert etwa, der Ende des 16. Jahrhunderts in Wittenberg studierte und später einer der bekanntesten und angesehensten Ärzte seiner Zeit wurde, war der Sohn eines Schuhmachers.²⁹ Manch einem gelang es, sich die Kosten für Studium und Lebensunterhalt wenigstens teilweise selbst zu verdienen. Begehrt war eine Stellung als Helfer oder Famulus bei einem Professor. In der Hausgemeinschaft und im Tischgespräch konnten die Studenten hier den Austausch pflegen und womöglich auch Kollegen und Bekannte des Professors kennenlernen, die ihnen auf dem späteren Lebensweg nützlich sein mochten. So bat Johann Schwartz 1572 seinen Landesherren um die Erlaubnis, bei dem berühmten Felix Platter studieren zu dürfen, der sich in seiner Praxis von seinen Tischgenossen begleiten lasse.³⁰ Rudolf Gwalther riet dem jungen Georg Keller, dessen Studien er finanziell unterstützte, er solle in Padua versuchen, als Gehilfe bei einem Professor unterzukommen. Keller sah dazu zum damaligen Zeitpunkt keine Mög-

---

25 Stadtarchv Ulm, J1 Autographen, L 74f, Brief Gockels an seinen Vater Balthasar, 10.5.1627.
26 Ebd., L 76, Brief von Susanna Gockel an Johann Georg Gockel, um 1627.
27 Ellenbog, Briefwechsel (1938), S. 86, Regest eines Briefs von Nicolaus Ellenbog an Ulrich Ellenbog vom 6.1.1512.
28 Archivio antico dell'Università di Padova, Padua, n. 476 und n. 477, Epistolario della nazione degli artisti 1565–1647.
29 Vita Danielis Sennerti in Sennert, Opera (1656).
30 HStA Stuttgart, A 282, Bü. 1301, Brief von Johann Schwartz an Herzog Ludwig von Württemberg vom Oktober 1572.

lichkeit, vermutlich weil die verfügbaren Plätze bereits vergeben waren.[31] Später, bei seinem erneuten Aufenthalt in Padua, hoffte er aber in der Tat, im Haus seines verehrten Lehrers Bassiano Landi Aufnahme zu finden.[32] Theodor Zwinger, so berichtete Keller, diene Landi bereits als Famulus, wie vor ihm schon andere Studenten. Das sei keine besonders mühevolle Stellung. Er müsse lediglich in der Ferienzeit die Vorlesungen des Professors nach dessen Diktat niederschreiben, seine Vorlesungen besuchen und ihn auch sonst begleiten. Dafür habe er die Gelegenheit, Latein und Griechisch zu lernen.[33] Der von Jean Zonion gewählte Weg, war dagegen vermutlich eine Ausnahme. Er wirkte in Basel zunächst als Schulmeister, heiratete dann aber eine etwa 70-jährige Frau, mit deren Geld er nach Montpellier ging und den Doktorgrad erwarb. Nach ihrem Tod arbeitete er als Arzt in Ravensburg.[34]

Nicht wenige junge Männer aus ärmeren Verhältnissen konnten dagegen Unterstützung eines Mäzens gewinnen oder erlangten ein Stipendium. So förderte in Augsburg die Remboldsche Stiftung unter anderem das Medizinstudium von Adam Buecher.[35] In Jena gab es ein privates Stipendium für Medizinstudenten aus Coburg.[36] Ein von dem Arzt Johann Neefe in Chemnitz gestiftetes Stipendium ermöglichte Martin Cotta das Studium in Leipzig.[37] Auch manche städtischen Obrigkeiten unterstützten Söhne ihrer Stadt mit beachtlichen Geldsummen, um ihnen ein Medizinstudium an einer angesehenen Universität zu ermöglichen und sich so die späteren Dienste eines gut ausgebildeten Arztes zu sichern. Derlei Stipendien sind beispielsweise aus Torgau,[38] Zürich,[39] St. Gallen[40] und Königsberg[41] überliefert. Aus ähnlichen Motiven heraus förderten manche Landesherren das Medizinstudium ihrer Landeskinder. Jo-

---

31 Schieß, Briefe (1906), S. 8.
32 Schieß, Briefe (1906), S. 20.
33 Schieß, Briefe (1906), S. 21.
34 Platter, Tagebuch (1976), S. 188; Gaudin, Platter (1892), S. 63.
35 Brief von Adam Buecher an die Augsburger Obrigkeit, 13.6.1603 (www.aerztebriefe.de/id/00011653, S. Herde).
36 Hase, Reinesius (1858), S. 309–348, hier S. 314.
37 Brief von Cotta, damals noch Student der *artes*, an Johann Neefe, 12.4.1561 (www.aerztebriefe.de/id/00030051, T. Walter).
38 Horst, Epistolae 1596, S. 70, „vestrumque studium iuvandi egestatem meam mihi [...] gratissimum acciderit".
39 Schieß, Briefe (1906).
40 Arbenz und Wartmann, Vadianische Briefsammlung, Teil 6/2 1908), S. 612–615, Brief von Jakob Baldenberger an Joachim Vadian, Straßburg, 31.3.1547, zu Altersgenossen und Mitschülern, die vom Stadtrat ein Stipendium bekämen (www.aerztebriefe.de/id/00006766, M. Kohler, T. Walter und M. Huth).
41 Beispielsweise Brief von Konrad Battus an Kurfürst Joachim Friedrich von Brandenburg, 10.7.1600 (www.aerztebriefe.de/id/00004069, U. Schlegelmilch); Brief von Valerius Fiedler, Medizinstudent in Padua, an Herzog Albrecht von Preußen, Padua, 20.8.1554, mit der Bitte, sein Stipendium zu erhöhen, damit er trotz der hohen Kosten noch ein drittes Jahr in Italien bleiben könne (www.aerztebriefe.de/id/00020767, U. Schlegelmilch); ders., Padua, 1.12.1554, mit Dank für die für das laufende dritte Jahr gewährten 200 Kronen www.aerztebriefe.de/id/00020768, U. Schlegelmilch).

hann Schwartz beispielsweise erhielt von Ludwig von Württemberg 150 Gulden für seine medizinischen Studien in Paris.[42]

Georg Handsch kam wie viele spätere Ärzte aus gutbürgerlichen Verhältnissen. Handschs Vater Wenzel muss ein recht wohlhabender und angesehener Mann gewesen sein.[43] Vermutlich war er ein Tuchhändler oder Tuchmacher. Im Zusammenhang mit seinen botanischen Notizen zu *rubea tinctorum*, auch „Färberröte" oder „Krapp" genannt, erwähnte Handsch nämlich, er habe bei seinem Vater gesehen, wie die Tuchmacher, die rote Wurzel der Pflanze zum Färben einsetzten.[44] Der Vater besaß ein Haus in Leipa[45] und war Mitglied des Stadtrats.[46] Die Beerdigung seines Sohnes Christoph, zu der auch etliche Adlige kamen, ließ er sich 1557 um die 18 Taler kosten.[47] Er ermöglichte Georg eine gute Schulbildung, zunächst bei einem Lehrer in Leipa, dem Georg später in einem Gedicht dafür dankte, dass er seinen bäuerlichen Geist („agrestem mentem") zu Höherem geführt habe,[48] und dann auf der Lateinschule im schlesischen Goldberg, dem heutigen Złotoryja in Polen. Diese Schule war eine der führenden Lateinschulen jener Zeit und unter der Leitung von Valentin Trotzendorf weit über die Landesgrenzen hinaus bekannt. Caspar Peucer und andere spätere Berühmtheiten besuchten sie. Die Schule bot eine gründliche und umfassende Ausbildung in den *studia humanitatis*, allen voran in den alten Sprachen. Der Unterricht wurde auf Latein gegeben und die Schüler waren bei Strafe gehalten, auch untereinander nur Latein zu sprechen.[49]

Wahrscheinlich 1544 vielleicht aber auch erst 1545 oder 1546[50] ging Handsch nach Prag. Für die naheliegende Vermutung, dass er an der dortigen Karls-Universität das

---

42 Hauptstaatsarchiv Stuttgart, A 282, 1301, Brief von Johann Schwartz an Herzog Ludwig von Württemberg, Oktober 1572.
43 Die Überlieferung der Pfarrbücher setzt für Böhmisch Leipa erst im 18. Jahrhundert ein. In den Gedächtnisbüchern der Stadt Leipa findet Wenzel Handsch seit 1531 Erwähnung (Hantschel, Heimatkunde (1911), S. 617); im Leipaer Stadtbuch wird er erstmals 1540 als Bürge bei einer Bürgerrechtsverleihung aktenkundig (Ebelová, Paměstní (2005), S. 161; weiterer Eintrag 1549, ebd., S. 168). Möglicherweise kam die Familie ursprünglich aus Leipzig. Dort betrieb in den 1550er Jahren ein gewisser Georgius Hantschius eine Druckerwerkstätte. Vielleicht war er ein Verwandter. Dagegen spricht allerdings, dass Handsch (laut Cod. 11205, fol.1r)) überrascht war, als er bei Collinus ein Buch sah, das den Vermerk „Lipsiae in officina Georgij Hantschij" trug.
44 Cod. 11205, fol. 117r.
45 Cod. 9821, fol. 80r: „Has Venceslaus Handsch renovavit sumptibus aedes/
   Ista stat Italico facta labore domus".
46 Pardi, Titoli dottorali (1901), S. 166.
47 Cod. 9550, foll. 1r-v.
48 Cod. 9821, foll. 24r-27r.
49 Bauch, Valentin Trozendorf (1921); eine Lateinschule wurde in Leipa erst 1627 gegründet (Hantschel, Heimatkunde (1911), S. 856–858). Ein auf der Trozendorfschen Methode basierendes Lateinbuch (Ludovicus, Compendium (1572)) lässt erkennen, dass der Lateinunterricht didaktisch sehr gut durchdacht war.
50 Im Dezember 1544 schrieb er einen Brief aus Prag, was aber noch keine endgültige Übersiedlung belegt (Cod. 9650, foll. 1r-3r, Brief vom 31.12.1544).

Artes-Studium aufnahm, gibt es bislang keine gesicherten Belege.[51] Er hat, soviel wissen wir von ihm selbst, nie den Titel eines *magister artium* erworben und im Dekanatsbuch der Prager Fakultät ist er nicht einmal unter den graduierten Bakkalaureaten verzeichnet.[52] Seine Gedichte aus jener Zeit, darunter eine gedichtete Autobiographie, lassen vermuten, dass er vielmehr zunächst den privaten Schulunterricht für „Knaben" von Magister Johannes Schentigar besuchte,[53] vielleicht in Vorbereitung auf ein späteres Universitätsstudium.

Dann folgte jedoch eine Zäsur: Handschs Vater Wenzel, der sich bisher großzügig gezeigt hatte, wollte die Ausbildung seines Sohns offenbar nicht mehr wie bisher unterstützen.[54] Die Gründe sind unklar. Nach dem frühen Tod von Georgs Mutter hatte Wenzel zwar erneut geheiratet und weitere Kinder bekommen.[55] Zahlreiche Einträge in Handschs Notizbüchern zeugen jedoch von einem guten Verhältnis zur Stiefmutter, die er oft einfach „Mutter" („mater") nannte, und zu den Halbgeschwistern. In seinem Testament bat er später ausdrücklich, man möge ihn neben seinem Vater begraben. Vermutlich gab es also ein akutes Zerwürfnis. Über die Gründe können wir nur mutmaßen. Der Vater begleitete Georgs Wirken auch später mit kritischen Kommentaren und warf ihm zuweilen mangelnden Ernst vor, wie wir aus diversen Einträgen in Georgs Notizbüchern wissen. Möglicherweise war er mit dem Lebenswandel seines Sohn unzufrieden. Dessen Notizbücher geben unter anderem zahlreiche Hinweise auf eine ausgeprägte Neigung zum Wein, selbst nach den vergleichsweise großzügigen zeitgenössischen Maßstäben.[56] Schon als junger Mann in Prag musste er sich unter anderem von seinem Mentor Lehner Mahnungen anhören, weil er sich betrank. Er hielt die Vorhaltungen für berechtigt, nahm sich vor nüchterner zu bleiben und auf seine Würde zu achten.[57]

Jedenfalls sah sich Georg Handsch gezwungen, seinen Lebensunterhalt selbst zu verdienen. Er bat Schentigar um Fürsprache bei Matthaeus Collinus (1516–1566), dem führenden Kopf des Prager Humanistenkreises und Lehrer an der Artistenfakultät.[58]

---

51 So auch Wolkan, Geschichte (1894), S. 126: „Eigentliche Facultätsstudien scheint er dort nicht betrieben zu haben, wenigstens finden wir ihn nicht an der Artistenfakultät".
52 Liber decanorum (1832).
53 Cod. 9821, fol. 130r, „Et quia Schentyarus clarus, doctusque poeta/Privatim pueros instituebat ibi/ Huius discipulus sum factus ludimagistri"; „ludimagister" war damals nach antikem Vorbild ein gängiger Begriff für „Lehrer". 1545 wandte sich Handsch mehrfach an Schentigar und bat unter anderem im Namen der Schülerschaft („grex discipulorum") um die Erlaubnis zu einigen „ehrbaren" Spielen (Cod. 9821, foll. 7v-8r.); zu Schentigar siehe Kalina von Jätenstein, Nachrichten, Bd. 1 (1818), S. 18–29; Hejnic, Dva humanisté (1957), S. 6–16.
54 Cod. 9821, fol. 130v: „Ante meus genitor sumptus mihi suppeditarat/Et studium largo foverat aere meum."
55 Sie starb 1539 (Cod. 9821, fol. 69r und fol. 74r).
56 Feustel, Grenzgänge (2013), bes. S. 34 f.
57 Cod. 11205, fol. 292v: „Sis sobrius et serva gravitatem"; „hic peccavi q[uod] permisi me inebriari, et hoc M. Ulricus in me reprehendit"; ähnlich ebd., fol. 533v.
58 Kurzbiographie bei Jakubcová, Pernerstorfer und Reitterer, Theater (2013), S. 123–125; s. a. Menčik, Dopisy (1914).

Collinus möge ihm die freigewordene Stelle eines Gehilfen geben.[59] Collinus hatte 1543 in Prag eine private Schule für Söhne aus vornehmen Kreisen gegründet, für die er 1548 den Engelsgarten in der Prager Neustadt mitsamt Gebäuden erwarb.[60] Schentigars Fürsprache war offenbar erfolgreich. Handsch begann in Collinus' Schule als Unterlehrer zu arbeiten.[61] Dank seiner vorzüglichen Ausbildung genügten seine Kenntnisse in den *studia humanitatis* beziehungsweise in den *artes liberales*, um sich auch ohne formalen akademischen Grad einen bescheidenen Lebensunterhalt zu verdienen. Seinen Freund Thomas Mitis konnte er nicht nur in Musik und Arithmetik, sondern sogar in der hebräischen Sprache unterrichten.[62]

Der Kontakt zu Collinus sollte für Handschs Zukunft weichenstellend sein. Dank Collinus fand Handsch Zugang zu dem Kreis von Humanisten und Dichtern, die der wohlhabende böhmische Vizerichter Johannes Hoddeiovinus (Hodiejowsky von Hodiejowa) um sich scharte und die er um Gedichte bat, die unter anderem seine Besitzungen verherrlichen sollten. Wir werden darauf zurückkommen. Collinus war es zudem auch, der ihm 1548 eine Stellung als Gehilfe bei dem erwähnten Prager Arzt, Magister Ulrich Lehner, vermittelte.[63] Zur gleichen Zeit, in der er Gedichte für Hoddeiovinus schrieb, machte sich Handsch unter Lehners Anleitung daran, seine medizinischen Kenntnisse zu erweitern und so, wie er in einem Brief schrieb, dem Apollo, dem Erfinder von Poesie und Medizin, in doppelter Weise zu folgen.[64]

Über seine Tätigkeit bei Lehner wissen wir wenig. Handsch machte nur sporadische Notizen. Zwei von Handschs Notizbüchern sind zwar Lehners Praxis in den ausgehenden 1540er Jahren gewidmet.[65] Allem Anschein nach hat Handsch hier jedoch nur die Praxisaufzeichnungen seines Lehrers abgeschrieben,[66] auch aus den vorangehenden Jahren, in denen er noch gar nicht bei ihm war. Nur vereinzelt finden sich Hinweise, dass er in seiner Zeit bei Lehner selbst Patienten behandelte. So er-

---

59 Cod. 9821, foll. 77v-78v; die Überschrift „Pragae Anno 1547" auf fol. 77r, lässt vermuten, dass er dieses Gedicht ebenso wie die zwei vorhergehenden 1547 schrieb.
60 Jakubcová, Pernerstorfer und Reitterer, Theater (2013), S. 124.
61 Handsch bezeichnete sich in diesem Zusammenhang als einer von Collinus „Unterlehrern" („hypodidascali") (Cod. 9650, foll. 6r-9r, Abschrift eines Briefs vom 25.7.1548 an Thomas Mitis).
62 Cod. 9821, foll. 77r-v, Abschrift eines Briefs von Handsch an Mitis; möglicherweise verdankte Handsch seine Hebräischkenntnisse bereits Dominicus Nösler in Leipa, dessen Kenntnisse des Hebräischen und des Lateinischen Handsch später in einem Epitaph pries (Cod. 9821, foll. 80v-81v).
63 Cod. 9821, fol. 130v.
64 Cod. 9650, foll. 6r-9r, Abschrift eines Briefs an Thomas Mitis vom 25.7.1548.
65 Cod. 11006, „Praxis et factitatio medicinae D. Ulrici medici Pragensis nec non D. Galli et Gerhardi regis Ferdinandi physicorum, observata et collecta exquisitissime per Georgium Handschium Lippensem germanicobohemicum Pragae An. 1550"; mit „Gerhard" dürfte der Habsburger Leibarzt Gerhard Bucoldianus gemeint sein; Cod. 11247, „Secunda pars practicae D. Ulrici Leonori a Cauba, Medici Pragensis Collecta per Georgium Handschium Lippensem Germanico-Bohemum Anno 1550".
66 Die Schrift ist sehr sauber und einheitlich; wiederholt wird Lehners Vorgehen ausdrücklich in der ersten Person wiedergegeben („omisi", „ordinavi").

wähnte Handsch einmal ein Rezept, das ihm Lehner für einen Bekannten in Leipa diktiert habe.[67]

Die ersten Weichen für eine medizinische Tätigkeit waren jedenfalls gestellt. Handsch scheint recht früh zu dem Schluss gekommen zu sein, dass die Medizin besonders gute Zukunftsaussichten versprach. „Recht Artzney Künst / Erlannget Günnst / Lob, Ehr unnd Gellt / Ynn aller Wellt", dichtete er am Beginn eines seiner Notizbücher. Die Medizin sei in allen Landen ein sicherer Wegbegleiter („viaticum"), kommentierte er seine Verse.[68] Für ein Medizinstudium fehlten ihm ohne väterliche Unterstützung jedoch die Mittel. In Böhmen konnte man nicht Medizin studieren. Die Aktivitäten der medizinische Fakultät an der Prager Universität waren zu Handschs Zeiten erloschen.[69] Wer sich der Medizin zuwenden wollte, musste an eine ausländische Universität gehen. Es war offenbar ein Gönner, der Handsch schließlich ein Medizinstudium ermöglichte. Im Sommer 1549, als Handsch bereits bei Lehner lernte, hoffte er noch, eine Anstellung in der lateinischen Kanzlei des Hofs zu finden.[70] Noch im darauffolgenden Sommer ermutigte er einen Bekannten, seinen Bruder nach Prag zu schicken, und versprach, diesen beim Erlernen der tschechischen Sprache zu unterstützen.[71] Doch im Herbst 1550 machte sich Handsch auf den Weg nach Padua und begann dort, Medizin zu studieren. In einem ausführlichen Reisegedicht, einem *hodeoporicon*, hat er die Reise über Salzburg dokumentiert.[72] Man hat vermutet, ein junger Adliger, Karl von Dietrichstein, den Handsch nach Padua begleitete, habe ihm dieses Studium ermöglicht, allerdings ohne erklären zu können, was Karl von Dietrichstein (oder dessen Eltern) zu dieser großzügigen Förderung veranlasst haben könnte.[73] Ein Eintrag in Handschs Notizbüchern und seine spätere Tätigkeit im Haus des habsburgischen Leibarztes Andrea Gallo lassen wenig Zweifel, dass sich die Dinge anders verhielten: „Doctor Gallus will mich auf seine Kosten mit seinem Sohn nach Italien schicken", heißt es dort in lakonischer Kürze.[74] Gallo lebte in Prag und Handsch hatte sich mit seinem Sohn Giulio angefreundet.

Für Giulio Gallo lag der Besuch einer italienischen Universität nahe. Sein Vater hatte selbst in Padua studiert und vor dem Wechsel nach Prag in Trient praktiziert.[75]

---

67 Cod. 11006, fol. 31v; es handelte sich lediglich um ein Mittel gegen Zahnschmerzen.
68 Cod. 11210, fol. 1r.
69 Svobodný, Medical faculty (2001); Hlaváčková/ Svobodný, Dějiny lékařství (2004), S. 51–53; Hlaváčková/Svobodný/Adamec, Biografický slovník (1988/1993).
70 Cod. 9650, foll. 18v-20r, Abschrift eines Briefs an Martin Hanno, 25.7.1549.
71 Cod. 9650, foll. 22r-v, Abschrift eines Briefs an Martin Huber, 22.7.1550.
72 Cod. 9821, foll. 288v-297v.
73 Handsch widmete von Dietrichstein ein ausführliches Gedicht, in dem er auf die gemeinsamen Jahre, erst an Collinus' Schule im Engelsgarten und später in Padua verwies, aber mit keiner Silbe eine finanzielle Förderung erwähnte oder, was ihm sonst durchaus nicht fremd war, Dankbarkeit äußerte (Cod. 9821, foll. 248r-250r).
74 Cod. 9666, fol. 1v: „Doctor Gallus vult me mittere in Italiam cum filio suis sumptibus".
75 Zur Biographie von Gallo siehe Span, Epicedion (1560). Danach war Gallo die letzten zwölf Jahre seines Lebens, also etwa seit 1548, in habsburgischen Diensten; zuvor praktizierte er in Trient. Er hatte

Für Handsch hatte Padua noch einen anderen, handfesten Vorteil: Die Medizin wurde dort an der Artistenfakultät gelehrt.[76] Die Studenten mussten somit bei der Einschreibung nicht, wie andernorts, jenen Magistergrad nachweisen, den er nie erworben hatte.

---

noch zwei weitere Söhne, Guglielmo und Ludovico; Quaranta, Medici trentini (2018) erwähnt Gallo nur am Rande (ebd., S. 85).
76 Bylebyl, Medicine (1985); nur die Juristen hatten eine eigene Fakultät.

Medizinstudium

Viele Studenten von nördlich der Alpen strömten im 16. und 17. Jahrhundert an die oberitalienischen Universitäten, vor allem nach Padua und Bologna. Auch nördlich der Alpen gab es zwar eine ganze Reihe von Universitäten mit einer eigenen medizinischen Fakultät. Im europäischen Vergleich zeigen sich jedoch markante Unterschiede. An den meisten spätmittelalterlichen Universitäten des deutschsprachigen Raums – und Ähnliches gilt für England und weite Teile Frankreichs[1] – war die medizinische Fakultät vergleichsweise unbedeutend.[2] Sie stand im Schatten der Artistenfakultät und der beiden anderen höheren Fakultäten, der theologischen und der juristischen. Manche medizinische Fakultät verfügte nur über einen einzigen Professor und selbst dort, wo zwei oder drei Professoren lehrten, hatten nicht selten weitgehend Unbekannte, Namenlose diese Stellung inne. Auch die Zahl der Studenten war meist sehr überschaubar und die Zahl jener, die einen medizinischen Grad erlangten, noch kleiner. So studierten den Kölner Matrikeln zufolge in der Zeit zwischen dem ausgehenden 14. und dem frühen 16. Jahrhundert nur rund 0,4 % der Studenten Medizin.[3] In Erfurt lassen sich im etwa gleichen Zeitraum insgesamt 64 Mediziner nachweisen, einschließlich jener, die das Medizinstudium an ein Studium an der dortigen Artistenfakultät anschlossen. Die Mediziner hatten dort nicht einmal einen eigenen Hörsaal.[4] Selbst in Basel, wo Ende des 16. Jahrhunderts eine beachtliche Zahl von Medizinstudenten promoviert wurde, beschrieb Georg Keller die Lage noch Mitte des 16. Jahrhundert als unbefriedigend. Von den beiden Professoren gelte der eine, Johannes Huber, vor allem als Praktiker und der zweite, Isaak Keller, genieße keinen guten Ruf.[5]

An den führenden italienischen Universitäten – und Ähnliches gilt in Frankreich für Montpellier und Paris – war die Situation eine ganz andere. Hier war die Medizin den beiden anderen höheren Fächern mehr oder weniger ebenbürtig, im Hinblick auf die Zahl der Studenten und Dozenten, aber auch im Hinblick auf den Status, wie er nicht zuletzt in der Bezahlung der Professoren zum Ausdruck kam. Hinzu kam, zumindest Auswärtigen gegenüber, eine gewisse religiöse Toleranz.[6] Die genannten

---

1 Lunel, Maison (2008), S. 31.
2 Zur medizinischen Lehre an den Universitäten einzelner Länder siehe Siriasi, Medicine (2001); speziell zu den Universitäten im deutschsprachigen Raum Nutton, Medicine (1997), S. 173–190 und zu den niederländischen Lindeboom, Medical education (1970), S. 201–234.
3 Abe, Medizinische Fakultät (1974), S. 26, zu den Kölner Zahlen.
4 Abe, Medizinische Fakultät (1974), S. 28.
5 Schieß, Briefe (1906), S. 11.
6 Johann Schwartz war allerdings in den 1570er Jahren zwar voll des Lobs über die Paduaner Universität, zog aber aus Gewissensgründen die Promotion in Basel vor, weil er in Padua einen päpstlichen Eid hätte ablegen müssen (HStA Stuttgart, A 282, Bü 1301, am 26.4.1576 vorgelegtes Bittgesuch von Johann Schwartz an Herzog Ludwig von Württemberg; ebd., Brief des Stiefvaters von Schwartz, Samuel Heiland, vom 6.4.[1575]).

Universitäten zogen denn auch viele Medizinstudenten aus dem deutschsprachigen Reichsgebiet an.[7] Präzise Zahlen fehlen bislang, doch der Blick auf die Biographien von Ärzten aus dem deutschsprachigen Raum lässt vermuten, dass eine Ausbildung (und häufig auch die Promotion) in Italien oder Südfrankreich, für Ärzte aus dem deutschsprachigen Raum bis weit ins 16. Jahrhundert sogar eher die Regel als die Ausnahme war.[8] Das änderte sich erst allmählich in der zweiten Hälfte des 16. Jahrhunderts, als Basel und im frühen 17. Jahrhundert unter Daniel Sennert Wittenberg für Mediziner zunehmend attraktiv wurden.

Die weithin vorherrschende Form der Wissensvermittlung an den Universitäten war europaweit, über die gesamte Frühe Neuzeit und über alle Fächer- und Ländergrenzen hinweg die *lectura*, die Vorlesung.[9] Vorlesungen prägten den Lehrbetrieb und markierten den täglichen, wöchentlichen und jährlichen Rhythmus des akademischen Lebens. In Padua und Montpellier, aber beispielsweise auch in Ingolstadt, reichte die Vorlesungszeit vom Spätherbst bis in den Frühsommer.[10] In den Weihnachtsferien wurden in Padua die anatomischen Demonstrationen abgehalten.[11] Zudem sorgte dort der Karneval im nahen Venedig für massive Unterbrechungen. Wie Georg Keller beklagte, fanden in seinem ersten Jahr in Padua vom 21. Januar bis zum 4. März keine Kollegien statt.[12] Noch nachhaltiger wurde der Lehrbetrieb zuweilen von Seuchen gestört. Mitunter sahen sich die Studenten in Seuchenzeiten sogar genötigt in andere, bislang nicht betroffene Universitätsstädte abzuwandern, wenn man sie noch ließ. Georg Keller schilderte in seinen Briefen die drastischen Maßnahmen, denen zwangsläufig auch die Studenten ausgesetzt waren, als die Pest 1555 Padua heimsuchte. Verdächtige Häuser wurden verbarrikadiert, die Stadttore geschlossen. Ähnliches hatte er zuvor schon in Paris erlebt.[13]

Die Vorlesungen wurden in der Regel an fünf Tagen vormittags und nachmittags gehalten. Ein Werktag war meist vorlesungsfrei. In Padua gab es die Besonderheit, dass jeweils zwei Professoren, die das gleiche Themengebiet vertraten, zeitgleich und somit in unmittelbarer Konkurrenz zueinander ihre Vorlesungen hielten. Als Joachim Curaeus 1557 nach Padua ging, stand unter anderem Vettore Trincavella, den Curaeus für den gelehrteren hielt, gegen Antonio Fracanzano im Wettstreit, der es Curaeus zufolge durch seine wohlgesetzten Worte besser verstand, die Studenten anzuzie-

---

7 Vgl. Germain, Les pèlerins (1878), Bd. 1, S. 161–181.
8 S. a. Dotzauer, Deutsches Studium (1974), S. 112–141.
9 Überblicke über den universitären Medizinunterricht im 16. Jahrhundert bei O'Malley, Medical education (1970), S. 89–102; Talbot, Medical education (1970), S. 73–87; Siraisi, Faculty of medicine (1992), S. 360–387; Nutton/Porter, History (1995); Nutton, Medicine (1997), S. 173–187; Brockliss, Curricula (1996), S. 565–567; Siraisi, Medicine (2001).
10 In Padua wurde das akademische Jahr üblicherweise am Tag nach Allerheiligen eröffnet (Bertolaso, Ricerche (1958–59), S. 19).
11 Adam, Vitae (1620), S. 205.
12 Zentralbibliothek Zürich, Ms F 38, fol. 30bis r, Brief Kellers an R. Gwalther vom 10.3.[1552]; vgl. Schieß, Briefe (1906), S. 7 f., Brief aus Padua vom 26. 2. 1551.
13 Schieß, Briefe (1906), S. 18, Brief vom 4. 10. 1555.

hen.¹⁴ Unter diesen Umständen war es in Padua besonders wichtig, die Zeiten der einzelnen Vorlesungen aufeinander abzustimmen. Statuten regelten den Stundenplan sehr präzise. Den Anfang machten gleich nach dem Schlagen der Morgenglocke die Professoren für theoretische Medizin, die im Gegensatz zu den anderen Professoren bei Strafandrohung mindestens zwei Stunden lesen mussten. An ihre Vorlesungen schlossen sich die der außerordentlichen Professoren für *medicina practica* an. Am Nachmittag, bis Ostern in der 21. und nach Ostern in der 19. Stunde (gezählt wurde in Padua ab der Zeit des Sonnenuntergangs am Vorabend), waren die außerordentlichen Professoren für theoretische Medizin und nach ihnen die ordentlichen Professoren für *medicina practica* an der Reihe.¹⁵

Der Begriff „Vorlesung" hat sich bis heute gehalten. In der Frühen Neuzeit ist er noch sehr wörtlich zu verstehen. In der traditionellen, auf einen autoritativen Text gegründeten Vorlesung trug der Dozent das Werk oder einen Ausschnitt aus diesem satz- oder passagenweise vor und erläuterte den Text. Gestützt auf solide Lateinkenntnisse, naturphilosophisches Grundwissen und ihre an der aristotelischen Logik geschulte Fähigkeit zur kritischen Auseinandersetzung erwarben sich die angehenden Ärzte ihr Wissen vor allem in solchen Vorlesungen, in denen ein Professor Texte vorstellte, schwierige Stellen interpretierte und gegebenenfalls widersprüchliche Aufassungen gegeneinander abwog oder miteinander zu versöhnen suchte.

Ein gewisser Kanon von autoritativen Texten hatte sich mit der sogenannten *Articella* bereits im Mittelalter herausgebildet. Die zentralen Texte dieser auf die medizinische Schule in Salerno zurückgehenden Textzusammenstellung blieben auch für den medizinischen Unterricht in der Renaissance prägend: die hippokratischen Aphorismen mit den Kommentaren Galens, die hippokratische Prognostik und Galens *Ars parva* mit der Einführung („Isagoge") des Ḥunain ibn Isḥāq (Johannitius). Als zentrales Lehrwerk kam seit dem Hochmittelalter der *Canon medicinae* des Avicenna hinzu. Er bot, im Gegensatz zu dem Nebeneinander zahlreicher Schriften bei Galen und den kurzen, thematisch weitgehend ungeordneten Lehrsätzen in den hippokratischen Aphorismen, einen systematischen Abriss der gesamten Medizin und eignete sich damit vorzüglich als Lehrwerk.¹⁶ Das Lehrprogramm, das in den Paduaner Statuten von 1495 festgehalten wurde, entsprach noch weitgehend diesem überkommenen Schriftenkanon. Im ersten Jahr war das ganze erste Buch des *Canon* zu lesen, im zweiten Jahr kamen die hippokratischen Aphorismen mit den galenischen Kommentaren an die Reihe und, wenn noch Zeit blieb, die hippokratische Schrift zur Prognose. Im dritten Jahr stand Galens *Ars parva* auf dem Programm.¹⁷

---

14 Adam, Vitae (1620), S. 204 f.
15 Bertolaso, Ricerche (1958–59) gibt eine Aufstellung der Inhaber der einzelnen Lehrstühle; die zentrale frühneuzeitliche Quelle ist Facciolati, Fast (1757).
16 Avicenna, Canon (1595); Siraisi, Avicenna (1987).
17 Statuta (um 1600 [?]), Buch 2, XVI; vermutlich handelt es sich um einen späteren Druck; die Statuten sind im Text eindeutig auf 1495 datiert.

Im Zeitalter des Humanismus, machten sich einzelne Ärzte, gestützt auf ihre vorzüglichen Kenntnisse der lateinischen und griechischen Sprache, daran, den traditionellen Lehrkanon deutlich zu erweitern. Sie spürten in Handschriften bislang unbekannte Texte der antiken medizinischen Autoritäten auf, allen voran solche aus der hippokratischen Schule und von Galen. In kollektiver Anstrengung erarbeiteten sie griechische Gesamtausgaben der hippokratischen und galenischen Werke und fertigten zahlreiche lateinische Übersetzungen der antiken Schriften in elegantem, humanistischem Latein an.[18] Das Spektrum verfügbarer Schriften wurde damit stark erweitert. So konnte Jacobus Sylvius in seiner *Ordo et ordinis ratio in legendis Hippocratis et Galeni libris* (1548) in thematischer Anordnung bereits dutzende Werke von Galen, Hippokrates und anderen Autoritäten auflisten. Für die universitäre Lehre barg dieser Reichtum jedoch auch neue Herausforderungen. Alle diese Werke im medizinischen Unterricht zu behandeln, so fügte Sylvius seiner Liste einschränkend hinzu, wäre überaus langwierig und beschwerlich („longissimum et molestissimum") gewesen. Seine persönliche Auswahl war schon umfangreich genug. Wie man seinen eigenen Vorlesungen entnehmen könne, beschränke er sich für die einzelnen Teile der Medizin jeweils auf bestimmte Werke. Rund fünfzehn Titel nannte er konkret, die meisten davon aus der Feder Galens.

Mit dem medizinischen Humanismus machte sich in Teilen der Ärzteschaft ein starker Antiarabismus breit.[19] Manche Ärzte ließen kein gutes Haar an den persischen und arabischen Ärzten und ihrer „barbarischen" Medizin, wollten sie gar aus der ärztlichen Ausbildung verbannt sehen wollten.[20] Andere sahen das Problem vor allem in den unzulänglichen Übersetzungen dieser Werke. Allerdings war auch den humanistischen Bewunderern von Hippokrates und Galen bewusst, dass beide keine umfassende Gesamtdarstellung hinterlassen hatte, die sich mit der Avicennas messen konnte. Erst in der zweiten Hälfte des 16. Jahrhunderts erwuchs dem *Canon* mit der *Universa medicina* von Jean Fernel (1497–1558) eine ernsthafte Konkurrenz. Auf galenischer Grundlage gab Fernel einen dem *Canon* vergleichbaren, umfassenden, aber besser lesbaren, aktuellen und deutlich knapperen Überblick über die gesamte theoretische und praktische Medizin. Sein Werk blieb bis weit ins 17. Jahrhundert sehr einflussreich.[21]

---

18 Die Literatur zu diesem Thema ist ausgedehnt; eine gute erste Orientierung bieten Durling, Census (1961); Boudon-Miller/Cobolet, Lire les médecins Grecs. (2004); Fortuna, Latin editions (2012); Bylebyl, Medicine (1985); Vivian Nutton ist in zahlreichen Beiträgen unterschiedlichen Aspekten des medizinischen Humanismus nachgegangen; siehe insbesondere ders., Diffusion (2002); ders., Hippocrates (1989); ders., John Caius (1984). Einen vorzüglichen Überblick zur Situation in Padua gibt Bylebyl, School of Padua (1979).
19 Germain, La médecine arabe (1877); Baader, Medizinische Theorie (1987).
20 Cornarius, Medicina (1556), S. 116–119.
21 Fernel, Universa medicina (1644); Sherrington, Endeavour (1946); Roger, Fernel (1960); Hirai, Medical humanism (2011), S. 46–79.

Infolge der intensiven Editions- und Übersetzungstätigkeit der medizinischen Humanisten verloren der *Canon*, Rhazes' *Ad Almansorem* und andere führende Werke der persischen und arabischen Medizin so zwar allmählich an Bedeutung. Sie wurden jedoch keineswegs obsolet. Auch an den führenden italienischen Universitäten blieb der *Canon* eine der Säulen des medizinischen Unterrichts.[22] In Padua, das zeigen auch Handschs ausführliche Vorlesungsnotizen, standen der *Canon* und *Ad Almansorem* um 1550 noch im Zentrum der Lehre, zusammen mit Galens *Ars parva* und den hippokratischen Aphorismen.[23]

In der historischen Erforschung der universitären Lehre dienen herkömmlich Statuten mit Listen der in Vorlesungen zu kommentierenden Texte als wichtigste Quelle. Sie geben allerdings nur einen sehr unvollständigen Einblick in den tatsächlichen Vorlesungsbetrieb. Nicht nur hinkten diese Listen der tatsächlichen Lehre zuweilen deutlich hinterher und gossen in Normen, was in der konkreten Lehrpraxis längst etabliert war.[24] Sie bildeten auch nur einen Teil des Lehrbetriebs ab. Wesentliche Elemente der medizinischen Ausbildung bleiben damit weitgehend außerhalb des Blickfelds.

Ein präziseres und detaillierteres Bild vom medizinischen Lehrbetrieb vermitteln studentische Aufzeichnungen. Sie sind aus dem 16. Jahrhundert in erfreulicher Fülle überliefert, aber bislang kaum systematisch untersucht worden.[25] Das Spektrum der Aufzeichnungsformen ist breit. Manchmal schrieben die Studenten die Vorlesung Wort für Wort mit. Das ging so weit, dass sie selbst Anreden wie „vos juvenes" wiedergaben, mit denen der Dozent die Studenten ansprach. Nicht selten zitierten sie auch Aussagen des Dozenten zu seinen eigenen Erfahrungen oder seiner persönlichen Meinung in der ersten Person („ego"). Auf der anderen Seite des Spektrums stehen kurze, unsystematische und eklektische Vorlesungsnotizen zu einzelnen Aspekten, die dem betreffenden Studenten besonders bemerkens- und erinnerungswert erschienen. In Handschs Paduaner Notizbüchern finden wir beides, *dictata* wie freie Notizen.

Aus Handschs Aufzeichnungen wie aus denen anderer Studenten jener Zeit treten zwei wichtige Neuerungen zu Tage, die sich in den Statuten nur sehr unvollständig niederschlagen. Zum einen unterrichteten die Professoren in erheblichem Umfang privat, außerhalb der offiziellen, kurrikularen Lehrveranstaltungen, in einem kleineren Studentenkreis. Wie wir sehen werden, spielte die „private" Lehre für eine begrenzte Gruppe von zahlenden Studenten ein ganz besondere Rolle im anatomischen

---

22 Siraisi, Avicenna (1987).
23 Unter der Überschrift „leguntur Paduae" führte Handsch die genannten Werke – und nur diese – ausdrücklich auf (Cod. 11240, fol. 28r); noch im frühen 17. Jahrhundert gab es in Padua einen eigenen Lehrstuhl „Ad lecturam secundae fen primi Canonis Avicennae" (Bertolaso, La cattedra (1960), S. 113). Zur humanistischen Rezeption der *Ars parva* siehe Mugnai Carrara, Epistemological problems (1999).
24 Brockliss, Curricula (1996), S. 563.
25 Im Zuge meiner Recherchen habe ich bislang mehr zwei Dutzend solcher handschriftlicher Vorlesungsmitschriften allein aus Padua ausfindig machen können.

Unterricht. Sie war für den Erwerb anatomischer Kenntnisse und Fertigkeiten sogar weit wichtiger als die großen öffentlichen Lehrdemonstrationen, auf die sich die Geschichtsschreibung zur frühneuzeitlichen Anatomie bislang fast ausschließlich konzentriert hat.

Zum anderen gewannen, zumindest an den italienischen Universitäten, im Laufe des 16. Jahrhunderts thematisch ausgerichtete Vorlesungen an Bedeutung, Vorlesungen, in denen der Professor nicht in herkömmlicher Weise einen autoritativen Text kommentierte, sondern, gestützt auf verschiedene Autoren und gegebenenfalls auch auf seine persönliche, praktische Erfahrung, ein bestimmtes Themengebiete abhandelte. Auch hier war es vor allem der außerkurrikulare Unterricht, der Freiräume eröffnete. Giovanni Battista da Monte zählte einmal mehr zu den Vorreitern, indem er, wie sein Schüler Girolamo Donzellini (um 1513–1587) hervorhob, nicht nur autoritative Werke erläuterte, sondern auch wichtige Themen gesondert abhandelte.[26] Handsch hörte in Padua unter anderem die privaten Vorlesungen von Fracanzano zu den Frauenkrankheiten und machte sich Notizen zu einer privaten, häuslichen Vorlesung, die Trincavella an Feiertagen zu den Magenkrankheiten hielt.[27] Auch Handschs Aufzeichnungen zu einer Vorlesung Fracanzanos über die Franzosenkrankheit, geben allem Anschein nach eine private Vorlesung wieder.[28] Bellocati las in jenen Jahren, ebenfalls, „extra ordinem", über die Krankheiten der Kinder und Trincavella las neben seinen Vorlesungen zur Fieberlehre des Avicenna sowie zu den Krankheiten des Kopfes und der Brust nach Rhazes auch „extra ordinem" über die „Würmer" und die „Arthritis".[29]

Die Verfasser von zeitgenössischen Studienanleitungen legten ihren Lesern den Vorlesungsbesuch sehr ans Herz. Keinesfalls sollten sie darauf zugunsten eines Selbststudiums verzichten, meinte beispielsweise Johannes Brettschneider (1514–1577). Der Unterricht mit lebendiger Stimme („viva voce") erlaube es am besten, die medizinische Lehre zu erfassen, habe doch die Stimme etwas von einer „verborgenen Energie" („energiae latentis"). Niemand könne das Pensum einer Stunde für sich allein so erfolgreich lernen.[30]

Die Texte guter Vorlesungen wurden freilich auch von jenen geschätzt, die sie nicht selbst besuchen konnten. Manche Vorlesungen wurden, gestützt auf studenti-

---

26 Da Monte, Opuscula (1558), Bd. 1, Widmungsbrief Donzellinis an Giulio Alessandrini: „Solebat enim ille, praeter seriem authorum, quos explicabat, peculiares aliquando tractationes facere, in quibus de rebus maxime necessariis auditores erudiebat, et ad authores ipsos exactius intelligendos magno eorum emolumento instituebat."
27 Cod. 11226, fol. 160v.
28 Cod. 11226, foll. 92r-119r, begonnen 16.12.1551; ebd., foll. 123r-140r; vgl. Fracanzano, De morbo (1564) (gegründet auf studentische Aufzeichnungen zu Fracanzanos Vorlesungen in Bologna). Fracanzano lehrte seit 1538 in Padua, zunächst Logik und dann *medicina theorica*. Er ging 1555 nach Bologna und kehrte 1564 nach Padua zurück (Mantese, Storia (1969, S. 64–66).
29 Adam, Vitae (1620), S. 205.
30 Placotomus [Brettschneider], De ratione (1552); die gleiche Haltung schreibt Adam, Vitae (1620), S. 204 dem jungen Joachim Curaeus zu.

sche Aufzeichnungen sogar im Druck veröffentlicht. Offenbar durfte man eine entsprechende Nachfrage erwarten. Zudem konnte man sich gegenseitig um Abschriften von Vorlesungsmitschriften bitten.[31] Auch unter den Handschriften in Handschs Nachlass findet sich, aus fremder Hand, eine solche Abschrift zu einer Vorlesung, die Augustin Schurff Jahre zuvor in Wittenberg gehalten hatte, mit einigen ergänzenden Anmerkungen Handschs.[32]

Ergänzend zum Vorlesungsbesuch empfahl sich im Übrigen eine intensive Vor- und Nachbereitung. Studienratgeber wie der von Placotomus rieten dem Studenten sogar, die einschlägigen Passagen, die in der Vorlesung über einen autoritativen Text behandelt würden, vorher schon zu Hause zu lesen. Nach der Vorlesung sollten sie ihre Mitschrift dann sorgfältig durchsehen, und die wichtigsten behandelten Themen, Lehrsätze, Probleme und Fragen in ein *diarium* exzerpieren. Nützlich sei es auch, sich mit Mitstudenten auszutauschen, denn das Gelernte vor anderen zu referieren, sei eine gute Schule des Geistes. Am Ende der Woche solle man sodann die Aufzeichnungen der vergangenen Woche durchgehen und sie, nunmehr in thematischer Anordnung, in ein zweites, auf Dauer angelegtes Notizbuch übertragen. Dort könne man später seine Einträge zu bestimmten Themen nachschlagen oder auch das Gelernte wiederholen. Nützlich sei es zudem, jeden Tag einen bestimmten Lehrsatz auswendig zu lernen. Schon innerhalb eines Jahres erwerbe man sich so einen beachtlichen Wissensfundus.[33] Solche Empfehlungen blieben nicht auf dem Papier. Georg Handsch skizzierte ein ganz ähnliches zweistufiges Verfahren. Aus den ungeordneten Notizen und Vorlesungsmitschriften gelte es zunächst, sich einen Überblick über die behandelten Themen zu verschaffen und dann die ungeordneten Notizen nach Überschriften geordnet in ein Buch zu übertragen.[34]

Der Blick auf den Vorlesungsbetrieb vermittelt selbst bei Einbeziehung der extrakurrikularen, privaten Lehrveranstaltungen immer noch ein nur unvollständiges Bild von der intensiven Beschäftigung und Auseinandersetzung der Medizinstudenten mit den antiken und neueren autoritativen Texten. Sie befassten sich darüber hinaus – und das wurde von ihnen auch erwartet – auch im Eigenstudium mit dem medizinischen Schrifttum. Besonders die lange vorlesungsfreie Sommerzeit ließ hierfür Spielräume.

Manch einer scheint sein medizinisches Wissen sogar nahezu ausschließlich aus dem Bücherstudium erworben zu haben. Das gilt insbesondere für jene, die sich zu-

---

31 Vgl. z. B. Planerio, Epistolae (1584), Brief an Francisco Ticinensis, 1.1.1536, Antwort auf die Bitte um Abschriften der „lectiones ordinarias".
32 Cod. 11228, „Annotationes in Nonum Rhasis ad Almansorem dictatae a doctore Augustino Schurphio in schola Vitebergensi Anno 1537". Im hinteren Einband findet sich der Name Hanns Adlerus, also möglicherweise des Schreibers; im *Corpus Inscriptorum Vitebergense* ist allerdings kein Student dieses Namens nachweisbar (https://www.civ-online.org/de/service/startseite/, Aufruf 1.6.2020).
33 Placotomus [Brettschneider], De ratione (1552).
34 Cod. 11239, fol. 100v.

nächst in anderen Bereichen betätigten und ihren Lebensunterhalt mit nicht-medizinischen Tätigkeiten finanzierten. Er beschäftige sich schon seit langem mit der Lektüre der galenischen Werke und es scheine ihm, er habe sich in der medizinischen Theorie schon umfangreiche Kenntnisse angeeignet, meinte beispielsweise der 37-jährige Humanist und Dichter Helius Eobanus Hessus, der damals seit geraumer Zeit an der Universität Erfurt die lateinische Sprache unterrichtete. Es fehlten ihm, so meinte er, nur noch praktische Erfahrung und der Doktortitel.[35]

Zeitgenössische Lektüre- und Studienratgeber gaben den Studenten ausführliche Empfehlungen an die Hand, wie sie methodisch vorgehen und das Gelesene dem Gedächtnis einprägen konnten. Wichtig war zunächst eine sorgfältige Auswahl der zu lesenden Autoren und Werke. Man solle sich auf die anerkannten Autoritäten konzentrieren, meinte Girolamo Mercuriale in seiner *De ratione discendi medicinam epigraphe*. Dagegen warnte man davor, sich medizinisches Wissen aus Kompendien oder Zusammenfassungen anzueignen. Selbst auf die Lektüre von Kommentaren sollte man, Mercuriale zufolge, möglichst verzichten. Es sei besser, den Text selbst zu durchdringen. Ausnahmen bildeten nur die Werke des Hippokrates, mit seinen dunklen Passagen, und der *Canon* des Avicenna.[36]

Die Ratgeber empfahlen die Konzentration auf wenige Werke zur gleichen Zeit. Wer zuviele Speisen auf einmal esse, so Brettschneider, verderbe sich den Magen. Analoges gelte für die Lektüre.[37] Mercuriale riet konkret, jeweils nur ein oder zwei Autoren nebeneinander intensiv zu studieren, und dies zudem möglichst täglich zu festen Zeiten, vorzugsweise am frühen Morgen und in den Abendstunden.[38] Hilfreich, so Johannes Brettschneider, sei es im Übrigen, vom Einfachen und Allgemeineren zum Spezielleren fortzuschreiten. Nicht alle Bücher seien zudem in der gleichen Intensität zu studieren. Manche müsse man immer wieder („crebro") lesen, andere dagegen nur gelegentlich oder nur einmal.[39] Die langen Listen einschlägiger Autoren in Lektüre- und Studienanweisungen wecken freilich trotz solcher Einschränkungen erhebliche Zweifel, ob das empfohlene Lesepensum auch nur annäherungsweise zu bewältigen war.[40] Selbst die Lektüre der Werke von Dichtern und Historikern legte Mercuriale den angehenden Ärzten ans Herz: von Homer, Hesiod, Lukrez, Virgil, Horaz, Juvenal, Martial, Columella, Vitruv, Herodot, Strabo, Pausanias und anderen. Schon Galen habe diese immer wieder zitiert und es gelte auch in einem weiteren Sinne zu sam-

---

35 Hessus, Helii Eobani Hessi (1543), S. 112–115, Brief an Georg Sturtz, 14.3.1525 (www.aerztebriefe.de/id/00013019, M. Bleistein); Hessus bat Sturtz, der Erfurt verlassen und sich als Arzt in Annaberg niedergelassen hatte, um Unterstützung, so wie er sie auch seinem Schüler Euricius Cordus gewährt habe; auch in einem nachfolgenden Brief an Sturtz, vom 4.6.1525 (ebd., S. 118f), verwies Hessus auf seine medizinischen Studien.
36 Mercuriale, De ratione (1607); s. a. auch Durling, Girolamo Mercuriale's De modo studendi (1991).
37 Placotomus, De ratione (1552), ohne Seitenzählung.
38 Mercuriale, De ratione (1607), S. 34–35.
39 Placotomus, De ratione (1552).
40 Stainpeiss, Liber (1520); vgl. Pawlik, Martin Stainpeis (1980); Pons, Medicus (1600).

meln, was der Bereicherung und Ausschmückung der Medizin diene.⁴¹ Die umfangreiche Liste von weit über 60 antiken und zeitgenössischen Autoren, die Isaac Habrecht um 1600 seinem Notizbuch voranstellte, schlug sich denn auch nur sehr begrenzt auch in seinen Exzerpten nieder. Sie beschränkten sich im Wesentlichen auf die einführenden *institutiones* und auf Überblickswerke wie die von Jean Fernel und Leonhard Fuchs.⁴²

Theoretische Medizin

In der *medicina theorica* lernten die Studenten zunächst das Wesen der Medizin zu begreifen, diese zu definieren und ihre unterschiedlichen Teile zu benennen. Handschs Paduaner Notizbuch von 1551 gibt in diesem Sinn unter dem Titel „Compendium medicinae" Begriffsbestimmungen und Gliederungen, wie wir sie auch in zahlreichen gedruckten Werken der Zeit finden. Woher er dieses Wissen schöpfte ist unklar, aber die Systematik und die gelegentliche Zurückweisung bestimmter Lehrmeinungen deuten auf eine Vorlesung hin, vielleicht von Bassiano Landi.⁴³ Er begann mit Galens vielzitierter Begriffsbestimmung. Die Medizin sei jene Kunst, die die vorhandene Gesundheit schütze, die beeinträchtigte bessere und die verlorene wiederherstelle.⁴⁴ Der Verweis auf eine nur „beeinträchtigte" Gesundheit, neben der vorhandenen und der gänzlich verlorenen, bezog sich, wie Handsch ausdrücklich anmerkte, auf das damals viel diskutierte galenische Konzept eines „Neutrums", eines Zustands zwischen Krankheit und Gesundheit.⁴⁵ Die Medizin sei eine Wissenschaft („scientia"), insofern sie die Ursachen der Krankheiten, die Natur des Menschen und die Wirkvermögen der Arzneien betrachte. Sie sei dagegen eine „handelnde Kunst" („ars factiva"), soweit sie praktiziert werde. Ihr Gegenstand sei der menschliche Körper, ihr Ziel die Gesundheit.⁴⁶ Allerdings könne sie dieses Ziel nicht immer erreichen. Entscheidend sei es, so zu handeln, wie es der Gesundheit dienlich sei, auch wenn der Erfolg manchmal ausbleibe.⁴⁷ Die Medizin gliedere sich in eine vorbeugende und eine kurative Medizin. Die kurative Medizin wiederum setze sich aus der arz-

---

41 Mercuriale, De ratione (1607), S. 25.
42 Königliche Bibliothek Kopenhagen, Ms. Gl. Kongl. 4 1691, Medizinische Aufzeichnungen von Isaac Habrecht (1606).
43 Zu Landi siehe Ferretto, Bassiano Landi (2006–2009).
44 Cod. 11210, fol. 2r: „Est ars quae sanitatem praesentem custodit, viciatam emendat, et amissam restaurat".
45 Joutsivuo, Scholastic tradition (1999).
46 Cod. 11210, fol. 2r.
47 Cod. 11210, fol. 2r.

neilichen, der diätetischen und der chirurgischen oder manuellen Behandlung zusammen.[48]

Es folgte, nach Handschs Aufzeichnungen, ein kurzer Überblick über die antiken medizinischen Schulen nach Galen. Auch diese Einteilung war ein Topos der zeitgenössischen medizinischen Literatur. Die „Empiriker" („empirici") behandelten die Krankheiten nur auf ihre Erfahrung gestützt („suis experimentis"), ohne Verstand („ratio") und Urteil („iudicium").[49] Die „dogmatischen" („dogmatici") oder „rationalen" („rationales") Ärzte dagegen erwögen aus früheren, gegenwärtigen und zukünftigen Zeichen die Natur des Menschen und die Ursachen und Zufälle der Krankheiten und wendeten die Mittel mit Verstand und feinem Urteilsvermögen („exquisito cum iudicio") am Patienten an.[50] Verstand („ratio") und Erfahrung („experientia") seien nach Galen die Beine, auf denen die Medizin stehe.[51]

Wesentlich für einen nach zeitgenössischen Maßstäben rationalen, wissenschaftlichen Ansatz war die naturphilosophische Grundlegung. Das naturphilosophisch begründete Wissen über den Aufbau, die Wirkvermögen und die Funktionen des menschlichen Körpers und seiner Teile, also im weiteren Sinne das, was man bereits damals als *physiologia* bezeichnete, war zugleich unverzichtbare Voraussetzung für das Verständnis, die Diagnose und die Behandlung von Krankheiten.

Der menschliche Körper, das hörten und lasen die angehenden Ärzte, setzte sich wie alle Dinge der Natur aus den vier Elementen zusammen: Feuer, Erde, Wasser und Luft, denen jeweils paarweise die vier primären Qualitäten – heiß, kalt, trocken und feucht – zugeordnet waren. Für das Verständnis des menschlichen Körpers und seiner Funktionen waren freilich die vier Säfte noch wichtiger, deren Existenz schon die antike Medizin, in Anlehnung an die Elementenlehre, postuliert hatte: gelbe und schwarze Galle, Phlegma und Blut. Ihnen waren analog zu den Elementen ebenfalls jeweils paarweise primäre Qualitäten zugeordnet. Die gelbe Galle war heiß und trocken, die schwarze kalt und trocken, das Phlegma kalt und feucht und das Blut warm und feucht. Die je individuelle Mischung der vier Säfte im Körper resultierte im Temperament beziehungsweise, im Blick auf die Qualitäten, in der *complexio* des oder der Betreffenden. Temperament oder *complexio* waren häufig schon an äußerlichen Merkmalen wie der Farbe von Haar und Gesicht erkennbar. Im Englischen bezeichnet „complexion" heute noch die Gesichtsfarbe oder den Gesichtsausdruck. Sie hatten jedoch auch weitreichenden Einfluss auf das Geschehen im Körperinneren und sie bestimmten nicht zuletzt auch das Temperament im heutigen Sinne. Herrschte die gelbe Galle vor, so bewirkte das resultierende „cholerische" (von gr. chole = gelbe Galle) Temperament eine Neigung zu Zornesausbrüchen. War dagegen das zähe,

---

48 Cod. 11210, fol. 2v; als dritte medizinische Sekte wurden in diesem Zusammenhang die Methodiker diskutiert, die Krankheiten auf eine übermäßige Weitung oder Verengung der Gänge im Körper zurückführten.
49 Cod. 11210, fol. 2v.
50 Cod. 11210, fol. 2v.
51 Cod. 11210, fol. 2v.

schleimige Phlegma vorherrschend, durfte man eher ein bedächtiges oder gar schläfriges Wesen erwarten, ein auch im heutigen Sinne eher „phlegmatisches" Naturell also. Die je individuelle Säfte- und Qualitätenmischung war den Einzelnen bei Geburt mitgegeben. Sie veränderte sich jedoch mit dem Alter und unter dem Einfluss der äußeren Umwelt.

Eine Schlüsselrolle für das Verständnis der körperlichen Funktionen und der Vorgänge im Körperinneren spielten die Wirkvermögen, die sogenannten *facultates* oder *virtutes*, wie die *facultas expulsiva*, die *facultas motrix* und die *facultas cogitativa*. Sie mögen im Rückblick als bloßes theoretisches Konstrukt, ja, als Worthülsen erscheinen. Aus damaliger Sicht aber waren sie für das Verständnis der menschlichen (und tierischen) Physiologie unverzichtbar. Hintergrund war die aristotelische Naturphilosophie, derzufolge jede Bewegung und damit auch jede Veränderung ihrerseits eine bewegende, verändernde Ursache hatte. Im gesunden menschlichen Körper waren ständig Veränderungen am Werk, wurden Stoffe bewegt, Nahrungsmittel assimiliert, Ausscheidungen getätigt und allerlei weitere Funktionen ausgeführt, ohne dass sich eine konkrete Quelle der Bewegung und Veränderung ausmachen ließ. Selbst wenn eine Bewegung auf die Willensentscheidung des Menschen zurückging, stellte sich die Frage, wie ein Beschluss der immateriellen Seele ganz konkret die Bewegung eines Fingers oder eines Beins bewirken konnte. Der Begriff der „Natur" im Allgemeinen vor allem aber deren Konkretisierung in den *facultates* füllte diese Leerstelle: „Das Wirkvermögen („virtus") ist die Ursache, die der Aktion vorausgeht", notierte sich Handsch kurz und bündig die gängige Definition.[52] Im Umkehrschluss hieß das: ohne Wirkvermögen keine Aktion.[53]

Drei übergreifende *virtutes* oder *facultates* galt es zu unterscheiden, die den Körper „regierten" („gubernant") und bewahrten. Handsch machte sich sorgfältig eine untergliederte Aufstellung. Da war erstens das Seelenvermögen, die *facultas animalis*, die ihren Sitz im Hirn hatten und über die Nerven Sinnesempfindungen und bewusste, willkürliche Bewegungen vermittelte. Die Verstandesvermögen im engeren Sinne unterteilte man in Einbildungskraft, Urteilskraft und Erinnerungsvermögen, Begriffe, die heute noch gebräuchlich sind und die mit Wortelementen wie „Kraft" und „Vermögen" auf dieses alte Erklärungsmodell verweisen. Da war zweitens die *facultas vitalis*, das vitale Vermögen im Herzen, das den Körper über die Arterien mit Lebensgeistern und Lebenswärme versah. Und da war drittens die *facultas naturalis*, das natürliche Vermögen, das die Ernährung des Körpers sicherstellte.[54]

Zumindest die vitalen und die seelischen Wirkvermögen – im Fall der natürlichen war das umstritten – bedurften ihrerseits eines stofflichen Werkzeugs, das es ihnen erlaubte, ihre Wirkungen nicht nur an ihrem jeweiligen Ort, sondern im ganzen Körper zu entfalten. Dieses Werkzeug waren die *spiritus*, ein weiterer Schlüsselbegriff der

---

52 Cod. 11210, fol. 41v.
53 Cod. 11210, fol. 42r: „Si facultas perit, nulla sequitur actio."
54 Cod. 11210, fol. 41v.

damaligen Physiologie. Der *spiritus vitalis* war, so eine von Handsch notierte Standarddefinition, eine „subtile, luftige, durchsichtige Substanz, die aus dem feinsten Teil des Bluts hergestellt wird, damit die Vermögen von den Hauptteilen zu den übrigen [Teilen] getragen werden, so dass sie ihre spezifischen Tätigkeiten vollführen können."[55] Dieser vitale Spiritus, hier gab Handsch zeitgenössisches Standardwissen wieder, wurde mit Hilfe der schon bei der Geburt eingepflanzten Lebenswärme („insiti et nativi caloris causa existens") in der linken Herzkammer aus feinem Blut und eingeatmeter Luft hergestellt und strömte über die Arterien in den übrigen Körper.[56] Teile dieses *spiritus vitalis* wurden im Gehirn oder, wie es bei Handsch heißt, im *plexus reticularis* zum Seelengeist oder *spiritus animalis* verfeinert. Dieser breitete sich über die Nerven im ganzen Körper aus und war dort für Bewegung und Sinnesempfindungen verantwortlich.[57]

Eine zentrale Aufgabe des natürlichen Vermögens und der Lebenswärme, des *calor innatus*, war die Assimilation der zugeführten Nahrung. Dieser Vorgang gab den gelehrten Ärzten seit der Antike Rätsel auf. Wie gelang es dem Körper, sich die bunte Vielfalt an Nahrungsmitteln, die er täglich aufnahm, ganz buchstäblich anzuverwandeln, so dass daraus körpereigene Materie wurde, wie das Wachstum von Kindern und Jugendlichen besonders eindrucksvoll veranschaulichte? Wie konnten sich Milch, Brei, Grütze, Brot und dergleichen in Körpersubstanz verwandeln, in Muskeln, Knochen oder einzelne Organe? Bei Erwachsenen war die Notwendigkeit der ständigen Assimilation von körperfremder Nahrung nicht ganz so offensichtlich.[58] Geschichten von jungen Frauen, die angeblich jahrelang keine Nahrung zu sich nahmen, stützten die Vermutung, dass der menschliche Körper nicht unumgänglich der ständigen Nahrungsaufnahme bedurfte. Die angeblichen Fastenwunder wurden allerdings gerade von Ärzten immer wieder sehr kontrovers beurteilt oder als Betrug entlarvt – etwa weil sich herausstellte, dass die betreffende Frau sich von der Milch aus der Brust ihrer Mutter ernährte, wenn diese zu Besuch kam.[59] Die Ärzte gingen davon aus, dass auch der erwachsene Körper einer ständigen Nahrungsaufnahme bedurfte, weil er stetig etwas von seiner eigenen Substanz verbrauchte oder verlor und diesen Verlust ausgleichen musste. „Kinder und Jugendliche essen, damit sie wachsen und den Körper erhalten", notierte Handsch, „Erwachsene aber essen nur, um den Körper zu erhalten".

Erklärungsmodelle, die helfen sollten, die Vorgänge bei der Nahrungsassimilation zu verstehen, hatten schon die antiken Ärzte entwickelt. Sie gehörten zu dem Basiswissen, das sich jeder angehende frühneuzeitliche Arzt aneignen musste. Um das Wesentliche zusammenzufassen: Die galenische Medizin beschrieb die Assimilation der Nahrung als einen durchaus wörtlich zu verstehenden Kochvorgang. So wie Essen

---

55 Cod. 11210, fol. 42v.
56 Cod. 11210, fol. 42v.
57 Cod. 11210, foll. 42v-43r.
58 Cod. 11210, fol. 50r.
59 Pulz, Nüchternes Kalkül (2007).

auf einem heißen Küchenherd gegart wurde, kochte die Lebenswärme im Körperinneren die aufgenommene Nahrung in mehreren Stufen und trennte dabei die brauchbaren Anteile, die sich der Körper anverwandeln konnte, von den unbrauchbaren, die ausgeschieden werden mussten.⁶⁰ In einem ersten Schritt, so lernte auch Handsch, wurde die Nahrung im Magen verkocht. Die unnützen, groben und trockenen Bestandteile wurden als Kot über den Darm ausgeschieden. Die feineren Anteile gelangten als flüssige Nahrung oder *chymus* über die Bauchvenen zur Leber und wurden dort in einem zweiten Schritt zu nahrhaftem Blut verkocht, das über die Venen in den gesamten übrigen Körper gelangte. Auch in diesem zweiten Verkochungsschritt wurden unbrauchbare Anteile abgesondert. Sie gelangten großteils als gelbe Galle in die Gallenblase und wurden schließlich in den Darm entleert. Weitere Anteile gelangten als schwarze Galle zur Milz. Die überflüssigen wässrigen Anteile schließlich begleiteten das Blut zunächst in die große Hohlvene, wurden aber dann zusammen mit einem Teil des Bluts von den Nieren angezogen und von diesen über die ableitenden Harnwege ausgeschieden.⁶¹ Der dritte Verkochungsschritt spielte sich in den einzelnen Körperteilen ab. Sie entnahmen dem Blut jeweils die Anteile, die sie benötigten, die sie sich anverwandeln konnten. Die unbrauchbaren, für die Ausscheidung bestimmten Teile, die auch in diesem Verkochungsschritt anfielen, gelangten entweder zurück ins Blut und wurden schließlich mit dem Harn ausgeschieden oder sie verließen den Körper als unmerkliche Perspiration („transpiratio insensibilis") oder als sichtbarer Schweiß über die zahlreichen Poren der Haut.⁶²

Den einzelnen Organen, das ist damit schon angedeutet, kamen in diesem Kontext jeweils unterschiedliche Funktionen zu. Magen und Leber dienten primär der Verkochung der Nahrung zu Blut. Niere, Milz, Blase, Haut und Darm fungierten dagegen in erster Linie als Ausscheidungsorgane. Auch die Lunge zählte im weiteren Sinne zu letzteren, da sie den Körper von Rauch befreite. Herz und Hirn nahmen eine herausragende Stelle ein. Im Herzen wurde der den Körper belebende *spiritus vitalis* hergestellt, im Hirn der *spiritus animalis*, der in den Hirnventrikeln, dem eigentlichen Ort der Verstandesvermögen, zwischen der immateriellen Seele und dem Körper vermittelte.⁶³

Praktische Medizin

Der Unterricht in den theoretischen, naturphilosophischen Grundlagen der Medizin war nur der eine Sockel der Ausbildung. Der *medicina theorica* stand die *medicina*

---

60 Eine gute Zusammenfassung gibt einleitend Da Monte, Lectiones (1552).
61 Cod. 11210, fol. 80v, hier im Kontext der Lehre von der Entstehung des Harns.
62 Cod. 11210, fol. 67r.
63 Einen guten, verbreitet zitierten Überblick gab im frühen 17. Jahrhundert Daniel Sennert (Sennert, Institutionum (1620)).

practica zur Seite. Die Aufteilung darf nicht missverstanden werden.[64] Auch die Lehre in der *medicina practica* ruhte in hohem Maße auf kommentierenden Vorlesungen zu autoritativen Texten. Der Unterschied war, dass die Vorlesungen in *theoria* primär auf die allgemeinen, naturphilosophischen und erkenntnistheoretischen Grundlagen zielte. Der Unterricht in der *medicina practica* stellte dagegen die Krankheitslehre in den Mittelpunkt, die Ätiologie und Pathogenese der einzelnen Krankheiten und darauf aufbauend Diagnose, Differentialdiagnose und, vor allem im Rahmen der Medikamentenlehre, die Therapie.

Die praktische Professur stand zunächst in der Hierarchie der Disziplinen unter der theoretischen, was sich auch in den Professorengehältern niederschlug. Die Karriere erfolgreicher Universitätsprofessoren führte so typischerweise vom praktischen zum theoretischen Lehrstuhl. Selbst der heute vor allem für seinen praktischen Unterricht berühmte Giovanni Battista da Monte nahm in Padua diesen Weg. Im Laufe des 16. Jahrhunderts begann sich das Verhältnis jedoch umzukehren. Darin kam eine langfristige, übergreifende Entwicklung zum Ausdruck, die uns in diesem Buch immer wieder begegnen wird, nämlich die wachsende Wertschätzung für praktische Kenntnisse und Fertigkeiten, wie sie für die erfolgreiche Diagnose und Behandlung im ärztlichen Alltag unverzichtbar waren.

Handsch hörte eine ganzen Reihe von Vorlesungen zu kanonischen Texten und konkreten Themengebieten der *medicina practica*. Im Laufe der Zeit ergänzte er sie durch zahlreiche weitere Einträge, oft zu konkreten Erfahrungen mit einzelnen Patienten oder Hinweisen, die er von ärztlichen Kollegen erhielt. Offensichtlich erwies sich das Gerüst, das er sich als Student erwarb, auch in seiner Zeit als Arzt als hilfreich. So wohnte er 1551 einer Vorlesung von Vettore Trincavella zur Krankheitslehre im neunten Buch von Rhazes' *Ad Almansorem* bei. Bis ins Detail – Handschs Aufzeichnungen bieten offenbar eine wörtliche Mitschrift – handelte Trincavella die verschiedenen Formen und Ursachen und die Behandlung von Kopfschmerzen, Lähmungen, Tremor und Melancholie. Nach rund 160 Seiten enden Handschs Aufzeichnungen allerdings mit dem Katarrh. Nicht einmal die Krankheiten des Kopfes hatte Trincavella bis dahin vollständig abgehandelt.[65] Handsch ergänzte seine Aufzeichnungen mit Notizen zu Vorlesungen, die Alvise Bellocati über die Abschnitte im neunten Buch von Rhases' *Ad Almansoren* zu den Krankheiten der Brust und des Unterleibs hielt.[66] Er exzerpierte zudem eine Mitschrift von Da Montes Vorlesungen über Rhazes' Krankheitslehre.[67] Hinzu kamen weitere Aufzeichnungen zu diversen privaten Vorlesungen, etwa von Fracanzano über Fieber, Frauenkrankheiten und den *morbus gallicus* und von Trincavella über die Magenkrankheiten.[68] Dennoch blieben Handschs Aufzeichnungen, soweit sie überliefert sind, Stückwerk. Systematische

---

64 Bylebyl, School of Padua, (1979), S. 337–339.
65 Cod. 11226, foll. 2r-82r.
66 Cod. 11226, foll. 149r-175v und foll. 182r-207v.
67 Cod. 11240, foll. 9r-26r.
68 Cod. 11226, foll. 92r-119r und fol. 160v.

Aufzeichnungen oder gar Mitschriften zum gesamten Themenspektrum der *medicina practica*, zu den Krankheiten von Kopf bis Fuß sowie den Fieberkrankheiten, sind aus seiner Feder nicht überliefert. Möglicherweise als Ersatz hierfür verschaffte sich Handsch jene in seinem Nachlass überlieferte und mit rund 250 Seiten recht ausführliche Mitschrift einer auch thematisch vollständigen Vorlesung zum neunten Buch von *Ad Almansorem*, die Augustin Schurff 1537 in Wittenberg hielt.[69]

Die gelehrte Medizin des 16. Jahrhunderts definierte sich mit Galen als ein dezidiert rationales Unterfangen. Dieses Selbstverständnis begründete sich nicht nur aus den naturphilosophischen Grundlagen, sondern auch und vor allem aus ihrem streng methodischen Vorgehen.[70] Die günstigen Erfahrungen, die man bei bestimmten Krankheitsbildern mit bestimmten Arzneimitteln und anderen Behandlungsverfahren gemacht hatte, mochten dem „Empiriker" als Handlungsgrundlage genügen. Dem galenischen Leitspruch „ratio et experientia" folgend, nahmen die gelehrten Ärzte jedoch für sich in Anspruch, den Dingen auf den Grund zu gehen und die Ursachen der Beschwerden und der Krankheit an sich erkennen zu können. Nur so, das gaben Da Monte und andere Professoren ihren Studenten mit auf den Weg, konnte man die Krankheit mit einer an den Ursachen ansetzenden, buchstäblich „radikalen" Behandlung mit ihren Wurzeln ausrotten. Der Begriff „radikal" leitet sich bekanntlich vom lateinischen „radix" für „Wurzel" ab. Wer nicht an den Ursachen ansetzte, begnügte sich dagegen zwangsläufig mit einer bloß „palliativen", also im Wortsinn die Symptome nur „bemäntelnden" (lat. *pallium* = Mantel) Behandlung.[71] „Palliare", so notierte Handsch in diesem Sinne, heiße, „die Krankheit auff ein Zeit vertuschen".[72] Eine solche Behandlung lasse die eigentlichen Ursachen unberührt und könne somit auch das Fortschreiten der Krankheit nicht verhindern. Wie wir sehen werden, war eine solche „bemäntelnde" Behandlung nur in bestimmten Fällen, vor allem bei Unheilbaren und Todgeweihten angezeigt. In anderen Fällen war sie dagegen gleichbedeutend mit dem Verzicht auf eine mögliche wirksame Therapie oder sogar schädlich.

So erzählte Antonio Fracanzano seinen Studenten die Geschichte von einem podagrakranken Patrizier in Venedig, dessen Füße ein Laienheiler äußerlich mit einer Lotion aus warmen, zusammenziehenden und stärkenden Mitteln behandelte. Das *podagra* verschwand. Da die Natur die Krankheitsmaterie aber nun nicht mehr auf gewohntem Wege von den lebenswichtigen Teilen habe wegtreiben könnten, habe sie sie stattdessen zum Rachen und schließlich in andere Körperteile geschickt. Der Mann habe erst eine *angina* bekommen und sei schließlich im fünften Jahr an Erstickung

---

[69] Cod. 11228.
[70] Wightman, Quid sit methodus (1964). In diesem Sinne mahnte Fonseca in seiner Fieberlehre die angehenden Ärzte: „prae caeteris exactissimam methodum, sine qua nihil recte vel scribi, vel operari potest" (Fonseca, Opusculum (1596), S. 4). Eine ausführliche Diskussion der Methodenlehre und ihrer Bedeutung für die paduanische Medizin bietet Ferretto, Bassiano Lando (2006–2009).
[71] Stolberg, „Cura palliativa" (2007), S. 7–29.
[72] Cod. 11206, fol. 135v.

gestorben.[73] Handsch selbst kritisierte später in seiner ärztlichen Zeit, die zahlreichen Opiate, die sein leibärztlicher Kollege Johann Willenbroch[74] der kranken Frau eines Kanzlisten verschrieben hatte. Das keine „wahre", sondern nur eine „palliative" Behandlung gewesen.[75]

Aufgrund ihrer Bedeutung für das Verständnis der Krankheiten wie für ihre erfolgreiche, „radikale" Behandlung nahm die Ursachenlehre in der gelehrten Medizin jener Zeit eine überragende Stellung ein. Der angehende Arzt, das zeigen auch Handschs Paduaner Aufzeichnungen, musste zunächst lernen, unterschiedliche Kategorien von Ursachen zu differenzieren. Da waren erstens die äußeren Ursachen, die *causae primitivae* oder *procatarcticae*. Dazu zählten beispielsweise Verstöße gegen die Regeln einer gesunden Lebensführung und andere äußere, krankheitsförderliche Faktoren.[76] Manche Krankheiten wie Schwindsucht, Lepra, Epilepsie und Pest, so lernte Handsch, wurden zudem über einen spezifischen Ansteckungsstoff, ein *contagium* übertragen, das von außen durch Berührung oder über die Luft in den Körper eindrang, und manche Krankheiten waren auch erblich.[77]

Die zweite, für das Verständnis und die Behandlung von Krankheiten zentrale Kategorie waren die *causae antecedentes* oder *causae corporales*, die unmittelbaren, körperlichen Ursachen, beispielsweise krankhaft veränderte Säfte im Körper oder eine verstopfte Leber.[78] Die Unterscheidung von den oben genannten *causae procatarcticae* oder *primitivae* ähnelt in groben Zügen der heutigen zwischen der „Ätiologie", der Ursachenlehre, und der „Pathogenese", den konkreten pathologischen Abläufen und Veränderungen im Körper.

Umstrittener war eine dritte Kategorie, die *causae coniunctae*. Avicenna, so lernte Handsch, bezeichnete damit die konkreten pathologischen Veränderungen im Körper, die den krankhaften Störungen der natürlichen Körperfunktionen und damit den beobachtbaren Symptomen zu Grunde lagen. Beim Katarrh beispielsweise konnte die *causa procatarctica* Kälte sein, die von außen auf Kopf und Körper einwirkte. Als *causa corporalis* kamen unter anderem vom Magen aufsteigende Dämpfe in Frage, die sich im Kopf wieder zu Flüssigkeiten verfestigten und als solche abflossen. Dieser Abfluss von Flüssigkeit, die sich beispielsweise in den Atemwegen oder in einem Gelenk ansammelte und die Atmung erschwerte oder ein Gelenk anschwellen ließ und

---

[73] Cod. 11238, fol. 128v.
[74] Über Willenbrochs Biographie ist bislang nur Bruchstückhaftes bekannt (biographische Skizze bei Kühlmann/Telle, Frühparacelsismus, Bd. 2 (2004), S. 932–934). Handsch erwähnte ihn häufig als einen der Ärzte in seinem Umkreis und beide wirkten später gemeinsam als erzherzogliche Leibärzte. Er stammte vermutlich aus Danzig und war jünger als Handsch. Er studierte in Wittenberg und später Medizin in Padua. Ein Brief vom 15.10.1586, acht Jahre nach Handschs Tod, zeigt ihn weiterhin in erzherzoglichen Diensten (Universitätsbibliothek Basel, Frey-Gryn Mscr. 11, fol. 85r-v; http://doi.org/10.7891/e-manuscripta-7721).
[75] Cod. 11183, fol. 483, „non praestant veram curam, sed palleativam [sic]".
[76] Cod. 11210, fol. 69v.
[77] Cod. 11210, fol. 72r.
[78] Cod. 11210, fol. 69v.

andere krankhafte Veränderungen hervorbrachte, war nach Avicenna die *causa coniuncta*.[79] Analog sah Peter Vietor die schädlichen Dämpfe als *causa coniuncta*, die ihrerseits aus verdorbenem Monatsblut hervorgingen, das sich in der Gebärmutter ansammelte.[80]

Eine weitere, gleichfalls kontrovers diskutierte theoretische Unterscheidung war die zwischen Symptom („symptoma"), Krankheit („morbus") und Krankheitsursache („causa"). Galen hatte versucht, sie klar von einander abzugrenzen. Alle drei – *morbus*, *causa* und *symptoma* – waren ihm zufolge *affectus*, nämlich Abweichungen vom natürlichen Zustand des Körpers.[81] Die Krankheit, der *morbus*, war der zentrale Begriff. *Morbus* war die widernatürliche („praeter naturam") Störung einer körperlichen Funktion („actio"). Der Krankheit ging eine *causa* voraus, die jedoch nicht mit der Krankheit als solcher identisch war. Gleichsam als Schatten oder Wegbegleiter gesellten sich der Krankheit die *symptomata* hinzu, fielen die im Wortsinn mit ihr zusammen; das Wort „Symptom" leitet sich von den griechischen Wörtern für „zusammen" und „fallen" ab.[82] Seiner Lektüre von Galens *De methodo medendi* entnahm Handsch das Beispiel der Phlegmone am Fuß: Die Phlegmone sei die Krankheit, das beeinträchtigte Gehen und örtliche Veränderungen wie Rötung und Schwellung seien Symptome. Als innere Ursache, also als *causa antecedens*, gelte eine Überfüllung mit Blut. Äußere Ursache könne übermäßige Nahrungsaufnahme sein.[83]

In der abstrakten Theorie ließen sich die Begriffe einigermaßen klar voneinander abgrenzen. In der Anwendung am konkreten Beispiel warf die Unterscheidung jedoch oft Fragen auf. Schmerzen und Krämpfe beispielsweise konnten körperliche Funktionen empfindlich stören und ließen sich damit im skizzierten Sinn als Krankheiten begreifen, deren unmittelbare Ursachen man angehen musste. Sie konnten aber auch als Symptome des eigentlichen Krankheitsgeschehens gelten, das seinerseits wiederum womöglich ganz andere Ursachen hatte, die es zu bekämpfen galt. In seinen Werken machte Galen denn auch teilweise widersprüchliche Aussagen, mit denen führende Autoren des 16. Jahrhunderts wie Leonhard Fuchs, Giovanni Argenterio und Jean Fernel auf unterschiedliche Weise zurechtzukommen suchten.[84]

Vor allem der Begriff „Symptom" warf immer wieder Fragen auf. Handsch vermerkte in seinen Paduaner Aufzeichnungen die übergreifende, allgemeine Bedeutung. Danach bezeichnete der Begriff „Symptomata" beziehungsweise im Lateini-

---

79 Cod. 11210, foll. 69v-70r. ;
80 Vietor, De praefocatione (1610), These 9.
81 Galen, De morborum et symptomatum differentiis (1547), S. 80; ich verwende eine zeitgenössische lateinische Übersetzung, wie sie auch Handsch und seine Lehrer (vorzugsweise) benutzt haben dürften; griechischer Text mit moderner lateinischer Übersetzung bei Galen, Opera (1822), Bd. VII, S. 42f.
82 Galen, De morborum et symptomatum differentiis (1547), S. 86; vgl., Galen, Opera (1822), Bd. VII, S. 49–50).
83 Cod. 11210, fol. 70r.
84 Siraisi, Disease (2002) zeichnet die komplexe Debatte anhand der unterschiedlichen Positionen ausgewählter Autoren ausführlich nach.

schen „Accidentia" – beide Begriffe lassen sich wörtlich mit dem damals ebenfalls gebräuchlichen „Zufälle" übersetzen – das krankhafte Geschehen, die Krankheit insgesamt. Im spezifischen, engeren Sinn waren „Symptomata" jedoch die konkreten, wahrnehmbaren Krankheitsfolgen, nämlich insbesondere 1.) die Störung von Sinnes-, Bewegungs- und Verstandesvermögen, 2.) von außen mit den Sinnen wahrnehmbare körperliche Veränderungen etwa der Farbe der Haut insgesamt oder einzelner Regionen, des Geruchs, der aus Mund und anderen Körperöffnungen strömte, oder der tastbaren Konsistenz, beispielsweise eine Verhärtung oder Anspannung der Haut und 3.) Störungen der Ausscheidungen von Harn, Blut, Schweiß und so weiter.[85]

Die verbreitete moderne Unterscheidung zwischen „Symptomen" im Sinne der vom Patienten beklagten Beschwerden und den für den Arzt von außen erkennbaren „Zeichen" findet sich dagegen damals nur in Andeutungen. Auch die subjektiv erlebten und vom Patienten berichteten Beschwerden, so die vorherrschende Perspektive, dienten letztlich als diagnostische und prognostische Zeichen. Man pflege zu sagen: Was dem Kranken „Symptom" sei, sei dem Arzt „Zeichen", brachte ein Eintrag in Handschs Notizbuch den Sachverhalt auf den Punkt.[86]

Wichtig war dagegen die Kenntnis und Identifizierung von charakteristischen auch als „pathognomisch" oder „pathognomonisch" bezeichneten Symptomen oder Zeichen, die für eine bestimmte Krankheit spezifisch waren. Die Trias von Fieber, Atembeschwerden und Husten erlaubte es beispielsweise recht zuverlässig, eine Rippenfellentzündung („pleuritis"/„pleuresia") zu diagnostizieren.[87]

Entscheidend für das Verständnis der Natur der jeweiligen Krankheit und für ihre gezielte Behandlung waren in der Theorie die *causae antecedentes* oder *corporales*, also die körperlichen Ursachen im engeren Sinne. Wie Handsch in Padua lernte, teilte man diese körperlichen Ursachen in *genera*, also in Gruppen oder Klassen ein. An erster Stelle stand die *dyscrasia* oder *intemperies*, also eine Abweichung von der natürlichen *complexio*, vom natürlichen, je indviduellen Gleichgewicht der Säfte und Qualitäten. Kleinere Abweichungen vom natürlichen Zustand, die die Funktionen nicht erkennbar störten, hatten noch keinen Krankheitswert. Der Zustand der „Gesundheit" zeichnete sich Galen zufolge durch eine gewisse Breite oder *latitudo* aus. Krankhafte Abweichungen konnten gleichmäßig („aequalis") oder ungleichmäßig („inaequalis") sein. Eine gleichmäßige *intemperies* betraf alle Teile des Körpers. Anschauliches Beispiel war das Zehrfieber, bei dem der gesamte Körper gleichmäßig erhitzt war. Die ungleichmäßige *intemperies* war auf bestimmte Organe oder Teile des Körpers begrenzt. Sie konnte „immateriell" sein und mit einer nur qualitativen Veränderung der natürlichen *complexio* des betreffenden Organs oder Körperteils einhergehen. Sie konnte aber auch „materiell" sein, also auf einer krankhaften Ansammlung von Materie beruhen. Ein anschauliches Beispiel hierfür war der Abszess

---

85 Cod. 11210, fol. 72v.
86 Cod. 11210, fol. 72v, spätere Ergänzung.
87 Cod. 11183, fol. 42v, „signum pathognomicum".

("apostema"). Eine zweite Gruppe von Krankheiten ging auf den widernatürlichen Aufbau („compositio") von einem oder mehreren Teilen oder Organen zurück, etwa wenn diese zu groß oder zu klein waren oder wenn Gänge oder Hohlräume verschlossen waren. Sie spielte für die alltägliche ärztliche Praxis kaum eine Rolle. Die dritte Gruppe waren Krankheiten und Verletzungen, die mit einer „Auflösung des Zusammenhalts" („solutio continuitatis") einhergingen. Dazu zählten beispielsweise Knochenbrüche, Geschwüre und Bänderrisse und andere Verletzungen, die in erster Linie zur Domäne der Chirurgen zählten.[88]

Unterricht am Krankenbett

Vorlesungen, insbesondere zu den einschlägigen Werke von Rhazes und Avicenna nahmen auch in der Lehre zur *medicina practica* einen prominenten Platz ein. Nördlich wie südlich der Alpen wuchs jedoch das Bewusstsein, dass theoretische Kenntnisse über die Diagnose und Behandlung von Krankheiten nicht ausreichen, um später Patienten erfolgreich behandeln zu können. Gewiss, der gelehrte, akademische Arzt zeichnete sich durch seine profunde Kenntnis des überlieferten medizinischen Schrifttums aus und konnte aus dem Stegreif wichtige Passagen aus den Werken eines Hippokrates oder Galen zitieren. Er beherrschte Logik und Methodenlehre und war mit den teilweise sehr komplexen physiologischen und pathologischen Theorien vertraut. Doch die Medizin war nicht nur *scientia*. Sie war auch *ars*, die praktische Anwendung des allgemein Gültigen auf den einzelnen Krankheitsfall. Für die erfolgreiche Anwendung theoretischen Wissens aber war Erfahrung unverzichtbar. „Regeln allein genügen nicht, ohne viel Übung", warnte Johann Brettschneider in diesem Sinne 1552 die Medizinstudenten.[89] „Die Medizin lehrt den Menschen [an sich] zu behandeln, aber nicht Stefan oder Peter", lautete ein Leitsatz am Beginn eines der studentischen Notizbücher von Handsch.[90]

Praktische Kenntnisse und Fertigkeiten waren zugleich der Schlüssel zum beruflichen Erfolg. Die akademische Ausbildung mochte dem Arzt einen gewissen Vertrauensvorschuss vor den übrigen Heilkundigen verschaffen. Gelehrsamkeit war weithin positiv besetzt, nicht nur unter den Gebildeten. Letztlich zählte aber in den ländlichen Regionen wie in den Städten vor allem eines: der gute Ruf. Die Menschen mussten zu der Überzeugung gelangen, dass der Arzt treffsicher diagnostizierte und besonders gute Heilerfolge aufweisen konnte. Medizinstudenten und angehende Ärzte waren daher gut beraten, sich möglichst umfassend jene praktischen Kenntnisse und Fertigkeiten anzueignen, die nach damaliger Einschätzung für die erfolgreiche Diagnose und Behandlung entscheidend waren und die zusammen mit ihren theoreti-

---

[88] Cod. 11210, fol. 70v-71r.
[89] Placotomus, De ratione (1552), ohne Seitenzählung, „nec sola praecepta sine multo usu sufficiant".
[90] Cod. 11240, fol. 3r: „Medicina docet curare hominem sed non Stephanum, Petrum."

schen Kenntnissen die Überlegenheit gegenüber nicht-akademischen Heilkundigen sicherstellen sollten.

Padua, Bologna und Montpellier waren für die hohe Qualität der praktischen Ausbildung bekannt.Diese war zusammen mit der ausgedehnten Sektionspraxis der Hauptgrund, warum viele Studenten von nördlich der Alpen ihr Medizinstudium in Oberitalien oder Südfrankreich aufnahmen oder fortsetzten.[91] Noch nach acht Jahren Studium in Jena empfahlen seine Lehrer dem jungen Antonius Juncker nach eigener Darstellung, er solle noch nach Montpellier gehen, weil dort „besser denn andertswoh [sic] *praxis medica*, sampt der *re simplici* und *anatome* kundte gesehen werden."[92] Er folgte dem Rat und studierte dort eineinhalb Jahre, unter anderem bei Guillaume Rondelet.[93]

Ein wichtiger Grund für die Anziehungskraft von Montpellier, Padua und anderen führenden oberitalienischen Universitäten war die Berühmtheit der dortigen medizinischen Lehrer. Männer wie Rondelet in Montpellier, Musa Brasavola in Ferrara,[94] Elideo Padoani in Bologna,[95] oder Da Monte, Trincavella, Mercuriale und Capivaccia in Padua waren als Praktiker europäische Berühmtheiten. Und selbst einige der weniger renommierten Professoren wurden wegen ihres guten praktischen Unterrichts geschätzt. In diesem Sinne, „respiciens ad praxin", zog beispielsweise Joachim Curaeus 1557 Alvise Bellocati mit seiner großen Paduaner Praxis dem jüngeren Apelatus vor, der vor allem bei den *germani* sehr beliebt sei.[96]

Zum herausragenden Ruf der Professoren kamen gute institutionelle Voraussetzungen. An den Universitäten nördlich der Alpen beschränkte man sich weitgehend darauf, die Studenten in den einschlägigen Statuten und Ordnungen dazu anzuhalten, ergänzend zum Studium einen erfahrenen Arzt in seiner medizinischen Praxis, bei seinen Patientenbesuchen, zu begleiten. In Montpellier und an den führenden oberitalienischen Universitäten dagegen war die Ausbildung am Patienten in die universitäre Lehre integriert. In Montpellier mussten die Promovenden der Medizin im frühen 17. Jahrhundert ihr diagnostisches und therapeutisches Können sogar im

---

91 Bylebyl, School of Padua (1979), S. 339.
92 Thüringisches Hauptstaatsarchiv, Weimar, Ernestinisches Gesamtarchiv, Reg. Rr 1–316, 803, Brief Junckers, vermutlich an Johann Wilhelm zu Sachsen-Coburg, mit Schilderung seines Werdegangs, Montag nach Nicolai 1556 (7.12.1556); mit „res simplex" ist zweifellos die Lehre von den Arzneipflanzen („simplicia") gemeint.
93 Anschließend erwarb er den Doktortitel in Valence (Archives départementales de la Drôme, Valence, D 17, Verzeichnis zur Verleihung von Doktorgraden, mit Eintrag zu Juncker auf fol. 7r).
94 Bacchelli, Brasavola (2008).
95 Im Fall von Padoani ist nicht gesichert, dass er tatsächlich Professor war (Dondi, Elideo Padovani (1951), S. 139–144); im Titel der deutschen Edition von Padoanis Consilia 1607, die der 1596 verstorbene Johannes Wittich vorbereitet hatte, wird er immerhin klar als „Professor" benannt und es ist von den Medizinstudenten die Rede, die ihn begleiteten; der Band enthält zudem diverse vorlesungsähnliche Texte, die, wie aus damaligen Vorlesungsmitschriften vertraut, in der ersten Person formuliert sind und die Leser beziehungsweise Zuhörer direkt in der zweiten Person anspricht (Padoani, Processus (1607)).
96 Adam, Vitae (1620), S. 205.

Rahmen der Prüfung an konkreten Krankheitsfällen unter Beweis stellen.[97] Ähnliches ist aus Spanien für das ausgehende 16. Jahrhundert und für Padua bereits aus der Zeit um 1530 überliefert. Girolamo Amalteo berichtete damals vom Fall eines Fieberkranken, den er in seiner Prüfung diskutieren musste.[98]

Unter dem Titel *Practica mea cum medicis pativinis*[99] eröffnet eines von Handschs Notizbüchern einmalig detaillierte Aufschlüsse über die praktische Ausbildung der Medizinstudenten in Padua. Aber auch andere studentische Notizbücher, wie die von Johann Brünsterer 1547/48 und Johannes Hessus 1552–1554, belegen das besondere Augenmerk, das Professoren und Studenten dort auf den Erwerb praktischer Kenntnisse und Fertigkeiten legten.[100] Selbst in ihren Vorlesungen griffen die Professoren auf konkrete Fälle zurück, um die praktische Anwendung der medizinischen Theorien auf den einzelnen Patienten zu veranschaulichen und empirische Beispiele für die Wirksamkeit einer empfohlenen Behandlung zu liefern.[101] In seiner Ausgabe der *consilia* and Briefe seines Vaters veröffentlichte Bernardo Trincavella drei Vorlesungen, die jeweils konkrete Krankheitsfälle zum Gegenstand hatten. Es waren eher alltägliche Fälle: eine Frau mit Störungen der Monatsblutung, ein melancholiekranker junger Mann und eine *matrona*, die im Gefolge einer *apoplexia* gelähmt war. Trincavella schilderte die Krankheitsgeschichte oder las einen entsprechenden schriftlichen Bericht – vermutlich des behandelnden Arztes – vor und erläuterte dann die Vorgänge im Körperinneren, die der jeweiligen Krankheit nach seiner Einschätzung zu Grunde lagen.[102]

Manche Professoren illustrierten die Krankheitstheorien und Behandlungsverfahren sogar anhand fiktiver, erfundener Fälle. In seinen Aufzeichnungen zu Trincavellas Vorlesungen zum neunten Buch von Rhases *Ad Almansorem*, vermerkte Handsch mindestens vier solche fiktive Fälle, deren Diskussion Trincavella mit Formulierungen einleitete wie: „Es wird ein Fall vorgestellt. Da sei jemand...". Dann folgte beispielsweise die kurze Schilderung des Falls eines Patienten, der ein Leben in Müßiggang und Völlerei führte, an einem Glied gefühllos und gelähmt war, ohne dass eine Verletzung vorausgegangen wäre, gefolgt von einer detaillierten Darlegung der hier angezeigten Behandlung.[103]

---

97 Germain, Anciennes thèses (1876), S. 14–20.
98 Biblioteca Marciana, Venedig, Cod. lat. VII 66 (= 9684), Notizen von Amalteo; Clouse, Medicine (2011), S. 54.
99 Cod. 11238.
100 Universitätsbibliothek Erlangen, Ms. 911 (Brünsterer) und Ms. 910 (Hesse).
101 Beispielsweise Cod. 11006, fol. 150v, Anmerkung zu Bellocatis Geschichte von seiner erfolgreichen Behandlung einer Wassersucht.
102 Trincavella, Consiliorum (1586), foll. 105v-111v; die drei Falldiskussionen sind ausdrücklich als „lectio" gekennzeichnet und Trincavella sprach seine Zuhörer mit Worten wie „ihr habt gehört" („audivistis") persönlich an; zu Trincavellas Konsilien siehe auch Tanfani, I consilia medica (1952).
103 Cod. 11226, foll. 2r-82r, hier foll. 50r-51v: „Proponatur casus. Sit aliquis qui patiatur paralysi"; ähnlich ebd., foll. 72v-74r: „Proponatur casus. Sit aliquis, qui patiatur epilepsiam per essentiam a capite et inquirat praeservationem."

Große Aufmerksamkeit fand zudem bereits unter Zeitgenossen ein offenbar in Padua entwickeltes innovatives Lehrformat, die sogenannten *collegia*. In den *collegia* kamen mehrere Professoren zusammen und diskutierten vor den Studenten einen konkreten Krankheitsfall. Zunächst stellte einer der Professoren die Krankengeschichte vor – mündlich („audivistis historiam") oder auf einen schriftlichen Bericht gegründet („exhibita charta"), der vorgelesen wurde. Anschließend gaben die anwesenden Professoren der Reihe nach ihr Urteil ab. Aus den geschilderten Beschwerden und gegebenenfalls den äußerlich sichtbaren Krankheitszeichen schlossen sie auf die krankhaften Veränderungen im Körperinneren und folgerten daraus wiederum, welche Mittel am besten geeignet waren, diese Krankheitsursachen zu bekämpfen und die Krankheit zu heilen. Die Studenten schätzten diese Form der Lehre ganz offensichtlich sehr und machten sich ausführliche Notizen. Die einzelnen Urteile der Professoren in diesen *collegia* wurden auf dieser Grundlage später veröffentlicht. Weitere sind handschriftlich überliefert.[104]

Die *collegia* entwickelten sich vermutlich aus der damals gängigen Praxis der gemeinsamen mündlichen oder schriftlichen Konsultation der behandelnden Ärzte eines Patienten und wurden zuweilen auch *consultationes* genannt. Die veröffentlichten *collegia* finden sich denn auch teilweise in gedruckten Sammlungen von *consultationes* und *consilia*[105] und sind in der historischen Forschung auch öfters mit schriftlich formulierten ärztlichen Ratschlägen für einzelne Patienten verwechselt worden.[106] Die gemeinsame und strukturierte Fallbesprechung vor der versammelten Studentenschaft, in der die Professoren der Reihe nach ihre jeweilige Einschätzung des Falls vortragen, war jedoch, auch im rückblickenden Urteil, ein vorzügliches didaktisches Instrument, das es womöglich sogar verdiente, für die heutige medizinische Lehre wiederentdeckt zu werden. Am konkreten Krankheitsfall wurde den Studenten hier vor Augen geführt, wie sie in der Praxis, am Krankenbett, methodisch vorzugehen hatten, wie sie vom sinnlich Manifesten zur Erkenntnis des Verborgenen

---

104 Beispielsweise „Collegium habitum de muliere laborante cancro in dextra mamilla", mit Stellungnahmen von Gabriele Falloppa, Francesco Frigimelica, Vettore Trincavella und zwei weiteren Professoren, 10.4.1552, in Universitätsbibliothek Erlangen, Ms. 910, foll. 50r-53r; die Handschrift enthält Aufzeichnungen zu einer ganzen Reihe weiterer *collegia* dazu Abschriften diverser *consilia*, unter anderem von Pietro Andrea Mattioli.
105 So schrieb Johannes Crato in seinem Vorwort zu Da Monte, Consultationum (1565) von den „consultationes", die gemeinhin auch „collegia" genannt würden, den „consultationibus (quae vulgo collegia appellantur)"; beispielsweise finden sich in Trincavella, Consilia (1587) Aufzeichnungen zu zahlreichen *collegia* mit den jeweiligen Äußerungen von Trincavella, Fracanzano, Falloppia, Bellocati, Frigimelica und anderen Paduaner Professoren.
106 Die von den Studenten aufgezeichneten mündlichen Äußerungen von Da Monte und Capivaccia nur wegen deren Veröffentlichung unter Titeln wie „consultationes" und „consilia" als Spielart der schriftlichen Konsilien betrachtend, hat Monica Calabritto gar versucht, aus den Unterschieden, die sich offenkundig dem fallbezogenen studentischen Unterricht verdanken, einen Wandel des seit dem Mittelalter verbreiteten Genres des schriftlichen *consiliums* herzuleiten (Calabritto, Curing (2012)).

gelangten,[107] wie Vettore Trincavella es ausdrückte, und so aus Zeichen und Symptomen die krankhaften Veränderungen im Körperinneren identifizieren und ihre therapeutischen Rückschlüsse ziehen konnten. Zugleich erlebten sie, wie, je nach Krankheit und Fall, selbst die Urteile berühmter Koryphäen durchaus voneinander abweichen konnten. Und sie erwarben nebenbei Fertigkeiten, die später im Umgang mit vornehmen Patienten für ihren beruflichen Erfolg und ihre Karriere entscheidend sein konnten, die Fähigkeit nämlich, sich am Krankenbett bei einer gemeinsamen Konsultation mit anderen Ärzten durch ein wohl begründetes und überzeugend vorgetragenes Urteil auszuzeichnen.

Kasuistische Elemente in den Vorlesungen und die *collegia* waren bestens geeignet, den angehenden Ärzten die kognitiven und argumentativen Fähigkeiten beizubringen, die sie später in der Praxis benötigen würden. Sie vermittelten jenes systematische, methodisch-analytische Vorgehen, das es ihnen erlauben würde, die wahren Krankheitsursachen im Körperinneren zu erkennen und die Krankheit damit an ihren Ursachen, ihren Wurzeln zu bekämpfen. Sie wiesen den Weg zu jener „rationalen", methodischen Medizin, durch die sich die gelehrten Ärzte von dem bloßen Erfahrungswissen der „Empiriker" abheben wollten. In Abwesenheit des Patienten erlaubten sie es den Studenten allerdings nur sehr beschränkt, sich auch jene praktischen, sinnlichen und körperlich-manuellen Fertigkeiten anzueignen, die sie am Krankenbett benötigen würden und die dort über ihren Erfolg entscheiden konnten. Sie konnten nicht aus dem äußerlichen Erscheinungsbild des Patienten auf dessen Temperament schließen. Sie hatten keine Gelegenheit, den Kranken die richtigen Fragen zu stellen, ihre Ausscheidungen zu begutachten, sie gegebenenfalls mit eigenen Händen zu untersuchen oder auch, im Krankheitsverlauf, die Behandlung an ihren veränderten Zustand anzupassen.

Auch für den Erwerb solcher praktischer Fertigkeiten boten Padua, Montpellier und andere oberitalienische Universitäten freilich die besten Voraussetzungen. Schon die Zeitgenossen priesen vor allen anderen „Neuerungen im Studium der Medizin" mit Nachdruck den „überaus löblichen Brauch" an den italienischen Universitäten, Natur, Ursachen und Behandlung der Krankheiten mit den Studenten am Krankenbett („circa aegrorum lectulos"), also bei der gemeinsamen Visite zu besprechen.[108]

Dieser Unterricht am Krankenbett hat in der historischen Forschung große Aufmerksamkeit gefunden, auch wegen der überragenden Bedeutung des klinischen Unterrichts in der modernen medizinischen Ausbildung. Hatten Generationen von Historikern die Anfänge eines „klinischen" Unterrichts am Krankenbett im niederländischen Leiden des 17. Jahrhunderts verortet, glaubten italienische Ärzte schon vor

---

107 Trincavella, Consilia (1587), Sp. 266.
108 Solenander, Consiliorum (1609), Vorwort an die Studenten, „de aegrotis confabulationes quaedam, quales in visendis aegrotis solent inter medicum et discipulos haberi: qui Italiam vidit, novit morem hunc laudatissimum, quo sane cunctas alias nationes in studio medico antecedit"; ähnlich Trincavella, Consilia (1587), Widmungsbrief des Druckers, C. Waldkirch an Petrus Severinus vom 1. April 1587.

200 Jahren nachweisen zu können, dass der „klinische" Unterricht bereits im 16. Jahrhundert in Padua eingeführt wurde, und zwar konkret durch Giovanni Battista da Monte am dortigen *Ospedale di San Francesco*. Im Gegensatz zu vielen anderen Hospitälern der Zeit, die, insbesondere nördlich der Alpen, in erster Linie als Versorgungsanstalten für arme Alte, Gebrechliche und aus anderen Gründen Bedürftige dienten, erfüllten die Hospitäler der oberitalienischen Städte bereits im 16. Jahrhundert in großem Umfang auch medizinische Aufgaben im engeren Sinne.[109] Da Monte galt nunmehr als „Erfinder" des klinischen Unterrichts in der abendländischen Medizin.[110] In jüngerer Zeit haben einzelne Autoren diese Einschätzung jedoch wieder in Zweifel gezogen. Sie kamen aufgrund ihrer Quellenstudien zu dem Schluss, dass Da Monte nur sehr selten in San Francesco unterrichtet habe, und wenn, dann nicht, weil er diese Möglichkeit der Lehre aktiv gesucht hätte, sondern weil ihn die Krankenhausärzte gerufen hätten. Von einem regelrechten klinischen Unterricht könne keine Rede sein.[111]

Diese Zweifel sind jedoch unbegründet.[112] Allein schon die Lektüre der verschiedenen Ausgaben von Da Monte's *Consilia* belegt mindestens zwei dutzend Besuche im Krankenhaus, die von begleitenden Studenten aufgezeichnet wurden. Tatsächlich dürften es noch deutlich mehr gewesen sein. Da Montes *Consilia* erwähnen allein zehn Besuche bei einem schwindsüchtigen Patienten mit einem Empyem, einer eitrigen Flüssigkeitsansammlung in der Lunge,[113] und sechs bei einem Jungen mit Fieber und Wassersucht. Ein Konsil für einen Jungen mit Krätze diktierte Da Monte „im Krankenhaus, beim sechzehnten Besuch".[114] In einem anderen *consilium* ist, der siebzehnte Besuch im Krankenhaus dokumentiert, bei einem einstmals franzosenkranken Geistlichen, der nun an den Folgen einer Quecksilbervergiftung litt.[115] Da Monte verband den studentischen Aufzeichnungen zufolge den Unterricht am Krankenbett mit Vorlesungen. In seiner Besprechung von zwei Patienten mit *pseudo-tertiana* bei seiner letzten Lehrvisite im Jahr 1543 erklärte er ausdrücklich, er wolle, was er an jenem Tag vom Katheder gelehrt habe, mit dem verknüpfen, was an den Kranken selbst in Erscheinung trete.[116]

---

109 Henderson, Renaissance hospital (2006).
110 Comparetti, Saggio (1793); Rasori, Sul metodo (1808/1809), S. 58–62.
111 Orsolato, Prima fondazione (1872–73), S. 127–152; Ongaro, L'insegnamento clinico (1994), S. 357–369.
112 Vgl. zum Folgenden meine ausführliche Darstellung in Stolberg, Bedside teaching (2014).
113 Da Monte, Consultationum (1565), Sp. 455–461, „De empyico et phthisico in hospitali, visitationes decem".
114 Da Monte, Consultationum (1565), Sp. 885, „in hospitali, in XVI. accessione".
115 Da Monte, Consultationum (1565), Sp. 867–869: „Haec cura facta fuit […] in decima septima visitatione hospitalis, quae dedit occasionem octo lectionibus de morbo gallico"; ob die Besuche im gleichen Jahr stattfanden, wie der erwähnte sechzehnte Besuch ist unklar.
116 Da Monte, Consultationum (1565), Sp. 938 (fälschlich mit 638 numeriert): „Ut continuemus ea quae docemus in cathedra, cum iis quae apparent circa aegros, non abscedemus ab iis quae diximus hodie."

Wie Handschs Notizbücher belegen, blieben klinische Visiten in Padua auch nach Da Montes Tod im Mai 1551 vertraute Praxis. Nach der Rückkehr aus Italien behauptete Handsch sogar, er sei „fast alle Tag mit den Doctern ins Spital gangen zu den Krancken, do man etliche Tag bei 30 Wasser [Harn, M.S.] gesehen hat."[117] Teilweise sehr ausführlich verzeichnete Handsch konkrete Fälle, die er im Krankenhaus zusammen mit Antonio Fracanzano gesehen hatte. Manche Eintragungen hob er durch eigene Überschriften hervor, wie beispielsweise „Unter den Patienten von Doktor Fracanzano im Hospital des Heiligen San Franzikus" oder „einiges Weniges, das ich im Krankenhaus mit Doktor Fracanzano sah".[118] Wie Da Monte verknüpfte Fracanzano die Belehrung am Krankenbett mit Vorlesungen. Handsch füllte rund 25 Seiten allein mit seinen Notizen zu einer Vorlesung („Lectio") über die Harnschau, die Fracanzano im Krankenhaus gehalten hatte.[119] Der Besuch bei einem Patienten mit asthmatischen Beschwerden und einer rauen, veränderten Stimme, der sich für behext hielt, bot Fracanzano sogar die Gelegenheit, ausführlich über Beschwörungen und angetane Krankheiten zu sprechen und über böse Frauen, die anderen mit getrocknetem Menstrualblut schadeten.[120]

Ob das *Ospedale di San Francesco* tatsächlich der Ort in Europa war, an dem erstmals Studenten klinischen Unterricht am Krankenbett erhielten, steht auf einem anderen Blatt. Auch unter den Patienten, deren Fälle, auf den Aufzeichnungen seiner Studenten gründend, in den *Processus, curationes et consilia* von Elideo Padoani in Bologna verzeichnet sind, finden sich etliche Krankenhauspatienten. Von einer „paralytica in hospitali" ist da beispielsweise die Rede, von zwei Wassersüchtigen im Krankenhaus, die Padoani zufolge an einer Verhärtung beziehungsweise Verstopfung der Milz litten, von einem Mann „in hospitali" mit einer verstopften und verhärteten Milz und, besonders ausführlich, von einem „pleuritico in hospitali", zu dessen Fall die Studenten auch die Verordnungen notierten, die Padoani an sechs verschiedenen Tagen – und damit allem Anschein nach bei sechs verschiedenen Besuchen machte.[121] Diese Krankenhausvisiten könnten durchaus stattgefunden haben, bevor Da Monte diese Praxis um 1542 in Padua einführte, denn Padoani war 1542 schon seit über 20 Jahren in Bologna tätig.[122] Pieter van Foreest, der von 1540 bis 1543 in Bologna bei Padoani studierte, berichtete zudem aus jener Zeit von einer Art Krankenhausambulanz. Er beschrieb, wie Padoani, im Beisein der Studenten den Landleuten medizi-

---

117 Cod. 11206, fol. 26r.
118 Cod. 11238, fol. 119, „inter patientes D. Frankenzani in hospitali S. Francisci" (Handsch fügte später hinzu „anno 1551 et 52"); ebd., fol. 127r: „Pauca quae vidi in hospitali cum D. Frankenzano in vere anni 1553"; die von mir in „Doktor" aufgelöste Abkürzung „D." konnte auch für „dominus" („Herr") stehen.
119 Cod. 11240, foll. 151r-v und foll. 80r-92v.
120 Cod. 11240, fol. 120v.
121 Padoani, Processus (1607), S. 16, S. 137, S. 413 (Druckfehler für 143) und S. 72; weitere Hospitalfälle auf S. 103, S. 141, S. 208 und S. 215.
122 Fantuzzi, Notizie (1788), S. 215–218.

nischen Rat erteilte, die in großer Zahl mit ihrem Harn ins örtliche *Ospedale della Vita* kamen.[123]

Im Übrigen bedürfen die Lobeshymnen auf Da Monte als „Erfinder" des Unterrichts am Krankenbett aus einem anderen Grund der Einschränkung: Die Professoren brauchten kein Krankenhaus, um ihre Studenten am Krankenbett zu unterrichten. Die meisten Kranken wurden nicht im Krankenhaus, sondern im eigenen Heim behandelt. Die Medizinprofessoren hatten regelmäßig eine mehr oder weniger ausgedehnte private Praxis, und sie erlaubten ihren Studenten, sie bei ihren Hausbesuchen zu begleiten. Wenn sie mit großem studentischen Anhang durch die Straßen zogen, gereichte ihnen das sogar zur Ehre und untermauerte ihren Ruf. So konnten die angehenden Ärzte erfahrenen Praktikern unmittelbar bei der Arbeit zusehen. Im 16. Jahrhundert scheint dies an den führenden italienischen Universitäten gängige Praxis gewesen zu sein.[124]

Hausbesuche boten erst recht eine gute Gelegenheit für eine umfassende, im Wortsinn „klinische", praktische Unterweisung; das griechische Wort „kline" heißt zunächst ja einfach nur „Bett". Im Krankenhaus, das war zweifellos ein Vorteil, konnten Professoren und Studenten bei einem einzigen Besuch mehrere Patienten sehen und damit rascher Erfahrungen mit unterschiedlichen Krankheitsbildern sammeln. Hausbesuche erlaubten es dafür, die Lebensverhältnisse und Lebensgewohnheiten der Patienten genauer zu erfassen, denen die damalige Medizin eine erhebliche Bedeutung für die Entstehung und den Verlauf der Krankheiten zuschrieb. Nebenbei lernten die Studenten zudem am Vorbild ihrer Professoren den richtigen Umgang mit jenen wohlhabenden Patienten aus den Oberschichten, deren Zuspruch und Gunst später, in der ärztlichen Praxis, über ihr berufliches und wirtschaftliches Fortkommen entscheiden würden.

In Padua waren die Voraussetzungen auch in dieser Hinsicht besonders gut. Schon in der Stadt selbst mit ihren rund 5.800 Häusern (1554)[125] gab es eine beachtliche Zahl potentieller Patienten. Zudem war Venedig nicht weit, eine der größten Städte im zeitgenössischen Europa. In ihren Notizbüchern verzeichneten Handsch und Brünsterer denn auch Dutzende von Patientenbesuchen, auf die sie ihre Professoren begleiteten. Nicht selten besuchten sie den gleichen Patienten an einer Reihe von Tagen hintereinander, so dass sie auch Krankheitsverlauf und Behandlungserfolg mitverfolgen konnten. Handsch erwähnte beispielsweise zwei Krankenbesuche Gabriele Falloppias bei einem Kind, das versehentlich Gift getrunken hatte und weitere Besuche bei einem Patienten mit der Franzosenkrankheit. Überlicherweise scheinen sich die Medizinstudenten einem bestimmten Professor oder allenfalls zweien ange-

---

123 Foreest, Uromanteia, S. 229; Mauro Guarino zufolge besuchten die Studenten in Bologna sogar schon im 15. Jahrhundert mit ihren Professoren regelmäßig Patienten im *Ospedale della Morte* (Guarino, Profilo storico (2005), S. 77–93, hier S. 79); leider nennt er keine Quellenbelege.
124 Rath, Entwicklung (1965), S. 8–10; Fichtner, Padova e Tübingen (1972–73), hier S. 54; Bylebyl, School of Padua (1979), S. 339.
125 Brugi, Gli scolari (1903), S. 12.

schlossen zu haben. Im Falle von Brünsterer war das Alvise Bellocati. Handsch sah zahlreiche Patienten zusammen mit Fracanzano und Trincavella. Wie diverse Einträge in Handschs Notizbüchern verdeutlichen, boten diese Gänge zugleich eine willkommene Gelegenheit, die betreffenden Fälle und Krankheiten mit dem Professor zu besprechen.[126]

In Ferrara, wo Handsch später promoviert wurde, finden wir Ähnliches. Eine offenbar von verschiedenen Medizinstudenten oder angehenden Ärzten verfasste Handschrift enthält detaillierte Aufzeichnungen zu den Krankheitsfällen, die der bzw. die Schreiber zusammen mit Antonio Musa Brasavola, Antonio Maria Canani, Domenico Bondi und Luca Riccardo in Ferrara sah(en). Manchmal besuchten sie den gleichen Patienten sogar zweimal am gleichen Tag.[127] Auch die Professoren in Montpellier ließen sich von ihren Studenten bei ihren Krankenbesuchen begleiten. Mit Nachdruck pries der Regensburger Arzt Strobelberger im frühen 17. Jahrhundert aus eigener Erfahrung die praktischen „Übungen" („exercitia") in Montpellier. In der Stadt wie auch in den Krankenhäusern hätten die Studierenden Gelegenheit, Kranke zu besuchen und zu befragen und die Harnschau und die Pulsdiagnose zu üben. In deutschen Landen, so klagte er, dürften die Studenten ihre Lehrer dagegen nicht ans Krankenbett begleiten, sondern müssten draußen bleiben.[128] Auch in Paris war es üblich, dass die *baccalaurei* der Medizin sich einem Professor anschlossen und ihn auf seinen Hausbesuchen begleiteten.[129]

Für den deutschsprachigen Raum im 16. Jahrhundert gibt es dagegen bislang in der Tat kaum Belege für einen einigermaßen systematischen Unterricht am Krankenbett. An der Universität Tübingen sahen die Statuten immerhin vor, dass die Studenten ihre Lehrer bei deren Krankenbesuchen begleiten sollten, doch es bleibt fraglich, ob dies tatsächlich in die Praxis umgesetzt wurde.[130] Allerdings wurde die Unterweisung am Krankenbett an Universitäten mit wenigen Medizinstudenten womöglich nur nicht aktenkundig, weil der Professor leicht einzelne Studenten mitnehmen konnte, wenn er Kranke besuchte. Das galt erst recht, wenn Studenten, wie damals häufig der Fall, bei ihren Professoren wohnten oder zumindest bei ihnen am Tisch saßen. So wurde Simon Wilde, schon bald nachdem er sich in Wittenberg der Medizin zugewandt hatte, Tischgeselle im Haus von Georg Curio und durfte damit

---

126 Cod. 11238, fol. 128v.
127 Biblioteca Ariostea, Ferrara, Collezione Antonelli, Ms. 531, „Curationes Antonij Musae Brasavoli"; der Titel wurde wahrscheinlich später hinzugefügt; zu dieser Handschrift siehe Menini, „Curationes" (1952) und Pomata, Sharing cases (2010), S. 208–211. In einem von Brasavola behandelten Fall werden Datum und Wochentag mit „Die lune [sic] 13. Aprilis" (ebd., foll. 133r-141r) angegeben. Der 13. April fiel in den Jahren vor Brasavolas Tod nur 1545 und 1551 auf einen Montag. Da ein nachfolgender Eintrag, der in der ersten Person gehalten ist und offenbar die beginnende eigene Praxis des Schreibers dokumentiert, auf April 1547 datiert ist, fanden die hier dokumentierten Krankenbesuche mit hoher Wahrscheinlichkeit schon um 1545 statt.
128 Strobelberger, Laureationum medicarum (1628), S. 18.
129 Lunel, Maison (2008), S. 40.
130 Kuhn, Studenten (1971), S. 36.

hoffen, diesen auf seinen Krankenbesuchen begleiten zu können. Tatsächlich nahm ihn Curio später sogar für mehrere Tage „auf die Praxis" mit, als er an den Hof des Fürsten von Anhalt reiste.[131] Auch in den ausführlichen Notizen zur medizinischen Praxis, die sich ein Student von Jodocus Willich (1501–1552) um 1550 in Frankfurt an der Oder machte, finden sich etliche Einträge zur Art und Weise, wie Willich einen konkreten Patienten behandelte, die nahe legen, dass der unbekannte Schreiber ihn ans Krankenbett begleitete.[132]

Klare Hinweise auf einen systematischen praktischen Unterricht durch die Professoren gibt es bislang nur für die oberitalienischen Universitäten und Montpellier. Selbst dort nahmen sich manche Studenten ergänzend Auszeiten oder nutzten die lange Sommerpause, um außerhalb des universitären Betriebs bei einem Arzt praktische Erfahrungen zu sammeln und gegebenenfalls auch selbst schon einzelne Patienten behandeln. So erwähnte Handsch etliche Krankheitsfälle, die er im Sommer 1551 and 1552 zusammen mit dem Paduaner Professor für *medicina theorica* Comes de Monte (?-1587) alias Panfilio (auch: Pamfilio) Pigatti – nicht zu verwechseln mit dem berühmteren Giovanni Battista da Monte – in dessen Heimat Vicenza sah.[133] Vielleicht verbrachte er auch bereits einen Teil der Sommermonate in Trient. Auf jeden Fall machte er nach dem Abschluss seines Medizinstudiums dort Halt. Andreas Vesal behandelte, nach eigenem Bekunden, Patienten in Venedig unter der Anleitung der bekanntesten dortigen Professoren. Auch J. C. Monnet nutzte die Sommerpause an der Paduaner Universität, um in Venedig anderen in der Praxis zuzuschauen und sich selbst in der Behandlung einzelner Fälle („in singularibus") zu üben.[134] In Montpellier wurde es von angehenden Ärzten sogar erwartet, dass sie wenigstens für ein halbes Jahr bei einem auswärtigen Arzt praktische Erfahrungen erwarben.[135]

Mehr noch als Fallbeispiele in Vorlesungen und die Diskussion einzelner Fälle in den *collegia* vermittelten die Krankenbesuche mit den Professoren jene praktischen Kenntnisse und Fertigkeiten, welche die angehenden Ärzte später in ihrer eigenen Praxis benötigten. Hier lernten die Studenten nicht nur, wie sie ihr theoretisches Wissen auf den konkreten Krankheitsfall anwenden mussten, wie sie aus Symptomen

---

131 Buchwald, Simon Wilde (1894), S. 73–75.
132 Medical Historical Library, Yale University, New Haven, c. 1552, nicht inventarisiert; die Handschrift trägt die Initialen „I. M. D.". Den Verfasser konnte ich bislang nicht identifizieren. Da das „D" in solchen Fällen regelmäßig für „doctor" steht, begann der Vorname wahrscheinlich mit „I" oder „J" und der Nachname mit „M" – eine häufige Kombination.
133 Cod. 11238, foll. 115r-118v, „Aliquot observationes ex praxi D. Comitis de Monte Vicentini, Vincentiae facta in mense Augusto et Septembri Anno 1552", offenbar fortgesetzt auf foll. 70r-74v und unter dem ausdrücklichen Titel „Ex praxi D. Comitis de Monte observata" auf foll. 124r-v. Über Comes de Monte, der 1554 seine Professur aufgab und nach Vicenza zurückkehrte, ist wenig bekannt (biographische Überblicke bei Santa Maria, Biblioteca, Bd. 4 (1772), S. CXXVI-CXXXVI und Mantese, Storia (1969), S. 66–71). Er besorgte unter anderem eine kommentierte Ausgabe von Alessandro Achillinis Opera (Achillini, Opera (1545)).
134 O'Malley, Andreas Vesalius (1965), S. 75; Monnetus, Ad lectorem (1554).
135 Dulieu, La médecine (1979), S. 63.

und Zeichen sowie aus der Vorgeschichte die Natur und die Ursachen der betreffenden Krankheit erkennen und, darauf gegründet und unter Berücksichtigung der Lebensweise und des Temperaments des Patienten, eine geeignete Behandlung verschreiben konnten. Sie lernten auch, die richtigen Fragen zu stellen und – das war nur am Patienten möglich – ihre Sinne zu schärfen. Während die mündlichen Mitteilungen von Kranken und Angehörigen prinzipiell auch in deren Abwesenheit, schriftlich oder mündlich, weitergegeben werden konnten, war die sinnliche Wahrnehmung und Beurteilung des Körpers und seiner Veränderungen in der Diagnostik nur begrenzt durch das geschriebene oder gesprochene Wort eines „stellvertretenden" Beobachters am Krankenbett ersetzbar.

Bereits der Blick auf den Körper des Kranken konnte wertvolle Hinweise geben. Die Farbe der Haut und der Haares, der Leibesumfang, die Weite der Brust, vorstehende Venen und ähnliche Zeichen halfen, das Temperament oder die *complexio* des Patienten zu bestimmen. Auch manche krankhaften Veränderungen waren mit dem bloßen Auge leicht erkennbar. Zuweilen waren sie so typisch für bestimmte Krankheiten, dass sie schon für sich genommen eine Diagnose erlaubten: geschwollene Bäuche oder Gliedmaßen beispielsweise bei der Wassersucht, rote Flecken, Pusteln und andere Hauterscheinungen, bei manchen Fieberkrankheiten, oder Tumoren unter der Haut und Geschwüre, die diese durchbrachen, beim Krebs.

Wichtig, ja teilweise unverzichtbar war die körperliche Gegenwart des Kranken, wenn die angehenden Ärzte die drei wichtigsten diagnostischen Verfahren der Zeit erlernen und üben wollten: die Harnschau – insofern der Befund mit der körperlichen Verfassung des Patienten abzugleichen war – und mehr noch die Pulsdiagnose und die manuelle Untersuchung des Körpers, vor allem des Bauchraums.

Handsch machte sich ausführliche Aufzeichnungen zu einer Vorlesung über die Harnschau, die Antonio Fracanzano im Krankenhaus hielt.[136] Die Harnschau erforderte jedoch nicht nur umfassende Kenntnisse. Sie bedurfte auch der Übung. Da Monte zufolge seien manche so geschickt in der Harnschau, notierte sich Handsch, dass sie Erstaunliches („miranda") aus dem Harn zu sagen wüssten.[137] Immer wieder ergänzte Handsch denn auch seine Aufzeichnungen mit praktischen Hinweisen, die Da Monte und andere Professoren in ihren Vorlesungen oder bei Patientenbesuchen weitergaben. Der Harn einer alten Frau beispielsweise, die Handsch im November 1551 zusammen mit Trincavella besuchte, war von „guter" Konsistenz, mit einem „löblichen" Bodensatz und einer kaum sichtbaren Wölkung in der Mitte. Die Färbung aber war intensiver als bei einer Frau zu erwarten war, deren Lebenswärme altersbedingt zwangsläufig schon geschwächt war. Die dunklere Färbung allein genügte daher, Trincavella zufolge, bereits, um eine Fieberkrankheit zu diagnostizieren.[138]

---

136 Cod. 11210, foll. 80r-92v; einer ergänzenden Anmerkung Handschs zufolge (ebd., fol. 80r) las Fracanzano im folgenden Jahr erneut zu dem Thema.
137 Cod. 11210, fol. 80r.
138 Cod. 11238, foll. 95r-96r.

Wenn ein Patient, so wie das in der Hausbesuchspraxis wie im Krankenhaus gang und gäbe war, mehrfach oder sogar täglich besucht wurde, hatten die Studenten zudem Gelegenheit die Variationsbreite des Harns bei ein und demselben Patienten zu sehen. Sie konnten die Veränderungen im Krankheitsverlauf und gegebenenfalls die Wirkung der Behandlung verfolgen. Am ersten Tag sei der Harn trüb und rötlich gewesen, heißt es beispielsweise in Johann Brünsterers Aufzeichnungen zu den Besuchen, die er im Oktober 1547 zusammen mit Alvise Bellocati bei einem kranken Lehrer machte. Am zweiten Tag habe er grünlich ausgesehen und am Boden des Harnglas habe sich sehr rohe Materie angesammelt, in der man nach herrschender Vorstellung, den Krankheitsstoff vermuten durfte. Dem Kranken ging es allmählich besser und der Harn war weniger trüb, was Bellocati als Zeichen dafür deutete, dass die Natur des Patienten die Krankheitheitsmaterie in den vorangegangenen Tagen erfolgreich entleert hatte.[139] In ähnlicher Weise beschrieb Handsch in seinen studentischen Aufzeichnungen die Veränderungen des Harns bei einem jungen Mann mit Faulfieber, den er wiederholt zusammen mit Trincavella besuchte. Erst war der Harn reichlich und dick und nicht besonders rötlich, mit weißlicher Restmaterie an der Oberfläche, die aber durch Winde („ventositates") auseinandergeblasen worden war. Am folgenden Tag war die sichtbare Materie homogener. Am dritten Tagen sahen die beiden reichliche Materie kreisförmig am Boden des Harnglases liegen, einer dicken Wolke ähnlich. Wenn eine Krankheit im Abnehmen begriffen war, zeigte dies Trincavella zufolge an, dass die Natur damit begonnen hatte, die verbrannten und veraschten Teile abzusondern, die bei der Fäulnis im Körperinneren entstanden. Im vorliegenden Fall, verschlechterte sich der Patient aber wieder und verstarb.[140]

Der Harn konnte gegebenenfalls auch in Abwesenheit des Patienten untersucht werden. Unverzichtbar war die Anwesenheit des Patienten dagegen bei Diagnoseverfahren, die auf dem Tastsinn gründeten. Die Qualitäten des Pulses zu bestimmen, auch feine Unterschiede zu erkennen und daraus die richtigen diagnostischen, prognostischen und therapeutischen Schlussfolgerungen zu ziehen, war schwierig und erforderte große Erfahrung. Es ging nicht nur um die Pulsfrequenz, gar um die Zahl der Schläge pro Minute. Eine solche Quantifizierung war damals noch nicht üblich. Selbst in der vereinfachten Form, die Da Monte seine Studenten lehrte, mussten mindestens vier zentrale Merkmale bestimmt werden: 1. die Größe oder Amplitude („parvus", „magnus"), 2. die Geschwindigkeit („velocitas"), mit der der einzelne Schlag seine größte Ausdehnung erreichte 3. die Häufigkeit oder Frequenz und 4. die Gleichmäßigkeit („aequalitas"), die durch Pausen oder zusätzliche Schläge außer der Reihe gestört sein konnte. Manche Autoren ergänzten noch weitere Merkmale, etwa die „Stärke", gemessen an der Kraft, die der Arzt benötigte, um den Puls zu unterdrücken.

---

139 Universitätsbibliothek Erlangen, Ms 911, S. 1–2, S. 11 und S. 14.
140 Cod. 11238, foll. 96r-97v; kurz darauf notierte er die Harnbefunde bei den diversen Visiten bei einer Frau mit Dreitagesfieber (ebd., foll. 99r-v).

Entsprechend detailliert konnte und musste der Puls beschrieben werden und entsprechend differenziert waren die Diagnosen. Der Puls sei hart, wie ein gespannter Bogen, befand Da Monte beispielsweise bei einem Patienten mit einer schweren Fieberkrankheit und Wassersucht, und wegen der Härte sei die Frequenz („frequentia") weit größer als die Geschwindigkeit („velocitas") und er widersetze sich gleichsam dem Druck der tastenden Finger.[141] Aus einer möglichst präzisen Charakterisierung des Pulses musste der Arzt sodann die richtigen Schlüsse ziehen, vor allem im Hinblick auf die Lebenskraft, die Lebenswärme und die Bewegung der Lebensgeister, deren periodisches Austreten in die Arterien dem fühlbaren Puls nach herrschender ärztlicher Lehre zu Grunde lag.[142] Im vorliegenden Fall galt es zu prüfen, ob die Härte des Pulses von der starken Füllung der Gefäße („ex materia") oder von der Stärke der treibenden Kraft („ex virtute") herrührte.[143] Ein schwacher und schneller Puls, lehrte Da Monte seine Studenten bei einer anderen Gelegenheit, zeige große Gefahr für Leib und Leben.[144] Auch Fracanzano äußerte sich in solchen Fällen sehr pessimistisch.[145]

Die Professoren ermutigten ihre Studenten, sich in der Kunst der Pulsdiagnose zu üben. Der Puls des Patienten sei recht klein, erklärte Da Monte beispielsweise, als er gemeinsam mit seinen Studenten einen Patienten mit Empyem und Schwindsucht besuchte. „Wenn ihr das noch nicht erfasst habt, übt Hand und Verstand, damit ihr es erfassen könnt".[146] „Er wies mich an, den Puls zu fühlen", notierte Handsch zu einem seiner Krankenbesuche mit Fracanzano.[147] Bei solchen Gelegenheiten lernten die Studenten auch praktische Tricks: „Sprich immer mit dem Patienten, wenn du den Puls fühlst", notierte sich Handsch beispielsweise. Das beruhige den Patienten und helfe vermeiden, dass der Puls durch die Angst des Kranken verändert und die Diagnose infolgedessen verfälscht werde.[148]

Die dritte zentrale, auf den eigenen Sinnen beruhende diagnostische Fertigkeit, die die angehenden Ärzte erwerben mussten, war die körperliche Untersuchung der Kranken. Diese Behauptung mag auf den ersten Blick überraschen. Die medizinhistorische Forschung hat bis in die jüngste Vergangenheit hinein behauptet, die frühneuzeitlichen Ärzte hätten ihre Patienten nur sehr selten oder gar nicht körperlich untersucht.[149] Handschs Aufzeichnungen vermitteln jedoch ein völlig anderes Bild. Schon als Student beschrieb er zahlreiche Gelegenheiten, bei denen er erlebte, wie

---

141 Da Monte, Consultationum (1559), S. 555.
142 Handsch verwies auch auf die alternative Erklärung, wonach die Arterien dank ihrer *vis vitalis* aus eigener Kraft pulsierten (Cod. 11224, fol. 155v).
143 Da Monte, Consultationum (1559), S. 555.
144 Da Monte, Consultationum (1565), Sp. 460.
145 Cod. 11238, fol. 127v.
146 Da Monte, Consultationum (1565), Sp. 460: „Si haec nondum deprehendistis, exercete manum et mentem, ut possitis deprehendere."
147 Cod. 11238, fol. 128r.
148 Cod. 11238, fol. 121r.
149 Porter, Rise (2004); vgl. dagegen meine ausführliche Darstellung in Stolberg, Examining the body (2013).

seine Lehrer am Patienten ihren Tastsinn einsetzten. Schon die bloße Berührung der Haut konnte wichtige diagnostische und prognostische Zeichen zu Tage fördern. Bei Fiebern erwärmte sich die Haut. Eine übermäßig kühle Haut konnte dagegen ein Verlöschen der Lebenswärme anzeigen: die innere Wärme und die Lebensgeister zogen sich nach Innen zurück. So erkannte Bellocati, nach Brünsterers Schilderung, aus den kalten Extremitäten einer alten Frau in Verbindung mit einem schwachen Puls den schlechten Zustand der Kranken. Sie starb am folgenden Tag.[150]

Eine zentrale Stellung schon in der Ausbildung der Studenten hatte aber vor allem die körperliche Untersuchung des Bauchraums. Immer wieder schilderte Handsch, wie seine Lehrer Patienten mit eigenen Händen untersuchten und ihren Studenten zeigten, wie man aus der manuellen Untersuchung die richtigen diagnostischen Schlüsse zog. „Er betastete die Lebergegend", schrieb er beispielsweise über den gemeinsamen Besuch bei einem Patienten, bei dem Trincavella eine verstopfte Milz vermutete, „und in einem Teil war sie härter und einem anderen weicher."[151] Bei einer Patientin diagnostizierte Trincavella eine Verstopfung der Milz, nachdem er den Oberbauch betastet hatte („tetigit [...] hypocondria"); später spezifizierte er seine Diagnose: es handle sich um einen *scirrhus*, einen verhärteten Tumor der Milz.[152] Der berühmte Vesal, so hörte Handsch von Falloppia, habe jene verlacht, die die Beschaffenheit der Milz durch Betasten ergründen wollten, da die Milz zu tief im Körperinneren liege. Das stimme bei Gesunden, setzte Falloppia dagegen und stellte damit zugleich Vesals klinische Unerfahrenheit bloß. Eine verstopfte, verhärtete Milz könne aber sehr groß und viele Pfund schwer werden.[153] Auch Francesco Frigimelica (1491/92–1558)[154] und Fracanzano untersuchten ihre Patienten im Beisein der Studenten auf diese Weise und wiederholten die Untersuchung manchmal bei nachfolgenden Besuchen. „Er betastete die Leber und dann die Rippen", schrieb Handsch zu Fracanzanos Untersuchung eines Patienten mit Pleuritis.[155] „Er betastete den Oberbauch", notierte er zu Fracanzanos Untersuchung eines jungen Engländers mit anhaltendem Fieber.[156] Als er ihn auf seinen Hausbesuchen in und um Vicenza begleitete, sah Handsch auch seinen Lehrer Comes de Monte den Bauch von Patienten mit eigenen Händen untersuchen. Das, so fügte er hinzu, sei so üblich.[157]

Die Studenten waren nicht nur Zuschauer. Sie konnten sich manchmal auch selbst im „Palpieren", in der manuellen Untersuchung insbesondere des Bauchraums üben.

---

150 Universitätsbibliothek Erlangen Ms. 911, fol. 3.
151 Cod. 11238, foll. 98v-99r.
152 Cod. 11238, fol. 89r.
153 Cod. 11210, fol. 4r.
154 Cod. 11183, fol. 51v und fol. 106v; Frigimelica lehrte in Padua zunächst über die Heilpflanzen und seit 1532 über die theoretische und praktische Medizin (Riddle, Three contributors (1979), S. 148–150; Ongaro, Medicina (2001), S. 173f.).
155 Cod. 11183, fol. 123v: „Tangebat hepar et deinde costas".
156 Cod. 11183, fol. 129r, „tetigit hypocundria [sic]"
157 Cod. 11183, fol. 125v, „ut mos est".

Als Fracanzano bei einem der gemeinsamen Krankenbesuche nach der Milz tastete und sagte, sie sei hart und geschwollen, gab er auch Handsch die Gelegenheit zur Untersuchung. Handsch fühlte freilich nichts.[158]

Schon in den studentischen Aufzeichnungen zu Da Montes Unterricht in Padua in den 1540er Jahren und in den von seinen Schülern herausgegebenen Konsilien finden sich Fallgeschichten mit konkreten Tastbefunden, in denen der Bauchraum der betreffenden Patienten ganz offensichtlich palpiert wurde. Im Rückblick können wir nicht eindeutig beurteilen, ob dies im Beisein der Studenten geschah. Auf jeden Fall hob Da Monte die Bedeutung solcher Tastbefunde hervor und lehrte die Studenten, diese korrekt einzuordnen. So diagnostizierte er bei einem jungen Mann eine ausgeprägte Verhärtung der Milz, die man fast einen *scirrhus* nennen könne, und ähnlich bei einem Mailänder Geistlichen eine sehr harte und stark vergrößerte Milz.[159] Besonders detailliert fiel sein Befund in seinem Konsil für einen ungenannten, sehr vornehmen Patienten aus: Was als erstes ins Auge falle, sei eine Anspannung im rechten Oberbauch in der Magengegend, im Bereich der falschen Rippen. Wenn man nur leichten Druck auf die Gegend ausübe, spüre der Kranken nur geringen Schmerz, der aber deutlich stärker werde, wenn man fester drücke. Dazu komme eine Anspannung im ganzen Bauchraum.[160]

Dass die Studenten in die körperliche Untersuchung, das Ertasten des Bauchraums, eingeführt wurden, war auch keine Paduaner Besonderheit. In Ferrara untersuchte Da Montes Lehrer Musa Brasavola im Beisein der Studenten ebenfalls eigenhändig die Patienten. Beispielsweise fand er bei einem Patienten mit einem Lungenempyem, einer Eiteransammlung in der Lunge, eine Verhärtung in der Gegend der Leber und mehr noch der Milz. Er drückte zudem mit seinen Fingern auf die unteren Rippen des Patienten, was heftige Schmerzen hervorrief.[161] Von Elideo Padoani in Bologna ist die manuelle Untersuchung einer Frau überliefert, die glaubte schwanger zu sein. Ihre Gebärmutter schien seit zehn Monaten vergrößert. Padoani ertastete eine Wasseransammlung.[162]

Anatomie

Zusammen mit der guten praktischen Ausbildung war es vor allem die Qualität des anatomischen Unterrichts, die Studenten aus ganz Europa nach Padua, Bologna und Montpellier lockte. Bei genauerer Betrachtung stellt sich rückblickend zwar durchaus die Frage, inwieweit detailliertes anatomisches Wissen für einen Arzt überhaupt von Nutzen war, zu einer Zeit in der die allermeisten Krankheiten nicht auf krankhaft

---

[158] Cod. 11183, fol. 130v, „ego tangens nihil sensi".
[159] Da Monte, Consultationum (1554), S. 304 und S. 361,
[160] Da Monte, Consultationum (1554), S. 370.
[161] Biblioteca Ariostea, Ferrara, Collezione Antonelli, Ms. 531, fol. 17r.
[162] Welsch, Consiliorum (1676), S. 391f: „Helidaeus tactu aquositatem subesse deprehendit".

veränderte Organe oder anatomische Strukturen zurückgeführt wurden. Mit der Chirurgie, für die gute anatomische Kenntnisse von offensichtlicher Bedeutung war, gaben sich die gelehrten Ärzte zumindest nördlich der Alpen kaum ab. Dennoch spiegelte die anatomische Renaissance nicht nur das naturphilosophische Interesse am menschlichen Körper an sich. Aus zeitgenössischer ärztlicher Sicht verband sie sich durchaus mit der ganz konkreten Hoffnung, durch präzises anatomisches Wissen, Krankheiten besser verstehen, erkennen und behandeln zu können, zumal der anatomische Unterricht damals auch auf breiterer Ebene die physiologischen Funktionen der einzelnen Organe und Körperteile behandelte.[163]

Anatomisches Wissen wurde auch in kommentierenden Vorlesungen vermittelt. Diverse autoritative Texte boten sich hier an, an erster Stelle die anatomischen Schriften des Galen sowie der anatomische Teil von Avicennas *Canon medicinae*. Studentische Aufzeichnungen zu anatomischen Vorlesungen des 16. Jahrhunderts sind allerdings bislang nur vereinzelt identifiziert worden. Handsch machte sich 1551 ausführliche Notizen zu Falloppias Vorlesung über Galens Werk über die Skelettanatomie (*De ossibus*). Falloppia ging hier systematisch die zahlreichen Knochen durch, vom Schädel – einschließlich der Zähne – bis zu den Füßen. Er erläuterte die unterschiedlichen Begriffe, beschrieb die Struktur und Lage und teilweise auch die Funktion.[164] Auch in Handschs Notizbüchern stand jedoch die Demonstration der Strukturen und Teile des Körpers an der Leiche ganz im Vordergrund.

In der historischen Forschung ist man sich darüber einig, dass die regelmäßigen Leichensektionen durch führende zeitgenössische Anatomen ein Hauptgrund waren, warum damals zahlreiche Studenten aus aller Herren Länder nach Padua strömten. Entsprechend heftig waren denn auch später insbesondere die Klagen der deutschen Studenten, als Girolamo Fabrizi d'Acquapendente (1533–1619) es hier aus ihrer Sicht am nötigen Einsatz mangeln ließ.[165] Über die Details des anatomischen Unterrichts an der Leiche und was genau die Studenten hier lernten, war dagegen in der historischen Forschung bislang wenig bekannt. Als wichtigste Quelle für Padua dienten noch bis in die jüngste Zeit die *Acta* der *Natio germanica*, in denen die Geschehnisse des akademischen Jahres einschließlich der abgehaltenen Anatomien kurz protokolliert wurden.[166] Wie ich an anderer Stelle ausführlich gezeigt habe,[167] vermitteln studentische Aufzeichnungen demgegenüber weitaus differenziertere Einblicke in den anatomischen Unterricht. Georg Handsch machte sich eingehende Notizen dazu und gleichfalls aus Padua sind in etwa aus der gleichen Zeit auch die ausführlichen anatomischen Notizen von Johannes Brünsterer aus Nürnberg und eines anderen,

---

163 Stolberg, Post-mortems (2017).
164 Cod. 11210, foll. 34v-40v; Franciscus Michinus veröffentlichte später seine Mitschrift zur Vorlesung Falloppias über *De ossibus* (Falloppia, Expositio (1570)).
165 Klestinec, Theaters (2011), bes. S. 90–123.
166 Favaro, Atti (1911); die *Acta* sind noch die zentrale Quelle für den jüngsten umfassenden Überblick über die anatomische Lehre in Padua bei Klestinec, Theaters (2011).
167 Stolberg, Teaching anatomy (2018).

Anatomie — 73

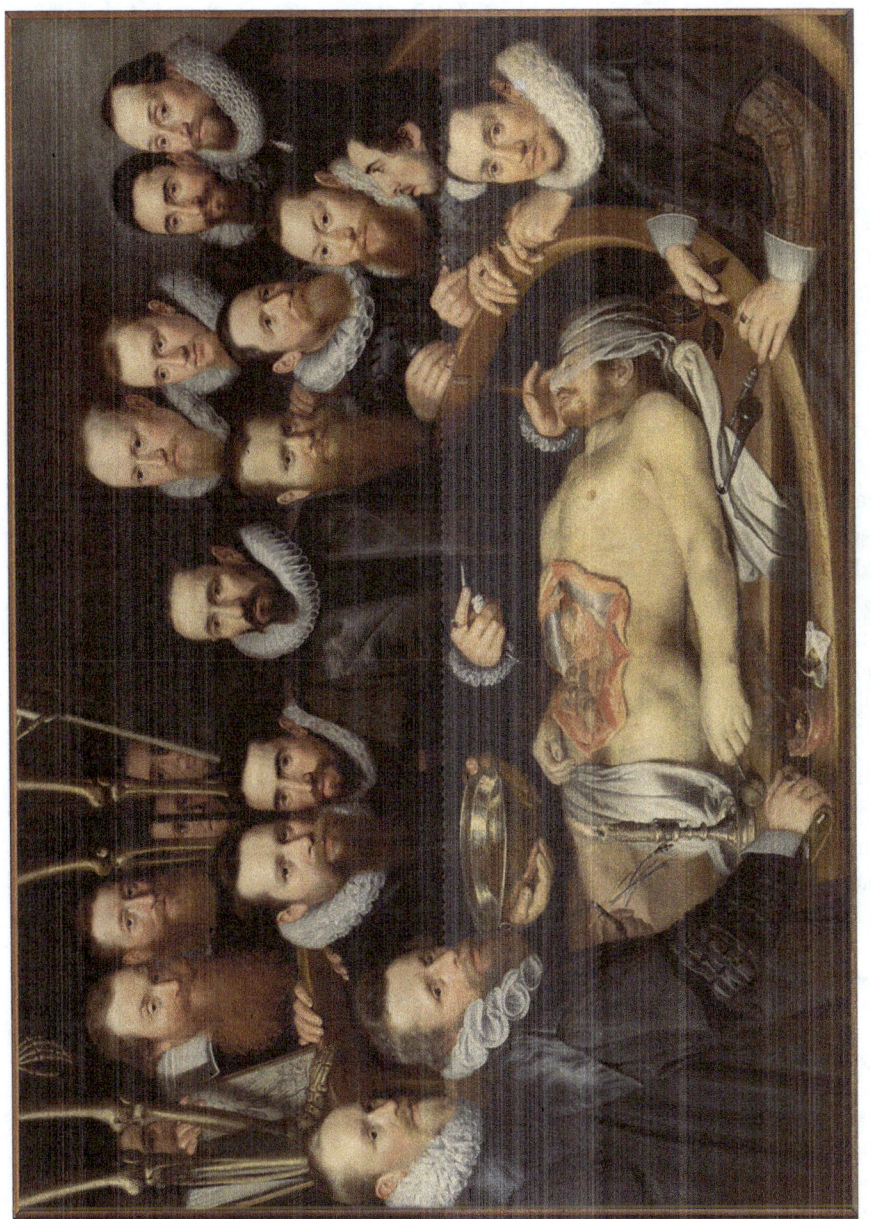

Abb. 3: Anatomiestunde des Dr. Willem van der Meer, Michiel Jansz van Mierevelt (1617), Collection Museum Prinsenhof Delft (Photo Tom Haartsen)

nicht sicher identifizierbaren, wahrscheinlich Helmstedter Medizinstudenten überliefert.[168]

Handsch wohnte in seiner Paduaner Zeit mehrmals der vollständigen, systematischen Sektion einer Leiche zu Lehrzwecken bei. Schon bald nach seiner Ankunft im Dezember 1550 sezierte, Handschs Aufzeichnungen zufolge, Alessandro Sarego aus Verona, der kurz zuvor die chirurgische und anatomische Lehre übernommen hatte, die Leiche einer sehr korpulenten Frau, während, gemäß der traditionellen Arbeitsteilung ein anderer Professor, vermutlich Antonio Fracanzano, das Gezeigte erläuterte.[169] Die Herkunft der Leiche war ungewöhnlich. Wie Handsch in einer Randnotiz vermerkte, war die Frau nicht etwa eine Kriminelle, sondern selbst das Opfer eines Verbrechens. Ihr Mann habe sie erwürgt und ins Wasser geworfen, weil sie sich geweigert habe, ihr Geld als Hure zu verdienen. Der Mann sei enthauptet und ebenfalls seziert worden.[170] Im Winter 1551/52 übernahm Gabriele Falloppia den anatomischen und chirurgischen Lehrstuhl. Handsch dokumentierte zwei anatomische Demonstrationen, die noch im gleichen Winter stattfanden.[171] Wie schon Andreas Vesal einige Jahre vor ihm, vereinte Falloppia die Aufgabe des Dozenten, der das Gezeigte erklärte und erläuterte, mit der des Chirurgen, der die Leiche mit eigenen Händen sezierte und präparierte. Handsch war auch noch in Padua als Falloppia, nach eigenen Angaben, im Winter 1552/53 eine weitere öffentliche Leichendemonstration abhielt.[172] Falloppia entwickelte in den folgenden Jahren eine rege Sektionstätigkeit. Allein im Winter 1557/58 sezierte er, Joachim Curaeus zufolge, sieben Leichen.[173]

Die historische Forschung zur universitären Anatomie im 16. Jahrhundert hat sich weitestgehend auf die großen öffentlichen anatomischen Demonstrationen konzentriert. Das waren große Ereignisse im Leben der Universität, zu denen auch viele Honoratioren und andere Nicht-Mediziner kamen. Mancherorts wurden sogar eigene anatomische Theater erbaut. Handschs Aufzeichnungen wie die anderer zeitgenössischer Studenten zeigen jedoch, dass diese öffentlichen Leichensektionen beileibe

---

168 Universitätsbibliothek Erlangen, Ms 909; Staats- und Universitätsbibliothek Göttingen, Ms Meibom 20.
169 Vgl. die Edition und Übersetzung von Handschs Aufzeichnungen zu dieser Demonstration in Mache, Anatomischer Unterricht (2019). Sarego wurde im Dezember 1550 bestellt und lehrte bis ein Jahr später Falloppia übernahm (Facciolati, Fasti, S. 387). Handschs Angaben über die weiteren Beteiligten sind widersprüchlich. Zunächst schrieb er von „D. Antonio Frankenzano legente et demonstrante" (Cod. 11210, fol. 187r), später aber von „D. Appellato legente" (ebd., 191v, Randbemerkung); wenn sich Handsch hier nicht einfach vertan hat, ist am ehesten anzunehmen, dass Apellatus nur einen anatomischen Text vorlas, während Fracanzano das Gesehene und den Text kommentierte und somit das Geschehen leitete.
170 Cod. 11210, 191v.
171 In Cod. 11210, fol. 187r, führte Handsch die von ihm gesehenen Leichenöffnungen auf. Seine Aufzeichnungen zu nachfolgenden Sektionen unter Falloppia fügte er in seine Notizen zur ersten Sektion ein, am Seitenrand, zwischen den Zeilen und teilweise auf ergänzend eingefügten Blättern.
172 Falloppia, Observationes (1562), S. 105. In Handschs Aufzeichnungen ist diese Sektion allerdings nicht erkennbar dokumentiert.
173 Adam, Vitae (1620), S. 205.

nicht die einzige Gelegenheit waren, bei der die Studenten die anatomischen Strukturen des menschlichen Körpers mit eigenen Augen sehen und sich einprägen konnten. Daneben fanden auch diverse „private" Sektionen („anatomiae privatae") für einen kleineren – und vermutlich dafür zahlenden – Kreis von Studenten statt. Handsch erwähnte eine Reihe solcher *anatomiae privatae*.[174] Sie behandelten häufig einzelne Körperregionen oder -teile wie den Kopf. Im Gegensatz zur großen öffentlichen Lehrsektion konnten die Studenten hier die Strukturen aus unmittelbarer Nähe beobachten und nicht etwa nur aus der Ferne, von den höheren Rängen eines großen anatomischen Theaters.

Der praktische anatomische Unterricht beschränkte sich auch nicht auf die Sektion menschlicher Leichen. Die Sektion von Tieren bot eine willkommene Ergänzung. Hunde und andere Tiere, so lernte Handsch, hatten die gleichen physiologischen Funktionen („operationes") wie der Mensch. Es war also durchaus lehrreich, so wie Falloppia dies für seine Studenten tat, die Anatomie an einem Hund zu praktizieren („in eo exercere anatomia").[175] Vor den Augen der Studenten sezierte Falloppia auch Affen- und Rinderaugen und demonstrierte die sieben (damals bekannten) äußeren Augenmuskeln. Auch andere Studenten dokumentierten solche Tiersektionen, beschrieben beispielsweise Falloppias Sektion eines Hundes und eines Affen im Rahmen einer *anatomia privata*.[176] Besonders nützlich war die Tiersektion für das bessere Verständnis der fötalen Entwicklung und der Veränderungen der Gebärmutter während der Schwangerschaft. Schwangere Frauen gelangten nur sehr selten in die Anatomie. In Handschs Paduaner Jahren sezierte Falloppia mindestens zweimal ein trächtiges Schaf. Die Studenten konnten bei dieser Gelegenheit auch den Fötus sehen, den Falloppia ebenfalls aufschnitt, um den Studenten die Lungengefäße zu zeigen.[177]

Die Demonstration an der Leiche ergänzend, griffen die Anatomen zudem auf Präparate und visuelle Medien zurück. Für das Erlernen der zahlreichen Knochen im menschlichen Körper und ihrer räumlichen Beziehung zueinander boten sich präparierte Skelette an. Handsch beschrieb in seinen Paduaner Notizen, offenbar anlässlich einer Vorlesung zu Galens *De ossibus*, was er an einem solchen Skelett sah („Quae in skeleto vidi"), das durch eine eiserne Stange in aufrechter Stellung gehalten wurde.[178] Bald darauf machte er sich anhand eines echten Schädels ausführliche Notizen zu den einzelnen Schädelknochen und den Schädelnähten und illustrierte sie mit einer kleinen Zeichnung.[179] Falloppia nutzte in der Lehre anatomische Abbil-

---

174 Cod. 11210, fol. 21v, fol. 23v, fol. 28r und foll. 144v-145v.
175 Cod. 11210, 191v; s. a. ebd., fol. 194r.
176 Staats- und Universitätsbibliothek Göttingen, Ms Meibom 20, foll. 127r-143v.
177 Cod. 11210, fol. 11r.
178 Cod. 11210, fol. 30v, weitere Notizen zur Anatomie der Wirbelsäule, vermutlich bei der gleichen Gelegenheit angefertigt, auf foll. 38v-40v.
179 Cod. 11210, foll. 38r-v.

dungen oder Skizzen, um komplexe anatomische Strukturen, wie die diversen Häute oder Schichten des Augapfels und die „Säfte" in seinem Inneren zu verdeutlichen.[180]

In Padua, das ist damit schon angedeutet, konnten sich die angehenden Ärzte so, auf den persönlichen Augenschein gegründet und von den Erläuterungen eines erfahrenen Anatomen und Chirurgen begleitet, umfangreiche und detaillierte anatomische Kenntnisse erwerben. Über viele Seiten notierte sich Handsch, was er über die Strukturen im Inneren der drei Leibeshöhlen – Schädel, Brust und Bauchraum – lernte und verzeichnete die zahlreichen Knochen, Muskeln und Sehnen, aus denen der menschliche Körper aufgebaut war. Die anatomische Demonstration verband sich dabei immer wieder mit physiologischen Ausführungen. So sahen die Studenten nicht nur die Herzklappen, sondern lernten auch ihre Funktion kennen. Nach zeitgenössischer Lehre verhinderten sie, dass das Blut zurückfließen konnte, das bei der Erweiterung der Herzkammer (*diastole*) aus der großen Hohlvene (*vena cava*) angezogen und anschließend bei der Systole in die Lunge und, zusammen mit dem im Herzen gebildeten Lebensgeist, dem *spiritus vitalis*, in die Hauptschlagader getrieben wurde.[181]

Auffällig großen Raum räumte Handsch in seinen Notizen der Anatomie der weiblichen Genitalien ein. Die *secreta mulierum*, die „Geheimnisse des weiblichen Körpers", weckten seit langem das ärztliche Interesse in besonderem Maße. Wie wir sehen werden, befassten sich die Ärzte im 16. Jahrhundert zudem verstärkt mit Frauenkrankheiten, mit jenen Krankheiten also, die auf die Geschlechtsorgane zurückgingen und vor allem auf die Gebärmutter, durch die sich die Anatomie und Physiologie der Frau grundlegend von der des Mannes unterschied.[182] Falloppia tat sich in diesem Feld durch eigene Forschungen hervor. Er nahm unter anderem für sich in Anspruch, als erster entsprechende Hinweise der alten Autoren aufgegriffen und die Klitoris beschrieben und anderen gezeigt zu haben.[183] Handsch notierte sich auch unter anderem das Aussehen jener Teile, die heute noch im Englischen „Fallopian tubes" heißen und die damals als „Gebärmutterhörner" („cornua matricis") bezeichnet wurden. Unterhalb der weiblichen „Testiculi" gelegen, so lernte er, öffneten sich ihre Gänge besonders durch die Bewegung und Wärme beim Koitus, so dass der weibliche Samen in die Gebärmutter gelangen konnte. Das entsprach der galenischen Lehre, wonach zur Empfängnis nicht nur ein männlicher Samen, sondern auch ein weiblicher beitrug,[184] der „gleichsam als Nahrung für den männlichen" diente.[185]

Falloppia erkärte Handsch und seinen Mitstudenten auch, dass die Berichte über ein angebliches Jungfernhäutchen („hymen") ins Reich der Fabeln gehörte. Er habe

---

180 Cod. 11210, fol. 27r.
181 Cod. 11210, foll. 17v-18r.
182 Vgl. Stolberg, Woman (2003).
183 Falloppia, Observationes (1562), S. 299 f.
184 Beispielsweise Neefe, De missione (1548), conclusio I.1: „Corpora nostra ex sanguine, et maris foeminaeque semine conflata esse constat."
185 Cod. 11210, fol. 9v.

drei Jungfrauen seziert und bei keiner ein Hymen gefunden. Die Blutung beim ersten Koitus sei durch die Enge der Scheide bedingt und stamme von geplatzten Venen.[186] Später korrigierte er sich allerdings: man könne bei manchen Jungfrauen doch eine solche „membrana nervosa" sehen, mit einem Loch in der Mitte, das ausreichend groß sei, um dem Menstruationsblut Durchlass zu gewähren.[187]

Der anatomische Unterricht diente vor allem, aber nicht nur der Vermittlung von anatomischem Wissen, gegebenenfalls ergänzt durch Hinweise auf physiologische und pathologische Zusammenhänge und die diagnostische und therapeutische Bedeutung. Die Studenten konnten sich ein Stück weit auch die handwerklichen, manuellen Fertigkeiten erwerben, die sie brauchten, wenn sie später einmal selbst eine Leiche sezieren wollten oder mussten, womöglich gar vor Kollegen oder einer breiteren Öffentlichkeit. Schon Vesal hatte betont, wie wertvoll es sei, dass die Studenten hier selbst Hand anlegten.[188] Handsch notierte in diesem Sinne nicht nur einige weithin bekannte praktische Grundregeln, etwa dass die Sektion einer Leiche am besten mit den Bauchorganen beginne, weil die Eingeweide besonders rasch faulten.[189] Er verzeichnete auch die diversen Instrumente, derer sich der Anatom bediente, die verschiedenen Skalpelle, bis hin zu dem kleinen Messerchen, mit dem Falloppia arbeitete, dazu den Stift, mit dem man die Gefäßöffnungen sondieren konnte, die Schwämme zum Aufsaugen der Flüssigkeiten, das Öl, das es leichter machte, die Muskeln von einander zu trennen, ja selbst die brennenden Kerzen, die damals in der Regel als Lichtquelle dienten.[190] Handsch notierte sich auch genau das praktische Vorgehen: die Entfernung der Haars (oder, bei Tieren, des Fells), die beiden langen, kreuzförmig angelegten Schnitte, mit denen man den Bauchraum eröffnete, längs vom Brustbein über den Nabel bis zum Schambein und dann quer über den Nabel hinweg auf beide Seiten zu und auch das Aufklappen der Bauchdecke zunächst nur auf einer Seite.[191] Und er lernte kleine praktische Tricks, beispielsweise dass man bei der Präparation der Leber die Venen zunächst mit Fäden abbinden konnte, um den Austritt von Blut zu verhindern.[192]

---

186 Cod. 11210, fol. 10r.
187 Falloppia, Observationes (1562), S. 301.
188 Vesal, De humani corporis (1543), S. 547; vgl. Carlino, Books (1999), S. 188f.
189 Cod. 11210, 192v.
190 Cod. 11210, 192v.
191 Cod. 11210, 194r.
192 Cod. 11210, 192v. In ihrer eingehenden Studie zum anatomischen Unterricht in Padua im 16. Jahrhundert hat Cynthia Klestinec die Vermittlung konkreter praktischer anatomischer Fertigkeiten, besonders im Rahmen von *anatomiae privatae*, und das studentische Interesse an ihnen als ein neues Phänomen beschrieben und auf institutionelle und professionelle Veränderungen in den letzten zwei Jahrzehnten des 16. Jahrhunderts zurückgeführt (Klestinec, Theaters (2011), S. 153–155 und S. 225, Anm.). Handschs Aufzeichnungen machen jedoch deutlich, dass diese Entwicklung viel früher einsetzte und in Klestinecs zentraler Quelle, den *Acta* der *Natio*, nur nicht entsprechend dokumentiert ist.

Die anatomische Ausbildung in Padua und anderen oberitalienischen Universitäten, wie Bologna und Ferrara[193] war von einer Qualität mit der außerhalb Italiens allenfalls noch die Universitäten in Paris und in Montpellier mithalten konnten. Speziell in Montpellier wurden im 16. Jahrhundert schon frühzeitig und regelmäßig Anatomien zu Lehrzwecken abgehalten. Allein für Zeit von 1526–1535 sind 29 Sektionen überliefert.[194] Auch ein eigenes anatomisches Theater gab es damals schon.[195] Wie in Padua wurden nicht nur die Leichen von Hingerichteten seziert,[196] sondern auch die von Verunglückten[197] und von verstorbenen Hospitalinsassen.[198] Die Sektionstätigkeit blieb auch in der Folgezeit rege. Felix Platter, der in den 1550er Jahren in Montpellier studierte, berichtet in seinen Erinnerungen von mehreren Sektionen, an Menschen, aber auch an einem Affen.[199]

An den deutschen Universitäten war der anatomische Unterricht weitaus weniger intensiv. Hier fanden anatomische Demonstrationen, wenn überhaupt, oft nur alle paar Jahre statt.[200] Noch 1572 erklärte Johann Schwartz, in „Deutschland" könne man nur in Basel, bei dem eben erwähnten Felix Platter, die Anatomie an der Leiche lernen.[201] Zwar sind auch aus früherer Zeit schon Lehrsektionen an deutschen Universitäten überliefert. Die erste öffentliche Anatomie an der Universität Wittenberg beispielsweise fand 1526 statt. Vor versammeltem Publikum zeigte Augustin Schurff die Anatomie des Kopfes.[202] Von einem regelmäßigen, verlässlichen Lehrangebot konnte an den deutschen Universitäten aber auch in den folgenden Jahrzehnten nach heutigem Wissensstand in der Tat nirgends die Rede sein.

Pharmazie und Botanik

Neben der Anatomie gewann der Unterricht in der medizinischen Botanik, über die zahlreichen Arzneipflanzen oder *simplicia*, im 16. Jahrhundert in der universitären Lehre stark an Bedeutung. Die Heilpflanzenkunde etablierte sich als eigenständiger

---

193 Vgl. Lind, Pre-Vesalian anatomy (1975), S. 307–316.
194 Germain, Les étudiants (1876), S. 33.
195 Bibliothèque de la Ville de Montpellier, Manuscrits Germain, Ms. 111, Liber procuratoris (Abschrift), fol. 214r, fol. 232r, fol. 233r und fol. 234r); Dulieu, La médecine (1979), S. 180.
196 Beispielsweise Bibliothèque de la Ville de Montpellier, Manuscrits Germain, Ms. 111, fol. 213r und fol. 229r.
197 So 1532 eine Frau, die bei einer Mühle außerhalb der Stadt ertrunken war (ebd., fol. 214r).
198 Ebd., fol. 220r und fol. 243r.
199 Vgl. Platter, Tagebuch (1976), S. 151, S. 187, S. 193, S. 207f (hier zur Sektion eines Affen unter Guillaume Rondelet), S. 235, S. 238, S. 241 (hier zur Sektion einer Frau und eines Mädchens), S. 259 und S. 261; s. a. Dulieu, Félix Platter (1991), S. 17–20.
200 Kuhn, Studenten (1971), S. 36.
201 HStA Stuttgart, A 282, Bü. 1301, Brief von Johann Schwartz an Herzog Ludwig von Württemberg vom Oktober 1572.
202 Koch, Anatomie (2003), S. 169.

Lehrgegenstand und wurde von eigens bestallten Professoren vertreten, die, wie in Padua, im Winter die Anatomie und Chirurgie lehrten.[203] Treibende Kraft hinter diesem starken Bedeutungszuwachs war einmal mehr die zunehmende Ausrichtung des medizinischen Unterrichts auf die Bedürfnisse der ärztlichen Praxis. Eingehende botanische und pharmazeutische Kenntnisse galten für eine erfolgreiche medizinische Praxis als unerlässlich. Verschiedene andere Entwicklungen unterstützten und förderten diese Aufwertung der Heilpflanzenkunde. Die Humanisten entdeckten Galens Werk über die Arzneipflanzen (*De simplicibus*) und das große Werk von Dioskorides über die Arzneikunde (*Res medica*) wieder; der Dioskorides-Kommentar von Handschs späterem Mentor Mattioli wurde in der zweiten Hälfte des 16. Jahrhunderts sogar zum großen Standardwerk.[204] Der Fernhandel brachte seit dem Mittelalter immer mehr exotische Pflanzen und auch in der einheimischen Flora nördlich der Alpen entdeckten die Ärzte und Apotheker zahlreiche Pflanzen, die in den Werken von Galen, Plinius und anderen Autoritäten, die in südlicheren Gefilden gewirkten hatten, unerwähnt blieben. Hinzu kam, über die traditionelle Einteilung der Heilpflanzen nach Qualitäten (kalt, warm, trocken und feucht) hinausgehend, eine wachsende Aufmerksamkeit und Wertschätzung für die empirisch beobachteten „spezifischen" Wirkungen von Heilpflanzen auf einzelne Organe oder gegen bestimmte Krankheiten und Beschwerden.[205] Einmal, so berichtete Handsch, habe sein Lehrer Fracanzano einem Kranken sogar schwarze Nieswurz ausdrücklich deshalb verschrieben, „damit wir seine Wirkungen sähen".[206]

Patienten und interessierte Laien durften ihrerseits erwarten, dass der Arzt wusste, wie jene Pflanzen aussahen, die er seinen Patienten verordnete. Unzureichende Erfahrung konnte hier rasch zur Blamage führen, eine beschämende Erfahrung, die auch Handsch machen musste. Wiederholt notierte er Irrtümer, die ihm bei der Bestimmung der Pflanzen unterliefen, dass er beispielsweise Reiherschnabel (*erodium*) fälschlich für Venuskamm (*pecten veneris*) gehalten habe und sich eines Besseren habe belehren lassen müssen.[207] Er wolle sich in Zukunft vor einem ähnlichen „schändlichen Irrtum" („turpis error") hüten, notierte er an anderer Stelle. Er hatte einem Wittenberger Studenten gegenüber eine gewöhnliche Feldpflanze fälschlich für Gelbdolde (*smyrnium*) erklärt.[208] Auch bei Collinus machte er wiederholt keine gute Figur und erkannte Pflanzen nicht richtig.[209] Selbst dem berühmten

---

203 Überblick bei Reeds, Botany (1991).
204 Mattioli, Commentarii (1554; 1565; 1570); Ferri, Dioscoride (1997); Fausti, Complessa scienza (2001); Ciancio, Many gardens (2015); vgl. Reeds, Botany (1991), S. 21f; biographische Überblicke bei Fabiani, Mattioli (1872), mit Quellenedition; Ferri, Mattioli (1997); Hejnová, Mattioli (2001); .
205 Siehe unten.
206 Cod. 11238, fol. 121r, „ut nos videremus eius operationem".
207 Cod. 11210, fol. 121v; ähnlich Cod. 11183, fol. 40v: „Turpe me dedi."
208 Cod. 11210, fol. 125v.
209 Cod. 11210, fol. 120v: „Turpiter me dedi coram Collino".

Mattioli, so vermerkte Handsch wohl mit einer gewissen Genugtuung, passierte es freilich, dass er Pflanzen nicht korrekt identifizieren konnte.[210]

Wenn sie später in der Praxis und bei ihren Patienten bestehen wollten, mussten sich die angehenden Ärzte angesichts der zahlreichen bekannten Heilpflanzen und der unterschiedlichen Darreichungsformen ein breites und praxisorientiertes botanisches Wissen aneignen. Manches ließ sich über Vorlesungen und Bücher vermitteln. In einem seiner Paduaner Notizbücher machte sich Handsch ausführliche Aufzeichnungen anhand von Matteo Cortis Ausführungen über arzneiliche Indikationen, Darreichungsformen und Dosierungen. Auf die Sirupe, die jeweils bei einer warmen, kalten, trockenen oder feuchten *intemperies* dienlich waren, folgten in seinen Notizen Sirupe, Wässer und zahlreiche einfache Heilpflanzen (*simplicia*) und zusammengesetzte Mittel (*composita*), die zur gezielten „Verdauung" (*digestio*), Auflösung (*solutio*) und zur Mobilisierung und Entleerung (*purgatio/evacuatio*) galliger, schwarzgalliger und phlegmatischer Materien dienten. Darauf folgten Mittel, die gezielt einzelne Organe oder Körperteile, wie den Kopf, stärken, erwärmen oder kühlen sollten, sowie Hinweise zur Verwendung von Einläufen, Umschlägen, äußeren Waschungen und Pflastern. Diese Ausführungen waren von zahlreichen konkreten Rezepten und Dosisangaben begleitet.[211]

In Kräuterbüchern fanden die angehenden Ärzte zudem eine Vielfalt von Heilpflanzen der Reihe nach vorgestellt, mit ihren Eigenschaften und Wirkungen.[212] Handsch machte sich unter anderem Notizen zu Leonhard Fuchs' *De historia stirpium*, das schon in den frühen Auflagen weit über 300 Pflanzen der Reihe nach abhandelte, mit ihren griechischen, lateinischen und deutschen Namen, dem äußeren Erscheinungsbild, dem bevorzugten Habitat, der Blütezeit, der jeweiligen Mischung der vier Primärqualitäten (*temperamentum*) und den Wirkkräften, die ihnen Dioskorides, Galen, Plinius, Theophrast oder andere antike Auotren zugeschrieben hatten.[213]

Als Quelle theoretischen Wissens und gegebenenfalls als Nachschlagewerke waren Kräuterbücher wertvoll. Selbst wenn sie, wie das von Fuchs, mehr oder weniger naturgetreue Abbildungen der behandelten Heilpflanzen boten, erlaubten sie es dem Arzt jedoch nur sehr begrenzt, die betreffenden Pflanzen zuverlässig zu erkennen und zu benennen. Es waren Holzschnitte in Schwarz-Weiß, die allenfalls gelegentlich vom späteren Besitzer oder von jemandem, den er damit beauftragte, mit der Hand (und keineswegs unbedingt nach der Natur) koloriert wurden. Der persönliche Augenschein, die Schulung an echten Pflanzen war hier unverzichtbar. Die große Bedeutung, die man der präzisen Kenntnis der zahlreichen Heilpflanzen damals für eine erfolgreiche ärztliche Praxis zuschrieb, war denn auch das entscheidende Motiv für

---

210 Cod. 11210, fol. 124v.
211 Cod. 11210, foll. 94r-114r. Corti (oder Curzio) ist als Verfasser eines Traktats *De dosibus* bekannt, der aber erst in einem Druck von 1561 überliefert ist (Brambilla, Scuola Longobarda (1781), S. 1–4). Möglicherweise hatte Handsch also Zugang zu einer Vorlesungsmitschrift.
212 Überblick bei Arber, Herbals (1986).
213 Fuchs, Historia stirpium (1542).

eine wichtige Neuerung, die teilweise bis heute das Stadtbild von Universitätsstädten prägt: die Anlage botanischer Gärten für den studentischen Unterricht. Diese neue Einrichtung nahm in Italien ihren Anfang und breitete sich bald über ganz Europa aus.[214]

Padua verfügte über einen großen und berühmten botanischen Garten. Der *Orto dei semplici* wurde wenige Jahre vor Handschs Ankunft im Jahr 1545 gegründet.[215] Handschs Notizen zeigen, wie intensiv die Medizinstudenten dort bereits wenige Jahre später die Möglichkeit nutzten, sich durch persönlichen Augenschein mit den diversen Heilpflanzen vertraut zu machen. Unter der Überschrift „Pflanzen, die ich im Garten in Padua kennenlernte" („Herbae quas didici in horto Paduano") führte Handsch in einem seiner Paduaner Notizbücher Dutzende von Pflanzen auf, die er im botanischen Garten (und teilweise auch bei anderer Gelegenheit) gesehen hatte. Für viele der Pflanzen beschrieb er mehr oder weniger ausführlich das Aussehen der Blüten und Blätter, erwähnte zuweilen, beispielsweise im Fall des bitteren Absinths, auch den Geschmack. Selbst zahlreiche bekannte einheimische Pflanzen wie Kamille, Borretsch und Ochsenzunge charakterisierte er auf diese Weise. Zusätzlich zeichnete er gelegentlich auch die Umrisse eines Blatts der betreffenden Pflanze daneben, um beispielsweise die längliche oder herzförmige Form oder den gezackten Rand zu veranschaulichen. Nur ganz vereinzelt, beim Pfennigkraut und der Hauswurz etwa, begnügte er sich dagegen mit einem einfachen „nota", also „bekannt". Seine Notizen beschränkten sich auf die botanischen Merkmale. Die Indikation bei bestimmten Krankheiten oder auch nur die *temperies* der betreffenden Pflanze ließ er unerwähnt. Offenbar sollten ihm die Notizen in erster Linie helfen, sich das Aussehen von Pflanzen und Pflanzenteilen einzuprägen, die er mit eigenen Augen gesehen hatte. Es ging hier um die Fähigkeit, Pflanzen und Pflanzenteile zu identifizieren und zu unterscheiden, nicht um ihren therapeutischen Einsatz.[216]

Die aufwändige und kostspielige Anlage von botanischen Gärten für den studentischen Unterricht belegt eindrucksvoll die Bedeutung, die man der ärztlichen Kenntnis der Arzneipflanzen aus eigener Anschauung zuzubilligen begann. Allerdings darf man die Bedeutung dieser botanischen Gärten für die studentische Ausbildung nicht überbewerten. Selbst in Padua fanden und nutzten die angehenden Ärzte daneben andere Möglichkeiten, sich botanisches Wissen aus eigener Anschauung zu erwerben. Im Umkehrschluss heißt dies, dass auch an Universitäten, die über keinen botanischen Garten verfügten, botanisches Wissen nicht notwendig nur als Buchwissen vermittelt wurde.

Eine naheliegende, in der Geschichtsschreibung zu den botanischen Gärten bislang wenig beachtete Möglichkeit war der Besuch privater Gärten.[217] Es gibt zahllose

---

214 Bedini, L'orto (2007).
215 Minelli, L'orto botanico (1995); Cappelletti, Le piante (1995).
216 Cod. 11210, foll. 115r-120v.
217 Siehe jedoch Ciancio, Many gardens (2016), S. 37, zu Pietro Andrea Mattioli, der in dieser Beziehung den Garten Maffeo de Maffei in Venedig pries.

Hinweise aus Padua und Prag, aber auch aus Augsburg und Nürnberg und anderen Städten, dass die Besitzer privater Gärten – allen voran Apotheker und Ärzte – ebenfalls seltene einheimische und exotische Heilpflanzen anbauten und sie anderen zeigten. So erwähnte Handsch in seinen Paduaner Aufzeichnungen wiederholt einheimische und exotische Pflanzen, die er im Garten seines Professors Antonio Fracanzano gesehen hatte.[218] Im Garten eines gewissen Daniel oder Daniele – möglicherweise handelte es sich um einen Apotheker – fand er Gladiolen und Melissenkraut.[219] An gleicher Stelle – aber möglicherweise handelt es sich um eine spätere Ergänzung – verwies er auch auf die *clematis flammula Jovis*, die ihm ein gewisser Thaddeus „in seinem Garten" („in suo horto") zeigte.[220] Bei einem gewissen Cetterius sah er unter anderem die Bertramwurzel (*piretrum*).[221]

Die Studenten suchten ihr botanisches Wissen zudem in der freien Natur zu vertiefen und zu erweitern. In Montpellier ging Felix Platter mit Bekannten auf botanische Exkursionen in die Umgebung.[222] Strobelberger pries später den Pflanzenreichtum in den dortigen Feldern, Olivenhainen, Weingärten, Wäldchen, Bergen, Hügeln, Flüssen und Lagunen und im Meer.[223] Auch Handsch berichtete, wie er mit anderen aufs Land („in agro") ging, und verzeichnete die Kräuter, die er bei dieser Gelegenheit sah,[224] ebenso wie die Pflanzen am Fluss, die Fracanzano ihnen zeigte.[225] Dass Handsch in diesem Zusammenhang wiederholt Fracanzano erwähnt, macht zugleich deutlich, dass die Studenten keineswegs nur von dem für die Lehre über die *simplicia* zuständigen Professor – das war zu Handschs Zeit Falloppia – über die verschiedenen Heilpflanzen lernten.

Auch wie man Pflanzen pressen und trocknen und die getrockneten Pflanzen anschließend in einem Buch sammeln konnte, lernte Handsch in frühen Jahren. Er hatte das bei einem gewissen Ladislaus gesehen. Das war vermutlich ein Kommilitone, der ihm auch diverse Pflanzen im botanischen Garten zeigte. So wusste er, dass man nicht einfach frische Pflanzen in ein solches Buch bringen durfte, ohne sie vorher zu pressen und zu trocknen. Sie faulten.[226] Die Herstellung solcher Herbare war eine vergleichsweise neue Technik. Ihre Erfindung wird in der Forschung gemeinhin Luca Ghini (1490–1556) zugeschrieben, der in Bologna und Pisa über Heilpflanzen lehrte und die botanischen Gärten in Pisa und Florenz gründete.[227] Sie breitete sich rasch

---

218 Cod. 11210, fol. 117r: „Vidi in horto Frankenzanii".
219 Cod. 11210, fol. 117r. Dem Eintrag folgen die Worte: „Item in apotheca monstravit lapatum, item hyacinthum." Handsch hatte aber auch einen Studienfreund mit Namen Daniel Cellarius.
220 Cod. 11210, fol. 120v.
221 Cod. 11183, fol. 40v.
222 Platter, Tagebuch (1976), S. 219 und S. 222.
223 Strobelberger, Laureationem (1628).
224 Cod. 11210, fol. 119v.
225 Cod. 11210, fol. 117v.
226 Cod. 11210, fol. 115r.
227 Arber, Herbals (1986), S. 138–143.

auch jenseits der Alpen aus. Im ausgehenden 16. Jahrhundert legte Caspar Ratzenberger innerhalb weniger Jahre gleich zwei prachtvolle, mehrbändige Herbarien an.[228]

Die angehenden Ärzte mussten sich in Padua und andernorts nicht nur mit einer Vielzahl von Heilpflanzen und überhaupt von pflanzlichen, tierischen und mineralischen Arzneistoffen vertraut machen. Sie mussten sie auch in verarbeiteter Form erkennen können und sich Kenntnisse in der Herstellung von Arzneien erwerben. Arzneien wurden in der Regel auf Anweisung des Arztes vom Apotheker und seinen Gehilfen angefertigt oder zumindest zusammengestellt. Doch pharmazeutische Grundkenntnisse waren für den Arzt unverzichtbar. Bei Kräuteraufgüssen oder -abkochungen mochte das Kochen in heißem Wasser genügen. Selbst hier und erst recht bei der Verschreibung von süßen Sirupen und Latwergen, Pillen und Tabletten – man darf sie sich damals wie kleine Kekse vorstellen – musste der Arzt den Geschmack und gegebenenfalls die Konsistenz berücksichtigen. Wie wir sehen werden, war hier gegebenenfalls mit erheblichen Protesten und Widerständen aufseiten der Kranken zu rechnen. Der Arzt musste zudem wissen, wie sich die unterschiedlichen Inhaltsstoffe miteinander vertrugen, welche Stoffe er womöglich hinzufügen musste, um die gewünschte Konsistenz und den gewünschten Geschmack zu erlangen. Nicht zuletzt musste er dafür Sorge tragen, dass sich die verschriebene Arzneimischung nicht rasch wieder zersetzte und verdarb.

Der Apotheker war ein Handwerksberuf. Apotheker hatten in der Regel nicht studiert, doch viele von ihnen waren gebildet.[229] Vor allem aber verfügten sie über große Erfahrung im Umgang mit Arzneistoffen und in der Beurteilung der Qualität von Inhaltsstoffen und über die nötigen praktischen Fertigkeiten in der Herstellung von Arzneien in ihren verschiedenen Darreichungsformen. Die Ärzte beanspruchten und erlangten zunehmend Aufsichtsbefugnisse über die Apotheker. In praktischen Fragen konnten die Ärzte aber viel von den Apothekern lernen. Handsch notierte auch in seinen späteren ärztlichen Jahren immer wieder, was er von Apothekern über einzelne Heilpflanzen und die Herstellung von Arzeimitteln erfuhr und ließ sich gelegentlich sogar von ihnen anleiten.[230]

Für Medizinstudenten galt das erst recht. In manchen Universitätsstädten waren die Apotheker sogar ein Stück weit in die universitäre Lehre eingebunden. Zu Handschs Zeiten führte Antonio Fracanzano seine Paduaner Studenten nicht nur in den botanischen Garten, um ihnen lebende Pflanzen vor Augen zu führen. Er ging auch in die Apotheke mit ihnen, wo sie die Blüten, Blätter und Wurzeln von Heilpflanzen in getrocknetem und verarbeitetem Zustand identifizieren und beurteilen lernten, geriebenes Guayak beispielsweise.[231] Wiederholt benannte Handsch in seinen Paduaner Aufzeichnungen Pflanzen und Pflanzenteile, die er in der Apotheke gesehen

---

228 Forschungsbibliothek Gotha, Chart. A 152–155; Stolberg, Konservierte Pflanzen (2019); zum zweiten, in Kassel überlieferten *herbarium vivum* siehe Schaffrath, Läuse (2012).
229 Hoppe, Bildungshungrige Apotheker (1992).
230 Cod. 11183, foll. 147r-152v; Handsch gebrauchte den Ausdruck „docuit", „er lehrte".
231 Cod. 11210, fol. 140r.

hatte, beispielsweise das Blatt einer Mandragora, das ihm ein *apothecarius* zeigte.[232] In Montpellier lobte Strobelberger die örtlichen überaus gelehrten („doctissimos") Apotheker, allen voran Laurentius Catellanus, die privat und öffentlich die gesamte *materia medica*, einheimische wie und exotische Pflanzen, und die Herstellung von komplexen Arzneimitteln wie Theriak, Mithridat und Alkermes zeigten.[233] Felix Platter nahm zu seiner Zeit bewusst in dieser Apotheke Logis und profitierte sehr von diesem Aufenthalt. Er lerne viel, schrieb er 1553 an seinen Vater, „insunderheit wil ich in der Apoteck, dorin ein gros Thun mein Herr hatt, also daß er vier, fünf Diener von nöten, zu proficieren wonete, und alle Sachen täglich erfiere."[234]

Auch nach dem Studium taten die angehenden Ärzte gut daran ihre botanischen Kenntnisse zu pflegen. So stellte Handsch als junger Arzt weitere Listen von „simplicia" zusammen, die er persönlich gesehen hatte, beginnend mit einer Aufzählung von „Simplicia die ich im Jahr 1554 in Prag kennenlernte.[235] Es gab dort keinen botanischen Garten, doch private Gärten boten reiches Anschauungsmaterial. Insbesondere den Garten des Collinus erwähnte er wiederholt und vermerkte beispielsweise, Collinus habe ihm dort *aristolochia rotunda* gezeigt.[236] Möglicherweise bezog er sich dabei auf den Engelsgarten, wo dieser seine Schule errichtet hatte. Handsch deutet aber auch die Existenz eines zweiten kleinen, möglicherweise privaten Gartens des Collinus an. Auch seine medizinischen Lehrer Lehner und Gallo hatten eigene Gärten, in denen Handsch bemerkenswerte Pflanzen wie den Gilbweiderich (*lysimachia*) und Bohnenkraut (*satureia*) sah.[237] Einträge wie „beim alten Wenzel sah ich die Märzblume", „Mädesüß sah ich bei Klaus" und „Lavendel sah ich bei Blasius" dürften auf weitere private Gärten verweisen,[238]

Mit Mattioli zusammen unternahm der junge Handsch zudem botanische Exkursionen. 1555 notierte er ein rundes Dutzend Pflanzen unter dem Titel „Cum Matthioli et aliis ivimus herbatum"[239] und erwähnte ausdrücklich M. Thadeus und M. Iacobus Camenicenus.[240] Noch 1563 ging er zusammen mit Mattioli und einem Apotheker auf eine botanische Exkursion („herbatio").[241] Auch in seinen Innsbrucker

---

232 Cod. 11210, fol. 117r.
233 Strobelberger, Laureationem (1628), S. 18.
234 Platter, Tagebuch (1976), S. 157.
235 Cod. 11210, fol. 120v-125r: „Simplicia quae Pragae didici".
236 Cod. 11205, fol. 564v.
237 Cod. 11210, foll. 124r-125v.
238 Cod. 11210, fol. 121r: „Paeoniam vix cognovi in horto D. Ulrici"; „vidi apud Adamum" (ebd. fol. 122v); „filipendulam vidi apud Claudium" (ebd., fol. 123r); „gariophyllam in horto Collini optime vidi" (ebd.); „apud presbyteram Venceslaum vidi florem Martii" (ebd., fol. 125r).
239 Cod. 11210, foll. 123v-124r.
240 Vermutlich handelte es sich um den Arzt und Geistlichen Jacobus Camenicenus († 1565), den Handsch immer wieder erwähnte.
241 Cod. 11210, fol. 126r; Ziel war nach Handsch das „Teufelsloch" („foramen diaboli"); gemeint ist möglicherweise der im 16. Jahrhundert eröffnete Polzendurchbruch (Průrva Ploučnice), ein künstli-

Jahren führte er seine studentischen Aufzeichnungen über *simplicia* weiter und beschrieb unter anderem einige Pflanzen im erzherzoglichen Garten in Ambras.[242]

Chirurgie

Eine weitere Besonderheit, die die Universitäten in Oberitalien und in Montpellier gegenüber jenen nördlich der Alpen auszeichnete, war der Rang, den sie der chirurgischen Ausbildung der angehenden Ärzte einräumten. In Italien – und Ähnliches gilt für Spanien[243] – hatte die Chirurgie seit dem Mittelalter ihren festen Platz an den Universitäten.[244] So wurden in Bologna bereits in den Statuten von 1405 chirurgische Texte festgelegt, die von den Professoren zu lesen und kommentieren waren, und führende ärztliche Autoren wie der Florentiner Dino del Garbo (1280–1327) befassten sich mit chirurgischen Themen.[245] Im 16. Jahrhundert gab es in Italien bereits eine ganze Reihe von Lehrstühlen für Chirurgie, zunächst meist in Verbindung mit Anatomie und Botanik. Führende Professoren praktizierten die Chirurgie in ihrem vollem Umfang. Berengario da Carpi (1460–1530) in Bologna etwa, selbst Sohn eines Chirurgen, war nicht nur ein berühmter Anatom, sondern hatte auch 25 Jahre lang den dortigen Lehrstuhl für Chirurgie inne und war bekannt als Chirurg wie für die Behandlung innerer Krankheiten.[246] Manche Absolventen italienischer Universitäten – auch solche von nördlich der Alpen – trugen später stolz den Titel eines promovierten Arztes und Chirurgen. Als „Doctor utriusque medicinae" firmierte beispielsweise schon Hartmann Schedel, der 1466 in Padua promoviert wurde.[247] Auch Paracelsus, der nicht nur nach eigener Darstellung[248] wohl zumindest eine Zeitlang in Italien studiert hat, auch wenn seine angebliche Promotion in Ferrara bislang nicht sicher belegt ist, nannte sich „beider Artzney Doctor".[249] An einigen italienischen Universitäten – darunter Bologna und Padua – war es sogar möglich, nach einem entsprechend verkürzten Studium nur den Titel eines „Doctor chirurgiae" zu erwerben.[250]

---

cher, teilweise unterirdischer Kanal am Ende eines Stausees, in der Gegend um das damalige Wartenberg (Stráž pod Ralskem) am Rollberg, nicht weit weg von Handschs Heimatstadt Leipa.
242 Cod. 11210, 127r.
243 López Pinero, Ciencia (1979), S. 360–368.
244 Siraisi, Faculty of medicine (1992), S. 381f; Fischer, Hartmann Schedel (1996), S. 54.
245 Später gedruckt unter dem Titel *Chirurgia cum tractatu eiusdem de ponderibus et mensuris nec non de emplastris et unguentis* (Ferrara 1485; Venedig 1536).
246 Bylebyl, Cardiovascular physiology (1969), S. 111.
247 Fischer, Hartmann Schedel (1996), S. 54.
248 Paracelsus, Grosse Wundartzney (1536), Vorrede an den Leser.
249 Paracelsus, Grosse Wundartzney (1536), Widmungsbrief an Kaiser Ferdinand vom 7.5.1536.
250 Nutton, Humanist surgery (1985), S. 80. So finden wir in Padua und Venedig in den 1540er Jahren den „Doctor chirurgiae" Franciscus Litigotus und für April 1549 ist die Promotion zum Doktor der Chirurgie für einen gewissen Paolo Casiccio dokumentiert, dem wegen seiner Armut die Gebühren erlassen wurden (Bernardi, Prospetto (1797), S. 39 und S. 22).

Nördlich der Alpen führte die Chirurgie dagegen in der akademischen Medizin weithin ein Schattendasein. In Tübingen gab es immerhin bereits 1497 chirurgische Vorlesungen. In der alltäglichen Praxis aber war die Chirurgie fast ausschließlich die Domäne der Scherer, wie man sie damals oft nannte, also der handwerklich gebildeten Barbiere und Wundärzte. Schon zu Handschs Zeiten bedauerten manche Ärzte diesen Zustand. „Gegen die Lehre der alten Ärzte", so klagte 1548 der Chemnitzer Arzt Caspar Neefe (1514–1579), in Bezug auf den Aderlass, hätten die „Neuerer" („neoterici") diesen chirurgischen Eingriff als manuelle Verrichtung von der „physica medicina" abgetrennt.[251]

Zwei wesentliche Ursachen für diese Marginalisierung der Chirurgie in der gelehrten Medizin nördlich der Alpen lassen sich ausmachen. Da war zum einen die Sorge der akademisch gebildeten Ärzte, die manuellen, buchstäblich handwerklichen Aspekte der Chirurgie könnten ihrer Würde als Gelehrte abträglich sein. Der Begriff „Chirurgie" leitete sich von den griechischen Begriffen für „Hand" und „Arbeit" ab und der Chirurg musste sich zwangsläufig die Hände ganz buchstäblich schmutzig machen. In Italien waren solche Vorbehalte offenbar nicht im gleichen Maße verbreitet, vielleicht weil dort die studierten Ärzte bereits im ausgehenden Mittelalter ihren unangefochtenen Platz in der Gesundheitsversorgung auch vieler kleinerer Städte hatten, die sie häufig sogar gegen ein festes Salär als *medici condotti* einstellten.[252] Zum anderen konnten im deutschen Sprachraum die Barbiere seit dem ausgehenden Mittelalter ihr Tätigkeitsfeld erfolgreich von der Haar- und Körperpflege auf die kleine Chirurgie ausweiten. Sie waren in Zünften organisiert und wachten über ihr Behandlungsmonopol in chirurgischen Fällen, auch gegenüber den studierten Ärzten.[253]

In Padua fand Handsch gute Voraussetzungen für den Erwerb chirurgischer Kenntnisse und Fertigkeiten vor.[254] Mit gutem Grund empfahl damals ein Conrad Gessner der Stadt Zürich, dem jungen Georg Keller mit einem Stipendium das Studium in Padua zu ermöglichen, damit er sich dort insbesondere chirurgische Kenntnisse aneignen könne.[255] Die Verbindung von Anatomie und Chirurgie in einem gemeinsamen Lehrstuhl kam in Padua wie an anderen italienischen Universitäten beiden Feldern zugute. Vesals chirurgische Fertigkeiten dürften angesichts seines vergleichsweise jugendlichen Alters und seiner geringen praktischen Erfahrung am

---

251 Neefe, De missione (1548), problema I.
252 Nutton, Continuity (1981).
253 Vgl. Jütte, Ärzte (1991), S. 20–22; Kinzelbach, Sozial- und Alltagsgeschichte (1994); siehe auch unten das Kapitel „Bader und Barbiere".
254 Nutton, Humanist surgery (1985), S. 75–99.
255 Zentralbibliothek Zürich, Ms. S 85, N. 11, Brief Gessners an die Stadt Zürich (Hinweis von Tilmann Walter).

Krankenbett begrenzt gewesen sein. Gabriele Falloppia, Giulio Casseri (1552–1616)[256] und Girolamo Fabrizi d'Acquapendente (1533–1619) aber, die in seiner Nachfolge den anatomischen wie den chirurgischen Unterricht in Padua prägten, genossen zugleich einen exzellenten Ruf als praktizierende Chirurgen.

Ungeachtet der überragenden Bedeutung des Manuellen, des Praktisch-Technischen in der Chirurgie bediente sich die universitäre Lehre auch auf diesem Feld in erheblichem Maße der Kommentierung autoritativer Werke. Die Professoren konnten auf ein beachtliches Korpus an antiken, arabischen und mittelalterlichen Werken zurückgreifen. Als wichtige Grundlage dienten das sechste Buch von Paul von Aeginas Kompendium der Medizin, das detailliert ein breites Spektrum chirurgischer Eingriffe abhandelte,[257] und Galens *Methodus medendi*. Der hippokratische Text über Kopfverletzungen, einschlägige Passagen aus Aetius und Oribasius und die eingehende Abhandlung der griechisch-römischen Chirurgie bei Celsus fanden im 16. Jahrhundert weniger Beachtung.[258]

Von Handsch selbst sind keine Mitschriften chirurgischer Vorlesungen überliefert. Er schrieb jedoch bei verschiedenen Gelegenheiten auf, was er im anatomischen Unterricht von Gabriele Falloppia über einzelne chirurgische Eingriffe lernte, denn Falloppia berichtete seinen Studenten mitunter über seine eigenen Erfahrungen mit verschiedenen chirurgischen Eingriffen.

Im Zusammenhang mit Kehle und Speiseröhre diskutierte Falloppia die Entfernung von verschluckten Gräten. Manche, so erklärte er, rieten dazu, ein Stück trockenen Schwamm mit Zucker zu bedecken und an einem Faden in die Kehle hinabzulassen. Wenn der Zucker in der Feuchtigkeit flüssig werde, dehne sich der Schwamm aus und man könne ihn zusammen mit der Gräte herausziehen.[259]

Auf anatomischer Grundlage beschrieb Falloppia den Studenten genau, wo und wie man den Schnitt machen musste, um bei Patienten mit massiver Bauchwassersucht (*ascites*) die Flüssigkeit abzulassen, die sich im Bauchraum angesammelt hatte.[260] Diesen Eingriff, so erläuterte er, nähmen die Chirurgen vor, wenn die medikamentöse Therapie scheitere. Es sei allerdings große Vorsicht geboten. Der Eingriff sei gefährlich. Er selbst habe ihn bei drei Patienten durchgeführt und alle drei seien gestorben, einer von ihnen innerhalb eines Monats. Seine Zuhörer sollten daher die Parazentese nicht aus eigenem Antrieb durchführen, sondern nur wenn die Patienten den Eingriff ausdrücklich forderten. Den Schnitt dürfe man nicht direkt unter dem

---

[256] Zu Casseri vgl. insbesondere Sterzi, Giulio Casseri (1909); Cunsolo, Giulio Casserio (2008), S. 385–405; zu Fabrizi siehe u. a. Favaro, Contributi (1922); Scipio, Girolamo Fabrizi (1978); Fossati, Girolamo Fabrizi (1988).
[257] Paulos von Aegina, Sieben Bücher (1914), S. 466–604.
[258] Vgl. zum Folgenden den umfassenden Überblick bei Nutton, Humanist surgery (1985).
[259] Cod. 11210, fol. 202r.
[260] Cod. 11210, fol. 144v-145v; auch Michinus beschrieb als Herausgeber der *Observationes anathomicae*, wie Falloppia die Anatomie eines Hundes dazu nutzte, um ihm und anderen Studenten zu zeigen, wie man den Eingriff am Menschen machen musste (Falloppia, Expositio (1570), foll. 71r-76r).

Nabel machen, da dort die Sehnen der geraden Bauchmuskeln (*musculi recti*) verletzt würden, die zum Schambein zögen. Diese seien sehr schmerzempfindlich und zögen sich zusammen. Es könne zu Ohnmachten kommen und sie verheilten schlecht. Besser sei es, den Schnitt in den fleischigeren Bereich links oder rechts unterhalb des Nabels zu setzen, etwa drei Fingerbreit vom Beckenknochen entfernt; Handsch fertigte dazu wieder eine kleine Skizze an. Hier sei der Eingriff weniger schmerzhaft und die Öffnung heile auch leichter zu. Der Schnitt selbst könne in Längsrichtung gemacht werden, aber er empfehle einen Schnitt in Querrichtung. Die Gefahr, die Gedärme zu verletzen, sei bei Wassersüchtigen nicht groß. Man solle den Schnitt jedoch so vornehmen, dass die Öffnung in die Tiefe nach dem Eingriff durch die oberflächliche Haut wieder bedeckt werde. Wichtig sei es zudem, die Flüssigkeit nicht auf einmal, sondern portionsweise abzulassen. Eine Randnotiz lässt vermuten, dass Falloppia diesen Eingriff vor den Augen der Studenten an einem Hund illustrierte. Er habe zunächst mit einem kleinen Messer seitlich einen Schnitt in die Haut gemacht und dann die Muskeln innerhalb des Schnitts perforiert und eine silberne Kanüle eingeführt („cannula argentea").[261] Falloppia illustrierte seine Äußerungen mit Fällen aus der eigenen Praxis. Er erzählte beispielsweise von einem wassersüchtigen Landmann („rusticus"), bei dem schon ein oberflächliches Anritzen der Bauchhaut zwei Schalen voll Flüssigkeit austreten lassen und die Schmerzen im angespannten Bauch beseitigt habe.[262]

Im Zusammenhang mit der Anatomie des Bauchraums zeigte Falloppia den Studenten auch die anatomischen Voraussetzungen für die Entstehung von Leistenhernien. Hernien oder Eingeweidebrüche waren damals verbreitet und gefürchtet und konnten monströse Ausmaße annehmen.[263] Hernien galten zudem als wichtige Ursache männlicher Unfruchtbarkeit und konnten die Heiratsaussichten empfindlich schmälern. Falloppias Studenten durften an der Leiche das Loch in der Leiste tasten, durch das der Samenstrang in den Hodensack zog und das bei Knaben und Männern die bevorzugte Durchtrittspforte für Hernien bildet. Und sie lernten die verschiedenen Häute kennen, die man bei der Operation durchschneiden musste. Präzise beschrieb der Anatom den Studenten, wie er vorging, ohne – wie das verbreitet praktiziert wurde – den Hoden zu entfernen. Man müsse die Gedärme soweit möglich zurückdrängen, den Hodensack selbst und die nach innen nachfolgende Hülle durchtrennen und die Region so dann mit einem glühenden Eisen so verbrennen, dass der Darm nicht mehr vorfallen könnte. Er warnte aber vor übertriebenem Optimismus. Manchen habe er auf diese Weise geheilt, aber bei anderen sei die Operation misslungen. So wie

---

261 Cod. 11210, fol. 145v; eine darüberstehende Anmerkung „D. Gallus Augustae" verweist vermutlich auf einen hier nicht näher erläuterten Fall von Wassersucht, den Andrea Gallo behandelt hatte.
262 Cod. 11251, foll. 29v-30r.
263 Vgl. beispielsweise Baillou, Consiliorum medicinalium (1635), Bd. 2, S. 244–46, zum Fall eines Mannes, der seinen Darm zu einem guten Teil im Hodensack trug.

er auch beim Starstechen bei einem Patienten erfolgreich gewesen sei, bei zwei anderen aber das Auge zerstört habe.[264]

Handsch machte sich sogar Notizen zur Technik der Wundnaht, einer Aufgabe, von der er unter den damaligen Verhältnissen kaum annehmen musste, dass sie ihm nördlich der Alpen je übertragen würde. Ausführlich beschrieb er, wie man Falloppia zufolge tiefe, penetrierende Bauchwunden vernähen musste, und illustrierte den Nahtverlauf mit zwei kleinen Skizzen. Die übliche Naht sei jene, die der arabische Arzt Albucasis die Naht der Kürschner („pelliparorum") genannt habe. Hierbei nähe man einfach Muskeln und Bauchfell in einem wieder zusammen. Dieses Vorgehen sei jedoch grob und ungeeignet. Weit besser sei eine Naht, die schon Galen, allerdings in schwer verständlichen Worten, erwähnt habe, bei derjeweils Muskel mit Muskel und Bauchfell mit Bauchfell – gemeint ist also offenbar schichtweise – vernäht werde.[265] Auf Nachfrage eines Studenten schilderte Falloppia an anderer Stelle die Verwendung von Ameisen bei Darmverletzungen. Hierzu musste man nach alter Lehre Ameisen an die zusammengefügten Wundränder ansetzen und auf ihren Hinterleib drücken, so dass sie zubissen. Anschließend schnitt man sie in der Mitte durch und wiederholte das Ganze mit weiteren Ameisen, bis die Wunde geschlossen war. Er habe das aber selbst nie gemacht. Zwei derart Verletzte habe er vielmehr mit der (oben erwähnten) „Kürschnernaht" genäht, also mit einem fortlaufenden Faden, der sich nachher in einem Stück ziehen lasse, auch wenn er nicht glaube, dass es großen Schaden anrichte, wenn der Faden zurückbleibe. Beide seien gestorben. In den Feldlagern hätten aber angeblich etliche Verwundete solche Darmverletzungen überlebt.[266]

Falloppia scheint in Padua eine recht ausgedehnte chirurgische Praxis betrieben zu haben. Studenten, die ihn auf seinen Besuchen begleiteten, hatten so die Möglichkeit, sich auch hier mit unterschiedlichen chirurgischen Verfahren vertraut zu machen, ihn bei den vielen kleinen Handgriffen zu beobachten, die hier zur Anwendung kamen und die für den Behandlungserfolg entscheidend waren. Aus studentischen Berichten wissen wir, dass Falloppia nicht nur einen jungen Mann mit einem genitalen Geschwür und „Samenfluss" behandelte und bei einem anderen Patienten selbst mit einer Prüfsonde einen Blasenstein ausfindig machte.[267] Vettore Trincavella zufolge sondierte Falloppia mit einer solchen Prüfsonde auch eine Frau mit einer harten Geschwulst der Gebärmutter („scirrhus") – die daraufhin allerdings verstarb, angeblich weil Falloppia versehentlich die Gebärmutter durchstach.[268] Handsch schilderte auch ausführlich, wie Falloppia im Juni 1552 bei einem dick geschwollenen Lymphknoten in der Leiste eines 20-Jährigen zu Werke ging. Die

---

264 Cod. 11210, foll. 195r-v, eingelegtes Blatt zu „De herniae curatione".
265 Cod. 11210, fol. 144r.
266 Cod. 11210, fol. 198r, eingelegtes Blatt zu „De vulnere intestinorum".
267 Padoani, Processus (1607), S. 166 und S. 165.
268 Padoani, Processus (1607), S. 148; die Aufzeichnungen stammen allem Anschein nach von einem deutschsprachigen Studenten, der sowohl in Bologna bei Padoani als auch in Padua unter anderem bei Trincavella studierte; dieser erzählte seinen Studenten warnend von Falloppias Missgeschick.

Schwellung, so nahm man an, ging auf eine Geschlechtskrankheit („ex coitu") zurück. Falloppia bediente sich dazu eines speziellen doppellagigen Verbands mit vier losen Enden, die es erlaubten, diesen an Schenkel und Bauch zu fixieren. Auf diesen Verband trug er eine Salbe auf, die den Lymphknoten zur „Reifung" bringen sollte. Als die Geschwulst nach ein paar Tagen weicher geworden war, schnitt Falloppia sie in Handschs Beisein auf und Blut und Eiter traten aus. Anschließend bedeckte Falloppia die Wunde mit Eiweiß und etlichen Schichten Verband.[269] Handsch konnte sehen, wie Falloppia eine tiefe Bauchwunde mit Hilfe einer kleinen Kanüle („syphunculum") reinigte und anschließend wieder verband,[270] und wie er bei einem anderen jungen Mann eine Phlegmone aufschnitt.[271] Er sah, wie der Anatom eine Kopfwunde auswusch, sie mit zwei, drei Stichen vernähte, gegen die Entzündung zunächst Eiweiß und anschließend eine sehr klebrige, pechähnliche Substanz aus Berberitze (*berberis*) auftrug, die die Wundränder zusammenhielt.[272]

Auch in Bologna und Ferrara konnten die Studenten zusehen, wie Patienten chirurgisch behandelt wurden. So lernte einer von Elideo Padoanis Studenten in Bologna über die Hämorrhoiden, dass sie nur durch Schneiden und Kauterisieren geheilt werden konnten, wie er selbst im Krankenhaus gesehen habe („ut in hospitali vidi").[273] Unter den Patienten, die die angehenden Ärzte zusammen mit ihren Lehrern im Ferrara der 1540er Jahre besuchten, waren ebenfalls mehrere, die chirurgisch behandelt wurden, teilweise von Arzt und Chirurg gemeinsam. Zu einem etwa 30-jährigen Mann, der durch Schwerthiebe am Kopf und am Bein verletzt war – Schienbein und Unterschenkel waren unterhalb des Knies fast völlig durchtrennt –, kam zunächst der Chirurg, der ihn zur Ader ließ und die Verletzungen mit Eiweiß, Rosenöl und, am Bein, mit blutstillendem Pulver behandelte. Zwei Tage später wurde der Professor – vermutlich Musa Brasavola – zu dem Kranken gerufen. Dieser starb allerdings einige Tage später. Auch weniger gravierende chirurgische Fälle sah der unbekannte studentische Schreiber mit seinem *praeceptor*, ein Mädchen beispielsweise, das gestürzt und mit dem Kopf aufgeschlagen war, der aber nicht einmal blutete, und den schmerzenden Brustkorb eines Trägers, der, einen Sack Mehl auf den Schultern, durch den Speicherboden gebrochen war und acht Tage später ratsuchend zum *praeceptor* kam.[274]

Für Universitäten außerhalb Italiens sind bislang keine Quellen bekannt, die einen auch nur annähernd so intensiven chirurgischen Unterricht beschreiben. Mont-

---

269 Cod. 11238, foll. 113v-114v; die Behandlung erstreckte sich über etliche Wochen und anfangs wurde der Patient zweimal täglich besucht. Handsch machte sich ausführliche Notizen zu sieben solcher Besuche, war aber wahrscheinlich bei weiteren zugegen.
270 Cod. 11238, fol. 126v, „cum Falloppia". Die Behandlung dauerte einen Monat. Handschs Aufzeichnungen lassen nicht erkennen, wie oft er selbst den Patienten sah.
271 Cod. 11205, fol. 570v.
272 Cod. 11238, fol. 131v.
273 Padoani, Processus (1607), S. 133.
274 Biblioteca Ariostea, Ferrara Ms Collezione Antonelli, Ms. 531, foll. 31r-v und foll. 47r-v.

pellier genoss zumindest einen guten Ruf auch im Hinblick auf die Chirurgie. Zur gleichen Zeit, zu der er Georg Keller nach Padua gehen ließ, gab der Züricher Stadtrat dem jungen Kaspar Wolff ein Stipendium für Montpellier. In den von Conrad Gessner entworfenen Anweisungen, heißt es für beide gleichermaßen, sie sollten täglich zwei Vorlesungen in der Leibarznei besuchen und eine in der Wundarznei. Sie sollten mit „den Doctoren der Lyb- und Wundartzny [...] täglich uff die Practic gan" und schließlich „in der Lyb- und Wundartzny Doctores werden." Gessner hatte selbst in Montpellier studiert, kannte also die dortigen Verhältnisse.[275]

Im deutschsprachigen Raum blieb die Chirurgie auch im 16. und 17. Jahrhundert weitestgehend in den Händen von handwerklich gebildeten Chirurgen. So waren es zunächst handwerklich gebildete Chirurgen wie Hieronymus Brunschwig (um 1450 – 1512)[276] und Hans von Gersdorff (um 1455 – 1529),[277] die die ersten umfassenden chirurgischen Lehrwerke im deutschsprachigen Raum schrieben, und zwar bezeichnenderweise auf Deutsch, nicht in Latein, der Sprache der Gelehrten. Noch die berühmtesten Chirurgen im Europa des ausgehenden 16. Jahrhunderts, Wilhelm Fabry von Hilden (1560 – 1634)[278] und Ambroise Paré in Frankreich,[279] waren keine promovierten Ärzte und lehrten nicht an Universitäten und selbst für Theophrastus Bombastus von Hohenheim, genannt Paracelsus, der 1536 seine „Große Wundartzney" veröffentlichte,[280] ist ein akademischer Abschluss zumindest nicht gesichert.

Es waren Ärzte, die in Italien studiert hatten, die die akademische Medizin auch nördlich der Alpen im Laufe des 16. Jahrhunderts vermehrt für die Chirurgie öffneten. Nach einem Studienaufenthalt in Bologna, Ferrara und Padua machte sich Johannes Lange in Deutschland bereits um 1550 für eine Aufwertung der Chirurgie innerhalb der gelehrten akademischen Medizin stark. Eine Reihe seiner traktatähnlichen *Epistolae medicinales* waren chirurgischen Themen gewidmet, wie Schädelbrüchen, Augenverletzungen, Kriegswunden und Fragen des Aderlasses und er veröffentlichte auch einige chirurgische Fallgeschichten.[281] Im ausgehenden 16. Jahrhundert stellte der Alkmaarer Stadtarzt Pieter van Foreest – auch er hatte in Italien studiert – sogar eine fünfbändige Sammlung von chirurgischen Fallgeschichten aus seiner eigenen Praxis zusammen.[282] Bei genauerer Lektüre zeigt sich allerdings, dass Lange und Foreest in diesen chirurgischen Fällen im Wesentlichen nur Ratschläge erteilten und allenfalls noch Salben auftrugen und Verbände machten. Es bleibt fraglich, ob sie auch tat-

---

275 Ordnung für Wolff und Keller vom 22.5.1555, zit. nach Schieß, Briefe (1906), S. 16–18.
276 Brunschwig, Buch der Cirurgia (1497).
277 Gersdorff, Feldtbuch (1517).
278 Fabricius, Opera (1646).
279 Paré, Opera (1594); biographischer Überblick bei Dumaître, Ambroise Paré (1986).
280 Paracelsus, Grosse Wundartzney (1536); vgl. dazu Vekerdy, Great Wound Surgery (2005), S. 77–99.
281 Lange, Medicinalium epistolarum (1554), S. 12–36, und Lange, Secunda medicinalium epistolarum (1560), S. 33–38.
282 Foreest, Observationum (1601).

sächlich selbst Hand anlegten oder die eigentliche manuelle Arbeit Barbieren, Badern und anderen Helfern überließen.

Noch um 1600 nahm die Chirurgie in der akademischen Medizin nördlich der Alpen so letztlich nur eine Randstellung ein. Die deutlich geringere Sektionstätigkeit an den Universitäten – Sektionen erforderten ausgeprägte chirurgische Fertigkeiten – und die stärkere ärztliche Zurückhaltung gegenüber manuellen Tätigkeiten, am lebenden wie am toten Körper, gingen hier Hand in Hand. Der alte Wundarzt Tobias Geiger (geb. 1575) – auch er war ursprünglich handwerklich gebildet, wurde aber später promoviert – sah sich noch in der Mitte des 17. Jahrhunderts zu einem flammenden Plädoyer für eine Aufwertung der Chirurgie innerhalb der ärztlichen Ausbildung veranlasst.[283] Zu diesem Zeitpunkt war freilich auch in der deutschsprachigen Ärzteschaft das Interesse an der Chirurgie gewachsen, wohl nicht zuletzt dank der zahlreichen Studenten von nördlich der Alpen, die zumindest für eine gewisse Zeit nach Italien gingen und den deutlich höheren Stellenwert der Chirurgie an den dortigen Universitäten erlebten. Das Beispiel des Oettinger Arztes Johann Konrad Zinn (1571–1636) veranschaulicht das gut. Nachdem er in Padua studiert und unter anderem die chirurgischen Vorlesungen von Fabrizi d'Acquapendente gehört hatte, wurde er in Basel mit einer Disputation über die Kopfverletzungen promoviert, ein eindeutig chirurgisches Thema. Wer sich zu Recht einen Arzt nennen wolle, müsse die gesamte Medizin beherrschen, erklärte er in einem Widmungsbrief an seinen Landesherrn. Und die Chirurgie sei nicht nur ein wesentlicher Teil der Medizin. Sie habe sogar den Vorrang vor den anderen Teilen, denn bei den inneren Krankheiten müsse der Arzt der Natur dienen, bei chirurgischen Eingriffen dagegen sei er ihr ebenbürtig, ja manchmal überlegen.[284]

---

283 Bayerische Staatsbibliothek, München, Cgm 3733, Tobias Geiger, *Discursus medicus und politicus* (1656); vgl. hierzu Schlegelmilch, Selbstbewußtsein [2020]; Meyer, Discursus [2020].
284 Zinn, Disputatio (1595), Widmungsbrief an Graf Wolfgang von Hohenlohe, ohne Seitenzählung: „Chirurgia vero medicinae non modo pars essentialis est, sed prae caeteris insuper omnibus cum antiquitatis, tum artis (proprie quidem et seorsim absque naturae commercio consideratae) praerogativam obtinet."

Gelehrter Habitus

Am Ende des Medizinstudiums erlangten die zukünftigen Ärzte an manchen Universitäten zunächst den Grad eines Lizentiaten. In Montpellier mussten sie anschließend medizinische Vorlesungen halten, ehe sie promoviert werden konnten. An anderen Orten konnten die Studenten unmittelbar den Grad eines *doctor medicinae* anstreben. Zwar gibt es, wie wir gesehen haben, vereinzelte Hinweise darauf, dass man in Montpellier, Padua und andernorts praktische Erfahrungen zur Voraussetzung machte oder die Kandidaten gar ihre praktischen Kenntnisse und Fertigkeiten im Rahmen einer Prüfung zu einem konkreten Krankheitsfall unter Beweis stellen ließ. Soweit aus den insgesamt nur spärlich überlieferten Quellen erkennbar, mussten die angehenden Ärzte jedoch auch in Padua und Montpellier vor allem die Kunst der Disputation beherrschen. Sie mussten in einer mündlichen Prüfung konkrete Aussagen oder „Thesen" verteidigen.

Bis heute spricht man aus dieser Tradition heraus in diversen europäischen Sprachen, von der Doktorarbeit als einer „thesis", „thèse", „tesi" und so weiter, die wie die Dissertation im Deutschen im Rahmen einer mündlichen Prüfung „verteidigt" wird. Doktorarbeiten im heutigen Sinne, systematische schriftliche Untersuchungen der Kandidaten zu einem bestimmten Thema, waren damals noch nicht üblich. Die Thesen oder *puncta*, über die der Kandidat disputieren sollte, wurden dagegen schon im 16. Jahrhundert zuweilen publiziert. Im deutschsprachigen Raum breitete sich dieser Brauch seit den 1540er Jahren aus, zunächst unter Titeln wie *Disputatio medica*[1] und seit den 1560er Jahren unter ausdrücklicher Kennzeichnung als *Theses*.[2] Diese öffentliche Disputation wollte geübt sein.[3] Felix Platter berichtete aus seiner Zeit in Montpellier, dass die Studenten gegen Ende ihres Studiums sogar einen großen Teil ihrer Zeit darauf verwendeten, sich gegenseitig in dieser Kunst zu schulen. In Padua formulierte Handsch, vermutlich gleichfalls zu Übungszwecken, diverse Gegenargumente („contradictoria") gegen die Thesen („axiomata") seines Studienfreunds Daniel Cellarius, unter anderem zur Funktion der Nieren und über den Zorn.[4] Ein offenbar anlässlich seiner Doktorprüfung verfasstes Vortragskonzept lässt vermuten, dass Handsch selbst für seine Promotion in Ferrara Galens *Ars medica* und einen hippokratischen Aphorismus über die Indikation für einen Aderlass beziehungsweise zu einer entleerenden Behandlung zu Beginn akuter Krankheiten erörtern musste. Musa Brasavola, sein Promotor, hatte einen berühmten Kommentar zu den Aphorismen

---
1 Drembach, De atra bile (1548); Horst, Enarratio (1563), mit *Themata disputationis de latitudine sanitatis*.
2 Frühe Beispiele Havenreuter, Theses (1568); Oetheus, Theses (1569); Planer, Theses (1577); zu Frankreich siehe Germain, Thèses (1886).
3 Ein frühes Beispiel für eine im Druck überlieferte Vorlage zur Übungsdisputation ist Kegler, Quaestiones (um 1500),
4 Cod. 11210, foll. 166r-174v.

geschrieben. Sollte der Entwurf die Inhalte der Prüfung im Wesentlichen wiedergeben, wäre deren Umfang sehr bescheiden gewesen.[5]

Mit der Promotion fand die Ausbildung der zukünftigen Ärzte ihren Abschluss. Das Studium der Medizin war freilich in mancher Hinsicht nur der letzte Abschnitt ihrer langen beruflichen und intellektuellen Sozialisation. Von Jugend an wurden sie zunächst an die zeitgenössische Kultur der Gelehrsamkeit und deren Praktiken herangeführt. In der Lateinschule und im Studium der *artes* eigneten sich über viele Jahre hinweg den Habitus eines Gelehrten an.[6] Erst im Laufe des Medizinstudiums kam ergänzend der spezifischere Habitus eines gelehrten Arztes hinzu. Der akademisch gebildete Arzt des Renaissancezeitalters unterschied sich in diesem Punkt markant von heutigen Ärztinnen und Ärzten. Seine berufliche Identität und sein gesellschaftlicher Status waren weit weniger durch die Zugehörigkeit zu einer abgegrenzten und sich abgrenzenden Berufsgruppe geprägt und bestimmt. Zweifellos wurden die meisten *doctores medicinae* in ihrem jeweiligen Umfeld insbesondere als Heilkundige wahrgenommen. Sie verstanden sich jedoch zeitlebens zugleich als Mitglieder einer disziplinenübergreifenden, humanistisch geprägten *res publica literaria*, einer länderübergreifenden Gelehrtengemeinschaft und zählten ihrerseits zu deren prägenden Vertretern.[7]

Wie sehr ihre humanistische Ausbildung das Selbstverständnis und den Habitus der Ärzte prägte, wie sehr sie ihnen geradezu in Fleisch und Blut überging, zeigt sich schon eindrucksvoll in ihrem Sprachgebrauch. Nicht nur in ihren Briefen an Kollegen im In- und Ausland, sondern auch in privaten Praxisjournalen und persönlichen Notizbüchern schrieben die Ärzte grundsätzlich auf Latein. Auch die manchmal sehr zahlreichen handschriftlichen Anmerkungen und Ergänzungen in Büchern aus ärztlichem Besitz sind fast ausschließlich auf Latein gehalten. Latein und nicht ihre Muttersprache war offenbar ganz buchstäblich die Sprache, in der die Ärzte dachten, sobald es auch nur im weiteren Sinne um geistige oder medizinische Dinge ging. Georg Handsch war hier keine Ausnahme. Er füllte Tausende von Seiten mit seinen lateinischen Notizen. Wenn er sich ausnahmsweise doch einmal der deutschen oder, noch sehr viel seltener, der tschechischen Sprache bediente, dann tat er dies fast ausschließlich, um Wendungen und Begriffe wiederzugeben, die Ärzte und Patienten im mündlichen Austausch gebrauchten.

Latein war auch die Sprache, in der die meisten Veröffentlichungen gelehrter Ärzte gehalten waren. Mit Publikationen zur Medizin und Naturforschung – auch

---

5 Cod. 11210, foll. 174b r-174c v.
6 Zum humanistischen, gelehrten Habitus vgl. Müller, Specimen eruditionis (2010), S. 117–151; Algazi, Food (2002), S. 21–44; ders., Lebensweise (2007), S. 107–118.
7 Neumeister/Wiedemann, Res publica litteraria (1987); Jaumann, Iatrophilologia (2001); Siraisi, Oratory (2004); zur Rolle der Ärzte im Frühhumanismus siehe Schnell, Arzt und Literat (1991).

Letztere war damals weitgehend eine Domäne studierterÄrzte[8] – stellten sich die Verfasser als herausragende Gelehrte dar. Sie konnten hoffen, dass ihre Werke ihnen das Wohlwollen von Fürsten und städtischen Obrigkeiten sichern würden, denen sie ihre Schriften bevorzugt widmeten. Für die Abfassung solcher lateinischer Widmungsbriefe gab es sogar regelrechte Anleitungen.[9] Wer Bücher schrieb, konnte hoffen, dass vermehrt gebildete und wohlhabende Patienten seinen Rat suchten, persönlich oder brieflich, oder dass ihn gar ein Graf oder Fürst zu seinem Leibarzt auserkor.[10] Mit gelehrten Veröffentlichungen konnte man gegebenenfalls auch bei einer Bewerbung punkten. So bewarb sich Marcus Banzer (1592–1664) beim Augsburger Stadtrat als Stadtarzt mit dem Hinweis darauf, dass er nicht nur unter anderem in Montpellier und Padua studiert, sondern auch eine Rezeptieranleitung, eine *Fabrica receptarum*, herausgegeben habe.[11]

Auf breiter Ebene äußerte sich das gelehrte Selbstverständnis der Ärzte darüber hinaus in einer Vielfalt von außermedizinischen Aktivitäten und in humanistischen Schreib-, Veröffentlichungs- und Kommunikationspraktiken, die sie mit den übrigen Vertretern der europäischen Gelehrtenrepublik gemein hatten und mit denen sie zugleich ihren Platz in dieser Gelehrtenrepublik markierten. Sie seien im Folgenden kurz vorgestellt.[12]

Dichtkunst

Die am häufigsten verfassten Produkte gelehrten ärztlichen Schreibens im Renaissancezeitalter waren nicht etwa medizinische Traktate, sondern Gedichte. Die Ärzte bedienten sich hier eines Genres, das im Renaissancehumanismus insgesamt eine herausragende Rolle spielte.[13] Manche Ärzte gelangten als Dichter sogar zu großem Ruhm oder wurden gar als *poetae laureati* mit der kaiserlichen Dichterkrone ausgezeichnet. Joachim Vadian (1494–1551), Konrad Celtis (1459–1508), Johannes Posthius (1537–1597) und Petrus Lotichius (1501–1567) sind bekannte Beispiele.[14] Andere Ärzte, wie Handschs böhmischer Landsmann Lorenz Span, machten sich als Dichter zumindest damals einen gewissen Namen.[15]

---

8 Zur Einordnung: Eamon, Science (1994); Findlen, Possessing (1994); Friedrich, Naturgeschichte (1995); Ogilvie, Science (2006); Findlen/Smith, Merchants (2002); berühmte Beispiele sind Rondelet, De piscibus (1554); Agricola, De ortu (1546).
9 Santoro, Uso (2006).
10 Eine gut dokumentierte Fallstudie bietet De Renzi, Career (2011).
11 Brief vom 7.3.1624 (www.aerztebriefe.de/id/00001778, S. Herde); Banzer, Fabrica (1622).
12 Vgl. auch Stolberg, The many uses of writing (2019).
13 Ausführlicher Überblick über die neulateinische Dichtung und ihre zahlreichen Genres in Ijsewein, Companion (1998), S. 21–138.
14 Zu den Dichterkrönungen des 16. Jahrhunderts siehe Schirrmeister, Triumph (2003); Mertens, Sozialgeschichte (1996), S. 327–348; Schmid, Poeta (1989); Schmidt, Mediziner (1992).
15 Wondrák, Arzt (1983).

Um der Intention und Funktion dieser ärztlichen Dichtkunst gerecht zu werden und die Qualität und Bedeutung der Gedichte einschätzen zu können, müssen wir uns die zeitgenössischen Maßstäbe zu eigen machen. Das Verständnis von Dichtung und die Kriterien, nach denen man damals Gedichte bewertete, unterschieden sich sehr deutlich von den heutigen. Heute gelten Gedichte vor allem als ein Medium, das es erlaubt, die ganz persönliche, individuelle Wahrnehmung und Sensibilität, Gefühle und Befindlichkeiten mit Hilfe sprachgewaltiger Wendungen, Bilder und Metaphern in ganz buchstäblich „verdichteter" Form zum Ausdruck zu bringen. In der Renaissance war die Dichtkunst dagegen vor allem eine Fertigkeit, eine Kompetenz, die man lernen und durch Übung verfeinern musste. Schon die Schüler an den Lateinschulen wurden nicht nur mit den Gedichten antiker Autoren wie Horaz und Vergil vertraut gemacht. Sie mussten sich auch selbst in der Abfassung von Gedichten üben, auf Latein, in unterschiedlichen Genres und mit unterschiedlichen Metren. Eine vorzügliche Beherrschung der lateinischen Sprache war die Voraussetzung. Der Dichter musste zudem mit den komplizierten Regeln der lateinischen Metrik vertraut sein, mit den Hebungen und Senkungen, die den typischen Rhythmus der verschiedenen Versmaße hervorbrachten. Nicht zuletzt bedurfte er einer umfassenden Kenntnis des antiken kulturellen Erbes, um seine Gedichte mit zahlreichen Anspielungen auf mythologische und historische Figuren und Geschehnisse schmücken zu können.

Die meisten Gedichte von Ärzten aus jener Zeit waren Gelegenheitsdichtungen und an erster Stelle standen hier Widmungsgedichte und Elogen.[16] Wer ein medizinisches Werk veröffentlichte, stellte diesem gerne Widmungsgedichte anderer Gelehrter voran, die in der Regel das betreffende Werk und seinen Verfasser in hohen Tönen priesen. Schon Medizinstudenten übten sich in dieser Praxis. Wenn sie ihre Dissertation beziehungsweise die von ihnen verteidigten Thesen in den Druck gaben, baten sie zuweilen Kommilitonen oder Professoren um eine gedichtete Würdigung oder verfassten ihrerseits ein Lobgedicht auf Lehrer oder Mäzene.[17] Hunderte, wenn nicht Tausende von Gedichten aus der Feder praktizierender und zukünftiger Ärzte sind im 16. Jahrhundert auf diese Weise in den Druck gegangen. In heute oft pathetisch anmutendem Gestus und dem Vergleich mit mythischen Figuren erscheinen sie modernem Geschmack oft als schwer erträglicher Schwulst. Ihre Verfasser zeigten damit jedoch, dass sie ihr poetisches Handwerk verstanden und aus einem reichen historischen, biblischen und mythologischen Wissensschatz schöpfen konnten.

---

16 Ein Widmungsgedicht von Handsch findet sich in der Pestschrift des Petrus Sibyllenus (Handsch, Ad lectorem (1564)); zur Bedeutung der humanistischen Gelegenheitsdichtung und ihrer ausgeprägten kommunikativen Funktion, am böhmischen Beispiel, Storchová, School humanism (2014), S. 36–43.
17 Frühe Beispiele sind drei ausführliche *carmina gratulataria*, die Jakob Horst zu seiner Doktorprüfung gewidmet wurden (Horst, Brevis et dilucida enarratio (1563)) sowie Hubner, Disputationis (1578), hier für Henricus Husanus.

Georg Handsch befasste sich früh und vergleichsweise intensiv mit der Dichtkunst.[18] Manche seiner Gedichte erschienen im Druck,[19] zahlreiche weitere versammelte er in einem handschriftlichen Gedichtband.[20] Auch viele von Handschs Gedichten waren zumindest im weiteren Sinne Gelegenheitsgedichte. Sie wurden zu konkreten Anlässen verfasst, zu einer Hochzeit, einem Todesfall, der Ankunft eines Herrschers, der bestandenen Prüfung eines Kommilitonen. Wie andere zeitgenössische Dichter bediente er sich eines breiten Spektrums poetischer Genres, von Elegien, Idylliken und Panegyriken bis hin zu Zweizeilern, spielerischer Formen wie den Chronogrammen, in denen die Buchstaben M, D, C, L, X, V und I, großgeschrieben und als römische Ziffern lesbar, eine für den Gedichtinhalt oder den Adressaten wichtige Jahreszahl ergaben, oder Akrostychen, in denen sich die ersten Buchstaben jeder Zeile von oben nach unten gelesen zu einem Wort oder einer Phrase zusammensetzen ließen. In *hodeoporica* berichtete er in poetischer Form von Reisen. Er verfasste *epithalamia* zu anstehenden Hochzeiten und schrieb Grabgedichte.[21] Das letzte Gedicht in seiner handschriftlichen Gedichtsammlung ist ein solcher lateinischer Epitaph für sein eigenes Grab.[22]

Die Dichtkunst der Renaissance stand einem anderen zentralen humanistischen Betätigungsfeld nahe, auf das wir noch zurückkommen werden, nämlich der Kunst des Briefeschreibens. Zahlreiche Gedichte Handschs richteten sich an einen konkret benannten Empfänger und waren, wie Briefe, mit Datum und Ortsangabe versehen. Sie hatten nicht selten persönliche Nachrichten zum Gegenstand oder das Verhältnis zwischen Handsch und dem Adressaten. Mit gutem Grund schrieb Handsch in diesem Zusammenhang von seinen „poetischen Briefen" („epistolas meas poeticas").[23] Er richtete sie oft an Vertreter des böhmischen Humanismus, wie seine Lehrer Matthaeus Collinus und Johannes Schentigar und seine Mitschüler Martin Hanno und Thomas Mitis.[24] Seine Briefgedichte zeigen zugleich anschaulich, wie sich die Dichtkunst für die eigene Karriere und für finanzielle Vorteile instrumentalisieren ließ.[25] Als Handsch

---

18 Die insgesamt spärliche historische Forschung zu Handsch hat sich besonders von tschechischer Seite stark auf sein dichterisches Wirken konzentriert; vgl. u. a. Nováková, Rytmické (1966), S. 315–320; Martínek, Jan Hodějovský (2012); in jüngerer Zeit hat sich vor allem Lucie Storchová eingehender mit Handsch befasst (Storchová, Paupertate (2011); dies., Handsch ([2020]).
19 Neben den von Handsch zusammengestellten *Farragines* von 1561/62, die auch Gedichte von ihm selbst enthalten (Aufstellung in Kalina von Jätenstein, Nachrichten, Bd. 2 (1819), S. 40–43), sind hier noch zu nennen Handsch, Calendarium (1550); ders., Widmungsgedicht (1554); ders, Ad lectorem (1564); ders., In effigiem (1562); ders., In icona (1562).
20 Cod. 9821.
21 Beispielsweise Cod. 9821, fol. 216v, zu Kaiser Karl.
22 Cod. 9821, fol. 321v: „Vivere si dulce est, sit quoque dulce mori". „Christe resurgentium princeps, ardentibus oro votis, te nobis adsere, nosque tibi." „Nam quem fraus mundi, mors Christi, gloria coeli commovet, hinc totus laetus in astra migrat."
23 Cod. 9650, Titelblatt.
24 Cod. 9807, fol. 63r.
25 Vgl. Storchová, Humanist occasional poetry ([in Vorbereitung]); ich danke der Verfasserin, die mir den Beitrag in einer ersten Rohfassung zugänglich gemacht hat.

in Prag, noch vor seinem Medizinstudium, dank Collinus' Vermittlung Zugang zu dem Kreis von humanistischen Dichtern fand, die der reiche Richter und Mäzen Johannes Hoddeiovinus damals um sich scharte,[26] packte er die Gelegenheit beim Schopf. Er wandte sich mit Briefgedichten an Hoddeiovinus und warb erfolgreich um dessen Gunst. In der Folgezeit schrieb er zahlreiche Gedichte für Hoddeiovinus. Um 1560, noch Jahre nach seiner medizinischen Promotion, zog er sich für etliche Monate auf den Landsitz von Hoddeiovinus in Rzepitz zurück[27] und stellte dort eigene Gedichte sowie solche von Matthaeus Collinus, Johannes Schentigar, Thomas Mitis, Martin Hanno und anderen Prager Humanisten in einer vierbändigen, Hoddeiovinus gewidmeten Gedichtesammlung, den *Farragines poematum*, zusammen.[28]

Großen Ruhm konnten sich Handsch und seine Mitstreiter damit nicht erwerben. Ein späterer Kritiker nannte die *Farragines* „lauter elende Schmierereyen, und doch von 43. Stümpern, die ihre Missgeburten zu gleicher Zeit aushecken, zusammengetragen" und bemängelte ein „plattes, oft barbarisches Latein, ohne Styl, ohne Salz".[29] Das mag auch dem geänderten Zeitgeschmack geschuldet sein. Die Gedichte dürften jedoch selbst nach zeitgenössischen Maßstäben allzu offensichtlich auf Schmeichelei angelegt gewesen sein. Aufgabe der Dichter, mit denen der Richter sich umgab, war es vor allem, den Mäzen, seine Besitzungen und seine Verdienste in mannigfachen Variationen poetisch zu preisen. Dafür durften sie dann auf materielle und ideelle Entlohnung hoffen.[30] Es war zweifellos Hoddeiovinus' Einsatz zu verdanken, dass Handsch und sein Freund Thomas Mitis 1556 einen Adelstitel erhielten.[31] Nach einer der Besitzungen seines Mäzens nannte sich Handsch nun „von Limus". Er war sichtlich stolz darauf. „Georgius Handschius a Limuso. Artium et Medicinae D[octor]" schrieb er in großen Lettern auf die erste Seite eines seiner Notizbücher.[32] Seine

---

26 Zu Hoddeiovinus und seinem Kreis siehe Martínek, Jan Hodějovský (2012); Storchová, School humanism (2014), S. 40–43.

27 Cod. 9650, foll. 35v-36r, Abschrift eines Briefs an Matthaeus Collinus aus Rzepitz, 8.9.1557; Cod. 9821, foll. 285r-287r, Briefgedicht vom 17.10.1557; Cod. 9650, foll. 39v-40v, Abschrift eines Briefs an Simon Ennius aus Rzepitz, 26.12.1557; zur Gesamtlänge des Aufenthalts siehe Handsch, Secunda farrago, foll. 192v-193r: „Cras sum discessurus ab arce/ In qua novem menses fui" („Morgen werde ich von dem Schloss abreisen, in dem ich neun Monate verbracht habe"); allerdings verbrachte Handsch auch 1559 noch einige Zeit in Rzeptitz und da die Farrago erst 1561 erschienen, wäre auch denkbar, dass er die Arbeiten erst später abschloss.

28 Collinus et alii, Prima farrago ([1561]); Handsch, Secunda farrago (Prag, 1561); Collinus et alii, Tertia farrago (Prag, 1561); ders. et alii, Quarta farrago (1562).

29 Mit „O." gezeichnete Rezension in Neue Literatur 1 (1771), Heft 19, S. 294–299.

30 So bedankte sich Handsch in einem Briefgedicht bei Hoddeiovinus für dessen Geschenk, einen Becher oder einen anderen Gegenstand aus Silber („ex aere lunari") (Cod. 9821, foll. 255r-v); s. a. Collinus et alii, Quarta farrago (1562), foll. 617v-618v.

31 Das Repertorium zu den Adelsakten im Staatsarchiv Wien führt einen Adelstitel auf, der am 4.5. 1556 an „Georg Hanczl" verliehen wurde. Es handelt sich offenkundig um einen Schreibfehler. Auch Handschs Landsmann Lorenz Span, der manche seiner Gedichte Christian von Lobkowitz widmete, erhielt 1558, vermutlich aufgrund dessen Fürsprache, einen Adelstitel (Wondrák, Span (1983), S. 239).

32 Cod. 9821.

persönlichen Notizen und Briefe und selbst manche seiner Briefgedichte an Hoddeiovinus lassen freilich auch ein großes Unbehagen ob solcher Auftragsarbeit erkennen. Selbst auf die Gefahr hin, den Mäzen zu verärgern, lieferte er manche der erbetenen Gedichte offenbar nur sehr zögerlich.

Wie einzelne Einträg in Handschs Notizbüchern erkennen lassen, erlaubten dichterische Fertigkeiten, in mündlicher Form unter Beweis gestellt, manchmal auch eine wirkungsvolle gelehrte Selbstinszenierung in der lokalen städtischen Gesellschaft und am Hof. Unter Überschriften wie „In convivio proponebatur" oder „In coena proponebatur", erwähnte Handsch kleine poetische Wettbewerbe bei Gastmählern und anderen geselligen Zusammenkünften. Die Anwesenden wurden aufgefordert, ad hoc ein lateinisches Gedicht zu einem vorgegebenen Thema oder Motto zu verfassen und vorzutragen, zu Sätzen wie: „Die Natur tut nichts vergebens"[33] oder: „Wenn Gott es so will, kann der Neid nichts ausrichten".[34]

Humanistische Stammbücher

Das humanistisch geprägte Selbstverständnis damaliger Medizinstudenten und Ärzte äußerte sich auch in ihrer raschen Übernahme einer anderen, der Dichtkunst in mancher Hinsicht nahestehenden humanistischen Praxis, der Anlage von Stammbüchern oder *alba amicorum*.[35] Der Brauch breitete sich seit der Mitte des 16. Jahrhunderts im deutschsprachigen Raum zunächst unter Studenten und innerhalb der Gelehrtenrepublik aus.[36] Man ließ in der Regel ein kleines, handliches *album* fertigen, also ein Büchlein mit leeren, weißen (lat. „albus") Seiten. Manche Studenten und Gelehrten nutzten für den gleichen Zweck auch durchschossene Exemplare von Druckwerken, ließen also leere Blätter zwischen die Druckseiten eines Buchs oder am Anfang und/oder am Schluss einbinden, die Platz für solche Eintragungen boten; vor allem Emblembücher wie das von Andrea Alciati (1492–1550) mit ihren Abbildungen

---

33 Cod. 9821, fol. 254r: „Ex tempore apud coenam": „Natura nihil facit frustra". Handsch dichtete: „Omnia quae peperit rerum natura genitrix/Haec nec fine suo, nec ratione carent" („Was immer die Natur als Schöpferin der Dinge gebärt, entbehrt weder sein Ziel noch seinen Zweck").
34 Cod. 9821, fol. 252v: „Volente Deo nihil valet invidia"; auch ein Gedicht „De coralia extemporanea" dürfte auf einen solchen Anlass verweisen, in diesem Fall während eines Aufenthalts in Trient (Cod. 9281, fol. 245v).
35 Zur Geschichte der *alba amicorum* siehe Rosenheim, Album amicorum (1910); Gemert, van/Bots, Introduction (1975); Ludwig, Stammbuch (2006); Schwarz, Studien (2002). Die Begriffe „album amicorum" und „Stammbuch" – die Herkunft des zweiten Worts ist unklar – werden in der Forschung meist synonym gebraucht. In vielen Fällen ist allerdings der Begriff „album amicorum" insofern zu eng gefasst, als die Besitzer auch Fürsten und andere mächtige und einflussreiche Persönlichkeiten erfolgreich um einen Eintrag baten, die selbst nach damaligen Maßstäben nicht als „Freunde" gelten konnten.
36 Die Anfänge liegen nach bisherigem Forschungsstand im Umfeld der Wittenberger Universität (Klose, Corpus (1988)).

und Sinnsprüchen benutzte man für diesen Zweck.[37] Der Besitzer des Albums bat dann *amici*, „Freunde" im damaligen, weit gefassten Sinn, sich mit einem Eintrag zu verewigen, Mitstudenten, Kollegen, Professoren und andere Gelehrte vor allem, die er an seinen verschiedenen Studien- und Tätigkeitsorten kennenlernte. Besonders Studenten trugen solche *alba amicorum* bei ihrer *peregrinatio academica* mit sich. Kamen sie an einen neuen Ort, machten sie Ärzten, Gelehrten und anderen einflussreichen Persönlichkeiten ihre Aufwartung, die ihnen womöglich auch in ihrem beruflichen Fortkommen hilfreich sein konnten, und baten sie um einen Eintrag. So ist aus dem Besitz des Augsburger Medizinstudenten und späteren Arztes David Wirsung (1554– 1592) ein solches Stammbuch mit zahlreichen Einträgen auch von Adligen erhalten, darunter auch von Handschs Dienstherrn Erzherzog Ferdinand II., und anderen hochstehenden Personen, mit vielen farbigen Bildern.[38]

Von Georg Handsch ist kein *album amicorum* überliefert und anders als im Falle von Stephan Laureus, einem anderen erzherzoglichen Leibarzt,[39] von Handschs Studienfreund Daniel Cellarius[40] und von seinem Mentor Mattioli[41] ist bislang auch kein Eintrag Handschs im *album* eines Zeitgenossen bekannt. Das *album amicorum*, das der Zürcher Stadtarzt Conrad Gessner 1555 angelegt hat, zählt dagegen zu den ältesten überlieferten Stammbüchern überhaupt.[42] Gessner hatte sich durch seine naturkundlichen Arbeiten einen Namen gemacht und viele durchreisende Studenten und Gelehrte suchten ihn auf. Unter den Inskribenten finden sich zahlreiche Ärzte, bekannte Namen wie Achilles Pirmin Gasser, Thomas Erastus, Theodor Zwinger und Adolph Occo und weniger bekannte wie Johannes Cosmas Holzach, Johannes Erhard Stürmlin oder Ortolf Marold.[43] In Basel sind aus dem ausgehenden 16. und frühen 17. Jahrhundert die Stammbücher der beiden Medizinprofessoren Caspar Bauhin und Thomas Platter (1499–1582) überliefert. Auch ihnen machten viele durchreisende Studenten und Gelehrte ihre Aufwartung.[44]

Die Stammbücher und Stammbucheinträge von Medizinstudenten und Ärzten des 16. und frühen 17. Jahrhunderts unterschieden sich nicht grundlegend von jenen von Studenten und Vertretern anderer Disziplinen. Durch das Führen eines Stammbuchs

---

[37] Alciati, Emblematum (1531); zum Genre vgl. Henkel/Schöne, Emblemata (1996).
[38] Anna Amalia Bibliothek Weimar, Stb 134; als Digitalisat unter https://haab-digital.klassik-stiftung.de/viewer/epnresolver?id=1297966422 einsehbar; der Katalog der Anna Amalia Bibliothek weist zudem ein heute verschollenes Stammbuch von Sigismund Schnitzer (Stb 143 V) nach, aus seiner Zeit als Medizinstudent in Altdorf und Bologna (um 1579), u. a. mit Einträgen von Caspar Bauhin, Ulysses Aldrovandi und Julius Caesar Arantius.
[39] National Library of Medicine, Bethesda, Ms. E 77, n° 6.
[40] National Library of Medicine, Bethesda, Ms. E 77, n° 98, 9.4.1559.
[41] Neuser, Stammbuch (1964), S. 116 (Reproduktion).
[42] National Library of Medicine, Bethesda, Ms. E 77; s. a. Durling, Liber amicorum (1965), S. 134–159, mit einer Tabelle der Namen und Daten.
[43] Gessner bat aber mitunter auch Apotheker um einen Eintrag, z.B. National Library of Medicine, Bethesda, Ms. E 77, n° 158.
[44] Vischer, Stammbücher (1949), S. 247–264.

und durch die Art der Einträge unterstrichen die Mediziner vielmehr auf ihre Weise einmal mehr ihre humanistische Bildung und ihre Zugehörigkeit zur *res publica literaria*. Bezeichnend ist bereits die Wahl der Sprache. Wie die anderen gelehrten Inskribenten bedienten sich die Medizinstudenten und Ärzte in der Regel nicht des Deutschen, sondern des Lateinischen, der Gelehrtensprache *par excellence*. Manche verewigten sich gar mit Einträgen in griechischer oder hebräischer Schrift.[45]

Auch inhaltlich stimmten die Einträge der Mediziner über weite Strecken mit jenen anderer Gelehrter überein. Zumeist bezogen sie sich auf religiöse und moralische Themen, zitierten aus der Bibel oder aus den Werken antiker Dichter, Historiker und Philosophen. Mit „Gottesfurcht ist der Anfang der Weisheit" trug sich Philipp Wirsung in Gessners Album ein.[46] Auf „Alles ist Eitelkeit, außer die Liebe zu Gott", fiel die Wahl von Caspar Bauhin.[47] „Wenn die Schlange nicht andere frisst, wird sie nicht zum Drachen," gab Justinus Mylius († 1582) ein bekanntes Sprichwort zum Wesen politischer Macht wieder,[48] das er als ehemaliger Wittenberger Student vielleicht von Philipp Melanchthon gehört hatte. „Es möge das Richtige geschehen, nicht das, was ich will", gab der Altdorfer Professor Caspar Hofmann (1572–1648) dem jungen Joachim Ölhafen mit auf den Weg.[49] Für „Das sinnliche Vergnügen ist der Tugend feindlich" entschied sich der flämische Medizinstudent Nicolaus Espillet.[50] „Vertrau, aber schau wem" schrieb Thomas Platter in das Stammbuch des böhmischen Paracelsisten und Dichters Daniel Stoltz – ein Motto, das auch Gelehrte aus anderen Disziplinen in ihren Stammbüchern verwendeten.[51]

Nur gelegentlich nahmen die Einträge auf medizinische Themen im engeren Sinne Bezug. Selbst hierin folgten die Inskribenten freilich einer Konvention der aufblühenden Stammbuchkultur, nämlich der Anpassung des Eintrags an die Person des Stammbuchbesitzers. Auch in den Stammbüchern von Vertretern anderer Disziplinen griffen die Inskribenten Themen aus deren jeweiligem Wissens- und Tätigkeitsfeld auf, zumal, wenn sie die gleiche Disziplin vertraten. Ähnlich wie in Reden, Widmungsbriefen und Enkomien priesen die ärztlichen Inskribenten insbesondere die Medizin und den Arzt und grenzten die gelehrten Ärzte gegen die weniger gebildete Konkurrenz ab. „In den Händen des Ungebildeten [„indocti"] ist die Arznei wie ein Schwert in den Händen eines Rasenden", lautete einer der vier Sinnsprüche des Medizinstudenten Joh. Christoph Cherler im Stammbuch seines französischen Kom-

---

[45] Beispielsweise National Library of Medicine, Bethesda, Ms. E 77, n° 130, Bauhin und n°174, Funccius
[46] National Library of Medicine, Bethesda, Ms. E 77, n° 99: „Timor domini initium sapientiae".
[47] Reproduktion in Hild, Stammbuch (1991), S. 203: „Omnia vanitas praeter DEUM amare".
[48] National Library of Medicine, Bethesda, Ms. E 77, n° 157: „Serpens nisi devoret serpentem non fit draco."
[49] Marienbibliothek Halle, Ms. 92, Stammbuch Oelhafen, Altdorf, 13.7.1625: „Contingat id, quod expedit, non quod volo."
[50] National Library of Medicine, Bethesda, Ms. E 77, n° 163, 1.10.1562: „Virtuti inimica voluptas."
[51] Hild, Stammbuch (1991), S. 204 und S. 201 (Reproduktion des Stammbuchblatts): „Fide, sed cui vide"; zu Stoltzius s. a. Kühlmann, Poet (1991), S. 275–300.

militonen Isaac Perusset.[52] Daneben stehen Zitate aus oder Anspielungen an die Schriften antiker medizinischer Autoritäten. „Die Natur ist die Heilerin der Krankheiten, der Arzt ihr Diener", schrieb Johannes Benzius ganz im hippokratischen Geiste in Gessners Stammbuch.[53] Dazu kamen mahnende und moralisierende Sinnsprüche mit medizinischem Bezug. „Nichts ist so diffizil, dass es nicht durch Fragen untersucht werden könnte", schrieb Hieronymus Brixinus in Gessners *album amicorum*.[54] „Möge ein gesunder Verstand in einem gesunden Körper sein", griff Felix Platter ein heute noch bekanntes, dem römischen Dichter Juvenal entlehntes Motto auf.[55] „Wir treiben Medizin, nicht um den Tod zu vermeiden, sondern damit wir ihn bei erhaltener Gesundheit erwarten", gab Christian Rumpf, Leibarzt von Friedrich V. von der Pfalz, Joachim Ölhafen mit auf den Weg.[56] Die gleiche Formulierung verwendete er wenige Jahre später im Stammbuch von Daniel Stoltzius.[57]

Briefwechsel

Briefe waren in der *res publica literaria* des Renaissance-Zeitalters ein unverzichtbares Kommunikationsmittel[58] und zugleich ein zentrales Element humanistischer Selbstdarstellung.[59] Medizinstudenten und Ärzte nahmen sehr regen Anteil an der damaligen Briefkultur. Manche Ärzte – bekannte Beispiele sind Crato von Krafftheim (1519 – 1585) und Caspar Peucer (1525 – 1602) – unterhielten eine derart ausgedehnte Korrespondenz, dass das Briefeschreiben einen nicht unerheblichen Teil ihrer täglichen Arbeitszeit in Anspruch genommen haben muss.[60] Der Austausch beschränkte sich

---

52 Bibliothèque municipale, Avignon, Ms. 1998, fol. 84, Montpellier, 26.3.1620: „Medicamentum in manibus indocti est ut ensis in manibus furiosi." Weniger plakativ war Valentin Dryander in National Library of Medicine, Bethesda, Ms. E 77, n° 131, 9.7.1560: „Wenn Quintilian den Redner als einen guten Mann bezeichnet, der sich auf das Reden versteht, kann man den Arzt noch viel mehr als einen guten Mann definieren, der sich auf das Kurieren versteht" (Übersetzung M.S.).
53 National Library of Medicine, Bethesda, Ms. E 77, n° 153, Johannes Benzius [Oktober 1561, auf dem Weg nach Padua]: „Morborum medica natura, medicus minister." Ein griechisches Hippokrateszitat verwendete Laurentius Helandus, in Marienbibliothek, Halle, Ms. 92, Stammbuch Oelhafen, 3.2.1621.
54 National Library of Medicine, Bethesda, Ms. E 77, n° 149, [um 1561]: „Nihil tam difficile quin quaerendo investigari possit",
55 Folger Library, Washington, Bd.w. 158 – 133q, Stammbuch Johann Ulrich Höcklin, Eintrag vom 5.8. 1566, „Orandum ut sit mens sana in corpore sano"; in Gessners Stammbuch (National Library of Medicine, Bethesda, Ms. E 77, n° 143, 28.3.1561) schrieb Platter kürzer: „Mens sana in corpore sano".
56 Marienbibliothek, Halle, Ms. 92, Stammbuch Oelhafen, Küstrin, 2.3.1621: „Medicinam facimus non ut mortem vitemus, sed ut eam integra sanitate expectemus."
57 Nach Hild, Stammbuch (1991), S. 206.
58 Die Literatur zur humanistischen Briefkultur ist sehr umfangreich. Einen sehr hilfreichen Einstieg bietet Worstbrock, Brief (1983).
59 So bereits der programmatische Titel von van Houdt et alii, Self-presentation (2002); Fallstudie zu Felix Platter bei Walter, Ärztliche Selbstdarstellung (2013).
60 Gillet, Crato von Crafftheim (1860); Hasse/Wartenberg, Caspar Peucer (2004).

dabei bei weitem nicht auf die ärztlichen Kollegen. Das Würzburger Akademieprojekt „Frühneuzeitliche Ärztebriefe" hat bislang allein für den deutschsprachigen Raum 15.000 von Ärzten verfasste oder an sie gerichtete lateinische Briefe aus dem 16. Jahrhundert identifiziert. Zweifellos handelt es sich nur um einen Bruchteil der tatsächlich geschriebenen Briefe. Die allermeisten dürften verloren gegangen sein.[61] In fast der Hälfte dieser 15.000 Briefe war entweder der Schreiber oder der Empfänger ein humanistisch Gebildeter, aber kein Mediziner. Die Zahl der bislang erfassten Briefe, die Ärzte untereinander austauschten, beträgt dagegen nur rund 4.000.[62]

Mit ihren Briefen pflegten und demonstrierten Ärzte wie die anderen humanistisch gebildeten Gelehrten jener Zeit ihre Zugehörigkeit zur *res publica literaria* und kultivierten das humanistische Ideal der *amicitia*, der Freundschaft unter Ebenbürtigen und Gleichgesinnten.[63] Auch Landsleute, die die gleiche Sprache sprachen, tauschten sich in der Regel in gepflegtem Latein aus. Gelehrte Briefschreiber sprachen einander mit „Du" („tu", „tibi", „te") an und folgten in ihren Briefen etablierten Konventionen, von superlativischen Anreden wie „clarissime", „praestantissime", über die häufige Entschuldigung für die aufgrund vielfältiger anderer Verpflichtungen nachzusehende zögerliche Antwort und Grüße an gemeinsame Bekannte bis hin zu einer *captatio benevolentiae*, etwa dem Hinweis auf die unmittelbar bevorstehende Abreise des Boten, die den Schreiber zwinge, den Brief in der vorliegenden, zweifellos unvollkommenen Form und Kürze abzuschicken. Der humanistischen Vorliebe für *miscellanea*, für das Unsystematische, Gemischte folgend, reihten auch gelehrte Briefschreiber oft ganz unterschiedliche Themen mehr oder weniger zusammenhanglos in kurzen Abschnitten aneinander.[64] In ihren Briefen tauschten sich die Ärzte denn auch beileibe nicht nur über medizinische Fragen aus. Wie andere Gelehrte der Zeit schrieben sie über ein breites Spektrum an Themen, die im weiteren Sinne der humanistischen Gelehrsamkeit zuzurechnen sind, von der Genealogie und Ortsgeschichte bis zu Sprachforschungen und Numismatik.[65]

Das Briefeschreiben, das ist damit schon angedeutet, wollte gelernt sein. Die „Kunst und Kultur des Briefes" wurden damals, in Franz Josefs Worstbrocks Worten, „der vornehmste Maßstab für die Kompetenz des Schreibens überhaupt."[66] Wie im Falle der Dichtkunst wurden die nötigen Fertigkeiten bereits an den Lateinschulen vermittelt. Großes Vorbild waren die Briefe von Marcus Tullius Cicero und von Plinius

---

61 Vor allem mit städtischen Obrigkeiten, aber auch mit manchen ihrer Patienten kommunizierten die Ärzte auf Deutsch.
62 Dazu kommen auf Latein geschriebene Briefe von und an Patienten, Fürsten, Obrigkeiten und Institutionen.
63 Beispielhaft Quaranta, Medici trentini (2018), zu den Briefwechseln Trentiner Ärzte, darunter mit Mattioli und Alessandrini auch solcher aus Handschs Umfeld,
64 Siriasi, Communities (2013), S. 8.
65 Ausgedehnte numismatische Interessen pflegte beispielsweise Adolph Occo III. (1524–1606). Von ihm sind zahllose Briefe überliefert, in denen numismatischen Fragen zur Sprache kommen (Nachweise unter www.aerztebriefe.de).
66 Worstbrock, Brief (1983), Vorwort, S. 5.

dem Jüngeren, die damals zahllose Auflagen erlebten,⁶⁷ sowie die Briefe Petrarcas, der der humanistischen Briefkultur den entscheidenden Anstoß gab.⁶⁸ Auf dem Buchmarkt waren diverse Ratgeber zur Epistolographie, zur Kunst des Briefeschreibens, erhältlich. Zahlreiche Neuauflagen lassen eine große Nachfrage vermuten.⁶⁹

In einer seiner Handschriften stellte Georg Handsch solche Ratschläge zum Schreiben von Briefen zusammen. Beispiele für eine korrekte Datumsangabe und Begrüßungs- und Abschiedsformeln finden sich hier ebenso wie der erwähnte Hinweis auf den wartenden Briefboten.⁷⁰ Handsch nahm sich seinerseits teilweise die Briefe bekannter Briefschreiber wie Johannes Crato und Aeneas Sylvius zum Vorbild.⁷¹ An anderer Stelle notierte er sich zudem diverse deutschsprachige Formulierungen, wie sie im Verkehr mit weniger gelehrten Zeitgenossen und Obrigkeiten angebracht waren. Der eigentliche Brieftext konnte mit einem einfachen „Mein freundlichen Dienst und Gruß", aber auch mit ausgiebigeren Ehrbezeigungen beginnen. Es konnten Dankesbezeigungen folgen, oft verbunden mit dem Versprechen auf zukünftige Gegenleistungen, beispielsweise: „Ich bedanck mich gegen euch aller Freundschafft und Ehren" oder: „Was ich dem Herrn nach Gebung der Gelegenheit und meines Vermögens dienen kan, wil ich herzlich gern thuen, und die Werck sollen die Wort übertreffen etc." Oder: „So habe ich solche euer Schreiben, und das des ir euch in Sonderheit gegen mir entbiettet, in großem Wolgefallen und sonderem Danck von euch auffgenommen, und bekenne mich selbs schuldig sein, solchs umb euch zuverdienen mit meinen armen Diensten, die ich allzeit zu erzeigen willig sein wil." Am Schluss des Briefs war zudem eine fromme Wendung angebracht, wie „Solchs alles hab ich auff ewer an mich gethan Schreiben dienstlicher Meinung hinwider berichten wöllen, mit Wunschung Gottes Segen und alles, so euch an Leib und Sehl gutt ist. Amen."⁷²

Eine Auswahl seiner eigenen Briefe hat Handschs abschriftlich in einem Briefband zusammengestellt.⁷³ An vielen Stellen brachte er noch kleine Korrekturen an, hoffte also womöglich auf eine Veröffentlichung. Vielleicht folgte er aber auch nur

---

67 Cicero, Epistulae (1471); Plinius, Epistolarum (1539); in einem Widmungsbrief an Karl V. verwies auch Juan Luis Vives auf diese beiden großen Vorbilder (Vives, De conscribendis epistolis (1536)).
68 Enenkel, Grundlegung (2002), S. 367–384.
69 Wirkmächtige Beispiele sind Erasmus, De conscribendis epistolis (1521); Vives, De conscribendis epistolis (1536).
70 Cod. 9550, foll. 570r-587r.
71 Cod. 9550, foll. 578v und 587r.
72 Cod. 9671, foll. 192r-210r.
73 Cod. 9650; Inhaltszusammenfassungen finden sich in der Datenbank des Würzburger Akademieprojekts „Frühneuzeitliche Ärztebriefe" (www.aerztebriefe.de). Zwei Briefe an Simon Ennius und einer an Collinus erschienen 1913 in lateinischen Editionen (Handsch, Edition (1913), S. 167–169 und S. 179; von etlichen Briefen hat Dana Martínková tschechische Übersetzungen angefertigt (Martínková, Poselství (1975), S. 175–191). Wie Handsch erläuterte (Cod. 9650, fol. 24r) hatte er viele Entwürfe für Briefe verloren, die er an seine Lehrer und Mentoren Andrea Gallo und Ulrich Lehner gerichtet hatte, und auch Briefe an Johannes Schentigar, Tremenus und Winkelmann fehlten (ebd., foll. 27v-28, zu Briefen an Tremenus in Polen; ebd., fol. 30v, zu Briefen an Schentigar und Winkelmann).

einer weiteren etablierten humanistischen Praxis: „Briefe sammeln und sie in einem Buch binden, wie Hodd[eiovinus] es tat", hatte er sich schon früh vorgenommen.[74]

Handschs Briefe veranschaulichen beispielhaft die Konventionen des brieflichen Austauschs in der Gelehrtenrepublik. Überschwänglich hebt Handsch vielfach seine Freundschaft hervor. Mit „liebster" („charissime") spricht er den Trentiner Buchhändler Hieronymus an, der ihm eben so gelehrt wie liebenswürdig geschrieben habe.[75] Wortreich kommentiert und beklagt er das Schweigen seines Freundes Thomas Mitis und beschwört die „Liebe" („amor") zwischen ihnen, jenes Band, das sich nie auflösen möge, denn so gezieme es insbesondere Männern von kultivierter Bildung („politioris doctrinae").[76] Auch Hinweise auf antike Schriften und Figuren und die eine oder andere Passage in griechischer Sprache flicht er gelegentlich ein.[77] Die behandelten Inhalte können im gleichen Brief von der (sehr häufig thematisierten) Beziehung zum Adressaten über persönliche Nachrichten bis hin zu wissenschaftlichen Themen und Nachrichten reichen, beispielsweise über eine Feuersbrunst in der Stadt oder die Bestrafung eines Häretikers oder eines Mannes, der zwölf Jahre lang seine eigene Tochter missbraucht habe.[78] Selbst unter den Briefen, die Handsch bereits als Doktor der Medizin schrieb, handelte nur ein kleiner Teil vorwiegend von medizinischen Dingen.[79]

Die Korrespondenz unter den Ärzten und Naturforschern wies aber neben den erwähnten übergreifenden humanistischen Merkmalen auch gewisse Besonderheiten auf. Hier ist zunächst die herausragende Bedeutung des „Gabentauschs" zu nennen, um einen von Marcel Mauss geprägten Begriff aus der Kulturanthropologie aufzugreifen.[80] Der Gabentausch als eine in ganz unterschiedlichen Kulturen zu findende Ökonomie der Gefälligkeiten und des Schenkens geht in der Regel mit der Erwartung einer späteren materiellen oder immateriellen Gegenleistung einher. Er gründet aber nicht, wie im Tauschhandel, auf unmittelbare Reziprozität. Diese Form des materiellen und immateriellen Austauschs spielte in der damaligen *res publica literaria* insgesamt eine wichtige Rolle. Sie fügte sich vorzüglich ein in die Kultur der humanistischen *amicitia*. Diese Ökonomie der gegenseiten Gefälligkeiten fand schon in der nur scheinbar banalen Erwartung Anwendung, dass der Schreiber eines Briefs als „Gegengabe" eine Antwort erwarten durfte. Wer sein Gegenüber bat, sich für einen Be-

---

74 Cod. 11205, fol. 360r.
75 Cod. 9650, foll. 24r-v.
76 Cod. 9650, foll. 6r-9r, Abschrift eines Briefs an Thomas Mitis vom 25.7.1548.
77 Beispielsweise Cod. 9650, foll. 36r-v, Abschrift eines Briefs an Matthaeus Collinus vom 8.9.1557; ebd. foll. 63v-67v, undatierter Brief an den Pfarrer von Leipa (um 1561/62).
78 Cod. 9650, foll. 6r-9r, Abschrift eines Briefs an Thomas Mitis vom 25.7.1548, hier fol. 9r.
79 Bislang ist nur ein überlieferter Brief an Handsch bekannt. Mattioli schrieb ihn und druckte ihn später ab (Mattioli, Epistolarum (1564), S. 343–346). Handsch diente aber hier im Grund nur als Mittelsmann. Mattioli beantwortete eine Anfrage des bekannten sächsischen Arztes Johann Neefe, mit dem er nicht persönlich bekannt war, zu der Art und Weise wie er das von ihm empfohlene Nieswurz-Präparat herstellte.
80 Mauss, Gabe (1990).

kannten oder Schüler vor Ort einzusetzen oder ein neu erschienenes Buch zuzuschicken, der ging damit implizit erst recht die Verpflichtung ein, sich seinerseits in analoger Weise erkenntlich zu zeigen, wenn sein Gegenüber einen solchen Wunsch an ihn herantrug.[81]

Unter den Ärzten und den Naturforschern, von denen die meisten ihrerseits auch Ärzte waren, gewann das Phänomen des Gabentauschs aber nochmals ganz andere Dimensionen. Sie tauschten nicht nur Briefe aus und liehen oder besorgten sich gegenseitig Bücher.[82] Sie schickten sich gegenseitig auch interessante medizinische Fallgeschichten und Rezepte für Arzneien, die sich in ihrer Praxis bewährt hatten. Mehr noch, der Briefverkehr konnte auch dem Austausch von Pflanzen und Samen und anderen Objekten der Naturforschung dienen.[83] So versprach Handsch in seiner Paduaner Zeit dem Trentiner Buchhändler Hieronymus, er werde ihm Pflanzen aus dem botanischen Garten in Padua schicken.[84] Manche Ärzte hatten eigene Gärten und erbaten sich die briefliche Zusendung von Pflanzen oder deren Samen, um sie kultivieren zu können. Andere, wie Caspar Ratzenberger (1533–1603), gelangten auf die gleiche Weise zu seltenen und exotischen Pflanzen für ihre Herbarien.[85] Die großen botanischen Unternehmen der Zeit waren ohne ein dicht geknüpftes Korrespondenznetzwerk nicht denkbar. Das berühmte Kräuterbuch von Pietro Andrea Mattioli, das von Auflage zu Auflage immer weitere, neue Pflanzen aufführte, verdankte sich entscheidend der Zuarbeit zahlreicher Beiträger, die Mattioli von nah und fern mit Informationen und Pflanzen versorgten.[86] Die Beiträger – darunter auch Apotheker und andere nicht akademisch Gebildete – durften hoffen, als Gegenleistung in der Einleitung des Werks oder in den einschlägigen Kapiteln entsprechend gewürdigt zu werden.[87]

In der Korrespondenz von Ärzten untereinander nahmen medizinische und medizinisch relevante naturkundliche Themen im engeren Sinne oft breiten Raum ein, konkrete praktische Fragen, wie die Wirkung und Anwendung bestimmter Arzneien,

---

[81] Zur frühneuzeitlichen Geschenkkultur und ihren komplizierten Codes siehe Algazi/ Groebner/ Jussen, Negotiating the gift (2003).

[82] Vgl. z.B. Planerio, Epistolae (1584), (gesonderte Seitenzählung), fol. 49r, Brief an Aloysius Mundella, 1. August 1546, mit der Bitte um die Rückgabe der *Historia naturalis* von Plinius und anderer Bücher, die er bei ihm zurückgelassen habe. Handsch versprach beispielsweise Sigismund Carcinus in einem Brief das erbetene Buch über Algebra zu schicken, das er bisher freilich noch nicht im Druck gesehen habe (Cod. 9650, foll. 1r-3r, Abschrift eines Briefs vom 31.12.1544)

[83] S. a. Olmi, Molti amici (1991); Agasse, Introduction (2016), S. 25–27.

[84] Cod. 9650, foll. 24r-v, undatierter Brief aus Padua; da der botanische Garten derzeit zum Schutz der Pflanzen noch geschlossen sei, müsse er ihn auf die Zeit nach Ostern vertrösten.

[85] Forschungsbibliothek Gotha, Chart. A 152–155; s. a. Zahn, Herbar (1901); ein zweites Herbar Ratzenbergers ist in Kassel überliefert (Schaffrath, Läuse (2012)).

[86] Andrew Wear (Wear, Medicine (1995), S. 303) findet scharfe Worte: „Mattioli did no botanical work of his own but, bolstered by the Emperor's money, published the work of others who sent their results to his house in Prague and then later in Innsbruck."

[87] Findlen, Formation (1999).

oder auch Krankheitsfälle aus der eigenen Praxis. Solche stark auf medizinische Fragen, eigene Beobachtungen und deren Diskussion fokussierter Briefe lassen sich in vielerlei Hinsicht als eine Form der Veröffentlichung verstehen. Wissenschaftliche Journale, in denen sich Ärzte mit ihren Beobachtungen und Überlegungen hätten zu Wort melden können, gab es damals noch nicht. Wer seine Erkenntnisse und Ideen im Druck publik machen wollte, musste sie in Buchform bringen und einen Drucker finden, der bereit war, das wirtschaftliche Risiko einer Drucklegung einzugehen, oder aber den Druck selbst bezahlen. Professoren an den Universitäten konnten ihre Erkenntnisse immerhin in ihren Vorlesungen vortragen. In den Streitigkeiten um die Erstentdeckung einzelner anatomischer Strukturen, die damals zu einer verbreiteten Phänomen wurden, konnte das Zeugnis von Studenten entscheidend sein, wenn ein Arzt seinen Anspruch auf Priorität geltend machen wollte. Nicht nur für Professoren war die briefliche Kommunikation in dieser Situation jedoch eine willkommene Alternative. Das galt umso mehr, als man damit rechnen durfte, dass die Adressaten die Mitteilungen nicht nur mündlich weitergaben, sondern, einer damals verbreiteten Praxis folgend, den Brief auch zirkulieren ließ.

Bald machten sich die Verfasser, Empfänger und Sammler von Briefen zu konkreten medizinischen und naturgeschichtlichen Gegenständen daran, diese einem breiteren Publikum in gedruckter Form zugänglich zu machen. In der Regel wurden die Briefe zu diesem Zwecke offenbar sprachlich und stilistisch nochmals überarbeitet. Die ärztlichen Briefschreiber wollten sich durch eine Veröffentlichung gebührend in Szene setzen, indem sie ihre Sprachsicherheit und ihren eleganten Stil und gegebenenfalls durch einschlägige Anspielungen und Zitate auch ihre Vertrautheit mit den Werken der antiken Schriftsteller unter Beweis stellen. Nicht nur das: Die Veröffentlichung ihrer Briefwechsel mit illustren Persönlichkeiten – das gilt auch für die Empfänger – unterstrich zugleich den eigenen Rang, die hervorgehobene Stellung innerhalb der *res publica literaria*. Wie jedermann sehen konnte, verkehrte man mit den wichtigsten Köpfen der Zeit, genoss deren Freundschaft.[88] Gerade für weniger bekannte Ärzte, waren Briefe an berühmte Zeitgenossen eine willkommene Möglichkeit, nicht nur mit ihrer medizinischen Gelehrsamkeit brillieren, sondern auch einer breiteren Öffentlichkeit ihren Platz unter den führenden Koryphäen der Zeit vor Augen zu führen, ihr zu zeigen, dass sie mit führenden Köpfen des Fachs wissenschaftlichen Austausch pflegten – und sei es bei genauerem Hinsehen auch nur, indem sie ein Konsil für einen wohlhabenden Patienten einholten.[89]

Vor allem italienische und deutsche Ärzte begannen im 16. Jahrhundert gesammelte *epistolae* im Druck zu veröffentlichen.[90] Die bekanntesten der im Druck veröf-

---

[88] Olmi, Molti amici (1991); van Houdt et alii, Self-presentation (2002).
[89] In den Worten von Nancy Siraisi „a published volume of *epistolae medicinales* doubtless served as valuable evidence of the breadth of his learning, his professional status, and the distinction of at least some of his professional contacts." (Siraisi, Baudouin Ronsse (2016), S. 139).
[90] Vgl. Maclean, Medical republic (2008), mit einer umfangreichen Bibliographie (appendix II); Siriasi, Communities (2013).

fentlichten *epistolae medicinales* hatten allerdings mit der alltäglichen ärztlichen Korrespondenz wenig gemein, wie wir sie handschriftlich überliefert finden. Die Briefform eignete sich vorzüglich für die Diskussion eng umgrenzter wissenschaftlicher Fragen und Erkenntnisse und gegebenenfalls auch zur Formulierung pointierter persönlicher Auffassungen, wie sie spätere Generationen in den neuen wissenschaftlichen Journalen publizierten, die es damals noch nicht gab. *Epistolae medicinales* boten in diesem Sinne zumeist mehr oder weniger ausführliche Traktate zu einem bestimmten Thema. Sie mochten formal an einen bestimmten Kollegen gerichtet sein und einen spezifischen Anlass erwähnen, wie einen vorausgegangenen Brief des Adressaten zum gleichen Gegenstand oder dessen ausdrückliche Bitte, sich zu dem betreffenden Gegenstand zu äußern.[91] Inhaltlich waren sie jedoch klar umschriebenen, häufig schon aus der Überschrift erkennbaren medizinischen Themen gewidmet, und sie waren auch oft sehr viel länger als den Gepflogenheiten des zeitgenössischen Briefverkehrs entsprach.[92] Die *Epistolae et consilia* des spanischen Arztes Antonio Alvarez beispielsweise boten auf rund 275 Seiten im Quartformat nur neun, jeweils sehr spezifischen medizinischen Themen gewidmete Briefe und ein *consilium*.[93] Derlei Briefe waren offenkundig von vornherein auf eine Veröffentlichung im Druck angelegt und es ist fraglich, ob sie überhaupt je abgeschickt wurden. Die Autoren bedienten sich hier des Briefs als einer literarischen Kurzform. Detaillierte Inhaltsverzeichnisse und Sachindizes erleichterten den gezielten Zugang zu den abgehandelten Themen.

Berühmtes und einflussreiches Vorbild für eine gedruckte Sammlung ärztlicher Briefe waren die *Epistolae medicinales* von Giovanni Manardi (1462–1534).[94] Manardi war ein führender Vertreter des medizinischen Humanismus und Nachfolger von Niccolò Leoniceno (1428–1524) in Ferrara,[95] und seine erstmals 1521 erschienene Sammlung von 23 Briefen erlebte zahlreiche Auflagen. Seine Adressaten spielten eine ähnliche Rolle wie die Widmungsempfänger eines Buchs. Konkrete Themen und deren Abhandlung standen ganz im Vordergrund. „Caelio Calcagnino viro doctissimo de stomacho" oder „Hippolyto Roscio Quid intelligendum apud Avicenna per Albesed" lauteten typische Briefüberschriften.[96] Die Sammlung von rund 150 kleinen Brieftraktaten, die der kurpfälzische Leibarzt Johannes Lange (1485–1565) unter dem Titel *Epistolae medicinales* veröffentlichte, gilt sogar als sein medizinisches Hauptwerk.[97] Auch die *Epistolae* von Thomas Erastus (1524–1583)[98] und Orazio Augenio (1527–

---

91 Beispielsweise Erastus, Disputationum (1595), foll. 1r-2v: „Quaestionem mihi proponis discutiendam".
92 Theodosius, Medicinales epistolae (1553) nannte regelmäßig das Thema des betreffenden Briefs bereits in der Überschrift.
93 Alvarez, Epistolarum (1585).
94 Manardi, Epistolae medicinales (1521).
95 Premuda, Discepolo (1963), S. 43–56; Dell'Acqua, Giovanni Manardo (1963), S. 8–42.
96 Manardi, Epistolae medicinales (1521), fol. 18 und fol. 27.
97 Lange, Medicinalium epistolarum (1554); Lange, Secunda medicinalium (1660).
98 Erastus, Disputationum (1595).

1603)[99] bieten vor allem eine Reihe von kleineren wissenschaftlichen Abhandlungen und lassen sich nur sehr begrenzt als Ausdruck ihrer tatsächlichen Korrespondenztätigkeit verstehen. Lange, Erastus und Balduin Ronsse (1525–1597)[100] benannten in ihren Briefsammlungen teilweise nicht einmal einen Adressaten. Die *Epistolae medicinales* von Handschs Mentor Pietro Andrea Mattioli weisen etwas größere Übereinstimmungen mit der gewöhnlichen, alltäglichen ärztlichen Korrespondenz auf, aber auch sie bieten diverse kleine wissenschaftliche Abhandlungen oder auch polemische Antworten auf Kritiker,[101] die Mattioli botanische Fehlbestimmungen vorwarfen.[102]

Historiographie und Ethnographie

Einen weiteren Kernbereich humanistischer Interessen, an dem auch manche Ärzte sehr aktiv teilhatten, bildeten Geschichtsschreibung und Ethnographie. Die historischen Interessen und Aktivitäten der Ärzte konnten, wie die anderer historisch interessierter Zeitgenossen, vielfältige Formen annehmen. Achilles Pirmin Gasser beispielsweise verfasste unter anderem eine mehrfach aufgelegte Chronik der Welt von ihren ersten Anfängen an,[103] einen Katalog der Kaiser und Könige in den Ländern des christlichen Europa[104] und einen Traktat über die Könige von Jerusalem.[105] Manche Ärzte, wie Paolo Giulio in Rom, verlagerten ihre Aktivitäten sogar fast gänzlich auf dieses Gebiet. Andere praktizierten zwar weiterhin als Ärzte, befassten sich aber parallel intensiv mit historischen Fragen oder wurden gar, wie Hartmann Schedel, vor allem als Historiker und Chronisten berühmt.[106]

Zuweilen wurden die Ärzte auch zu Chronisten ihrer Gegenwart, besonders wenn sie zu Zeugen von Epidemien wurden. Ein anschauliches Beispiel bietet Georg Handschs Schilderung der Pestepidemie, die in Prag und seinem Umland vom Herbst 1562 bis Februar 1563 wütete.[107] Während der gesamte Hof Prag verließ, blieb Handsch zusammen mit einem Bekannten und einer Magd in der Stadt. Täglich konnten sie Leichenzüge sehen, manchmal drei, vier, fünf, ja, sieben an einem Tag. Allein in einem Haus in der Kleinseite starben insgesamt neun Menschen, und binnen einer Woche, so Handsch, habe es 200 oder noch mehr Pesttote gegeben. Eine ganze Reihe von Toten –

---

99 Augenio, Epistolarum (1602).
100 Ronsseus, Miscellanea (1590); Siraisi, Baudouin Ronsse (2016), S. 123–139.
101 Mattioli, Epistolarum medicinalium (1561); ders., Epistolarum medicinalium (1564).
102 Beispielhaft zur Auseinandersetzung mit Conrad Gessner: Delisle, Letter (2004).
103 Gasser, Historiarum (1532).
104 Gasser, Catalogus (1552).
105 Gasser, De regibus (1555).
106 Ausführlich hierzu Siraisi, Anatomizing (2000); Siraisi, History (2007); s. a. Pomata/Siraisi, Historia (2005).
107 Cod. 11183, foll. 143r-146r.

es scheinen vor allem Menschen aus seinem höfischen Umfeld gewesen zu sein – benannte er namentlich: mehrere Ärzte, einen Maler, einen Juristen. Namentlich führte er auch diverse Opfer der Pest auf, die vergeblich aus Prag geflohen waren und auf dem Land oder auf der Flucht dorthin der Krankheit zum Opfer fielen. Darunter waren der – vermutlich erzherzogliche – Pfennigmeister und seine Frau, der Schneider des Erzherzogs, und Mattiolis Gehilfe Paulus.

Eindrucksvoll schilderte auch Giovanni Planerio die Pestepidemie, die seine oberitalienische Heimatstadt Quinzano d'Oglio 1529 heimsuchte. Er beschrieb das Wehklagen der Menschen und schließlich die Gewöhnung an den allgegenwärtigen Tod, die Beerdigungen ohne Trauerfeiern, in Massengräbern, die so spärlich mit Erde bedeckt wurden, dass der Leichengestank die Luft der Gegend buchstäblich zu verpesten schien.[108] Während der großen Basler Pestepidemie 1610/11 verfasste Felix Platter (1536–1614) sogar eine der frühesten detaillierten Peststatistiken, die nicht nur die Zahl der Kranken und Toten im Zeitverlauf verfolgte, sondern auch kleinteilig die Verteilung der Krankheits- und Todesfälle innerhalb der Stadt und der Vorstädte nachzeichnete.[109]

Eng verwandt mit der Geschichtsschreibung war die Topo- und Ethnographie. Hier verbanden sich humanistische Interessen mit Patriotismus, mit dem Stolz auf die eigene Stadt, das eigene Land, die eigene Nation. Literarischen Ausdruck fand dieser Patriotismus insbesondere in Stadt- und Landesbeschreibungen. Sie sind zahlreich überliefert und bildeten in Prosa und in der Dichtkunst, hier vor allem in Form von Städtelobgedichten,[110] ein wichtiges Betätigungsfeld der Humanisten. Sie verknüpften in der Regel die geschichtliche Darstellung, den Blick auf die ruhmreiche Vergangenheit der Stadt und auf die berühmten Männer (und sehr viel seltener Frauen), die sie hervorgebracht hatte, mit einer Schilderung ihrer gegenwärtigen Vorzüge. Auch unter ihren Verfassern finden wir immer wieder Ärzte. Michele Savonarola (1384–1464) beispielsweise, Autor eines bekannten Lehrbuchs zur medizinischen Praxis, schrieb auch ein Werk über berühmte Persönlichkeiten Paduas.[111] In seiner *Brevis patriae suae descriptio* aus dem Jahr 1564 führte Giovanni Planerio unter anderem die diversen gelehrten Männer auf, die seine Heimatstadt Quinzano d'Oglio hervorgebracht hatte.[112] Achilles Pirmin Gasser (1505–1577) verfasste eine ausführliche Chronik seiner Heimatstadt Augsburg.[113] In Handschs engerem böhmischen Umfeld erfreute sich vor allem das Genre der Stadtbeschreibung großer Beliebtheit.[114] Sein

---

[108] Planerio, Brevis patriae (1584), foll. 6r-v.
[109] Platter, Beschreibung (1987).
[110] Vgl. Thurn, Städtelobgedichte (2002).
[111] Savonarola, Practica (1502); Siraisi, History (2007), S. 14.
[112] Planerio, Brevis patriae (1584) (gesonderte Seitenzählung).
[113] Das Werk erschien posthum, in deutscher Ausgabe, als *Chronica der weitberuempten keyserlichen freyen und deß H. Reichs Statt Augspurg in Schwaben*, Bd. 2, Basel 1595.
[114] Martínková, Beschreibungen (1993), S. 25–34; Martínková, Literární druh (2012).

Lehrer Johannes Schentigar schrieb ein Gedicht über Joachimstal,[115] sein Freund Thomas Mitis verfasste ein *idyllion* über die Thermen von Teplitz,[116] der Olmützer Arzt Lorenz Span bedichtete einen erzherzoglichen Palast unweit von Prag.[117] Pietro Andrea Mattioli verfasste ein ausführliches, in seinem Fall allerdings italienisches Gedicht über den Palast seines damaligen Dienstherrn Bernardo Cles (1484–1539) in Trient.[118] In einem Gedicht an Thomas Mitis pries Handsch selbst, ganz in der Tradition dieser Gattung, sein Prag, die Hauptstadt des Königreichs, die an der Moldau gelegen mit Wein und Feldfrüchten reich gesegnet sei.[119]

Ein weiteres wesentliches Element der „patriotischen" Geschichtsschreibung und Topographie war die Beschäftigung mit der heimatlichen Sprache und Kultur, der Lebensart und dem Charakter der Menschen in der Gegenwart.[120] Einflussreicher Vordenker einer solchen Volkskunde *ante literam* war der Dichter und Historiker Konrad Celtis (1459–1508). In seiner Beschreibung von Nürnberg und in seinem poetischen Vergleich von Prag mit dem alten Rom hob er seine Verbundenheit mit der eigenen Landschaft und Kultur hervor. Andere mochten sich mit Reisen in ferne Länder brüsten. Er, der deutsche Gelehrte, kenne aber die Sprache seiner Heimat, die Riten, Gesetze, Dialekte („linguas") und Konfessionen, die körperliche Verfassung der Menschen, ihre Krankheiten und ihr äußeres Erscheinungsbild.[121]

Die Ausführungen über den Charakter und die Sitten der Einwohner beschränkten sich in den Städtebeschreibungen meist auf eine sehr kurze, pauschale Charakterisierung wie den Hinweis auf den Fleiß und die Sittsamkeit der Menschen. In diesem Punkt ragt Handsch, vor allem mit seinem „Weltbüchle",[122] deutlich hervor. Detailliert dokumentierte er die deutschsprachige Kultur, in der er aufgewachsen war.[123] Handsch lernte Tschechisch und gab sogar anderen Unterricht in dieser Sprache. Seine Loyalität aber war klar. In seinen Handschriften nannte er sich wiederholt und mit Nachdruck einen „Deutsch-Böhmen" (*germano-bohemus*).[124] Er sammelte zahl-

---

115 Collinus et alii, Tertia farrago (1561) foll. 132v-133r.
116 Guth, Idyll (1930).
117 Martinková, Beschreibungen (1993), S. 28.
118 Mattioli, Il Magno Palazzo (1539).
119 Cod. 9821, foll. 65r; nach Storchova, Handsch ([2020]) schrieb Handsch zudem einen kleinen Prosatext über Prag, der in einem 1562 in Prag erschienenen Einblattdruck abgedruckt wurde.
120 Schmidt, Deutsche Volkskunde (1904) (Kap. 2, § 1).
121 Celtis, Quattuor libri (1934), S. 7, Vorwort, „qui patriae suae linguae fines et terminos gentiumque in ea diversos ritus, leges, linguas, religiones, habitum denique et affectiones corporumque varia lineamenta et figura viderit et observavit"; vgl. Wiegand, Volkskunde (2004), S. 51–73.
122 Cod. 9671.
123 Nationale, sprachlich begründete „Identitäten" waren in Handschs Heimat von besonderer Relevanz und Aktualität. In Prag und im umgebenden Böhmen trafen Vertreter der „tschechischen" Kultur und Sprache mit solchen der deutschen zusammen. Viele Händler und Handwerker und auch große Teile des Adels sprachen vorwiegend oder ausschließlich Tschechisch. Teile der Bevölkerung und insbesondere die Mitglieder des Habsburger Hofes bevorzugten dagegen Deutsch (Glück, Deutsch (2002), S. 345–350).
124 So z. B. Cod. 11006, Titelblatt.

reiche deutsche Sprichwörter, Redensarten, Sentenzen und Anekdoten, die er offenbar der mündlichen Weitergabe im persönlichen Gespräch verdankte, zuerst in Böhmen und später auch in Tirol. Zahlreiche Einträge mit unterschiedlicher Tinte und Feder lassen erkennen, dass ihm diese Manifestationen der populären Kultur am Herzen lagen und dass ihn dieses Interesse sein Leben lang begleitete. Mit ihrem primär dokumentierenden und nur selten wertenden Gestus eröffnen Handschs Aufzeichnungen wertvolle Einblick in die Sprache und Bilder, die das Erleben der Menschen in Böhmen und Tirol – und vermutlich in ähnlicher Weise über weite Bereiche des deutschsprachigen Raums insgesamt – prägten und machen Handsch aus heutiger Perspektive zu einem Pionier der Volkskunde.

So notierte Handsch eine ganze Reihe von Redewendungen und Metaphern zum Ausdruck von Gefühlen. Das Herz, das im gelehrten medizinischen Diskurs über die Affekte eine führende und diesem Fall sehr konkrete, physiologische Rolle spielte, nahm auch in der Laiensprache eine zentrale Stellung ein. Man erklärte: „Ich hab nicht eyn steynern Herz."[125] Zum Ausdruck von Freude dienten Redenwendungen wie „Es wechst mirs Herz"[126] oder „das Herze lacht y[h]m ym Leib".[127] Bei „Herzeleid" sage man „das Herz ym Leibe weinet mir" oder das Herz tue „wehe",[128] er „naget sich"[129] oder „mit verbittertem Herzen".[130] An den heute noch gebräuchlichen Ausdruck „mir blutet das Herz" erinnert die Redensart: „Ein Bluttstropff fellt mir vom Herzen, wenn ich daran gedenck".[131] Zorn und Wut waren dagegen stärker mit der Leber assoziiert, dem primären Ort der gelben Galle. Wenn einer leicht wütend werde, so Handsch, sage er, „Es laufft mir auch bißweilen über die Leber" oder „Die Gall gehet mir auch bißweilen über".[132] Man konnte auch konkreter sagen, es liefen einem „die Spinnen über die Leber".[133]

Andere Redensarten spiegeln den hohen Stellenwert des Trinkens in der zeitgenössischen Geselligkeit. Unter dem Stichwort „Trunkenheit" („ebrietas") notierte Handsch Ausdrücke wie „Er ist so vol, das er eyn weissen Hundt vor eynen Müllerknecht ansehe" oder „Er ist starrend vol, blindvol". Redensarten wie „Wenn er nicht solt Weyn trincken, er meynet, er muste zerfallen", deuten die Erfahrung von Abhängigkeit an. Als „unbarmherziger Zutrincker", als „rechter Weinzapff" oder „Biresel" mochte der Trinker charakterisiert und verunglimpft werden.[134] Die Sexualität durfte nicht fehlen. Unter der Überschrift „Libido. Unzucht treiben" („Libido. Scor-

---

125 Cod. 9671, fol. 53v.
126 Cod. 9671, fol. 60r; ähnlich ebd., fol. 34v.
127 Cod. 9671, fol. 53v.
128 Cod. 9671, fol. 34v und fol. 53v.
129 Cod. 9671, fol. 167r.
130 Cod. 9671, fol. 177r.
131 Cod. 9671, fol. 174r.
132 Cod. 9671, fol. 170r.
133 Cod. 9671, fol. 56v.
134 Cod. 9671, fol. 38v.

tari") notierte er Redensarten wie „Wenn ein Geis eyn Schleier auff hett, er wurde yr bulen" und „Er ist mit Huren befangen, wie eyn Bettler mit Moschen [Fliegen]" und „ein Hundt mit Flöhen."[135] Selbst Schimpfwörter und – ernste oder scherzhaft gemeinte – Beleidigungen wie „Du stinckender Unflat", „Du Drecksack" oder „Du Arschkappeln" fand Handsch aufzeichnungswürdig.[136]

Loci communes

Eine weitere charakteristische Praxis des Renaissance-Humanismus, die sich auch viele Ärzte zu eigen machten, war die Anfertigung von persönlichen Sammlungen von *loci communes*.[137] Der Begriff stammt ursprünglich aus der aristotelischen Rhetorik. Die „loci" oder im Griechischen „topoi" waren die „Orte" oder „Sitze" der Argumente innerhalb eines Themengebiets, derer sich ein Redner bedienen konnte. Manche Oberbegriffe wie *genus*, *species* oder *proprium* waren „gemeinsame" loci, *loci communes* im Wortsinn also, denen verschiedene Unterbegriffe zugeordnet waren. Im Zeitalter des Humanismus wurde der Begriff „loci communes" jedoch zunehmend generell für die thematisch geordnete Aufzeichnung von Zitaten und Lesefrüchten gebraucht.

Die *loci communes*-Technik war Inbegriff humanistischer Exzerpierkunst und zählte zu den fundamentalen gelehrten Kulturtechniken der Zeit.[138] Schon Schüler in den Lateinschulen lernten ihre Lesefrüchte in dieser Form zu ordnen. Häufig handelte es sich dabei um bekannte, unter Gebildeten allgemein bekannte Zitate und Sentenzen, woraus sich die heute eher abschätzige Bedeutung von „Gemeinplatz" als der wörtlichen Übersetzung von „locus communis" ableitet. Im Laufe der Zeit fanden einschlägige Anleitungen zur Kunst des Lesens und Exzerpierens, in denen die *loci communes*-Technik eine wichtige Rolle spielte, eine immer breitere Leserschaft.[139] Führende Humanisten wie Erasmus von Rotterdam priesen die Sammlung von *loci communes* als ein vorzügliches Mittel zur Schulung des eleganten lateinischen Ausdrucks und als unerschöpfliche Quelle von *copia*, von inhaltlicher und sprachlicher „Fülle", aus der man für das eigene Schreiben und Reden schöpfen konnte.[140] So banal und vorhersehbar die Verwendung mancher bekannter Zitate aus den Werken lateinischer Dichter und Historiker war, sie galt bei manchen Anlässen als unver-

---

[135] Cod. 9671, fol. 42v.
[136] Cod. 9671, fol. 40v und fol. 170r.
[137] Vgl. zum Folgenden Stolberg, Medizinische Loci communes (2013); Stolberg, Medical note-taking (2016).
[138] Schmidt-Biggemann, Topica universalis (1983); Moss, Printed commonplace-books (1996); Moss, Power (2011).
[139] Sacchini, De ratione (1614); Drexel, Aurifodina artium (1638).
[140] Erasmus, De duplici copia (1514).

zichtbar. Wer es beispielsweise als Mediziner in einer akademischen Rede wagte, gleich zur Sache zu kommen, musste damit rechnen, ausgepfiffen zu werden.[141]

Georg Handsch war mit der *loci communes*-Technik bestens vertraut. Aus der Zeit vor seinem Medizinstudium ist ein sehr umfangreiches, über 1.100 Seiten umfassendes *Promptuarium sive loci communes latinitatis* aus seiner Feder überliefert. Es versammelt zahlreiche Sentenzen, Begriffserklärungen und auch längere Zitate aus den Werken bekannter klassischer Autoren. Über weite Strecken sorgfältig nach unterschiedlichen Themen und Unterthemen geordnet, handelte Handsch hier Themen aus dem gesamten Wissensspektrum ab, von Gott, Himmel und Erde über die Medizin, Geographie und Meterologie bis hin zu landwirtschaftlichen Geräten.[142] In einer zweiten Handschrift trug er unter dem Titel *Rhapsodia seu loci communes* ebenfalls Zitate und Wendungen aus den Werken antiker Dichter zusammen. Auf mehrere Dutzend Seiten mit unsystematischen Einträgen zu Themen, wie *triumphus*, *pericula* und *coelum*, folgen Einträge in alphabetischer Reihenfolge.[143] Auch andere zukünftige Ärzte sammelten in Form von *loci communes* Stellen und Zitate aus den Werken antiker Dichter, Philosophen und Historiker für die spätere Verwendung in Briefen, Gedichten, Vorworten und dergleichen. So ist aus der Feder des späteren Arztes und Wittenberger Anatomieprofessors Salomon Alberti (1540–1600) eine alphabetisch nach Schlagworten geordnete Sammlung von Zitaten und Redewendungen aus den Werken von Cicero, Plautus, Terenz, Livius und anderen Schriftstellern überliefert.[144]

Wie Handschs *Promptuarium* eindrucksvoll veranschaulicht, ähnelten umfangreiche Sammlungen von *loci communes* in dem Bemühen, alle Wissensbereiche und alle wichtigen Standardthemen abzudecken, in mancherlei Hinsicht Enzyklopädien, also thematisch geordneten Sammlungen des verfügbaren Wissens. Tatsächlich beschränkten sich einzelne Autoren des 16. und 17. Jahrhunderts nicht auf die Sammlung von *loci communes* für den privaten Gebrauch. Sie veröffentlichten, so wie es vielleicht auch Handsch vorhatte, umfassende, enzyklopädische Sammlungen von Zitaten und Exzerpten zum gesamten Wissen im Druck.[145] Die Autoren oder Kompilatoren von zwei der wichtigsten enzyklopädischen Sammlungen dieser Art waren, das ist in unserem Zusammenhang bemerkenswert, Ärzte. 1545 brachte der Züricher Stadtarzt Conrad Gessner seine *Bibliotheca universalis* heraus. Die rund 12.000 Einträge verzeichneten die lateinischen, griechischen und hebräischen Werke von rund 3.000 Autoren, teil-

---

141 Siraisi, Oratory (2004), S. 201.
142 Cod. 9550. Die Handschrift ist auf 1549 datiert. Vielleicht hoffte Handsch auf eine Veröffentlichung, denn er sprach den Leser („lector") direkt an und bezeichnete sich selbst ausdrücklich als „author". Womöglich dachte er konkret an den Einsatz an Collinus Schule im Prager Engelsgarten. In seinem Einführungsbuch in die lateinische Sprache druckte Collinus tatsächlich einen *cisioanus* aus Handschs Feder ab, einen gedichteten Jahreskalender, mit dessen Hilfe sich die Schüler die einzelnen Festtage merken konnten (Handsch, Calendarium novum (1550); vgl. auch Cod. 9550, foll. 626r-630v).
143 Cod. 9607.
144 Staatsbibliothek Berlin, Ms. Lat. Qu. 41.
145 Zwinger, Theatrum vitae (1586).

weise mit biographischen Angaben und kritischen Anmerkungen Gessners. Auf die *Bibliotheca universalis* aufbauend, publizierte Gessner wenige Jahre darauf seine nach Schlagworten geordneten *Pandectae*.[146] Konzentrierte sich Gessner auf die bibliographische Erschließung,[147] so bot der Basler Arzt Theodor Zwinger (1533–1588) mit seinem *Theatrum vitae humanae* eine umfassende und breit rezipierte inhaltliche Zusammenschau des Wissens seiner Zeit.[148]

Die Technik der *loci communes* ermöglichte es auch, gezielt Lesefrüchte und überhaupt Wissenswertes aus einzelnen Displinen und Wissensfeldern in thematisch strukturierter Anordnung zu verzeichnen. In der Theologie machte vor allem Philipp Melanchthon (1497–1560) dieses Genre populär. In seinen *Loci communes rerum theologicarum* von 1521 wich er von der vertrauten theologischen Praxis ab, Sätze oder Passagen aus einem Buch der Heiligen Schrift der Reihe nach zu kommentieren. Stattdessen führte Melanchthon Stellen aus verschiedenen Büchern der Bibel unter etwa zwei Dutzend Oberbegriffen wie „Schöpfung", „Menschen", „Laster", „Strafen", „Glaube" und „Hoffnung" zusammen.[149] In der Jurisprudenz ließen sich in ähnlicher Weise Lesefrüchte und überhaupt Wissenswertes zu einem bestimmten Sachverhalt oder Tatbestand aus unterschiedlichen Rechtsquellen zusammentragen.[150]

Ähnliches bot sich auch für die Medizin an. Anleitungen zum Medizinstudium empfahlen den Studenten ausdrücklich, ihre Lektürefrüchte in Form von *loci communes* aufzuzeichnen.[151] Da das menschliche Gedächtnis schwach sei, legte im Jahre 1596 Jakob Horst (1537–1600) in einer akademischen Rede seinen Zuhörern (und späteren Lesern) ans Herz, seien die Studenten („tyrones artis") gut beraten, sich jene treuen Wächter des Gedächtnisses zu besorgen, die man gewöhnlich „loci communes" nenne. Die wohlgeordneten Titel oder Überschriften, so Horst, sollten die wesentlichen Lehren der Medizin abbilden und gleichsam als kleine Nester dienen, auf die die Studenten alles was sie läsen, hörten oder sähen, entsprechend verteilen könnten. So schüfen sie sich ein Korpus der gesamten Medizin und könnten bei Bedarf das Nötige entnehmen.[152] Auch Thomas Bartholin (1616–1680) pries die Vorzüge medizinischer *loci communes* und empfahl den Berufsanfängern ein *compendium novorum titulorum* zu führen, in dem sie für jede Disziplin einen Band nähmen, in den sie alles, was aufzeichnungswürdig sei, an seinem rechten Ort („suo loco") kurz („brevissime") vermerkten.[153]

---

146 Gessner, Pandectae (1548); vgl. Nelles, Reading (2009).
147 Siehe auch Spach, Nomenclator (1591).
148 Zwinger, Theatrum (1586).
149 Melanchthon, Loci communes (1521).
150 Vgl. beispielsweise die fast 1.200 Seiten umfassende juristische Enzyklopädie von Sole/Schultes, Loci (1607).
151 Kijper, Medicinam (1643), S. 265–267.
152 Horst, Oratio (1596), S. 530–593, zit. S. 565.
153 Bartholinus, De libris legendis (1711), S. 149 (posthume Ausgabe mit einem Vorwort von Bartholinus von 1672).

Vermutlich gaben diese Autoren ihren Lesern damit einen Rat weiter, den die Professoren ihren Studenten auch mündlich mit auf den Weg gaben und der eine verbreitete Praxis spiegelte. Auch für die Vorbereitung auf Disputationen zu konkreten medizinischen Detailfragen und über Textstellen in autoritativen Werken, wie sie vielerorts das Prüfungsgeschehen prägten, bot sich das Instrument der *loci* an. Die Studenten konnten hier einschlägige Äußerungen der Autoritäten zusammenführen, um sie sich im Zusammenhang einzuprägen und sie gegebenenfalls vergleichend oder gegeneinander abwägend zu diskutieren.[154]

In den europäischen Bibliotheken sind Dutzende solcher Notizbücher überliefert.[155] Die Studenten wählten in der Regel eine systematische Anordnung mit vorweg vergebenen Seitenüberschriften und sie haben noch etwas gemein: Die Verfasser gaben meist früher oder später auf. So legte Joachim Camerarius (1534–1598), dessen Vater, ein bekannter Humanist, selbst philosophische *Loci communes* publiziert hatte,[156] ein systematisch gegliedertes *Mnemoneutikon* der medizinischen Praxis an. Er sah der Reihe nach Seiten für allgemeine Krankheitsformen („De morborum generibus"), Krankheitsursachen („De morborum causis"), Krankheitszeichen („De signis morborum") und Zeichen für den Ort der Krankheit im Körper („De signis loci affecti") vor. Weitere Seiten waren unter anderem für die einzelnen Säfte und die Puls- und Harndiagnose reserviert. Doch unter vielen der sauber angeordneten Überschriften findet sich kein einziger Eintrag. Die Seiten blieben leer.[157] Kaum besser sieht es mit dem *Memoriale practicum* von Erasmus Reinhold dem Jüngeren (1538–1592) aus. Auch hier stehen vollbeschriebene Seiten, die bestimmten Medikamententypen wie den Purganzien oder einzelnen Krankheiten wie der Epilepsie gewidmet waren, anderen gegenüber, die ohne jeden Eintrag blieben.[158] Besonders drastisch fällt das Scheitern dieser Bemühungen in einem prachtvoll gebundenen Band mit medizinischen *loci communes* ins Auge, der in Sankt Gallen überliefert ist.[159] Einzelne Seiten sind gut gefüllt. Unter der Überschrift „Von den Fiebern und widernatürlicher Hitze im Allgemeinen"[160] versammelte der unbekannte Verfasser rund zwanzig Hinweise und Zitate aus den Werken antiker und rezenter Schriftsteller, von Galen und Hippokrates über Avicenna bis hin zu Emanuel Stupanus, Leonhard Fuchs, Jean Fernel und Girolamo Mercuriale und fügte noch eine mündliche Äußerung hinzu, die Caspar Bauhin in einer Prüfung gemacht hatte.[161] Die meisten Seiten blieben jedoch fast oder gänzlich leer.[162] Das umfangreiche *Volumen locorum communium conscriptorum* eines

---

154 Hinweis von Sabine Schlegelmilch.
155 Nachweise bei Stolberg, Medizinische Loci communes (2013).
156 Camerarius, Arithmologia (1552).
157 Universitätsbibliothek Erlangen, Ms. 935.
158 Staatsbibliothek Bamberg, Bamberger Sammlung, Msc. misc. 385.
159 Kantonsbibliothek Vadiana St. Gallen, Ms. 408.
160 „De febribus et cal[ore] p[raeter]n[aturali] in genere" (oder: „p[raeter] n[aturam]").
161 Kantonsbibliothek St. Gallen, Ms. 408, Sp. 600–602.
162 Ebd., Sp. 1114 und Sp. 1031 f.

unbekannten Mediziners aus der Zeit um 1600, das in der Universitätsbilbiothek Leipzig überliefert ist, bietet ein ähnliches Bild. Einzelne Seiten, etwa zum Puls („pulsus"), sind gut gefüllt, andere wie die zum natürlichen Lachen („risus naturalis") erhielten nur einen einzigen Eintrag und viele andere Seiten, beispielsweise zu den „Krankheiten der Schwangeren" („praegnantium morbi"), blieben ganz leer.[163]

Dieses Scheitern hatte vermutlich einen banalen Grund. Die Verfasser zielten mit ihrer Systematik auf Vollständigkeit. In diesem Sinne plante Isaac Habrecht (1589 – 1633) nach eigenem Bekunden mit seiner Sammlung von Exzerpten aus den Werken von Jean Fernel, Leonhard Fuchs, Johannes Heurne (1543 – 1601), Jean Riolan (1539 – 1605) und anderen die gesamte medizinischen Theorie seiner Zeit thematisch ordnen.[164] Zumindest das, was allgemein in der medizinischen Praxis zu beachten war, wollte Erasmus Reinhold (1511–1553) notieren.[165] Isaac Habrecht war gerade 17 Jahre alt, als er seine *loci communes* begann, Erasmus Reinhold war 22 und Medizinstudent im vierten Jahr. Das gesamte medizinische Wissen nach Art eines Lehrbuchs in systematischer, thematischer Anordnung handschriftlich aufzuzeichnen, war aber nicht nur eine Mammutaufgabe. Es lohnte sich auch nicht. Mit den *Theses seu communes loci totius rei medicae* von Otto Brunfels (1488–1534) und vor allem mit den fast 700 Folioseiten umfassenden, mehrfach aufgelegten *Loci medicinae communes* von François Valleriola (1504–1580) gab es käuflich erwerbbare Alternativen. Sie versammelten das medizinischen Wissen der Zeit in einer Systematik und Vollständigkeit, die für gewöhnliche Medizinstudenten und junge Ärzte unerreichbar waren.[166]

Vor allem aber gewann der private Buchbesitz im 16. Jahrhundert auch unter Ärzten und Medizinstudenten erheblich an Bedeutung und machte die mühsame, systematisch geordnete Verzeichnung von medizinischen Lesefrüchten über weite Strecken verzichtbar. Diese Feststellung widerspricht freilich gängigen historischen Deutungen und ist daher erklärungsbedürftig. Gestützt auf einige wenige, sehr umfassende und im Druck veröffentlichte enzyklopädische Werke wie Theodor Zwingers *Theatrum vitae humanae* und Jean Bodins *Universae naturae theatrum* ist die neuere historische Forschung zur *loci communes*-Technik und verwandten Exzerpiertechniken zu einem ganz anderen Schluss gekommen. Sie hat die Verbreitung der *loci communes* als Antwort auf einen frühneuzeitlichen „information overload" gedeutet,

---

163 Universitätsbibliothek Leipzig, Ms. 2494. Caspar Weckerlins *loci communes* (Königliche Bibliothek Kopenhagen, Ms. Gl. kongl. S. 4° 1694) haben vermutlich überhaupt nur deshalb überlebt, weil er die leer gebliebenen Seiten später benutzte, um diverse Fälle aus seiner Praxis, Verschreibungen und Schuldforderungen zu notieren, die mit Überschriften wie *mala*, *morbus* und *motus* nichts zu tun hatten, denen die betreffenden Seiten ursprünglich zugedacht waren. Vermutlich war der Verfasser der spätere Straßburger Arzt gleichen Namens, der 1613 in Leiden promoviert wurde.
164 Königliche Bibliothek Kopenhagen, Ms. Gl. Kongl. 4° 1691: „Dispositio totius medicinae theoricae".
165 Staatsbibliothek Bamberg, Bamberger Sammlung, Msc. misc. 385: „Generalia in omni praxi medicinae observanda".
166 Brunfels, Theses (1532); Valleriola, Loci medicinae (1562); ders., Loci (1563); ders., Loci medicinae (1589).

auf eine von manchen Zeitgenossen in der Tat lautstark beklagte Bücherflut.[167] Die Enzyklopädien, auf die sich diese These stützt, lassen sich jedoch nur sehr beschränkt mit handschriftlichen *loci communes* vergleichen. Die gedruckten *loci communes* waren keine Arbeitsinstrumente, sondern auf Vollständigkeit angelegte Publikationen. Für den gewöhnlichen Arzt und Gelehrten aber waren Bücher nicht nur die Quelle der Wissensflut, sondern zugleich auch der Schlüssel zu ihrer Bewältigung. Wer Bücher besaß, konnte sich mit kurzen Notizen am Seitenrand begnügen, mit Unterstreichungen, einem „nota bene" und anderen Hervorhebungen, um später bei einer erneuten Lektüre rasch die entscheidenden Inhalte erfassen zu können. Dazu rieten auch frühneuzeitliche Lese- und Exzerpieranleitungen[168] und so machten es die Leser in der Praxis, wie überlieferte Bücher aus dem Besitz von Medizinstudenten und Ärzte wie von anderen gebildete Lesern zeigen.[169] Das ging sehr viel schneller als das mühsame Exzerpieren, und wenn sie Einträge zu einem bestimmten Thema suchten, mussten die Besitzer der Bücher, nur mit Hilfe von Inhaltsverzeichnis oder Index das entsprechende Kapitel aufsuchen und die betreffende Passage nachlesen.

Große Bedeutung hatten dagegen, gerade unter Ärzten und Naturforschern, sequentielle *loci communes*. Sie waren von vornherein nicht auf Vollständigkeit angelegt und verzichteten auf auf eine vorgegebene systematische oder alphabetische[170] Anordnung. Sie verzeichneten Lesefrüchte oder auch empirische Beobachtungen einfach in der Reihenfolge, in der sie dem Schreiber unterkamen. Sie ähnelten damit weitgehend gewöhnlichen Notizbüchern, damals auch *adversaria* genannt. Es gab jedoch einen wichtigen Unterschied. Die einzelnen Einträge wurden, wie für die humanistischen *loci communes* typisch, mit Schlagwörtern versehen und damit übergreifenden Themen zugeordnet. Beim späteren Durchblättern konnten die Schreiber rasch die Einträge zu einem Thema oder *locus* ausmachen, dem gerade ihr Interesse galt. Teilweise erleichterten sie sich die Suche zusätzlich durch ein Schlagwortregister. Wir werden im Zusammenhang mit dem Aufstieg empirischer Sichtweisen auf diese Spielart der *loci communes* zurückkommen.

Gelehrtes Self-fashioning

In ihrer Gesamtheit lassen sich der gelehrte Habitus, der Gebrauch des Lateinischen und die diversen humanistischen Praktiken, derer sich Medizinstudenten und Ärzte

---

167 Rosenberg, Information (2003); Blair, Reading strategies (2003); Blair, Too much too know (2010).
168 Kijper, Medicinam (1643), S. 266f.
169 Sherman, Used books (2008).
170 Der spätere Straubinger Stadtarzt Ambrosius Prechtl (1533–1569) hat alphabetische Anordnung recht erfolgreich benutzt, um ab dem Jahr 1557 und damit vermutlich zu Beginn seiner ärztlichen Tätigkeit teilweise sehr konkrete Einträge zur medizinischen Praxis nach alphabetisch geordneten Schlagworten wie „abortus", „dissenteria" und „epar" zu verzeichnen (Universitätsbibliothek Erlangen, Ms. 1206).

des Renaissancezeitalters bedienten, als wesentliche Elemente ihres „Self-fashioning" verstehen. Ich greife damit ein Konzept auf, das der Literaturwissenschaftler und Shakespeareexperte Stephen Greenblatt in die historische Forschung eingeführt hat.[171] In der Geschichtsschreibung wurde Self-fashioning teilweise auf die Darstellung eines „falschen" Selbst eingeführt und in die Nähe von Schauspielerei, ja, von Lüge und Heuchelei gerückt.[172] Self-fashioning in Greenblatts Sinne verknüpft jedoch zwei Aspekte, die zwar oft getrennt voneinander gedacht und untersucht werden, aber historisch wie in der Gegenwart eng verbunden sind und sich wechselseitig beeinflussen, nämlich das Selbstverständnis historischer Individuen auf der einen Seite und ihre Selbstdarstellung nach außen auf der anderen.[173]

Das Konzept des Self-fashioning kann so auch wesentlich zum historischen Verständnis des Verhältnisses von Selbstdarstellung und Identität einer ganzen Berufsgruppe und in unserem Fall der gelehrten Ärzte beitragen.[174] Der Gebrauch des Lateinischen, die dichterischen Aktivitäten, die Korrespondenz mit anderen Gelehrten auch jenseits der Fachgrenzen und die Pflege humanistischer Praktiken wie der Anlage von *loci communes* und *alba amicorum* brachten das tief verwurzelte, von Jugend an erworbene humanistische Selbstverständnis auch abseits der Öffentlichkeit zum Ausdruck.[175] Der gelehrte Habitus war den Ärzten zur zweiten Natur geworden, er war ein wesentliches Element ihrer Identität.

Dieses humanistische Selbstverständnis war jedoch untrennbar mit der Selbstdarstellung nach außen, ja, mit einer regelrechten Selbstinszenierung verbunden.[176] Die Pflege gelehrter, humanistischer Praktiken und die Hervorhebung der eigenen Gelehrsamkeit diente zugleich der Abgrenzung von der weniger gebildeten nichtakademischen Konkurrenz, den Badern, Barbieren und Laienheilern. Nicht zuletzt bildete die öffentliche Selbstdarstellung als Gelehrte ein willkommenes Gegengewicht zu den weniger glorreichen Aspekten der ärztlichen Praxis. In der Krankenstube, am Krankenbett, bewegten sich die Ärzte in einer Welt, die sich tiefgreifend von jener der akademischen Gelehrsamkeit unterschied. Der kreatürliche Leib stand hier im Mittelpunkt und das Bemühen, die Kranken von ihrem Leiden zu befreien. Tagtäglich waren die Ärzte hier mit Klagen und Schmerzensschreien konfrontiert. Schlimmer noch, in einer Zeit, in der der Umgang mit „Unreinem" in hohem Maße stigmatisierend wirkte, mussten sie sich ständig mit ekligen Ausflüssen befassen, mit Geschwüren, Hautausschlägen und Eiterbeulen und mit den übelriechenden Ausscheidungen der Patienten. Janus Cornarius (1500–1558), ein führender Vertreter des medizinischen

---

171 Greenblatt, Renaissance self-fashioning (1980); s. a. Buschmann, Persönlichkeit (2013), S. 125–149; Stolberg, Identitätsbildung (2015).
172 Zur Rezeptionsgeschichte des Konzepts siehe Pieters/Rogiest, Self-fashioning (2009).
173 Greenblatt, Renaissance self-fashioning (1980), S. 3.
174 Zum kollektiven Self-fashioning s. a. Kirwan, Introduction (2013), S. 8–11.
175 Zum Self-fashioning zeitgenössischer Humanisten im Allgemeinen siehe Enenkel, Self-representation (2003).
176 Vgl. Stolberg, Identitätsbildung (2015).

Humanismus, lehnte die ihm angetragene Behandlung von Franzosenkranken, Brüchen, Tumoren und anderen äußeren Schäden ausdrücklich mit der Begründung ab, dass derlei Krankheiten nicht in den Bereich der „Leybartzney" fielen und „Liebhaber der Reynikeith" an solche Kranke nicht Hand anlegen wollten.[177]

Das gelehrte Selbstverständnis der Ärzte und ihr Bemühen um eine entsprechend öffentlichkeitswirksame Selbstdarstellung kommen sehr augenfällig in zeitgenössischen Ärzteporträts zum Ausdruck. Wenn die Genremaler des 16. und 17. Jahrhunderts einen studierten Arzt malten, zeigten sie ihn meist als Praktiker in der Krankenstube, oft ein Harnglas in der Hand, zuweilen auch den Puls fühlend (vgl. Abb. 9 und Abb. 15). In den Porträts namentlich genannter Ärzte dagegen, auf deren Gestaltung die dargestellten Ärzte in der Regel Einfluss hatten, herrschten dagegen ganz andere Darstellungskonventionen.

Man sieht den Arzt fast immer in seinem *musaeum*, seiner Studierstube, womöglich ein aufgeschlagenes Buch oder einen handschriftlichen Text vor sich, weitere Bücher in Reichweite oder in einem Regal im Hintergrund. Die Kleidung ist vornehm. Feine Handschuhe und Fingerschmuck unterstreichen, dass der Betrachter hier nicht etwa einen manuell, handwerklich Tätigen vor sich hat. Allenfalls verweisen Pflanzen, Schädel und Knochen, Tierpräparate, astronomische Instrumente und ähnliche Attribute auf die neue empirisch orientierte Gelehrsamkeit des ärztlichen Naturforschers. Das vertraute Berufsattribut des Harnglases fehlt dagegen, und die Patienten bleiben in aller Regel unsichtbar. Sind keine Bücher mit einem lesbaren Autorennamen wie „Hippokrates" oder „Galen" zu erkennen, lässt sich oft nur aus einer entsprechenden Beschriftung erkennen, dass es sich um einen Arzt handelt.[178]

---

[177] Cornarius zitierende Bestallung, 18.9.1546 (www.aerztebriefe.de/id/00014028, A. Döll/T. Walter).
[178] Kitti, Quacksalber (1985); Fürst, Arztporträt (2009); zeitgenössische Sammlung von Porträts bei Reusnerus, Icones (1590).

Gelehrtes Self-fashioning — 121

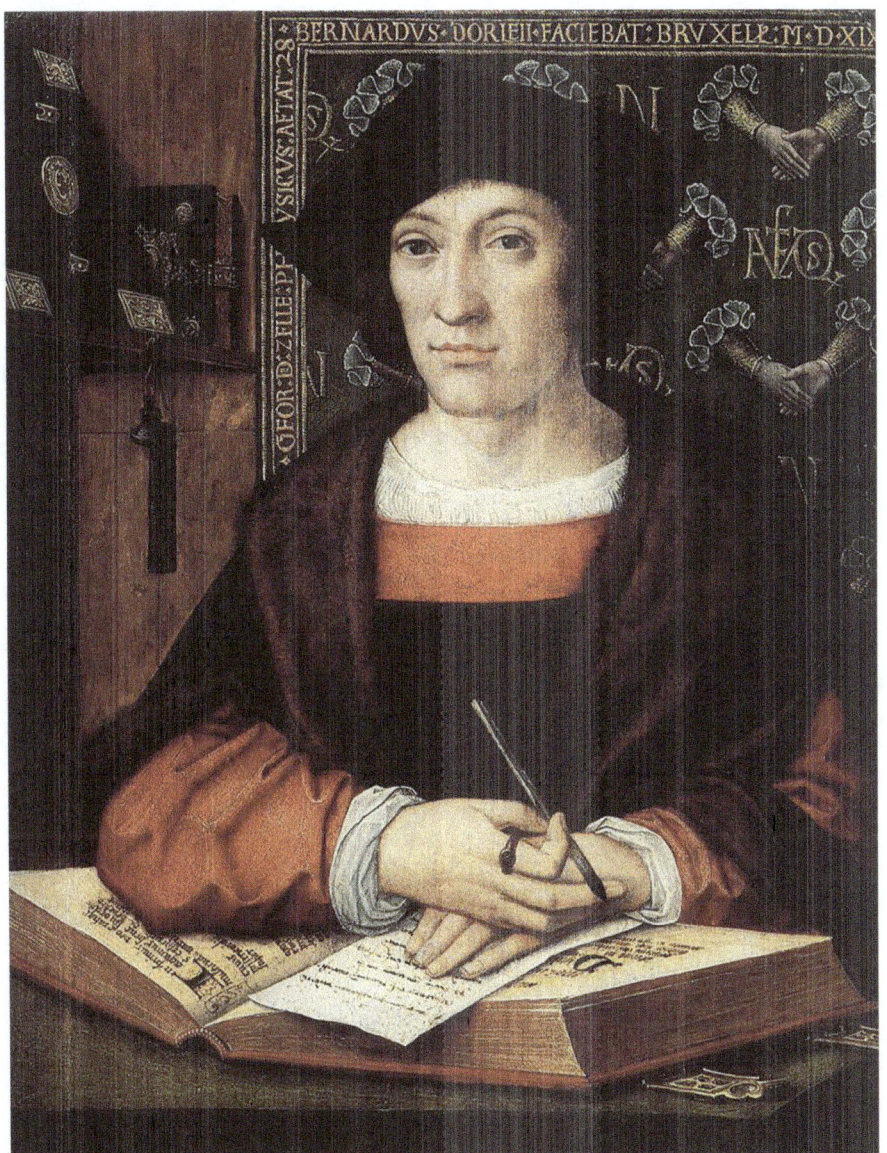

Abb. 4: Porträt des Arztes Joris van Zeile, Bernard van Orley (1519), Musées royaux des Beaux-Arts de Belgique, Brüssel

Teil II **Ärztliche Heilkunde**

Von der Theorie zur Praxis

Wie wir im ersten Teil gesehen haben, genossen die zahlreichen angehenden Ärzte, die wie Handsch damals an einer der führenden italienischen oder französischen Universitäten studierten, eine umfassende Ausbildung. Sie beschränkte sich nicht auf die intensive Beschäftigung mit den zentralen, autoritativen Werken antiker und rezenter Schriftsteller. Die Studenten hatten auch vielfältige Gelegenheiten, sich jene praktischen Kenntnisse und Fertigkeiten zu erwerben, die sie später für die Diagnose und Behandlung ihrer Patienten benötigen würden. Selbst in ihren Vorlesungen, so zeigen die von der historischen Forschung bislang weitgehend ignorierten, handschriftlich überlieferten studentischen Notizen, streuten die Professoren konkrete Fallgeschichten ein. In Padua boten die *collegia* wertvolle Einblicke in die Art und Weise, wie die Koryphäen des Fachs, gegründet auf Anamnese und Befund, in strikt methodischem Vorgehen die pathologischen Veränderungen im Körperinneren identifizierten und die Behandlung gestalteten. Lehrvisiten im Hospital und gemeinsame Hausbesuche bei den Patienten konfrontierten die angehenden Ärzte mit konkreten Patienten und erlaubten es ihnen, nebenbei am Vorbild des Professors den Umgang mit Patienten von ganz unterschiedlichem sozialem Status zu erlernen.

Darüber, wie die Ärzte das Gelernte später in der eigenen Praxis umsetzten, wie sie im Alltag das Krankheitgeschehen bei ihren Patienten diagnostizierten und behandelten, wissen wir allerdings bislang nur wenig. Die Konzepte und Theorien der gelehrten Medizin, die individuellen Auslegungen und Weiterentwicklungen überkommener Vorstellungen durch führende ärztliche Autoren und die lebhaften Debatten, die sich an manchen theoretischen Fragen entzündeten, sind Gegenstand zahlreicher älterer und jüngerer historischer Forschungen gewesen.[1] Die praktische Medizin hat dagegen weitaus geringere Aufmerksamkeit auf sich gezogen und die wenigen vorliegenden Untersuchungen stützen sich überwiegend auf theoretische Verlautbarungen über unterschiedliche Krankheiten, nicht auf kasuistische, praxisnahe Quellen.[2]

In ihren wesentlichen Grundzügen haben wir die Konzepte und Theorien, die mit gewissen Variationen an den Universitäten gelehrt wurden, im ersten Teil dieses Buchs kennengelernt. Im Zentrum der orthodoxen, galenischen Lehrmeinung stand das Konzept der *intemperies* oder *dyscrasia*, eines Ungleichgewichts oder Missverhältnisses der vier Primärqualitäten (kalt, warm, trocken und feucht) und/oder der vier natürlichen Säfte (gelbe und schwarze Galle, Blut und Schleim) im Körper. Die Therapie musste im Rahmen dieses Erklärungsmodells folgerichtig darauf zielen, den

---

[1] Überblicke bei Bylebyl, Medicine (1985); Siraisi, Avicenna (1987); dies., Medieval & early Renaissance medicine (1990); Wear, Medicine (1995); Maclean, Logic (2002); Wear, French und Lonie, Medical Renaissance (1985); Cook, Medicine (2006).
[2] Wear, Explorations (2000); Maclean, Logic (2002), S. 234–332; Calabritto, Medicina practica (2006); Siraisi, Medicina practica (2008); speziell zur englischen Medizin Wear, Knowledge (2000); zum 15. Jahrhundert Jacquart, Theory (1990).

überflüssigen Saft oder die beiden überflüssigen Säfte zu entleeren und/oder das richtige Verhältnis der Primärqualitäten wiederherzustellen, beispielsweise bei einer hitzigen Krankheit mit Hilfe von Arzneipflanzen, die eine kühlende Wirkung entfalteten. Diese orthodoxe, galenische Medizin, so lautet die vertraute, vielfach wiederholte Meistererzählung, sei ihm 16. Jahrhundert die weithin vorherrschende gewesen. Lediglich der Paracelsismus, der in der zweiten Hälfte des 16. Jahrhunderte eine gewisse Anhängerschaft fand, aber stets die Position einer kleinen Minderheit blieb, habe einen radikalen Gegenentwurf vorgelegt. Bis in die jüngste Vergangenheit haben wissenschaftliche wie popularisierende historische Darstellungen die Medizin des 16. Jahrhunderts im Wesentlichen auf die Vorstellung eines Säfte- und Qualitätenungleichgewichts reduziert, das der Arzt diagnostizieren und ausgleichen musste.[3] Selbst ein vorzüglicher Kenner der gelehrten Medizintheorie des 16. Jahrhunderts wie Ian Maclean, kommt zu dem Schluss, die gelehrten Ärzte hätten damals Krankheiten „asymmetric or unbalanced states of the body" zugeschrieben.[4]

Solche Verallgemeinerungen lassen jedoch eine wesentliche Frage außer acht, nämlich inwieweit das Konzept des Säfte- und Qualitätenungleichgewichts in der alltäglichen Praxis auch angewandte wurde, inwieweit es die Art und Weise prägte, wie Ärzte die Krankheiten ihrer Patienten diagnostizierten und behandelten. Theorie und Praxis, das gilt nicht nur für die Medizin, können bekanntlich stark voneinander abweichen. Mit gutem Grund warnte Iain M. Lonie schon vor Jahren, dass wir „ohne einen gewissen Zugang zur praktischen Medizin und ihrer Vermittlung in der Lehre Gefahr laufen, mit einer Geschichte der Medizin zu enden, die alles umfasst, außer das medizinische Handwerk selbst."[5] Seine mahnenden Worte bleiben unverändert aktuell und sie sind für das Verständnis der Medizin des 16. Jahrhunderts von besonderer Relevanz. Wie schon verschiedentlich angedeutet, lässt die eingehendere Untersuchung der alltäglichen ärztlichen Praxis am Krankenbett nämlich tiefgreifende Differenzen erkennen zwischen den vorherrschenden Konzepten im theoretischen Schrifttum und jenen, die die Ärzte ihrem diagnostischen und therapeutischen Handeln zu Grunde legten. Mehr noch, die vielzitierte Lehre von der Entstehung der Krankheiten aus einem Ungleichgewicht der Säfte und Qualitäten erweist sich im Blick auf die alltägliche ärztliche Praxis als weitgehend irrelevant.

Die Untersuchung der ärztlichen Alltagspraxis – und das ist zweifellos ein wesentlicher Grund, warum die historische Forschung die markanten Diffenzen zu den theoretischen Verlautbarungen bislang weitgehend ignoriert hat – birgt große Herausforderungen. Die theoretischen Darstellungen, Entwürfe und Debatten lassen sich anhand des umfangreichen medizinischen Schrifttums der Zeit relativ gut untersu-

---

[3] Jütte, Ärzte (1991), S. 42.
[4] Maclean, Logic (2002), S. 260; daneben erwähnt Maclean die beiden anderen, von Galen beschriebenen, für die meisten Krankheitsfälle aber bedeutungslosen Kategorien, nämlich die „mala compositio" einzelner Organe und die traumatische „solutio continuitatis" (ebd.); siehe dagegen Wear, Popularized ideas (1989).
[5] Lonie, Paris Hippocratics (2000), S. 157.

chen. Aussagekräftige Quellen zur ärztlichen Alltagspraxis im 16. Jahrhundert und zur Art und Weise, wie die Ärzte ihr theoretisches Wissen in die diagnostische und therapeutische Praxis am Krankenbett umsetzten, sind dagegen sehr viel schwerer zu finden.

Verhältnismäßg gut zugänglich sind gedruckte ärztliche Fallgeschichten. Sammlungen von *curationes* und medizinischen *observationes* wurden seit der Mitte des 16. Jahrhunderts in wachsender Zahl veröffentlicht. Das Genre wurde unter Studenten und Ärzten rasch sehr populär.[6] Ähnlich wie die ärztlichen *consilia*, die schon im ausgehenden Mittelalter auf großes Interesse stießen,[7] eröffneten sie dem medizinisch gebildeten Leser die Möglichkeit, die lehrreichen Erfahrungen anderer auf die eigene Praxis zu übertragen. Als Genre haben sie in der historischen Forschung einige Aufmerksamkeit auf sich gezogen.[8] Systematische inhaltliche Untersuchungen ärztlicher Fallgeschichten als Dokumente konkreter ärztlicher Praxis liegen jedoch bisher kaum vor.[9] Tatsächlich birgt eine solche Analyse erhebliche Probleme. Aus zahllosen Einzelfällen lassen sich nur schwer verallgemeinernde Schlussfolgerungen ziehen, zumal sich viele Fallgeschichten vorwiegend auf die Behandlung mit diversen Arzneimitteln und deren Rezepte konzentrieren. Zudem stellt sich stets die Frage, inwieweit die publizierten Fallgeschichten überhaupt die alltägliche Praxis der Masse der Ärzte oder auch nur die des Verfassers selbst adäquat wiedergeben. Die Verfasser waren zumeist sehr erfolgreich und hatten eine entsprechend umfangreiche Praxis. Zudem trafen sie in der Regel unter den zahlreichen Fällen in ihrer Praxis eine mehr oder weniger enge Auswahl. Manche beschränkten sich von vornherein auf „Observationes rarae", auf seltene oder einmalige Beobachtungen zu ungewöhnlichen Krankheitsfällen, Missbildungen und dergleichen mehr.[10] Und selbst jene Verfasser und Herausgeber von Sammlungen von Fallgeschichten, die erklärtermaßen beispielhafte Fälle präsentieren wollten, wählten aus guten Gründen bevorzugt kompliziertere, schwierigere Fälle aus.[11] Aus Geschichten von alltäglichen, banalen Fällen würde der ärztliche Leser

---

6 Die früheste größere Sammlung dieser Art waren die *Curationes* von Amatus Lusitanus, deren erste Zenturie 1551 erschien (Lusitanus, Curationum (1551)).
7 Agrimi/Crisciani, Consilia (1994); s. a. Lockwood, Benzi (1951); Crisciani, L'individuale (1996).
8 Temkin, Studien (1929); Laín Entralgo, Historia clinica (1961); Stolberg, Formen (2007); Pomata, Sharing cases (2010); dies., Observation rising (2011); dies., Word (2011).
9 Huber, Felix Platters „Observationes" (2003); einige meiner DoktorandInnen haben in jüngerer Zeit den praktischen Umgang mit verschiedenen Krankheiten eingehender untersucht; vgl. Mayer, Verständnis und Darstellung des Skorbuts (2012); Reger, Affectio hypochondriaca (2015); Gößwein, Mater puerorum (2016).
10 Dodoens, Medicinalium observationum (1581); Schenck, Observationum (1600); Hochstetter, Rararum observationum (1624); frühe Beispiele sind die Geschichten „wundersamer" Fälle und Heilungen bei Antonio Benivieni und Girolamo Cardano (Siraisi, L'individuale (1996)).
11 François Valleriola beispielsweise veröffentlichte 1573 60 Fallgeschichten und fügte erläuternd hinzu, er habe weitere 600 Geschichten von „ernsteren" Fällen gesammelt. Zählt man die weniger ernsten Fälle in seiner Praxis hinzu, bildeten die publizierten Fallgeschichten also nur einen kleinen Bruchteil der von ihm behandelten Fälle ab (Valleriola, Observationum (1573), S. 263).

nicht viel lernen. Im Umgang mit ungewöhnlichen, komplizierten Fällen konnte dagegen auch der erfahrene Arzt noch Anleitung brauchen. Zugleich konnte der Verfasser gerade an solchen Fällen seinen überragenden diagnostischen Scharfsinn und sein therapeutisches Können überzeugend unter Beweis stellen. Eingeständnisse eigener Irrtümer und Fehler finden sich dagegen so gut wie nie. Fallgeschichten über Kranke, deren ärztliche Behandlung scheiterte oder gar tödlich endete, sind selten.[12] Sie eigneten sich aus Sicht der Verfasser offenkundig nicht für eine Publikation, obwohl die Leser aus den Fehlern viel hätten lernen können. Der Verdacht liegt nahe, dass die ein oder andere Fallgeschichte zudem geschönt oder womöglich sogar gänzlich erfunden wurde.

Persönliche, nicht für die Veröffentlichung bestimmte Aufzeichnungen und Praxisjournale praktizierender Ärzte eröffnen im Vergleich dazu einen weit besseren, wirklichkeitsnäheren Zugang zur gewöhnlichen ärztlichen Alltagspraxis. Leider haben sie nur selten überlebt. Als wichtigste Quelle werden mir daher im Folgenden erneut Handschs Aufzeichnungen dienen. Sie sind gerade im Hinblick auf die ärztliche Alltagspraxis als Quelle für das 16. Jahrhundert bislang einzigartig. Handsch gab in seinen umfangreichen Aufzeichungen zu zahlreichen Fällen, die er selbst oder Ärzte in seinem Umfeld behandelten, oft auch die Gründe für die diagnostischen und therapeutischen Urteile und Entscheidungen an. Besonders klar, explizit und anschaulich kommt das praxisleitende ärztliche Krankheitsverständnis in den Hunderten von Einträgen zum Ausdruck, in denen Handsch in deutscher Sprache festhielt, wie er selbst und die Ärzte um ihn herum den Kranken und ihren Angehörigen das Krankheitsgeschehen und die empfohlene Behandlung erläuterten oder in Zukunft erläutern konnten.[13] Um zu verallgemeinerungsfähigen Aussagen gelangen zu können, werde ich jedoch ergänzend andere Quellen heranziehen. Hiob Finzels und Ulrich Lehners Praxisjournale sind hier vor allem zu nennen. Ihre Angaben zur Diagnose sind zwar in der Regel karg, zielen aber oft auf die mutmaßlichen ursächlichen Zusammenhänge im Körperinneren, die es kausal zu bekämpfen galt. Vor allem bei vornehmen Patienten formulierte Finzel zudem manchmal ausführlichere Überlegungen zur Natur der Krankheit und den Krankheitsprozessen im Körperinneren, vielleicht um sie entsprechend vortragen oder brieflich kommunizieren zu können.[14]

---

12 Es sei denn, die Verantwortung konnte anderen Heilkundigen oder den Patienten zugeschrieben werden; vgl. beispielsweise Foreest, Observationum (1603–1606), S. 482–486, zum tödlichen Verlauf von Brustkrebserkrankungen nach der Behandlung durch *empirici*.
13 Zahlreiche Formulierungen dieser Art finden sich insbesondere in Cod. 11206; ausführlich hierzu Stolberg, „You have no good blood" (2015).
14 Ratschulbibliothek, Zwickau Ms. QQQQ1, Ms. QQQQ1a und Ms QQQQ1b.

Krankheitslehre

Die Ärzte bedienten sich in ihren Veröffentlichungen wie in ihren persönlichen Aufzeichnungen und in begrenzterem Maße auch in der Kommunikation mit Patienten und Angehörigen einer ganze Reihe von etablierten Krankheitsnamen. Die meisten davon finden sich bereits in den mittelalterlichen Werken zur medizinischen Praxis[1] und ein Teil davon ging schon auf die Antike zurück. Gedruckte Sammlungen von *observationes* und *consilia* wurden ihrerseits häufig nach Krankheitsnamen gegliedert oder diese dienten zumindest als Überschriften für einzelne Fallgeschichten. Auch Handsch gab seinen Einträgen häufig Krankheitsnamen wie „Hydrops" oder „Epilepsia" als Überschrift. Erst recht spielten die Namen der Krankheiten in den Rezeptbüchern von Ärzten wie Laien eine wichtige Rolle, wenn beispielsweise Mittel gegen die „rote Ruhr" oder den „Schlag" verzeichnet wurden. Mit anderen Worten, die Vorstellung, dass es unterschiedliche Krankheiten gab, die sich jeweils durch ein besonderes Krankheitsbild auszeichneten, war im 16. Jahrhundert allgemein etabliert.

Am Krankenbett, in der Begegnung mit dem konkreten, einzelnen Krankheitsfall war die Benennung der Krankheit allerdings nur ein Teilaspekt der ärztlichen Diagnostik. Die Ärzte bemühten sich in erster Linie, den Krankheitsprozess im Körperinneren möglichst präzise zu erfassen. Die hierfür nötige Methode wurde den zukünftigen *doctores medicinae* in Padua, wie oben beschrieben, am Krankenbett und in den *collegia* eingehend nahegebracht. Es galt, die unmittelbare *causa corporalis* zu bestimmen, die konkreten pathologischen Abläufe und Veränderungen im Körper zu verstehen. Diese Suche nach den unmittelbaren, innerkörperlichen Ursachen oder Prozessen, die die subjektiv empfundenen Symptome und die von außen erkennbaren krankheitsbedingten Veränderungen hervorbrachten, zeichnete aus ärztlicher Sicht eine rationale, nach zeitgenössischem Verständnis wissenschaftliche Medizin aus. Nur auf eine solche, präzise Analyse gegründet, das war die Grundlage gelehrter ärztlicher Praxis, war eine kausale, an den Ursachen ansetzende Behandlung möglich. Nur so konnte man Krankheiten als solche wirksam bekämpfen anstatt nur die Symptome beseitigen. Durch diese rationalen, kausalen Erklärungen des Krankheitsgeschehens grenzten sich die gelehrten Ärzte ihrem eigenen Anspruch nach auch gegen die zahlreiche weniger gebildete Konkurrenz ab: gegen die Bader, Barbiere und Laienheiler. Diese verabreichten ihre Arzneien, wenn man der ärztlichen Polemik Glauben schenken durfte, auf gut Glück, ohne System oder Methode.

Es ging hier jedoch um mehr als nur den gelehrten Anspruch der Ärzte. Die Patienten und ihre Angehörigen, das zeigen Handschs Aufzeichnungen zu den mündlichen Diagnosemitteilungen der Ärzte sehr eindrücklich, erwarteten ihrerseits solche Erklärungen des Krankheitsgeschehens.[2] Sie wollten wissen, was in ihrem Inneren los

---

[1] Demaitre, Medieval medicine (2013).
[2] Cod. 11205, fol. 428r: „Sie wollen immer wissen, woher die Krankheit kommt" („semper volunt scire unde morbus"), erklärte Handsch ausdrücklich.

war und warum sie die vom Arzt empfohlene Behandlung über sich ergehen lassen sollten. Oft erwähnte Handsch in seinen Aufzeichnungen zur Diagnosemitteilung die genaue Krankheitsbezeichnung nicht einmal. Offenbar waren der Name der Krankheit für die Patienten und ihre Angehörigen nicht von vorrangigem Interesse.

Die damalige ärztliche Krankheitslehre war komplex, ihre Anwendung auf den konkreten Patienten anspruchsvoll. Die nähere Beschäftigung mit ihr führt in eine für heutige Leser fremde und nicht selten befremdliche Welt, die freilich in sich über weite Strecken durchaus konsistent war und ihrer eigenen Logik folgte. Selbst mein nachfolgender, einigermaßen knapp gehaltener Überblick über die zentralen Konzepte und Erklärungselemente wird daher den Leserinnen und Lesern Einiges abverlangen. Für das historische Verständnis der damals vorherrschenden diagnostischen und therapeutischen Praktiken, der Bilder und Vorstellungen, die sich mit unterschiedlichen Krankheitsbildern verknüpften, und nicht zuletzt der Interaktionen und Konflike zwischen Ärzten und Patienten ist ein solches Grundwissen jedoch unverzichtbar. Ohne ein solches Wissen müssen wesentliche Elemente und Aspekte der ärztlichen Praxis und der Medikalkultur jener Zeit unverständlich bleiben.

Krankheitsstoffe, Flüsse und Verstopfungen

Zentral für das frühneuzeitliche Verständnis der allermeisten Krankheiten unter Ärzten wie Laien war die Annahme einer Krankheitsmaterie, die die krankhaften Veränderungen im Körper und die Symptome der Patienten hervorrief. Diese Krankheitsmaterie hatte zwei maßgebliche Quellen. Zum einen nahm der Körper ständig fremde, unreine, potentiell schädliche Stoffe mit der Nahrung auf. Zum anderen konnten selbst natürliche, körpereigene Stoffe im Laufe der Zeit verderben und verfaulen, zumal wenn sie über längere Zeit unbewegt an einem bestimmten Ort im Körper verharrten.

In der Genese vieler Krankheiten spielte ein Organ vor diesem Hintergrund eine überragende Rolle, nämlich der Magen. Er war in der großen Mehrzahl der Fälle ursächlich beteiligt, auch wenn häufig weitere Organe wie Leber, Milz, Darm, Lunge oder Gehirn hinzukamen. Das lag an der Bedeutung des Magens innerhalb der galenischen Physiologie. Wir wir gesehen haben, galt er als entscheidend für die erfolgreiche Verkochung und Assimilation der rohen, körperfremden Materie, die der Mensch tagtäglich mit Essen und Trinken aufnahm. Er trennte einen Teil der Nahrung als Exkrement ab und leitete ihn weiter in den Darm. Den brauchbaren Rest verkochte er in einem ersten Verkochungsschritt zu *chymus* oder Speisebrei. Dieser gelangte zur Leber, die ihn zu nahrhaftem Blut verkochte und verbleibende, nicht assimilierbare Teile in Form von Harn, gelber Galle und, wie manche Autoren vermuteten, auch schwarzer Galle absonderte. „Der Magen ist der Futterkasten. Die Leber der Bluttkasten", fasste Handsch die Vorgänge in eine laienverständliche Sprache.[3] Über die Venen gelangte das nahrhafte Blut von der Leber schließlich in die einzelnen Körperteile. Diese entnahmen und assimilierten in einem dritten Verkochungsschritt wiederum jeweils die Bestandteile, die zu ihrer Ernährung dienlich waren, während der unbrauchbare Rest in Form von Schweiß ausgeschieden wurde oder als *serum* zu den Nieren gelangte und über die Blase entleert wurde.

War der erste Schritt, also die Verkochung der Nahrung im Magen gestört, so hatte dies zwangsläufig weitreichende Folgen für die Gesundheit. War der Magen zu schwach, hatte er „nicht sein natürliche Dewung"[4], reichte die Lebenswärme nicht aus, um die aufgenommene Nahrung zu verkochen, oder wurden Magen und Lebenswärme durch die schiere Menge und/oder die rohe, kalte Beschaffenheit der Nahrung überfordert, so sammelte sich im Magen roher, zäher Schleim an – nicht zu verwechseln mit dem natürlichen Körpersaft, dem ebenfalls schleimigen *phlegma* (auch krankhafter Schleim wurde manchmal als *phlegma* bezeichnet). „Der Magen thut kein naturliche Dewung, was dem Leib sol Narung geben, wirt das meyst zu einem Schleim", konnte der Arzt Handsch zufolge in solchen Fällen sagen.[5] „Ein fauler Schleim ligt i[h]m im Magen", heißt es bei ihm an anderer Stelle.[6]

Die gleichen Vorstellungen finden wir, einige Jahrzehnte früher, in einer handschriftlichen *Formula loquendi vulgariter in iudicio urinali*, die der Arzt und Geistliche Dr. Michael Braun zusammenstellte. Wie der Titel anzeigt, gab Braun dem heilkundigen Leser hier laienverständliche Formulierungen an die Hand, mit deren Hilfe er bei der Harnschau die Natur und die Ursachen der betreffenden Erkrankung erläutern konnte.[7] „Lieber Freundt", konnte er sagen, „also mir der Urin anzeigt, so hat die Person ihr Krancheit von erste alß von einem Fundament und ersten Ursprung uß dem Magen, in welchem sich etlich Schleim gesamelet unnd in die Feld [Falten?, M.S.] gelegt hat, dorumb der Magen vorderpt und nicht verdewen oder zu Narung des Leibs die Speiß verkeren mag. [...] Es wirt auch die Speiß nit zu guter Feuchtickait verkert sonder allein zu Schleim und Dreck."[8]

Die Rede von einem verschleimten Magen war sehr verbreitet und keineswegs den Ärzten vorbehalten. Ein Laienheiler, den Handschs schwangere Stiefmutter in Leipa um Rat fragte, befand gleichfalls ihr Magen sei „verschleimpt".[9] War die Verkochung im Magen über längere Zeit unzureichend und ließ schleimige Materie entstehen, dann

---

3 Cod. 11206, fol. 22r.
4 Cod. 11206, fol. 126v.
5 Cod. 11206, fol. 20v.
6 Cod. 11206, fol. 23v.
7 Bayerische Staatsbibliothek, München, Clm 25087, foll. 5v-6r; als Verfasser ist ein Doktor „Micha Braun" genannt, ein „plebanus" aus Krems. Allem Anschein nach handelt es sich um den Arzt Michael Braun, der 1526 nach Krems zog, um dort als *plebanus*, also als Geistlicher, zu wirken, dort aber auch weiterhin Medizin praktizierte; vgl. Wiedemann, Geschichte (1882), S. 60.
8 Bayerische Staatsbibliothek, München, Clm 25087, foll. 5v-6r.
9 Cod. 11205, fol. 124r; er diagnostizierte zudem eine „Verstopfung" und eine ausbleibende Monatsblutung.

entwickelte sich ein Teufelskreis. Der klebrige Schleim heftete sich an die Magenwand; Handsch verglich ihn mit Leim, wie er zum Kleben von Holz verwendet wurde.[10] Diese kühle, feuchte, schleimige Materie, die die Magenwand bedeckte und verklebte und schließlich den Magen auszufüllen begann, kühlte ihrerseits den Magen ab und behinderte zusätzlich die Einwirkung der verkochenden Lebenswärme auf die aufgenommene Nahrung. Immer mehr Schleim häufte sich im Magen an.

Aufgrund der unzureichenden Verkochung der Nahrung gelangte zudem roher, zäher, schleimiger Nahrungsbrei zur Leber und drohte diese zu verstopfen. „All euer Kranckheit kompt auß dem Magen", erklärte Handsch einem Patienten. Die unzureichende Verkochung der Nahrung habe ihn nicht nur abnehmen lassen, sondern auch eine „Leberverstopfung" bewirkt und „was sol zur Narung gereychen, verkeret sich in ein Schleim."[11] Auf Dauer konnte es dann zu einem Rückstau des Chymus in den Magen kommen. Als die alte Anna Welser an einer fieberhaften „Rohheit" („cruditas") des Magens litt, erklärte Handsch: „Die Leber ist verstopfft, kan die Speiß vom Magen nicht annemen, hat kein Durchgang, bleibt also im Magen stecken."[12] „Yr seyt verstopfft umb aber [oder, M.S.] zwischen der Leber und umb den Magen", erklärte Dr. Kunstat einem kranken Hauptmann.[13] Auch der Apotheker Balthasar, der selbst Kranke behandelte, bediente sich dieses Konzepts. Aus dem Harn eines gewissen David schloss er auf eine „Rohheit" und „Verstopfung" der Leber. Wenn er nicht aufpasse und sich schone, werde er ein Fieber bekommen.[14]

Aus dem rohen, unzureichend verkochten *chymus* konnte die Leber ihrerseits wiederum nur unvollkommenes, schleimiges und weniger nahrhaftes Blut erzeugen. Sei die erste Kochung unvollkommen und produziere Schleim, dann könnten die zweite und dritte Kochung das nicht mehr ausgleichen, erklärte Gallo im Fall des kranken Bruders eines Landschreibers.[15] Der Magen und die Leber seien „dermassen geschwecht und verterbt", konnte der Arzt den Angehörigen eines Patienten daher verkünden, dass „alles, was er isset, in einen Schleim und böse Feuchtickeit verkert wirt."[16] Er sei „mit kalten, zähen Flüssen und Schleijm überladen", erklärte Handsch in diesem Sinne einem Buchhalter. Was er esse und trinke, verkehre „sich allermeyst in Schleim und Flüsse".[17] „Das Geblütt ist verschleimpt", meinte Willenbroch zur Frau eines Wachmanns.[18] Die Patienten teilten diese Vorstellung: „Ich bedenck sovil, das

---

10 Cod. 11206, fol. 129r.
11 Cod. 11206, fol. 23v.
12 Cod. 11206, fol. 20v. Handsch sprach von der „Domina Welserin", was sich aufgrund der Hinzufügung des Namens auf die alte Welserin und nicht auf deren Tochter Philippine, die Frau des Erzherzogs, bezogen haben dürfte.
13 Cod. 11206, fol. 25r; Cod. 11205, fol. 195v.
14 Cod. 11206, foll. 27r-v; gemeint war vermutlich der erzherzogliche Apotheker Balthasar Klössl, den Handsch in seinen Aufzeichnungen des Öfteren erwähnte.
15 Cod. 11207, fol. 119v.
16 Cod. 11206, fol. 172v.
17 Cod. 11206, fol. 18v.
18 Cod. 11206, fol. 38r.

die Heuptursach aller meiner Gebrechen ist die böse De[u]ung, Magen, und Leber", schrieb der kranke Christoph Hasenstein in einem Brief; „alle mein Speiß, so in Blutt verwandlet werden sol, die wirt bei mir in Schleim und Phlegma verwandlet".[19]

Manchmal lag das Problem allerdings auch in einer Leber, die kein gutes Blut hervorbrachte, obwohl der Magen gut verkochten *chymus* zuführte. Ein holländischer Arzt, so hörte Handsch beispielsweise von einem Patienten, habe die Ursache seiner Krankheit in seiner Leber gesehen. Sie sei zu kalt und nicht im Stande, gutes Blut zu erzeugen.[20] Im Fall eines kranken Mädchens aus Rott erklärte Handsch sogar, die Leber sei ihrerseits der Grund für die schlechte Verkochung der Nahrung im Magen. Aufgabe der Leber sei es nämlich, den darüber liegenden Magen zu erwärmen, wie ein Kohlenfeuer unter einem Kessel. Die schwache Leber erhitze den Magen jedoch nur unzureichend und das meiste Essen werde zu Schleim, anstatt zu nahrhaftem Blut.[21] Im Einzelfall vermuteten die Ärzte auch andere krankhafte Veränderungen der Leber, eine Leberschrumpfung beispielsweise[22] oder eine Verhärtung.[23] Im Extremfall mochte der Arzt sogar behaupten, die Leber sei buchstäblich aufgezehrt und auf die Größe eines Hühnereis, ja einer Walnuss geschrumpft.[24]

Produzierte die Leber rohes, schleimiges, unreines Blut, so konnte dies wiederum in vielfacher Weise den übrigen Körper in Mitleidenschaft ziehen. Eine unmittelbare Folge war, dass die verschiedenen Teile des Körpers unzureichend mit nahrhaftem Blut versorgt wurden. Wenn Patienten, so wie das für viele chronische Krankheiten typisch war, abmagerten, fand das hierin eine logische Erklärung. Der Patient habe „kein gutt Blutt im Leibe" urteilte Handsch in seiner Innsbrucker Zeit aus der Betrachtung des Harn eines Landmanns:

„Es ist ein alte Kranckheit, hat sich ein lange Zeit bei i[h]m gesamlet, hat auch mancherley Arzney gebraucht, die haben i[h]n mehr verterbet denn geholffen, und ist nu[n] an dem, das im der Magen gar verschleimpt, verstopft und verderbt ist, das er dem Leib nicht mehr dienen kan, hat kein Lust zum essen, und was er isset, das wirt nicht recht verdeuet, und gedeyet i[h]m auch nicht, also kompt der Leib von seinen Kräfften und nimpt ab. Den wenn der Magen nicht gutt ist, so müssen die andern Glieder Not leiden, gleich als wenn ein Haußwirt kranck ligt, und kan die Wirtschafft nicht versorgen, so gehets im ganzen Hause nicht wol zu, also ist der Magen wie ein Haußwirt im Leib, sol alle Glieder mit Narung versorgen. [...] Derhalben sol man im helffen, so muß man Arzney[en] geben, die den Magen reumen, reinigen, stercken, und widerumb zu recht bringen."[25]

---

[19] Cod. 11206, fol. 17v.
[20] Cod. 11206, fol. 17v.
[21] Cod. 11206, fol. 39v.
[22] Cod. 11206, fol. 21v, Brief von D. Phaedrus an eine kranke junge Frau.
[23] Cod. 11206, fol. 132v.
[24] Cod. 11206, fol. 14v.
[25] Cod. 11206, foll. 16v-17r.

Unzureichend verkochtes, wässrig-schleimiges Blut war zudem eine anerkannte Ursache der Wassersucht. Weil ihr Magen die meiste Nahrung zu Schleim anstatt in gutes Blut verwandle, erklärte Handsch beispielsweise dem eben erwähnten Mädchen aus Rott, schwöllen ihr Bauch und ihre Beine an.[26] Wir werden darauf zurückkommen.

Eine zweite häufig beobachtete Folge einer unzureichenden Verkochung in Magen und/oder Leber waren „Flüsse". Darunter verstanden Ärzte und Laien flüssige Krankheitsmaterien, die sich, meistens, aber nicht immer der Schwerkraft folgend, durch den Körper bewegten und sich schließlich an einzelnen Orten ansammelten. In der Bevölkerung zählten die Flüsse bis weit ins 19. Jahrhundert zu den am häufigsten vermuteten oder gestellten Diagnosen überhaupt. „Flüsse" galten in der frühneuzeitlichen medizinischen Laienkultur als eine eigenständige Krankheit. So konnte beispielsweise ein junger Kirchenmusiker mit halbseitigen Kopfschmerzen ganz selbstverständlich vermuten, „es seyn Flüsse".[27] Die gleiche Erklärung hatte ein Diener für seine Kopfschmerzen.[28] Ein junger Händler mit nächtlichem „Ohrensausen" klagte brieflich über die „Flüsse", die ihn aufweckten.[29]

„Flüsse" spielten auch in der gelehrten ärztlichen Medizin eine wichtige Rolle. Allerdings diente der Begriff hier weniger als Krankheitsbezeichnung, denn als Ursachenbeschreibung. Zahllose unterschiedliche Krankheiten wurden von den Ärzten letztlich auf lokale Ansammlungen von krankhafter, roher oder unreiner Materie zurückgeführt. Flüsse in diesem Sinne waren die mit Abstand wichtigste Erklärung für örtliche Krankheitserscheinungen überhaupt.

Eine der häufigsten Erscheinungsformen eines „Flusses" in diesem Sinn war der „Katarrh". Der Begriff leitet sich vom griechischen „kata" („herunter") und „rrheo" („fließen") ab. Darunter verstand man damals nicht nur den „Katarrh" im heutigen Sinn, sondern viel allgemeiner krankhafte Säfteabsiedelungen im Körperinneren, die die Ärzte auf eine wässrige, schleimige oder in anderer Weise krankhafte oder verdorbene Materie zurückführten, die aus den oberen Körperregionen, vor allem aus dem Kopf, nach unten abfloss. „Es sindt Flüsse. Yr habt ein flüssigen Kopff. Kalte und schwere Flüsse sezen sich herab", konnte der Arzt Handsch zufolge in solchen Fällen sagen.[30] „Die Flüsse fallen im von dem Kopff, sindt im in die Brust gesessen, machen im ein engen Athem" erklärte Handsch die Beschwerden eines Jägers.[31] Abfließende Krankheitsmaterie war auch eine naheliegende Erklärung für schmerzhafte Gelenkschwellungen.[32] Selbst Luxationen einzelner Wirbelkörper – die dann mit schwerwiegenden Folgen auf das Rückenmark drücken konnten – ließen sich auf

---

26 Cod. 11206, fol. 39v.
27 Cod. 11183, foll. 76r-v; Handsch vermutete eine Franzosenkrankheit.
28 Cod. 11206, fol. 344r.
29 Cod. 11205, fol. 102v.
30 Cod. 11206, fol. 22r.
31 Cod. 11206, fol. 21v.
32 Cod. 11206, fol. 151r.

einen „Katarrh" zurückführen, der auf Dauer die Bänder auflöste, die die Wirbelkörper zusammenhielten.[33]

Flüsse, das ist damit schon angedeutet, sammelten sich oft in einzelnen Körperteilen oder Organen an. „Yr habt ein flussig Haupt", erklärte Handsch einem älteren Mann mit schwerem Atem, „unnd die Fluß fallen euch hinab ynn die Brust, ynn die Lungen".[34] „Ir habt ein blöden, ubeldewenden Magen", meinte er zu der kranken Frau von Schwanberg, „der do auß der Speiß und Tranck am meysten Flüß und Schleim macht. Auß dem Magen teylet es sich in alle Glieder. Erstlich dempffts ins Haupt, gegen dem Hertzen, Matikeit. In die Lenden, Sandt und Stein, in die [Gebähr] Mutter, verunreinigt dieselbe, in die Füsse, werden die Füsse schwer, in die Brust, schwerer Athem."[35] Selbst das Herz konnte „von Flüssen bedrengt" werden.[36]

Eine weitere verbreitet vermutete und gefürchtete Folge einer unvollkommenen Verkochung der Nahrung zu Blut war die Veränderung der Beschaffenheit des Geblüts und damit seiner Beweglichkeit. Wir finden hier – das ist in der medizinhistorischen Forschung bislang nur unzureichend gewürdigt worden – innerhalb der damaligen Humoralpathologie ausgeprägte mechanistische, hydraulische Elemente, wie sie die Medizingeschichtsschreibung herkömmlich erst für die iatromechanistischen Entwürfe des 17. und frühen 18. Jahrhunderts beschrieben hat. Mit zäher, schleimiger, klebriger Materie durchsetztes Geblüt verlangsamte dessen Bewegung, verstopfte die Gefäße und brachte die Bewegung des Geblüts schlimmstenfalls gänzlich zum Erliegen: „das Geblütt hat keinen freien Gang, es ist alles Qual und Angst. Die Narung kan nicht durchkommen", notierte sich Handsch als mögliche Formulierung den Kranken gegenüber.[37] Oder auch: „Das Geblüt ist verunreinigt, verterbt, verschleimpt, verstopft, hat seinen natürlichen Gang nicht, steckt und engstiget sich in dem Geäder wie ein Wasser in der Roren."[38] Oder: „Das Blutt hat keinen freien Gang, ist verstopfft, verschleimpt, verunreingt."[39] Oder: „Der Schleim klebt im Geäder, in der Lebern, an Leberrören, wie ein Leym am Brete."[40] Man konnte folgerichtig auch die nötige Behandlung damit begründen, dass das Geäder oder Geblütt „mit grobem zähem Schleim verstopfft, verunreinigt" sei, und „so man das Geblütt wider reinigt, und die verstopffte Adern öffnet, seydt ir gesundt."[41]

Auch Laienheiler griffen zu solchen Erklärungen und die Kranken und ihre Angehörigen waren nach Handschs Erfahrung offen dafür. So berichtete eine schwind-

---

33 Staatsbibliothek Berlin, Hdschr. 311, fol. 18r.
34 Cod. 11205, fol. 424v.
35 Cod. 11206, fol. 33r.
36 Cod. 11206, fol. 183v.
37 Cod. 11206, fol. 24r.
38 Cod. 11206, fol. 15r; „engstiget sich" ist hier offenkundig wörtlich im Sinne von „verengt" zu verstehen. Wie wir sehen werden, konnte „Angst" damals auch die körperliche Empfindung von Druck auf der Brust bezeichnen, wie sie auch für die Emotion „Angst" typisch war.
39 Cod. 11206, fol. 20v.
40 Cod. 11206, fol. 19r.
41 Cod. 11206, fol. 15r.

süchtige Frau, die Handsch längere Zeit in Behandlung hatte, von einem *empiricus*, der einmal, als Handsch weg war, zu ihr gekommen sei. „Es ligt euch bei dem Magen", habe er ihr erklärt, „und die Adern syndt euch verstopfft, das das Geblütt nicht ein freien Gang hat ynn Armen und Füßen." Die Kranke habe dem zustimmt.[42]

Ähnlich wie die Magenwand mit schleimiger Materie verkleben konnte, konnte sich das unzureichend verkochte, zähe, schleimige Geblüt wie Leim oder Pech an die Gefäßwände heften und die Gefäße verengen. So wie das Wasser nicht mehr gut fließe, wenn sich „in einem Wasserror Mist oder Kot" legte, so habe das Blut „kein freien Gang", konnte man Handsch zufolge dann erklären, und „so arbeitet es zum Durchdringen, das ir must Beschwernüß im Leib empfinden."[43] Man konnte auch die Verkalkung von Wasserrohren zum Vergleich heranziehen: So wie verkalkte Rohre den Wasserstrom bremsten und verringerten, verstopfte katarrhalische Materie die Venen.[44] Die Lehre vom „Tartar", die die Paracelsisten damals populär zu machen begannen, bot eine analoge Erklärung. Tartar oder Weinstein, das wusste man aus Erfahrung, lagerte sich in Weinfässern ab. Willenbroch, erzählte der kranke Mathias Zobell, habe seine Krankheit letztlich sogar ganz buchstäblich der Ablagerung von Tartar – im Sinne von Weinstein – in seinen Gefäßen zugeschrieben. Der überlastete Magen, so Willenbroch, habe den getrunkenen Wein in unverkochtem Zustand in die Leber und die Gefäße strömen lassen und dort habe dieser sich zu Tartar verhärtet.[45]

Zähes, klebriges, schleimiges Geblüt konnte nicht nur die Gefäße, sondern auch die Organe selbst verstopfen.[46] Verstopfungen von Organen waren unter Ärzten wie Laien gefürchtet und eine der häufigsten Diagnosen überhaupt. Neben der Leber waren vor allem Milz und Gebärmutter gefährdet. Verstopfungen behinderten oder unterbrachen die natürliche Bewegung des von der Leber erzeugten Bluts, das nach galenischer Lehre über die Venen langsam zu den einzelnen Organen und Körperteilen strömte, die sich von ihm ernährten. Verstopfungen konnten zudem die Ausscheidung von exkrementeller oder krankhafter Materie behindern. Verstopfte ein Organ, so staute sich das anströmende Geblüt nach dem galenischen Modell in ihm und vor ihm an. Eine Verstopfung bewirkte somit oft eine zunehmende Vergrößerung, einen Tumor, und, wenn das Geblüt oder die Säfte austrockneten, schließlich eine Verhärtung des betreffenden Organs, die den Säftefluss noch stärker bremste. Wie wir gesehen haben, war die Suche nach solchen Vergrößerungen und Verhärtungen der Hauptgrund, warum schon die Medizinstudenten in Italien die routinemäßige manuelle Untersuchung des Bauchraums lernten und übten.

Obendrein – das galt für Verstopfungen von Gefäßen wie von Organen – drohte die verlangsamte oder gänzlich zum Stillstand gebrachte Bewegung das Geblüt auch qualitativ zu verändern. Es wurde noch zäher und konnte auch leicht verderben,

---

[42] Cod. 11205, fol. 533r, zur kranken Frau des Blasius.
[43] Cod. 11206, foll. 26v-27r.
[44] Cod. 11206, fol. 121v.
[45] Cod. 11206, fol. 146v.
[46] Cod. 11206, fol. 23v.

wurde womöglich faulig oder nahm andere schädliche Eigenschaften an. Erst recht drohte Gefahr, wenn Verstopfungen die Bewegung und Ausscheidung von exkrementeller Materie behinderten oder unterbrachen. Diese Materie war schon von sich aus unrein, faulig, verdorben. Wenn sie sich längere Zeit in oder vor einem Organ oder in einem verstopften Gefäß anstaute, konnte sie noch gefährlichere, schädlichere Eigenschaften annehmen. Paradebeispiel war die Verstopfung der Gebärmutter, die die Ausscheidung des verdorbenen Menstrualbluts be- oder verhinderte und die damals als eine der wichtigsten Krankheitsursachen bei Frauen überhaupt galt. Wir werden darauf zurückkommen.

Die Bildlichkeit, die diesem medizinischen Denken und den verschiedenen eben skizzierten Erklärungselementen zu Grunde lag, dürfte deutlich geworden sein. In den allermeisten Krankheitsfällen griffen die Ärzte – und allem Anschein nach ihre Patienten mindestens ebenso – auf Bilder von Schmutz, von rohem Unrat, von Fäulnis und Verderbnis zurück. Sie erklärten die verborgenen Krankheitsvorgänge im Körperinneren in Analogie zu den Zerfalls- und Fäulnisvorgängen, die sie im Alltag beobachteten. Tierische und pflanzliche Stoffe wie Obst, Gemüse und Fleisch und selbst reines Wasser, wenn es stehen blieb, wurden faulig und verdarben. Sie nahmen dabei nicht selten eine schleimige Qualität an, begannen zu stinken und konnten die Fäulnis an andere Nahrungsmittel oder Stoffe weitergeben, die mit ihnen in Berührung kamen oder auch nur in ihrer Nähe waren.

Aufgrund all des Unrats, der selbst bei bester Gesundheit in den menschlichen Körper gelangte oder dort entstand, war dieser somit stets von Zersetzung, von innerlicher Fäulnis bedroht. Handsch notierte zahlreiche Formulierungen, mit denen der Arzt dies den Patienten oder ihren Angehörigen erläutern konnte. Das reichte von drastischen, pauschalen und wohl nur gegenüber den Angehörigen zu äußernden Ausdrücken wie „Er faulet inwendig gar aus"[47] oder: „Er ist inwendig faul, ein lebendigs Oß [Aas, M.S.]"[48] zu Versuchen, den Ort der Fäulnis zu spezifizieren, mit Formulierungen wie: „Ein fauler Schleim ligt im im Magen",[49] „Lung und Leber faulet ym",[50] oder: „Die Leber veriaucht",[51] oder: „Die Leber ist ym halbfaul"[52] oder: „Die Milz ist im verunreiniget".[53] „Lung und Leber faulet ym" meinte auch ein Laienheiler in Leipa zu Handschs Schwager Heinrich.[54] Bei Frauen, erklärte Michael Braun in seiner *Formula loquendi vulgariter*, konnte man grundsätzlich hinzufügen, man erkenne aus dem Harn, „etlich Unrainket der Muter [Gebärmutter, M.S.], die sich lange Zeyt gesamlet hat" und „wan solcher Schleim uberhand nimpt, so kumpt Haupt We[h],

---

47 Cod. 11206, fol. 20r.
48 Cod. 11206, fol. 170r; ähnlich Cod. 11206, fol. 114r.
49 Cod. 11206, fol. 23v.
50 Cod. 11206, fol. 14v.
51 Cod. 11206, fol. 126v.
52 Cod. 11206, fol. 114r.
53 Cod. 11206, fol. 22v.
54 Cod. 11205, fol. 196v.

Onmacht, Bledikait deß gantzen Leibß unnd legt sich der Athem alß mueß sie erstecken und sind i[h]m alle Glider erschlagen."[55]

Stockendes Geblüt und überhaupt lokale Ansammlungen flüssiger Materie konnten, nach verbreiteter ärztlicher Überzeugung, zudem schädliche Dünste oder Dämpfe freisetzen. Brauns *Formula loquendi vulgariter* zufolge konnte man das durch den Vergleich mit den Dünsten veranschaulichen, die morgens sichtbar von Misthaufen aufstiegen.[56] In diesem Sinne heißt es bei Handsch, „der Magen der deuet nicht wol, darumb kompt verstopfft Blutt ynn das Geeder, unnd wo es also hinkomet, da thut es wehe, unnd steigen auch Dempff auff."[57] Bei Frauen spielten insbesondere die „bösen Dempff" aus der Gebärmutter eine wichtige Rolle, in die allmonatlich das verdorbene, unreine Monatsblut strömte.[58] „Die Mutter ist ir verunreinigt und verschleimpt", schloss Handsch aus dem Harn einer kranken Frau, „davon steigen die bösen Dempffe und Auffblähung zum Herzen, Magen, ins Heupt, fulet also Matikeit, der Magen ist ungeschickt und unlustig, es kompt ir auch bisweilen ins Haupt."[59] „Es ist ein rohe Feuchtickeit, Undeulikeit, Uberflussickeit, die dempfft ins Haupt", konnte der Arzt sagen.[60] Wie wir sehen werden, dienten schädliche Ausdünstungen, die vom Monatsblut (oder von verdorbenem weiblichem Samen) aufstiegen, insbesondere auch als eine verbreitete Erklärung für die häufig diagnostizierte „Gebärmuttererstickung".

Vertraut war die Entstehung solcher Dünste und „Dämpfe" im Körper aus der alltäglich erlebten Entstehung von Winden im Darm. Fanden sie nicht rasch den Weg nach außen, konnten sie heftige Bauchschmerzen hervorrufen. Sie galten als wichtige Ursachen von Koliken. „Der Schleym, wenn er sich auffbläht, werden Winde darauß, die spannen die Derme, das Gedärm", heißt es in diesem Sinne bei Handsch.[61] „Es ist ein Undewlichkeit", erklärte einer von Handschs Kollegen einem Patienten mit Magenschmerzen, „wirt man sie nicht hinweg thuen, so wirt sie sich auff blähen, und ist zubesorgen, es möchte was ergers daraus entstehen."[62] Aus dem Darm konnten Dünste in den übrigen Körper gelangen. Ja, unter Hitzeeinwirkung konnten aus schleimiger, unvollkommen verkochter Materie sogar Rauchschwaden aufsteigen. „Der Magen dewet nicht wol", mochte der Arzt in solchen Fällen sagen, „wo das Fewer im Ofen nicht starck genug ist, das Holtz zu verzeren, so gibt es grossen Rauch, also

---

55 Bayerische Staatsbibliothek München, Clm 25087, fol. 5v.
56 Ebd., fol. 5r.
57 Cod. 11183, fol. 41.
58 Cod. 11206, fol. 20v.
59 Cod. 11206, fol. 35v; offenbar als mögliche Alternative für „Dempffe" fügte er „Dünste" hinzu.
60 Cod. 11206, fol. 19v.
61 Cod. 11206, fol. 19r.
62 Cod. 11206, foll. 16r-v; den Arzt nannte Handsch nur beim Vornamen, Andreas; vermutlich handelte es sich um Andrea Gallo.

auch dempffet es aus dem Magen ins Haupt, wenn die naturliche Werme im Magen schwach ist, und ubel dewet."⁶³

Widernatürliche Hitze

Bilder von roher Materie, Schleim, Unreinheit und Fäulnis sind in diesen und ähnlichen Erklärungen immer wieder aufs Neue verknüpft. Selbst wenn sie Dünste freisetzten, wurden Schleim und rohe Materie dabei in der Regel als kühl, ja, als kalt gedacht. Das entsprach der Alltagserfahrung, dass tierische und pflanzliche Stoffe und Nahrungsmittel oft schleimig zerfielen oder eine unappetitliche Oberfläche bekamen, ohne dass dabei Hitze auftrat. Manche Krankheiten, die heißen Fieber vor allem, gingen jedoch typischerweise mit Hitzeentwicklung einher. Dem *Canon medicinae* des Avicenna zufolge, der in der Fieberlehre der gelehrten Ärzte auch im 16. Jahrhundert noch die große Autorität war, lag Fieberkrankheiten eine „fremde Hitze" („calor extraneus") zu Grunde, die vom Herzen aus den übrigen Körper erfasste.⁶⁴ Diese fremde oder äußere Hitze war nicht identisch mit jener wirkmächtigen, bei der Geburt mitgegebenen, eingepflanzten, natürlichen inneren Wärme, dem *calor innatus*, der den Körper belebte. Es war also nicht etwa diese natürliche Wärme, die bei Fiebern stärker oder intensiver wurde. Die Quelle der Fieberhitze war eine andere, krankhafte.

Auch hier konnte man wieder auf Alltagserfahrungen zurückgreifen. Manche Zersetzungs- und Fäulnisvorgänge gingen mit Hitzeentwicklung einher. Fermentierender Unrat und selbst zusammengeballtes Heu wurde im Inneren warm. Das ließ sich auf krankhafte, unreine, verdorbene Stoffe im Körperinneren übertragen, die sich durch die Fäulnis erhitzten. Auch Patienten bedienten sich solcher Erklärungen. „Solch Phlegma zeucht sich mir durch den ganzen Leib und in alle Glieder an stadt des Bluts", heißt es beispielsweise in einem Patientenbrief, den Handsch teilweise abschrieb, „und davon wirt die Leber und alle andere Glieder und derselben naturliche Genge verstopfft, darauß die unnatürliche Hitze der Leber, Nieren, und dergleichen Glieder entstehet".⁶⁵

Diese „fremde", krankhafte Hitze konnte ihrerseits vielfältige weitere pathologische Veränderungen zeitigen, wenn sie im Zusammenwirken mit der natürlichen Wärme auf das Geblüt, die natürlichen Säfte oder auf unzureichend verkochte, krankhafte oder exkrementelle Stoffe einwirkte. Wurden Geblüt, natürliche Säfte oder andere Feuchtigkeiten im Körper stark erhitzt, so hatte dies vor allem drei mögliche Folgen:

Erstens konnten sie austrocknen und sich verfestigen, ja, buchstäblich wie Ziegelsteine verbacken. Das war, wie wir noch sehen werden, die maßgebliche Erklärung

---

63 Cod. 11206, fol. 28v.
64 Guter Überblick über die Fieberlehre im 16. Jahrhunderts bei Lonie, Fever pathology (1981).
65 Cod. 11206, foll. 17v-18r, Exzerpt aus einem undatierten Brief des Christoph von Hasistein.

für die Entstehung von Nierensteinen aus jener schleimigen Materie, die man bei Steinleidenden auch im Harn sah.

Zweitens konnten sie aufgrund der starken Hitze buchstäblich verbrennen. Im Extremfall wurden sie ganz schwarz, wie verkohlt. Verbrannte gelbe (und nicht etwa nur die natürliche schwarze) Galle galt beispielsweise als eine wichtige Ursache der Krankheit *melancholia*. Stark erhitzter Materie schrieb man zudem verbreitet eine besondere Schärfe zu; das galt für natürliche Säfte wie die gelbe und schwarze Galle, aber auch für andere Feuchtigkeiten und Säfte im Körper. Sie gewannen eine beißende, ätzende Qualität, die beispielsweise erklärte, warum sich Krebsgeschwüre in die Umgebung und durch die Haut fraßen.

Drittens konnten erst recht heiße Dämpfe freiwerden und im Körper nach oben steigen, wenn sich die krankhafte, fremde Fieberhitze zur inneren Lebenswärme gesellte. „Ein Schleym steckt im Geäder", mochte der Arzt daher bei Fieber und Kopfweh sagen, „wenn derselbe erhitzt, steigen die Dunste uber sich ins Haupt."[66] Über die „ynwendigen Brünste", die zu ihrem Kopf aufsteigen könnten, redete Andrea Gallo zu Handschs Großtante.[67] Komplexe Kausalketten ließen sich auf diese Weise konstruieren. Wenn sich dem Urteil des Arztes zufolge Schleim im Magen oder in der Gebärmutter ansammelte, dann konnte er den Patienten beispielsweise warnen: „Wenn sich derselbe Schleim erhitzet, dempfft er uber sich, streicht zum Herzen, macht dem Herzen ein Mattikeit, streicht auch gegen dem [sic!] Magen, macht schwer umb die Brust, ferner steigt oder dempfft er ins Haupt, bringt dem Haupt auch Beschwerung. Also auch in Lenden und Schenckeln macht er Beschwerung."[68] „Euer Krannckheit ist nichts anders, denn ein ubrige, rohe böse verterbte Feuchtigkeit im Geäder und Geblüt," erläuterte Handsch dem Herrn zu Gilemnitz. Wenn sich „die selbige erregt und auffdemp[f]t ins Haupt, macht sie das Hauptwehe und Flüsse, dieselbe fallen, schießen denn herab auff die Brust, davon die Matikeit und Dampffi[g]keit. Item sie sincken hinunter in den Schenckel, und machen den bösen grindigen Schaden mit Reissen. [...] Es sindt nur Flüsse, die verunreinigen das Geblütt. Yr seydt ein flüssiger Mensch."[69] „Von der Mutter kommen yr Dempfe kegen der Brust, Hertz, [...] yns Haupt" erklärte Ulrich Lehner den „schweren Athem", die „Matigkeit" und den „Schwindelt" einer Patientin.[70]

Den Patienten waren solche Erklärungen und Bilder offenbar vertraut. Erzherzog Ferdinand II. sprach ganz selbstverständlich von „fliegenden Dempffen", die „ietzund zum Herzen, ietzund zum Haupt" zögen.[71] Auch in den Briefen ratsuchender Patienten findet sich die Vorstellung immer wieder. Manche Patienten meinten sogar, sie

---

66 Cod. 11206, fol. 19r.
67 Cod. 11206, fol. 25v; Handsch nannte Gallo nicht beim Namen, meinte aber in der Regel ihn, wenn er in diesem Notizbuch einfach nur von „Doctor" schrieb.
68 Cod. 11206, fol. 23r.
69 Cod. 11206, foll. 15v-16r.
70 Cod. 11206, fol. 30r.
71 Cod. 11206, fol. 19v.

könnten buchstäblich spüren, wie heiße Dämpfe in ihrem Inneren nach oben stiegen.⁷²

Ansteckung

Die Krankheitsstoffe, denen die Ärzte die meisten Krankheiten zuschrieben, zeichneten sich, wenn auch in sehr unterschiedlichem Maße, zudem oft durch eine Eigenschaft aus, die insbesondere für das Verständnis von Seuchen zentral war: Sie konnten ihrerseits natürliche Stoffe und gesunde Körper, mit denen sie in Berührung kamen, krankhaft verändern. Die Ärzte verwendeten dafür einen Begriff, der in veränderter Bedeutung bis heute zum medizinischen Standardvokabular gehört, nämlich den der „Infektion" („infectio"). Der Begriff verbindet die lateinische Präposition „in" für „in" oder „hinein" mit dem Verb „facere", „machen". Er bezog sich ursprünglich auf das Färberhandwerk. Eine kleine Menge Farbstoff, das wusste jeder Färber aus Erfahrung, konnte einem um ein Vielfaches größeren Flüssigkeitsvolumen seine Eigenschaften – konkret seine Farbe – mitteilen, es „infizieren".⁷³

Dass insbesondere faulige, zerfallende oder gärende Stoffe ihre Eigenschaften an die Umgebung weitergeben konnten, zeigte die Alltagserfahrung. Handsch zufolge konnte man die Vorgänge im menschlichen Körper durch den Vergleich mit einem fauligen Apfel veranschaulichen, der durch Berührung andere Äpfel „infiziere".⁷⁴ An anderer Stelle verglich er den zähen Schleim „im Geäder und Gliedern" auch mit Sauerteig. Er klebe „wie Pech oder Leym" in den Adern, „rüret sich zu seiner Zeit widerumb, und verterbt ander Feuchtigkeit neben sich."⁷⁵

Manchmal besaß eine Krankheitsmaterie eine derart große Wirkkraft, dass wie in der Färberei schon kleinste Mengen sehr weitreichende Veränderungen zeitigen konnten. In diesem Fall sprach man, mit einem vom lateinischen „tangere" („berühren") abgeleiteten Begriff, von einem *contagium* und von „kontagiösen" Krankheiten. Damit ließen sich, Jahrhunderte vor der Entdeckung von Bakterien und Viren, Häufungen von Krankheitsfällen innerhalb von Familien oder Haushalten ebenso erklären wie der Ausbruch von Epidemien. Als beispielsweise im Haus eines gewissen Nicolai in kurzer Zeit mehrere Menschen an Fieber erkrankten, vermutete Handsch, ein Schüler oder Student („scholasticus") habe das Haus infiziert („infecit domum hanc").⁷⁶ In Seuchenzeiten erkrankten in kurzer Zeit sehr viele Menschen mit einem ähnlichen Krankheitsbild, nachdem sie, wie man glaubte, mit der Krankheitsmaterie

---

72 Ausführlich hierzu Stolberg, Homo patiens (2003).
73 Temkin, Historical analysis (1968).
74 Cod. 11206, fol. 121r: „Sicut pomum putridum ex contactu alia poma inficit."
75 Cod. 11206, foll. 18v-19r.
76 Cod. 11205, fol. 18r.

in Berührung gekommen waren, sei es durch direkten Kontakt, sei es über die mit kleinsten Mengen von Krankheitsmaterie „infizierte" Luft („ex contagione aeris").[77]

Die Ärzte der Renaissance beschrieben eine Reihe von Krankheiten, die erfahrungsgemäß und anerkanntermaßen durch ein *contagium* übertragen werden konnten. Im Fall der Lepra begründete die Sorge vor einer Ansteckung eine systematische Ausgrenzung und Isolierung der Kranken.[78] Auch bei der Krätze gab es wenig Zweifel an der Übertragbarkeit.[79] Von seinen Kollegen lernte Handsch, dass auch die Ruhr („dysenteria") kontagiös war. Sie hatten das an ihren Patienten beobachtet.[80] Die Ruhr sei für Ärzte und Beistehende gefährlich, warnte auch Elideo Padoani seine Studenten in Bologna. Man sehe sogar häufig Kranke, die allein nach der Anwendung eines schlecht gereinigten Klistier erkrankten.[81] Im Stuhl blieben Spuren des *contagiums*. Auf zwei weitere, damals verbreitete und auch von Handsch und seinen Kollegen für ansteckend erachtete Krankheiten, die Schwindsucht und die Franzosenkrankheit, werden wir noch ausführlich zu sprechen kommen.

Auch im Fall des Scharbocks oder *scorbutus* wurde teilweise ein *contagium* vermutet, das allerdings primär im Körperinneren wirksam war. Der Scharbock wurde seit dem 16. Jahrhundert zu einer viel diskutierten und verbreitet diagnostizierten Krankheit.[82] Mit dem heutigen Verständnis von Skorbut als Folge eines Mangels an Vitamin C hatte der „Scharbock" des 16. Jahrhunderts allerdings im Wesentlichen nur massive Veränderungen des Zahnfleischs und den nachfolgenden Zahnausfall gemein. Eine „höchst unreine" („impurissimus") Krankheit nannte Johannes Schröter den *scorbutus* im ausgehenden 16. Jahrhundert und warnte vor der Gefahr einer Verderbnis und Fäulnis des Bluts.[83] Handsch erklärte den Scharbock im weiteren Sinne zu einer Art Franzosenkrankheit („speciem morbi gallici").[84] Er habe seinen Ursprung in der Milz. Wenn von dort abscheulicher, flüssiger Unrat („foeda humorum colluvies") zum Magen fließe, dann „infiziere" er durch „Ansteckung" die Zähne und das Zahnfleisch („contagione quadam dentes ac gingivas inficit").[85] Ob damit auch eine mögliche Übertragung der Krankheit auf andere impliziert war, geht aus Handschs Aufzeichnungen nicht eindeutig hervor.

---

77 Cod. 11239, fol. 19r.
78 Zur spätmittelalterlichen Diskussion um die Kontagiosität der Lepra vgl. Demaitre, Leprosy (2007), S. 132–155.
79 Cod. 11238, fol. 127r; Cod. 11239, fol. 19v; Handsch erwähnte hier als weiteren *morbus contagiosus* die *lippitudo*, damals ein Begriff für eine in der Regel von Sekret begleitete Augenerkrankung.
80 Cod. 11205, fol. 3r, „dysenteria contagiosa"; Cod. 11237, fol. 147r.
81 Padoani, Processus (1607), S. 104–112, „Discursus de dysenteria", hier S. 104.
82 Mayer, Verständnis (2012); systematische Abhandlung bei Horst, Büchlein (1615).
83 Brendel, Consilia (1615), S. 190–196, zit. S. 190, undatiertes Konsil für den Sohn eines ungenannten Adligen.
84 Cod. 11207, fol. 143v.
85 Cod. 11183, fol. 209r; man ging damals verbreitet davon aus, dass die Milz die für die eigene Ernährung unbrauchbaren schwarzgalligen Stoffe über ein Gefäß in den Magen entleerte; zu den anatomischen und physiologischen Vorstellungen von der Milz siehe Wear, Spleen (1977).

Besondere Aufmerksamkeit zogen aus naheliegenden Gründen die verheerenden Pestfieber auf sich, die seit dem ausgehenden Mittelalter in immer neuen Wellen durch Europa zogen. In der alltäglichen Praxis der meisten Ärzte spielte die Pest, außerhalb von Epidemiezeiten, im Gegensatz zu Schwindsucht, Franzosenkrankheit, Ruhr und Krätze nur eine sehr bescheidene Rolle. Handsch selbst überlebte eine schwere Pestepidemie in Prag, aber er dokumentierte in seinen umfangreichen Aufzeichnungen keinen einzigen Fall eines Pestkranken, den er oder seine Kollegen behandelten. Wenn Patienten oder Stadtverwaltungen ihren Rat zur Vorbeugung und Bekämpfung der Pest einholten, mussten die Ärzte jedoch Stellung beziehen. Dass die Pest ansteckend war, zeigte die Erfahrung. Selbst das Aderlassblut von Pestkranken und das Wasser, in dem die Tücher gewaschen wurden, mit denen die Pestbeulen gereinigt wurden, galten zu Handschs Zeiten als höchst gefährlich.[86]

Im 16. Jahrhundert gab es bereits ein etabliertes Arsenal an Pestabwehrmaßnahmen, von Schiffsquarantänen bis zu Isolierlazaretten, die auf der Annahme eines Kontagiums gründeten, dessen Ausbreitung durch direkten Kontakt oder mit den Ausdünstungen der die Kranken man verhindern wollte. Vor allem in besonders gefährdeten Hafenstädten wie Venedig wurden solche Maßnahmen von medizinischen Laien in den Stadtverwaltungen vorangetrieben.[87]

Handsch beklagte allerdings, dass in der Bevölkerung Zweifel an der Kontagiosität der Pest verbreitet seien. Dabei, so konstatierte Handsch verständnislos, sonderten sie ihre Rinder und Schafe durchaus ab, wenn sie eine ansteckende Krankheit vermuteten. Warum verneinen diese „groben Leute" und „Tölpel" also ein *contagium* beim Menschen?[88] Es gab freilich gute Gründe für gewisse Zweifel. Manche Menschen fielen ohne jeden nachweisbaren Kontakt mit Pestkranken der Seuche zum Opfer. Das war auch unter Ärzten anerkannt; an der Universität in Padua hatte Handsch gelernt, dass Pestfieber in der Tat nicht immer nur aus Ansteckung, sondern auch aus starker innerlicher Fäulnis entspringen konnten.[89] Zudem blieben manche Menschen gesund, obwohl sie mit einem Pestkranken in enge Berührung gekommen waren. Handsch führte das gemäß anerkannter ärztlicher Lehre auf die individuelle körperliche Verfassung, das Temperament zurück, das die Menschen unterschiedlich empfänglich mache. Die Leute verwiesen dagegen Handsch zufolge auf den Willen Gottes, der manche mit der Krankheit heimsuche und andere nicht: „Es ist nichts, das die Pestilentz von eynem auf den andern komme, Got der Herr der verlest es, auf wen er will."[90]

---

86 Cod. 11183, fol. 382r.
87 Vanzan-Marchini, Mali (1995).
88 Cod. 11205, fol. 280r.
89 Cod. 11238, fol. 127v; bei der Pest im Sinne einer Infektion mit *Yersinia pestis*, gilt heute die Übertragung über Flöhe als weitaus wichtiger als die durch direkten Kontakt.
90 Cod. 11205, fol. 280r.

Verstopfungen

Die überragende Stellung von widernatürlichen Krankheitsstoffen in der damaligen Krankheitslehre war eng verknüpft mit einer hohen Wertschätzung für die Ausscheidungen. Ärzte und Laien hielten sie für die Erhaltung der Gesundheit und die Genesung von Krankheiten für unverzichtbar. Mit ihrer Hilfe befreite sich der Körper in gesunden Tagen von der exkrementellen Materie, die bei der Verkochung der Nahrung zwangsläufig anfiel; selbst in gesunden Tagen signalisierte eine verhinderte, „verstopfte" Ausscheidung somit Gefahr. Erst recht galt im Krankheitsfall die erfolgreiche Ausscheidung der Krankheitsmaterie als Voraussetzung für eine Genesung. Als „kritische" Ausscheidung wandte sie nach alter Lehre das Krankheitsgeschehen insbesondere an den sogenannten „kritischen" Tagen zum Guten, nämlich am 7., 14., 20./21. und 42. Krankheitstag.[91]

Die Ausscheidungen und ihre Wege aus dem Körper waren nach zeitgenössischem Verständnis weit vielfältiger, als wir das aus heutiger Perspektive auf den ersten Blick annehmen würden. Alleine im Kopf schenkten Ärzte wie Laien einer Reihe von Ausscheidungswegen mit je spezifischen Exkreten ihre Aufmerksamkeit. Aus der Nase lief nicht selten Schleim von unterschiedlicher Farbe und Konsistenz ab. Die Augen gaben ständig eine gewisse Feuchtigkeit ab, manchmal auch Tränen und im Krankheitsfall zuweilen auch gelbliche, dickliche Flüssigkeit. Die Ohren führten Exkremente als Ohrenschmalz nach außen. Auch eine belegte Zunge verwies auf die Ausscheidung von Unrat. Die Barbiere hatten sogar spezielle Geräte aus Eisen oder Weidenholz, mit denen sie die belegte Zunge abschaben konnten,[92] und manchmal gab Handsch ausdrückliche Anweisung, die schleimige Materie auf der Zunge eines Patienten zu entfernen.[93] Über den Mund befreiten Husten, Ausspucken und Erbrechen den Kopf, die Atemwege und den Magen von überflüssiger oder krankhafter Materie. Selbst Haare und Bart galten manchen Autoren als verfestigte Exkremente.[94]

Weitere Ausscheidungen verließen den Körper auf anderen Wegen. Über den Darm befreite sich der Körper von dem groben Unrat aus der ersten Verkochung sowie von der gelben Galle, die bei der zweiten Verkochung in der Leber entstand und über den Gallengang in den Dünndarm strömte. Mit dem Harn entleerten sich die wässrigen Überreste aus der zweiten und teilweise auch aus der dritten Verkochung. Letztere wurden aber vor allem mit der unsichtbaren Transpiration und über den Schweiß ausgeschieden. Als „Dempflöcher" bezeichnete Handsch die Poren der Haut in diesem Sinne.[95] „Er arbeitet, das i[h]m die Haut raucht", formulierte er an anderer Stelle.[96]

---

91 Sudhoff, Lehre (1929).
92 Cod. 11183, fol. 63v, „quam barbitonsor mundat ferramento"; Cod. 11205, fol. 522v, „instrumento vel ferreo vel saligno"; s. a. Widmann/Mörgeli, Bader (1996), S. 118.
93 Cod. 11205, fol. 522 und fol. 561v.
94 Ausführlicher hierzu Stolberg, Keeping the body open [2020].
95 Cod. 9671, fol. 179r.
96 Cod. 9671, fol. 164r; s. a. Stolberg, Sweat (2012).

Bei Frauen trug die Menstruation entscheidend zur Entleerung überflüssiger und schädlicher Stoffe bei. Eine „verstopfte" Monatsblutung zählte man zu den wichtigsten Krankheitsursachen überhaupt.[97] Mit großer Aufmerksamkeit und Sorge vermerkten die Frauen daher selbst kleinere Veränderungen ihrer Periode.[98] „Ire Zeit erzeigt sich, aber gehet doch nicht gar rechtschaffen, wie sie gehen solte", bekamen die Ärzte dann zu hören.[99] Bei Männern wie Frauen – auch ihnen schrieb die galenische Medizin, wie erwähnt, einen Samen zu – entleerte sich über die Genitalien Samenflüssigkeit. Manchmal traten auch unreine, unnatürlich verfärbte und übelriechende Stoffe aus, wie bei der *gonorrhoea* des Manns und beim *fluor albus*, dem verbreiteten weißlichen Ausfluss der Frau.

Wenn nötig, konnte die Natur zudem ergänzende Ausscheidungswege öffnen, vor allem in Form von Nasen- und Hämorrhoidenblutungen. Nasenbluten, so notierte sich Handsch, wirkte sich positiv auf Verstopfungen des Gehirns und Katarrhe aus.[100] Hämorrhoidenblutungen schützten den Körper vor zahlreichen Krankheiten, von Seitenstechen und Lungenentzündung bis zu Geschwüren, Furunkeln und Aussatz und sie entfalteten auch bei Nierenleiden günstige Wirkungen.[101] Der Arzt durfte die Blutungen daher nur aus sehr dringenden Gründen zu stillen versuchen. Schon viele, deren Hämorrhoidenblutungen zur Unzeit behandelt wurden, so Handsch, seien bald darauf krank geworden.[102]

Der Mythos vom Säfteungleichgewicht

Es ist ein differenziertes, für den heutigen Leser auf den ersten Blick befremdliches, in mancher Hinsicht aber auch sehr anschauliches und erfahrungsnahes medizinisches Weltbild, das uns hier begegnet. Mit jener viel beschworenen Lehre von einem Säfte- und/oder Qualitätenungleichgewicht im Körper, die angeblich den Kern der frühneuzeitlichen Krankheitslehre bildete, soviel sollte deutlich geworden sein, haben die bislang vorgestellten Erklärungselemente dagegen nur wenig gemein.

Um Missverständnisse zu vermeiden, gilt es hier zu differenzieren. Das Temperament und die körperliche Verfasstheit des Einzelnen waren nach Überzeugung von Ärzten und Laien in der Tat durch die je spezifische, individuelle Mischung der Säfte- und Qualitäten im Körper geprägt. Der Arzt tat gut daran, diese individuelle Verfasstheit in seine diagnostischen und therapeutischen Überlegungen einzubeziehen.

---

97 Siehe unten das Kapitel „Gestörte Monatsblutung".
98 Der Begriff „Periode" („periodus") war bereits gebräuchlich, bezog sich jedoch auf die regelmäßige Wiederkehr (Cod. 11205, fol. 454r, „quoties venit periodus"; ebd., fol. 455v, fol. 457v und fol. 633v, „servent periodum"; Cod. 11183, fol. 392v).
99 Cod. 11183, fol. 139r, zit.; ähnlich ebd., fol. 10v.
100 Cod. 11210, fol. 65r.
101 Cod. 11210, fol. 66r.
102 Cod. 11210, fol. 66r.

Krankheiten aber wurden fast nie als graduelle Abweichungen von einem idealen Gleichgewichtszustand im Körper gedeutet. Krankheiten waren in ihrem Kern etwas dem Körper Äußerliches und in den meisten Fällen eng an körperfremde, unzureichend assimilierte oder verdorbene Stoffe gebunden. Die erfolgreiche Behandlung musste folgerichtig darauf zielen, den Körper zu reinigen, ihn von dem Unrat zu befreien – und nicht etwa darauf, ein ideales Säfte- und Qualitätengleichgewicht wiederherzustellen.

Nur vereinzelt finden wir in Quellen zur konkreten, alltäglichen ärztlichen Praxis zumindest gewisse Anklänge an die Lehre von der Krankheitsentstehung durch ein Säfteungleichgewicht. Gelegentlich vermuteten die Ärzte eine krankhafte Anhäufung eines der vier natürlichen Säfte als Krankheitsursache. Bei genauerer Betrachtung zeigt sich in solchen Fällen allerdings regelmäßig, dass es nicht um dessen Anhäufung im Körper insgesamt ging, sondern um eine übermäßige Ansammlung in einem bestimmten Organ oder Körperteil. Außerdem vermuteten die Ärzte meist zugleich eine krankhafte Veränderung des körpereigenen Saftes. Dieser war damit gerade nicht mehr „natürlich". „Die Gall ist im in Magen gangen", heißt es bei Handsch in solchen Fällen,[103] oder: „Ein dicke Galle steckt i[h]m im Magen."[104] „Er hat ein dicke Gallen im Magen, die macht im Brunst, Hitz und Unlust zum essen", bekam der Patient eines anderen Heilkundigen zu hören."[105] „Die Gall ist verterbt, das sie der Lebern nicht mehr dienen kan, verterbt die Leber und das Geblütt," erklärte ein paracelsistischer Arzt dem kranken Tucher.[106] Ganz offensichtlich ging es hier nicht um ein bloßes quantitatives Missverhältnis zwischen der gelben Galle und den übrigen natürlichen Säften, sondern um lokale Prozesse und/oder qualitative Veränderungen.

Gewisse Überschneidungen zwischen den eben skizzierten, handlungsleitenden ärztlichen Erklärungsmodellen einerseits und der überkommenen Gleichgewichtslehre andererseits finden sich am ehesten im Konzept der *intemperies*, also der Annahme eines Übermaßes von ein oder zwei primären Qualitäten. Die Ärzte wandten diese Lehre in ihrer Erklärung des Krankheitsgeschehens so gut wie nie auf den Körper insgesamt an. Zuweilen brachten sie jedoch eine *intemperies* einzelner Organe ins Spiel. Das wurde auch an den Universitäten so gelehrt. Als Student in Padua besuchte Handsch gleich zweimal Bassiano Landis Vorlesung zu Galens *Ars medica* und füllte rund 200 Seiten mit dessen Erläuterungen zu den Zeichen der unterschiedlichen Formen von *intemperies* in den einzelnen Organen, vom Gehirn bis zu den Genitalien. Landi erörterte eingehend, wie beispielsweise eine heiße, kalte, trockene oder feuchte

---

[103] Cod. 11206, fol. 177r.
[104] Cod. 11206, fol. 28r.
[105] Cod. 11206, fol. 23r.
[106] Cod. 11206, foll. 15r-v.

Leber aus deren gestörter Funktion und den begleitenden Krankheitssymptomen erkennbar war.[107]

In den hier untersuchten Quellen zur ärztlichen Praxis spielten die meisten dieser unterschiedlichen *intemperies* einzelner Organe jedoch keine Rolle. Nur zwei Abweichungen von dem ideal gedachten Qualitätengleichgewicht des betreffenden Organs begegnen uns auch in Handschs Aufzeichnungen und anderen praxisnahen Quellen immer wieder, nämlich ein kalter Magen und eine heiße Leber. So erklärte der kranke Adam Bohdanski, er habe einen „kalten Magen" („frigidum stomachum") und forderte Handsch auf, ihm äußerlich eine – offenbar wärmende und stärkende – Magensalbe aufzutragen.[108] Dem fieberkranken Johann Georg erklärte ein italienischer Arzt andererseits, seine Leber sei überhitzt und die gleiche Hitze habe auch sein Geblüt erfasst und das Fieber hervorgerufen.[109] Selbst in solchen Fällen bleibt aber fraglich, inwieweit die *intemperies* des Organs aus ärztlicher Sicht den Krankheitsprozess verursachte und inwieweit ihrerseits sie bereits als eine sekundäre Folgeerscheinung galt: War der Magen zu kühl und konnte deshalb die Nahrung nicht ausreichend verkochen und sammelte Schleim an, oder kühlte der Schleim seinerseits den Magen ab, sodass er die Nahrung nicht mehr ausreichend verkochen konnte, oder verstärkten sich beide Faktoren gegenseitig? Ein kalter Magen schloss eine heiße Leber nicht aus. Eine heiße *intemperies* der Leber konnte nach ärztlicher Einschätzung ihrerseits auch bereits auf eine unzureichende Verkochung der Nahrung im Magen verweisen, woraufhin zäher Schleim die Leber verstopfte, verdarb und Hitze freisetzte. Die Ärzte beobachteten sogar recht oft, dass beide gemeinsam auftraten, was die Behandlung erschwerte. „Es ist ein schwer Ding, der Magen ist kalt, die Leber ist hitzig", konnte der Arzt in diesem Fall sagen, „gibt man hitzend Ding dem Magen, so schadet es der Leber".[110] „Ich habe ein bösen kalten Magen, und ein hitzige Leber, und vil Feuchtigkeit sc[ilicet] Überflüssigkeit", zitierte Handsch einen kranken Kanzlisten, der so seinerseits vermutlich die Diagnose eines anderen Arztes wiedergab.[111]

In ihrer Gesamtheit unterschieden sich somit die Erklärungsmodelle, die den von mir untersuchten Quellen zufolge die alltägliche ärztliche Praxis prägten, markant von der Krankheitslehre, die nach Handschs Paduaner Aufzeichnungen an den Universitäten gelehrt wurde. Die meisten der genannten Erklärungselemente, allen voran die Lehre von einer widernatürlichen Krankheitsmaterie, einer *materia peccans*, finden sich zwar mehr oder weniger ausführlich und explizit auch in den Schriften von Galen und Avicenna, doch in der Deutung von und im alltäglichen Umgang mit konkreten Krankheitsfällen war ihr Gewicht um Welten größer.

---

107 Cod. 11224, „Dictata in artem parvam Galeni"; weitere Notizen zu einer Vorlesung Landis zur *Ars parva sind* aus der Feder von Johannes Brünsterer überliefert (Universitätsbibliothek Erlangen, Ms. 909, foll. 224–228).
108 Cod. 11183, fol. 96r und fol. 98v.
109 Cod. 11206, fol. 23v.
110 Cod. 11205, fol. 195r.
111 Cod. 11206, fol. 23r.

An diesem Punkt stellt sich natürlich die Frage, inwieweit meine Quellen solche verallgemeinernden Aussagen erlauben. Man könnte zum einen kritisch einwenden, dass die Konzepte, die Handsch und die Prager und Innsbrucker Ärzte in seinem Umfeld in ihrer Praxis anwandten, womöglich eine spezifische, lokale Ausprägung der damaligen ärztlichen Praxis darstellten. Zum anderen könnte man monieren, dass ich mich stark auf die Formulierungen stütze, die die Ärzte zur Erklärung des Krankheitsgeschehens gegenüber Laien für geeignet hielten. Die Ärzte könnten hier zu Erklärungen und Bildern gegriffen haben, die weniger ihren eigenen Vorstellungen entsprangen, als dem Wunsch, ja, der Notwendigkeit sich den Patienten und ihren Angehörigen gegenüber in einer Weise auszudrücken, die für diese verständlich und nachvollziehbar war.

Vor allem Letzteres ist ein gewichtiger Einwand. Die Ärzte in Handschs Umfeld und er selbst bemühten sich in der Tat, sich den Kranken verständlich zu machen; wir werden darauf zurückkommen. Ich werde weiter unten sogar die These vertreten, dass Bilder der Unreinheit und des Unrats im Körper und von dessen notwendiger Entleerung und Reinigung auch deshalb eine zentrale Rolle in der ärztlichen Praxis spielten, weil sie den Erwartungen, Vorstellungen und körperlichen Erfahrungen der Patienten in besonderem Maße entgegenkamen. Ein Vergleich mit anderen praxisnahen Quellen aus jener Zeit macht jedoch deutlich, dass Ärzte sich auch an anderen Orten in der alltäglichen Diagnose und Behandlung von Krankheiten in ganz ähnlicher Weise der beschriebenen Konzepte und Bilder bedienten und zwar auch dann wenn sie auf Latein schrieben und nicht mit Patienten und Angehörigen kommunizierten.

Eindrucksvoll lässt sich das anhand des Praxisjournals des Zwickauer Stadtarztes Hiob Finzel verfolgen.[112] Von 1572 bis 1588 verzeichnete er für rund 4.000 Patienten sein diagnostisches Urteil. Es war in den meisten Fällen sehr knapp gehalten. Finzel beschränkte sich zumeist auf eine oder maximal zwei Diagnosen, die im skizzierten kausalanalytischen Sinn auf die Identifizierung der Krankheitsprozesse im Körperinneren zielten.[113] Typische Beispiele sind, in deutscher Übersetzung, „Verstopfung der Mesenterialvenen mit Fieberhitzen", „Rohheit aus einer Verstopfung", „Katarrh zum Ischias", „Magenschwäche mit Katarrh" oder „Gebärmuttererstickung und weißer Ausfluss". In rund 500 Fällen war Finzels Hauptdiagnose eine *cruditas*, also eine rohe, unverkochte Materie. In etwa 160 Fällen schloss er auf einen kalten und/oder schwachen Magen, teilweise verbunden mit einer *cruditas* oder mit der Annahme einer Verstopfung der Mesenterialvenen oder der Leber. Die Gesamtzahl der Kranken, bei denen er eine solche Verstopfung der Mesenterialvenen, der Leber oder seltener auch der Milz vermutete, belief sich auf rund 160. Bei rund 70 Patienten schloss er auf eine heiße Leber, teilweise in Verbindung mit einem kalten Magen. In einem Dutzend

---

112 Eine ausführliche Charakterisierung und Untersuchung des Journals unternimmt Stolberg, A sixteenth-century physician (2019).
113 Die Gesamtzahl der Diagnosen ist damit deutlich höher als die der betreffenden Patienten.

Fällen hielt er das Blut für verbrannt. Bei gut 100 Patienten erkannte er auf einen Katarrh, offenbar im Sinne einer lokalen Absiedlung von Krankheitsmaterie, im Kopfbereich, in der Brust, im Arm, im Rücken, im Becken oder auch im Fuß. Rund 145 Patienten mit *pleuresia*, Blasen- und Nierensteinen, Husten oder *podagra* dürfen in einem weiteren Sinne wohl ebenfalls zu dieser Gruppe gerechnet werden, bei der er eine lokale Ansammlung von roher, krankhafter Materie unterstellte. Die beiden häufigsten, meist nicht näher spezifizierten Diagnosen waren mit über 1.000 Fällen die Gebärmuttererstickung, die damals vor allem auf schädliche Dämpfe zurückgeführt wurde, die von verdorbenem Menstrualblut oder weiblichem Samen aufstiegen, sowie die gut 500 Fälle von Fieberkrankheiten, die in der gelehrten Medizintheorie eng mit der Vorstellung einer fremden Hitze assoziiert waren. Nur zweimal befand Finzel dagegen ausdrücklich auf eine *intemperies*, nämlich einmal eine heiße *intemperies* der Leber und einmal eine nicht näher spezifizierte heiße *intemperies* bei einem Patienten mit Rotlauf am Fuß. In zwei weiteren Fällen diagnostizierte er eine *plethora*, also eine Überfülle an Blut, beziehungsweise (als Ursache einer Epilepsie) eine *plenitudo*, wobei schon seine Begriffe deutlich machen, dass es selbst hier nicht um das Verhältnis der vier natürlichen Säfte untereinander, sondern um eine Missverhältnis zum verfügbaren Raum im Körper und konkret in den Gefäßen ging. Finzel studierte in Wittenberg und Jena. Er bewegte sich in einem ganz anderen akademischen und sozialen Kontext als Handsch, doch seine diagnostischen Kategorien und damit sein Verständnis der Krankheitsprozesse stimmten sehr weitgehend mit den von Handsch dokumentierten überein.

Eine systematische Untersuchung der handlungsleitenden Konzepte in gedruckten Sammlungen von medizinischen *observationes* bleibt noch zu leisten. Schon der kursorische Blick auf Blick auf die Konzepte und Bilder, derer sich deren Autoren bedienten, führt jedoch zu ganz ähnlichen Ergebnissen.[114] Auch hier spielte die Vorstellung von einem Ungleichgewicht der Säfte und Qualitäten nur eine marginale Rolle und, wenn überhaupt, dann in Bezug auf einzelne Organe oder Körperteile, nicht auf den Körper insgesamt. Die Autoren publizierter Fallgeschichten vermuteten allenfalls, so mein bisheriger, durch quantifizierende Analysen noch zu überprüfender Eindruck, häufiger als in den Quellen aus Handschs Umfeld und in Finzels Journal überliefert, eine *intemperies* einzelner Organe. Auch sie führten jedoch die meisten Krankheiten letztlich auf rohe, schleimige, verdorbene, faulige, scharfe oder in anderer Weise krankhafte Materien zurück, die sich im Geblüt verteilten oder an einzelnen Orten im Körper ansammelten. Und auch sie verknüpften dieses Konzept in der beschriebenen Weise mit den Gefahren einer Verstopfung von Gefäßen und Organen und einer behinderten oder gänzlich unterbrochenen Ausscheidung.[115]

---

114 Beispielsweise Foreest, Curationum (1603–1606).
115 Zu einem ähnlichen Befund gelangte Gianna Pomata (Pomata, Promessa (1994)) für das frühneuzeitliche Bologna. Im 18. Jahrhundert spielten „Verstopfungen" weiterhin eine zentrale Rolle, nicht nur bei Vertretern mechanistischer Theorien, sondern auch bei den Stahlianern, so in den Fallge-

Nicht zuletzt belegt die verbreitete Wertschätzung der Ärzte für die Autopsie von verstorbenen Patienten als wichtige Erkenntnisquelle die Wirkmacht dieser Lehre, denn für den postmortalen Nachweis eines gestörten Säfte- oder Qualitätengleichgewichts taugte die Autopsie nicht. Wir werden noch ausführlich darauf zurückkommen.[116]

---

schichten der Patientinnen des – stark von Georg Ernst Stahl beeinflussten – Eisenacher Arztes Johann Storch (Duden, Geschichte (1987)).
116 Vgl. das Kapitel zu den Autopsien.

Äußere Krankheitsursachen

Für das Verständnis, die Diagnose und die Behandlung von Krankheiten war es in der ärztlichen Praxis entscheidend, die Krankheitsursachen im Körperinneren zu identifizieren, allen voran die Natur und den Ort des jeweiligen Krankheitsstoffs. Die zeitgenössische ärztliche Medizin schenkte ergänzend aber auch äußeren, krankheitsauslösenden und -fördernden Krankheitsursachen große Beachtung. Sie halfen verstehen, was den Krankheitsprozess im Körperinneren überhaupt in Gang setzte. Insbesondere bei chronischen Leiden war der Keim für eine Erkrankung eines Glieds oder Körperteils oft schon aus früherer Zeit, ja, womöglich von Geburt an angelegt, wie man glaubte. Wenn dann aber, in Handschs Worten, „Unordnung" dazukam, „es sei mit Essen, Trincken, Zorn, Harm, Bekummernuß, oder anderen Zufellen" wurde die Krankheit manifest.[1] Die Patienten und ihre Angehörigen forderten, nach Handschs Erfahrung, ihrerseits eine solche Erklärung. Sie wollten vom Arzt wissen, woher die Krankheit kam und äußerten ihre eigenen Vermutungen, wie: „Er hat es gessen, aber [oder, M.S.] getruncken", oder „auf Hitz gehling [jäh, M.S.] getruncken, das er der Leber geschadet". Es sei „ym aus Schrecken kommen" oder auch er habe „eyn böse Spur ubergangen", oder man habe „es ym gethan".[2]

Umwelt und Lebensweise

Eine Schlüsselrolle in der Krankheitsentstehung schrieben die Ärzte Einflüssen aus der Umwelt und der individuellen Lebensweise zu. Der damals weithin anerkannten Lehre von den sogenannten sechs „nicht-natürlichen Dingen" oder *res non naturales* zufolge waren es konkret sechs mit den individuellen Lebensumständen verknüpfte Faktoren, in denen die Ärzte die Auslöser oder „ersten Ursachen" von Krankheiten sahen: Luft und Wohnort, Essen und Trinken, Schlaf und Ruhe, Anstrengung und Muße, die Seelenaffekte und die Ausscheidungen. Wir werden im Kapitel über die Diätetik auf sie zurückkommen, denn ihre gesundheitsgerechte Gestaltung war entscheidend für das ärztliche Bemühen, die Menschen vor Krankheiten zu schützen und im Krankheitsfall ihre Genesung zu fördern.

Den Einfluss der Luft und des Wohnorts auf die menschliche Gesundheit hatte schon die berühmte hippokratische Schrift *De aere, aquis et locis* mit Nachdruck hervorgehoben. Das Werk kam im 16. Jahrhundert in diversen griechischen und lateinischen Ausgaben in den Druck.[3] Die Qualität der Luft, so lernte Handsch als Student in Padua, war insbesondere deshalb von großer Bedeutung, weil die Luft zur Herstellung der Lebens- und Seelengeister beitrug und somit deren Qualität maß-

---

1 Cod. 11206, fol. 125r.
2 Cod. 11205, fol. 425v.
3 Hippokrates, De aere (1529).

geblich beeinflusste. Gesunde Luft war klar, fein und frei beweglich. Neblig-trübe und verdorbene Luft und Dünste, insbesondere aus Sümpfen, Kloaken und Grabkammern, galten dagegen als wichtige Ursachen von individuellen Erkrankungen und Seuchen.[4] Auch manche Berufe, im Bergbau und in der Metallverarbeitung vor allem, setzten den Körper schädlicher, giftiger Luft aus. Wenn ein Goldschmied erkrankte, lag es nach Handschs Aufzeichnungen nahe zu sagen: „Yr habt eucht mit dem Übergulden verterbt, denn solchs ist sorglich wegen des Quecksilbers", oder im Fall eines kranken Färbers: „Yr habt euch mit dem Ferben verterbt, das euch der Dampff vom Kessel ynns Maul gangen".[5]

Die überragende Bedeutung der aufgenommenen Nahrung für die Gesundheit ergab sich schon aus der Notwendigkeit, diese zu verkochen und zu assimilieren. Überreichliche Nahrungsaufnahme und der Genuss von roher, kühler, schleimiger oder aus anderen Gründen schwer verkochbarer Nahrung überforderten den Magen und die Lebenswärme und führten zur Ansammlung von schleimiger, potentiell krankmachender Materie. „Er hat sich übergessen. Den Magen überladen", konnte der Arzt in solchen Fällen sagen,[6] oder: „Kalt Speiß essen macht ein ungeschickten Magen."[7] Auf Nachfrage konnte er genauer erläutern, die betreffende Krankheit komme aus „Unordnung ynn Essen und Trincken, und sonderlichen ym Trincken", wodurch sich im Laufe der Zeit „böse Feuchtikeiten" angesammelt und sich schließlich wie ein überlaufender Teich in den Körper ergossen hätten.[8] Manche Nahrungsmittel und Getränke – Rotwein vor allem – galten wiederum als erhitzend und konnten so die Wirkungen der körperfremden Fieberhitze verstärken. Das Blut sei „erhitzt, entzundt, verbrennet, verterbet, auß überflüssigem Trincken" konnte der Arzt dann erklären.[9]

Körperliche Anstrengung und Bewegung im rechten Maß stärkte erfahrungsgemäß die Glieder und kräftigte die natürliche Lebenswärme, die daraufhin die Nahrung wirksamer zu gutem, kräftigendem Blut verkochte. Zudem regte die körperliche Bewegung die Lebensgeister an, die Poren der Haut öffneten sich und die Transpiration wurde vermehrt.[10]

Im Schlaf konnte sich die Lebenswärme ganz auf die Verkochung der Nahrung konzentrieren.[11] „Der Schlaff hillfft zur Dewung", heißt es bei Handsch in diesem Sinne kurz und bündig.[12] Zudem fanden die Verstandesvermögen („facultates animales") im Schlaf Ruhe. Mangelnder Schlaf schwächte dagegen die Sinnes- und Verstandesver-

---

4 Cod. 11210, fol. 43v.
5 Cod. 11205, fol. 192r.
6 Cod. 11206, fol. 171r.
7 Cod. 11206, fol. 172r.
8 Cod. 11206, fol. 119r.
9 Cod. 11206, fol. 185v.
10 Cod. 11210, fol. 50v.
11 Cod. 11210, fol. 52r.
12 Cod. 11206, fol. 185r.

mögen und ließ rohe Materie („cruditatem") entstehen. Selbst Delir und Raserei („phrenesis") konnten die Folge sein.[13]

Eine Sonderstellung kam den Ausscheidungen zu.[14] Sie nahmen in der Abhandlung der *res non naturales* oft den größten Raum ein und das Gleiche gilt für Handschs studentische Aufzeichnungen zu dem Thema.[15] Ein „großes, nützliches und notwendiges Kapitel" sei das, bemerkte er einleitend.[16] Allerdings waren die Ausscheidungen im Gegensatz zu den übrigen *res non naturales* nur sehr begrenzt der menschlichen Kontrolle unterworfen. Der Mensch konnte sie nur mittelbar über andere *res naturales* beeinflussen, vor allem über Nahrung und Bewegung, direkt aber nur durch die Gabe von Arzneien.

Den Emotionen beziehungsweise, in zeitgenössischer gelehrter Begrifflichkeit, den Seelenaffekten („affectus animi") oder Seelenzufällen („accidentia animae") schrieben Ärzte wie Laien damals großen und unmittelbaren Einfluss auf Körper und Gesundheit zu.[17] Die Laien sagten nach Handschs Erfahrung oft, Kümmernis, Trauer oder Ängste hätten sie geschwächt.[18] Wenn die Kranken, wie so oft, die Ursache ihres Leidens wissen wollten, konnte der Arzt daher kaum falsch liegen, wenn er sagte: „Yr habt es zum ersten Mal aus Bekummernus und Anfechtungen aber [oder, M.S.] Erschrecken erwecket."[19]

Die vormoderne Affektenlehre deutete die Emotionen in hohem Maße als körperliche Phänomene. Umgekehrt konnten denn auch Emotionen wiederum aus der körperlichen Verfassung resultieren und diese spiegeln.[20] Handschs Paduaner Aufzeichnungen hierzu geben die zeitgenössische Lehrmeinung mit kleineren Variationen gut wieder. Bei der Angst, so die gängige und von Handsch übernommene Deutung, zogen sich Lebenswärme, Blut und Lebensgeister ins Körperinnere zurück. Die Extremitäten und die Haut wurden kalt, der Puls war schwach und manchmal wurde das „Rückhaltevermögen", die *facultas retentiva* durch den Mangel an Lebenswärme so geschwächt, dass die Betroffenen Harn und Stuhl nicht halten konnten.[21] Daher komme die Redensart: „Er hat sich vor Furcht beschissen unnd beseicht",[22] fügte Handsch später in anderer Feder hinzu. Die Scham, war eine leichtere Form der Furcht. Wie bei der Furcht zog sich die Wärme zunächst ins Innere zurück, wurde aber dann wieder in die Gegenrichtung geschickt, so dass sich die Wangen röteten.[23]

---

13 Cod. 11210, fol. 52v.
14 Vgl. zum Folgenden auch Stolberg, Keeping the body open (2020).
15 Cod. 11210, foll. 53v-67v.
16 Cod. 11210, fol. 53v.
17 Vgl. Stolberg, Zorn (2005); ders., Emotions (2019).
18 Cod. 11205, fol. 542r.
19 Cod. 11205, fol. 434r.
20 Argenterio, De morbis (1556), S. 218.
21 Cod. 11210, fol. 68r.
22 Cod. 11210, fol. 68r.
23 Cod. 11210, fol. 68v.

Beim Zorn ergoss sich sehr heißes Blut ins Herz und entsprechend heiß waren die Lebensgeister, die vom Herzen aus in den übrigen Körper strömten und ihn erhitzten,[24] schlimmstenfalls mit krankhaften Folgen. „Sein Kranckheit kompt im von Unmutt", mochte der Arzt dann sagen. Bei der Freude strömten ebenfalls die Lebensgeister nach außen, im Extremfall so rasch und heftig, dass der Mensch auf der Stelle tot umfiel.[25]

Bei Traurigkeit wurde das Herz beengt. Infolgedessen erzeugte es trübe, dunkle, unzureichend verfeinerte Lebensgeister, die vom Herz aus ins Gehirn gelangten und dort traurige Gedanken hervorriefen.[26] Damit deuten Handschs Aufzeichnungen an, was manche zeitgenössische Autoren ausführlicher darlegten: Traurigkeit war nicht nur Ursache, sondern manchmal auch Folge von körperlichen Veränderungen, die die Lebensgeister veränderten.[27] Trauer, Furcht und Angst konnten, Handschs Notizen zufolge, gleichermaßen tödliche Folgen zeitigen, weil das Herz buchstäblich erstickt wurde.[28] Andere zeitgenössische Schriften legten das ausführlicher dar. Sie assoziierten nicht nur die Furcht, sondern auch die Angst verbreitet mit einer konkreten – und auch heute noch nachvollziehbaren – körperlichen Empfindung von Enge und Druck in der Brust, um das Herz herum. Im deutschen Wort „Angst" ist diese Verbindung bis heute greifbar: „Angst" leitet sich vom lateinischen „angustia" („Enge") oder „angustus" („eng") ab. Dieses Enge- und Bedrückungsgefühl bestärkte die Vorstellung, dass sich Blut und Lebensgeister aus dem übrigen Körper zurückzogen und sich im begrenzten Raum des Herzens und seiner Umgebung ansammelten. So eng war die Verbindung von Angst und Engegefühl damals, dass Ärzte wie Laien manchmal auch von „Angst" oder „Bangigkeit" sprachen, wenn sie offensichtlich nicht eine Emotion, sondern die Art von körperlichem Enge- und Druckgefühl beschreiben wollten, wie es beispielsweise bei der Wassersucht auftreten konnte.[29]

Mond, Sterne und Jahreszeiten

Die Astrologie war ein wichtiges Teilgebiet der frühneuzeitlichen Naturforschung und gelehrte Ärzte spielten eine wichtige Rolle in ihr.[30] Die medizinische Astrologie hatte eine lange Tradition. Auf antiken Vorbildern gründend, schrieb die mittelalterliche Medizin den Sternen und Planeten großen Einfluss auf die Gesundheit und auf das menschliche Leben insgesamt zu. „Durch Erfarnus weiß ich, das das Werck eines Artzets one Betrachtung des Gstirns unvolkommen ist", erklärte der Züricher Stadtarzt

---

24 Cod. 11210, fol. 68v.
25 Cod. 11210, fol. 68v.
26 Cod. 11210, fol. 68r.
27 Vives, Passions (1543), S. 95.
28 Cod. 11210, fol. 68v.
29 Cod. 11206, fol. 15r.
30 Vgl. beispielsweise die ausführliche astromedizinische Vorlesung von Georg Tannstetter im Jahr 1531 (Tannstetter, Artificium (2006)).

Christoph Clauser.³¹ Allerdings gab es unter den Gelehrten der Renaissance eine lebhafte Diskussion über den Status und die Reichweite astrologischer Prognosen. Die Behauptung mancher Astrologen, die Planeten bestimmten ganz konkret das zukünftige Geschehen auf der Erde und das Leben des Einzelnen, stieß nicht zuletzt aus religiösen Gründen auf Widerstand. Eine solche Vorherbestimmung schien den Kritikern nicht mit der göttlichen Allmacht vereinbar. Weniger problematisch und damit leichter vertretbar war die Annahme, dass die Sterne die von Gott bestimmte Zukunft lediglich anzeigten, auch wenn sich dann immer noch die Frage nach der Rolle des menschlichen Willens stellte, der womöglich auch ein sündhaftes Verhalten und ein Wirken gegen den von den Sternen angezeigten, göttlichen Plan ermöglichte.³²

Die Astrologie spielte im 16. Jahrhundert auch in der Laienwelt eine beachtliche Rolle. In den höheren Schichten waren sogenannte Nativitäten sehr populär, die aus Zeit und Ort der Geburt eines Individuums dessen Lebensgang vorhersagten, einschließlich der Gefahren für die Gesundheit.³³ Vor allem wohlhabende Zeitgenossen, bis hin zu Königen und Fürsten, gaben solche Nativitäten gegen gutes Geld in Auftrag.³⁴ Astrologische Kalender gehörten zu den auch in der breiten Bevölkerung am meisten verbreiteten Druckerzeugnissen. Ihnen konnte der Leser entnehmen, welche Tage, aufgrund der dann jeweils herrschenden Konstellation, für bestimmte Tätigkeiten wie Aussaat und Ernte, aber auch Aderlass, Schröpfen und andere medizinische Verrichtungen günstig waren.³⁵

Manche Ärzte scheinen sich ein beachtliches Zubrot verdient zu haben, indem sie Jahr für Jahr einen astrologischen Kalender für ihre Heimatstadt oder -region anfertigten oder für wohlhabende Individuen eine astrologische Prognose erstellten.³⁶ Beides erforderte ausgedehnte Kenntnisse und beachtliche mathematische Fertigkeiten. Es gab allgemeine astronomische Tafeln, denen der Lauf der Planeten zu entnehmen war. Der Umgang mit ihnen wollte jedoch gelernt sein. Zudem mussten die Berechnungen dann jeweils an den betreffenden Ort angepasst werden, an dem die Betroffenen geboren waren beziehungsweise für den der Kalender gelten sollte.³⁷

Einige Ärzte erlangten als Astrologen Berühmtheit. Girolamo Cardano ist ein bekanntes Beispiel.³⁸ In der Praxis der meisten Ärzte spielte die Astrologie dagegen, soweit aus den überlieferten Quellen erkennbar ist, nur eine sehr bescheidene Rolle. In den zahlreichen medizinischen Fallgeschichten etwa, die damals veröffentlicht

---

31 Nach Wehrli, Clauser (1924), S. 94 f.
32 Kusukawa, Aspectio (1993); Brosseder, Bann (2004).
33 Eine beispielhafte Analyse einer Nativität aus der Mitte des 17. Jahrhunderts bietet Miller, Astrological diagnosis (1953).
34 Bauer, Rolle (1989).
35 Herbst, Arzt (2019).
36 So schickte beispielsweise in den 1490er Jahren Johann Roman Wonnecker der Basler Obrigkeit den „Almanach", den er der Ordnung entsprechend erstellt habe (www.aerztebriefe.de/id/00038998, T. Walter).
37 Beispielsweise Melhofer, Lasstafel (1543).
38 Grafton, Cardano's cosmos (1999); Siraisi, Clock (1997).

wurden, wurden Planetenkonstellationen nur selten erwähnt. Die ausgedehnte astrologische Praxis, die im England des ausgehenden 16. und frühen 17. Jahrhundert John Napier und Simon Forman führten – sie legten ihrer Diagnose die Planetenkonstellation zum Zeitpunkt der Konsultation zu Grunde – war eine Ausnahmeerscheinung. Napier und Forman waren zudem gebildete Laien, keine studierten Ärzte.[39] Ein *doctor medicinae* mit einer vergleichbar umfangreichen astrologischen Praxis ist für die hier untersuchte Zeit bislang nicht bekannt, weder aus England, noch aus dem deutschsprachigen Raum.[40]

Handschs Notizbücher weisen in die gleiche Richtung. Für die ärztliche Praxis in seinem Prager und Innsbrucker Umfeld war die Astrologie von randständiger Bedeutung. Der Einfluss von Planetenkonstellationen wird in seinen Notizbüchern nur in einer Handvoll Einträgen ausdrücklich thematisiert und selbst hier handelt es sich teilweise um bloße Exzerpte aus den Werken anderer.[41] Menschen, bei denen im sechsten der zwölf Häuser der klassischen Nativität Venus und Mars stünden, ragten in der Medizin heraus, notierte er in seiner Sammlung poetischer *loci communes*, ohne seine Quelle zu benennen.[42] Drei Vorhersagen eines Astrologen für seinen Mentor Gallo hätten sich tatsächlich bewahrheitet, bemerkte er an anderer Stelle, nämlich dass Gallo lange und unnütze Reisen machen werde, dass er sich vor Dienstboten in Acht nehmen müsse – einer von ihnen machte sich mit 15 Talern aus dem Staub – und dass seine Frau ein Kind erwarten und eine Fehlgeburt erleiden werde.[43] In anderen Einträgen kommt dagegen Skepsis zum Ausdruck. Je mehr man zum Astrologen werde, desto mehr wende man sich von Hippokrates ab, entnahm Handsch seiner Lektüre der Briefe Giovanni Manardis (1462–1536),[44] und er wusste von der damals breit rezipierten Fundamentalkritik des Pico della Mirandola (1463–1494).[45] Ausführlich gab Handsch auch die Antwort des Astrologen und Arztes Winkelmann auf seine Frage wieder, ob die Astrologie für die medizinische Praxis nützlich sein. Winkelmann habe ihm im Vertrauen gestanden, dass er seine Zeit damit nur verschwendet habe. Wenn andere die Astrologie verteidigten, dann deshalb, weil sie nicht zugeben wolten, dass all ihre Mühen vergeblich gewesen seien. Die Astrologie trage nichts zur Medizin bei, war Handschs nüchternes Fazit.[46]

---

39 Zu Forman und Napier vgl. MacDonald, Mystical Bedlam (1981); Traister, Notorious astrological physician (2001); Kassell, Medicine (2005); s. a. https://casebooks.lib.cam.ac.uk/.
40 Zu den ausgedehnten astrologischen Aktivitäten von Johannes Magirus, der um 1650 in Berlin und Zerbst praktizierte, siehe Schlegelmilch, Ärztliche Praxis (2018).
41 Cod. 11240, foll. 83v-85r, Exzerpte aus Gaudenzio Merulas *Opus memorabilium*, zur Astrologie ebd., fol. 85r; vgl. Merula, Memorabilium (1556).
42 Cod. 9821, fol. 259v.
43 Cod. 11205, fol. 191v.
44 Cod. 11200, fol. 126r, mit Verweis auf Manardi, Epistolae (1557), S. 603 (Buch 15, 5. Brief); Cod. 11205, fol. 9r und fol. 564v.
45 Cod. 9666, fol. 114r-115r.
46 Cod. 11205, foll. 253r-v; Winkelmann konnte ich bislang nicht identifizieren.

Handschs umfangreiche Notizen zu den zahlreichen Patienten, die seine ärztlichen Kollegen und er selbst über Jahre behandelten, erlauben es, die Stellung der Astrologie in der alltäglichen ärztlichen Praxis weiter zu präzisieren. Die Ärzte in Handschs Umfeld, so machen sie deutlich, schenkten im Wesentlichen nur einem einzigen „Planeten" anhaltende Beachtung: dem Mond. Er stand weit größer als die anderen Planeten am Himmel und sein Einfluss auf die sublunare Welt war schon im Blick auf Ebbe und Flut unbestritten. Allenfalls berücksichtigten die Ärzte ergänzend den zusätzlichen Einfluss von Sternzeichen oder Planeten. So erklärte Mattioli den Aderlass für besonders nützlich, wenn der Mond in einem feuchten Sternzeichen stand.[47] Die Einwirkung des Monds auf Körper und Krankheitsverläufe glaubten die Ärzte aus der Erfahrung zu kennen und sie war auch Laien vertraut. So beobachtete man, dass der Kropf, an dem die Tochter des Heinrich Hirschperger seit einigen Jahren litt, bei zunehmendem Mond anschwoll und bei abnehmendem Mond wieder zurückging.[48] Einer Mutter fiel auf, dass ihr Sohn seine merkwürdigen Anfälle – er wurde bleich, schrie und bewegte die rechte Hand, ohne ein Wort zu sagen – jeweils bei Neumond, Vollmond und Halbmond hatte.[49] Die Tochter des Herrn von Gendorf nahm zum Mondwechsel, wenn der Mond „im Bruch" war, wie man damals auch sagte, zur Vorbeugung gegen epileptische Anfäle regelmäßig Arzneien ein.[50] Sie wusste aus Erfahrung, dass sich ihr Zustand dann verschlechterte.[51] Dass die Epilepsie in enger Beziehung zu den Mondphasen stand – Handsch schrieb in diesem Zusammenhang von einer „symmetria" – gehörte offenbar zum Allgemeinwissen. Die Anfälle träten bevorzugt bei Neumond, Vollmond und Halbmond auf. Deshalb nenne man die Epilepsie auch Mondkrankheit („morbus lunaticus").[52]

Die höfischen Leibärzte Pietro Andrea Mattioli, Andrea Gallo und Johannes Willenbroch schrieben Handschs Notizen zufolge insbesondere dem Neumond merkliche und meist ungünstige Wirkungen zu oder erklärten ihn im Einzelfall sogar zur „Mitursache" („concausa") einer Erkrankung.[53] Empirische Bestätigung fanden sie in Fällen wie dem eines an Pleuritis erkrankten Mönchs oder dem des fieberkranken Gärtners in Ambras, die beide genau an Neumond verstarben.[54] Im Fall der schwerkranken Frau eines Kanzlisten trafen ihre Krampfanfälle zu Neumond mit ihrer Monatsblutung zusammen.[55] Auch das Herzzittern („tremor cordis") von Kaiser Maxi-

---

47 Cod. 11207, fol. 93v; an einer weiteren Stelle, im Zusammenhang mit der Gabe eines Purgativums bei einem letztlich tödlichen Krankheitsverlauf, erwähnte Handsch die Konjunktion des Monds mit einem Planeten (Cod. 11183, fol. 92r). Geisteskranke heißen in der englischen Umgangssprache heute noch „lunatics".
48 Cod. 11183, fol. 140v.
49 Cod. 11205, fol. 241v.
50 Cod. 11206, fol. 178r.
51 Cod. 11205, fol. 293v.
52 Cod. 9650, fol. 36r-39r, Abschrift eines Briefs von Handsch an Adam Lehner, 11.12.1559.
53 Cod. 11183, fol. 334r, fol. 339r und fol. 404r.
54 Cod. 11183, fol. 339r und foll. 404r-v.
55 Cod. 11183, fol. 484r.

milian II. stellte sich bevorzugt bei Neumond und Vollmond ein.[56] Mattioli tröstete seine Patienten bei einer Verschlechterung, indem er diese dem Neumond zuschrieb und sie so als vorübergehend charakterisierte.[57]

In der Behandlung der Patienten, bei der Verordnung von Aderlässen und Purganzien und anderen Arzneien, bezogen die Ärzte ebenfalls primär Neumond und Vollmond und allenfalls noch den zunehmenden und abnehmendern Mond in ihre Überlegungen mit ein. Gallo gab sein Pulver gegen die Epilepsie in der Regel einen Tag vor Neumond, bei einem schweren Fall aber auch vor Vollmond und Halbmond.[58] Der alten Anna Welser wollte Mattioli keine Purganz geben, weil genau Halbmond war. Er begründete das allerdings mit der Meinung der gewöhnlichen Leute („propter opinionem vulgi") und Johann Willenbroch erklärte, er nehme nur auf Neumond und Vollmond Rücksicht.[59]

Insofern sich die Berücksichtigung astrologischer Einflüsse weitgehend auf die Wirkungen des Monds beschränkte, standen solche Vorstellungen somit eher im Kontext der Wahrnehmung der natürlich vorgegebenen Rhythmen. Mondphasen unterschieden sich von den Jahreszeiten nur dadurch wesentlich, dass Letztere von sinnlich wahrnehmbaren Veränderungen der Luft, von Temperatur und Feuchtigkeit begleitet waren.

Den Jahreszeiten schrieben die Ärzte noch stärkere Wirkungen auf die Vorgänge im Körperinneren zu. Der Winter lasse schlechte Säfte entstehen und bewahre sie, war einer der Merksätze, die sich Handsch notierte. Auch im Sommer entstünden sie, würden aber leichter durch Auflösung („per resolutionem") beseitigt.[60] Mit Formulierungen wie: „Gegen dem Winter schleust sich der Leib" oder: „Die Natur und das Geblütt schleust sich", konnte man auch den ratsuchenden Patienten auf Deutsch verständlich machen, warum es im Winter schwieriger war, den Körper von Krankheitsstoffen zu befreien.[61]

Eine Grundregel in der therapeutischen Praxis, die Handsch auch bei seinem Mentor Gallo beobachtete, war es, bei chronischen Krankheiten mit der Gabe von Purganzien bis zur wärmeren Jahreszeit zu warten. Dann ließen sich die schlechten Säfte leichter mobilisieren und entleeren.[62] Der März galt aus analogen Gründen als besonders gefährlich für die Gesundheit, gemäß der Erfahrungsweisheit: „Der Merzen thut manchen sterzen".[63] Denn so wie sich im Frühjahr das Erdreich auftue, so Handsch, so könne sich auch eine im Körper „verlegene böse Feuchtickeit" ihre Bahn

---

56 Cod. 11158.
57 Cod. 11207, fol. 97r.
58 Cod. 11207, fol. 169r.
59 Cod. 11183, fol. 361v; Handsch schrieb in diesem Zusammenhang jeweils von Viertelmonden; gemeint ist damit aber zweifellos ein Viertel eines vollen Mondzyklus, also Halbmond.
60 Cod. 11183, fol. 457v.
61 Cod. 11206, fol. 176v und fol. 177r.
62 Cod. 11205, fol. 249r.
63 Cod. 11206, fol. 184r; „sterzen" wurde hier vermutlich in der Bedeutung von „stürzen" verwendet.

brechen.⁶⁴ Auch den heißen Hundstagen schrieb man besonders ungünstige Wirkungen zu.⁶⁵ Selbst Wunden heilten dann schlecht und schon leichte Verletzungen konnten tödlich enden, wie Handsch von einem Hauptmann erfuhr.⁶⁶

---

64 Cod. 11206, fol. 185r.
65 Cod. 11205, fol. 249r
66 Cod. 11205, fol. 150r.

Diagnostik

Zentrales Ziel der ärztlichen Diagnostik war es im Rahmen der skizzierten Krankheitslehre, die körperlichen Ursachen der Krankheit, den Krankheitsprozess und die Natur der Krankheitsmaterie im Körperinneren möglichst präzise zu erfassen, um Letztere gezielt bekämpfen und beseitigen zu können. Die Benennung der betreffenden Krankheit mit einem bestimmten Krankheitsnamen, die heute vielen als Inbegriff der Diagnostik gilt, war dagegen von zweitrangiger Bedeutung. Hiob Finzel verzichtete in seinem Praxisjournal häufig ganz auf einen solchen Krankheitsnamen und begnügte sich mit dem Hinweis auf die mutmaßlichen Ursachen der Beschwerden, auf eine Rohheit („cruditas") beispielsweise, eine Verstopfung der Mesenterialvenen und so fort. In den Fällen, in denen Finzel etablierte Krankheitsnamen verwandte – und Ähnliches gilt für Handschs Aufzeichnungen – handelte es sich zudem vorwiegend um Begriffe wie „Katarrh", „Gebärmuttererstickung" sowie „Drei-" und „Viertagesfieber", die, wie wir sehen werden, eng mit konkreten Vorstellungen von den zu Grunde liegenden Krankheitsprozessen verknüpft waren und diese Kausalität zum Ausdruck brachten.

Gespräch

Da das Körperinnere des Patienten vor der Entwicklung von Röntgenbildern, Endoskopie, Ultraschalldiagnostik, Magnetresonanztomographie und anderen modernen bildgebenden Verfahren dem ärztlichen Blick nur ausnahmsweise, nämlich bei schweren Verletzungen, unmittelbar zugänglich war, spielte das Gespräch mit dem Patienten und gegebenenfalls mit den Angehörigen für die Diagnose in mancher Hinsicht eine noch wichtigere Rolle als heute.[1] Der Bericht des Kranken über seine subjektiven körperlichen Empfindungen und die Krankengeschichte gab dem Arzt wesentliche Hinweise auf die Natur der Krankheit. Um die Ursache seiner Krankheit zu ergründen, müsse der Arzt den Erzählungen des Kranken „geduldig und aufmerksam lauschen", entnahm Handsch schon seiner studentischen Lektüre.[2] Was der Arzt über frühere Krankheiten und deren Behandlung sowie über die gegenwärtige Lebensweise und potentiell krankmachende äußere Einflüsse hörte, half ihm zugleich, zusammen mit dem äußeren Erscheinungsbild des Patienten, die Empfänglichkeit für bestimmte Krankheiten und die Erfolgsaussichten unterschiedlicher Behandlungsansätze einzuschätzen. So musste der „gute Praktiker" („bonus practicus"), Amatus Lusitanus zufolge, unter anderem nach der Dauer vergangener Krankheiten fragen und ob sie akut oder intermittierend aufgetreten seien, und auch nach den Medikamenten, die der Kranke eingenommen habe und wie sie gewirkt hätten, ob er leichten Stuhlgang

---
1 Zeitgenössische Anleitung z. B. bei Capivaccia, De modo interrogandi (1603).
2 Cod. 11200, fol. 56v.

habe oder eher an Verstopfung leide, ob er zur Ader gelassen worden sei und ob er den Aderlass gut vertragen habe oder ohnmächtig geworden sei, damit er ihn nicht am Ende mit zu starken Purganzien umbringe.³ Am Krankenbett erkundigte sich Handsch nicht nur nach den gegenwärtigen Beschwerden, etwa nach der genauen Qualität der Kopfschmerzen eines Patienten, sondern auch nach früheren Krankheiten und nach der Lebensweise. Solches Wissen erleichterte, wie er ausdrücklich anmerkte, die Erkenntnis der gegenwärtigen Krankheit und des Krankheitsstoffes.⁴

Handsch verzeichnete in seinen Notizbüchern in diesem Sinne immer wieder die teilweise sehr detaillierten Fragen, die seine Lehrer und seine Kollegen und auch er selbst bei bestimmten Krankheitsbildern stellten und die sich für die Diagnose als hilfreich erwiesen. Zuweilen protokollierte er sogar kleine Gespräche zwischen dem Arzt und dem Patienten oder seinen Angehörigen, mit den jeweiligen Antworten. Einen alten Mann beispielsweise, der seit vierzehn Jahren an genitalem Ausfluss („gonorrhea") und anfangs auch an Haarausfall litt, fragte Fracanzano nicht nur allgemein nach Zeichen einer Franzosenkrankheit, sondern auch nach der Farbe, die der Ausfluss auf dem Hemd hinterließ; er war manchmal gelb, manchmal grün. Er wollte wissen, ob der Mann zuweilen ein Brennen in den Handflächen oder an den Fußsohlen spürte und ob sich seine Beschwerden im Sommer verschlechterten und ob er zuweilen Blut hustete.⁵ Bei akuten Fiebern konnte der Arzt mit: „Sticht, aber [oder, M.S.] druckt es euch etwann ynn Seyten" oder „fulet yr nicht etwas ynn Seyten" nach den Zeichen einer Pleuritis (*pleuresia*) fragen.⁶ Besonders bei Kopfleiden nahm Handsch sich vor, grundsätzlich zu fragen, ob es dem Kranken „bisweilen bis an die Augen" komme und ob es ihm „bisweilen fur den Oren saust".⁷ Bei Verdacht auf Nieren- oder Blasensteine erkundigte er sich nicht nur nach Schmerzen und Sand oder Steinchen im Harn, sondern auch nach Harndrang, Brennen beim Wasserlassen und einer roten Färbung des Harns.⁸ „Da ligt mirs in Lenden, und reißt mich bißweilen, auch fornen zu", mochte in solchen Fällen die Antwort lauten.⁹ Bei Frauen galt es grundsätzlich, nach der Monatsblutung zu fragen, ob sie regelmäßig war, und von welcher Farbe. „Es ist nicht rot, sonder greulich, weislich, wenn mir rot Blutt ginge, hette ich einen Trost", konnte der Arzt dann beispielsweise zu hören bekommen.¹⁰ Bei älteren Frauen war es wichtig zu wissen, seit wann die Monatsblutung ausgeblieben war.¹¹ Litt eine Frau an weißem Ausfluss, so fragte Handsch nach weiteren Zeichen einer verschleimten, verstopften oder „verdorbenen" Gebärmutter, nach geschwolle-

---

3 Amatus Lusitanus, Introitus (1552), S. 1–6.
4 Cod. 11205, fol. 265r; Cod. 11238, fol. 125r.
5 Cod. 11238, fol. 130v; offenbar zum gleichen Fall: Cod. 11206, fol. 78v.
6 Cod. 11205, fol. 258v; ähnlich ebd., fol. 265r.
7 Cod. 11205, fol. 325r.
8 Cod. 11205, fol 262v und fol. 403r.
9 Cod. 11206, fol. 32r.
10 Cod. 11205, fol. 475v.
11 Cod. 11205, fol. 448v.

nen, schweren Füßen beispielsweise, einem Schweregefühl im Unterleib, Schmerzen in den Lenden, Kurzatmigkeit beim Treppensteigen und Kribbeln in Armen oder Beinen.[12] Vermutete der Arzt bei einem Kind Wurmbefall, dann konnte er, wie Handsch von Lehner lernte, fragen, ob sich das Kind die Nase rieb und ob der Atem schlecht roch.[13]

Selbst den Träumen, von denen die Kranken erzählten, schrieben die Ärzte diagnostische Bedeutung zu. Mit Galen glaubten sie, dass manche Träume von den Säften und deren Bewegung im Körper herrührten.[14] Als die Herrin von Hungerkasten einmal von weichem Käse unter ihrem Bett träumte, aus dem Maden in ihr Bett krochen, deutete Handsch das als Zeichen für Unreines in ihrem Körper.[15] Dass die an den Augen erkrankte Mutter von Thomas Mitis von Wasser träumte, galt ihm als Hinweis darauf, dass ihr Kopf vor allem mit wässriger, schleimiger Materie angefüllt war.[16] Handsch fragte zuweilen ausdrücklich nach Träumen[17] und manche Patienten berichteten von sich aus, dass sie beispielsweise von Feuer und Fischen geträumt hätten.[18]

Das Gespräch mit den Kranken und ihren Angehörigen konnte auch wesentlich dazu beitragen, das Vertrauen der Patienten zu gewinnen. Wenn der Arzt nach Beschwerden fragte, von denen der Kranke noch gar nicht berichtet hatte, zeigte das seinen diagnostischen Scharfsinn. Die Bedeutung des Gesprächs für die vormoderne ärztliche Diagnostik im engeren Sinne darf man rückblickend aber nicht überschätzen, so wie dies in der Medizingeschichtsschreibung oft geschehen ist.[19] Regelmäßig gründete die Diagnose entscheidend auch auf „objektiven" Verfahren, die dem Arzt unabhängig von den mündlichen oder schriftlichen Äußerungen der Kranken wertvolle Aufschlüsse gaben. Manchmal geschah das sogar gegen deren Willen, wenn sie dem Arzt gewisse Dinge verheimlichen wollten, eine mögliche Schwangerschaft beispielsweise. Wir mögen den meisten der damals gebräuchlichen „objektiven" Diagnoseverfahren rückblickend nur eine geringe Aussagekraft zuschreiben. Aus zeitgenössischer Perspektive aber eröffneten sie vielfältige Einblicke in das jeweilige Krankheitsgeschehen.

---

[12] Cod. 11205, fol. 31v, fol. 107r und fol. 289r.
[13] Cod. 11205, fol. 245r.
[14] Cod. 11205, fol. 448v, unter Hinweis auf Galens Schrift *Quod animi mores corporis temperiem sequuntur*; Cod. 11183, fol. 265r.
[15] Cod. 11205, fol. 499r.
[16] Cod. 11205, fol. 583r.
[17] Cod. 11205, fol. 554v.
[18] Cod. 11183, fol. 139v.
[19] Vgl. die einflussreiche Studie von Jewson, Disappearance (1976).

Harnschau

Das mit Abstand wichtigste unter den objektiven Diagnoseverfahren war die Harnschau. Wenn Menschen im 16. Jahrhundert erkrankten, schickten sie oder ihre Angehörigen regelmäßig als erstes den Harn zu einem Arzt oder zu einem anderen Heilkundigen. Aus der sorgfältigen Betrachtung des Harns, allenfalls ergänzt durch den Bericht des Überbringers, sollte der Harnschauer seine Diagnose stellen und eine passende Behandlung verschreiben. Auch wenn der Arzt zu einem Patienten gerufen wurde, erwartete man von ihm, dass er den Harn eingehend untersuchte und dies auch bei nachfolgenden Besuchen tat.[20]

In Handschs Aufzeichnungen zur ärztlichen Praxis nahm die Harnschau großen Raum ein. In Hunderten von Einträgen kam er auf sie zu sprechen, manchmal nur in beiläufiger Erwähnung, oft aber auch mit mehr oder weniger ausführlichen diagnostischen und prognostischen Urteilen verknüpft. Wie wir gesehen haben, wurden die Studenten an führenden zeitgenössischen Universitäten wie Padua und Bologna eingehend in der Kunst der Harnschau unterrichtet. Im frühen 17. Jahrhundert wurde Antonio Negro in Padua sogar per Dekret verpflichtet, nach der Vorlesung mit seinen Studenten in das Ospedale di San Francesco zu gehen und mit ihnen den Harn von Patienten zu inspizieren.[21]

Die Harnschau diente damals, das ist wichtig für das historische Verständnis, nicht etwa nur zur Diagnose von Krankheiten der ableitenden Harnwege. Sie galt als Königsweg zur Diagnose von Krankheiten jeglicher Art. Alle oder zumindest fast alle inneren Krankheiten – die Epilepsie und einige andere Krankheiten wurden als mögliche Ausnahmen diskutiert – waren nach damaliger Lehre aus dem Harn zu erkennen. Aus den Veränderungen des Harns im zeitlichen Verlauf ließen sich zudem wichtige Rückschlüsse auf die Entwicklung der Krankheit und die Wirkung der Behandlung ziehen. „Es kan ein Doctor nicht rechtschaffen aus dem Harn urteilen, er sehe in dann ettliche Tag nacheinander, denn der Harn verwandelt sich oft", war in diesem Sinne Handschs Botschaft an die Kranken und ihre Angehörigen.[22]

Die allgemeinen Prinzipien der Harnschau wurden in Vorlesungen und gelehrten Traktaten vermittelt, gegebenfalls unterstützt von Farbtafeln, die die diagnostische Bedeutung der einzelnen Farbnuancen prägnant zusammenfassten. Drei Eigenschaften des Harns galt es zu bestimmen: Farbe, Konsistenz oder Dichte und sichtbare Beimengungen.

Konsistenz und Dichte waren eng miteinander verknüpft. Wie dünn oder dick und damit auch wie durchsichtig der Harn war, konnte der Arzt prüfen, indem er das Harnglas in Richtung Fenster hochhielt. Waren beim Blick durch das gefüllte Harnglas die Butzenscheiben („orbiculi", „circuli") nicht mehr erkennbar, dann war der Harn

---

20 Ausführlich hierzu Stolberg, Harnschau (2009).
21 Bertolaso, Cattedra (1960), S. 113.
22 Cod. 11206, fol. 20r.

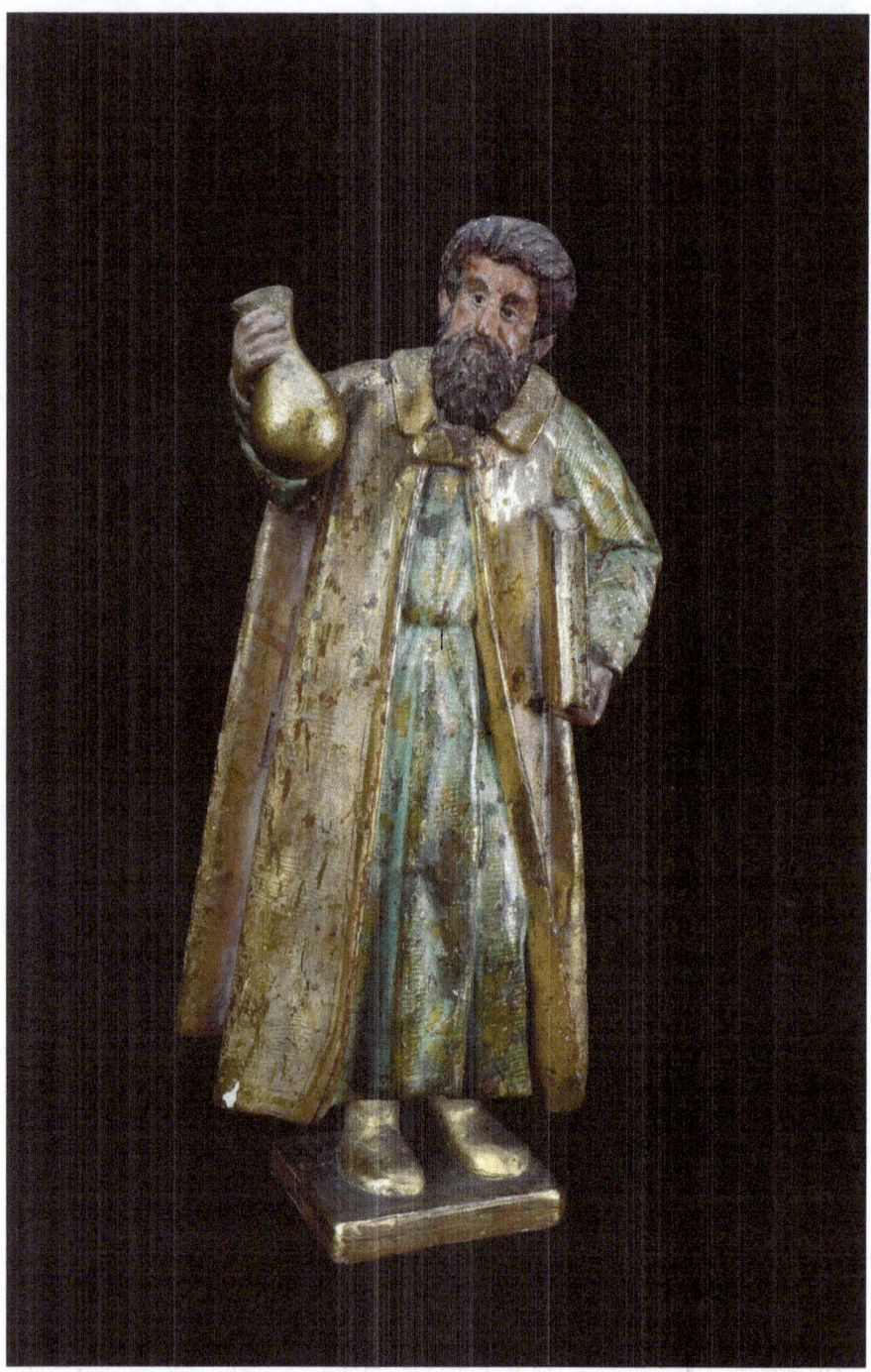

Abb. 5: Statue des Hlg. Kosmas mit Harnglas, Wellcome Collection, London

dick („crassus").²³ Der Arzt konnte den Harn auch mit anderen Flüssigkeiten vergleichen. So füllte Handsch ein Glas mit hellem Prager Bier und stellte es neben den Harn einer Patientin. Beim Blick durch das Bier waren die Butzenscheiben deutlich schlechter zu sehen als durch den Harn.²⁴

Ein geübter Harnschauer musste mindestens zwanzig verschiedene Farben unterscheiden und richtig deuten können. Das Spektrum reichte von weiß oder durchsichtig wie Quellwasser über safrangelb bis zu kohlgrün, bleifarben und schwarz. Zusammen mit der Konsistenz sollte die Farbe insbesondere Aufschluss über den Grad der „Verkochung" des Harns geben. Diese spiegelte ihrerseits die Stärke der Lebenswärme wider, die für die erfolgreiche Assimilation der Nahrung und gegebenenfalls für die Verkochung und Ausscheidung von Krankheitsmaterie entscheidend war. Ein heller, dünner, „roher" Harn, ein Harn „wie Brunn Wasser"²⁵ gar, verwies auf eine schwache Verkochung und damit auf eine Schwäche der inneren Wärme, wodurch sich unreine, rohe und schleimige Stoffe im Körper anhäuften. Ein dunkler und im Extremfall schwarzer Urin galt dagegen als untrügliches Zeichen für eine übermäßige Erhitzung des Harns. Deren wichtigste Ursache war eine widernatürliche, pathologische Fieberhitze. Sie konnte aber auch aus der übermäßigen Hitzeentwicklung in einzelnen Organen oder Körperteilen resultieren, allen voran in der Leber. Der Harn ließ in diesem Fall unmittelbar vor Augen treten, was in gleicher Weise für das Blut und die Säfte im Körper angenommen werden musste, dass sie nämlich verbrannten oder zumindest unter der Hitze eine schädliche, beißende Schärfe annahmen.

Nicht selten waren zudem mit bloßem Auge Beimengungen im Harn zu erkennen. Am Boden des Harnglases setzten sich Blut, Sand oder kleine Steinchen oder Eiter ab; Eiter, ein wichtiges Anzeichen für ein Geschwür in den ableitenden Harnwegen, senkte sich leichter ab als Schleim.²⁶ Einen dicken Bodensatz nannte Bellocati „verbrannte Materie".²⁷ Zuweilen schwammen auch wolkige oder fädige Trübungen im Harn oder, bei schwachem Licht, winzige Körnchen, auch *atomi* genannt.²⁸ Flüchtige, dampfige Stoffe setzten sich als Schaum auf der Oberfläche ab. Um genauere Aufschlüsse vor allem über den Bodensatz zu erhalten, versetzte der Arzt das Harnglas in eine kreisende Bewegung. Bei einer von Schmerzen in Schultern und Lenden geplagten Patientin traten dadurch die sandigen Beimengungen besser in Erscheinung.²⁹ Als Handsch im eigenen Harn einige gröbere Bestandteile („puncta") sah, brachte er sie durch kreisende Bewegung dazu, sich als roter Sand ganz unten am Boden abzusetzen.³⁰ Bei Lehner sah Handsch, wie er den Harn mit einem Besenreiser

---

23 Cod. 11205, fol. 68v, fol. 263v und fol. 264v.
24 Cod. 11205, fol. 264v.
25 Cod. 11183, fol. 108r.
26 Cod. 11205, fol. 230r.
27 Cod. 11205, fol. 159v.
28 Cod. 11205, fol. 242v.
29 Cod. 11205, fol. 264r.
30 Cod. 11205, fol. 227r.

umrührte, vermutlich um zu prüfen, ob Schleim hängenblieb.[31] Wenn nötig, gossen die Ärzte die flüssigen Teile auch vorsichtig ab und untersuchte den Bodensatz genauer, rührten ihn mit einem Stöckchen[32] oder zerrieben ihn zwischen den Fingern, um ihn so auf seine Konsistenz prüfen.[33]

Der ärztliche Befund war nicht selten nuanciert. Bei einem schwer an Fieber erkrankten jungen Mann fand Handsch wiederholt einen „entzündeten", roten Harn, teilweise mit Schaum auf der Oberfläche.[34] Bei einem von Koliken geplagten Adligen war der Harn von „schöner, richtiger Farbe", aber es schienen kleine schleimige Teilchen darin zu schwimmen.[35] Das sei „ein böses Wasser", sagte sein Kollege Bacchus zum Harn eines Patienten. Das Blut sei „verterbt, verschleimpt, verbrandt, verstockt", fügte Handsch erläuternd hinzu.[36]

Der Bodensatz konnte nach zeitgenössischem Verständnis auf die erfolgreiche Verkochung und Ausscheidung von Abfall- und Krankheitsstoffen verweisen. Er war insofern für sich genommen nicht unbedingt ein schlechtes Zeichen. Ein reiner, lauterer Bodensatz, verbunden mit einer gesunden, strohigen Harnfarbe, zeigte vielmehr eine kräftige Lebenswärme an, die in der Lage war, Nahrung und andere widernatürliche Materie ausreichend zu verkochen.[37] Besonders an den sogenannten „kritischen" Tagen durfte der Arzt auf eine der Genesung förderliche Ausscheidung von Krankheitsmaterie hoffen. In diesem Sinne forderte Lehner den jungen Handsch auf, den Harn eines Patienten am siebten Tag des Krankheitsverlaufs sorgfältig auf Bodensatz zu prüfen.[38]

Der Harnschauer musste zudem das Temperament und die körperliche Verfassung des Patienten in Rechnung stellen. Bei einem heißen, von der gelben Galle beherrschten Temperament beispielsweise konnte ein etwas blasser, dünner Harn bereits auf eine massive, krankhafte Schwächung der Lebenswärme hinweisen. Bei einer älteren, eher vom Schleim dominierten Frau war der gleiche Harn aufgrund ihres Temperaments und ihrer geringeren Lebenswärme dagegen unbedenklich.

Nicht zuletzt musste der Harnschauer mit trügerischen Befunden vertraut sein. Er musste wissen, dass manche Nahrungsmittel die Farbe des Harns veränderten. Und er musste berücksichtigen, dass äußere Faktoren den Harn verändern und zu einer Fehldiagnose führen konnten. Die verwendeten Harngläser mussten sauber sein. Andernfalls konnte beispielsweise ein von der letzten Benutzung verbliebener Bodensatz die Diagnose verfälschen. Um sie zu säubern, müsse man die Harngläser mit Lauge („lixivium") auswaschen, merkte Handsch an, oder Asche hineingeben und sie

---

31 Cod. 11205, fol. 257r.
32 Cod. 11205, fol. 230r.
33 Cod. 11210, fol. 92v.
34 Cod. 11183, fol. 78v.
35 Cod. 11183, fol. 454v.
36 Cod. 11206, fol. 25v.
37 Cod. 11205, fol. 69r.
38 Cod. 11205, fol. 12v.

dann mit einem Strohbündel auswischen.[39] Auch Kälte konnte den Harn verderben. Schlimmstenfalls gefror er.[40] Wurde der Harn vom Haus des Patienten zum Arzt gebracht, wurde er zudem unvermeidlich geschüttelt. Den Schaum, der sich dadurch auf der Oberfläche bildete, durfte der Arzt nicht als Krankheitszeichen missdeuten. Manche Frauen schämten sich Handsch zufolge zudem, wenn sie Wasser ließen „wie die Kühe", und schickten nur einen Teil ihres Harns und gossen den Rest weg.[41] War sich der Arzt in seinem Urteil unsicher, konnten derlei verfälschende Einflüsse freilich auch als Entschuldigung dienen. „Die Gleser synndt offen gestanden, der Dampff ist heraus gegangen", konnte er sagen, wenn man ihm den Harn in einem offenen Glas brachte, und „darzu seydt yr gestern auff der Reyse gewesen, man kan nichts Grundtlichs und Underschidlichs sehen, dann vom Ruttteln ist es vermischt."[42]

Das diagnostische Urteil, das Handsch und seine Kollegen aus dem Harn gewannen, entsprach in der Regel uroskopischem Lehrbuchwissen. War der Harn blass, so schloss Handsch auf rohe, unzureichend verkochte Materie im Magen und sah sich gegebenenfalls durch das schleimige Erbrechen des Patienten bestätigt.[43] Schwamm auf dem blassen Harn Schaum, so verwies das auf rohe, unverkochte Materie und davon aufsteigende Dämpfe, die sich im Kopf zu Katarrh verflüssigten.[44] Angesichts des blassen und schleimigen Harns einer Prager Patientin wagte Handsch es nicht nur, eine unverkochte Materie im Magen, sondern auch den von den Frauen gerne schamhaft verschwiegenen weißen genitalen Ausfluss zu diagnostizieren, den die Frau auch sofort eingestand.[45] Eine Trübung des Harns erst im Krankheitsverlauf deutete dagegen auf die erfolgreiche Verkochung und Ausscheidung von Krankheitsmaterie hin.[46]

Ein von Handsch häufig erwähntes, praktisches Detail, das sich aus den zeitgenössischen Harntraktaten so nicht ablesen lässt, ist die zeitlich differenzierte Sammlung und Untersuchung von Harnproben.[47] Während man sich in Italien kleiner Harngläser bediente und den Arzt seine Diagnose nur aus einem Glas stellen ließ, verwendeten die Patienten in Deutschland Handsch zufolge geeignetere Gläser und fingen ihren Harn getrennt auf. Immer wieder beschrieb Handsch in diesem Sinne die zwei Gläser mit dem Harn ein und desselben Patienten, die er vergleichend beschaute, nämlich den vor Mitternacht gelassenen Abendurin und den Morgenurin.[48] Zuweilen

---

39 Cod. 11183, fol. 333v.
40 Cod. 11183, fol. 399r.
41 Cod. 11205, fol. 676v.
42 Cod. 11205, fol. 109r.
43 Cod. 11183, fol. 40v.
44 Cod. 11206, fol. 29v.
45 Cod. 11206, fol. 33v.
46 Cod. 11183, fol. 494v.
47 Cod. 11183, fol. 87v.
48 Vereinzelt, etwa im Fall der Philippine Welserin, ist bei Handsch sogar von drei Gläsern die Rede, vielleicht weil Patienten auch in der Nacht aufstanden und Wasser ließen (Cod. 11204, fol. 1v, „vidi urinam in tribus vitris"); der fieberkranke Herr von Berka füllte sogar vier Gläser (Cod. 11205, fol. 637v).

vermerkte er es sogar umgekehrt ausdrücklich, wenn ihm der Harn von Patienten nur in einem Glas gebracht oder gezeigt worden war.[49] In solchen Fällen nahm er sich vor, den Leuten zu sagen, es „solten 2 Gleser seyn, eynes vor Mitternacht, das andere nach [Mitternacht]."[50] Er könne nur eine unvollkommene Harnschau machen, wenn sie alles in ein Gefäß entleerten.[51]

Der morgendliche Harn versprach verlässlichere Auskunft über die Stärke der Lebenswärme. Da sich die Lebenswärme in der Nacht weitgehend ungestört auf die Verkochungsvorgänge konzentrieren konnte, durfte der Arzt erwarten, dass der Morgenurin deutlich besser verkocht und damit von kräftigerer Farbe war.[52] Zuweilen beschrieb Handsch den Harn in beiden Gläsern als identisch, beispielsweise als dick, weißlich und schleimig, was den Verdacht auf ein Nieren- oder Steinleiden nahelegte. Manchmal fanden die Ärzte tatsächlich deutliche Unterschiede. Beispielsweise war der Harn in einem Glas hell und klar, im anderen dagegen gewölkt,[53] oder der erste Harn war farblos mit Schaum auf der Oberfläche, während der zweite von intesiver Färbung war und am Boden viel rötlichen Sand aufwies.[54]

Gestützt auf den Harnbefund traten Arzt und Patient zuweilen in einen regen Austausch, der dem Arzt half, seine Diagnose noch zu verfeinern. Bei einer Patientin fand Handsch beispielsweise einen roten, ziemlich dicken, fast butterigen Harn. Seinen Fingernagel konnte er am Grund des Harnglases nur noch in Umrissen und weißlich erkennen, Beimengungen fand er keine. Daraufhin erklärte er ihr „die Leber ist euch verstopfft, das ist eyn Wurzel aller euer Kranckheit, ist euch schwer bisweilen das Herzgrübel, unnd ynn der Seyte". Die Frau antwortete bestätigend „gestern wer ich schir ersticket, und heute sticht mich es ynn der rechten Seytenn, unnd bisweilen zwischen den Schultern", was in Handschs Augen seine Diagnose bestätigte. Die Kranke fügte hinzu „ich huste, und ist mir schwer umb die Brust, kan nicht auswerfen", woraus Handsch schloss, dass aus der Leber auch Dämpfe zur Luftröhre aufstiegen und ihr den Atem nahmen.[55]

Die Ärzte führten den Patienten und ihren Angehörigen die krankhaften Veränderungen im Harn als Beleg vor Augen. Man könne, so Handsch, den Frauen sagen, ihre Gebärmutter oder ihr Blut seien verunreinigt und sie auffordern ihren Harn drei Tage lang im Harnglas zu sammeln. Wenn der Harn dann garstig verderbe, könne er erklären, diese Unreinheit sei in ihrem Blut. Seine Schwester Sabina habe ihn gerufen, um ihm das tatsächlich zu zeigen.[56] Auch andere Ärzte, so hörte er, zeigten manchmal

---

49 Beispielsweise Cod. 11205, fol. 448r.
50 Cod. 11205, fol. 210v.
51 Cod. 11205, fol. 19v.
52 Cod. 11205, fol. 17r.
53 Cod. 11183, fol. 450r.
54 Cod. 11205, fol. 257v.
55 Cod. 11205, fol. 78r.
56 Cod. 11206, fol. 32r.

den Umstehenden den Harn, und sei es nur, damit sie sehen konnten, dass er ausreichend „verkocht" war.[57]

Schon aus diesem kleinen Überblick wird deutlich, dass die Krankheitsdiagnose aus dem Harn ein anspruchsvolles Verfahren war. Es bedurfte großer Erfahrung, um die vielfältigen Veränderungen des Harns richtig bestimmen und daraus die richtigen Rückschlüsse auf die Krankheitsvorgänge im Körperinneren zu gewinnen. Fehlurteile, da war man sich in der gelehrten Ärzteschaft einig, konnten selbst dem Erfahrenen leicht unterlaufen. Das zeitgenössische ärztliche Schrifttum warnte mit Nachdruck vor den Gefahren einer blamablen Fehldiagnose und -prognose.

In der medizinhistorischen Forschung hat man solche Warnungen teilweise als pauschale Kritik an der Harnschau *per se* missverstanden und daraus geschlossen, die Harnschau sei unter den Ärzten in Verruf geraten. Skepsis und Kritik richteten sich jedoch nicht gegen die Harnschau als solche, sondern gegen die verbreitete Praxis, Krankheiten nur aus dem Harn zu diagnostizieren, ohne den Patienten selbst zu sehen, ja, ohne weitere Informationen über seine körperliche Verfassung, die Krankheitsgeschichte und das gegenwärtige Beschwerdebild. Wenn man Bauern, die den Harn brächten, über die betreffenden Kranken ausfragte, klagte Pieter van Foreest, dann stünden sie da „wie die Stöck, und als weren sie allerdings stumm". Wenn sie dann doch etwas sagten, erklärten sie wollten das von ihm hören, hätten gehofft „ihr werdet es auß dem Wasser sehen, unnd sind derenthalben zu euch anhero kommen."[58] Handsch stieß ins gleiche Horn: „Die Kuedocter, Landfharer haben das gemeyn Volk gewenet, das sie nicht anders meynen, man kann dis und dergleichen vil ym Wasser sehen, aber unser eyner, der vil Yar ynn hochen Schulen seyn Gelt verzeret und bleibet an eynem Ort, der mus mit Grundt umbgehen und dem Volk nicht ein Affen spannen, unnd morgen davon ziehen, wie die Landfharer [sic] thun."[59]

Manchmal, das war auch Handschs Erfahrung, logen die Boten den Arzt sogar an und verschleierten bewusst die Identität des Patienten, etwa wenn Frauen nicht sicher waren, ob sie schwanger waren, oder Witwen sich schämten, einen Arzt zu konsultieren, weil die Leute dann sagen könnten, wenn sie „eyn jungen Man hette, so werde sie bald gesundt werden."[60] Wenn die Überbringer behaupteten, der Harn sei „vom Land", „vom Dorff", oder „vorbeigebracht worden", war nach Handschs Erfahrung höchste Vorsicht geboten. Der Arzt musste sogar damit rechnen, dass Patienten vorgaben, sie agierten nur als Boten, während sie ihn in Wirklichkeit ihren eigenen Harn beschauen ließen.[61]

Handsch erlebte derlei Täuschungsversuche am eigenen Leib. Er behandelte seit einigen Tagen die Frau von Hungerkasten, die an den Symptomen einer Gebärmuttererstickung litt. Als er wieder zu ihr kam, reichte man ihm etwas Harn mit der

---

[57] Cod. 11205, fol. 566v, zu einem nicht näher identifizierbaren „Doct. Abrahamo".
[58] Foreest, Uromanteia (1620), S. 228 f.
[59] Cod. 11205, fol. 408r.
[60] Cod. 11205, fol. 326r; zu den Hintergründen siehe das Kapitel „Gebärmuttererstickung".
[61] Cod. 11205, fol. 326r und fol. 436r.

Aufforderung: „Sehet ist es eynes Mannes, aber [oder, M.S.] eyner Frauen". Er wusste, dass der Sohn der Kranken ebenfalls krank war, auch schien ihm der Harn stärker gefärbt und „fieberhafter" als der der Patientin. Also erklärte er, es sei der Harn eines Mannes. Da lachten die Frauen ihn aus, denn es war doch der Harn der Herrin. „Ich wurde sehr rot", kommentierte Handsch das Geschehen. Immerhin konnte er sich revanchieren. Auf seine Bitte hin schickte seine – offenbar gesunde – Stiefmutter am folgenden Tag ihren Harn durch eine Frau zu einem Laienheiler, einem getauften Juden, und befahl, ihm zu sagen, der Harn sei von einem Landmann aus dem Dorf. Der stellte darauf bei dem vermeintlichen Patienten eine ganze Reihe gravierender Beschwerden und Leiden fest und schrieb sie auf einen Zettel: „das Wasser zeiget an eyne Kranckheit, die ym langest zugehangen hat, unnd noch widerspenig ist, und nit ablossen will, er beklaget sich umb den Magen, der ist beschwert mit vil böser Feuchtikeit, flegmatischer, auch hat Wehtumbs ynn der lincken Seyten, ein kurzer Athem, lungensuchtig, und milzsuchtig, schwermutig, betrubt, und ist ym seltzam ungeschickt ym Haupt von wegen der Dempfe, die aus dem Magen ynn Kopff steigen, wie ein Schwindel, und fallen die Flüsse zurück ynn Arm und Beyn, thun ym wehe, hat Febris, yn Freust [Frost ?, M.S.], bald wirt ym wider heiss, engstlich, omachtig und derret gar ab." Von keiner der genannten Beschwerden war die Stiefmutter in irgendeiner Weise geplagt.[62]

Als Handschs Schwager einmal nur seinen Harn schickte, schrieb Handsch ihm zurück, es steche ihn „ynn der lincken Seiten", fügte aber hinzu: „Es ist nur halb Ding, das blosse Wasser besehen, man muß den mündlichen Bericht dar zu thuen. [...] Ich sehe wol etwas am Wasser, aber sagt mir darneben, was euch fehlt, so kan ich euch desto gründlicher rathen und mit gotlicher Gnaden helffen."[63] Abfällig äußerte sich Handsch über die in seinen Augen albernen, wertlosen Diagnosen, die sein Kollege Johann Willenbroch ohne Wissen um die näheren Umstände aus dem Harn stelle.[64] Der Arzt musste sich freilich gut überlegen, ob er es sich leisten konnte, die Diagnose allein aus dem Harn zu verweigern, wenn doch zahlreiche weniger gebildete Heilkundige diese zur Zufriedenheit ihrer Patienten tagtäglich praktizierten. Es konnte ihm leicht als Inkompetenz ausgelegt werden. Die Patienten und ihre Angehörigen durften erwarten, dass ein guter Arzt das Geschlecht und die Krankheiten allein aus dem Harn erkennen konnte. Selbst ein angesehener Leibarzt wie Andrea Gallo war zuweilen bereit, Krankheiten aus dem überbrachten Harn zu diagnostizieren.[65]

Handsch nahm sich eigentlich vor, kein Urteil zu fällen, wenn er nicht wusste, um wessen Harn es sich handelte.[66] Auch er beugte sich jedoch immer wieder den Wünschen der Patienten und ihrer Angehörigen. Beispielsweise schloss er allein aus einem weißlichen Harn, die „Person" habe einen „bösen Magen" und „Beschwernis

---

62 Cod. 11205, foll. 437r-438r und foll. 441v-442r.
63 Cod. 11206, fol. 12r.
64 Cod. 11205, fol. 459r.
65 Cod. 11205, fol. 210v.
66 Cod. 11205, fol. 459r.

ynn Gliedern".⁶⁷ „Das Wasser tzeigt an, die Person hab eynen unreinen Magen, hat nicht Lust zum Essen", erklärte er in einem anderen Fall.⁶⁸ Manchmal tat er sogar nur so, als diagnoziere er aus dem Harn; wir werden darauf zurückkommen.⁶⁹

Im Übrigen darf man die Klage über den mangelnden Auskunftswillen der Boten offenbar nicht verallgemeinern. Viele Angehörige waren Handschs Aufzeichnungen zufolge durchaus bereit, den Arzt wenigstens über die Identität des Patienten und das Krankheitsbild zu unterrichten. Es „reist sie ym Leib, und umb die Lennden", berichtete beispielsweise ein besorgter Ehemann, der den Harn seiner Frau zu Handsch brachte. Sie habe seit drei Tagen nichts mehr gegessen und manchmal sei ihr heiß. Sie wisse nicht, ob sie womöglich schwanger sei.⁷⁰ Seit einem Jahr leide der Patient vor allem nachts an „Weetagen in Glieder und umb die Hufft", berichte der Bote, der den Harn eines jungen Ehemanns mit Verdacht auf Franzosenkrankheit überbrachte. Am folgenden Tag wurde der Patient dann sogar doch auch selbst vorstellig.⁷¹ Manche Patienten schickten ihren Harn auch mit einem kurzen Begleitschreiben.⁷²

Am Krankenbett, wenn sie die Patienten vor sich hatten, maßen die gelehrten Ärzte der Harnschau im Übrigen weiterhin überragende diagnostische Bedeutung zu. Die unzähligen Harnbefunde, die Handsch notierte, belegen das anschaulich. Selbst wenn es dafür keinen medizinischen Grund gab, war der Arzt Handsch zufolge gut beraten, den Harn in Gegenwart von Laien sehr sorgfältig zu beschauen, ihn in kreisende Bewegung zu bringen und den Bodensatz zu begutachten. Das fördere die Wertschätzung für seine uroskopischen Fähigkeiten.⁷³ Er berichtete von einem Paracelsisten, der den Harn eines Patienten eine halbe Stunde lang inspizierte, immer wieder, offenbar das Harnglas in der Hand, in Krankenstube eintrat und sie wieder verließ.⁷⁴ Nur langsam verlor die Harnschau in der alltäglichen ärztlichen Praxis im Laufe der Frühen Neuzeit an Bedeutung. Noch die Ärzte des 18. Jahrhunderts setzten sie verbreitet ein.⁷⁵

Stuhlschau

Der Harn eignete sich aufgrund seiner regelmäßigen, mehrmals täglichen Entleerung und seiner Durchsichtigkeit, die es leicht machte, Veränderungen und Beimengungen zu erkennen, besonders gut für die Diagnose. In vielen Fällen versprach aber auch der

---

67 Cod. 11205, fol. 210v.
68 Cod. 11206, fol. 25r.
69 Siehe Teil III.
70 Cod. 11183, fol. 11v.
71 Cod. 11183, fol. 460v.
72 Cod. 11183, fol. 139v.
73 Cod. 11205, fol. 324r.
74 Cod. 11183, fol. 158r.
75 Stolberg, Decline (2007); Kinzelbach/Neuner/Nolte, Medicine (2016), S. 112.

Blick auf andere Exkrete wichtige Aufschlüsse. An erster Stelle stand hier der Stuhl. Die sogenannte Koproskopie, die diagnostische Betrachtung des Kots, hat eine lange Tradition. Schon die hippokratischen Schriften betonten ihren Wert.[76] Sie gehörte in der Frühen Neuzeit zu den als unangenehm empfundenen, die Würde des Arztes gefährdenden Aspekten der ärztlichen Praxis. Die Stuhlschau war jedoch ein anerkanntes und in vielen Fällen als aussagekräftig geschätztes Verfahren. Auch der Stuhl kam in vielen Farbnuancen, variierte noch stärker als der Harn in seiner Konsistenz und konnte wie dieser Beimengungen aufweisen, die Aufschluss über die Natur der Krankheit gaben.

„Man muss die Exkremente untersuchen", notierte sich Handsch als Student kurz und bündig.[77] „Wir besahen die Exkremente", heißt es auch in Brünsterers studentischen Aufzeichnungen.[78] Man wird sich also den Professor und seine Studenten vorstellen müssen, wie sie im Kreis um den Nachttopf des Kranken standen und mit großem Ernst dessen Inhalt begutachteten. Dunkler, von schwarzem Blut geschwärzter Stuhl, so notierte Handsch in seinem Paduaner Notizbuch, war ein sehr schlechtes Zeichen.[79] Schleimige Beimengungen oder auch Würmer ließen manchmal die Krankheitsursache unmittelbar vor Augen treten.[80]

Patienten und Angehörige erwarteten vom Arzt eine Stuhlschau. Von sich aus bewahrten sie den Stuhl – und gegebenenfalls auch mehrere Stühle[81] – in einer Schüssel oder Nachttopf auf oder gaben eine Probe davon auf ein Stück Paper, damit der Arzt sie bei seinem nächsten Besuch beschauen konnte.[82] Mattioli musste allenfalls einen Patienten ausdrücklich bitten, seinen Stuhl zukünftig nicht in Wasser, sondern in ein sauberes Gefäß abzusetzen, damit man ihn besser beurteilen könne.[83] Unter dem Vermerk „ad cautelas" notierte sich Handsch auch, wie ein kranker Hofmeister mit den Worten „das gefelt ym, das er die Stul besicht", seinen Arzt lobte. Wenn nötig, ließen sich die Ärzte ein Zweiglein reichen, um den Stuhl anzuheben und beispielsweise zu konstatieren, er sehe aus wie Frosch- oder Krötenlaich.[84]

Auch Laienheiler besahen den Stuhl ihrer Patienten. Handsch verzeichnete sogar die Formulierung, die einer von ihnen, ein Mönch, bei einem Mann mit kaltem Magen gebrauchte, fand sie offenbar nützlich: Wenn man den Stuhl mit einem Zweiglein anhebe, werde er „zitterich" sein.[85] Auch die alte Anna Welser bediente sich der Stuhlschau und machte eigens einen Knoten in das Ende des Reisigs, mit dem sie den

---

76 Knoedler, De egestionibus (1979).
77 Cod. 11210, fol. 59v.
78 UB Erlangen, Ms 911, fol. 36: „Inspiciebamus excrementa".
79 Cod. 11210, fol. 59v.
80 Cod. 11238, fol. 74r-v.
81 Beispielsweise Cod. 11205, fol. 460r: „Vidimus singulas sedes in pelvi".
82 Cod. 11206, fol. 169v; Cod. 11205, fol. 524a r, „in charta, erat mera viscida pituita".
83 Cod. 11207, fol. 139v.
84 Beispielsweise Cod. 11207, fol. 17v, fol. 83v und fol. 202r sowie Cod. 11205, fol. 460r.
85 Cod. 11205, fol. 124v.

Stuhl rührte, um so den Schleim leichter abheben zu können.[86] Selbst ehrwürdige Professoren wie Handschs Lehrer Comes de Monte alias Panfilio Monti kamen somit nicht umhin, den Stuhl zu beschauen und ihn, wie Handsch es detailliert schilderte, mit einem Stöckchen oder einem Reiser umzurühren oder etwas davon anzuheben, um zu prüfen, ob er schleimig war.[87]

In seinen ausführlichen Aufzeichnungen zur Behandlung von Kranken in Prag und später in Innsbruck erwähnte Handsch die Stuhlschau seltener als die Harnschau, aber auch sie hatte im ärztlichen Alltag ihren festen Platz. Handsch selbst ebenso wie die die fürstlichen Leibärzte Andrea Gallo und Johann Willenbroch stützten sich auf die Stuhlschau. „Wir besahen einen Stuhl", konnte Handsch dann notieren, „er war ziemlich groß, kompakt und gelb".[88] Bei einem Gelbsüchtigen prüfte Handsch, ob der Stuhl weiß war; das gilt bis heute als wichtiges klinisches Zeichen für einen Gallengangsverschluss, einer Hauptursache der Gelbsucht.[89]

Wie die Harnschau ermöglichte es die Stuhlschau zudem, den Krankheitsverlauf und die Wirkungen der Behandlung zu verfolgen, besonders nach der Gabe von Abführmitteln. So hatte Adamus Bohdanzky, Handschs Aufzeichnungen zufolge nach der Einnahme von Rhabarber, zunächst einen voluminösen Stuhl, der mit samenähnlichen Körnchen durchsetzt war. Ein nachfolgender Stuhl war dagegen flüssig, und wenn man in mit einem gegabelten Stäbchen oder Zweiglein anhob, blieb viel schleimige Materie daran hängen.[90]

Auswurf und andere Ausscheidungen

Im zeitgenössischen Verständnis reihten sich Urin und Stuhl in ein Spektrum weiterer Ausscheidungen ein, deren Aussehen und/oder Geruch im Krankheitsfall wichtige Aufschlüsse über die Vorgänge im Körperinneren im Allgemeinen und über die Natur der Krankheitsmaterie im Besondern versprachen. Wie wir gesehen haben, schrieben die damaligen Ärzte einer ganzen Reihe von Sekreten und Exkreten und selbst den Haaren die Aufgabe zu, den Körper in gesunden Tagen von unreinen, schädlichen Stoffen und im Krankheitsfall von der Krankheitsmaterie zu befreien. Manche dieser Ausscheidungen ließen sich auch für diagnostische Zwecke nutzen. So trug auch eine belegte, mehr oder weniger unappetitlich aussehende Zunge – ein weiterer, anerkannter Ausscheidungsweg für Krankheitsmaterie – zur Diagnose bei.[91] Bis heute gehört der Blick auf die Zunge zur diagnostischen Routine.

---

86 Cod. 11204, fol. 71v.
87 Cod. 11238, fol. 88v, zu einem Krankenbesuch bei einem alten Patienten, zusammen mit Comes de Monte: „Prima visitatione aspexit feces et cum baculo movit ad marginem".
88 Cod. 11205, fol. 555r.
89 Cod. 11205, fol. 575v.
90 Cod. 11183, fol. 90r.
91 Cod. 11183, fol. 120r.

Bei Erkrankungen der Atemwege verriet der Auswurf, das *sputum*, viel über die Natur der Krankheit. Eitriger Auswurf etwa ließ ein Lungengeschwür vermuten. Der kranke Körper, so die naheliegende Erklärung, bediente sich dieses Wegs, um sich der Krankheitsmaterie zu entledigen. Der Arzt, das hatte Handsch zufolge schon Hippokrates und Galen hervorgehoben, musste Nuancen und Veränderungen im Auswurf erfassen und korrekt einzuordnen wissen. Das bedurfte langjähriger Erfahrung. Der Auswurf eines schwindsüchtigen Patienten beispielsweise, den Da Monte zusammen mit seinen Studenten im Hospital besuchte, erwies sich als „uneinheitlich, schaumig, fein und in Teilen verkocht". Der dickere, grünliche, eitrige Teil kam von der einen Lungenhälfte, erklärte Da Monte, der schaumige dagegen von der anderen. Der Schaum entstand Da Monte zufolge durch eine Beimischung von *spiritus vitales*, von Lebensgeistern. In die dickeren, fauligen, eitrigen Anteile dagegen konnten diese nicht eindringen. Die grüne Farbe zeige die rohe und bösartige Natur der Materie.[92] Anlässlich ihres gemeinsamen Besuchs bei einem Patienten mit einem Empyem, also einer lokalen Eiteransammlung in der Lunge, lehrte Musa Brasavola die Studenten in Ferrara auch einen kleinen Trick, mit dem sie feststellen konnten, ob das Sputum Eiter enthielt, wie das vor allem bei Schwindsüchtigen der Fall sei. Sie sollten den Kranken seinen Auswurf in ein mit Wasser gefülltes Gefäß spucken lassen. Bestehe der Auswurf nur aus Schleim, dann werde er auf der Oberfläche schwimmen. Eiter dagegen werde rasch zum Boden des Gefäßes absinken, selbst wenn er mit Schleim vermischt sei.[93] Handsch fand dieses „experimentum" in Musa Brasavolas Kommentaren zu den hippokratischen Aphorismen.[94]

Blutschau

Bei vielen Krankheiten war nach herrschender Anschauung damit zu rechnen, dass der Krankheitstoff sich mit dem Blut vermischte oder dieses selbst krankhaft verändert war. Das Blut war in der Regel dem ärztlichen Blick entzogen, es sei denn, es trat ausnahmsweise in Form von Nasenbluten oder anderen Blutungen nach außen. Wenn der Arzt jedoch in seinem Beisein einen Aderlass machen ließ oder das Blut später in der Aderlassschüssel gezeigt bekam, dann konnte er auch das Blut eingehend untersuchen und seine diagnostischen Rückschlüsse ziehen.[95]

Wenn man das Blut in einem Gefäß eine Zeitlang stehen ließ, so lernte Handsch schon als Student, konnte man seine Bestandteile differenzieren. Oben sammelte sich das Serum an, das dem Harn nicht unähnlich war. Die gelbe Galle bildete Schaum, die

---

92 Da Monte, Consultationum (1565), Sp. 459 f.
93 Biblioteca Ariostea, Ferrara, Collezione Antonelli, Ms. 531, foll. 17v-20r.
94 Cod. 11205, fol. 164v, „sputum pthisicorum"; vgl. Brasavola, In octo libros (1541), S. 776 (Kommentar zu Buch 5, Aph. 11).
95 Zur Blutschau in der ärztlichen Praxis des 17. Jahrhunderts vgl. Schlegelmilch, Magnificent work (2016), S. 157.

schwarze lagerte sich unten ab, Blut und Schleim hielten die Mitte.[96] Im Krankheitsfall zeigten sich gegegebenfalls entsprechende Veränderungen. So beschrieb Handsch das Blut bei einem von Trincavellas Patienten mit Dreitagesfieber als „schwarz", was auf eine krankhafte Hitze im Körper hindeutete. Der Patient, ein Landmann („rusticus"), hatte in der heißen Sonne gearbeitet. Nachdem das Blut eine Weile gestanden hatte, so Handsch weiter, wurde etwas helle, gräuliche Flüssigkeit sichtbar und es schien, als habe sich etwas Eiter auf dem geronnenen Blut abgelagert.[97] Die Studenten lernten bei solchen Gelegenheiten auch praktische Kniffe. Bei einem jungen melancholischen Mann beispielsweise sah Handsch, wie Comes de Monte die wässrigen Teile abgoss, die sich im oberen Teil des Gefäßes angesammelt hatten. Auf der verbleibenden schwärzlichen Masse zeigte er Handsch gelblichen Schaum, den er als Beimischung gelber Galle deutete. Als er die schwarze, geronnene Masse zerteilte, konnte er darin einen „schwarzgalligen Saft" sehen.[98]

Mit gutem Grund wurde Handsch bereits als Student in der Kunst der Blutschau unterwiesen. Die eingehende Untersuchung des abgelassenen Blutes versprach auch in der alltäglichen Praxis wichtige Einblicke, die in manchen Fällen deutlich über das hinausgingen, was sich aus Harn und Kot ablesen ließ. Schließlich war das Blut kein Exkrement, sondern eine lebenserhaltende, nährende Flüssigkeit, die aber mit Krankheitsstoffen durchsetzt oder selbst krankhaft verändert sein konnte.

Da der Aderlass in der Regel von einem Barbier vollzogen wurde, waren die Ärzte häufig nicht zugegen und hatten keine Gelegenheit, das abgelassene Blut selbst zu begutachten. Dennoch verzeichnete Handsch in seinen Notizbüchern für eine ganze Reihe von Patienten das Ergebnis der Blutschau, aus eigener Anschauung und manchmal auch nach dem Bericht anderer. Schon die Farbe des Bluts eröffnete wichtige Aufschlüsse. Das abgelassene Blut konnte oben „gelb und wessericht",[99] weißlich,[100] gräulich[101] oder grünlich[102] sein. Ein allzu wässriges Blut konnte auf eine drohende Wassersucht hinweisen.[103] Vor allem aber verwies eine „verbrannte", schwärzliche („subniger"), schwarze, ja im Einzelfall pechschwarze Farbe auf eine übermäßige Erhitzung des Bluts und des Körperinneren insgesamt, wie sie insbesondere für Fieberkranke typisch war.[104] Das Blut der schwerkranken Katharina von Loxan wurde gar portionsweise in drei kleinen Schälchen aufgefangen, um mögliche

---

96 Cod. 11210, fol. 54v.
97 Cod. 11238, fol. 71r.
98 Cod. 11238, fol. 125r.
99 Cod. 11207, fol. 210v.
100 Cod. 11183, fol. 433v.
101 Cod. 11183, fol. 399r.
102 Cod. 11205, fol. 138r.
103 Cod. 11206, fol. 177r.
104 Cod. 11183, fol. 46v, fol. 72r, fol. 450v; ebd., fol. 453r, „erat niger, nam calebat febriliter"; Cod. 11205, fol. 668v; Cod. 11207, fol. 92v; ebd., fol 152v, zum schwarzen Blut, das dem Martinus, dem Lehrer der adligen Knaben, nach seiner Erzählung durch blutiges Schröpfen in der Badstube abgelassen wurde.

Farbunterschiede festzustellen, offenbar zwischen dem Blut in der Umgebung der Aderlassstelle und dem Blut, das anschließlich aus dem Körperinneren nachfloss.[105]

Regelmäßig, das zeigen Handschs Aufzeichnungen, tauchten die Heilkundigen auch Besenreiser, kleine Zweiglein oder ein Stück Holz in die Schüssel, in der das Blut aufgefangen wurden. Sie prüften, inwieweit das Blut daran haften blieb, und lasen daraus ab, wie „zäh", „schleimig" oder „verstopft" das Geblüt im Körper war.[106] Als sich der Herzog von Ferrara bei einem Aufenthalt in Innsbruck einem Aderlass unterzog, fing dessen Leibarzt, wie Handsch interessiert notierte, sogar eigens das abfließende Blut mit Papierstücken auf, um die Farbe und Konsistenz zu beurteilen.[107]

Ähnlich wie bei der Harn- und Stuhlschau waren manchmal auch Beimengungen oder Auflagerungen zu erkennen, die auf die Natur der Krankheitsmaterie verwiesen. Ein junger Mann beispielsweise hatte einen sehr „entflammten" oder „entzündeten" („inflammata") Harn. Eine Frau, so berichtete er, habe ihn zur Ader gelassen und sein Blut sei „schwartz wie Kretengerecke" gewesen, also offenbar Froschlaich ähnlich, mit großen gelben Blasen auf der Oberfläche.[108]

Nicht zuletzt – auch das hatte die Blutschau mit der Harnschau gemein – ließen die Ärzte das Blut bisweilen länger stehen und beobachteten wie sich die verschiedenen Bestandteile in unterschiedlichen Bereichen des Glases absetzten. Beispielsweise zeigte sich nach drei Stunden auf dem schwarzen Blut eines Kranken ein grünlich schwarzer Schaum von einer „scheuzlichen" Farbe.[109] Als Jacobus Camenicenus das Blut eines Patienten mit einer Hodengeschwulst mit einem Stückchen Holz untersuchte, fand er auf der Oberfläche eine dicke Haut, wie aus Talg oder Unschlitt. Wenn man die ganze Flüssigkeit auswüsche, so meinte er, dann bleibe diese Haut im Gefäß zurück, wie eine Blase.[110] Bei einem anderen Kranken nahm das Blut nach nicht einmal zehn Minuten zunächst eine ungewöhnlich feste, gelatineähnliche Konsistenz an; dann setzte sich eine gräuliche wässrige Flüssigkeit ab.[111]

Den Kranken und ihren Angehörigen gegenüber beschrieben und erläuterten die Ärzte die krankhaften Veränderungen des Aderlassbluts – die sie ihnen im Idealfall unmittelbar vor Augen führen konnten – als Beweis für die tatsächliche Notwendigkeit des Aderlasses und als Beleg für die Richtigkeit ihrer Diagnose. „Yr habt ein hitzige Leber", erklärte Handsch einem gelbsüchtigen Patienten, „und es ist euch gar wol geschehen, das yr gelassen habt, sonst were es zu besorgen gewesen, es weren Blattern, aber [oder, M.S.] Apostem, aber [oder., M.S.] Geschwär an der Lebern vel [oder, M.S.] Lungen erwachsen."[112] Handsch notierte sich auch eine ganze Reihe von

---

105 Cod. 11183, fol. 411r.
106 Zur Diagnose eines „verstopften" Bluts siehe Cod. 11205, fol. 207v und fol. 406v.
107 Cod. 11183, fol. 470v.
108 Cod. 11207, fol. 196r.
109 Cod. 11207, fol. 93v.
110 Cod. 11183, fol. 218r.
111 Cod. 11183, fol. 450v.
112 Cod. 11205, fol. 576r.

anderen Ausdrücken, die er bei solcher Gelegenheit verwenden konnte. Er konnte warnend erklären: „Es ist ein verstockt Blutt, verterbt, gar böses Blutt, hett leicht möcht [sic!]) ein Apostem darauß werden",[113] oder: „Ist ein schwers Blutt",[114] oder auch beruhigend: „Das Blutt is wol etwas flüssig und schleimig, aber nicht vil, sonst ist es zimlich gutt an der Farb und Substanz, könnet wol alt dabey werden",[115] oder: „Das Blutt ist nicht böß, allein überflüssig."[116]

Die Laien vertrauten den Möglichkeiten der Blutschau. Sie schilderten ihr Aderlassblut, wenn der Arzt es nicht selbst sehen konnte, oder zitierten das Urteil des Aderlassers. Das Aderlassblut sei „schwarz" gewesen, erzählten sie dann beispielsweise dem Arzt.[117] Wie Handsch im Zusammenhang mit dem kranken Herrn von Donin andeutete, erwarteten sie ähnlich wie im Fall der Harnschau von einem geschickten Arzt sogar, dass er das abgelassene Blut dem richtigen Patienten zuordnen konnte, wenn sie ihm das Aderlassblut mehrerer Patienten zukommen ließen.[118]

Pulsdiagnose

Das Fühlen des Pulses spielte mit gutem Grund schon in der studentischen Ausbildung eine wichtige Rolle. Die Pulsdiagnose nahm trotz ihrer begrenzten Aussagekraft großen Raum in der ärztlichen Praxis ein. Der Arzt untersuchte den Puls nicht nur, wenn er den Patienten zum ersten Mal sah, sondern möglichst bei jedem Besuch, um den Krankheitsverlauf und die Wirkung der Behandlung zu verfolgen. Mit der Notwendigkeit, regelmäßig den Puls zu tasten, begründete Handsch einem vornehmen Patienten gegenüber denn auch unter anderem, warum eine Fernbehandlung, ohne den Patienten persönlich vor sich zu haben, sehr schwierig war.[119]

In Hunderten von Einträgen vermerkte Handsch, was er oder andere Ärzte fühlten, wenn sie den Puls eines Patienten tasteten. Es sei „die gröste Kunst ym Puls", vermerkte er an einer Stelle. Jedermann könne fühlen, ob er schnell oder langsam schlage, aber es gehöre viel mehr dazu, die „Gleichmessigkait", den „Proportz" und dergleichen Pulsqualitäten zu erkennen.[120] Die differenzierte Sprache, in der die Ärzte damals die Qualitäten des Pulses beschrieben, belegt eindrucksvoll ihr Bemühen, auch feinste Nuancen zu erfassen. Der Pulsschlag konnte häufig („frequens") oder selten („rarus") sein, er konnte rasch („velox", „celer"), beschleunigt („subceler")

---

113 Cod. 11206, fol. 121r.
114 Cod. 11206, fol. 177r.
115 Cod. 11206, fol. 177r.
116 Cod. 11206, fol. 177r.
117 Cod. 11183, fol. 72v, „sanguinem ex aperta vena fuisse nigrum".
118 Cod. 11206, fol. 109v.
119 Cod. 11206, fol. 94v und fol. 149r.
120 Cod. 11206, fol. 103r.

oder langsam („tardus") anschwellen,[121] hart („durus", „durusculus"), groß („magnus"), „hoch" („altus"), voll („plenus"), breit („latus") und kräftig („validus") oder klein („parvus", „parvulus"), subtil („subtilis"), matt („exilis", „languidus"), leer („vacuus") winzig („exiguus") oder gar „quasi nullus" sein. Bei einem „zurückgezogenen" Puls („pulsus retractus") verbarg sich der Puls gleichsam im Körperinneren.[122] Bei einem variablen, ungleichmäßigen Puls („pulsus inaequalis") veränderte sich die Qualität der Pulsschläge, waren manche Pulsschläge kräftiger oder schneller als andere.[123] Bei einzelnen Kranken beschrieb Handsch den Puls auch als wurmförmig („vermicularis")[124] oder als „konvulsiv".[125] Auch eine Art Doppelschlag („pulsus quasi bispulsans") beobachtete er.[126]

Pulsunregelmäßigkeiten weckten besondere Aufmerksamkeit. Den Puls des schwerkranken Johannes Kekeritz beispielsweise, beschrieb Handsch als „mal langsam, mal schnell, mal beständig, mal einen Schlag auslassend" und als der Kranke dem Tod schon nahe schien, machte sein Puls Sprünge.[127] Bei einem anderen Kranken fand er dreimal nach jedem fünften Pulsschlag eine Pause.[128] „Der Pulß ist seltzam und ungleich, zerstörett," konnte der Arzt in solchen Fällen erklären.[129] Die Kranken klagten manchmal von sich aus über solche Unregelmäßigkeiten. „Es dunckt mich, wie mir das Herz zitterte", erklärte beispielsweise der kranke Adam Bohdanski.[130] Den Puls von Kaiser Maximilian II., der an Herzzittern („tremor cordis") litt, beschrieben die behandelnden Ärzte als langsam, selten, klein und intermittierend.[131] Auch an sich selbst bemerkte Handsch solche Unregelmäßigkeiten. Mal schien der Puls auszusetzen, fehlte gar jeder zweite Schlag, mal spürte er zwischendurch zwei schnelle Schläge und dann wieder einen langsamen Puls.[132]

Handsch untersuchte regelmäßig den Puls an beiden Armen, um mögliche Unterschiede zu erfassen,[133] aber auch um den Patienten und Angehörigen gegenüber seine Sorgfalt hervorzuheben, wie er zugab.[134] Einmal glaubte er, nur am rechten Arm,

---

121 Es lässt sich nicht sicher erkennen, ob Handsch und die Ärzte in seinem Umfeld in der Praxis immer konsistent zwischen einem schnellenden („celer") und einem schnellen, häufigen („frequens") Puls unterschieden.
122 Cod. 11183, fol. 457r; Cod. 11238, fol. 123r.
123 Cod. 11238, fol. 128r.
124 Cod. 11183, fol. 421r.
125 Cod. 11205, fol. 159v; Cod. 11238, fol. 123r.
126 Cod. 11183, fol. 372v.
127 Cod. 11183, fol. 24r, „inaequalis modo tardus, modo celer, modo continuus, modo intermittens unum tactum" und ebd., fol. 27r, „saltum elevationis".
128 Cod. 11183, fol. 269r.
129 Cod. 11206, fol. 162r.
130 Cod. 11183, fol. 99v.
131 Cod. 11158, fol. 1r.
132 Cod. 11183, fol. 99v und Cod. 11205, fol. 217v.
133 Cod. 11205, fol. 319v, „utrumque s[em]p[er] exploro."
134 Cod. 11206, fol. 149: „Ad ostendendum diligentiam tange ambos pulsus."

nicht aber am linken einen intermittierenden Puls tasten zu können.[135] Ein andermal konnte er am rechten Arm gar keinen Puls fühlen, gestand sich aber ein, dass er vielleicht nicht richtig getastet hatte.[136]

Der Puls gab in erster Linie Aufschluss über die Lebenskraft, den *robur vitalis*[137] oder die *virtus vitalis*, und über die von dieser Lebenskraft unmittelbar abhängige Kraft der Lebensgeister, die nach herrschender Lehre vom Herzen über die Arterien in den übrigen Körper strömten und diesen belebten.[138] Er war damit insbesondere für die Prognose bei schweren Verläufen bedeutsam. War der Puls sehr schwach oder nicht mehr tastbar, so war das oft ein Zeichen für den unmittelbar bevorstehenden Tod.[139] Das wussten auch die Patienten. Im Fall eines kranken Kanzlisten verzichtete Handsch daher darauf, den Puls ausführlicher zu tasten. Er wollte nicht den Eindruck erwecken, der Puls sei am Erlöschen.[140] Um die Stärke des Pulses und damit die Lebenskraft, noch genauer zu erfassen, verstärkten die Ärzte den Druck der Finger auf das Gefäß und prüften, ob der Puls dann noch spürbar war.[141] War dies der Fall, so war das ein gutes Zeichen.[142] Einem bischöflichen Bediensteten sagten die Ärzte – korrekt wie sich herausstellte – den Tod voraus, weil der Pulsschlag unter dem Fingerdruck verschwand.[143] Auch bei dem schwerkranken jungen Gärtner in Ambras riet Willenbroch, man möge ihm die Sterbesakramente geben lassen, als der Puls so häufig und schnell wie nie zuvor war und unter dem verstärkten Druck der tastenden Finger verschwand.[144] Lehner verriet Handsch, dass er bei Schwerkranken auch den Puls an der Ferse taste. Die weit vom Herzen entfernten Teile stürben nämlich zuerst. Wenn er also dort noch den Puls spüre, stehe der Tod noch nicht unmittelbar bevor. Andernfalls sei der Patient dagegen in großer Gefahr.[145] Handsch nahm sich vor, es Lehner nachzutun.[146]

Weitaus seltener als die Harnschau ermöglichte das Fühlen des Pulses dagegen eine konkrete Diagnose. Wichtigste Ausnahme waren die Fieber. Hier begnügte sich Handsch in seinen Aufzeichnungen sogar häufig ohne nähere Charakterisierung mit dem Hinweis auf einen „fieberhaften" Puls („pulsus febrilis", „pulsus cum febre") – oder vermerkte ausdrücklich, dass der Puls „ohne Fieber" („sine febre", „pulsus non

---

135 Cod. 11183, fol. 137r.
136 Cod. 11183, fol. 258r.
137 Cod. 11183, fol. 488r.
138 Cod. 11210, fol. 80r; Handsch zitierte hier Fracanzano.
139 Cod. 11183, fol. 123r.
140 Cod. 11205, fol. 319v.
141 Cod. 11183, fol. 406r; Cod. 11205, fol. 297v.
142 Cod. 11183, fol. 441v.
143 Cod. 11183, fol. 196r.
144 Cod. 11183, fol. 404r.
145 Cod. 11205, fol. 2r.
146 Cod. 11205, fol. 13r und fol. 130r; Cod. 11207, fol. 15r.

febricitans") war.[147] Ein *pulsus febrilis* war vor allem beschleunigt. „Also wo das Hertz mit ubriger unnatürlicher Hitz uberladen, so helt der Pulß seinen naturlichen Gang nicht, sondern gehet schneller", konnte der Arzt den Patienten die Zusammenhänge erklären.[148] Oft stand die Diagnose eines Fiebers schon aufgrund des manifesten Krankheitsbilds außer Zweifel, wenn Patienten sich heiß anfühlten und über Abgeschlagenheit, Durst und Hitzegefühl oder über Schüttelfrost klagten. Manchmal diagnostizierten die Ärzte jedoch eine Fieberkrankheit primär aus dem Puls[149] oder schlossen aus dem Puls sogar auf eine bestimmten Typ von Fieberkrankheit wie die Faulfieber.[150]

Körperliche Untersuchung

In der medizinhistorischen Forschung ist oft behauptet werden, die frühneuzeitlichen Ärzte hätten ihre Patienten nicht oder nur in seltenen Ausnahmefällen mit eigenen Händen angelangt und körperlich untersucht. Wie wir im ersten Teil gesehen haben, ist dies eine Fehleinschätzung. In Padua und Ferrara wurden die angehenden Ärzte eingehend in der manuellen Untersuchung insbesondere des Bauchraums geschult und diese war Handsch zufolge nicht nur dort Usus. „Bei allen Krankheiten muss man den Oberbauch durch Betasten untersuchen", erklärte ihm in Prag Andrea Gallo.[151] Auch Handschs erster medizinischer Lehrer, Ulrich Lehner, wies ihn am Krankenbett an, er „solle den Oberbauch betasten".[152] Handsch nahm sich später vor, Patienten grundsätzlich zu Beginn jedes Krankenbesuchs mit eigenen Händen zu untersuchen.[153] Heinrich Wolff (1520–1581) – er hatte in Montpellier studiert – berichtete später mit der gleichen Selbstverständlichkeit, er habe den Oberbauch eines Patienten betastet und seinen Harn besehen und sei zu dem Schluss gekommen, dass er nicht mehr zu retten sei.[154]

Diese Wertschätzung für die Möglichkeiten einer manuellen Untersuchung ist im Licht der ausführlich dargestellten damaligen Krankheitslehre zu sehen. Lokale Ansammlungen von Krankheitsmaterie sowie Verstopfungen und Verhärtungen einzelner Organe spielten in der Entstehung zahlreicher Krankheiten eine Schlüsselrolle.

---

147 Beispielsweise Cod. 11183, fol. 88v, fol. 277v, fol. 282r, fol. 295r, fol. 373r, fol. 398v und fol. 409r; Cod. 11205, fol. 116r; Cod. 11207, fol. 17v.
148 Cod. 11206, fol. 129v.
149 So im Fall des kranken Giulio Gallo (Cod. 11238, fol. 136r).
150 Cod. 11238, fol. 128r.
151 Cod. 11207, fol. 236v: „In omnibus morbis exploranda tactu hypocundria".
152 Cod. 11205, fol. 587r, „ut tangerem hypocundria".
153 Cod. 11205, fol. 561r.
154 Brief von Wolff an Johannes Posthius vom 16.2.1571, ediert bei Kühlmann/Telle (2001), S. 646–647: „Tactis hypochondriis et visis urinis cum deploratum morbum esse viderem".

Soweit sie den tastenden Händen zugänglich waren, war die manuelle Untersuchung hier die naheliegende Möglichkeit, genauere Aufschlüsse zu erlangen.[155]

Handsch verzeichnete in seinen Notizbüchern zahlreiche Fälle, in denen er selbst oder Mattioli, Gallo, Willenbroch, Alessandrini und andere Ärzte in seinem Umfeld selbst Patienten körperlich untersuchten, sie mit eigenen Händen befühlten und betasteten. Zuweilen lassen Formulierungen wie „beim Betasten" („ad tactum")[156] oder die bloße Zusammenfassung des Befunds, etwa dass keine Schwellung zu erkennen war, die Möglichkeit offen, dass die Ärzte sich nur auf den Bericht des Patienten oder Umstehender bezogen. Vereinzelte auf Deutsch formulierte Befunde wie die „lincke Brust" sei „ir hart und geschwollen",[157] geben sogar sehr wahrscheinlich den mündlichen Bericht von Patienten oder Angehörigen nahe. In den meisten Fällen lassen aber Verbformen wie „ich betastete" („tetigi"), „ich betaste" („tango") oder, auf einen anderen Arzt bezogen, „er betastete" („tetigit") keinen Zweifel, dass die Ärzte selbst Hand anlegten.

Bei Fieberkrankheiten berührten die Ärzte die Haut oft nur oberflächlich, an Kopf und Stirn, an den Händen oder auch in der Herzgegend, um zu prüfen, ob sie erhitzt war.[158] Erzherzog Ferdinand II. pflegte Handsch zufolge schon von sich aus die Hände auszustrecken, damit die Ärzte sie fühlen konnten.[159] Manchmal, so Handsch, konnte man die „ausdünstende" Hitze bereits spüren, wenn man die Hände der Haut nur näherte.[160] Von Mattioli lernte Handsch zudem, wie man durch Betasten die Masern von Petechien, kleinen roten Punkten in der Haut, unterscheiden konnte, die bei manchen anderen Krankheiten auftraten. Bei Masern fühle sich man etwas Ungleichmäßiges, die Petechien in der Haut dagegen könne man durch Tasten nicht erkennen.[161]

Auch das Betasten der Zunge war üblich. Man müsse die Zunge nicht nur betrachten, sondern auch mit dem Finger anfassen und untersuchen, ob sie trocken sei oder feucht, merkte sich Handsch.[162] Wiederholt notierte er entsprechende Befun-

---

155 Cod. 11207, fol. 136r, „oportet eam tangere"(„man muss sie betasten"), zum Fall einer Frau mit Oberbauchbeschwerden, die Gallo auf eine Verstopfung und nicht auf eine Schwangerschaft zurückführte.
156 Beispielsweise Cod. 11183, fol. 23v, zum kranken Johannes Kekeritz, der über eine „gravitas ad tactum" auf der rechten Brustseite klagte; ebd., fol. 439r, zum kranken Hausmeister.
157 Cod. 11206, fol. 33v; Cod. 11207, fol. 211r, „si tanget, thut es ym wehe, wie es ym geschwuricht were".
158 Cod. 11206, fol. 102v: „Tangere frontem ad comperiendum calorem", notierte sich Handsch als Leitsatz; Beispiele in Cod. 11183, fol. 78v; Cod. 11205, fol. 146r, fol. 159v und fol. 299r; Cod. 11206, fol. 171v; Cod. 11207, fol. 203v.
159 Cod. 11206, fol. 171v.
160 Cod. 11205, fol. 307r, „per evaporationem".
161 Cod. 11207, fol. 190r; der Begriff „Petechien" wird heute noch für kleine rote Punkte in der Haut gebraucht, wie sie vor allem bei Störungen der Blutgerinnung durch kleine Einblutungen auftreten können.
162 Cod. 11206, fol. 152r, „non tantum videnda, sed etiam digito attingenda, explorandaque an sit arida vel humida."

de.¹⁶³ Auch Andrea Gallo und der Hofchirurg Hildebrand befühlten die Zunge mit dem Finger, weil sie wissen wollten, ob sie trocken oder rau war.¹⁶⁴

Bei Verdacht auf Wassersucht pressten die Ärzte den Bauch mit den Händen von beiden Seiten zusammen und lauschten auf das typische Gurgeln oder prüften mit einem sanften Schlagen der Hand den Klopfschall.¹⁶⁵ Auch drückten sie mit dem Finger in die geschwollenen Gliedmaßen und schauten, ob eine Zeitlang eine Grube zurückblieb.¹⁶⁶ Das sind alles klinische Zeichen, die auch in der heutigen Medizin noch anerkannt ist.

Je nach Krankheitsbild betasteten Handsch und seine Kollegen verschiedene Körperregionen. Bei Verletzungen konnte man nach einem Knochenbruch suchen. Als es Collinus bei der Gartenarbeit schien, als habe es ihm „ynn der Brust geplatzt, wie Ribe zerbrochen", war beim Betasten der schmerzhaften Stelle kein Bruch erkennbar.¹⁶⁷ Als eine arme Frau mit einem wachsenden Kropf zu Hildebrand kam, befühlte Handsch diesen und fand ihn groß und hart.¹⁶⁸ Im Fall eines 19-jährigen jungen Mannes, der mit einer Magd sexuell verkehrt hatte, besah Handsch nicht nur dessen Glied, sondern zog sogar – offenbar eigenhändig („reduxi") – die Vorhaut zurück und fand dort weißliches, trockenes Sekret.¹⁶⁹ Bei einem anderen Patienten befühlte er die schmerzende Leistengegend und den linken Hoden, der ihm größer und wärmer schien als der rechte.¹⁷⁰ Auch Gallo scheute sich nicht, den Hoden eines Patienten zu betasten.¹⁷¹

In der Mehrzahl der Fälle konzentrierte sich die manuelle Untersuchung jedoch auf den Bauchraum, gegebenenfalls auf die Nabelgegend,¹⁷² vor allem aber auf die unterhalb des Brustkorbs gelegenen *hypochondria*, also auf den Oberbauch. Dazu mussten sich die Patienten flach auf den Rücken legen.¹⁷³ Manchmal heißt es bei Handsch einfach: „Ich betastete den Oberbauch" („tetigi hypocundria") oder nur „ich betastete", oder, auf andere Ärzte bezogen, „er betastete".¹⁷⁴ Oft notierte Handsch aber auch konkrete Befunde. „Ich betastete den rechten Oberbauch, und wenn ich darauf drückte, sagte er, es tue weh", vermerkte Handsch beispielsweise.¹⁷⁵ Bei einem

---

163 Cod. 11183, fol. 196r; Cod 11205, fol. 299r.
164 Cod. 11183, fol. 341r; Cod. 11207, fol. 17r.
165 Cod. 11183, fol 443r.
166 Cod. 11207, fol. 98v, „remansit fovea post compressionem"; ähnlich Cod. 11183, fol. 425r und fol. 443v.
167 Cod. 11183, fol. 84r.
168 Cod. 11183, fol. 383r.
169 Cod. 11183, fol. 51v.
170 Cod. 11205, fol. 260r.
171 Cod. 11207, fol. 206r.
172 Cod. 11207, fol. 196v.
173 Beispielsweise Cod. 11205, fol. 539; Cod. 11207, fol. 75r und fol. 107v.
174 Cod. 11183, fol. 51v, fol. 118v und fol. 281r.
175 Cod. 11183, fol. 107v; ähnlich ebd., fol. 296v; ähnlich Cod. 11205, fol. 447r, „tetigi in sinistro, iuxta fundum stomachi, ibi ad tactum dixit se dolere."

anderen Kranken fand er beim Tasten einen Widerstand, wie von einem Trommelfell.[176] Ein dritter Patient hatte Beschwerden, wenn man den Magengrund betastete und zusammendrückte. Die Ärzte vermuteten ein *apostema*, eine lokale Ansammlung von Krankheitsmaterie, in der angrenzenden Leber.[177] Ein „lethargischer" Patient stöhnte, als Handsch den rechten Oberbauch betastete, „wie es ym wehe thete".[178] Bei anderen war der Oberbauch angespannt,[179] oder eine Verhärtung im Oberbauch war von einer leichten Schwellung des Bauchs begleitet,[180] oder der schmerzende, geschwollene linke Oberbauch einer Gelbsüchtigen war zum Nabel hin verhärtet oder der ganze Bauch eines Patienten fühlte sich hart an[181] oder man ertastete in der Magengegend nach links hin eine Verhärtung,[182] oder die Milzgegend schmerzte bei Druck von außen und war etwas verhärtet.[183] Als Mattioli selbst erkrankte, betasteten Willenbroch und Gallo eingehend seinen Oberbauch. Sie drückten nacheinander auf unterschiedliche Stellen und verglichen sie miteinander. Sie kamen zu dem Schluss, dass der Oberbauch nicht überall gleich weich und in der Lebergegend eine gewisse Anspannung zu spüren sei.[184]

In zweifelhaften Fällen konnte die manuelle Untersuchung maßgeblich zur Differentialdiagnose beitragen. Bei einer vornehmen Frau vermutete Mattioli zunächst ein *apostema* in der Gebärmutter, Gallo dagegen eine Leberverstopfung. Bei einem erneuten Besuch betastete Mattioli die Lebergegend und konnte dort einen Druckschmerz auslösen. Darauf schloss er sich Gallos Urteil an.[185] Auch negative Befunde waren aussagekräftig. Handsch vermerkte zuweilen ausdrücklich, Leber und Milz oder überhaupt der Oberbauch hätten beim Abtasten nicht wehgetan, oder er habe keine Verhärtung getastet.[186]

Zuweilen fanden die Ärzte ihren Tastbefund durch eine spätere Leichensektion bestätigt. Bei einer wassersüchtigen Frau beispielsweise, die über Druckschmerz in der Lebergegend geklagt hatte, erwies sich die Leber als groß, hart und von rauer Oberfläche und in der Gallenblase fanden sich zwei erbsengroße Steine.[187]

Die gelehrten Ärzte waren im Übrigen nicht die einzigen, die zur Diagnostik die eigenen Hände verwendeten. Unter den Barbieren war das gang und gäbe und Handsch war bereit, von ihnen zu lernen. Einem von ihnen verdankte er beispiels-

---

[176] Cod. 11183, fol. 412v.
[177] Cod. 11183, fol. 119v, „cum tangeretur et comprimetur ei fundum stomachi, sensit aliquam aggravationem".
[178] Cod 11205, fol. 300r.
[179] Cod. 11183, fol. 140r.
[180] Cod. 11183, fol. 220v.
[181] Cod. 11207, fol. 201r und fol. 213r.
[182] Cod. 11183, fol. 412r.
[183] Cod. 11205, fol. 285r.
[184] Cod. 11183, foll. 160r-v.
[185] Cod. 11207, fol. 22r.
[186] Cod. 11183, fol. 80v, fol. 88v, foll. 108v-109r, fol. 255v und fol. 270v.
[187] Cod. 11183, fol. 289r.

weise das Wissen darum, wie man den Fingern spüren konnte, ob eine Schwellung Eiter enthielt. Man müsse mit einem Finger auf die Schwellung drücken und den zweiten Finger nahe der Schwellung auf die Haut halten, um zu fühlen, ob man die gurgelnde Bewegung des anströmenden Eiters fühlen konnte.[188] Auch Laienheiler fühlten gelegentlich nach der Leber oder der Milz. Ein Patient wusste beispielsweise zu berichten, dass eine alte Frau seine Milz tastete, sie verstopft und verhärtet fand und ihm erklärte, er habe beginnende Wassersucht.[189] Und die Patienten selbst und ihre Angehörigen waren ihrerseits ganz offensichtlich mit den Möglichkeiten einer manuellen Untersuchung vertraut. So beschrieb der Ehemann einer Patientin bemerkenswert detailliert eine „Verhärtung" („quaedam duricies"), die sich von der Brusthöhle unter den Hypochondrien bis zum Nabel seine Frau hinziehe; zudem seien Bauch und Weichen voller als gewöhnlich. Die Ursache vermutete er in ihrer ausgebliebenen Monatsblutung.[190]

---

[188] Cod. 11183, fol. 35v und fol. 429v.
[189] Cod. 11205, foll. 220v-221r.
[190] Cod. 11183, foll. 79v-80r; es ist nicht auszuschließen, dass der Ehemann in seinem schriftlichen Bericht nur den Befund eines Heilkundigen vor Ort wiedergab. Die Frau starb bald darauf.

Therapeutische Praxis

Unter dem Titel „Good advice and little medicine" ist Hal Cook im Blick auf die studierten Ärzte im England des 16. Jahrhundert zu dem Schluss gekommen, dass sich die englischen Ärzte damals, in Abgrenzung von ihren weniger gelehrten Konkurrenten, vor allem als Ratgeber, ja, als moralische Instanz gebärdeten. Sie hätten ihre Hauptaufgabe nicht in der Behandlung der Krankheiten gesehen, sondern darin, ihren Patienten detaillierte und an deren individuelle Verfassung angepasste Ratschläge zu einer gesundheitsgerechten Lebensweise zu erteilen.[1] Die von mir untersuchten kontinentaleuropäischen Quellen ergeben ein völlig anderes Bild.[2] Ratschläge zu einer gesundheitsgerechten Lebensweise spielten hier in der alltäglichen ärztlichen Praxis nur eine bescheidene Rolle, sieht man von wohlhabenden, hochrangigen Patienten ab. Zentrale Aufgabe des Arztes war die erfolgreiche Behandlung der Krankheiten. Handschs zahllose Notizen zur Wirkung (und zum Scheitern) der therapeutischen Bemühungen der Ärzte weisen hier in die gleiche Richtung wie die herausragende Stellung, die die Therapie in vielen veröffentlichten *curationes* und *observationes* einnahm, und wie die Sammlungen von *experimenta*, von „bewährten" Rezepten, die sich Ärzte damals für den eigenen Gebrauch anlegten.

Zwei grundlegende Ansätze lassen sich in der kurativen ärztlichen Krankheitsbehandlung des 16. Jahrhunderts unterscheiden, nämlich der kausale und der spezifische. Beide zielten im Gegensatz zur „palliativen" , die Beschwerden nur „bemäntelnden" Behandlung darauf, die Krankheit als solche zu bekämpfen und zu beseitigen. Eine kausale Behandlung sollte der durch sorgfältige Anamnese und Diagnostik ermittelten unmittelbaren Krankheitsursache und damit dem Krankheitsprozess im Körperinneren entgegenwirken beziehungsweise die Natur in ihrem Kampf gegen die Krankheit unterstützen. Die spezifische Behandlung setzte dagegen auf verborgene Wirkkräfte gegen bestimmte Krankheiten, die den einzelnen Heilpflanzen und Arzneistoffen erfahrungsgemäß innewohnten.

Die Behandlung mit Spezifika – wir werden noch ausführlicher auf sie zurückkommen – barg für das Selbstverständnis der Ärzte und ihr Bild in der Öffentlichkeit einige Probleme. Sie brachte sie in gefährliche Nähe zur Medizin der nicht akademisch gebildeten Heilkundigen, der *empirici*, wie die Ärzte sie oft nannten, die – so die ärztliche Kritik – ihre Behandlung nur auf nur allzu oft trügerische Erfahrungen stützten. Der kausale Behandlungsansatz stand dagegen im besten Einklang mit dem

---

1 Cook, Good advice (1994).
2 Cook konstatiert in England im 17. Jahrhundert einen markanten und für die Autorität der Ärzte problematischen Wandel des Ideals weg vom ratgebenden und hin zum therapeutisch agierenden Arzt (ebd., S. 21–29). Inwieweit sich die Verhältnisse in England und in Kontinentaleuropa im16. Jahrhundert tatsächlich unterschieden – beispielsweise aufgrund einer stärkerer Abhängigkeit englischer Ärzte von einer kleinen Zahl reicher Patienten – und inwieweit womöglich die von Cook verwendeten gedruckten ärztlicher Quellen ein verzerrtes Bild der englischen Praxis vermitteln, muss an dieser Stelle offenbleiben.

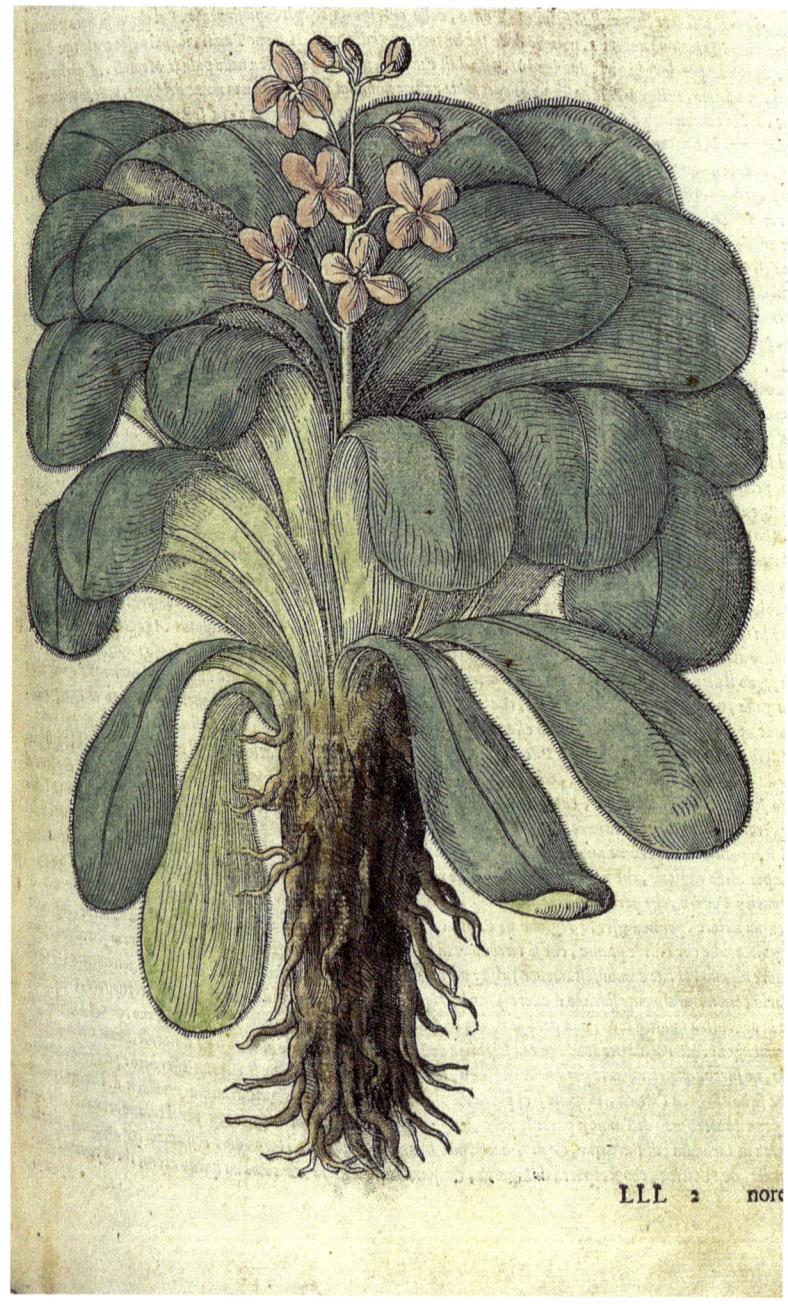

Abb. 6: Rheubabarum aus: Pietro Andrea Mattioli, I discorsi nelli sei libri di Pedacio Dioscoride Anazarbeo, Venedig 1568, Wellcome Collection, London

zeitgenössischen Ideal des rationalen Arztes, der dank seiner breiten Literaturkenntnisse und seiner Fähigkeit, die geheimnisvollen Vorgänge im Körperinneren zu entschlüsseln, die Krankheitsprozesse gezielt zu beeinflussen wusste. Dieser Ansatz prägte den studentischen Unterricht und war in der alltäglichen ärztlichen Praxis der weithin vorherrschende.

Da die allermeisten Krankheiten auf eine schädliche, krankhaft veränderte flüssige oder flüchtige Materie zurückgeführt wurden, bedeutete das Bemühen um eine kausale, an den innerkörperlichen Ursachen ansetzende Behandlung in den meisten Fällen, dass man diese Krankheitsmaterie aus dem Körper entleeren musste. Ergänzend griffen die Ärzte, vor allem im Anschluss an eine erfolgreiche Entleerung der Krankheitsmaterie zu Mitteln, die einzelne Organe und ihre Wirkvermögen „stärken" (*roborativa*, *confortativa*) oder „wiederherstellen" (*restaurativa*) sollten.[3] Dazu dienten vor allem wärmende Mittel, die die innere Lebenswärme des jeweiligen Organs kräftigten. Besonders verbreitet waren die *cordialia*, also herzstärkende Mittel; im Englischen hat sich der Begriff „cordial" für Stärkungsmittel bis heute gehalten.[4] Handsch pries in diesem Zusammenhang unter anderem gesüßten Wein mit *amarella cerosa*.[5] Auch *manus Christi*, Konfekte und andere stark gesüsste Mittel kamen vielfach zum Einsatz.[6] Speziell als „Magenmittel" (*stomachalia*) dienten dagegen eher bittere Stoffe wie Zitwer[7] und die aloehaltige *hiera picra*, die Gallo als ein vorzügliches Mittel für den Magen lobte.[8] Die Tradition lässt sich in Gestalt von Magenbittern bis heute verfolgen.

Reinigende und entleerende Mittel

Das in der Frühen Neuzeit mit Abstand am häufigsten angewandte Verfahren zur Behandlung von Krankheiten war die Gabe von Purganzien oder *purgativa*. Das waren im Wortsinn reinigende Mittel.[9] Handsch sprach in der Regel von einer „Purgatz" und vermerkte als einen – vermutlich davon abgeleiteten – volkstümlichen Ausdruck „Kazen". „Ir müst ein paar Kazen einnemen", konnte der Arzt in diesem Sinne sagen.[10]

Als Purganz galt prinzipiell jedes Mittel, das im Körper eine reinigende, befreiende Wirkung entfaltete. Cassia, Manna und Rhabarber waren sehr verbreitet, aber es gab zahlreiche andere Mittel. Die Gabe von Purganzien zielte darauf, den Körper von jenen

---

[3] Cod. 11183, fol. 381v.
[4] Cod. 11183, fol. 374r.
[5] Cod. 11207, fol. 195r.
[6] Cod. 11183, 488v; Cod. 11207, fol. 224v; „manus Christi" konnte damals unterschiedliche Arzneien bezeichnen, so unter anderem Rosenzucker mit Moschus, ein Mittel, das nach Hieronymus Brunschwig Herz und Gehirn stärkte (Brunschwig, Großes Destillierbuch (1512), fol. 152r); der Begriff wurde aber auch für Rizinus gebraucht.
[7] Cod. 11183, fol. 478v, „Carophylli" und „Zedoaria".
[8] Cod. 11207, fol. 208v.
[9] Die gleiche Wortwurzel findet sich heute noch im englischen „purgatory", im französischen „purgatoire" und im italienischen „purgatorio" für das die Seelen läuternde „Fegfeuer", lateinisch „purgatorium".
[10] Cod. 11206, fol. 126v.

rohen verdorbenen, krankhaften Säften zu befreien, denen man die allermeisten Krankheiten zuschrieb, zumeist über den Darm, seltener auch auf anderen Wegen.[11] Mittel, die den Darm entleerten, nannte Handsch mit Gallo anschaulich „cacatorios".[12] Die zentrale Stellung der Purganzien in der damaligen Krankheitsbehandlung spiegelte die überragende Bedeutung von fauligem, unzureichend verkochtem Unrat und von Krankheitsstoffen aller Art in der damaligen Krankheitslehre. Bei der nur selten diagnostizierten *intemperies* ohne Krankheitsmaterie waren Purganzien nicht angezeigt.[13]

Hatte sich der krankmachende Unrat in Magen und/oder Darm angesammelt, so bestand begründete Hoffnung, ihn mit Purganzien unmittelbar entleeren zu können. Er trat dann als stinkende, schleimige Materie vor Augen.[14] Zu Beginn der Behandlung war es grundsätzlich angezeigt, den Darm zu reinigen, um den Körper erst einmal vom gröbsten Unrat zu befreien.[15] Purganzien dienten aber auch dazu, Unrat und Krankheitsstoffe aus dem übrigen Körper nach außen zu entleeren. „Die Purgatz wirt das Geblütt reinigen," konnte der Arzt dann beispielsweise erklären.[16] In solchen Fällen, darauf kam Handsch in seinen Aufzeichnungen immer wieder zu sprechen, musste der Arzt jedoch in der Regel zunächst vorbereitende Mittel geben.[17] Es galt, die Krankheitsmaterie durch „mindernde" (*minorativa*) oder „erweichende" (*lenitiva*) Mittel beweglicher zu machen, ihre Verkochung, soweit möglich, durch *digestiva* voranzutreiben und ihr den Weg zum Darm zu eröffnen.[18] „Man mus vor der Purgatz leichte Trenckel geben, die das grobe Blutt und Schleym erweichen, zertrennen, abstreiffen und die Verstopffung eröffnen", konnte man das Vorgehen Handsch zufolge erklären, „so gehet es daranach auf die Purgatz wol von staten."[19] Die Ärzte setzten hierfür vor allem wärmende Arzneien in Form von Sirupen und Latwergen ein, die die Wirkung der inneren Lebenswärme unterstützten.[20] Sie „weichen, unnd offnen die Verstopfung in Adern, das die bosen Feu[ch]tig[keit]en ynn der Purgazion wol folgen mogen", erklärte Handsch einem alten Patienten dieses Vorgehen.[21] „Der Schleiym ist angebacken, angekleistert" notierte er sich als mögliche Formulierung für zukünftige Patienten, „ehe man die Purganzien gibt, mus man yn zuvor durch die Syrop[is] er-

---

11 Cod. 11210, fol. 57v.
12 Beispielsweise Cod. 11205, fol. 557v und fol. 593v; Cod. 11207, fol. 129v.
13 Cod. 11207, fol. 45r, zu Gallos Kritik an Ärzten, die allzu oft purgierten; Anlass war allerdings das Herzzittern des Kaisers, eine Krankheit, die sich damals nur indirekt auf eine Krankheitsmaterie zurückführen ließ (vgl. Heusinger, Das zitternde Herz (voraussichtlich 2021)).
14 Cod. 11204, fol. 28r, „multum phlegmatis eduxerunt cum stercoribus".
15 Cod. 11183, fol. 410v.
16 Cod. 11206, fol. 168r.
17 Cod. 11210, fol. 58r.
18 Cod. 11205, fol. 312r, zur „ordo curationis" von Ulrich Lehner; ähnlich, unter Bezug auf Avicennas *Canon medicinae*, Cod. 11240, fol. 2r.
19 Cod. 11205, fol. 595r.
20 Cod. 11210, fol. 58r.
21 Cod. 11205, fol. 13v.

weichen, ablösen, und abstreiffen, wie man den Unflat zuvor mit der Seyffen ausetzen [ausätzen?, M.S.), aber [oder] ausbeysen mus, zuvor wescht das Wasser nichts ab."[22] Oder auch: „Man mus die böse Feuchtickait [sic!], die under das gutte Blutt gemischt und gemengt ist, zuvor mit den Sirupen absondern, zusammenbringen, unnd das Geeder inwendig eroffnen, damit die Purgatz nicht das Gutte mit dem Bösen, sondern das Böse nur allein weg ziehe, item das die Genge ym Geeder nicht gestopfft seindt."[23]

Ärzte wie Patienten bemaßen die Wirksamkeit einer Purganz vor allem nach der Zahl der Stühle, die sie hervorrief. Oft waren es um die fünf bis zehn. Neun „zitterichte" „schlengliche" Stühle hatte beispielsweise ein kranker Junker nach der Einnahme einer Purganz.[24] Zwölf schwarz glänzende, schleimige Stühle waren es bei der Frau eines Kanzlisten.[25] Bei kräftigen Purganzien berichteten die Patienten zuweilen von noch deutlich mehr Stuhlgängen. Philippine Welser hatte nach der Einnahme einer Purganz zunächst an die vierzehn und später an die zwanzig Stühle. Ihr Magen war danach in Aufruhr, beruhigte sich aber nach Essen und Wein rasch wieder.[26] Bei Felix Platter verursachten Aloepillen einen derart „großen Drang", dass er sechzehn Stühle hatte und schließlich in Ohnmacht fiel.[27] Achtundzwanzig Stühle hatte der kranke Toppertzer nach einer Purganz,[28] fünfzig waren es gar im Fall des franzosenkranken Florianus.[29]

Purganzien wurden auch vorbeugend gegeben, im Frühjahr und im Herbst vor allem.[30] In bestimmten Situationen mussten die Ärzte allerdings auf die Gabe von Purganzien verzichten, vor allem dann nämlich, wenn diese die Bemühungen der Natur zu stören drohten, den Unrat und die Krankheitsstoffe schon von sich aus zu entleeren. Bei Anzeichen für eine „kritische" Entleerung über den Schweiß, für die Bildung eines Hautausschlags oder kurz vor der erwarteten Monatsblutung riskierte man mit einer Purganz diese natürliche Entleerung zu stören.[31] Wie Handsch berichtete, widersetzten sich Patienten und Angehörige zudem zuweilen der Gabe einer Purganz, weil der Patient schon reichlich Stühle abgesetzt habe und kaum etwas esse. Da sei nichts mehr, was die Purganz noch entleeren könnte, meinten sie.[32] Man müsse ihnen, so Handsch, dann erklären, dass die Purganz Unrat und Krankheitsmaterie von

---

22 Cod. 11205, fol. 296r; am Rand fügte er hinzu: „und die Verstopfung ynn Adern und Lebern erofnen, das die böse Feuchtikeiten mit der Pürgatz zu gange kommen mögen".
23 Cod. 11205, fol. 427v; ähnlich auch Cod. 11206, fol. 127v.
24 Cod. 11207, fol. 30r.
25 Cod. 11183, fol. 458v.
26 Cod. 11204, fol. 17r.
27 Platter, Lebensbeschreibung (1976), S. 219.
28 Cod. 11205, fol. 274r.
29 Cod. 11205, fol. 244r.
30 Cod. 11207, fol. 102v.
31 Cod. 11205, fol. 334r; Cod. 11238, fol. 130r; Cod. 11240, fol. 35v.
32 Cod. 11205, fol. 287v.

außerhalb des Darms, aus dem übrigen Körper in den Darm ziehe, so dass dessen gezielte Reinigung und Entleerung durchaus weiterhin angezeigt sei.[33]

Die Ärzte bemühten sich, ihre Verordnung und die Dosierung an das Krankheitsbild und die körperliche Verfassung der Patienten anzupassen. Die Purganzien wirkten unterschiedlich stark und verschiedene Patienten reagierten erfahrungsgemäß unterschiedlich stark auf das gleiche Mittel. Handsch nahm sich daher vor, Patienten vor der Gabe einer Purganz nach ihrem gewöhnlichen Stuhlgang und nach bisherigen Erfahrungen mit Purganzien zu fragen, um die Wirkung besser abschätzen zu können.[34] Eine allzu kräftige Reinigung, das wusste man aus Erfahrung, konnte den Körper der Kranken sehr belasten, auch wenn man, so wie Lehner es zu tun pflegte, anschließend stärkende Mittel wie Rosenzucker oder Konfekt gab.[35] Wiederholt berichtete Handsch von tragischen Fällen einer *hyperpurgatio*. Nachdem ihr Gallo eine Purganz gegeben hatte, hatte die kranke Marsalkowa über mehrere Tage bis zu acht Stühle am Tag und ihre Zunge war völlig ausgetrocknet. Sie starb schließlich und man sagte, der Arzt habe sie umgebracht.[36] Auch ein junger, eigentlich kräftiger Adliger im Spital verstarb, nachdem ihm Gallo eine kräftige Purganz gegeben hatte, die an die dreißig Stühle hervorrief und ihn sehr schwächte.[37] Das Gleiche passierte Handsch bei dem kranken Frölich. An die hundert Stühle hatte gar eine alte Frau in Venedig nach der Einnahme von Cassia – auch sie starb.[38]

Andererseits durfte die Purganz auch nicht zu schwach sein. Die Patienten erwarteten und wünschten eine kräftige Entleerung und manchmal berichteten sie anschließend ausdrücklich, die Purganz habe ihnen gut getan.[39] Blieben die erwarteten Stühle aus, hatte der Arzt in ihren Augen einen Fehler gemacht. Als Handsch einer jungen Patientin eine Purganz aus Senna gab und sie nur zwei Stühle hatte, war sie unzufrieden.[40] Wurde die eingenommene Purganz wegen ihrer unzureichenden Wirkkraft nicht mit dem Stuhl entleert, verursachte sie zudem womöglich Krämpfe und andere unangenehme Bauchbeschwerden.[41] Bei manchen Krankheiten, wie dem *podagra*, drohten weitere Gefahren. War die Purganz zu schwach, mobilisierte sie, Gallo zufolge, die Krankheitsmaterie womöglich nur, ohne sie erfolgreich zu entleeren. Dann verlagerte sich die Materie nur an einen neuen Ort im Körper und richtete dort schlimmstenfalls noch größeren Schaden an.[42]

---

33 Cod. 11206, foll. 146r-v.
34 Cod. 11205, fol. 294r.
35 Cod. 11205, fol. 312r.
36 Cod. 11205, fol. 299r.
37 Cod. 11207, fol. 214v.
38 Cod. 11207, fol. 152r.
39 Cod. 11207, fol. 30v.
40 Cod. 11205, fol. 294r.
41 Cod. 11205, fol. 294r.
42 Cod. 11207, fol. 197r.

Die Auswahl des richtigen Mittels richtete sich nicht nur nach der körperlichen Verfassung und der individuellen Empfindlichkeit des Patienten. Ideal war eine Purganz, die ausschließlich die Krankheitsmaterie anzog und entleerte.[43] In der Praxis – deshalb wirkten Purganzien häufig schwächend – wurde mit der „bösen" Materie aber regelmäßig auch gute, nützliche Materie entleert. „Es purgirt kein Arzt so gar mit Heyl, Er nimpt was mitt vom gutten Teyl," heißt es in diesem Sinne bei Handsch.[44] Der Arzt musste jedoch zumindest versuchen, Mittel zu wählen, die den betreffenden Krankheitsstoff mehr oder weniger gezielt entleerten. Seiner Galenlektüre entnahm Handsch, dass Purganzien Krankheitsstoffe anzogen, die ihnen ähnlich waren.[45] Das ließ jedoch die Frage offen, nach welchen Kriterien der Arzt diese Ähnlichkeit bestimmen konnte. Letztlich scheinen sich die Ärzte hier auf Erfahrungswissen gestützt zu haben. So war Senna, Mattioli zufolge, besonders gut geeignet, wenn es darum ging verbrannte Stoffe zu entleeren.[46] Fracanzano gab eine Purganz gezielt gegen „salzige Säfte".[47]

Eine wichtige Alternative zur Gabe von Purganzien waren Klistiere, also Einläufe.[48] Bei Darmkoliken und Steinleiden galten sie als besonders geeignet.[49] Handsch und die Ärzte in seinem Umfeld setzten sie recht häufig ein und Mattioli und Lehner bedienten sich auch in eigenen Krankheiten gerne eines Klistiers. Beide hatten sich Handsch zufolge schon mehrere Dutzend, ja, über hundert Einläufe machen lassen.[50] Ging die Gabe von Purganzien stets auch mit gewissen Gefahren einher, so pries Handsch das Klistier als das sicherste aller Mittel, bei allen Krankheiten, in jedem Alter und zu jeder Jahreszeit. Ein Nachteil war allerdings, dass die Ileocoecal-Klappe, eine Hautfalte an der Grenze von Dickdarm und Dünndarm, der Klistierflüssigkeit den Weg in den Dünndarm versperrte, wie man aus neueren anatomischen Forschungen wusste. Man konnte also auf diese Weise nur den Dickdarm reinigen.[51]

Je nach Qualität des Stuhls konnte der Arzt dem Klistier unterschiedliche Mittel beigeben, herkömmliche Purganzien wie Cassia, *hiera picra*, Rhabarber und Manna, Kräuterabkochungen, die die Entleerung förderten, Öle, Fleischbrühe, oder auch Latwerge.[52] Das eingebrachte Volumen war durchaus beachtlich. Handsch schrieb

---

43 Cod. 11205, fol. 396v: „Sed vera medicina est nullum alium humorem extrahere, nisi peccantem." Zur zeitgenössischen Diskussion um die spezifische, zuweilen mit der Wirkung von Magneten auf Eisen verglichene Anziehungskraft der Purganzien vgl. Temkin, Fernel (1972).
44 Cod. 11206, fol. 168v.
45 Cod. 11207, fol. 213v.
46 Cod. 11205, fol. 287v und fol. 413v.
47 Cod. 11238, fol. 121r.
48 Bei starken Schmerzen, massiven Durchfällen oder blutigem Stuhl konnten auch Klistiere mit *philonium* und anderen Schmerzmitteln sowie mit zusammenziehenden Mitteln gegeben werden, um die Entleerung zu verlangsamen (Cod. 11183, fol. 106r , fol. 134r und fol. 439v.).
49 Cod. 11183, fol. 315v; Cod. 11205, fol. 590v.
50 Cod. 11205, fol. 201r, fol. 236r und fol. 553v; Cod. 11206, fol. 118v; Cod. 11240, fol. 36r.
51 Cod. 11210, fol. 199v.
52 Cod. 11183, fol. 39v, fol.135r und fol. 399v; Cod. 11205, fol. 268r; Cod. 11207, fol. 205v.

wiederholt von einem Seidel oder einem Pfund Flüssigkeit, die die Patienten anschließend eine halbe Stunde oder länger im Darm zurückhalten sollten. Das fiel ihnen nicht immer leicht. Manchmal floss die Flüssigkeit spätestens nach einer Viertelstunde wieder heraus.[53]

Brechmittel zählten im weiteren Sinne ebenfalls zu den Purganzien. Sie „räumten" primär den Magen.[54] Manchmal forderten die Patienten ihre Gabe bei entsprechenden Symptomen von sich aus. „Uber dem Nabel habe ich nach ymmer geffület, das mir was ligt ym Magen", erklärte die kranke Frau von Hungerkasten; „ich wolte nach gern eyn Magenpurgatz nehmen".[55] Übertreiben durfte man auch hier nicht. Wer alt werden und gesund bleiben wollte, so notierte Handsch, durfte sich nicht täglich und nicht unmäßig erbrechen. Andernfalls schwächte er sein Hör- und Sehvermögen, zerriss sich Venen in Brust und Lunge, beschädigte die Zähne und förderte Kopfschmerzen.[56]

Einer Reihe von weiteren Arzneien wurde eine mehr oder weniger spezifische, förderliche Wirkung auf andere Ausscheidungen zugeschrieben. *Diuretica* regten den Harnfluss an. Das war, nach Handschs Paduaner Notizen, vor allem bei Verstopfungen der Leber nützlich oder wenn sich in deren Umgebung Säfte anhäuften.[57] *Apophlegmatica*, die man im Mund behielt und kaute, förderten den Speichelfluss und zogen Schleim aus dem übrigen Kopf an.[58] Niesreiz erzeugende Mittel, die *sternutatoria*, halfen Nase und Kopf von Schleim und anderer krankhafter Materie zu befreien.[59] „Eine gute Wirkung aus schlechter Ursache", notierte sich Handsch zum Thema „Niesen",[60] eine Ambivalenz, die sich bis heute in dem Ausruf „Gesundheit!" spiegelt, mit dem die Mitwelt ein Niesen kommentiert.

Die zeitgenössische Arzneilehre schrieb vielen Arzneien zudem „sekundäre" Qualitäten zu. Sie wirkten „erweichend" und „entschärfend", „auflösend" und „eröffnend" oder auch „zusammenziehend". Diese Qualitäten und ihre Wirkungen ließen sich weitgehend aus den primären Qualitäten kalt, warm, trocken und feucht ableiten. Auch sie waren vor allem für die Mobilisierung und Ausscheidung von Krankheitsmaterie wichtig, indem sie die verfestigte Krankheitsmaterie verflüssigten, die Gänge weiteten und erweichten.[61] Zusammenziehende Mittel konnten im deutlich selteneren Fall einer unerwünscht starken Ausscheidung eingesetzt werden. Zur Ab-

---

53 Cod. 11183, fol. 39v, fol. 274r, fol. 414v, fol. 440r und fol. 471v.
54 Cod. 11206, fol. 172v.
55 Cod. 11205, fol. 474v.
56 Cod. 11210, fol. 60r.
57 Cod. 11210, fol. 64v.
58 Cod. 11210, fol. 65r.
59 Cod. 11210, fol. 65r.
60 Cod. 9671, fol. 11r.
61 Cod. 11183, fol. 487v; Cod. 11207, fol. 157v.

milderung scharfer und damit als heiß gedachter Säfte dienten kühlende Mittel wie Melonensamen.[62]

Aderlass und Schröpfen

Der Aderlass war neben der Gabe von Purganzien das wichtigste Vorbeugungs- und Behandlungsverfahren der frühneuzeitlichen Medizin. Er kam bei den meisten Leiden zum Einsatz und bei manchen Krankheiten, wie den verschiedenen Fieberkrankheiten, der Pest und der Pleuritis, galt er als unverzichtbar. In Handschs Notizbüchern finden sich Hunderte von einschlägigen Einträgen. Einige stammen aus seiner Studienzeit, viele weitere aus späteren Jahren.

Gelegenlich zielte der Aderlass auf eine *plethora*, also auf die Überfüllung der Gefäße und des Körpers insgesamt mit Blut und anderen Säften.[63] In den meisten Fällen ging es aber darum, Krankheitsmaterie oder ein krankhaft verändertes Geblüt zu entleeren. Der Aderlass am Arm und an der Hand lag insbesondere dann nahe, wenn das Geblüt insgesamt verdorben oder in anderer Weise krankhaft verändert war. Schon im 16. Jahrhundert, Jahrzehnte bevor der Entdeckung des Blutkreislaufs durch William Harvey (1628) solchen Fragen eine neue Dringlichkeit verlieh,[64] hatte zwar Jean Fernel Zweifel an der schlichten, ungezielten Entleerung von Geblüt geäußert. Diese, so meinte er, sei nur bei einer Plethora, einem Übermaß an Blut im Körper sinnvoll. Wenn dagegen eine Kakochymie vorliege, wenn es also, wie in den meisten Krankheiten, darum gehe, krankhaft veränderte Materie zu entleeren, sei der Aderlass unnütz, ja schädlich. Mit ihm verliere der Körper auch und vor allem gesundes Blut und werde geschwächt. Krankhaft veränderte Materie sollte man nach Fernel vielmehr mit purgierenden Arzneien entleeren, die spezifisch diesen *humorem peccantem* abzögen.[65]

Handsch notierte allerdings schon in seinen Paduaner Aufzeichnungen das Gegenargument. Beim Aderlass würden mit dem Blut zwar nicht nur, aber eben auch schädliche Säfte entleert. Die Natur könne die verbleibenden, in ihrer Menge verminderten krankhaften Säfte dann leichter „besiegen" („vincere") und das verlorene gute Blut könne aus der Nahrung erneuert werden.[66] Der Aderlass, so die Schlussfolgerung, war ein vorzügliches („convenientissimum") Mittel bei jeglichem Säfteüberschuss und bei schwereren Krankheiten wie Entzündungen, brennenden, bösartigen oder anhaltenden Fiebern, Krankheiten, also gegen die die Natur einen harten Kampf ausfechten musste, war er grundsätzlich angezeigt.[67] Bei einem gelbsüchtigen

---

62 Cod. 11183, fol. 416v.
63 Auf diese Indikation konzentrierte sich Stengel, De venae sectione (1602).
64 Harvey, Exercitatio (1628).
65 Nach Cod. 11210, fol. 55r.
66 Cod. 11210, fol. 55r.
67 Cod. 11210, fol. 55r.

Patienten beispielsweise riet Gallo Handsch daher mit Nachdruck zu einem Aderlass. In den Venen herrsche eine derartige Fäulnis, dass die Natur ihrer nicht Herr werde.[68]

Gemeinhin ließ man an einer Ellenbogenvene zur Ader, vor allem wenn sich der Krankheitsstoff mit dem Geblüt vermischte.[69] Häufig wurden auch die kleinen Venen der Hand zur Ader gelassen, insbesondere die *vena salvatella*, eine kleine Vene am Handrücken, zwischen den Ansätzen des kleinen Fingers und des Ringfingers.[70] Die Eröffnung kleinerer Venen galt grundsätzlich als weniger schwächend.[71] Bei adligen Frauen gab Handschs Lehrer Lehner der *vena salvatella* von vornherein den Vorzug.[72]

Die wichtigste Indikation für einen Aderlass an beliebiger Stelle beziehungsweise am Arm als der am leichtesten zugänglichen Stelle waren akute Fiebererkrankungen. Er war bei Pestfiebern ebenso angezeigt wie bei Dreitagesfiebern.[73] Konnte er, beispielsweise aufgrund des Alters und des schlechten Zustands eines Kranken, nicht durchgeführt werden, so war die Krankheit als umso gefährlicher einzuschätzen.[74] Auch bei Krankheiten wie der Melancholie, in denen die Krankheitsmaterie – hier die krankhaft veränderte schwarze oder gelbe Galle oder, seltener, verbranntes Blut – im Geblüt verortet wurde, schien dessen Entleerung über eine gut zugängliche Vene angebracht.[75]

Unreines, überflüssiges, altes oder auch verstopftes Blut zu entleeren, war auch der Sinn des prophylaktischen Aderlasses, den offenbar viele Menschen damals, selbst bei guter Gesundheit, insbesondere im Frühjahr und Herbst machen ließen.[76] Auch Kaiser Ferdinand I. soll sich zweimal im Jahr zur Ader gelassen und den Körper „gereinigt" haben.[77] Im Winter galt die Gefahr einer Anhäufung unreiner Säfte als besonders groß – zumal auch der Schweiß nur begrenzt seine reinigende Funktion erfüllte. Insofern erschien es sinnvoll, den Winter mit einem „gereinigten" Körper zu beginnen und am Winterende den zwischenzeitlich im Körper angesammelten Unrat zu entleeren.

Sammelte sich die Krankheitsmaterie nach ärztlicher Einschätzung dagegen vorwiegend oder gar ausschließlich an einem bestimmten Ort im Körper an, musste

---

68 Cod. 111205, fol. 155v.
69 Cod. 11210, fol. 56v.
70 Beispielsweise Cod. 11193, fol. 487v; Cod. 11207, fol. 92v; Cod. 11238, fol. 132r; Cod. 11240, fol. 97v und fol. 127r.
71 Cod. 11183, fol. 87r.
72 Cod. 11205, fol. 414v.
73 Beispielsweise Cod. 11183, fol. 47v (Pestfieber), fol. 139v, fol. 294v (beides Fälle von *febris continua*), fol. 410v (*febris tertiana*).
74 Cod. 11183, fol. 345r.
75 Cod. 11183, fol. 389v.
76 Beispielsweise Cod. 11205, fol. 234v, „solet in vere mittere sanguinem"; Handsch erwähnte das vor allem, wenn Patienten einen gewohnheitsmäßgen vorbeugenden Aderlass versäumt und damit mutmaßlich die Entstehung oder den Fortgang ihrer Krankheit gefördert hatten (z. B. Cod. 11183, fol. 46v, fol. 122r und fol. 449v, „neglexit").
77 Cod. 11206, fol. 25v.

man den Aderlass möglichst an einer Vene vornehmen, die es dank ihrer Lage erlaubte, gezielt die Krankheitsmaterie zu entleeren. Bei Verstopfungen von Leber und Milz galt die rechte beziehungsweise linke *vena salvatella* als Ort der Wahl.[78] Der Aderlass an der *vena cephalica*, der Vene zwischen Daumen und Zeigefinger, war, wie schon der Name verrät, besonders bei Krankheiten des Kopfs (griechisch: „kephalos") angezeigt.[79] Alternativ konnte man auch eine Vena am Kopf selbst eröffnen, an der Stirn[80] beispielsweise, in der Nase[81] oder unter der Zunge.[82]

Die *vena saphena* am Bein, so lernte Handsch, wurde dagegen häufig bei Frauen geschnitten („inciditur"), um zurückgehaltenes Menstrualblut zu entleeren. Man nannte sie auch die „Frauenader".[83] Johann Neefe riet der kranken Frau von Hung-erkasten drei Tage vor ihrer erwarteten Periode („tribus diebus ante periodum") zum Aderlass an der *vena saphena*.[84] Mattioli verordnete ihn gerne bei Wöchnerinnen.[85] Von einem Bader hörte Handsch, dass sich die Frauen gewöhnlich die „Frauenadern" an beiden Beinen eröffnen ließen.[86] Bei Krankheiten der unteren Teile und insbesondere bei Gebärmutterleiden war ein Aderlass an den Beinen erste Wahl.[87]

Der Aderlass diente nicht ausschließlich der unmittelbaren Entleerung von überflüssigem Geblüt und von Krankheitsmaterie. Eine zweite wichtige und verbreitet praktizierte Indikation war die sogenannte *revulsio*. Hier diente der Aderlass dazu, der Bewegung der Krankheitsmaterie im Körper eine andere Richtung zu geben, sie nämlich von ihrem Weg zu einem Krankheitsherd abzulenken. Die *revulsio* war somit vor allem bei lokalen Entzündungen und anderen Krankheitsprozessen wie dem *podagra* angebracht,[88] bei denen krankhaftes Geblüt oder eine mehr oder weniger spezifische Krankheitsmaterie im schädlichen Übermaß zu einem bestimmten Körperteil floss. Als die Frau von Collinus von heftigem *podagra* am linken Fuß geplagt wurde, sah Handsch in diesem Sinne in einem Aderlass am linken Arm das richtige Gegenmittel.[89] Hätte er ihn stattdessen am Fuß gemacht, um die Krankheitsmaterie nach außen zu lenken, hätte dies, so die dahinterliegende Vorstellung, nur noch verstärkt die Krankheitsmaterie in den Fuß gezogen. Als sein Lehrer Lehner an einer Gelenkentzündung am linken Arm litt, ließ er analog einen Aderlass am rechten Arm

---

78 Cod. 11183, fol. 403r.
79 Cod. 11183, fol. 46v und fol. 67r ; Cod. 11210, fol. 56v.
80 Cod. 11183, fol. 123r, bei einem „lethargicus"; Cod. 11205, fol. 234v und fol. 237r, Halbseitenlähmung.
81 Cod. 11205, fol. 237r.
82 Cod. 11205, fol. 483r.
83 Cod. 11205, fol. 450r.
84 Cod. 11205, fol. 473r.
85 Cod. 11183, fol. 138r.
86 Cod. 11205, fol. 473v.
87 Cod. 11210, fol. 56v.
88 Cod. 11207, fol. 22r.
89 Cod. 11205, foll. 306r-v; allerdings las Handsch später bei Leonellus, dass der Aderlass auf der Gegenseite, also am linken Arm, indiziert war (ebd.).

vornehmen.⁹⁰ Bei Patienten mit starkem Nasenbluten oder Bluthusten sollte der Aderlass am Bein den Andrang des Geblüts in Nase und Lunge mindern.⁹¹ Bei einem Mann mit schmerzhaft geschwollenem Hoden verordnete Gallo einen Aderlass an der Armvene.⁹²

Die Entscheidung fiel nicht immer leicht. So waren sich Handsch und Mattioli einig, dass bei einem Apostem in der Leber, ein Aderlass auf der gegenüberliegenden Seite, also am linken Arm, angezeigt war. Damit wollten sie den weiteren Zufluss von Materie zum Apostem unterbinden. Sie konnten sich auf Avicenna und Jacques Despars (1380–1458) berufen. Doch ihre Kollegen widersprachen. Sie verwiesen auf Galen und etliche neuere Autoritäten und erkärten, dass man am Anfang, wenn die Materie noch in Bewegung war, genauso wie bei der Pleuritis den Aderlass an der betroffenen Seite machen und die Materie so nach außen führen musste.⁹³

Auf ein ähnliches Wirkprinzip wie bei der *revulsio* setzten die Ärzte, wenn sie den Aderlass bei Verstopfungen von Gefäßen oder Organen anordneten. Sie wollten auf diese Weise das „verstopfte" Geblüt wieder in Bewegung setzen. Bei der Gelbsucht beispielsweise war der Aderlass grundsätzlich nicht angezeigt, da das Geblüt selbst nicht krankhaft verändert, sondern nur vermehrt mit gelber Galle durchsetzt war. Wenn die Gelbsucht aber von einer starken Verstopfung der Eingeweide herrührte, so erklärte Gallo, sei dennoch ein Aderlass nötig, denn man müsse diese Verstopfung auflösen.⁹⁴ Selbst bei dem abgemagerten, ausgezehrten Gregorius, der schon erste Zeichen der Wassersucht aufwies, verschrieb Gallo wegen der starken Verstopfung einen Aderlass.⁹⁵

Manchmal nahmen die Ärzte, ähnlich wie im Fall der Purganzien, auch bewusst von einem Aderlass Abstand, um nicht das Wirken der Natur selbst im Körper zu stören. Beim Rotlauf oder wenn sich bei der Franzosenkrankheit oder anderen Leiden ein Ausschlag auf der Haut zeigte, deutete dies auf das erfolgreiche Bemühen der Natur hin, den Krankheitsstoff an die Peripherie und letztlich über die sich öffnenden Pusteln nach außen zu entleeren. Versuchte man in dieser Situation, den Krankheitsstoff durch einen Aderlass zu entleeren, riskierte man, den Krankheitsstoff von der Körperoberfläche wieder ins Körperinnere zu ziehen.⁹⁶ Bei Frauen konnte ein Aderlass am Arm den Zufluss des Monatsbluts zur Gebärmutter und damit die gesundheitserhaltende Menstruation stören, da das Monatsblut nach oben, statt, wie beim Aderlass an der *vena saphena*, nach unten gelenkt wurde.⁹⁷

---

90 Cod. 11205, fol. 306v.
91 Cod. 11183, fol. 294r; Cod. 11205, fol. 168v.
92 Cod. 11207, fol. 206r.
93 Cod. 11183, fol. 188v
94 Cod. 11207, fol. 213v.
95 Cod. 11207, fol. 213v.
96 Cod. 11183, fol. 129v; Cod. 11207, fol. 13r und fol. 22r.
97 Cod. 11205, fol. 490v.

Bei Verletzungen war der Aderlass umstritten. Mattioli sah eher die positiven Seiten. Er pflege bei Verletzungen, besonders am Kopf, grundsätzlichen einen Aderlass zu machen, wenn nicht schon spontan viel Blut floss. So wollte er den Zufluss von Blut beschränken und die Gefahr einer Entzündung bannen. Handschs Kollege Tremenus sah das ähnlich.[98]

Vor einem Aderlass gaben die Ärzte, Handschs Notizen zufolge, regelmäßig Purganzien wie Cassia oder, das war nach Handsch in Italien üblich, Cassia mit *hiera picra*.[99] Die vorherige Gabe von Purganzien stand, wie er selbst anmerkte, im Widerspruch zu Galen und Leonhard Fuchs, die die umgekehrte Reihenfolge empfohlen hätten. Wie Willenbroch erklärte, war es jedoch sinnvoll, zunächst die Därme zu reinigen, weil sonst durch den Aderlass exkrementelle Materie ins Blut gezogen werden konnte.[100] Bei komplizierten Krankheitsbildern kam zuweilen eine ganze Reihe von solchen entleerenden Maßnahmen zur Anwendung. So besuchte Handsch 1565 zusammen mit Mattioli eine schon seit Jahren leidende Frau. „In der lincken Seiten hebts an, von dannen kompt es umb den Magen, darnach ins Haupt, bißweilen vor die Augen" schilderte sie ihre Beschwerden. Es sei zuweilen, als sehe sie durch einen Schleier. Sie hatte zudem Kreuzschmerzen und eine gestörte Monatsblutung. Mattioli gab ihr erst Mittel wie Erdrauch und Zichorie um das Blut zu reinigen. Es folgte ein Aderlass an der Armvene. Sodann nahm sie Purganzien ein, gefolgt von einem Aderlass an der *vena saphena*. Am Ende bekam sie auch noch Salsaparilla, wegen des Verdachts, ihr Ehemann könne sie „infiziert" haben – gemeint ist offenbar mit der Franzosenkrankheit.[101]

In aller Regel wurde ein Barbier mit dem Aderlass betraut. In der historischen Forschung geht man bislang davon aus, dass sich die Ärzte von solchen manuellen Verrichtungen grundsätzlich fernhielten. Allerdings deuten Formulierungen wie „ich schnitt" („secui"), ich „ließ ihm Blut ab" („misi ei sanguinem"), „wir entzogen" („extraximus") oder „wir schnitten" („secuimus") in Handschs Notizen an, dass die Ärzte den Aderlass womöglich zuweilen doch auch selbst durchführten.[102] Auch in Hiob Finzels Praxisjournal finden wir Formulierungen wie „ich habe die [vena] saphena geschnitten" („incidi saphenam"), die ein eigenes, aktives Tun des Arztes bezeichnen.[103]

---

[98] Cod. 11207, fol. 161r; gemeint war vermutlich Ludovicus Tremenus, aus der Trentiner Familie Perotius (Tovazzi, Familiarum (2006), S. 208).
[99] Cod. 11205, fol. 485v.
[100] Cod. 11205, fol. 485v.
[101] Cod. 11183, fol. 215r, „infectam esse a marito".
[102] Beispielsweise Cod. 11183, fol. 453r. Es könnte trotzdem die bloße Verordnung eines Aderlasses gemeint sein. Es fällt allerdings auf, dass es sich dabei insbesondere um Patienten aus dem engeren Familien- oder Bekanntenkreis des Arztes handelt; z.B. Cod. 11205, fol. 306r, zur kranken Frau des Collinus „misi ei sanguinem ex mediana"; Cod. 11206, fol. 43v, „D. Matthiolus secuit mihi venam in manu."
[103] Ratsbibliothek Zwickau, Ms. QQQQ1b, S. 541.

Die abgelassene Menge hielt sich in den meisten Fällen in bescheidenen Grenzen. In der Regel begnügte man sich mit rund sechs oder sieben Unzen, ließ also nicht einmal einen halben Liter ab,[104] und manchmal war es noch weniger.[105] Eröffnete man eine kleine Vene, blieb die ablaufende Menge zwangsläufig gering. Nur ausnahmsweise, etwa bei akuten Fieberkrankheiten oder bei schweren Manien und Melancholien hielten die Ärzte es für angezeigt, so viel Blut abzulassen, dass die Kranken ohnmächtig wurden.[106] Allerdings war der Arzt gut beraten, in solchen Fällen den Puls zu tasten und den Aderlass rechtzeitig abzubrechen, um keinen tödlichen Ausgang zu riskieren.[107]

Bei kleineren Venen musste man die betreffende Hand oder den betreffenden Fuß in der Regel in warmem Wasser lassen, damit das Blut weiterhin abfloss. In diesem Fall konnten Zeitangaben an die Stelle von Mengenangaben treten. So beobachtete Handsch, wie der Barbier das Blut so lange aus der Handvene laufen ließ, wie man brauchte, um drei *Vaterunser* zu beten, und dann die Stelle verband.[108] In Spanien, so hörte er, pflegte man beim Aderlass sogar lieber mehrere kleine Portionen abzulassen. Man unterbrach ihn und ließ erst einigen Stunden später wieder weiteres Blut abfließen.[109]

Der Aderlass erforderte Übung und Geschick. Im Deutschen sprach man mit gutem Grund vom „Schlagen" der Ader. Das war lange Zeit wörtlich zu verstehen. Der Aderlasser verwendete eine sogenannte Aderlassfliete, eine scharfe Klinge, die an einem Stiel befestigt war, und setze sie auf die Vene auf. Er schlug dann mit der Hand auf die Fliete und eröffnete so die Vene. Handsch schrieb allerdings in der Regel (auf Latein) vom „Schneiden" oder „Einschneiden" der Vene und er erwähnte als Werkzeug einen *phlebotomus*, also wörtlich einen Gefäßschneider. Das legt nahe, dass man die Vene zu seiner Zeit meist mit einem Messer oder einer Lanzette eröffnete, so wie wir das auch auf manchen zeitgenössischen Abbildungen sehen.

Bei den Armvenen war der Aderlass noch vergleichsweise einfach. Stark beleibte Patienten, deren Venen kaum erkennbar waren, konnten allerdings zur Herausforderung werden. In Trient sah Handsch, wie Bellocati einen sehr beleibten Mönch ein schweres Gewicht in der Hand tragen ließ, das die Vene deutlicher hervortreten ließ.[110] Von dem Hofbarbier Melchior lernte Handsch zudem, dass man bei „feisten Körpern", wie dem von Erzherzog Ferdinand II., besser ein breites Aderlassmesser verwendete.[111]

---

104 Beispielsweise Cod. 11207, fol. 89r.
105 Cod. 11207, fol. 93v.
106 Cod. 11183, 389v, zu dem melancholiekranken Kantor Matthias; Cod. 11210, fol. 55v; Cod. 11226, fol. 79v; im Fall des melancholiekranken Fasbinders genügte hierfür allerdings schon ein Pfund Blut nach Innsbrucker Maß (Cod. 11183, fol. 426v).
107 Cod. 11210, fol. 55v.
108 Cod. 11183, fol. 87v.
109 Cod. 11183, fol. 449r.
110 Cod. 11183, fol. 409v.
111 Cod. 11183, fol. 444r und fol. 446r.

Andere Venen waren selbst bei wenig beleibten Menschen nicht leicht zu finden und zu schlagen. Das galt insbesondere für die Venen auf dem Handrücken.[112] Wenn die Ärzte beispielsweise einen Aderlass an der *vena salvatella* verordneten, ließ man die Patienten gerne die Hand zunächst in warmes Wasser legen, damit die Vene überhaupt auffindbar war.[113] Die Vene zu treffen und nicht versehentlich den darunter liegenden Knochen zu verletzen, war nicht immer leicht, wie Handsch von einem Barbier wusste,[114] ganz zu schweigen, von der Gefahr, eine nahe liegende Arterie zu eröffnen. Besonders schwierig war der Aderlass an der Kniekehlenvene, der *vena poplitea*. In manchen Fällen könne der dortige Aderlass durchaus nützlich sein, lernte Handsch schon als Student. Falloppia erklärte seinen Studenten aber, er habe nie erlebt, dass die *vena poplitea* geschlagen wurde. Oddo Oddi (1478–1558) hatte das einmal bei einer mageren Frau gesehen. Bellocati hatte sie angeblich einmal bei einem Griechen „geschnitten".[115] Willenbroch wollte diese sogenannte „Brandader" bei einer Patientin mit einem Gebärmutterleiden und Sand im Harn machen lassen. Die Vene war jedoch selbst im warmen Wasser nicht aufzuspüren und er musste sich mit einem Aderlass an der Knöchelvene begnügen.[116]

Selbst bei vergleichsweise gut zugänglichen Venen scheiterte der Barbier zuweilen. Er konnte die Vene nicht finden,[117] oder er brauchte zumindest mehrere Versuche, bis er sie erfolgreich geschlagen hatte. Bei der jungen Frau eines greisen Adligen etwa unternahm es der Barbier zunächst vier- oder fünfmal vergeblich, die Armvene zu eröffnen.[118] Zwangsläufig hinterließ der Aderlass im Übrigen eine kleine Wunde, die gut verbunden werden musste[119] und die eine Zeit lang brauchte, um zu verheilen. Manche Patienten hatten nach dem Eingriff einen blauen Arm von dem ausgetretenen Blut.[120]

Verständlich, dass manche Patienten dem Aderlass mit einer gewissen Bangigkeit entgegen sahen. Der Graf von Schimmern bekämpfte seine Angst und die drohende Ohnmacht mit einem Schluck kräftigen Weins.[121] Mattioli empfahl zur Verbeugung gegen die Ohnmacht Granatäpfel.[122] Philippine Welser ließ er Nelken im Mund halten. Katharina von Loxan behielt aus Angst vor einer Ohnmacht Galgant im Mund.[123] Grundsätzlich, so notierte sich Handsch, war es gut, wenn die Patienten zur Vorbeu-

---

112 Beispielsweise Cod. 11183, fol. 398v, zur Daumenvene.
113 Cod. 11183, fol. 46v und fol. 441r; Cod. 11240, fol. 127r.
114 Cod. 11183, fol. 87v.
115 Cod. 11210, fol. 158v, „secuit".
116 Cod. 11183, fol. 351v.
117 Cod. 11183, fol. 137r.
118 Cod. 11205, fol. 234v.
119 Cod. 11183, fol. 84r.
120 Cod. 11183, fol. 333r.
121 Cod. 11183, fol. 470r.
122 Cod. 11183, fol. 444r.
123 Cod. 11183, fol. 411r.

gung gegen eine Ohnmacht nach dem Aderlass eine Zeitlang im Bett lagen.[124] Der Frau von Heidenreich wurde schon nach dem Ablassen von gut vier Unzen Blut „grün und geel vor den Augen".[125] Manche Patienten fielen tatsächlich in Ohnmacht. Man musste sie flach hinlegen und ihr Gesicht mit Essig und Malvasier benetzen.[126]

Der Aderlass war unangenehm und schmerzhaft. Dennoch forderten ihn viele Patienten aus eigenem Antrieb. Sie glaubten die günstigen Wirkungen aus eigener Erfahrung zu kennen. Der Anna Gramoserin etwa half der Aderlass nach eigener Einschätzung wenigstens vorübergehend gegen ihre gestörte Monatsblutung.[127] Manche fühlten sich sogar schon unmittelbar nach dem Aderlass besser. Vergeblich behandelte man beispielsweise die heftigen Bauchschmerzen des Tucher zunächst mit Klistieren. Ein Aderlass nahm ihm dann sofort den Schmerz.[128]

Sanfter und etwas weniger schmerzhaft als der Aderlass war das Schröpfen. Mit seiner Hilfe konnte man nach ärztlicher Erfahrung nicht nur Krankheitsstoffe entleeren. Handschs Paduaner Aufzeichnungen zufolge wirkte das Schröpfen auch gegen Schmerzen und Entzündungen und stärkte den Magen und den Appetit. Es konnte Flüsse umlenken, Blutungen verhindern und, wenn das ausnahmsweise gewünscht war, die Monatsblutung unterdrücken.

Beim unblutigen Schröpfen wurden Schröpfgläser erwärmt und auf die Haut aufgesetzt. Handschs Stiefmutter nannte sie „blinde Köpfe".[129] Wenn das Schröpfglas abkühlte, zog es die Hautoberfläche ins Glasinnere. Oder man verwendete, das war Handsch zufolge in Italien üblich, besonders große Schröpfgläser, in die man brennenden Hanf oder Werg („stuppa") gab. Dann verzehrte die Flamme die Luft und das entstehende „vacuum", wie Handsch es nannte, zog die darunterliegende Haut besonders kraftvoll in das Glas hinein. Hilfreich war es zudem, wenn das Schröpfglas auf der anderen Seite ein kleines Loch hatte, das man mit Wachs verschließen konnte. Wollte man die Schröpfgläser von der Haut lösen, brauchte man nur das Wachs zu entfernen. Dann konnte die Luft ins Glas strömen und dieses ließ sich ohne Kraftanwendung entfernen.[130]

Diese unblutige Form des Schröpfens, bei der Flüssigkeit im Körper in Richtung auf das Schröpfglas gezogen wurde, konnte erfahrungsgemäß schon ausreichen, um Nasenbluten zu stillen oder bei Frauen die Monatsblutung zu unterdrücken, wenn dies erstrebenswert war.[131] In anderen Fällen, bei Phlegmonen und verhärteten Tumoren, quälenden örtlichen Schmerzen und Anspannung beispielsweise, war allerdings das

---

124 Cod. 11183, fol. 409v.
125 Cod. 11183, fol. 393r.
126 Cod. 11183, fol. 473v; ebd., fol. 479r.
127 Cod. 11207, foll. 225r-v, Brief der Anna Gramoserin an die „Frau Doctorin" (vermutlich die Frau von Andrea Gallo), vom 19.8.1550.
128 Cod. 11183, fol. 156r.
129 Cod. 11205, fol. 472v.
130 Cod. 11210, fol. 61r, ergänzende Anmerkung am Rand.
131 Cod. 11210, foll. 60v-61r.

blutige Schröpfen angezeigt. Hier ritzte man die Haut oberflächlich an, ehe man das Schröpfglas aufsetzte. In Italien verwendete man dazu Messer.[132] Später kamen oft auch sogenannte Skarifikatoren zum Einsatz, kleine Geräte mit einem Federmechanismus, der mehrere kleine Klingen gleichzeitig oberflächlich die Haut anritzen ließ. Wenn die Haut nun in das sich abkühlende Schröpfglas gezogen wurde, trat Flüssigkeit aus. Nach Arnaud von Villanova konnte das blutige Schröpfen insofern auch als Ersatz für einen Aderlass dienen, bei geschwächtem Zustand oder wenn die Patienten vor einem Aderlass zurückscheuten.[133] Wurde die Haut so eingeschnitten, dass das Blut sichtbar floss, konnte allerdings auch durch Schröpfen eine beachtliche Menge Blut entnommen werden. Bei dem todkranken Archivar („chartarius") Matthias in Prag mussten die Ärzte auf das Schröpfen verzichten, weil der Kranke sagte, er habe zuvor schon wenig Blut gehabt.[134] Der stark beleibte Erzherzog ließ sich dagegen einmal zehn Schröpfköpfe aufsetzen. Seine Ärzte wogen danach die abgelassene Menge ab und kamen auf insgesamt dreizehn Unzen, also im Durchschnitt mehr als eine Unze je Schröpfkopf.[135]

Anstelle des blutigen Schröpfens mit einem Schröpfglas konnte man auch Blutegel ansetzen, damit sie sich beispielsweise am After oder hinter dem Ohr festbissen und sich mit Blut füllten. Man scheint sich ihrer damals aber nur ausnahmsweise bedient zu haben. Handsch erwähnte sie nur am Rande,[136] vor allem aus seiner Zeit in Italien.[137] Dort sah er auch, dass man sie in den Apotheken in wassergefüllten Glasgefäßen hielt.[138] Erst später breitete sich der Gebrauch aus und wurde schließlich besonders in Frankreich unter dem Einfluss von François Broussais zur Modebehandlung, die den Bestand an Blutegeln nachhaltig reduzierte.[139]

Aderlass und blutiges Schröpfen waren nicht nur schmerzhaft. Sie beraubten den Körper unvermeidlich auch wertvollen natürlichen Bluts und schwächten ihn in seinem Kampf gegen die Krankheit. Wer häufig zur Ader gelassen werde, altere schneller, warnte Gallo.[140] „Das Blut ist der Schatz des Lebens und der Lieblingssohn der Natur", gab Handsch ein Diktum Avicennas wieder.[141] „Wer das Blut vermindert, vermindert das Leben", notierte er an anderer Stelle.[142]

Die Ärzte taten also gut daran, stets sorgfältig zu prüfen, ob die Entleerung von Blut tatsächlich angezeigt und nötig war. Auch die körperliche Verfassung des Patienten mussten sie berücksichtigen und die Menge an abgelassenem Blut am Allge-

---

132 Cod. 11240, fol. 35v.
133 Cod. 11210, fol. 61r.
134 Cod. 11183, fol. 121v.
135 Cod. 11183, fol. 446r.
136 Cod. 11210, fol. 61r.
137 Cod. 11226, fol. 40v; Cod. 11238, fol. 107r.
138 Cod. 11240, fol. 2v; Cod. 11210, fol. 139r.
139 Valentin, François Broussais (1988).
140 Cod. 11207, fol. 197v.
141 Cod. 11205, fol. 398r.
142 Cod. 11204, fol. 45v: „Qui minuit sanguinem, minuit vitam."

meinzustand des Kranken ausrichten. Bei sanguinischen, blutreichen Patienten konnte man großzügig sein.[143] Geschwächten Patienten durfte man dagegen nur wenig oder nur in kleinen Portionen ablassen,[144] und manchmal musste man ganz auf eine Blutentleerung verzichten.[145]

Bei Kindern war besondere Vorsicht geboten. Bis zum zehnten oder sogar vierzehnten Lebensjahr, so notierte Handsch an verschiedenen Stellen, ließ man am besten gar nicht zur Ader.[146] Averroes habe zwar von einem dreijährigen pestkranken Buben berichtet, den er durch Aderlass von der Krankheit befreit habe, aber eine Schwalbe mache noch keinen Sommer.[147] Bei Kindern mit blutenden Verletzungen zeige sich freilich, dass auch sie von einem Blutverlust nicht unbedingt übermäßig geschwächt würden.[148] Selbst ein Neugeborenes, dessen Nabelschnur die Hebamme nicht richtig abgebunden hatte, so dass am nächsten Morgen die Bettwäsche ganz blutig war, überlebte, wie er beobachtete.[149]

Bei alten Menschen verzichtete man in der Regel ebenfalls besser auf Aderlass und blutiges Schröpfen.[150] Auch hier musste man aber die individuelle körperliche Verfassung berücksichtigen. Bei einer kräftigen Konstitution und einem sanguinischem Temperament konnte ein Aderlass selbst im höheren Alter noch angezeigt sein; die Erfahrung zeigte, dass manche 70-Jährige ihn besser vertrugen als dieser oder jener 60-Jährige.[151]

Im Übrigen waren, wie bei anderen Behandlungen, die üblichen weiteren Faktoren zu berücksichtigen, wie die Jahreszeit – am besten war das Frühjahr –, die Lebensweise und beim vorbeugenden Aderlass sogar die Tageszeit: am günstigsten war der Morgen.[152]

Schwitzen

Wie wir gesehen haben, zählten der sichtbare Schweiß und die *perspiratio insensibilis*, das unsichtbare Abdampfen über die Poren der Haut, nach damaliger Einschätzung zu den wichtigsten Ausscheidungen. Beim Gesunden diente der Schweiß zur Entleerung der nicht assimilierten Anteile aus der dritten Verkochung, die in den einzelnen

---

[143] Trotz seines phlegmatischen Temperaments unterzog sich allerdings auch Ulrich Lehner oft am Arm oder am Fuß einem Aderlass und das nach eigener Einschätzung mit gutem Erfolg. Er ließ sich auch alle 14 Tage Schröpfköpfe aufsetzen (Cod. 11205, fol. 235v).
[144] Cod. 11210, fol. 55v.
[145] Cod. 11207, fol. 51r; Cod. 11238, fol. 106v.
[146] Cod. 11240, fol. 6v.
[147] Cod. 11210, fol. 55r.
[148] Cod. 11240, fol. 6v.
[149] Cod. 11205, fol. 238v.
[150] Cod. 11205, fol. 113v.
[151] Cod. 11210, fol. 55r.
[152] Cod. 11210, foll. 55v-56r.

Körperteilen erfolgte. Bei Krankheiten befreiten sie den Körper von flüssiger und flüchtiger Krankheitsmaterie. Bei akuten Krankheiten sahen es schon die antiken Hippokratiker als gutes Zeichen an, wenn an den sogenannten „kritischen" Tagen im Krankheitsverlauf der Schweiß austrat und den Körper so von Krankheitsmaterie befreite und das Fieber beendete.[153] Folgerichtig tat der Arzt gut daran, die Ausscheidung über die Haut zu fördern, wenn ein schädlicher, krankhafter Saft im Körperinneren sein Unwesen trieb, wie bei Fieberkrankheiten und ganz besonders bei Pestfiebern.[154] Er musste freilich, wie beim Aderlass, darauf achten, dass der Schweißfluss den Kranken nicht zu sehr schwächte.[155] Er gab verschiedene Möglichkeiten, die Poren der Haut zu öffnen und so den Abfluss von Schweiß zu fördern. Man konnte warme Umschläge oder warme Waschungen machen, die Haut mit warmem, rauem Leintuch abreiben oder die Kranken in vorgewärmte Betten legen, sie in warme Tücher einhüllen und/oder ihnen warme Ziegelsteine an die Füße geben.[156] Man konnte auch die Haut mit warmen Salben einschmieren und damit nicht nur die Poren weiten, sondern auch die Säfte selbst erwärmen.[157] Manchmal ordneten die Ärzte auch an, das Kopfhaar zu scheren, damit die schädlichen Dämpfe besser abdampfen konnten,[158] oder sie gaben schweißtreibende Arzneien, sogenannte *sudorifica*.

Auch Wannenbäder konnten dazu dienen, den Schweiß anzuregen. Sie wärmten und befeuchteten Handsch zufolge den Körper, weiteten die Poren, machten die kalten Säfte flüssiger und erweichten die harten Teile. Sie zogen die feineren Säfte, Dämpfe und Winde aus dem Körper heraus und förderten den Schlaf. Würden im Wasser zudem heilsame Kräuter abgekocht, sei die Wirkung umso kräftiger.[159]

Aufwändiger waren die verbreiteten Dampfbäder und Schwitzbäder. Dafür gab es die Badstuben, auf die wir noch zurückkommen werden. Man konnte sie aber auch im Haus des Kranken anwenden. Dazu, so Handsch, lagere man den Kranken auf einer Leiter über einer Wanne mit heißen Steinen und begieße diese mit Wasser, dem man vorher auch Kräuter abkochen könne. Den Körper des Kranken und die Wanne umhülle man mit Leintüchern. Nur den Kopf lasse man frei und bedecke ihn lediglich mit einer Kappe, damit die Lebenskraft („virtus vitalis") nicht durch die übermäßige Erhitzung und den Schweißfluss geschwächt werde.[160]

---

153 Cod. 11210, fol. 63r.
154 Cod. 11210, fol. 62v.
155 Cod. 11210, fol. 63r.
156 Cod. 11210, foll. 62v-63r.
157 Cod. 11210, fol. 63v.
158 Cod. 11205, fol. 584v.
159 Cod. 11210, fol. 62r.
160 Cod. 11210, foll. 62r-v.

Heilbäder und Heilwasser

Zu den schweiß- und ausscheidungsfördernden Verfahren zählten nicht zuletzt Heilbäder und deren Heilwässer. Man schrieb auch ihnen eine gesundheitsförderliche, den Körper innerlich reinigende Wirkung zu. „Alle die schädlichen Säfte des kranken und leidenden Körpers schwemmt das Wasser hinweg", lobte Handschs Freund Mitis beispielsweise den „dampfenden Quell" in Teplitz.[161] Darüber hinaus priesen die Ärzte – und Handsch mit ihnen – vielfältige weitere Wirkungen von Heilwässern im Körperinneren.

Badekuren erfreuten sich im 16. Jahrhundert wachsender Beliebtheit.[162] Nicht nur vornehme Patienten unterzogen sich bereits im Renaissancezeitalter einer Bad- oder Heilwasserkur. Das Trinken von heilkräftigen Wässern und das Baden in ihnen war auch in der gewöhnlichen Bevölkerung verbreitet und mancherorts bemühten sich Fürsten und andere Obrigkeiten gezielt, Heilquellen und Heilbäder allgemein zugänglich zu machen.[163]

Man unterschied die Heilquellen und -bäder nach der Art ihres Wassers und den jeweiligen Indikationen. Wie Handschs ausführliche Aufzeichnungen zu diesem Punkt verdeutlichen, wurde von einem gelehrten Arzt erwartet, dass er es verstand, bei unterschiedlichen Krankheiten, ganz ähnlich wie bei der Arzneiverordnung, jeweils die richtige Art von Wasser oder Quelle auszuwählen. So seien salzige und salpetrige Quellen gut bei Arthritis, Lähmung, Asthma und Wassersucht.[164] Schwefelhaltige Quellen erweichten und erwärmten die Nerven und hülfen auch gegen Hautleiden aller Art, Verhärtungen von Milz und Leber, *podagra* und Gebärmutterleiden.[165] Eisenhaltige Quellen seien für Magen und Milz dienlich. Daneben führte Handsch auch „aluminosae" – gemeint ist vermutlich alaunhaltige – pechige oder teerige („bituminosae"), erz- oder kupferhaltige („aereae", „cupreae") und goldhaltige Thermalquellen mit ihren jeweiligen Indikationen auf.[166]

Unterschiedliche Heilbäder waren denn auch für ihre günstigen Wirkungen bei bestimmten Krankheiten bekannt. So sollte unter den Tiroler Heilquellen die in Heiligenkreuz bei Hall gegen Schwellungen von Bauch und Beinen sowie gegen die Abzehrung helfen. Das Sellrainer Wasser wurde besonders gegen Krankheiten der Gebärmutter empfohlen, vor allem, wenn diese „verunreinigt" („inquinata") war wie beim weißen Ausfluss. Das nahegelegene Teffelsbad, so Handsch, wirke dagegen

---

161 Zit. nach Guth, Idyll (1930), S. 163.
162 Ausführlich zur damaligen Badekultur am Beispiel des Basler Lands Schober, Gesellschaft (2019), S. 41–120.
163 Mauser, Geschichte (2012).
164 Cod. 11210, fol. 61v.
165 Cod. 11210, fol. 61v.
166 Cod. 11210, fol. 61v.

zusammenziehend und empfehle sich zur Behandlung von Hämorrhoiden, Wunden und Geschwüren.[167]

Wie Handsch einem Konsil von Johann Neefe entnahm, war es grundsätzlich wichtig, die Kräfte des Patienten nicht zu überfordern. So genügten in der Regel Bäder von vier bis fünf Stunden Dauer. Die Trinkmenge, so hatte Handsch das schon in Padua gelernt,[168] galt es langsam zu steigern, bis eine noch gut vertragene Höchstmenge erreicht war und „das Wasser den Menschen v., vi., oder vii. mal, on Leibesbeschwerung zu Stulgang getrieben" hatte.[169]

Zweimal, 1571 und 1574, begleitete Handsch später Erzherzog Ferdinand II., Philippine und weitere Angehörige des Hofs nach Karlsbad.[170] Das Fürstenpaar badete stundenlang in den dortigen Thermalquellen oder unterzog sich zumindest ausdauernden Waschungen. Zudem tranken sie, wie üblich, langsam ansteigende Mengen von dem Wasser. Selbst Philippine kam im Zuge ihres sechswöchigen Aufenthalts auf bis zu acht Seidel am Tag – ungefähr vier Liter[171] – und nahm ergänzend Purganzien. Handsch dokumentierte die reinigende Wirkung, ihren reichlichen Harn, die täglich bis zu siebzehn Stühle, den Schweiß und am Ende die schmerzhaften, rotlaufähnlichen Hautausschläge an ihren Armen.[172] Ferdinand führte die Behandlung 1574 nach der Abreise aus Karlsbad in Pürglitz fort, indem er dort Wasser aus den Thermalquellen von Lucca trank. Es deuten sich hier erste Anfänge eines Handels mit Mineral- oder Heilwässern an, denn das Wasser wurde aus Italien nach Böhmen gebracht.[173] Er steigerte die Menge von anfangs sechs Pfund oder neun Bechern täglich auf zwölf und achtzehn Becher, bis zu einem Maximum von zwanzig Bechern am Tag.[174] Das Wasser zeitigte die erhoffte Wirkung, in Handschs Worten: „Er schwitzte, schiss und harnte viel" („multum sudavit, cacavit et minxit"). Ferdinand fühlte sich besser, wenn er auch am Ende meinte, das Wasser greife seinen Magen an.[175]

Diätetik: Essen, Lebensweise, Emotionen und Sexualität

Eine wichtige weitere Säule der Krankheitsbehandlung, die das zeitgenössische medizinische Schrifttum gebührend hervorhob, war die Diätetik, die gesundheitsgerechte

---

[167] Cod. 11183, fol. 459r.
[168] Cod. 11205, fol. 568v.
[169] Cod. 11204, foll. 14r-15r: „Ex Naevii regimine"; ähnlich empfahl Trincavella einem nicht namentlich genannten vornehmen Kranken eine allmähliche Steigerung der täglichen Trinkmenge (Trincavella, Consilia (1587), Sp. 710f.).
[170] Cod. 11204, foll. 1r-16v und foll. 28r-30v; Oberrauch, Medizin (2012), S. 365–368, stellt dieses *Diarium* kurz vor.
[171] Cod. 11205, fol. 256v.
[172] Cod. 11204, foll. 1r-4v.
[173] Cod. 11204, fol. 29r.
[174] Cod. 11204, fol. 29r.
[175] Cod. 11204, fol. 29v.

Gestaltung von Ernährung und Lebensweise. Eine Flut von Publikationen zu diätetischen Fragen erschien im Laufe der Frühen Neuzeit. Diese Literatur hat in der jüngeren historischen Forschung einige Aufmerksamkeit erfahren. Sandra Cavallo und Tessa Storey, David Gentilcore, Heikki Mikkeli und Andrew Wear verdanken wir wertvolle Überblicke.[176]

Die reiche Überlieferung an gedruckten Ratgebern kann allerdings dazu verführen, die Bedeutung der Diätetik im Alltag der Zeitgenossen zu überschätzen. Die schiere Anzahl an Gesundheitsschriften, die im 16. und 17. Jahrhundert erschienen, und die zahlreichen Auflagen von Bestsellern wie Alvise Cornaros *De vita sobria*[177] lassen zwar erkennen, dass Drucker und Verleger hier einen profitablen Markt sahen. Inwieweit diese Werke tatsächlich gelesen wurden, steht jedoch auf einem anderen Blatt. Die oft sehr spärlichen Lese- und Gebrauchsspuren in erhaltenen Exemplaren damaliger Gesundheitsratgeber lassen, vermuten, dass viele Leser eher bei Bedarf spezifische Informationen zu einzelnen Krankheiten oder Fragen suchten und weite Teile dieser Schriften ungelesen ließen.[178] Erst recht dürfen wir nicht ohne Weiteres davon ausgehen, dass die diätetischen Anweisungen auch in der Praxis angewandt wurden. Vielen Lesern und Leserinnen dürfte schon der Besitz solcher Schriften ein Gefühl von Sicherheit gegeben haben, das Vertrauen, Krankheiten seien verhinderbar und beherrschbar – wenn es denn nötig werde sollte.

Erheblich größer scheint das Interesse an diätetischen Ratschlägen im Krankheitsfall gewesen zu sein. Die Diätetik sollte ja nicht nur in gesunden Tagen vor Krankheiten bewahren. Sie war seit der Antike auch wesentlicher Teil der Therapie. Ähnlich wie die diversen entleerenden und stärkenden Arzneimittel sollte sie die Natur in ihrem Kampf gegen die Krankheit unterstützen. Handsch berichtete sogar von einem alten gelbsüchtigen Patienten, der mit seinem vorherigen Arzt unzufrieden war, weil der ihm keine diätischen Ratschläge gab.[179]

In der Vorbeugung wie in der Behandlung von Krankheiten fußte die frühneuzeitliche Diätetik maßgeblich auf der antiken Lehre von den *res non naturales*. Manche Autoren unterschieden nach hippokratischem Vorbild fünf solche äußerlichen, aus der Lebensweise resultierenden Einflüsse auf den Körper und auf die Entstehung von Krankheiten: Essen, Trinken, Schlafen, Bewegung und Sexualität.[180] Die meisten Verfasser von Gesundheitsratgebern und von Konsilien für einzelne Patienten bezogen sich im 16. Jahrhundert jedoch auf das traditionelle galenische Sechser-Schema. Es fasste Essen und Trinken zu einem Punkt zusammen und schloss als weitere As-

---

[176] Mikkeli, Hygiene (1999); Wear, Knowledge (2000), S. 154–209; Cavallo/Storey, Healthy living (2014); Gentilcore, Food (2006).
[177] Cornaro, Discorsi (1627).
[178] Stolberg, Negotiating (2004); Richards, Useful books (2012).
[179] Cod. 11205, fol. 574r: „Non placet M. Jacobus [Camenicenus, M.S.] ei, quia non praescripsit diaetam".
[180] Mikkeli, Hygiene (1999), S. 57 und S. 71f.

pekte die Luft, die Seelenaffekte sowie die Ausscheidungen ein. Über die letztgenannten drei *res* hatte der einzelne Mensch allerdings deutlich weniger Kontrolle.

Dem Einfluss der Luft waren die meisten Menschen weitgehend ausgeliefert. Ein Ortswechsel aus Gesundheitsgründen war den Wenigsten möglich. Man konnte allenfalls den Aufenthalt außerhalb des Hauses vermeiden, wenn die Luft, beispielsweise während einer Seuche oder in den feuchten, kalten Wintermonaten besonders gefährlich oder unzuträglich schien. Auch konnte man versuchen, die Luft durch Feuer und aromatische Substanzen zu reinigen und die Luft im Inneren der Wohnräume, auch mit Blick auf die jeweilige Krankheit und die *complexio* des Patienten zu beeinflussen. Bei einer heißen und trockenen Krankheit beispielsweise konnte man Flüssigkeit und feuchte Blumen auf dem Zimmerboden verteilen.[181]

Im Falle der Seelenaffekte, der Emotionen, konnte man nur raten, sich ihnen nicht zu sehr hinzugeben, sich etwa bei Zornesausbrüchen im Zaum zu halten, und gezielt positive, gesundheitsförderliche Emotionen zu stärken, mäßige Freude vor allem durch angenehme Gespräche oder schöne Musik. Im Prinzip konnte die Medizin hier somit, gestützt auf die anerkannte Schädlichkeit von Zorn und anderen Gefühlsausbrüchen, zugleich einen zähmenden, zivilisierenden Effekt entfalten. Inwieweit sich Zeitgenossen tatsächlich aus gesundheitlichen Gründen vermehrt um die Kontrolle ihrer Affekte bemühten, bleibt jedoch fraglich. In Selbstzeugnissen von Patienten aus jener Zeit ist dies kein Thema. Aus dem 18. Jahrhundert sind immerhin Selbstzeugnisse von Patienten überliefert, die bewusst ihre Gefühlsregungen vor anderen verbargen, etwa eine Zurücksetzung oder die Enttäuschung über ein verlorenes Spiel. Sie erwähnten dies freilich nicht, um ihre Fähigkeit zur gesundheitsförderlichen Affektbeherrschung zu unterstreichen, sondern ganz im Gegenteil weil sie glaubten, der unterdrückte Affekt habe ihrer Gesundheit geschadet.[182]

Deutlich größeren Einfluss konnten die meisten Menschen auf den Schlaf und das rechte Maß an Ruhe und Bewegung nehmen. Mäßige Bewegung galt als gesund. Übertreiben durfte aber man nicht, denn auch hier war mit Hippokrates jedes „Zuviel" der Natur schädlich.[183] Der Schlaf musste so bemessen sein, dass er einerseits genügend Zeit ließ, um die Verkochung zu vollenden, andererseits aber nicht durch übermäßige Dauer die Ausscheidung der Exkremente verzögerte. Das waren in der Regel sieben bis acht Stunden.[184] Die Lagerung beim Schlaf konnte zudem günstig oder ungünstig auf die nächtlichen Verkochungsvorgänge einwirken. Am besten, so lernte Handsch, schlief man auf der rechten Seite liegend ein, damit die Nahrung leicht in den Magen gelangte, und wechselte dann auf die linke, was die anschließende Verkochung in der Leber förderte.[185] Auf dem Rücken zu schlafen, war dagegen

---

181 Cod. 11210, fol. 43v.
182 Stolberg, Emotions (2019).
183 Cod. 11210, fol. 50v.
184 Cod. 11210, fol. 52v.
185 Cod. 11210, fol. 52v.

gefährlich. Es förderte Alpträume, Apoplexe, Lähmungen und dergleichen mehr, weil die Eingeweide auf die Hohlvene drückten.[186]

Zwiespältiger schätzte das medizinische Schrifttum den Schlaf untertags ein. Hippokrates und Aetius, so lernte Handsch, erklärten ihn für schädlich, es sei denn man hatte die vorangehende Nacht wenig oder gar nicht geschlafen oder die Sinne waren ermattet.[187] Beim Schlafen untertags fülle sich das Gehirn nämlich mit zuviel Feuchtigkeit. Das verursache Kopfschwere („gravedines capitis") und mache den Kopf für „kalte" Krankheiten empfänglich.[188] Man sollte nach dem Essen lieber spazieren gehen und den Geist lockern.[189] Dem eben erwähnten alten Gelbsüchtigen riet Handsch ausdrücklich vom Mittagsschlaf ab.[190]

Am größten waren die Möglichkeiten einer aktiven Gestaltung der Ernährung. Sie nahm in Gesundheitsratgebern wie in den Konsilien für individuelle Patienten oft den mit Abstand größten Raum ein. Die große Herausforderung war hier die Anpassung an das jeweilige Temperament des Patienten, sein Alter und Geschlecht, seine individuelle Konstitution und seine Lebensweise.[191] Die vorherrschenden primären Qualitäten der Nahrungsmittel mussten passen. Ein kräftiger Wein, der bei dem einen Patienten stärkend wirken mochte, war beim anderen womöglich kontraindiziert, weil er, beispielsweise bei einem Fieber, die krankhafte Hitze noch zu verstärken drohte. Aber auch die Ernährungsgewohnheiten galt es zu berücksichtigen. Gewohnte Speisen hatten den Vorzug; wurde ungewohnte Nahrung gegeben, dann musste diese wenigstens langsam und vorsichtig eingeführt werden.[192] Auch den individuellen Vorlieben für bestimmte Speisen war nach Möglichkeit zu folgen. Nahrung, die ein Patient mit Lust („cum voluptate") esse, so notierte Handsch, werde nämlich vom Magen bereitwilliger aufgenommen und verkocht.[193] Zudem durfte man nicht einfach alles durcheinander essen und auch der richtige Zeitpunkt zur Essensaufnahme wollte gut gewählt sein. Gesund war es, stets zur gewohnten Zeit zu essen, wenn der Appetit sich meldete und nachdem man sich körperlich bewegt und das vorangegangene Essen den Magen verlassen hatte.[194] Bei Fieberanfällen und anderen anfallsartig auftretenden Krankheiten war es dagegen besser, den Anfall abzuwarten.[195] Im Wechsel der Jahreszeiten sollte man im feuchten und kalten Winter, wärmender und austrocknender Nahrung den Vorzug geben, im Frühjahr war eine fleischreichere Nahrung gut. Nach Hippokrates war im Winter wie im Frühjahr überhaupt reichliche

---

186 Cod. 11210, fol. 53r.
187 Cod. 11210, fol. 52r.
188 Cod. 11210, fol. 52v.
189 Cod. 11210, fol. 52r, „animi aliqua laxamenta adhibenda"; das Werk von Aetius (Aetius, Libri XVI (1535)) wurde im 16. Jahrhundert breit rezipiert.
190 Cod. 11205, fol. 574r.
191 Cod. 11210, foll. 44v-45r.
192 Cod. 11210, fol. 45r.
193 Cod. 11210, fol. 45r.
194 Cod. 11210, fol. 45r.
195 Cod. 11210, fol. 45v.

Nahrung angezeigt, weil die innere Wärme kräftig und der Schlaf lange war. Im Sommer brauchte man weniger zu essen und mehr zu trinken und kalte Speisen waren sinnvoll. Im Herbst war wieder vermehrte und trockenere Nahrung indiziert.[196]

Das *regimen*, das die Ärzte in gedruckten Ratgebern und in handschriftlichen Konsilien für hochrangige Patienten bei unterschiedlichen Krankheiten empfahlen, konnte sehr detailliert sein. Dutzende, ja zuweilen Hunderte von Nahrungsmitteln führten die Ärzte hier auf, die die Adressaten bevorzugen oder auch meiden sollten. Derlei bis ins kleinste Detail ausgeführte diätetische Anweisungen können rückblickend als Ausdruck des ärztlichen Bemühens begriffen werden, den Alltag der Menschen in gesunden und kranken Tagen bis ins kleinste Detail zu medikalisieren, sie dem Diktat der ärztlichen Expertise zu unterwerfen. Sie boten den Ärzten zugleich eine willkommene Gelegenheit, mit minutiösen Anweisungen ihre Fähigkeit unter Beweis zu stellen, ihre Verordnungen präzise an die Konstitution des Patienten anzupassen.

Soweit Handsch diätetische Ratschläge überhaupt aufzeichnete, die er und die Ärzte um ihn herum in der alltäglichen Praxis den Kranken erteilten, waren diese jedoch meist überschaubar. Sie beschränkten sich auf wenige Punkte, die die Kranken und ihre Angehörigen auch nach einer bloßen mündlichen Mitteilung in Erinnerung behalten konnten und zielten vor allem auf die Ernährung. Handsch und seine Kollegen rieten insbesondere von „schwer verdaulichen", kühlen und somit schleimfördernden sowie von blähenden Speisen ab, und bei Fieberkrankheiten von Wein und anderen übermäßig „erhitzenden" Getränken und Speisen. So verbot Handsch manchen Kranken, Fisch zu essen.[197] In der Tat werde ihr danach „schwer umb den Magen", bestätigte eine Patientin.[198] „Fische sind bei Fiebern verboten", notierte sich Handsch als Grundsatz. Manche Menschen bekämen das Fieber sogar vom Fischessen oder erlitten danach einen Rückfall.[199] Auch von Erbsen, Kohl, altem Bier und anderen blähenden Speisen riet Handsch ab und wusste sich dabei in guter Gesellschaft mit anderen Ärzten.[200] Dagegen empfahl er gegebenenfalls „leichte Speyse", wie Eiersuppen und Hühnerfleisch[201] und, besonders häufig, geröstetes Brot[202] – Zwieback gilt unter medizinischen Laien bis heute bei Fieberkranken als besonders geeignete, „bekömmliche" Nahrung.

Eine Sonderstellung unter den *res non naturales* nahmen – im Rahmen des galenischen Sechser-Schemas – die Ausscheidungen ein. Ihre Störung galt als wichige Krankheitsursache. Sie ließen sich aber nur mittelbar und in bescheidenem Umfang beeinflussen, nämlich in erster Linie durch die gesundheitsgerechte Gestaltung der

---

196 Cod. 11210, foll. 44v-45r.
197 Cod. 11205, fol. 519v.
198 Cod. 11205, fol. 514v.
199 Cod. 11205, fol. 396v.
200 Cod. 11205, fol. 396v, fol. 401v, fol. 514v und 574v.
201 Cod. 11205, fol. 562v.
202 Beispielsweise Cod. 11205, fol. 519v.

übrigen *res non naturales*, wie durch maßvolle Bewegung, den Aufenthalt an warmen Orten oder die Bevorzugung von Nahrungsmitteln und Getränken, die die Ausscheidung förderten (oder ggf. auch hemmten). Im auffälligen Gegensatz zu ihrer durchaus prominenten Stellung in den theoretischen Abhandlungen zu den *res non naturales* kamen die Ausscheidungen in den diätetischen Anweisungen oder *regimina* für konkrete Patienten denn auch meist nur am Rande vor, auch dann, wenn diese – das war verbreitete Praxis – der Reihe nach alle sechs *res non naturales* abhandelten.

Es gab allerdings eine Ausscheidung, die als solche zumindest weitgehend dem menschlichen Willen und der menschlichen Kontrolle unterworfen war, nämlich die Ausscheidung von Samen. Im hippokratischen Fünfer-Schema war sie mit der Sexualität ein eigenständiger Aspekt. Vollständige Kontrolle war zwar auch hier nicht gegeben. Das Phänomen des nächtlichen Samenergusses war selbstverständlich bekannt. Handsch erlebte es am eigenen Leib und Patienten berichteten davon.[203] Unwillkürlicher, unkontrollierter genitaler Ausfluss, den wir heute auf eine Infektion zurückführen würden, wurde zudem damals teilweise auch im Wortsinn als *gonorrhoea*, also als „Samenfluss" verstanden. Im Gegensatz zu Kot und Harn, deren Entleerung sich allenfalls kurzfristig hinauszögern ließ, oder gar zur Monatsblutung, die dem Willen der Frau gänzlich entzogen war, unterlag die Entleerung von Samen aber doch sehr weitgehend der bewussten Entscheidung des Einzelnen.

Der Samen galt zwar als ein Exkrement, jedoch als ein besonders nützliches und wertvolles. Nach Avicenna wurde er aus den besten, feinsten Teilen des Bluts gebildet und war bei beiden Geschlechtern, wenn auch beim Mann noch mehr als bei der Frau, reich an *spiritus*.[204] Er konnte sogar zur Behandlung von Krankheiten eingesetzt werden. Dem kranken Adrianus, so hörte Handsch von Gallo, habe eine alte Heilerin männlichen Samen zu trinken gegeben, und dieser Rat, fügte er hinzu, finde sich auch bei den medizinischen Schriftstellern.[205] In den hippokratischen Epidemien glaubte Handsch sogar den Hinweis zu finden, dass der Samen die Ruhr heile. Der leicht fettige, temperierte Samen, so las Handsch hier, mildere die Schärfe der Säfte und wirke bei dem, der ihn empfange gegen Darmgeschwüre. Hippokrates, so schloss er daraus, erkläre offenbar den Analverkehr für erlaubt.[206]

Weit mehr noch als bei den anderen Ausscheidungen barg eine übermäßige Ausscheidung dieser wertvollen Substanz aus damaliger Sicht große Gefahren, sei es im ehelichen Verkehr, sei es durch „Unzucht" oder Masturbation. Der Samenverlust, so entnahm Handsch seiner Lektüre, schwäche die Sinne und den Körper insgesamt, beschleunige das Altern und schädige Augen und Kopf, die Nerven und Gelenke, die Brust, die Nieren und die Lenden.[207] In den Konsilien von Bartolomeo Montagnana

---

203 Cod. 11183, fol. 142v; ebd., fol. 258v; Cod. 11205, foll. 172r-179r, Abschrift eines Briefs von Christoph von Hassenstein.
204 Cod. 11210, fol. 9v.
205 Cod. 11207, fol. 43r.
206 Cod. 11207, fol. 87r, „exercere venerem posticam".
207 Cod. 11210, fol. 66v.

(um 1380–1460) las er, dass übermäßiger Beischlaf nicht selten der Grund für eine Leberverstopfung sei.[208] In Padua erlebte er, dass Trincavella die Beschwerden eines jungen Mannes auf eine Magenschwäche zurückführte, die durch „zuviel Venus" entstanden sei.[209] Handsch selbst führte die Blasengeschwüre eines Patienten auf „zuviel Beischlaf" zurück.[210] Die Überzeugung und subjektiv-körperlich erlebte Erfahrung einer Schwächung durch Samenverlust findet sich auch unter Laien. Obschon er mit 40 noch im besten Mannesalter war, traute sich ein kränkelnder böhmischer Adliger am Prager Hof beispielsweise nicht mehr, mit einer Frau zu verkehren, aus Sorge um seine Gesundheit.[211]

Als besonders gefährdet galten alternde und alte Menschen, deren Lebenswärme ohnehin schon geschwächt war. So riet Lehner einem Patienten, der über Impotenz klagte, angesichts seines Alters gänzlich auf die Freuden der Venus zu verzichten. Es sei schädlicher eine Unze Samen zu verlieren als ein Seidel oder Pfund Blut.[212] Handsch erinnerte Lehners Bemerkung an einen alten Hofmeister, der, wie er meinte, vielleicht noch am Leben wäre, „wo er nicht hette eyn junges Weib genommen".[213] Auch die schweren Koliken eines gewissen Doktor Andreas wurden von dessen Mitwelt unter anderem auf seine neue, junge Frau zurückgeführt, denn zuviel Beischlaf schwäche die Leber.[214] In einem Buch zur Geschichte Böhmens fand Handsch die Anekdote vom greisen Kaiser Maximilian, dem König Wenzel seine junge Tochter zur Ehe angeboten habe. Es gebe keinen besseren Weg, einen alten Mann auf ehrliche Weise umzubringen, habe der Kaiser erwidert, als ihm ein junges Weib zur Frau zu geben.[215]

Unabhängig vom Alter konnte häufiger Beischlaf zudem seinerseits zu einem krankhaften, unkontrollieren Samenverlust führen. Zuviel Beischlaf schwäche die Samengefäße und deren Rückhaltevermögen, erklärte Bellocati seinen Studenten. Ein krankhafter Samenfluss, eine *gonorrhoea*, sei die Folge.[216] Das galt erst recht für die Masturbation, deren schädliche Wirkungen auf die Geschlechtsteile Autoren des 16. und 17. Jahrhunderts ausdrücklich hervorhoben.[217] So erklärte der französische Arzt Louis Saporta die *gonorrhoea* eines jungen Mannes nicht mit einem Überfluss an Samen, sondern mit der Schwäche und Schlaffheit der Samengefäße, die der junge

---

208 Cod. 11205, fol. 219v.
209 Cod. 11238, foll. 109v-110r.
210 Cod. 11205, fol. 230r.
211 Cod. 11205, fol. 102r.
212 Cod. 11205, fol. 256v.
213 Cod. 11205, fol. 256v und fol. 266v.
214 Cod. 11183, fol. 313v.
215 Cod. 11205, fol. 257r.
216 Cod. 11238, fol. 131r und 133r.
217 Da Castro, Universa mulierum medicina (1662), S. 97; Ettmüller, Opera (1685), S. 422. Timaeus von Güldenklee, Responsa (1668), S. 191-193.

Mann sich unter anderem durch das „häufige Zurückziehen der Vorhaut und den nachfolgenden Samenerguss" zugezogen habe.[218]

Wurde der Samen allerdings unziemlich zurückgehalten und blieb über längere Zeit im Körper, so drohten nach verbreiteter Überzeugung andere Gefahren. Zurückgehaltener Samen, so fand Handsch in den hippokratischen Aphorismen und bei Avicenna, werde äußerst schädlich, ja, zum Gift.[219] Jungfrauen, Nonnen und Witwen galten als besonders gefährdet, aber auch Männer mussten mit gravierenden gesundheitlichen Folgen rechnen, wenn sie allzu enthaltsam lebten. Gerade die im natürlichen Zustand besonders reine und wertvolle Samensubstanz, so hieß es, könne sehr schädliche, ja, giftige Stoffe freisetzen, wenn sie sich im Körper ansammle. Der chronisch leidenden und von vielerlei Beschwerden geplagten Frau von Hungerkasten riet Gallo noch kurz vor ihrem (freilich unerwarteten) Tod, sie solle ihrem Mann beiwohnen.[220] Wie Handsch anmerkte, konnten selbst sexuelle Träume („insomnia Veneris"), wie sie Handsch zufolge auch Frauen durchaus hatten, gravierende Folgen zeitigen. Während der Samen bei Männern nach außen gelangte, entleerten die träumenden Frauen den Samen nur in die Gebärmutter. Da er dort nicht zur Empfängnis diene, könnte er leicht verderben und schwerste Krankheiten („maximos morbos") hervorbringen.[221]

Die Gefahren eines zurückgehaltenen, verderblichen Samens waren ein wesentlicher Grund, warum die Ärzte gerade Frauen zur Ehe rieten. Zudem erwärme der Beischlaf das Geblüt und befördere und die Entleerung verdorbenen Bluts mit der Monatsblutung.[222] In diesem Sinne meinte beispielsweise Gallo zu einer jungfräulichen Patientin, ein Ehemann wäre eine „gute Kur" gegen ihren Husten, ihre harte Milzgeschwulst und ihre gestörte Monatsblutung.[223] Handsch selbst gab einer ledigen jungen Frau in Trient die gleiche Empfehlung. Auch ein nicht namentlich genannter Geistlicher, der als Arzt wirkte, fügte er hinzu, habe Frauen diesen Rat erteilt.[224] Die Vorstellung war auch unter Laien verbreitet. Angesichts der schweren Füße, der Mattigkeit, der Atemnot, der Lendenschmerzen und der unzureichenden Monatsblutung seiner unverheirateten Schwester meinte der oben erwähnte Doktor Andreas in Ambras, es bestehe wenig Hoffnung auf Genesung, wenn sie nicht bald heirate.[225] „All euer Kranckheit ist, das yr nicht Lust zu Mennern habt", sagte Handsch zufolge ein Mönch zu einer Frau – und diese pflichtete ihm offenbar bei.[226] Die skizzierte Vor-

---

218 Sächsische Landes- und Universitätsbibliothek Dresden, Ms. C337, „Consilia praestantissimorum aliquot in Gallia medicorum", foll. 292v-294v: „Pro quodam adolescente gonorrhoea laborante, ex mastupratione et praematuro veneris usu."
219 Cod. 11205, fol. 165r; Cod. 11207, fol. 37v.
220 Cod. 11183, fol. 22*, nachträglich eingelegter Zettel.
221 Cod. 11210, fol. 9v.
222 Cod. 11207, fol. 209r.
223 Cod. 11207, fol. 83r.
224 Cod. 11207, fol. 83r.
225 Cod. 11183, fol. 388v.
226 Cod. 11205, fol. 211r.

stellung verbarg sich vermutlich auch hinter der Bemerkung eines erzherzoglichen Kanzlisten, seine von Schmerzen und weißem Ausfluss geplagte Frau liege beim Beischlaf da wie ein Baumstamm („tanquam truncum"); das legte fehlende Lust und somit einen unzureichenden Abfluss ihres angesammelten Samens nahe.[227]

Es galt also das richtige Maß zu finden. Wenn man nicht übertrieb, entnahm Handsch seiner Lektüre, war der Beischlaf gesund für Körper und Geist. Er erleichterte den Körper, stärkte den Appetit, linderte Störungen des Geistes und war traurigen und melancholischen Menschen, Epileptikern und Menschen mit schleimigen Krankheiten nützlich.[228] Dass der Beischlaf insbesondere bei Melancholie half, fanden die Ärzte schon bei Galen.[229] Einer alten Frau, die Melancholiekranke zum häufigen Beischlaf drängte, konnte Gallo daher nur zustimmen. Er selbst habe diesen Rat auch schon gegeben.[230] Dem jungen, unverheirateten Erzherzog Ferdinand empfahl Gallo ausdrücklich den Beischlaf, da er dessen merkwürdigen Beschwerden, die manche für möglicherweise angehext hielten, andere dagegen für melancholiebedingt, auf zurückgehaltenen Samen zurückführte.[231] Handsch wollte das allerdings nicht glauben. Selbst eine Nonne wisse sich in einem solchen Fall selbst zu helfen, meinte er, und erst recht ein junger Fürst.[232]

Sorgfältig beobachtete Handsch auch die Wirkungen der Samenentleerung auf seinen eigenen Körper. Als er einmal zwei Tage lang einen unregelmäßigen Pulsschlag an sich bemerkte, mit kurzen Pausen und plötzlichen schnellen Schlägen, fragte er sich, ob dies eine Folge zurückgehaltenenen Samens sein könnte, auch wenn er, wie er ergänzend anmerkte, durchaus masturbiert hatte.[233] Als er akut an einem Blasenstein litt, hoffte er offenbar den Austritt des Steins auf diese Weise zu erleichtern. Nach einer vorangehenden *manuductio* – das war der Begriff, den er gewöhnlich hierfür gebrauchte – früher am Tag „erzwang" er am Abend einen zweiten Erguss.[234] Im weiteren Verlauf seines Steinleidens nahm er sich allerdings vor, in Zukunft nach dem Mittagsschlaf und nach dem Abendessen auf eine *manuductio* zu verzichten.[235] Er erlebte die *spermatizatio* auch als schwächend. So war er, nachdem er beim Ins-Bett-Gehen masturbiert hatte, „schwach und erschöpft" und wunderte sich, dass er dennoch sexuelle Träume hatte.[236]

---

227 Cod. 11183, fol. 460r.
228 Cod. 11210, fol. 66v; an anderer Stelle erklärte er es allerdings zur allgemeinen Regel, dass man Epileptikern den Beischlaf verbieten müsse, da er die Nerven schwäche (Cod. 11240, fol. 88r).
229 Cod. 11207, fol. 43r, unter Verweis auf Galens Kommentar zu den hippokratischen Aphorismen, Buch 5, Kap. 5.
230 Cod. 11207, fol. 43r.
231 Cod. 11204, fol. 37r.
232 Cod. 11207, fol. 37v.
233 Cod. 11205, fol. 218r.
234 Cod. 11183, fol. 434v, „iterum modo cogens quasi".
235 Cod. 11183, fol. 459v.
236 Cod. 11205, fol. 80v, „cum ad introitum lectum spermatizavi, postea in somno etiam somniavi venera, quamvis ad primam spermatizationem iam debilis et exhaustus spermate fui."

Chirurgie

Die Chirurgie galt als wichtiges eigenständiges Teilgebiet der Medizin und hatte bereits im Mittelalter ihren festen Platz im gelehrten ärztlichen Schrifttum.[237] Im 16. Jahrhundert gewann sie innerhalb der gelehrten Medizin weiter an Bedeutung, auch dank des Aufstiegs der vorwiegend von chirurgisch versierten Ärzten betriebenen Anatomie. Im Blick auf den Stellenwert der Chirurgie für die ärztliche Praxis gab es allerdings innerhalb Europas große Unterschiede, wie wir im ersten Teil gesehen haben. In Italien genoss die Chirurgie breite Anerkennung. Sie wurde an den Universitäten unterrichtet, teilweise von promovierten Ärzten wie Gabriele Falloppia, die zugleich über umfangreiche praktische Erfahrungen in der Chirurgie verfügten. Im deutschsprachigen Raum dagegen galt die Chirurgie als die Domäne von handwerklich gebildeten Scherern, von Barbieren und Badern, die über ihre zünftischen Privilegien wachten und es Auswärtigen, nicht Eingezünfteten schwermachten – und das schloss die promovierten Ärzte ein –, in diesem Feld Fuß zu fassen.

Die Chirurgen waren nach damaligem Verständnis für die „äußerliche", manuelle Behandlung zuständig. Der Begriff „Chirurgie" leitet sich von den griechischen Wörtern für „Hand" und „Werk" ab. Dazu zählten nicht nur die Behandlung von Wunden, sondern auch kleinere chirurgische Verrichtungen wie Aderlässe, Schröpfen und das Setzen von Klistieren sowie die Behandlung von Tumoren, Hautausschlägen und Geschwüren. Die Ärzte behielten sich ihrerseits die Behandlung mit Medikamenten vor, die innerlich eingenommen werden mussten. Die wenigen größeren und risikoreichen chirurgischen Eingriffe, die unter den damaligen Bedingungen möglich waren – das waren vor allem Steinschnitt, Bruchschnitt und Starstich – überließen auch die Bader und Barbiere dagegen in der Regel fahrenden Operateuren, die sich darauf spezialisiert hatten.[238]

Wie Handschs Notizen deutlich machen, waren aber auch nördlich der Alpen die Grenzen zwischen dem chirurgischen und dem ärztlichen Tätigkeitsfeld im medizinischen Alltag letztlich fließend. Zum einen praktizierten viele Bader und Barbiere die Heilkunde in ihrem ganzen Umfang und gaben vielfach auch Arzneien, die die Patienten einnehmen mussten.[239] Selbst hochrangige Herrscher bedienten sich bei innerlichen Krankheiten zuweilen lieber eines Scherers und auch Handsch ließ sich gelegentlich von ihnen behandeln. Die promovierten Ärzte ihrerseits befassten sich wiederum durchaus intensiv mit chirurgischen Fragen und Fällen. Zwar legten sie nördlich der Alpen nur ausnahmsweise selbst Hand an. Wenn sie sich ihren Patienten aber als kompetente Experten in allen Krankheitsfällen empfehlen wollten, mussten sie zumindest wissen, wie chirurgische Krankheiten diagnostiziert und behandelt wurden und sie mussten den Badern und Barbieren gegebenenfalls Anweisungen

---

237 Pouchelle, Body (1990); McVaugh, Rational surgery (2006).
238 Jütte, Ärzte (1991), S. 20–23.
239 Vgl. Staatsbibliothek Berlin, Hdschr. 442, „Arzneybuch" des Baders Hanns Triefseysen.

Chirurgie — 215

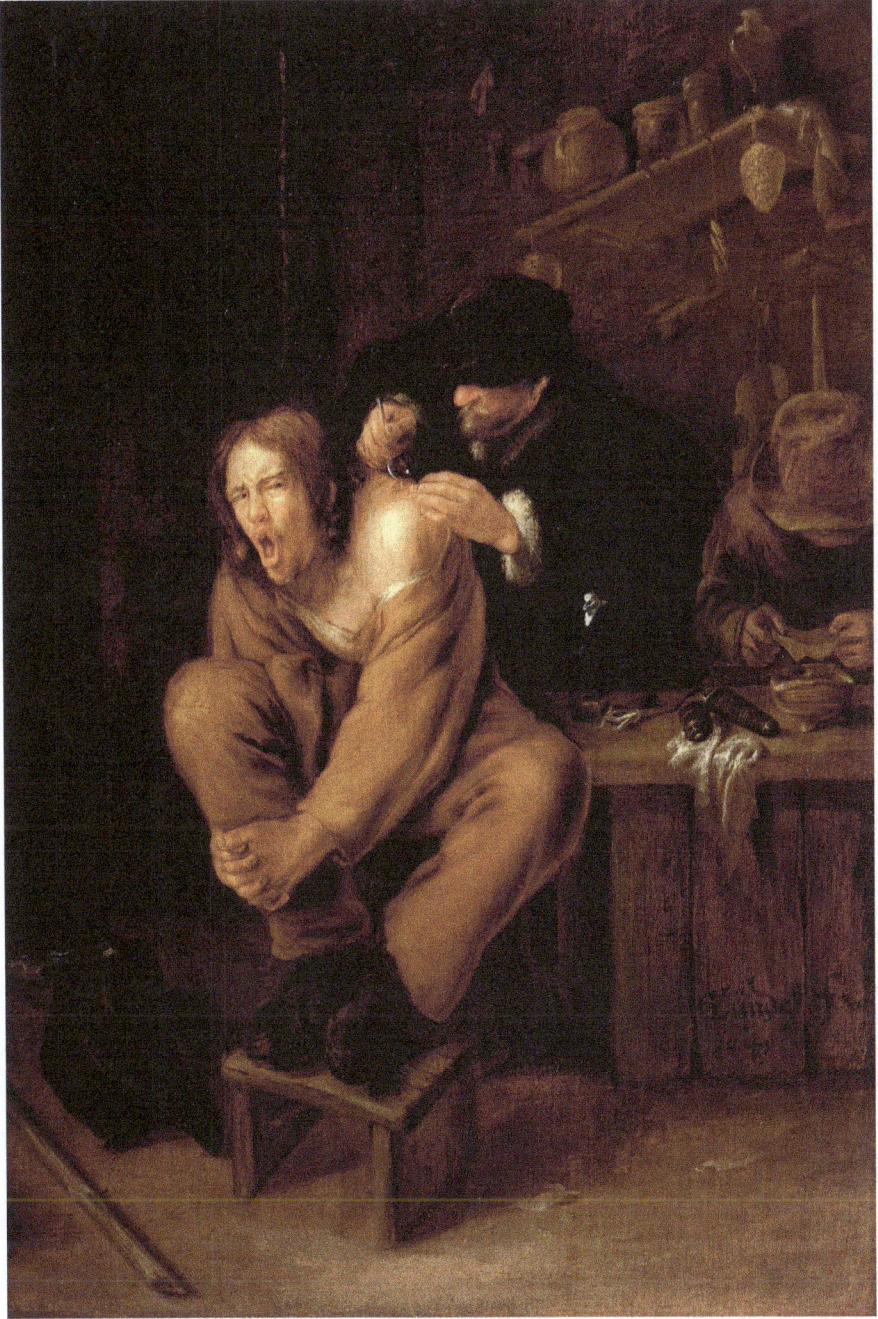

Abb. 7: Schmerzhafte chirurgische Behandlung, Ölgemälde von Gerrit Lundens (1649), Wellcome Collection, London

geben und sie beaufsichtigen können. Bei schwereren Fällen und vor allem bei hochrangigen Patienten und deren Personal arbeiteten gelehrte Ärzte und Scherer sogar manchmal zusammen. Die Behandlung der Bauchverletzung eines gewissen Virgilius beispielsweise, der offenbar in den Diensten des Erzherzogs stand, übernahm Mattioli gemeinsam mit „den Barbieren". Dem Mann ging es sehr schlecht. Aus der Wunde trat Stuhl aus, wie Handsch vom Fürsten erfuhr und sein Hüsteln, die erschwerte Atmung und gelegentlicher blutiger Husten verwiesen Mattioli zufolge auf eine Verletzung der Lunge.[240]

In Handschs Aufzeichnungen zur ärztlichen Praxis finden sich Dutzende von Einträgen zu chirurgischen Fällen. Manchmal beschrieb er nur kurz Fälle, die seine Lehrer Mentoren und Kollegen offenbar in seinem Beisein behandelten, etwa die Versorgung eines gebrochenen Schienbeins durch Ulrich Lehner[241] oder den Besuch des Tremenus bei einem jungen Mann mit einer Kopfwunde.[242] Viele von Handschs Einträgen waren jedoch sehr konkret und zielten auch auf technisch-handwerkliches Detailwissen. Lehner etwa brachte ihm bei, wie man Geschwüre davor bewahren konnte, sich vorzeitig zu schließen, in dem man Enzianwurz einbrachte. Diese schwelle an und erweitere so die Öffnung.[243] Bei der vorzeitigen Abheilung eines Geschwürs fürchtete man eine Anhäufung der Krankheitsmaterie, die sich bisher über das Geschwür nach außen entleert hatte.[244] Handsch verdankte Mattioli die Rezepte für diverse Mittel, die dieser in chirurgischen Fällen anwandte, beispielsweise ein Rezept für ein Pflaster bei Verbrennungen.[245] Er schrieb sich unterschiedliche Verbandsformen auf, die er andere verwenden sah, beispielsweise ein kreuzweise aufgelegtes, um das Handgelenk geschlungenes und festgebundenes Leintuch bei einer Fingerverletzung.[246]

Vor allem aber lernte Handsch, noch als gestandener Arzt, von den handwerklich gebildeten Barbieren, von jener Berufsgruppe also, deren angebliche Inkompetenz und Ignoranz Paracelsus, Johannes Lange und andere Schriftsteller damals so heftig kritisierten. Handschs wichtigste Wissensquelle in chirurgischen Dingen war der Hofchirurg Hildebrand. Dieser zeigte ihm beispielsweise, an welcher Stelle man den Schnitt bei einem Empyem, also einer Eiteransammlung im Brustkorb, setzen musste.[247] Wiederholt schrieb er auch auf, wie Hildebrand bei der Untersuchung und Behandlung von schweren Verletzungen und tiefen Geschwüren vorging. So berichtete er ausführlich, wie Hildebrand und der Barbier Melchior Störl gemeinsam einen jungen Mann in Ötting behandelten, der sich im Rausch schwere Kopfverletzungen und

---

240 Cod. 11207, foll. 161r-v
241 Cod. 11247, fol. 27v.
242 Cod. 11226, fol. 175v.
243 Cod. 11183, fol. 39v.
244 Cod. 11205, fol. 521v.
245 Cod. 11183, fol. 164r.
246 Cod. 11183, fol. 165r.
247 Cod. 11183, fol. 468v, nämlich zwischen der 3. und 4. falschen Rippe.

Wunden an Rücken und Arm zugezogen hatte. Sie untersuchten die Kopfverletzungen eingehend mit ihren Instrumenten, bis der Mann vor Schmerz ohnmächtig wurde beziehungsweise krampfte. Sie brachten ihn mit Essiggeruch wieder zu sich und steckten ihm einen Löffel in den Mund, offenbar damit er die Zähne gefahrlos zusammenbeißen konnte. Am folgenden Tag sondierte Hildebrand den Schädel erneut mit einem Instrument. Er fand eine Stelle, an der der Schädel gebrochen war, und hob ein Knochenfragment, das nach innen gedrückt worden war, wieder in seine richtige Lage. Der Patient genas.[248] Hildebrand war es auch, der das aufgebrochene Geschwür am Oberbauch der todkranken Anna Welser mit einem silbernen Stift untersuchte, um zu prüfen, wie weit es sich nach innen erstreckte.[249]

Als Hofchirurg ragte Hildebrand aus der Masse der Scherer heraus. Handsch tauschte sich aber auch mit einem Bader über die Blutstillung bei Beinamputationen aus. Von ihm hörte er, dass er die Wundfläche nicht, wie damals weithin üblich ausbrennen, sondern eine nasse Blase darüber schlagen, also vermutlich eine Zugpflaster auflegen würde.[250] Ein Barbier erzählte ihm, auch das fand Handsch der Aufzeichnung würdig, dass er bei Blasensteinen nicht den Finger in den After einführte, um über diesen den Stein in der Blase zu ertasten. Vielmehr spüre er den Stein mit einer Sonde auf, setze den Schnitt und entferne den Stein mit einer Zange.[251] Handsch beschrieb auch, wie ein Barbier in Ambras sorgfältig eine Wunde am Brustkorb untersuchte, die ein Wächter („satellites") einem Schneider zugefügt hatte; der Barbier kam zu dem Schluss, die Waffe sei nicht ins Brustinnere eingedrungen und der Patient sei nicht „weydwund".[252]

Besonders ausführlich notierte sich Handsch das Vorgehen bei einem der chirurgischen Standardverfahren der Zeit, dem Anlegen einer Fontanelle, eines künstlich erzeugten und offen gehaltenen Geschwürs, das der Krankheitsmaterie einen kontinuierlichen Abfluss nach außen ermöglichen sollte. Offenbar hatte er Gelegenheit, einem Barbier dabei zuzusehen. Dieser brachte zunächst ein kleines, rundes Pflaster auf die Wade auf, etwa vier Fingerbreit von der Scheinbeinkante nach hinten, um keine Nerven und Sehnen zu gefährden. In der Mitte des Pflasters war eine kleine Öffnung. In diese gab der Barbier eine Paste aus Spanischen Fliegen und legte anschließend einen Verband an. Er ließ die Paste zehn Stunden oder noch länger einwirken. Hatte sich dann eine Blase gebildet, schnitt er sie mit einer Schere ab, gab Holundermark („medulla sambuci") und Blei in die offene Stelle und verband sie erneut. Am nächsten Morgen entfernte er das Holundermark wieder, das bereits einige Flüssigkeit aufgenommen hatte. Die erweiterte Öffnung füllte er abends erneut mit jener Paste. So fuhr er über etliche Tage fort. Als schließlich die Kruste abfiel und sich

---

248 Cod. 11183, foll. 354r-v; Handsch erwähnte nicht ausdrücklich, dass er zusehen konnte, aber seine detaillierte Beschreibung lässt daran wenig Zweifel.
249 Cod. 11183, foll. 430r-v.
250 Cod. 11183, fol. 22v.
251 Cod. 11183, fol. 211r.
252 Cod. 11183, fol. 372v; warum der Wächter den Mann verletzte, ließ Handsch unerwähnt.

ein Geschwür gebildete hatte, gab er in die entstandene Öffnung eine etwa haselnussgroße, hohle Silberkugel, um sie offen zu halten.²⁵³

Von den Scherern lernte Handsch auch Arzneimittel kennen, mit denen sie erfolgreich äußere Leiden und Verletzungen behandelten. So brachte ein Barbier die „weiße Salbe" („unguentum album") auf den blauen Fleck auf, den ein Schreiber sich über dem Auge zugezogen hatte. Das war ein Standardmittel. Es helfe auch gegen Druckgeschwüre („ad excoriationem a iactura"), erfuhr Handsch bei der Gelegenheit.²⁵⁴ Er akzeptierte umgekehrt auch die Kritik eines Barbiers, als der ihn auf Fehler hinwies. So hatte Handsch das *unguentum album* auch auf die Wunde eines kleinen Mädchens aufgebracht, das gestürzt war. Unter „error" verzeichnete er dazu die Frage des Barbiers: „Was sol die weisse Salve, wenn es offen ist."²⁵⁵

Selbst die Erfahrungen und Kenntnisse medizinischer Laien in chirurgischen Dingen fand Handsch zuweilen aufzeichnungswürdig. So erzählte ihm eine gewisse Bögnerin, wenn ihr Mann sich am Finger verletzt habe, gebe er ein kleines Stücklein Tuch mit Leim („glutine") auf die Wunde und sie verheile wieder.²⁵⁶ Von einem Bäcker ließ er sich das Bruchband zeigen, das dieser gegen sein Bruchleiden anlegte, das er sich, wie er meinte, durch schweres Tragen zugezogen hatte. Handsch beschrieb eingehend Form und Machart und fertigte sogar eine kleine Zeichnung davon an.²⁵⁷ Auch was ihm ein Steinschleifer von der Behandlung der Gangrän erzählte, nahm er ernst: Seine Mutter litt am „kalten Brand" und die Barbiere hatten schon von einer Amputation gesprochen. Der Steinschleifer trug jedoch ein Mittel mit Alaun, Weihrauch und Myrrhe auf und die Mutter genas.²⁵⁸ Selbst die Empfehlung eines seiner Gastwirte, nach Handamputationen eine noch warme, schwarzgefiederte Henne mit abgeschnittenem Hinterteil auf die Operationswunde zu bringen, nahm er ernst genug, um sie kommentarlos aufzuzeichnen.²⁵⁹

Mehrfach suchte und fand Handsch zudem die Gelegenheit, erfahrenen Chirurgen bei größeren Eingriffen und bei der Untersuchung und Behandlung schwerer Verletzungen zuzusehen. Eingehend beschrieb er beispielsweise die Operation eines etwa 45-jährigen Dieners („famulus"). Der Mann hatte seit sieben Jahren eine Hernie, einen Eingeweidebruch also, und diese war immer größer geworden. Der Eingriff dauerte eine halbe Stunde. Zunächst beteten die Anwesenden mit gebeugten Knien zu Gott. Anschließend setzte der Chirurg drei Schnitte und entfernte – so wie man das in solchen Fällen verbreitet machte – den Hoden. An diesem Punkt fiel der Patient in

---

253 Cod. 11207, foll. 216r-v; an anderer Stelle (Cod. 11183, fol. 131v) vermerkte er auch das Rezept für den Ätzstein, den *lapis corrosivus*, den der Chirurg Cunradus bei der Frau von Wartenberg verwendete, um eine Fontanelle erzeugen.
254 Cod. 11183, fol. 40v.
255 Cod. 11183, fol. 165r.
256 Cod. 11183, fol. 211r.
257 Cod. 11205, fol. 126v.
258 Cod. 11183, fol. 2v.
259 Cod. 11183, fol. 297r.

Ohnmacht. Als er wieder zu sich kam, richtete der Chirurg einige Fragen an ihn und brannte die Stelle mit einem glühenden Eisen aus. Das, so zitierte Handsch den Patienten, habe ihm am meisten weh getan. Er habe sich nicht betrinken wollen – offenbar versuchten andere dem Operationsschmerz auf diese Weise zu begegnen. Er habe nur etwas Gewürzwein zu sich genommen. Nach dem Eingriff musste er fünf Wochen lang im Bett liegen, aber er überlebte den Eingriff und die Hernie war weg.

Handsch war auch Zeuge der operativen Entfernung einer Hernie oder Hydrozele bei einem sechsjährigen Buben. Der Eingriff dauerte nicht einmal eine halbe Stunde. Man band den Knaben schräg mit dem Kopf nach unten liegend auf einem Brett oder Balken fest, wohl damit die Gedärme durch ihr eigenes Gewicht so weit wie möglich in den Bauchraum zurücktraten. Der Bub schrie erbärmlich vor Schmerzen. Nach dem Eingriff stand ihm der Angstschweiß im Gesicht, aber er konnte auf eigenen Beinen ins Bett gehen.[260] Vermutlich war Handsch auch dabei, als ein Chirurg seinen 13-jährigen Halbbruder Johannes innerhalb einer Viertelstunde erfolgreich an einem fast hühnereigroßen Blasenstein operierte.[261] Von der Beinamputation, die ein Barbier bei einem älteren Mann im Prager Engelsgarten vornahm, ließ er sich dagegen nur erzählen. Der Barbier habe versprochen, drei Schläge würden genügen. Offenbar verwandte er keine Säge, sondern ein Beil. Letztlich habe er aber an die dreißig Schläge gebraucht und den Mann wie ein Folterknecht gequält. Die Blutung konnte er immerhin ohne Brenneisen stillen. Er habe nur „die Adern mit Drat zusammen gehefft". Der Mann starb drei Tage später.[262]

In der historischen Forschung geht man davon aus, dass die gelehrten Ärzte, ihrem Selbstverständnis gehorchend, im Allgemeinen nicht selbst chirurgisch tätig wurden. Handsch notierte sich als Student ausdrücklich Galens Mahnung, der Arzt dürfe keine chirurgischen Tätigkeiten ausüben, sondern diese nur anordnen, so wie der Kaiser nicht an der Spitze seines Heers mit dem Schwert kämpfe, sondern seinem Heer Befehle erteile.[263] Einmal mehr vermittelt der Blick auf die alltägliche ärztliche Praxis jedoch ein differenzierteres Bild. Bei kleineren chirurgischen Verrichtungen legte Handsch gelegentlich durchaus auch selbst Hand an. Selbst Klistiere – typischerweise eine Aufgabe der Bader – setzte Handsch gelegentlich mit eigenen Händen. Er musste dabei feststellen, dass das gar nicht so einfach war. Wichtig, so befand er, war, dass man selbst oder jemand anderer dafür Sorge trug, dass das Klistier nicht durch den Druck aus dem After herausrutschte. Das war ihm passiert. Vermutlich sei es besser, die Klistierspitze mit feinem Leder zu umwickeln, so wie er das in Trient gesehen habe. Dann gleite die Klistierspitze nicht so leicht aus dem After.[264] Wiederholt erwähnte er zudem, ohne nähere Erläuterung, chirurgische Fälle, die er selbst

---

260 Cod. 11204, fol. 16r.
261 Cod. 11183, fol. 211r.
262 Cod. 11205, fol. 492v.
263 Cod. 11231, fol. lr, unter Hinweis auf Galens Kommentar zum sechsten Buch der hippokratischen Epidemien.
264 Cod. 11205, fol. 147v, „ego clysterizavi".

behandelte, beispielsweise einen gewissen Hans Reutter, den ein Hund gebissen hatte.²⁶⁵

Seine Ausbildung in Italien mag Handsch besonders aufgeschlossen für die Chirurgie gemacht haben. Diese Italienerfahrung teilte er allerdings mit vielen anderen Ärzten von nördlich der Alpen und wir finden Hinweise auf die Behandlung chirurgischer Fälle und sogar auf von ihnen selbst durchgeführte chirurgische Eingriffe auch bei anderen gelehrten Ärzten. „Er brannte die Stelle" berichtete Handsch über seinen Kollegen Willenbroch, der einen Mann behandelte, der versehentlich statt Wein einen großen Schluck ätzenden Sublimatwein getrunken hatte. Im Oberbauch hatte sich im Lauf der Zeit eine Schwellung gebildet, die bei Berührung hart war wie bei einer Trommel. Die Stelle wurde schließlich erst mit einem Ätzmittel („ruptorium") und dann mit einer Lanzette geöffnet und eine silberne Kanüle wurde einführt, über die im Laufe eines Monats an die 40 Pfund Blut und Eiter abgelaufen sein sollen.²⁶⁶

Einzelne Ärzte von nördlich der Alpen verfügten bereits im 16. Jahrhundert sogar über sehr umfassende Kenntnisse und Fertigkeiten in der Chirurgie. Sie verdankten sie wohl in der Regel einer ursprünglichen handwerklichen Ausbildung oder einem Studium in Italien. So wurde der in Bologna promovierte Volcher Coiter (1534–1576) nach einem mehr als zehnjährigen Aufenthalt in Italien 1569 in Nürnberg zum städtischen Leib- und Wundarzt bestallt.²⁶⁷ Schon 1560 hatte man dort den „der Leib- und Wundartzney Doctor" Steffan Holtman ausdrücklich mit der Verpflichtung eingestellt, er müsse sich „alls ain Wundartzt willig unnd gern geprauchen" lassen.²⁶⁸ Selbst der Fuldaer Stadtarzt Burkhard Schönfeld, von dem weder eine spezielle chirurgische Ausbildung noch ein Studium in Italien bekannt ist, schrieb 1597 von „instrumentis meis chyrurgicis", besaß also zumindest ein eigenes Chirurgenbesteck.

---

265 Cod. 11183, fol. 369r.
266 Cod. 11183, fol. 412v, „urebat ipsum hic locus"; im Einzelfall lassen solche Formulierungen allerdings immer auch die Möglichkeit offen, dass der betreffende Arzt nur die Anweisung zu einem solchen Eingriff gab.
267 Groß/Steinmetzer, Strategien (2005), S. 280.
268 Wolfangel, Ayrer (1957), S. 60–62, Edition der Bestallung.

Krankheitsbilder

Im Kern der ärztlichen Krankheitslehre und Diagnostik stand das Bemühen, die krankhaften Veränderungen im Körperinneren und ihre Ursachen, nämlich, in den meisten Fällen, den betreffenden Krankheitsstoff möglichst genau zu erfassen, um, darauf gegründet, die Krankheit an ihren Wurzeln angreifen und im Idealfall ausrotten zu können. Die Benennung der Krankheit mit einem bestimmten Namen, die heutzutage als Ziel und Inbegriff der medizinischen Diagnostik vertraut ist, war insofern verzichtbar. So begnügte sich Hiob Finzel in seinem Journal oft mit knappen Zusammenfassungen der mutmaßlichen Pathogenese, wie „rohe Materie" („cruditas"), „Verstopfung der Venen mit Leberhitze" oder „verbrannte und verdorbene Säfte". Auch in Handschs Aufzeichnungen zu den diagnostischen Ausdrücken, die er und die Ärzte in seinem Umfeld gegenüber den Kranken und ihren Angehörigen gebrauchten, spielten Krankheitsnamen im engeren Sinne nur eine bescheidene Rolle.

Das heißt nicht, dass es solche Krankheitsnamen nicht gab. Ganz im Gegenteil, die Ärzte des 16. Jahrhunderts konnten sich eines breiten Spektrums von Krankheitsbegriffen bedienen, deren historische Wurzeln teilweise bis in die Antike zurückreichten. Krankheitsnamen wie *epilepsia, apoplexia* (Schlag), *paralysis, catarrhus, asthma,*[1] *phthisis* (Schwindsucht), *synkope* (Ohnmacht), *hydrops* (Wassersucht), *cancer* (Krebs), *icteritia/icterus* (Gelbsucht), *scorbutus* (Scharbock), *lepra* (Aussatz), *podagra* (Gicht), *tertiana* (Dreitagesfieber) und *quartana* (Viertagesfieber) hatten ihren festen Platz im ärztlichen Schrifttum und in der ärztlichen Praxis. Dazu kamen neue oder zumindest als neu wahrgenommene Krankheiten wie der *morbus gallicus* (Franzosenkrankheit) und der *sudor anglicus* (englischer Schweiß).

Manche Krankheitsbegriffe versahen bestimmte Krankheitsbilder mit einem zumindest auf den ersten Blick beliebig anmutenden Namen. Das charakteristische Erscheinungsbild von *cancer, scorbutus* und *lepra* beispielsweise ließ sich aus diesen Bezeichnungen nicht ohne weiteres ableiten. Die meisten der damals verbreiteten Krankheitsnamen verwiesen aber für die sprachkundigen, humanistisch gebildeten Ärzte bereits begrifflich auf das äußere Erscheinungsbild, wie *icterus, hydrops, phthisis* oder *paralysis*, oder deuteten auf ein charakteristisches Leitsymptom, wie im Fall des *podagra* (wörtlich: Fußschmerz) oder der *febris tertiana*.

Für das historische Verständnis sind aber vor allem zwei Merkmale entscheidend, die die ärztlichen Krankheitsbegriffe damals gemein hatten. Zum einen: Diese Begriffe verbanden sich fast ausnahmslos mit konkreten Vorstellungen über die Pathogenese,

---

[1] Der Begriff „Asthma" bezeichnete damals Atemnot im Allgemeinen und plötzliche Anfälle von Atemnot im Besonderen: „Es kümpt mir oben ynn die Kele und druckt mich gleich als solte ich bald ersticken" und „heut auf dem Marckt kam es mich gehlig an, benam mir den Athem und gleich wie ich solt umbfallen", gab Handsch die Schilderungen eines jungen Apothekers mit „asthma repentinum" wieder (Cod. 11205, fol. 524a r und nachfolgender eingelegter Zettel ohne Seitenzählung); s. a. Demaitre, Straws (2002) und Jackson, Asthma (2009), S. 10–53.

über die Natur der krankhaften Veränderungen im Körperinneren. Diese Vorstellungen mochten im Einzelfall umstritten sein und verschiedene Autoren mochten in der Literatur mit unterschiedlichen Deutungen aufwarten. Krankheitsbezeichnungen waren jedoch – das gilt im Übrigen auch heute noch – stets mehr als bloße Namen. Sie standen für Krankheitskonzepte, für mehr oder weniger komplexe, auf die jeweiligen Ursachen zielende Erklärungsmodelle und brachten diese buchstäblich auf den Begriff.

Die zweite Gemeinsamkeit hängt mit der Ordnungsfunktion von Sprache zusammen. Krankheiten wie *scorbutus* oder *cancer* sind keine natürlich gegebenen Entitäten. Die Begriffsbildung und die Abgrenzung verschiedener Krankheiten voneinander gründen vielmehr auf Abstraktion. Die von Fall zu Fall durchaus unterschiedlichen Beschwerden, Empfindungen, körperlichen Veränderungen oder Verhaltensweisen des einzelnen Patienten werden innerhalb einer gewissen Variationsbreite einem bestimmten Krankheitsbegriff zugeordnet und von verwandten Krankheitsbildern abgegrenzt, die mit einem anderen Begriff belegt werden. Diese Abstraktion und Subsummierung unter einem Begriff, das zeigt der Vergleich unterschiedlicher Zeiten und Kulturen sehr eindrücklich, kann nach verschiedenen Kriterien erfolgen und in sehr unterschiedlichen Zuordnungen und Kategorisierungen resultieren. Das Spektrum reicht bis hin zu den sogenannten „kulturgebundenen Syndromen", zu Krankheitsbildern, die in ihrer spezifischen Form nur in bestimmten Kulturen und/oder soziokulturellen Zusammenhängen beobachtet werden, wie den südamerikanischen *nervios*, dem „sinkenden Herz" im Punjab oder der heute noch in Frankreich bekannten „Leberkrise" („crise de foie").[2]

Die Bildung und Differenzierung von Krankheitsbegriffen hat mit der dahinterstehenden Abstraktionsleistung weitreichende erkenntnistheoretische Implikationen und sehr konkrete praktische Auswirkungen. Der Verwendung von Krankheitsbegriffen, denen konkrete Patienten und Krankengeschichten mit zwangsläufig stets etwas variierenden Krankheitsbildern und -verläufen zugeordnet werden können, wohnt die Vorstellung inne, dass es jenseits individueller Erkrankungen Krankheitsentitäten gibt, so wie sich auch Pflanzen- und Tierarten voneinander unterscheiden ließen. Im 18. Jahrhundert brachte diese Entwicklung großangelegte systematische Klassifizierungen der Krankheiten nach botanischem Vorbild hervor.[3] Für die diagnostische und therapeutische Praxis aber war entscheidend: Menschen konnten an der „gleichen" Krankheit leiden. Die Diagnose und Behandlung des einzelnen Patienten konnten sich auf die Erfahrungen stützen, die man bei Patienten mit dieser „gleichen" Krankheit gemacht hatte, bis hin zum Einsatz von Arzneien, die bei anderen Patienten mit der „gleichen" Krankheit „spezifische" Wirkungen gezeigt hatten.

Ein solches „ontologisches" Krankheitsverständnis definiert Krankheit als eigene Wesenheit und damit implizit als etwas, das dem Körper fremd ist, ihm von außen

---

[2] Simons/Hughes, Culture-bound syndromes (1985); Helman, Culture, S. 130–132.
[3] Boissier de Sauvages, Nosologia (1773).

zustößt. Diese Vorstellung stand im Blick auf das 16. Jahrhundert im besten Einklang mit der überragenden Rolle von dem Körper fremden, von der natürlichen Körpermaterie unterschiedenen Krankheitsstoffen, die dem jeweiligen Krankheitsbild zu Grunde lagen. Medizintheoretisch unterscheidet man ein „ontologisches" Krankheitsverständnis gemeinhin von einem „physiologischen". Bei Letzterem wird Krankheit als nur graduelle Abweichung von einem idealen Gesundheitszustand gedacht. Paradebeispiel ist die Deutung von Krankheiten als Ausdruck und Folge einer *intemperies* im Körper, einer graduellen Abweichung von einem je individuellen idealen Gleichgewicht der vier Primärqualitäten.[4]

Eine systematische Untersuchung, gestützt auf eine umfassende Zusammenschau von theoretischen Texten und praxisnahen Quellen, bleibt noch zu leisten. Es gibt jedoch zumindest zahlreiche Hinweise darauf, dass ein ontologisches Krankheitsverständnis im eben skizzierten Sinne seit dem ausgehenden 15. Jahrhundert in der gelehrten Medizin deutlich an Gewicht gewann. „Spezifika", deren Wirkung nicht durch die jeweilige Qualitätenmischung, sondern nur durch verborgene Wirkkräfte oder ihre „ganze Substanz" erklärlich war, fanden in der ärztlichen Praxis wachsende Aufmerksamkeit. In ihren Notizbüchern und Journalen verzeichneten die Ärzte unter einem diagnostischen Oberbegriff Beobachtungen an verschiedenen Patienten, die an der „gleichen" Krankheit litten. Immer wieder ergänzte Handsch in diesem Sinne auch seine Einträge zu einzelnen Patienten mit Hinweisen auf andere Patienten, um auf diese Weise zu verallgemeinernden Schlussfolgerungen zu gelangen. Anschaulich lässt sich diese Entwicklung in der Folgezeit auch anhand der umfangreichen gedruckten Sammlungen von *curationes* und *observationes* verfolgen. Die Titel spätmittelalterlicher *consilia* verwiesen mit der Formulierung „Konsil für N. N." („consilium pro N.N.") meist an erster Stelle auf den betreffenden ratsuchenden Patienten. Die gedruckten Sammlungen von *curationes* und *observationes*, die seit der Mitte des 16. Jahrhunderts in wachsender Zahl erschienen, legten die Betonung dagegen bereits im Titel der einzelnen *curatio* oder *observatio* zunehmend auf die Diagnose, den Krankheitsbegriff, dem die betreffende Fallgeschichte zuzuordnen war. Auch mit gedruckten Konsilien verfuhr man nun häufig so. Teilweise diente sogar nur noch der jeweilige Krankheitsbegriff – „epilepsia", „hydrops", „suppressio mensium" etc. – als Überschrift. Reihte eine Sammlung die *curationes* oder *observationes* zu unterschiedlichen Krankheiten bunt gemischt aneinander, konnte der Leser mit Hilfe des Inhaltsverzeichnisses oder eines Index gezielt jene Berichte nachschlagen, die eine bestimmte Krankheit betrafen.

Zunehmend ging man auch dazu über, gedruckte Sammlungen von *consilia, curationes* und *observationes* von vornherein nach Krankheiten und deren Ort im Körper zu ordnen. Als „per locos communes digesta", also nach Überschriften oder Schlag-

---

[4] Da manchmal einer der vier Säfte bzw. eine der Primärqualitäten überwog und manchmal zwei gemeinsam vorherrschten, ergaben sich in der alten humoralpathologischen Gleichgewichtslehre acht Grundtypen von Krankheiten (auf die Qualitäten bezogen: heiße, heiß-trockene, kalte, kalt-feuchte, trockene, trocken-kalte, feuchte und feucht-heiße).

wörtern geordnet, empfahl sich 1587 die venezianische Ausgabe der *consilia* und Fallbesprechungen von Vettore Trincavella und einiger seiner Paduaner Kollegen. Mit „Kopfweh" („cephalalgia") beginnend, ordnete sie die Fälle nach dem klassischen Schema von Kopf bis Fuß, „a capite ad calcem", und schloss mit den Allgemeinerkrankungen.[5] Wenige Jahre darauf pries Theodor Zwinger die Verdienste, die sich Johann Schenck von Gräfenberg (1530–1598) für die *medica republica* erworben habe, indem er in seinen mehrbändigen, ebenfalls nach Körperregionen geordneten und mit Indizes versehenen *Observationes medicae rarae, novae, admirabiles, et monstrosae* die *historiae* und *curationes*, die sich verstreut und oft an entlegener Stelle bei zahlreichen Schriftstellern fänden, „per locos communes digesta" zugänglich gemacht habe.[6]

Die hier zu Grunde liegende Annahme von überindividuellen Krankheitsentitäten konnte sich auf die Sprachgewohnheiten der Laien stützen. Auch Laien belegten unterschiedliche, mehr oder weniger charakteristische Krankheitsbilder mit Namen. Handsch zitierte in seinen Notizbüchern eine ganze Reihe solcher Begriffe. Manche, wie „Zipperlein" und „Schlagfluss", entsprachen im Wesentlichen analogen Fachbegriffen, hier „podagra" und „apoplexia". Andere, wie „das Grüne", „das Kalde" oder die „Nabelverstürzung", hatten keine unmittelbare Entsprechung in der ärztlichen Terminologie. Sie belegen damit umso besser eine auch in der Laienwelt verbreitete Neigung, Krankheitsbilder wie Pflanzen und andere Dinge in der Natur voneinander abzugrenzen und zu unterscheiden.

Der Annahme, verschiedene Menschen könnten an der „gleichen" Krankheit leiden, wohnte zudem langfristig eine selbstverstärkende Tendenz inne. Indem Ärzte ihre empirischen Beobachtungen an konkreten Patienten oder auch ihre Lektürefrüchte jeweils einem Krankheitsbegriff aus einer Reihe von bekannten Krankheitsbegriffen zuordneten, bestätigten, präzisierten und verstetigten sie diese Begriffe und trugen dazu bei, die zugehörigen Krankheitsbilder voneinander abzugrenzen.

Im Folgenden möchte ich einige der wichtigsten und verbreitet diagnostizierten Krankheiten ausführlicher vorstellen, die damals mit Krankheitsbegriffen belegt und als überindividuelle Entitäten voneinander abgegrenzt wurden: die Fieber, Schwindsucht und Wassersucht, Gicht und Steinleiden, Fallsucht und Apoplex, Melancholie und die Franzosenkrankheit. Weiter unten, im Abschnitt zu den Frauenkrankheiten, werde ich zudem noch ausführlich auf die „unterdrückte Monatsblutung" („suppressio mensium") und die Gebärmuttererstickung eingehen, den beiden nach damaligem Verständnis wichtigsten Frauenkrankheiten. Die genannten Krankheiten bilden auf den ersten Blick nur einen kleinen Ausschnitt aus einem breiten Spektrum an Krankheiten, die in zeitgenössischen Lehrbüchern zur Krankheitslehre diskutiert und in gedruckten Sammlungen von medizinischen Fallgeschichten beispielhaft vorgestellt wurden. Handschs Aufzeichnungen zur Praxis seiner Paduaner

---

5 Trincavella, Consilia (1587).
6 Widmungsbrief vom 19.8.1584, in: Schenck von Grafenberg, Observationum, Bd. 2 (1599).

Professoren und zu den Patienten, die er und seine Kollegen in Prag und Innsbruck behandelten, wie auch Finzels Praxisjournal, soweit er sich konkreter Krankheitsbegriffe bediente, und andere praxisnahe Quellen jener Zeit lassen jedoch erkennen, dass im ärztlichen Praxisalltag ein großer Teil, ja, dank der Verbreitung von Fieberkrankheiten, wahrscheinlich sogar die überwältigende Mehrheit der ärztlichen Patienten an einer der genannten Krankheiten litt beziehungsweise von den Ärzten mit einer dieser Diagnosen bedacht wurde. Anhand dieser verbreitet diagnostizierten Krankheiten möchte ich im Folgenden zugleich beispielhaft veranschaulichen, wie die Ärzte in der Praxis Krankheiten deuteten und welcher diagnostischer und therapeutischer Praktiken sie sich dabei bedienten.

Die folgenden Abschnitte verstehen sich damit zugleich als Beitrag zu einem Feld, das in der medizinhistorischen Forschung bislang bemerkenswert wenig Aufmerksamkeit gefunden hat: Die konkreten Vorstellungen der frühneuzeitlichen Ärzte über die unterschiedlichen Krankheiten sind bislang nur sehr unzureichend erforscht. Schon vor zwei Jahrzehnten hat Adrian Wilson beklagt: „Die Geschichte der medizinischen Praxis wird oft ohne Bezug auf die Krankheitskategorien geschrieben, mit deren Hilfe die Heilkundigen vergangener Zeit die Krankheiten ihrer Patienten begriffen."[7] Daran hat sich bis heute wenig geändert. Bezüglich der mittelalterlichen Erklärungsmodelle für einzelne Krankheiten können wir mittlerweile auf Luke Demaitres ausführliche, aus der Analyse von fünfzehn mittelalterlichen Werken zur medizinischen *practica* geschöpfte Studie zurückgreifen.[8] Sie ist auch für die vorliegende Untersuchung wertvoll, da sie hilft, langfristige Kontinuitäten von Neuerungen zu unterscheiden.

Für die Frühe Neuzeit ist die Forschunglage dagegen nach wie vor unbefriedigend.[9] Wenn in frühneuzeitlichen Quellen Krankheitsbegriffe auftauchen – und sie finden sich keineswegs nur in medizinischen Texten, sondern auch in (auto-)biographischen, literarischen, historischen und anderen außermedizinischen Zusammenhängen – lassen sich ihre Bedeutung und die pathogenetischen Vorstellungen, die sich mit ihnen verbanden, mangels einschlägiger historischer Untersuchungen regelmäßig nur aus der Lektüre zeitgenössischer Quellen erhellen. Wird dies versäumt, dann drohen krasse Fehldeutungen. Besonders groß ist die Gefahr bei Begriffen, die heute in anderer Bedeutung gebräuchlich sind. Wenn beispielsweise in Biographien zu berühmten frühneuzeitlichen Persönlichkeiten ein Quellenbegriff wie „Apoplex(ia)" einfach mit „Schlaganfall" oder „zerebralem Insult" gleichgesetzt

---

[7] Wilson, History (2000), S. 271, „the history of medical practice is often written without reference to the disease-categories by which past practitioners apprehended the illnesses of their patients." Ähnlich schon Lawrence, Democratic (1992), S. 18: „How the various medical groupings of the Renaissance created and employed disease concepts in their differing social contexts remains largely unexplored."
[8] Demaitre, Medieval medicine (2013); s. a. Demaitre, Straws (2002).
[9] Einen kleinen Überblick mit kurzen Skizzen häufig diagnostizierter Krankheiten und anekdotischem Material bietet Evans/Real, Maladies (2017).

wird – häufig handelte es sich rückblickend eher um akute Herzleiden – oder gar die „Gichter" oder die „Vergicht" (Krämpfe) eines Kleinkindes als „Gicht" oder „Podagra" missverstanden werden, dann hat das mit solider Geschichtsschreibung wenig zu tun. Zu Recht gilt es als fragwürdig, wenn Historikerinnen und Historiker beispielsweise die frühneuzeitliche astrologische Praxis untersuchen, ohne sich wenigstens gewisse grundlegende Fertigkeiten in der Anfertigung von Horoskopen und Nativitäten zu erwerben, wie sie jeder Astrologe damals beherrschen musste. Gleiches, so möchte man meinen, sollte für die Untersuchung der frühneuzeitlichen Medizin gelten. Im Idealfall – dies ist freilich zugegebenermaßen ein hochgestecktes Ziel – würden wir an den Punkt gelangen, an dem wir aus einer schriftlich formulierten Krankengeschichte aus jener Zeit exakt die gleichen diagnostischen und therapeutischen Schlussfolgerungen ziehen könnten wie ein damaliger Arzt.

Fieber

Fieberkrankheiten waren in der ärztlichen Praxis des 16. Jahrhunderts allgegenwärtig. Der Arzt müsse alle Krankheiten zu heilen verstehen, notierte Handsch schon als Student in Padua, ganz besonders aber die Fieber. Es geschehe nämlich nur selten, dass jemand eines natürlichen Todes sterbe („mori naturaliter"), der keine Fieberkrankheit habe. Zahllose Einträge in seinen Notizbüchern sind Fieberkranken und Fiebern im Allgemeinen gewidmet und wiederholt dokumentierte Handsch auch eigene Fieberkrankheiten.[10]

„Fieber", lateinisch „febris", das ist mit häufig verwendeten Pluralformen wie „variae febres"[11] schon angedeutet, bezeichnete im Gegensatz zu heute nicht einfach eine erhöhte Körpertemperatur. „Fieber" war kein Symptom, sondern eine Krankheit, genauer der Überbegriff für eine Reihe unterschiedlicher Krankheiten mit unterschiedlichen Symptomen und/oder Krankheitsursachen. Eine vermehrte, ja, übermäßige Hitze im Körper begleitete viele Fieber. Fieber konnten aber auch mit Kälte einhergehen. Das zeigte sich im Frösteln, bis hin zum Schüttelfrost, das gerade bei schweren Fieberkrankheiten oft zu beobachten war. In der Bevölkerung wurde Handsch zufolge sogar verbreitet der Begriff „das Kalte" für „Fieber" gebraucht.[12] Unter der Rubrik „contra febres" notierte er ein Rezept „vors Kalde", das er von einem Adligen hatte, nämlich eine Prise Büchsenpulver in warmem, altem Bier.[13] Gallo gab Handsch denn auch den Rat, sich nicht mit der Diagnose „ein Fieber" zu begnügen, wenn man ihm den Harn eines Kranken brachte. Die Leute würden darunter „Kälte"

---

10 So u. a. Cod. 11205, fol. 307 und fol. 397v.
11 So beispielsweise Cod. 11205, fol. 304r.
12 Cod. 11207, fol. 154r.
13 Cod. 11183, fol. 241r.

(„frigus") verstehen. Besser sei es zu spezifizieren, also beispielsweise zu sagen, der Patient habe ein „stetiges", „ynnerlichs", „hemisch" oder „hitzend" Fieber.[14]

Aufgrund ihrer überragenden Bedeutung für die ärztliche Praxis, aber auch aufgrund der Schwierigkeiten, die Natur der Fieber und ihre häufig beobachtete Periodizität innerhalb des überkommenen Theoriegebäudes schlüssig zu erklären, wurden die Fieber im zeitgenössischen ärztlichen Schrifttum sehr breit diskutiert. Die Fieberlehre nahm in Mittelalter und Renaissance einen herausragenden Platz in der Lehre zur praktischen Medizin ein und so gut wie alle medizinische Autoren der Zeit äußerten sich mehr oder weniger ausführlich zu dem Thema.[15]

Handsch machte sich ausführliche Exzerpte aus Galens Fieberlehre in *De differentiis febrium*.[16] Doch die von Galen hier und in anderen Werken formulierten Erklärungen zur Natur und Einordnung der Fieber boten kein umfassendes und in sich geschlossenes Bild. Sie schienen den Autoren des 16. Jahrhundert nicht selten widersprüchlich. Jean Fernel legte Mitte des 16. Jahrhundert eine in sich schlüssigere und breit rezipierte Fieberlehre vor, die auf Galen basierte, von dessen Lehre aber auch in wesentlichen Punkten abwich. Die zentrale Autorität in der Fieberlehre blieb freilich über das gesamte 16. Jahrhundert hinweg Avicenna, dessen *Canon medicinae* die Fieber detailliert und umfassend abhandelte.[17] Auch Handsch benannte in seinen studentischen Aufzeichnungen die einschlägigen Abschnitte des *Canon* als Basislektüre.[18]

Die zentrale theoretische Herausforderung war die schwierige Frage nach dem Verhältnis von Fieberhitze und natürlicher Lebenswärme. Die Lehre vom „eingepflanzten" *calor innatus* schrieb dieser besonderen natürlichen Lebenswärme Wirkvermögen zu, die weit über die der Primärqualität Hitze hinausgingen. Mit dem *humidum radicale* bedurfte sie auch eines besonderen Substrats, das sie nährte und dessen Verbrauch sie schließlich erlöschen ließ. Wie wir gesehen haben, führte Avicenna die Fieber in einer vielzitierten und auch von Handsch wiederholt notierten Definition auf einen nicht mit der natürlichen Lebenswärme, dem *calor innatus*, gleichzusetzenden *calor extraneus* zurück, eine „fremde" oder „äußerliche" Hitze, die im Herzen angezündet werde und sich mit den Lebensgeistern, den *spiritus vitales*, im Körper verteile.[19] Auch der im 16. Jahrhundert verbreitete Begriff eines *calor febrilis* verwies nicht einfach auf eine vermehrte Hitze im Körper, sondern auf eine andere,

---

14 Cod. 11207, fol. 198r.
15 Einen Überblick über die komplexen Debatten und ihre naturphilosophischen Hintergründe gibt Lonie, Fever pathology (1981); zur mittelalterlichen Fieberlehre siehe Demaitre, Medieval medicine (2013); siehe auch Stöhsel, Fieberlehre (1923).
16 Cod. 11239, foll. 80r-90r.
17 Avicenna, Canon (1595), Bd. 2, S. 1– 81 (Buch 4, Fen 1).
18 Cod. 11240, fol. 28r: „Leguntur Paduae [...] Prima fen quarti, de omnibus febribus."
19 Avicenna, Canon (1595), Bd. 2, S. 1: „Febris est calor extraneus accensus in corde et procedens ab eo mediantibus spiritibus et sanguine per arterias et venas in totum corpus"; vgl. Cod. 11240, fol. 3v, „calor extraneus accensus in corde"; ebd., fol. 94r.

von der natürlichen Hitze unterschiedene Art von Hitze. Die natürliche Lebenswärme werde in feurige Hitze verwandelt, erklärten Trincavella und später auch Handsch Fieber am Krankenbett.[20] Der *calor febrilis* ging insbesondere auf Fäulnisvorgänge im Körper zurück. Die „faulige Wärme" („calor putredinalis"), die bei solchen Fäulnisprozessen im Körper entstand, so lernte Handsch schon bei Trincavella, gelangte zum Herzen und war die Ursache des Fiebers.[21]

Nach dem typischen Krankheitsbild teilte das ärztliche Schrifttum die Fieber in drei grundlegende Typen ein: die einfachen Eintagsfieber oder *febres ephemerae* (oft auch: *ephimerae*), die chronischen Zehrfieber oder *febres hecticae* (abgeleitet vom griechischen Wort für „ziehen" oder „zehren"), die damals auch *febres ethicae* genannt wurden,[22] sowie ein breites Spektrum von Säfte- oder Faulfiebern, von *febres humorales* oder *febres putridae*, die an eine Krankheitsmaterie gebunden waren.[23]

Diese Unterscheidung in drei Grundformen zielte zugleich auf die jeweilige Verortung des Krankheitsprozesses im Körper. Bei der *ephemera* wurden nur die Lebensgeister („spiritus vitales") von einer widernatürlichen, fremden Hitze ergriffen und konnten sich von dieser vor allem über die Ausdünstung durch die Haut rasch wieder befreien. Die *ephemera* war somit der Inbegriff eines rasch und harmlos verlaufenden Fiebers. Eine *ephemera*, die Handsch am eigenen Leib erlebte, begann am Abend nach seiner Heimkunft von einer Reise in der heißen Sonne mit einer Schwere oder Schwäche („lassitudo") in Gliedern. Nachts im Bett schüttelte es ihn etwas und er schwitzte. Am nächsten Tag war alles vorbei.[24] Die *ephemera* war aufgrund des raschen und zumeist harmlosen Verlaufs für die ärztliche Praxis nur von randständiger Bedeutung. In Handschs Aufzeichnungen spielte sie kaum eine Rolle. Finzel stellte die Diagnose bei Tausenden von Konsultationen nur zweimal, bezeichnenderweise bei adligen Patienten, die öfters seinen Rat suchten.[25] In den universitären Vorlesungen zur Fieberlehre wurde die *febris ephemera* teilweise nicht einmal behandelt, wie Fracanzano beklagte,[26] dabei könne sich aus einem einfachen Eintagsfieber ein sehr viel schwereres Fieber entwickeln.[27] Schlimmstenfalls erwies sich eine scheinbare *ephemera* als der Beginn eines tödlichen Pestfiebers, wie Handsch bei Michele Savonarola las.[28] Allerdings handelte es sich solchen Fällen genau genommen gerade

---

20 Cod. 11238, fol. 98r; Cod. 11207, fol. 226v.
21 Cod. 11238, fol. 110v.
22 Beispielsweise Cod. 11006, fol. 106v; Cod. 11200, fol. 144v; Cod. 11207, fol. 62r und fol. 167r.
23 Das Brennfieber („causon"), das in der mittelalterlichen Medizin noch große Beachtung fand (Demaitre, Medieval medicine (2013), S. 43f), spielte in den von mir untersuchten Quellen keine Rolle. Es wurde offenbar unter Begriffen wie „febris ardens" lediglich als besonders heftige Verlaufsform gedeutet.
24 Cod. 11205, fol. 217r, „ephimera mea".
25 Nämlich bei Georg Albrecht von Witzleben (1568) und der Frau des Konrad von Iphofen (1572).
26 Cod. 11240, fol. 31r; Fracanzano bezog sich konkret auf seine Vorgänger in Padua.
27 Cod. 11240, fol. 31r.
28 Cod. 11207, fol. 115r.

nicht um eine echte *ephemera*. Bei dieser hatten die Patienten aufgrund der raschen Genesung meist weder die Zeit noch einen triftigen Grund, ärztlichen Rat einzuholen.

Beim Zehrfieber, der *febris hectica* oder *febris ethica*, nahm die widernatürliche, fremde Hitze im Gegensatz dazu die Substanz des Herzens und mit der Zeit auch die anderer Organe in Beschlag. In Handschs Aufzeichnungen wie auch in Hiob Finzels Praxisjournal spielten Patienten mit einer *febris hectica* ebenfalls nur eine geringe Rolle und die meisten Einträge bezogen sich auf Patienten, bei denen die Ärzte bislang nur die Gefahr sahen, dass sich ein Zehrfieber entwickeln könnte und die Fieberhitze auf Dauer das Herz und die anderen *solida* im Körper aufzehren würde.[29] Diese Gefahr drohte vor allem bei anhaltenden, erfolglos behandelten Fiebern.[30] Typischerweise magerten die Kranken ab und klagten über innerliche Hitze. Die ärztliche Diagnose einer *dispositio hectica* bei Kaiser Ferdinand (1503–1564) gründete auf der Verbindung von Katarrh, leichtem Fieber und zunehmender Magerkeit. Am Ende, nach zehnmonatiger Krankheit, war er nur noch ein Skelett und konnte sich nicht mehr auf den Beinen halten.[31] Auch bei der polnischen Königin Catharina befürchteten die Ärzte in Handschs Umfeld aufgrund ihrer Abmagerung und ihrer nächtlichen Hitzeempfindungen ein Zehrfieber.[32] Den jungen Giulio Gallo hielten die Ärzte für besonders gefährdet, weil er schon von Natur aus grazil war.[33] Wenn alte Patienten stark abmagerten, wie die damals etwa 70-jährige Frau von Mattioli, vermuteten die Ärzte zuweilen eine *hectica senilis*.[34] In der ärztlichen Praxis zog das Zehrfieber jedoch vor allem durch seine enge Verbindung mit der *phthisis*, der Schwindsucht, die ärztliche Aufmerksamkeit auf sich, bei der sich Husten, Bluthusten und andere krankhafte Veränderungen der Lunge und der Atemwege zum Fieber hinzugesellten. Wir werden darauf zurückkommen.

Von überragender Bedeutung für die alltägliche ärztliche Praxis – das spiegelt sich auch in Handschs Notizen – wie für die zeitgenössischen Fieberdebatten war dagegen die große und in sich heterogene Gruppe der *febres humorales* oder, wie es bei Handsch zumeist heißt, der *febres putridae*. Anders als bei der *febris ephemera* und der *febris hectica*[35] lag ihnen eine Krankheitsmaterie zu Grunde. *Febres humorales* oder *putridae* entstanden, wenn Säfte im Körper zerfielen, verdarben oder faulten. Insbesondere die heiße gelbe Galle und der feuchte Schleim neigten hierzu, und manchmal verdarben beide gemeinsam.[36] Manche Patienten glaubten, das Wirken

---

29 Cod. 11238, fol. 120v; Cod. 11205, fol. 259r.
30 Cod. 11207, fol. 191v.
31 Cod. 11183, fol. 196v.
32 Cod. 11207, fol. 167r; gemeint war vermutlich die mit dem polnischen König Sigismund II. August verheiratete Katharina von Österreich (1533–1573).
33 Cod. 11238, fol. 137r; s. a. Cod. 11183, fol. 284r, zur besonderen Gefährdung von Menschen mit einer hitzigen, galligen *complexio* und einem „corpus rarum"
34 Cod. 11205, fol. 272r; ähnlich Cod. 11205, fol. 233r zu einem Patienten von Gallo mit „ethica senilis".
35 Cod. 11240, fol. 6v, „non est praesentia materiae".
36 Cod. 11238, fol. 106r und fol. 116r.

und die Bewegung der Fiebermaterie sogar körperlich spüren zu können. Das Fieber des alten Herrn von Meseritz schien im Abklingen und er schwitzte kräftig, da spürte er auf einmal ein Stechen in beiden Knien, und wie „die Materie gleichsam schmerzhaft in beide Beine hinabstieg", bis zu den Fußsohlen, was der Kranke der Fieberhitze immer noch vorzog.[37]

Hinter der Assoziation mit Wärme und Feuchtigkeit stand offenbar, neben der typischen Fieberwärme, die alltägliche Beobachtung, dass feuchte Nahrung und Flüssigkeiten in der Wärme besonders schnell verdarben und verfaulten. Schlechte oder verdorbene Nahrung – Handsch erwähnte insbesondere den Genuss von Fisch und Pilzen[38]– förderte nach ärztlicher Überzeugung daher die Entstehung von Fiebern. Gleiches galt für erhitzende äußere Einflüsse. Übermäßige, körperliche Bewegung, der Aufenthalt oder gar das Schlafen unter der heißen Sonne[39] und heftiger oder häufiger Zorn zählte man zu den wichtigen äußeren Ursachen von Fiebern.[40]

Bilder des Verderbens und der Fäulnis verbanden sich nicht nur in der Deutung der Fieber eng mit solchen der Verstopfung, der Stockung des natürlichen Säfteflusses im Körper. Wurde das natürliche Strömen der Säfte im Körper beeinträchtigt, verdarben und faulten diese; das klarste Wasser wurde brack, wenn es längere Zeit stand. Fieber kämen aus Stockung und Fäulnis, notierte sich Handsch kurz und bündig.[41] „Das Blut das ist ym verstopfft und verhindert", konnte der Arzt dem Fieberkranken in solchen Fällen erklären.[42] Derlei Verstopfungen, so lernte er bereits von Trincavella, entstanden, wenn Säfte im Überfluss vorhanden waren oder wenn die Säfte oder Materien zu dick oder zu zäh waren.[43] Auch eine verminderte Monatsblutung konnte der Fäulnis und damit der Entstehung von Fiebern Vorschub leisten,[44] oder auch – das erklärte Fieber im Kindbett – ein unzureichender Wochenfluss.[45] In solchen Fällen galt es, die Entleerung über die Gebärmutter zu fördern, beispielsweise indem man kurz vor der erwarteten Monatsblutung die Beine rieb und so den Säftefluss nach unten lenkte.[46]

In manchen Fällen verlief die Krankheit gleichmäßig, ohne Auf und Ab. Man sprach dann von einer *febris continua*, einem anhaltenden oder kontinuierlichen Fieber oder auch von einem *synochus*. Handsch erkrankte in Prag selbst an einer

---

[37] Cod. 11207, fol. 227r.
[38] Cod. 11205, fol. 396v; Cod. 11207, fol. 35r.
[39] Cod. 11205, fol. 398v.
[40] Cod. 11238, fol. 71r, fol. 106r und fol. 108r; Cod. 11210, fol. 173v.
[41] Cod. 11205, fol. 226v.
[42] Cod. 11205, fol. 406v; offenbar im Sinne einer möglichen alternativen Formulierung ergänzte Handsch „verstopfft" durch „verschleimpt" und „verhindert" durch „hat nicht seinen Fortgang".
[43] Cod. 11238, fol. 98r.
[44] Cod. 11238, fol. 71r, so Comes de Monte zu der an einer *febris interpollata* erkrankten Geliebten eines jungen Adligen.
[45] Cod. 11238, fol. 99r.
[46] Cod. 11238, fol. 71r-72r.

solchen *febris continua*.⁴⁷ In vielen Fällen glaubten Ärzte wie Patienten jedoch eine regelmäßig wiederkehrende Zuspitzung der Beschwerden in Form von Fieberanfällen ausmachen zu können. Die wichtigsten Formen von solchen intermittierenden Fiebern („febres interpollatae") wurden nach der jeweiligen Periodizität der Anfälle benannt. Die Bezeichnungen verbanden sich mit Vorstellungen vom Ursprung und von der Natur des jeweiligen Krankheitsstoffs. Je nachdem, welcher Saft verdarb und faulte, entwickelten sich demzufolge unterschiedliche Symptome. Die medizinische Literatur unterschied nach Art der Periodizität und der Natur des Krankheitsstoffs eine Vielzahl von unterschiedlichen Fiebertypen. In der ärztlichen Praxis herrschten jedoch einige wenige Typen vor.

Bei der *tertiana* traten die Anfälle an jedem zweiten Tag auf. Der Begriff erklärt sich aus der etablierten Zählweise: Hatte der Patient an einem Tag einen Anfall, so verhielt sich das Fieber am nachfolgenden Tag ruhig und am dritten („tertius") Tag trat erneut ein Fieberanfall auf. In Tirol nannte man die Wechselfieber deshalb Handsch zufolge auch „das böse Gutt", weil jeweils auf einen guten Tag ein schlechter folge.⁴⁸ Die *tertiana* führte man in der Regel auf eine krankhaft veränderte gelbe Galle zurück. Bei der mit der schwarzen Galle assoziierten *quartana* (von „quartus", der vierte) kehrten die Anfälle analog an jedem dritten Tag wieder.⁴⁹ Mit dem somit nur auf den ersten Blick befremdlich anmutenden Begriff der „doppelten" *tertiana* („tertiana duplex") bezeichnete man gelbgallige Fieber, bei denen der Kranke jeden Tag einen Fieberanfall hatte.⁵⁰ Durch tägliche Fieberattacken zeichnete sich auch die dreifache *quartana* („quartana triplex") aus, die jedoch im Unterschied zur doppelten *tertiana* auf eine krankhaft veränderte schwarze Galle zurückgeführt wurde.⁵¹ Handschs Mentor Gallo litt an ihr.⁵² Bei der doppelten *quartana* („quartana duplex") folgte jeweils auf zwei Tage mit einem Fieberanfall ein anfallsfreier Tag; der Arzt konnte das dem Kranken, wenn nötig, mit seinen Fingern als Zählhilfe erläutern.⁵³ Die *febris*

---

47 Cod. 11183, fol. 403v.
48 Cod. 11206, fol. 162v.
49 Drembach, De atra bile ([1548]), conclusio XII. In der heutigen Medizin sind „Tertiana" und „Quartana" noch gängige Begriffe für zwei durch unterschiedliche Erreger ausgelöste Hauptformen der Malaria, die sich durch wiederkehrende Fieberanfälle an jedem zweiten bzw. jedem dritten Tag auszeichnen. Die Tertiana in diesem Sinne war, nach heutigem Kenntnisstand, in früheren Jahrhunderten auch in Europa verbreitet. Manche Gegenden, wie die Maremma in Italien, waren damals für ihre „Sumpffieber" berüchtigt, die man auf die dort herrschende „mala aria", also die schlechte, ungesunde Luft zurückführte. Welchen Anteil die Malaria im moderne Sinne an den im 16. Jahrhundert als *tertiana* und *quartana* diagnostizierten Fällen hatte, lässt sich rückblickend nicht mehr klären. Damalige praxisnahe Aufzeichnungen wie die Handschs lassen erkennen, dass die Ärzte bei Fieberkrankheiten grundsätzlich eine gewisse Periodizität der Beschwerden erwarteten und auszumachen versuchten.
50 Cod. 11205, fol. 586r; konkrete Fälle: Cod. 11205, fol. 401r; Cod. 11207, fol. 35r; Cod. 11238, fol. 121v.
51 Cod. 11238, fol. 105r.
52 Cod. 11205, fol. 162v und fol. 598r.
53 Cod. 11205, fol. 598r.

quotidiana zeichnete sich ebenfalls durch tägliche Anfälle von Frösteln und Fieber aus, wurde aber auf verdorbenes Phlegma oder Blut zurückgeführt.[54]

Die Periodizität der regelmäßig wiederkehrenden Anfälle wurde im 16. Jahrhundert nicht (mehr) primär durch natürlich vorgegebene Rhythmen erklärt, sondern durch die regelmäßige Mobilisierung des betreffenden Krankheitsstoffs.[55] Während die Säfte bei anhaltenden Fiebern in den Venen verdarben, sammelte sich der Krankheitsstoff nach überkommener Lehre – so lernte Handsch das auch in Padua – bei den intermittierenden Fiebern außerhalb der Venen an und gelangte von dort in regelmäßigen Abständen in die Gefäße und zum Herzen oder auch in die Muskeln, die davon steif wurden.[56] Die durch unterschiedliche Rhythmen charakterisierten Fiebertypen konnten auch ineinander übergehen. Aus einer einfachen *quartana* konnte sich eine dreifache entwickeln, wenn die Krankheitsmaterie länger im Körper verblieb und entsprechend öfter mobilisiert wurde.[57] Verdarben mehrere Säfte gleichzeitig, entstanden Mischformen.

Aus der zentralen Bedeutung von verdorbenen Säften und Fäulnisprozessen für die Genese der meisten Fieber erklärte sich den Ärzten auch das häufige Zusammentreffen von Fieber und Wurmbefall. Wie die Fieber entstanden Würmer, gemäß der damals noch weithin akzeptierten Lehre von der Urzeugung, der *generatio spontanea*, aus Fäulnis. So besuchte Trincavelli in Handschs Begleitung einen 19-jährigen Kranken, in dessen Stuhl sie Würmer fanden. Trincavella schloss, der junge Mann habe große Mengen an roher, schleimiger Materie im Magen angesammelt, aus der sich die Würmer entwickelt hätten.[58]

Je stärker die Fäulnis, desto größer war in der Regel die Gefahr. Fracanzano, Trincavella und andere Ärzte nannten sehr bösartige Fieber denn auch „pestilentialisch", ohne damit die Krankheit „Pest" („pestis") im eigentlichen Sinne zu meinen.[59] Das Pestfieber („febris pestilens") wurde als eigenständige Krankheit von anderen Fiebern abgegrenzt. Es zählte, wie Schwindsucht („phthisis", „tabes"), Krätze und gewisse Augenentzündungen, zu den kontagiösen Krankheiten („morbi contagiosi") und entstand durch eine Ansteckung der Luft („ex contagione aeris").[60] Wie Handsch von seinen Paduaner Professoren lernte, unterschied sich das Krankheitsgeschehen im Körper bei der Pest jedoch nicht grundlegend von dem bei bösartigen Faulfiebern. Bei beiden lag eine starke Fäulnis der Säfte vor, die sich bei Fiebern, die aus einer „Ansteckung der Luft" entstanden, nur durch ihren noch höheren Grad auszeichnete.

---

54 Cod. 11240, fol. 4r; vgl. Cod. 11238, fol. 140r.
55 Cod. 11183, fol. 471v, zum Konzept einer „materia fixa".
56 Cod. 11240, fol. 4r.
57 Cod. 11238, fol. 105r.
58 Cod. 11238, foll. 74r-v; die Lehre von der sogenannten „Urzeugung", der Entstehung von (niedrigen) Lebewesen aus Fäulnisprozessen, war damals noch weithin anerkannt, auch wenn Handsch sich schon als Student die Zweifel notierte, die bereits Aristoteles geäußert habe (Cod. 11238, fol. 74v).
59 Cod. 11238, fol. 106r und fol. 123r; Cod. 11207, fol. 12.
60 Cod. 11239, fol. 19r.

Beide waren daher ähnlich zu behandeln.[61] Auch bösartige Fieber und nicht nur die Pest im engeren Sinne traten zudem erfahrungsgemäß zu bestimmten Zeiten und an bestimmten Orten gehäuft auf. Sie hatten also gleichfalls, wie Handsch das nannte, „etwas Epidemisches" („quoddam epidemicum")[62] oder erwiesen sich gar als ansteckend. Er erlebte das in der eigenen Familie. Als einmal nicht nur sein Vater, sondern auch viele andere im väterlichen Haus und überhaupt in Leipa an Fieber erkrankten, kam er zu dem Schluss, dieses Wechselfieber („febris interpollata") sei manchmal epidemisch kontagiös („epidemica contagiosa").[63]

Ein Fieber als solches zu diagnostizieren, war in der Regel einfach. Selbst wenn die Fieberkranken subjektiv über Kälte oder Frösteln klagten,[64] so stark „das yr die Zene klapperen",[65] wie Handsch von einer Patientin schrieb, ließ oft die spürbare Fieberhitze bei ernsthaften Erkrankungen schon als solche keine Zweifel. Angehörige sagten in solchen Fällen auch: „Er hat Hiz".[66] „Hat er Hiz?", war denn auch eine Frage, die Handsch vor allem bei Kindern stellen wollte, da Hitze bei ihnen in den meisten Fällen auf ein Fieber hinweise.[67] Um die Hitze zu fühlen, konnte der Arzt die Stirn befühlen oder auch die Hände betasten. Erzherzog Ferdinand II. pflegte zu diesem Zweck seine Hände zu reichen.[68] Häufig, das wusste Handsch aus eigener Erfahrung,[69] hatten die Fieberkranken zudem keinen Appetit. Sie klagten über Kopfweh und großen Durst, fühlten sich zerschlagen und schliefen schlecht. Bei manchen Fiebern zeigten sich auch rote Flecken auf der Haut,[70] sogenannte „Todtensprenkel" oder *petechiae*.[71] Andere Fieber waren durch heftigen Durchfall geprägt oder durch Erbrechen, wie Handsch am eigenen Leib wiederholt erlebte.[72]

Die Harnschau kam bei der Fieberdiagnostik routinemäßig zum Einsatz. Der Harn zeigte die innere Hitze typischerweise durch seine kräftige gelbe oder rötliche Farbe an; Handsch beobachtete das auch an sich selbst.[73] Die farbliche Veränderung galt als so charakteristisch, dass man einfach von der „fiebrigen Farbe" („color febrilis") des Harns sprechen konnte[74] oder umgekehrt von einem Harn, der nicht „fiebrig gefärbt"

---

61 Cod. 11238, fol. 96r.
62 Cod. 11207, fol. 200r.
63 Cod. 11207, fol. 210v.
64 Cod. 11183, fol. 406v, „tamen interius dixit se frigere".
65 Cod. 11207, fol. 203r.
66 Cod. 11207, fol. 71v.
67 Cod. 11207, fol. 198r.
68 Cod. 11206, fol. 171v.
69 Cod. 11238, fol. 133v, „mea febris 5 dierum"; Cod. 11183, fol. 408v.
70 Cod. 11183, fol. 418v.
71 Cod. 11183, fol. 24r.
72 Cod. 11183, fol. 418v; Cod. 11238, fol. 136r, zur Fieberkrankheit von Giulio Gallo mit ergänzendem Hinweis auf zwei namentlich genannte weitere Fieberkranke mit Erbrechen.
73 Cod. 11205, fol. 398r.
74 Cod. 11183, fol. 74r.

("febriliter colorata") war.[75] Besonders verlässlich war die Harnschau bei Fiebern freilich nicht, wie führende Autoritäten der Zeit betonten. Eine scheinbar fieberhafte, dunkle, ins Rötliche gehende Farbe konnte auch auf eine bloße Erhitzung der Nieren verweisen, die der Harn auf seinem Weg nach außen passierte.[76] Insbesondere bei der *quartana* sah der Harn nach ärztlicher Erfahrung andererseits oft wie der eines Gesunden aus.[77] Ähnliches galt, wie Handsch von Gallo lernte, ausgerechnet zu Beginn besonders bösartiger Fieberkrankheiten. Hier sei ein gesund aussehender Harn sogar ein schlechtes Zeichen. Er zeige nämlich, dass das „Gift" („venenum") im Herzen selbst sei, nicht in den Venen, wo es sich durch einen groben, trüben Harn zu erkennen gebe.[78]

Handschs Aufzeichnungen zufolge lag der Wert der Harnschau bei Fieberkrankheiten denn auch vor allem in der Möglichkeit, das Krankheitsgeschehen im Körperinneren durch die tägliche Untersuchung des Harns im Zeitverlauf zu verfolgen. Kaum sichtbare kleinste Partikel, die sogenannten *atomi* und Trübungen, lernte Handsch schon als Student, zeigten an, dass die Natur im Begriff war, die Krankheitsmaterie zu verkochen und auszuscheiden. Gröbere Partikel, Trübungen, ein „gebrochener Harn" oder ein Bodensatz ließen erkennen, dass die Bemühungen der Natur zunehmend erfolgreich waren.[79]

Die Blutschau konnte, ähnlich wie die dunkle Harnfarbe, die Fieberhitze im Körper aufzeigen: Das Blut in der Aderlassschüssel war durch die Hitze schwarz, wie Handsch auch im konkreten Krankheitsfall bestätigt fand.[80] Bei kontinuierlichen Fiebern, bei denen die Hitze anhaltend wirksam war, konnte der Arzt dem Patienten daher voraussagen, sein Blut werde „wie Pech schwartz sein", wenn „er solt aderlassen".[81] Die eiterähnliche Materie, die sich über dem schwarzen, geronnenen Blut eines fieberkranken Landmanns ansammelte, wenn es eine Zeitlang gestanden hatte, ließ manchmal die zunächst noch mit dem Blut vermischte Krankheitsmaterie unmittelbar vor Augen treten.[82]

Im Falle der Pulsdiagnostik waren die Fieber sogar deren zentraler Anwendungsbereich. In zahlreichen Fällen vermerkte Handsch einen „fiebrigen Puls", einen *pulsus febrilis*, oder auch dessen Fehlen.[83] Als bei einer „Türkin" der Hautausschlag verschwand, konnte er am Puls (und an der Hitze) erkennen, dass sie das Fieber noch nicht überwunden hatte.[84] Die konkreten Pulsqualitäten, die einen *pulsus febrilis*

---

75 Cod. 11183, fol. 80v.
76 Cod. 11207, fol. 98v.
77 Cod. 11240, fol. 147r, unter Hinweis auf Giovanni Arcolanis „De febribus" (15. Jhd.).
78 Cod. 11207, fol. 17r.
79 Cod. 11238, fol. 96v-100r, Notizen zu Krankenbesuchen mit Tremenus und Trincavella.
80 Cod. 11183, fol. 453r.
81 Cod. 11205, fol. 406v.
82 Cod. 11238, fol. 71r.
83 Beispielsweise Cod. 11183, fol. 74v, fol. 163r, fol. 282v, fol. 295r, fol. 373r und fol. 414v.
84 Cod. 11183, fol. 373v.

auszeichneten, deutete er in seinen Aufzeichnungen nur vage an. Er begnügte sich im Wesentlichen mit der Kennzeichnung als „schnell" („velox"), „sehr schnell" („velocissimus") oder „beschleunigt" („celerius") und, wenn die Fieberhitze nachließ oder vorübergehend zurückging, als „verlangsamt" („tardius").[85]

Ergänzende Aufschlüsse versprach die Untersuchung der Zunge. Bekanntlich war der Blick auf die Zunge bis in die jüngste Vergangenheit ein fester Bestandteil der körperlichen Untersuchung und wird vielfach heute noch routinemäßig geübt, auch wenn die diagnostische Aussagekraft in der neueren Fachliteratur stark bezweifelt wird. Zu Handschs Zeit glaubten die Ärzte, am Zungenbelag die Art des Krankheitsstoffs und gegebenenfalls dessen übermäßige Erhitzung durch die Fieberhitze beurteilen zu können. Schon seine Paduaner Professoren machten es ihm vor.[86] Bei manchen Fieberkranken beobachteten sie eine braun, ja, schwarz belegte Zunge.[87] Manchmal betasteten sie zudem die Zunge mit dem Finger.[88] Eine sehr trockene und raue Zunge war Fracanzano zufolge Zeichen der Verbrennung und zeigte an, dass das Fieber auch im Körperinneren buchstäblich brannte.[89]

Die Behandlung der Fieber konnte auf mehreren Ebenen ansetzen. Man konnte, vor allem zu Beginn der Behandlung, auf einer qualitativen Ebene kühlend auf den *calor febrilis* einwirken, ehe man andere Arzneien gab, die die fremde Fieberhitze womöglich zusätzlich irritierten.[90] Seiner Rhazes-Lektüre entnahm Handsch zu diesem Punkt ein frühes Beispiel einer vergleichenden klinischen Beobachtung: Ein Herr und sein Diener erkrankten auf Reisen an einem sehr heißen Fieber. Der Herr erhielt kaltes Wasser zu trinken und überlebte, der Diener dagegen, dem man kein kaltes Wasser gab, starb.[91] Vermutlich war es auch die kühlende Wirkung, die die Ärzte in England, nach dem Bericht eines fieberkranken englischen Mitstudenten von Handsch, dazu bewegten, bei Fiebern Molke als geeignetes Getränk zu empfehlen.[92]

Entscheidend für eine dauerhafte, kurative Behandlung war jedoch, dass es gelang, die verdorbene faulige Krankheitsmaterie auszuleiten und so gegebenenfalls auch weitere Fieberanfälle zu verhindern, die aus der periodischen Mobilisierung der Fiebermaterie hervorgingen. Von einer scheinbaren Besserung durfte sich der Arzt nicht täuschen lassen. Auch wenn die Fieberhitze zurückgehe, finde sich womöglich noch die ursächliche faulige Materie („materia putrida") in den Gefäßen, lernte Handsch von Lehner.[93] Bei der Ruhr („dysenteria") durfte man deshalb auch nicht zu

---

85 Cod. 11205, fol. fol. 320r und fol. 453v; Cod. 11238, fol. 119r und fol. 122v.
86 Cod. 11238, fol. 119v; Cod. 11240, fol. 151r: „In hospitale aspexit linguam febricitanti".
87 Cod. 11207, fol. 17r; Cod. 11183, fol. 418v.
88 Cod. 11207, fol. 17r.
89 Cod. 11238, fol. 118r.
90 Cod. 11183, fol. 64v, zu Lehners Vorgehen, der zunächst „formam febrilem sc[ilicet] calorem restringuit"; s. a. Cod. 11207, fol. 180v.
91 Cod. 11240, 148v; Cod. 11238, fol. 4r.
92 Cod. 11238, fol. 128r.
93 Cod. 11183, fol. 74r.

energisch gegen die Durchfälle vorgehen, weil sonst „wegen der zurückgehaltenen bösartigen Materie" ein pestilentialisches Fieber entstehen konnte.[94]

Vor allem Abführmittel, wie man sie in Padua als erstes gab,[95] und gegebenenfalls ein ergänzender Aderlass waren bei Fiebern angezeigt.[96] Gallo schwor zudem auf Brechmittel, da sich im Magen von Fieberkranken verdorbene Materie ansammle, die das Fieber nähre.[97] Waren Körper und Geblüt auf diese Weise grob gereinigt, musste der Arzt versuchen, die Verstopfungen aufzulösen, die bei Fiebern stets eine wichtige Rolle spielten.[98] „Fieber behandeln, heißt Verstopfungen öffnen", lautete eine Grundregel, die Handsch sich aufschrieb.[99] Vor allem saure Stoffe leisteten nach ärztlicher Erfahrung bei der Auflösung von Verstopfungen in den Organen gute Dienste, allen voran der Essig, der zugleich der Fäulnis entgegenwirkte.[100] Bei einem an der *tertiana* Erkrankten beispielsweise trug ein mit aromatischen Substanzen versetzter Essigtrunk nach Handschs Einschätzung entscheidend zur Heilung bei.[101] Gleichzeitig musste der Arzt dafür sorgen, dass die fremde Fieberhitze im Körper nicht noch durch äußere Einflüsse vermehrt wurde. Eine der wichtigsten Fragen der damaligen Fieberdiätetik war daher, inwieweit man den Fieberkranken erlauben durfte, Wein zu trinken. Wein war damals nicht nur im Süden Europas ein Alltagsgetränk und Ärzte wie Laien schrieben dem Wein grundsätzlich eine stärkende Wirkung zu. Allerdings galt Wein zugleich als erhitzend, wenn auch je nach Weinsorte in unterschiedlichem Maße. Vorsicht war also angebracht. Aus ähnlichen Gründen sah Handsch es mit großer Verwunderung, dass Mattioli einem Fieberkranken, der ohnehin schon über große Hitze in der Herzgegend klagte, seine erhitzende Quintessenz verabreichte. Das habe er wohl nur getan, damit es so aussehe, als unternehme er etwas gegen die Krankheit. Auch gute Ärzte machten manchmal Fehler, lautete sein nüchterner Kommentar.[102]

Bei akuten Fieberkrankheiten setzen viele Ärzte in besonderem Maße auf die heilenden Kräfte der Natur, des Körpers selbst. Das Wirken der Naturheilkraft im Körper gab sich bei Fiebern im Krankheitsverlauf oft sehr klar in dem starken Schwitzen zu erkennen, welches das Abklingen eines Anfalls oder der Fieberkrankheit insgesamt regelmäßig einleitete und begleitete und als erfolgreiche Ausscheidung von febriler Krankheitsmaterie über die Haut gedeutet wurde. Manche Patienten berichteten von mehreren Hemden, die sie in kurzer Zeit wechseln mussten.[103] „Das Blutt

---

[94] Cod. 11183, fol. 221v.
[95] Cod. 11240, fol. 87r.
[96] Cod. 11205, fol. 226v.
[97] Cod. 11205, fol. 154v.
[98] Cod. 11205, fol. 226v.
[99] Cod. 11183, fol. 410v: „Curare febres est obstructiones aperire."
[100] Cod. 11205, fol. 226v; Cod. 11207, fol. 17r und fol. 60v.
[101] Cod. 11205, fol. 226v.
[102] Cod. 11207, fol. 204v.
[103] Cod. 11207, fol. 226v.

reyniget sich bei melichen [allmählich]" schrieb sich Handsch als erklärenden Vergleich auf, mit dem er die Patienten zugleich zur Geduld mahnen wollte. Das sei wie bei einer gärenden Hefe, denn „wenn das Blutt wil geren, so laufft es uber eynen Hauffen ynn den Leib zusammen, also bleiben die Hennde, Fuß und die Haut kalt." Wenn es dann gäre, „dann kompt die Hitze, letzlich gehen die Hefen weg, das ist der Schweis."[104] Deshalb sollten Fieberkranke auch möglichst nicht an die frische Luft gehen, denn kalte Luft lasse die Poren verengen und verhindere so die Entleerung der Krankheitsmaterie. „Gehe nicht an die Lufft, halt dich warm", mahnte der Arzt in diesem Sinne einen fieberkranken Jungen.[105] Dem fieberkranken Handsch selbst gab sein Kollege Tremenus den gleichen Rat.[106] Tatsächlich hatte Handsch die ungünstigen Wirkungen der frischen Luft nicht nur bei einzelnen Patienten, sondern auch an sich selbst beobachtet.[107] Selbst Umschläge konnten aus diesem Grund als gefährlich erscheinen. Als Gallo dem fieberkranken Giulio Alessandrini zu einem solchen Umschlag riet, sprach sich sein Gallos Sohn dagegen aus. Er hielt es für wichtiger, dass der *calor* – er meinte offensichtlich den *calor febrilis* – ungehindert ausdünsten konnte.[108]

Auch der Harn war erfahrungsgemäß ein wichtiges Ausscheidungsmedium. Wenn der Harn stark verändert, „gebrochen" oder verdorben, schien oder wenn sich dicke, blutähnliche Materie im Bodensatz ansammelte, war das aus ärztlicher Sicht insofern nicht selten ein gutes Zeichen. Es zeigte an, dass die Natur den Krankheitsstoff aus eigener Kraft mobilisierte und entleerte. Aus seiner wiederholten Beobachtung eines solchen stark veränderten Harns bei Fieberkranken, die anschließend gesundeten, leitete Handsch sogar eine Regel ab: Ein verdorbener Harn sei bei anhaltenden Fieberkrankheiten stets ein gutes Zeichen.[109]

Bei akuten Fiebern fand auch die antike Lehre von den kritischen Tagen eine naheliegende Anwendung. Ihr zufolge wandten sich akute Krankheiten im Zuge des Krankheitsgeschehens regelhaft an bestimmten Tagen zum Guten oder zum Schlechten; im Griechischen haben die Wörter für „Krise" und „Entscheidung" die gleiche Wurzel. Besonders dem vierten, dem siebten und dem vierzehnten Krankheitstag, gemessen jeweils vom Beginn der Erkrankung, schrieb man in diesem Zusammenhang besondere Bedeutung zu. Bei akuten und bösartigen Fiebern, so lernte Handsch schon von Ulrich Lehner, war eine „kritische", also den Krankheitsstoff ausleitende Entleerung wesentlich, mit Schweiß, Erbrechen, Stuhl, Harn oder mit einer anderen Ausscheidung.[110] Gemeinsam mit seinen Paduaner Professoren sah Handsch Fieberkranke, bei denen sich die Krankheit denn auch am vierzehnten Tag

---

104 Cod. 11205, fol. 202v.
105 Cod. 11205, fol. 398r.
106 Cod. 11205, fol. 193r.
107 Cod. 11205, fol. 193r.
108 Cod. 11205, fol. 307v.
109 Cod. 11206, fol. 35r.
110 Cod. 11205, fol. 318r.

beispielsweise mit der reichlichen Ausscheidung von Harn zur Heilung anschickte.[111] Und er erlebte, wie Trincavella auf dieser Grundlage die Heilung eines Fieberkranken für den vierzehnten Tag nach dem Beginn der Erkrankung vorhersagte.[112] Als er einem Patienten am vierzehnten Krankheitstag ein Purgativum oder „Solutivum" gab und der Patient wenige Tage darauf starb, machte sich Handsch denn auch Vorwürfe („meum erratum"). Es sei falsch gewesen, solche Mittel an einem „kritischen Tag" zu geben; er hätte das Wirken der Natur abwarten müssen.[113]

Wenn „kritische" Entleerungen das erfolgreiche Wirken der Natur anzeigten, verzichteten manche Ärzte sogar weitgehend auf eine medikamentöse Therapie. Allerdings deutet Handsch in diesem Punkt Differenzen innerhalb der Ärzteschaft an. Der berühmte Trincavella in Padua beispielsweise gab bei Anzeichen für einen günstigen Verlauf wenige oder keine Arzneien, „weil er das Werk der Natur nicht behindern will", wie Handsch wohl zu Recht vermutete. Nur wenn er im Harn bereits Zeichen einer erfolgreichen Verkochung sehe, gebe Trincavella auch ausführende Mittel, um mit ihnen die Entleerung der somit offenkundig ausscheidungsbereiten Materie zu unterstützen.[114] In Prag dagegen nähmen die Ärzte darauf keine Rücksicht. Sie gäben oft auch dann entleerende Mittel, wenn ein „roher" Harn zeige, dass die Krankheitsmaterie noch gar nicht verkocht sei.[115] Handsch hielt das für falsch und kritisierte in seinen Aufzeichnungen in ungewöhnlicher Schärfe die Art und Weise, wie Mattioli Fieberkranke behandelte. Er habe den fieberkranken *chartarius* Matthias mit zahlreichen Arzneien belastet. Dabei sei es doch richtig, nur wenige Mittel zu geben und „der Natur etwas zu erlauben". Das Fieber habe sich denn auch unter Mattiolis Behandlung verschlechtert.[116]

Bei chronischen Fiebern, allen voran bei der *quartana*, blieb den Ärzten nach eigenem Eingeständnis freilich oft allein die Hoffnung, dass die Natur das Fieber irgendwann doch überwinden werde. Hier stießen sie mit ihren therapeutischen Möglichkeiten regelmäßig an ihre Grenzen. Ein „scandalon" nannte Handsch die *quartana*.[117] Manche chronische Fieber dauerten sechzehn Wochen oder gar ein halbes Jahr und noch länger.[118] Wie Handsch anmerkte, litt Kurfürst August von Sachsen, ebenso wie Kaiser Maximilian II., ein ganzes Jahr an einem Fieber. Der Arzt habe kein Lob davongetragen.[119] Die Ärzten konnten in solchen Fällen die Patienten nur zur Geduld mahnen. „Die Fieber müssen ausstehen" oder: „Das Fieber wil auswüten",

---

111 Cod. 11238, fol. 98r.
112 Cod. 11238, fol. 106r.
113 Cod. 11193, foll. 48v-50v.
114 Cod. 11238, foll. 97v-98r; Cod. 11183, fol. 119r.
115 Cod. 11183, fol. 119r.
116 Cod. 11183, foll. 119r-v, „aliquid etiam permittere naturae".
117 Cod. 11206, fol. 104v; s. a. Cod. 11206, fol. 105r: „Hydrops et quartana medicis sunt scandala plana".
118 Cod. 11207, fol. 210r.
119 Cod. 11206, fol. 104v: „Nullam laudem medicus reportat".

konnten sie Handschs Notizen zufolge den Patienten erklären und ihnen vor Augen führen, dass selbst große Könige, Herren und Fürsten mit ihren *doctores* „das Fieber ausstehen" müssten, denn „man verstopfft es ynen nicht."[120] „Ich kan dir nichts thun, du must es lassen auswütten", erklärte Fracanzano einem Patienten, der manchmal an intermittierendem Fieber litt.[121] Grundsätzlich konnten die Ärzte hier wohl mit dem Verständnis der Patienten rechnen. Die Vorstellung, dass Krankheitsverläufe ihren zeitlichen Regeln folgten, war auch Laien vertraut. „Man hat es ihm zu bald vertrieben", klagte die Frau eines Tapezierers, als ihr Mann nach der scheinbar erfolgreichen Behandlung seines Fieber Koliken bekam, sich erbrechen musste und zwei Krampfanfälle erlitt.[122]

Manche Ärzte gingen sogar noch einen Schritt weiter. In seiner eingehenden Untersuchung zur Geschichte der Lehre von der Naturheilkraft hat Max Neuburger die Ausführungen von Gómez Pereira (1500–1567) in seiner *Margarita Antoniana* als wichtigen, innovativen Gegenentwurf zur herkömmlichen Fieberlehre hervorgehoben.[123] Pereira habe erstmals die These vertreten, Fieber könnten günstige, heilsame Wirkungen entfalten. Handschs Notizen zeigen jedoch, dass diese Auffassung kein origineller Gedanke Pereiras war. Die Auffassung war zumindest in Italien und Böhmen bereits Mitte des 16. Jahrhunderts verbreitet und hat allem Anschein nach noch viel ältere Wurzeln. Vor allem bei Kindern konnten Fieber nach Handschs Überzeugung durch die nachfolgende erfolgreiche Entleerung der verdorbenen Krankheitsmaterie anderen, schwereren Krankheiten entgegenwirken. Einem zehnjährigen Jungen mit täglichem Fieber gab er bald keine Arzneien mehr. Es sei keine gefährliche Krankheit, so erklärte er, und mit „den Fiebern ynn jungen Leuten, Kindern, gehens sonst grosserer zufellige Kranckheit hinweg, ist auch nicht gutt, das man es bald vertreibe, das Blutt reinigt sich, und wirfft gleich wie eyn junger Weyn Hefen auff."[124] Auch medizinische Laien hielten Fieber manchmal für gesundheitsförderlich. So kommentierte ein böhmischer Kanzlist die Fieber zweier Stalldiener mit den Worten, „Schweinefieber" („febres maiales") seien ungefährlich, ja, „gesundt".[125] In Italien gab es Handsch zufolge im Hinblick auf die *quartana* sogar ein einschlägiges Sprichwort: „Das Viertagesfieber tötet die alten und heilt die Jungen".[126]

Gabriele Falloppia glaubte gar einen experimentellen Beweis für die günstige Wirkung der *quartana* liefern zu können. Als er einem an einer *quartana* erkrankten, zum Tode Verurteilten im akuten Fieberanfall eine tödliche Dosis Opium gegeben habe, so erzählte er seinen Studenten, habe das Fieber das Gift besiegt. Der Mann habe überlebt. Am folgenden, anfallsfreien Tag aber sei er nach nochmaliger Ein-

---

120 Cod. 11205, fol. 202v.
121 Cod. 11238, fol. 135r.
122 Cod. 11183, fol. 454r.
123 Neuburger, Lehre (1926), S. 35, zu Teil 2, Kap. 5 von Pereiras Werk.
124 Cod. 11205, fol. 303v.
125 Cod. 11183, fol. 361v.
126 Cod. 11206, fol. 104v: „La febre quartana le vecchie mazza, le iuovene sana"; Cod. 11207, fol. 86v.

nahme der gleichen Dosis gestorben, so wie andere auch.[127] Auch heute ist nicht nur in der Laienwelt die Vorstellung verbreitet, dass man dem Fieber in gewissen Grenzen ruhig seinen Lauf lassen solle, statt gleich zu fiebersenkenden Mitteln zu greifen. Der entscheidende Unterschied sollte aber deutlich geworden sein: Damals erklärte sich die heilungsfördernde Wirkung von Fiebern nicht aus der vermehrten Hitze im Körper, sondern dadurch, dass die Natur zur Entleerung jeglicher schädlicher Materie im Körper angeregt wurde.

Vor dem Hintergrund der skizzierten Vorstellungen von der Schlüsselrolle einer oft faulig veränderten, ja giftigen Fiebermaterie, die der Körper verkochen und ausleiten musste, wird eine andere bis heute unter medizinischen Laien verbreitete Vorstellungen verständlich, die Überzeugung nämlich, dass man bei Fieberkrankheiten fasten oder sich zumindest mit wenig und leicht „bekömmlicher" Nahrung wie Zwieback oder, wie der Verfasser aus eigener leidvoller Kindheitserfahrung weiß, Haferschleim begnügen muss. „Feed a cold, starve a fever" ist im angelsächsischen Sprachraum bis heute einer der bekanntesten medizinischen Redensarten.[128] Handsch unterstrich in seinen Aufzeichnungen wiederholt die wohltuende Wirkung des Fastens bei akuten Fiebern und benannte diverse konkrete Patienten, die während ihres Fieber kaum oder gar nichts gegessen hätten und in kurzer Zeit wieder genesen seien.[129] Girolamo Gallo beispielsweise – gemeint ist vermutlich der Bruder von Handschs Förderer Andrea Gallo, ein Notar in Trient, – gab seinem fiebernden Sohn nichts zu essen, außer etwas Brotsuppe („panatella") am Abend. Der Sohn hatte nur zwei Anfälle und war dann wieder gesund.[130] Die Gründe für die wohltuende Wirkung einer zurückhaltenden Nahrungsaufnahme bei Fiebern lagen für die damaligen Ärzte auf der Hand. Entscheidend für die Genesung war aus ihrer Sicht die Verkochung und Ausscheidung der Fiebermaterie durch die innere Natur des Körpers und ihr Werkzeug, die Lebenswärme. Verzichtete der Patient auf Nahrung, dann konnte sich diese ganz auf den Kampf gegen die Krankheitsmaterie konzentrieren.[131] Erst wenn das Fieber in Abnahme begriffen war, war eine vermehrte Nahrungsaufnahme ratsam, damit der geschwächte Körper wieder zu Kräften kam.[132]

Schwindsucht

Die Schwindsucht oder, im damaligen Fachjargon, „Phthisis" oder „Phthysis" war eine häufig diagnostizierte und gefürchtete Krankheit und spielte in Handschs Auf-

---

127 Cod. 11225, fol. 36r.
128 Vgl. Helman, Feed (1978).
129 Cod. 11238, fol. 139v.
130 Cod. 11238, fol. 139v.
131 Cod. 11205, fol. 397v, „quia natura semper agens ita aget in materiam morbificam"; Cod. 11238, fol. 139v, „natura tum tantum est intenta circa materiam".
132 Cod. 11238, fol. 137v.

zeichnungen eine herausragende Rolle.¹³³ Unter den von ihm verzeichneten Fällen mit tödlichem Ausgang steht sie sogar mit Abstand an erster Stelle. Wenn die Schwindsucht im auffälligen Gegensatz hierzu in gedruckten Sammlungen von ärztlichen Fallgeschichten oder *observationes* nur eine randständige Rolle spielte, so liegt das zweifellos auch daran, dass deren Verfasser eine Auswahl trafen. Da die ärztliche Behandlung in den meisten Fällen letztlich scheiterte, bot die Schwindsucht weder Gelegenheit den Lesern modellhaft das richtige therapeutische Vorgehen vor Augen zu führen, noch eignete sie sich für die Selbstinszenierung des Verfassers als überragendem Therapeuten.

Die frühneuzeitliche „Schwindsucht" wird heute rückblickend häufig mehr oder weniger mit der modernen Diagnose einer „Lungentuberkulose" gleichgesetzt. Deren bakterielle Erreger waren noch nicht bekannt und manche damals als „schwindsüchtig" diagnostizierten Patienten mögen aus heutiger Sicht an einem Lungenkarzinom, einem schweren Emphysem oder einer anderen Krankheit verstorben sein. Die frühneuzeitliche Schwindsucht zählt jedoch zweifellos zu den Krankheiten, bei denen sich die – von manchen Historikerinnen und Historikern grundsätzlich abgelehnte – Möglichkeit einer plausiblen retrospektiven Diagnose nicht kategorisch und pauschal verneinen lässt.¹³⁴ Es stellt sich allenfalls die Frage, inwieweit und in welcher Weise eine solche retrospektive Diagnose der historischen Erkenntnis dienen kann – oder dieser vielmehr im Wege steht.¹³⁵

Das Krankheitsbild, das damals mit der Diagnose einer *phthisis* oder Schwindsucht verknüpft wurde, ist dem der modernen „Lungentuberkulose" sehr ähnlich und zugleich, in der Kombination der Symptome, recht spezifisch. Aufgrund der Sektion von verstorbenen „Schwindsüchtigen" beschrieb man kleine Verdichtungen und Geschwülste in der Lunge, verbunden mit anderen Autopsiebefunden, die heute noch als charakteristisch für eine Lungentuberkulose gelten.¹³⁶ So fand sich in der Leiche des 1564 nach zehnmonatiger Krankheit verstorbenen Kaisers Ferdinand I. ein verhärteter, trockener Lungenlappen, der mit der Wirbelsäule verwachsen war.¹³⁷

Die wichtigsten Zeichen einer Schwindsucht waren nach damaligem ärztlichen Dafürhalten ein chronischer, nicht selten quälender Husten mit reichlichem, oft zähem und übelriechendem Auswurf sowie ein Hitzegefühl im Körper und Nachtschweiß. Im Krankheitsverlauf kam es typischerweise dann zu blutigem Auswurf oder

---

133 Vgl. die diversen im Folgenden erwähnten Fälle; weitere Patienten, bei denen er selbst oder die Ärzte in seinem Umfeld eine Schwindsucht vermuteten, verzeichnete Handsch in Cod. 11183, fol. 344r.
134 So auch Demaitre, Medieval medicine (2013), S. 44.
135 Zur Problematik der retrospektiven Diagnostik im Allgemeinen vgl. Rath, Moderne Diagnosen (1956); Leven, Krankheiten (1998); Stolberg, Möglichkeiten (2012); Stolberg/Walter, Martin Luthers viele Krankheiten (2018).
136 Colombo, Re medica (1559), S. 265.
137 Cod. 11183, fol. 196v; zudem fanden sich in den Nieren mehrere Unzen „Sand", was rückblickend einen zusätzlichen Befall der Nieren nahelegt. Der Leib wurde anschließend, offenbar zum Zweck der Balsamierung, mit Myrrhe, Storax und anderen wohlriechenden Substanzen gefüllt (ebd.).

gar massiven Blutungen, Abmagerung, Haarausfall[138] und gegen Ende hin nicht selten zu wachsender Atemnot bis hin zu Erstickungsangst.[139]

Handsch dokumentierte in seinen Aufzeichnungen eine ganze Reihe von Fällen. Etliche von ihnen betrafen vergleichsweise junge Kranke. Der junge, dünne Wenzel Crispin etwa spuckte Blut und hustete stark. Er magerte ab, wurde bettlägrig, rang nach Atem, konnte nur noch zitternd sprechen und starb schließlich nach monatelanger Krankheit.[140] Am Ambraser Hof behandelten Handsch und Willenbroch ein erst fünfzehn oder sechzehn Jahre altes türkisches Mädchen, das einen chronischen Husten entwickelte und schließlich „grünlecht", schleimigen, fast eitrigen Auswurf und manchmal auch blutige Materie abzuhusten begann und nach nicht einmal einem Jahr starb.[141] Eine ältere Patientin litt bereits seit zwei Jahren an Husten, als Handsch sie zum ersten Mal sah. Sie war abgemagert, klagte über Nachtschweiß, schleimigen und manchmal blutigen Auswurf und Haarausfall und wurde schließlich bettlägrig. Handsch sagte den baldigen Tod voraus. Ein paar Wochen später sah er sie dann wider Erwarten in der Stadt, hörte aber bald darauf, dass es ihr wieder schlechter ging.[142]

Die Schwindsucht galt als ansteckend und „erblich" im damaligen, weit gefassten Sinne; man konnte nach damaligem Begriffsverständnis beispielsweise die Krätze „erben", wenn man die Kleider eines Krätzigen anzog. Ein Kollege, mit dem zusammen Handsch den kranken Johann von Wartenberg behandelte, meinte, er gehe lieber zu Pestkranken als zu Schwindsüchtigen. Selbst wer nur mit nackten Füßen über den Auswurf eines Schwindsüchtigen laufe, werde infiziert („inficitur").[143] Die Krankheit, so glaubte man, konnte durch den Kontakt mit Schwindsüchtigen und deren Auswurf übertragen werden oder auch von den Eltern auf die Kinder übergehen. Vor allem bei jugendlichen Schwindsüchtigen vermerkte Handsch dementsprechend den Tod eines Elternteils oder eines Geschwisters an Schwindsucht oder Zehrfieber, beispielsweise der Mutter des Wenzel Crispin und des Bruders der Frau des Korzaur.[144] Seine Aufzeichnungen deuten an, dass die Angst vor Ansteckung und Vererbung auch unter Laien verbreitet war. So fürchtete der Herr von Peyersberg, sein circa sechzehnjähriger

---

138 Cod. 11183, fol. 264r; Haarausfall, der bereits den hippokratischen Aphorismen zufolge als ein typisches Symptom der Schwindsucht galt, konnte Brasavola zufolge zwar verschiedene Ursachen haben; bei der Schwindsucht zeige er aber den nahenden Tod an, denn so wie Bäume im Herbst ihre Blätter verlören, fielen die Haare vom Kopf, weil das *humidum radicale* austrockne (Brasavola, In octo libros (1541), S. 775).
139 Im Einzelfall finden sich auch weitere, weniger typische Beschwerden, die allerdings auch auf eine parallele zweite Krankheit verweisen könnten. Der junge „Resch phtysicus" beispielsweise hatte geschwollene Arme und Beine, war aber Handsch zufolge auch ein „großer Säufer" („magnus potator").
140 Cod. 11183, fol. 473v.
141 Cod. 11183, fol. 368v.
142 Cod. 11183, fol. 264r.
143 Cod. 11183, fol. 239v.
144 Cod. 11183, fol. 81r und fol. 473v.

Sohn habe die Schwindsucht, da die Mutter bereits an dieser Krankheit verstorben sei.[145]

Die Schwindsucht zählte auch zu den Krankheiten, die frühzeitig mit bestimmten Berufen in Verbindung gebracht wurden. Manche Metallarbeiter würden schwindsüchtig, ergänzte Handsch am Seitenrand seine Exzerpte zu Pietro d'Abanos *De venenis*, und nannte an anderer Stelle konkrete Fälle.[146]

Entscheidend für das Krankheitsgeschehen in der Lunge, war nach herrschender Lehre eine Krankheitsmaterie, die wie bei anderen Formen eines *catarrhus* von oben in die Lunge herabfloss. Die schwerkranke Frau des Blasius glaubte diesen Abfluss sogar körperlich wahrnehmen zu können. Sie habe im Rücken „die Nacht gefhulet, das es mir hinab wie kalt geflossen ist", erzählte sie. Handsch kommentierte ihren Bericht am Seitenrand mit dem Vermerk: „Beachte: ein augenscheinliches Zeichen des Katarrhs".[147]

Je hitziger, schärfer oder galliger diese Materie war, umso größer war die Gefahr für Leib und Leben, denn umso leichter konnte sie die Lungengefäße anfressen und Bluthusten hervorrufen. Eine schleimige, feuchte Schwindsucht, erzählte Bellocati in Padua aus eigener klinischer Erfahrung, könne dagegen bis zu zwanzig oder dreißig Jahre währen.[148] In Ansätzen glaubte Handsch das Geschehen aus seiner eigenen Körpererfahrung bestätigen zu können. Als er einmal Schnupfen („coryza") hatte, war das linke Nasenloch, durch das die Krankheitsmaterie nach außen ablief, innen wie roh. Die Materie selbst schmeckte salzig. In der Lunge, so folgerte er daraus, geschehe Analoges. Wenn ein salziger Katarrh dorthin abfließe, werde auch sie innen roh und ein Geschwür bilde sich. Der Auswurf werde blutig und eine Schwindsucht entstehe.[149] Da ein salziger Katarrh, so schloss er an anderer Stelle, manchmal selbst die harte Substanz der Zähne anfressen könne – Karies wurde damals ebenfalls auf einen Katarrh zurückgeführt – könne er erst recht die weiche Lunge zersetzen.[150]

Manche schwindsüchtigen Patienten schienen bei lebendigem Leibe innerlich zu verfaulen. Sie warfen nicht nur beständig missfarbenen, übelriechenden eitrigen Auswurf aus, sondern stanken auch grauenvoll aus dem Mund.[151] Den *foetor*, den die mitunter auch blutspuckende Frau eines erzherzoglichen Kanzlisten hustend von sich gab, verglich der Hofchirurg Hildebrand mit dem Geruch von Kot.[152] Unter Laien galt dieser Gestank offenbar sogar als maßgebliches diagnostisches Zeichen. „Wenn mir

---

145 Cod. 11183, fol. 405v.
146 Cod. 11240, fol. 75r; Cod. 11205, fol. 237v.
147 Cod. 11205, fol. 509v: „Nota manifestum signum catarri".
148 Cod. 11240, fol. 91r.
149 Cod. 11205, fol. 119v.
150 Cod. 11205, fol. 243v: „Meum de phtysi".
151 Beispielsweise Cod. 11183, fol. 264r; Cod. 11205, fol. 165r.
152 Cod. 11183, fol. 484v.

die Lunge faul were, stincke mir es doch wol aus dem Halse", wies der kranke Kneysel die ärztliche Diagnose einer Schwindsucht zurück.[153]

Sammelte sich die faulige, verdorbene Materie in einem Hohlraum an, so entstand in der Lunge ein sogenanntes Empyem (*empyema*), also eine innere Ansammlung von Eiter. Das konnte eine Vorstufe der Schwindsucht sein, wenn im Laufe der Zeit auch ein geschwüriger Zerfall eintrat, oder eine Begleiterscheinung der Schwindsucht, wenn die Materie zumindest vorübergehend keinen Zugang zu den Atemwegen hatte und daher nicht abgehustet werden konnte. Am lebenden Patienten ließen sich Empyeme nur dann sicher diagnostizieren, wenn sie sich in der Nähe des Rippenfells bildeten und von außen sichtbar wurden. In diesem Fall konnten sie gegebenenfalls auch durch einen Schnitt durch die Haut chirurgisch eröffnet werden.[154] Wie Giovanni Battista da Monte in einer einschlägigen *consultatio* erläuterte, löste sich das Empyem in der Regel irgendwann auf, indem es platzte und sich die Materie in Atemwege oder über die Haut nach außen hin entleerte oder mit Harn oder Stuhl ausgeschieden wurde. Das Mädchen, dem sein medizinischer Rat in diesem Fall galt, war bereits seit vier Jahren krank und war stark abgemagert. Der stinkende Auswurf zeigte eine Ausscheidung über die Atemwege an, aber von außen war auch auf der linken Seite eine Ansammlung von Materie zu erkennen. Da Monte erklärte das Mädchen zwar nicht ausdrücklich für schwindsüchtig, dachte aber offenkundig in diese Richtung. Er befürchtete einen infausten Ausgang und warnte vor der Gefahr eines Kontagiums. Jene, die dem Mädchen beistünden, und erst recht Kinder und Verwandte, dürften sich nicht in seiner Umgebung unterhalten, sich also, das ist wohl damit gemeint, nicht länger als nötig dort aufhalten.[155]

Die Diagnose einer Schwindsucht gründete in erster Linie auf dem Auswurf. Als typisch galt reichlicher, mehr oder weniger stark verfärbter und zuweilen stinkender Auswurf. Man konnte prüfen, ob der Auswurf eitrig war, indem man die Kranken in ein mit Wasser gefülltes Gefäß spucken ließ, genauer gesagt in ein glasiertes Tongefäß, wie Handsch an einer Stelle ausführte.[156] Sank der Auswurf nach unten ab, handelte es sich um Eiter. Handsch beschrieb, wie er selbst und seine Kollegen Patienten tatsächlich dazu anhielten den Auswurf in einem wassergefüllten Behälter zu sammeln.[157] Den hippokratischen Aphorismen entnahmen die Ärzte in Handschs Umfeld zudem den Rat, den Auswurf auf glühende Kohlen zu werfen. Eitriger Auswurf setze einen starken unangenehmen Geruch frei.[158] Als Mattioli dies am Krankenbett vorschlug, sah Handsch das kritisch. Er hielt es wegen der Ansteckungsgefahr für ge-

---

153 Cod. 11207, fol. 75v.
154 Vgl. auch Cod. 11183, fol. 468v.
155 Da Monte, Consultationum (1554), S. 272f.
156 Cod. 11183, fol. 405v, „vas terreum vitreatum".
157 Cod. 11183, fol. 405v; Cod. 11207, fol. 75v.
158 Brasavola, In octo libros (1541), S. 775f, zu Buch 5, Aph. 11.

fährlich.¹⁵⁹ Einer Patientin, bei der er selbst eine Schwindsucht vermutete, riet Handsch freilich genau das zu tun und ihre Magd anschließend fragen, ob es stinke.¹⁶⁰

Blutigem Auswurf, das lernte Handsch schon bei Fracanzano in Padua, kam für die Diagnose einer Schwindsucht besondere Bedeutung zu. Fracanzano fragte Patienten ausdrücklich danach. War er bei einem stark abgemagerten Patienten, der über Brustenge und eine raue Stimme klagte, zunächst noch unsicher, ob es sich vielleicht auch um *asthma* handeln könnte, legte er sich am folgenden Tag angesichts des teilweise blutigen Auswurfs auf die Diagnose einer *phthisis* fest.¹⁶¹ Handsch achtete später bei seinen eigenen Patienten sorgfältig auf dieses Zeichen.¹⁶²

Die *phthisis* oder Schwindsucht war im ärztlichen Denken der Zeit eng mit dem Zehrfieber, der *febris hectica*, verknüpft. Beide Krankheiten gingen regelmäßig miteinander einher und beide verwiesen bereits begrifflich auf ein Abzehren, ein buchstäbliches Schwinden der Körpersubstanz. Entscheidend für das damalige Verständnis der Schwindsucht waren jedoch die Geschwürsbildung und der faulige Zerfall in der Lunge, in der Regel hervorgerufen durch eine mehr oder weniger spezifische und kontagiöse Krankheitsmaterie. Der *febris hectica* war dagegen definitionsgemäß gerade keine Krankheitsmaterie eigen.

Die Behandlung der Schwindsucht stellte die Ärzte vor große Herausforderungen. Mit gutem Grund nannte Handsch die Schwindsucht an erster Stelle unter jenen unheilbaren Krankheiten, deren Behandlung er nicht übernehmen wollte, weil der Arzt hier allenfalls das Leben der Patienten verlängern, sie aber nicht von der Krankheit befreien könne.¹⁶³ Dafür ließen sich im Fall der Schwindsucht auch mechanische Gründe anführen. Hatten sich in der Lunge erst einmal Geschwüre gebildet, so Handsch, sei es aufgrund der ständigen Bewegung der Lunge unmöglich, diese zur Abheilung zu bringen.¹⁶⁴ Als die Frau des Korzaur erstmals Blut hustete – das galt als klarer Hinweis auf eine Geschwürbildung – verloren die übrigen Ärzte nach Handschs Bericht daher sofort die Hoffnung. Er selbst besuchte sie noch in den folgenden Wochen, dann aber „verließ" auch er sie („reliqui ipsam"). Keine zwei Wochen später war sie tot.¹⁶⁵

Allenfalls zu Beginn einer Schwindsucht schien noch eine Heilung möglich. In diesem Sinne konnte der Arzt dem Patienten selbst die Schuld am Scheitern der Behandlung geben, weil er zu spät seinen Rat suchte: Er habe „zu lang geseumpt, wenn

---

159 Cod. 11207, fol. 75v, „quia phtysis contagiosa est."
160 Cod. 11205, fol. 537v.
161 Cod. 11183, fol. 121r.
162 Cod. 11183, fol. 264r.
163 Cod. 11240, fol. 42r: „Incurabiles morbos non suscipere, ut est phtisis, apoplexia, asthma in senibus, hydrops inveterata, oculorum vicia, bene possunt [?]prolongari vita et praeservari homo ab illis, sed non liberari."
164 Cod. 11205, fol. 237v; ähnlich bereits in Paduaner Zeiten Cod. 11240, fol. 29v.
165 Cod. 11183, fol. 82v.

ich eher wer bey ym geweest, ich hett ym wol wolt helffen", erklärte ein Arzt – vermutlich war es Gallo persönlich – dem schwindsüchtigen Herrn von Tetschen.¹⁶⁶

Die Schwindsucht war somit eine jener Krankheiten, bei der sich der Arzt in der Regel mit einer „cura palleativa" begnügen musste, wie Handsch jenen vom lateinischen „pallium" für „Mantel" abgeleiteten Begriff wiedergab, der im medizinischen Schrifttum seit dem ausgehenden Mittelalter zunehmend gebräuchlich wurde.¹⁶⁷ Wenn eine radikale, an den Wurzeln ansetzende, kurative Behandlung nicht mehr möglich war, konnte man nur noch, die Krankheitssymptome „bemänteln" und das Fortschreiten der Krankheit zu verlangsamen versuchen.

Soweit Handsch die ärztliche Behandlung von Schwindsüchtigen im Einzelnen dokumentierte, verwies er denn auch vor allem auf Mittel, die dazu dienten, die Symptome zu lindern. Die Ärzte gaben seinen Aufzeichnungen zufolge weißen Zucker, Rosenzucker („zuccarum rosatum") und andere Mittel, die das Abhusten erleichtern sollten („facilentia sputum").¹⁶⁸ Dem gleichen Zweck diente vermutlich eine *mixtura pectoralis*, die die schwindsüchtige jungen Türkin in Ambras nach Willenbrochs Anweisung dreimal täglich mit Hilfe eines „hülzenen Schauffelen" einnehmen sollte.¹⁶⁹ Bei starkem Bluthusten konnte der Arzt zudem versuchen, den Blutstrom durch Aderlass von der Lunge wegzulenken. Diese Absicht vermutete Handsch zumindest hinter den fünf Aderlässen, die ein ungenannter Arzt dem Bericht des Kranken zufolge bei einem stark bluthustenden, etwa 29-jährigen Patienten vornahm.¹⁷⁰ Allerdings drohten Aderlässe bluthustende Schwindsüchtige noch zusätzlich zu schwächen.

Bewährte Rezepte und Spezifika gegen die Schwindsucht erwähnte Handsch im Gegensatz zu den meisten anderen Krankheiten nur ganz vereinzelt. So pries Mattioli ein Rezept des Valescus von Taranta (um 1500) gegen die Schwindsucht, mit dem er „Wunder" („miracula") vollbracht habe.¹⁷¹ Auf laienmedizinischen, sympathetischen Vorstellungen beruhte dagegen augenscheinlich die Gabe von Fuchslunge. Angeblich half das Mittel der Erzherzogin Helena (1543–1574) sehr gut gegen Husten und vor allem gegen die Schwindsucht. Auf fürstlichen Befehl wurden zwei Füchse gefangen und getötet und deren Lungen in der Apotheke zubereitet. Sie starb dennoch mit erst 31 Jahren.¹⁷²

---

166 Cod. 11205, fol. 165v.
167 Cod. 11240, fol. 36r; siehe oben und Stolberg, Cura palliativa (2007).
168 Cod. 11205, fol. 477v; Cod. 11207, fol. 75v und Cod. 11205, fol. 107v; Cod. 11206, fol. 75r, „facilientia sputum".
169 Cod. 11183, fol. 368v.
170 Cod. 11205, fol. 512v.
171 Cod. 11205, fol. 510r.
172 Cod. 11183, fol. 344r.

Gicht und Podagra

Das *podagra* gehörte zu den im 16. Jahrhundert am häufigsten diagnostizierten chronischen Krankheiten. Aus den griechischen Wortstämmen für Fuß und Schmerz abgeleitet, bedeutete „Podagra" zunächst nur „Fußschmerz". „Dolor pedis" notierte sich Handsch korrekt als wörtliche lateinische Übersetzung.[173] Der Begriff benannte jedoch ebenso wie das damals unter Laien gebräuchlichere deutsche Wort „Zipperlein" in den meisten Fällen ein spezifisches Krankheitsbild, das dem sehr ähnlich war, das bis heute als „Gicht" bezeichnet wird. Die Krankheit war seit dem Altertum bekannt und wurde in der antiken medizinischen Literatur ausführlich beschrieben und diskutiert.[174] Typisches, charakteristisches Symptom des *podagra* war (und ist bis heute) der anfallsartig auftretende Schmerz im Grundgelenk des großen Zehs. Die Schmerzen wurden von den Patienten als sehr heftig und stechend beschrieben. Manche schrien vor Schmerz[175] oder fürchteten – auch das deckt sich mit dem modernen Verständnis – bereits eine bloße Berührung. Handsch beschrieb Podagriker, die über mehrere Tage das Bett nicht verlassen oder allenfalls den Abort aufsuchen konnten, weil schon das Aufsetzen des Fußes auf den Boden zu schmerzhaft war. Manchmal waren auch die Knöchel, andere Fußgelenke oder die Knie befallen[176] oder auch die Gelenke an der Hand. In diesen Fällen handelte es sich genau genommen um ein „Gonagra" (Knieschmerzen), ein „Chiragra" (Handschmerzen) und so weiter. Auch solche Krankheitsbilder – die zuweilen auch zusammen mit den Fußschmerzen auftraten[177] – galten jedoch als Erscheinungsform des *podagra*. Der Begriff „Podagra", das zeigt sich hier, fungierte nicht nur im Sinne einer bloßen Symptombeschreibung. Er bezeichnete zugleich eine Krankheitsentität, ein Krankheitsbild mit unterschiedlichen Manifestationsorten, aber mit, nach herrschender Lehre, ganz ähnlichen, ja, identischen Ursachen. Handsch verwandte in seinen Aufzeichnungen gelegentlich auch Begriffe wie „arthritis" und „artetica", für Gelenkleiden. Besondere Krankheitsbezeichnungen für Krankheitsbilder, die jenen ähneln, die wir heute als rheumatische Arthritis beschreiben, waren aber selbst unter Ärzten kaum in Gebrauch. Vermutlich wurden auch Patienten, die heute als Rheumatiker oder Arthrosepatienten diagnostiziert würden, damals oft den Podagrikern zugerechnet.

Ein weiteres häufiges und typisches, aber nicht immer beobachtetes Symptom des *podagra* waren sichtbare Knoten („nodi podagrici") unter der Haut, im Bereich der schmerzenden Gelenke.[178] Wenn man sie eröffnete, trat eine weißliche, gipsähnliche Materie nach außen, hörte Handsch von einem Kanoniker.[179] Falloppia bezeichnete

---

173 Cod. 9666, fol. 42r.
174 Porter/Rousseau, Gout (1988), S. 13–20.
175 Cod. 11205, fol. 127r.
176 Beispielsweise Cod. 11207, fol. 191v, zum „Genugra" einer kranken Hofmeisterin.
177 Konkrete Fälle in Cod. 11183, fol. 189r; Cod. 11238, fol. 140r; Cod. 11207, fol. 197r.
178 Cod. 11205, fol. 252v, zu „nodi podagrici" an den Fingergelenken.
179 Cod. 11238, fol. 142v, „extrusit proprie gypsum".

diese Knoten seinen Studenten gegenüber mit dem bis heute gebräuchlichen, vom griechischen Wort für „Tuffstein" abgeleiteten Begriff „Tophus". Bei einem Podagriker in Ferrara hatte Falloppia etliche dieser Tophi chirurgisch entfernt und sie offenbar anschließend untersucht.[180]

Schon diese Knoten oder Tophi und der örtlich meist streng auf ein einzelnes Gelenk begrenzte Schmerz ließen im Rahmen des herrschenden Körper- und Krankheitsverständnisses wenig Zweifel an der Natur und Genese der Krankheit. Ursache der Krankheit war eine bewegliche Krankheitsmaterie, ein „humor praeter naturam", eine „materia peccans", wie Jean Fernel und Girolamo Capivaccia sie bezeichneten. Eine „materia podagrica" nannte Handsch sie gelegentlich, als eine „gifftige verterbte Feuchtickeit" bezeichnete Johann Willenbroch sie.[181] Diese Materie wurde als eher schleimig beschrieben, vielleicht auch in Analogie zu dem leicht schleimig anmutenden kalkhaltigen Wasser, das in Thermalbädern zu sichtbaren Ablagerungen führte.[182] Die Krankheitsmaterie lagerte sich im Bereich des betroffenen Gelenks ab, verursachte dort die typischen, heftigen Schmerzen und bildete, wenn sie sich zu Tophi verhärtete, nicht selten auch von außen sichtbare größere Konkremente.

Das *podagra* war somit eine wichtige Unterform und zugleich anschaulicher Inbegriff eines „Flusses", einer beweglichen Krankheitsmaterie, die sich an einem bestimmten Ort im Körper ablagerte. Handsch notierte sich als italienisches Wort für „Podagra" „la gotta", abgeleitet vom lateinischen „gutta" für „Tropfen". Bis heute ist diese Bildlichkeit einer abtropfenden Krankheitsmaterie in den Begriffen für „Gicht" in etlichen europäischen Sprachen erhalten, im spanischen und portugiesischen „gota" ebenso wie im englischen „gout" und im französischen „goutte". Diese flüssige und damit bewegliche Krankheitsmaterie konnte sich gegebenenfalls auch wieder an einen anderen Ort begeben, solange sie nicht verfestigt war. Auch beim *podagra* konnte sich das Krankheitsgeschehen in der Wahrnehmung der Patienten und Ärzte so von einem Ort auf den anderen, von einem Gelenk zum anderen verlagern.[183] „Er hat eyn unreyne Brust, von Flüssen, auch so die Flüsse uberhandt solten nemen, ist zubesorgen, es komme ym ynn den Recken, Arm, und Beyn, und möcht er entlich das Podagra uberkomen", warnte eine Zittauer Laienheilerin einen Patienten in diesem Sinne.[184]

Wie bei den meisten Flüssen führte man die podagrische Krankheitsmaterie letztlich auf eine unvollkommene Verkochung der Nahrung zurück, verursacht durch die unzureichende Wärme oder Kraft der verkochenden Teile, vor allem aber durch

---

180 Cod. 11225, fol. 28v, Notizen zu Falloppias Vorlesungen über die „tumores praeter naturam".
181 Cod. 11183, fol. 325v; Briefkonsil von Girolamo Capivaccia für einen nicht namentlich genannten Salzburger Adligen, Padua 1575 in Scholz, Consiliorum (1611), S. 191–200.
182 Cod. 11205, fol. 242v.
183 Cod. 11183, fol. 128r.
184 Cod. 11205, fol. 550r.

deren Überforderung durch unangemessene, überreichliche Ernährung.[185] Die Reichen und Mächtigen, die es sich mit Essen und Trinken allzu gut gehen ließen, das war ein humanistischer Topos, waren die bevorzugten Opfer der Krankheit. Sie bezahlten mit ihren schier unerträglichen Schmerzen für ihre Missachtung der Regeln einer gemäßigten, gesunden Lebensweise.[186]

Den lokalen Ursprung des podagrischen Flusses verorteten die Ärzte wie beim Katarrh besonders im Kopf. Dort kühlten aufsteigende krankhafte Dämpfe und Dünste ab, verflüssigten sich und flossen nach unten in die befallenen Gelenke. Daraus erklärt sich auch die aus heutiger Sicht überraschende, damals unter anderem von Jean Fernel hervorgehobene Nähe von Gicht und Ischiasleiden („sciatica"). Der podagrische Krankheitsstoff, so lernte Handsch nämlich schon als Student, floss aus dem Gehirn vor allem entlang der Wirbelsäule nach unten. Wurde der Krankheitsstoff auf seinem Weg in die Beine bereits durch die Bänder in der Hüftgegend aufgehalten, dann verursachte er dort die typischen, nach unten in die Oberschenkel ziehenden Schmerzen.[187]

Als wichtiger prädisponierender Faktor galt Handschs Notizen zufolge bei der Gicht eine Schwäche oder Erschlaffung der Wege und der Bänder und Sehnen oder der „Nerven" – die Begriffe wurden damals oft nicht streng voneinander getrennt – im Bereich des betreffenden Gelenks. Das machte es der Krankheitsmaterie leichter, sich dort anzusammeln.[188] Matthaeus Collinus, selbst ein Opfer des *podagra*, untersagte daher seiner Frau den Genuss von Essig, denn dieser sei den „Nerven" feindlich.[189] Das Essen von rotem Fleisch, dem heute eine wichtige Rolle in der Genese eines überhöhten Harnsäurespiegels und damit der Gicht zugeschrieben wird, findet in Handsch einschlägigen Notizen keine Erwähnung. Wohl aber warnten die Ärzte vor dickem, kräftigem („crassus") Rotwein und rieten eher zu Weißwein oder Met, wie Mattioli im Falle Ulrich Lehners.[190]

Ältere Menschen galten als besonders gefährdet. Die meisten von ihnen, so Handsch, hätten eine *dispositio podagrica* oder eine Schwäche in den Beinen, so dass sie dort Beschwerden bekämen, wenn sich Flüsse im Körper nach unten bewegten.[191] Frauen, die regelmäßig eine monatliche Reinigung durchmachten, das lehrten bereits die hippokratischen Aphorismen, galten dagegen als weitaus weniger gefährdet. Zeigten sich bei ihnen dennoch Zeichen des *podagra*, so war möglicherweise die Menstruation gestört.[192] Das *podagra* gehörte zudem zu den Krankheiten, die Ärzte

---

[185] Briefkonsil von Girolamo Capivaccia für einen nicht namentlich genannten Salzburger Adligen, Padua 1575, in Scholz, Consilia (1611), S. 191–200.
[186] Porter/Rousseau, Gout (1998), S. 28–33.
[187] Cod. 11240, fol. 132r.
[188] Cod. 11207, fol. 47r.
[189] Cod. 11205, fol. 307r.
[190] Cod. 11207, fol. 102v.
[191] Cod. 11205, fol. 434r.
[192] Cod. 11205, fol. 410r.

und Laien für erblich hielten.[193] Der Podagriker bringe Podagriker hervor, notierte sich Handsch als junger Arzt in Prag.[194]

Vorbeugung und Behandlung des *podagra* leiteten sich über weite Strecken sehr konkret und logisch aus den skizzierten Vorstellungen ab. Man musste versuchen, der Entstehung schleimiger Materie entgegenzuwirken, aus der der podagrische Krankheitsstoff hervorging. Dazu dienten *digestiva*, die den Magen und seine innere Wärme stärkten und so die Verkochung der Nahrung im Magen verbesserten und die Entstehung und Anhäufung roher, schleimiger Materie verhinderten.[195] Bereits im Körper angehäufte Krankheitsmaterie galt es wie immer durch geeignete Mittel auszuleiten, durch kräftige Abführmittel beispielsweise oder durch das harntreibende Terebinth.[196] Einem Podagriker gab Mattioli sogar Guayakholz, das gewöhnlich in der Behandlung der Franzosenkrankheit eingesetzt wurde. Vermutlich hoffte er den Krankheitsstoff mit dem Schweiß nach außen zu befördern.[197]

Die Notwendigkeit einer gründlichen Reinigung des Körpers von der Krankheitsmaterie vermittelten die Ärzte auch ihren Patienten, manchmal in beachtlichem Detail. Das zeigt ein Konsil des Zwickauer Arztes Stefan Wild (1495–1550), das sich Handsch abschrieb, vermutlich für den möglichen späteren Gebrauch bei eigenen Patienten. Er müsse „den Leib stets zimlich rein halten", erklärte Wild dem Mann, damit sich die Flüsse nicht wieder in ihm ansammelten. Wenn er bisher regelmäßig im Frühjahr und Herbst zur Ader gelassen worden sei, solle er das auch weiterhin tun und gegebenenfalls auch Schröpfköpfe setzen lassen. Dazu verordnete er ihm Pulver, die den „Leib lindt und rein" hielten, „one sonderlich [zu] purgiren", und den Magen stärkten, dazu Morsellen, die Kopf, Magen und das Geäder („alles Geeders") kräftigten.[198]

Hinzu kam die äußerliche Behandlung. Ein Aderlass auf der gegenüberliegenden Seite zielte nach dem Prinzip der *revulsio* darauf, die Krankheitsmaterie, soweit sie noch beweglich war, aus der Tiefe des befallenen Gelenks und dessen Umgebung abzuziehen.[199] Vor allem aber suchte man durch Waschungen, Einschmieren oder Umschläge die Beschwerden zu lindern und das Glied mit seinen „Nerven" und Bändern zu kräftigen, um so den weiteren Zufluss von Krankheitsmaterie zu bremsen. Vielerlei Mittel kamen hier zum Einsatz, Hechtschmalz beispielsweise oder Kräuter-

---

193 Cod. 11205, fol. 293v.
194 Cod. 11207, fol. 57r.
195 Cod. 11205, fol. 242v.
196 Cod. 11207, fol. 83v, fol. 197r und fol. 184v.
197 Cod. 11207, fol. 39r.
198 Cod. 11183, fol. 305v-313r, zit. foll. 310v-311r.
199 Cod. 11207, fol. 22r, zu Mattiolis Erläuterung des Unterschieds zum Rotlauf, bei dem keine *revulsio* angezeigt sei, da der Krankheitsstoff sich unmittelbar unter der Hautoberfläche ansammle; Cod. 11205, foll. 306r-v zu Handschs – letztlich, wie er erkennen musste, fehlerhafter – Behandlung der podagrischen Frau des Collinus; Cod. 11207, fol. 158r, zu Ulrich Lehner, der sein eigenes *podagra* entgegen der üblichen Praxis („contra regulas et praecepta communia") behandelt habe, in dem er einen Aderlass am befallenen Fuß habe vornehmen lassen.

abkochungen.²⁰⁰ Ulrich Lehner erntete Handsch zufolge großes Lob für sein *oleum generosum*, mit dem er erfolgreich die Schmerzen von Ischias und *podagra* bekämpft hatte.²⁰¹ Der podagrischen Frau des Collinus verschrieb Handsch zunächst, offenbar zur lokalen Anwendung, Opium, das mit Eigelb angerührt wurde, und als das nichts half, ließ sich die Kranke einen Opiumumschlag machen.²⁰² Gallo befahl, man möge seine Beine befächeln, wenn er an podagrischen Schmerzen litt.²⁰³

Die lokale Behandlung des *podagra* barg allerdings auch Gefahren. Sie ähnelten jenen einer unzeitigen Abheilung eines Geschwürs. Das *podagra* war sehr schmerzhaft, aber man sagte auch, dass Podagriker oft ein langes Leben hätten. Das ließ sich aus humoralpathologischer Sicht leicht erklären. Die Krankheitsmaterie sammelte sich beim *podagra* fernab von den lebenswichtigen Teilen oder Organen an. In gewisser Weise ähnelte dieser Vorgang einer Ausscheidung nach außen und wenn sich Tophi bildeten, kam das einer Ausscheidung sogar sehr nahe. Das erklärte auch die schöne, gesunde Farbe und Konsistenz des Harns von Podagrakranken – im Gegensatz zu dessen dunkler Verfärbung bei pestilenzialischen Krankheiten, bei denen die Krankheitsmaterie den gesamten Körper und sein Geblüt durchdrang,²⁰⁴ aber auch im Gegensatz zu den Steinleiden, bei denen der Körper die Krankheitsmaterie über die Nieren und die Blase entleerte. Wie wir noch genauer sehen werden, galten Gicht und Steinleiden ansonsten als eng miteinander verwandt.

Für den behandelnden Arzt hieß dies, dass er mit großer Vorsicht zu Werke gehen musste. Wenn er den weiteren Zufluss von Krankheitsmaterie zum befallenen Gelenk erschwerte oder die Krankheitsmaterie im betreffenden Glied mobilisierte, ohne dieser Krankheitsmaterie einen anderen Ausweg zu eröffnen, dann konnte die schädliche, giftige Krankheitsmaterie zu den lebenswichtigen Organen ziehen, schlimmstenfalls mit tödlichen Folgen.

Schon Handschs Paduaner Professoren erzählten ihm warnende Beispiele. So hörte er von Antonio Fracanzano die Geschichte von einem venezianischen Patrizier, den ein Laienheiler durch äußerlich aufgetragene, stärkende und zusammenziehende Mittel von seinem *podagra* befreit habe. Weil die Natur die Krankheitsmaterie nicht mehr in gewohnter Weise zum Gelenk habe lenken können, habe sie diese jedoch in die Rachengegend getrieben. Der Mann habe Halsenge („angina") entwickelt und sei schließlich im fünften Jahr den Erstickungstod gestorben.²⁰⁵ In einem anderen, ähnlichen Fall versprach ein Laienheiler, einen adligen Podagriker zu heilen. Er gab ihm ein Mittel und tatsächlich nahm das *podagra* ein Ende. Fünf Monate später erstickte der Kranke aber, weil die Krankheitsmaterie, wie man annahm, nicht mehr an ihren

---

200 Cod. 11183, fol. 45v.
201 Cod. 11200, fol. 198r; die Bestandteile sind nicht überliefert.
202 Cod. 11205, foll. 305v-306r.
203 Cod. 11207, fol. 8r.
204 Cod. 11207, foll. 186r-v.
205 Cod. 11238, fol. 128v.

gewohnten Ort fließen konnte.²⁰⁶ Derlei potentiell tödlich Behandlungsfehler schrieben die gelehrten Ärzte bevorzugt den *empirici* zu. Handsch hatte aber auch erlebt, wie sein erster medizinischer Lehrer Ulrich Lehner die Füße eines Podagrikers mit einem Dekokt wusch und der Patient daraufhin *angina* und Starrkrampf („tetanus") entwickelte. Er vermutete, dass die äußerliche Behandlung die Füße gestärkt hatte, so dass sie die Krankheitsmaterie nicht mehr aufnahmen, und die Natur diese darauf woandershin schickte.

Man durfte also das podagrische Glied nicht zu sehr kräftigen und sich zusammenziehen lassen, den Zufluss an Krankheitsmaterie nicht zu abrupt unterbrechen. Handsch gab denn auch Waschungen mit bloßem Salzwasser den Vorzug vor der äußerlichen Anwendung von Alaun und anderen stärker adstringierenden, zusammenziehenden Mitteln.²⁰⁷ Gallo tadelte den podagrakranken Lehner andererseits dafür, dass dieser seine Füße wusch und damit die „Nerven" lockere und die Gänge weite. Er selbst – auch Gallo litt, wie erwähnt, am *podagra* – habe seine Füße seit zehn Jahren nicht gewaschen. Lehner, der offenbar auch unter steifen Gelenken litt, meinte allerdings, die „Nerven" würden durch das Waschen geschmeidiger.²⁰⁸

Wichtig war es auch, vor einer lokalen Behandlung den Körper mit Purganzien zu reinigen und auch in Zukunft regelmäßig Mittel zu geben, die eine erneute Ansammlung der Krankheitsmaterie im Körper verhinderten.²⁰⁹ Gallo zufolge durfte man sich aus analogen Gründen auch nicht mit der Gabe sanfter Abführmittel begnügen, sonst lief man Gefahr, lediglich die Krankheitsmaterie aus dem Gelenk in Bewegung zu versetzen, ohne sie jedoch erfolgreich auszutreiben. Man müsse vielmehr kräftige Purganzien verabreichen, so wie er es in Wien bei einem Podagriker getan habe. Der habe nach der Einnahme sechzehn Stühle gehabt und die Behandlung habe ihm gut getan und er habe wieder ohne Stock herumlaufen können.²¹⁰

Ergänzend oder alternativ zu solchen kausalen Behandlungsansätzen kamen zahlreiche Mittel zum Einsatz oder wurden zumindest empfohlen, denen ohne klare Vorstellungen von den kausalen Zusammenhängen aus der Erfahrung eine gute Wirksamkeit gegen das *podagra* zugeschrieben wurde. So schwor Gallo mit Arnaldo de Villanova auf die günstigen Wirkungen des Korianders. Er habe in seinem Leben an die hundert Pfund davon verabreicht.²¹¹ Thaddeus Hajek (1525–1600) erzählte Handsch von der vorzüglichen Wirkung von Wollkrautöl.²¹²

In der Bevölkerung – wie so oft notierte sich Handsch auch, was er von Patienten und anderen Laien über herrschende Behandlungspraktiken lernte – waren zahlrei-

---

206 Cod. 11251, fol. 13r.
207 Cod. 11205, fol. 246r.
208 Cod. 11207, fol. 47r.
209 Cod. 11205, fol. 276r; Cod. 11238, foll. 128v-129r.
210 Cod. 11207, fol. 197r; Gallo gab unter anderem Salpeter.
211 Cod. 11207, fol. 42v.
212 Cod. 11205, fol. 127r; Handsch nannte als Quelle nur „M. Thaddeus" in Prag.

che Mittel gegen die Gicht im Gebrauch.[213] Darunter waren pflanzliche Mittel, die eingenommen oder äußerlich appliziert werden konnten, beispielsweise eine Mischung unter anderem aus Nelken, Safran, Salbei und Milchrahm, mit deren vorzüglichen Heilwirkungen eine alte Frau in Italien die Ärzte blamiert haben soll.[214] Einem Landmann verdankte ein vornehmer Prager Patient das Wissen um die günstigen Wirkungen des Wacholders.[215] Ein anderer Gewährsmann wusste von einem Podagrakranken zu berichten, bei dem ein Destillat aus den Blüten oder den Wurzeln der Königskerze half.[216] Der Hofmeister der Herren von Berka schwor auf warmen Branntwein, wie ihn ein anderer Bekannter Handschs auch gegen sein Ischiasleiden nahm.[217] Zu den etwas ausgefalleneren, aus Erfahrung bewährten Laienempfehlungen zählten das Trinken von Eselsmilch[218] und die äußere Anwendung von Ameisen, mit deren Hilfe man vermutlich die Krankheitsmaterie aus dem Gelenk in die Haut ziehen wollte.[219] Einem Grafen von Helfenstein verdankte Handsch den Hinweis, dass bei einem hitzigen *podagra* ein Umschlag mit angewärmtem Froschlaich helfe.[220] Und ein erzherzoglicher Bediensteter riet als bewährtes Mittel („pro certum compertum"), ein Bad in einer mit Jauche gefüllten Wanne zu nehmen, eine Empfehlung, die Assoziationen zu später unter Begriffen wie „Dreckapotheke" auch von einzelnen Ärzten vertretenen Ansätzen weckt. Vermutlich sollte die Jauche nach dem Ähnlichkeits- oder Sympathie-Prinzip den unreinen Krankheitsstoff nach außen ziehen.[221]

Da das *podagra* in der Regel anfallsweise auftrat, erlebten die Ärzte zweifellos nicht selten eine gewisse Besserung unter ihrer Behandlung, insofern die Anfälle bald oder nach einer gewissen Zeit vorübergehend seltener auftraten. Eine dauerhafte Heilung, das deuten auch Handschs Notizen an, durften sie allerdings nur ausnahmsweise erwarten. Zusammen mit Fallsucht, Wassersucht und Aussatz zählte das *podagra* zu jenen vier „Hauptkrankheiten", die die ärztliche Kunst immer wieder mit den Grenzen ihrer Möglichkeiten konfrontierte. Beim *podagra*, so entnahm Handsch denn auch seiner Lektüre von Manardi, gebe es kein besseres Mittel als die Geduld.[222] Wie Daniel Schuster gezeigt hat, suchten die Ärzte der Krankheit in ihren Gichtkonsilien denn auch eine positive Seite zuzuschreiben. Gewiss, das *podagra* war ein

---

213 „Die Frauen rieten ihr zu so vielen Mitteln" („tot remedia consuluerunt mulieres"), schrieb Handsch über die podagrische Frau des Collinus (Cod. 11205, fol. 306v); s. a. Cod. 11183, fol. 45v zu etlichen „sicheren" Mitteln, die Handsch von einem Edelsteinschleifer erfuhr.
214 Cod. 11251, fol. 85v.
215 Cod. 11251, fol. 111r.
216 Cod. 11205, fol. 127.
217 Cod. 11183, fol. 248v.
218 Cod. 11251, fol. 38v.
219 Cod. 11205, fol. 263r.
220 Cod. 11251, fol. 157v.
221 Cod. 11251, fol. 117r; zur „Dreckapotheke" vgl. Paullini, Heylsame Dreck-Apotheke (1696); ein Patient erzählte Handsch auch, man habe ihm Eselskot zur Behandlung seiner Gelbsucht empfohlen und Handsch notierte sich den Hinweis in seiner Sammlung bewährter Heilmittel (Cod. 11205, fol. 575r).
222 Cod. 11206, fol. 127v.

„ungebetener", ja ein „böser Gast" und die Patienten bereiteten ihr durch Maßlosigkeit in Essen und Trinken das Bett. Sie suchte aber auch bevorzugt die Reichen und Mächtigen heim und barg insofern auch ein distinguierendes Moment.[223] So eignete sich das *podagra* nicht zuletzt zum Self-fashioning humanistischer Gelehrter.[224]

Steinleiden

Die Häufigkeit einzelner Krankheiten beziehungsweise Krankheitsdiagnosen im 16. Jahrhundert lässt sich aus den überlieferten Quellen nur sehr grob erkennen. Die vergleichsweise häufige oder seltene Erwähnung einzelner Krankheiten in den Aufzeichnungen, Briefen und, soweit überliefert, Veröffentlichungen von Heilkundigen und Laien lässt sich nicht als unmittelbarer Ausdruck ihrer Verbreitung interpretieren. Die Aufmerksamkeit, die einzelne Krankheiten auf sich zogen, spiegelte zweifellos auch die Schwere des Krankheitsbilds und das Ausmaß, in dem ihre Erklärung, Diagnose und Behandlung Rätsel aufwarf. Einzelnen Krankheiten wurde damals jedoch eine – gemessen an der beschränkten Verbreitung ähnlicher Krankheitsbilder heute – derart ausgeprägte Aufmerksamkeit zuteil, dass sich dem Leser zumindest der Eindruck aufdrängt, dass diese Krankheitsbilder damals verbreiteter waren als heute. Zusammen mit dem *podagra* stehen Nieren- und Blasensteine hier an der Spitze. Obwohl die Entstehung der Steine, wie wir sehen werden, gut erklärlich schien, fanden Steinleiden in den zeitgenössischen Quellen einen derart intensiven Niederschlag, dass die Vermutung naheliegt, dass sie damals aus ungeklärten Gründen tatsächlich häufiger auftraten als heute. Auch auffällig viele Berühmtheiten des 16. Jahrhunderts wurden von Steinen geplagt, darunter waren auch Martin Luther, Philipp Melanchthon, Erasmus von Rotterdam und Handschs Dienstherr Erzherzog Ferdinand.[225]

In Handschs Aufzeichnungen spielten Nieren- und Blasensteine von Anfang an eine wichtige Rolle. Immer wieder verzeichnete er Fälle von Patienten und notierte diagnostische Zeichen und Behandlungserfolge. Ausführlich dokumentierte er zudem seine eigene Krankengeschichte, die schweren Steinkoliken, die ihn immer wieder heimsuchten, und beschrieb die Steine, die er ausschied.[226] Charakteristisch war ein intensiver, quälender Schmerz in den Lenden, wenn der Stein in den Harnleiter eintrat, manchmal begleitet von Übelkeit, kaltem Schweiß und Erbrechen. Auch Erzherzog Ferdinand traten in solchen Augenblicken vor Schmerz die Tränen in die Augen.[227] „Er litt schwer", meinte Handsch einmal.[228] Manche Steinleidende verglichen

---
223 Schuster, Böser Gast [2021].
224 Storchová, Tempting girl (2016).
225 Handsch erwähnte Melanchthon und Erasmus ausdrücklich (Cod. 11183, fol. 57v und fol. 239v); zu Erzherzog Ferdinands Steinleiden siehe Cod. 11204 und Stolberg, Krankheitsgeschehen [2021].
226 Cod. 11183, fol. 425v, verzeichnet erste Anzeichen im Dezember 1570.
227 Cod. 11204, fol. 54v.

den Schmerz gar mit dem einer Niederkunft.[229] Die Koliken konnten sich über Tage hinziehen und die Schmerzen in die Hoden und die Beine ausstrahlen, wie Handsch, aus eigener leidvoller Erfahrung wusste.[230] Wenn der Stein in die Blase eintrat, ließen die Koliken nach. „Itzund hab ich gefhület das das Steinle in die Blasen gefallen ist, nue hats kein Not, der Weetagen hat nachgelassen, und die Bangickeit ist vergangen", zitierte Handsch den Erzherzog.[231] Die Ausscheidung des Steins über die Harnröhre war dann typischerweise wieder von einem schneidenden oder stechenden Schmerz begleitet.[232]

Manchmal – auch das erlebte Handsch am eigenen Körper – trat der Stein allerdings nicht aus der Blase in die Harnröhre ein, sondern verlegte denn Blasenausgang. Die Gefahr drohte vor allem bei kleineren Steinen, lernte Handsch von Gallo. Der wusste von einem Pferd zu berichten, in dessen Blase sich drei faustgroße Steine fanden, offenbar ohne den Harnfluss aufzuhalten.[233] Auch Erzherzog Ferdinand erlebte wiederholt, dass Blasensteine dem Harn den Ausgang verwehrten. Er harne „schwerlich" meinte er dann.[234] Einmal konnte er 24 Stunden lang kein Wasser lassen.[235] Handsch ereilte das gleiche Missgeschick, als er im Innsbrucker Umland unterwegs war. Er hatte große Schmerzen, bis ein Katheter („syringa") – vermutlich suchte er einen Wundarzt auf – reichlichen Harn abfließen ließ und sofortige Erleichterung brachte.[236] Auch dem steinleidenden „Bohuslaus" – möglicherweise war Bohuslaus Felix von Hassenstein (1517–1583) gemeint – musste man, Mattiolis ausführlichem Bericht zufolge, auf der Reise in Burgund mit einem Katheter Erleichterung verschaffen. Man hatte schon einen Steinschneider kommen lassen, so ernst war die Lage.[237]

Besonders dramatisch schilderte Handsch die heftigen Schmerzen, die er zuweilen bei kleinen Kindern mit Blasensteinen beobachtete, nicht zuletzt bei seinem Halbbruder Johannes. Die bei Erwachsenen typischen Harnleiterkoliken beschrieb Handsch in diesem Fall nicht, doch die Steine blockierten mitunter den Blasenausgang, sodass der Harn nur tröpfchenweise abging.[238] Die Ausscheidung der Blasensteine über die Harnröhre konnte sehr schmerzhaft sein. Der neunjährige Sohn eines Adligen beispielsweise, musste häufig Wasser lassen und hatte dabei so schneidende Schmerzen, dass er, wie man Handsch erzählte, „vor Schmertzen ynn der Stuben

---

228 Cod. 11204, fol. 53v, „laboravit graviter".
229 Cod. 11205, fol. 138r.
230 Cod. 11204, fol. 45v und fol. 63r; Cod. 11183, foll. 436v-437v.
231 Cod. 11204, fol. 44r.
232 Cod. 11183, fol. 438r.
233 Cod. 11207, fol. 120v.
234 Cod. 11204, fol. 64r.
235 Cod. 11204, fol. 67v.
236 Cod. 11183, fol. 470r.
237 Cod. 11182, foll. 133r-177v, bes. foll. 141r-142r.
238 Cod. 11205, fol. 105r.

umblaufft".²³⁹ Auch Handschs Halbbruder krümmte sich in solchen Momenten vor Schmerzen, schrie zuweilen, kroch gar unter die Bank und drückte so fest auf seinen Bauch, dass sich die Haut dunkel verfärbte, er also offenbar blaue Flecken bekam.²⁴⁰ Manchmal rieb er sich auch die Schenkel so sehr, dass sie ganz rot wurden.²⁴¹ Andere Buben hatten die Hand ständig auf der Leistengegend.²⁴² Die Buben – das galt auch für Johannes – nässten zudem häufig nachts das Bett.²⁴³ Er harne sonst stets „schwerlich und offt, auch yns Bette", hieß es auch von einem neunjährigen Jungen, der seit vier Jahren mehrmals jährlich von Steinen gequält wurde, „und wenn er eynmal yns Bette nicht harnet, so achte ich es were ein Zeichen der Heilung."²⁴⁴

Die Diagnose konnte meist schon von den Betroffenen selbst oder ihrer Mitwelt gestellt werden. Die Beschwerden waren heftig und charakteristisch und oft hatten die Patienten bereits bei früherer Gelegenheit Steine und Sand ausgeschieden. Schon aus dem sandigen Harn und dem Erbrechen eines sechzehnjährigen Jungen schlossen „die Frauen", dass er ein Steinleiden habe.²⁴⁵ In einem Fall schickte man Handsch den ausgeschiedenen Sand in ein Stück Papier gewickelt.²⁴⁶ Typisch war zudem im akuten Krankheitsgeschehen der blutige oder zumindest rote oder bräunliche Harn. Wie verdorbenes Aderlassblut beschrieb ein Kaplan seinen blutigen Harn, dem schließlich die Ausscheidung kleiner Steinchen folgte.²⁴⁷ Ließ man den Harn eine Zeit lang stehen, so setzte sich zudem nicht selten rötliches oder gar sandiges Sediment ab.²⁴⁸ In anderen Fällen fehlten Bodensatz und blutige Verfärbung, doch die sand- und steinbildende Materie äußerte sich in einer milchigen, molkeähnlichen Trübung des Harns.²⁴⁹

War sandige Materie im Harn nicht von größeren Beschwerden begleitet, dann zeigte das die Gefahr eines Steinleidens an, doch konnte man in solchen Fällen hoffen, dass die Krankheitsmaterie rechtzeitig in kleinsten Portionen ausgeschieden wurde, ehe sich größere Konkremente bildeten. Wenn man das Harnglas kreisen lasse und Sand erkenne, so Handsch, könne man den Patienten sagen, dass sie ohne diesen Sand Steine bekommen würden.²⁵⁰ Tatsächlich fanden Handsch und die Ärzte in seinem Umfeld immer wieder sandige Materie im Harn von Kranken, die nicht über

---

239 Cod. 11205, fol. 258r.
240 Cod. 11295, fol. 105.
241 Cod. 11205, fol. 472r.
242 Cod. 11183, fol. 211r.
243 Cod. 11183, fol. 211r.
244 Cod. 11205, fol. 262v.
245 Cod. 11183, fol. 279v.
246 Cod. 11183, fol. 122v.
247 Cod. 11183, fol. 278r; ähnlich Cod. 11183, fol. 276v.
248 Cod. 11205, fol. 107r und 124r.
249 Cod. 11205, fol. 105r und fol. 262v.
250 Cod. 11206, fol. 168r.

Steine klagten.²⁵¹ Wie Handsch unter der Überschrift „Aphorismus Hipp[ocratis] falsus" anmerkte, widerlegten diese Beobachtungen die hippokratische Lehre, der zufolge Sand im Harn den Rückschluss auf Blasensteine erlaubte.²⁵² Dass sich an den Wänden von Gefäßen, die über längere Zeit für die Harnentleerung oder als Harngläser verwendet wurden, Sand ablagerte, ließ vermuten, dass sogar sehr häufig mit dem Harn feiner Sand ausgeschieden wurde.²⁵³

Schwierigkeiten bereitete manchmal die Abgrenzung von „Koliken" („colicae") im damaligen Sinne, nämlich von krampfartigen Schmerzen, die Ärzte und Patienten vor allem Winden im Darm zuschrieben. Der heute vor allem bei abgehenden Nieren- oder Gallensteinen gebräuchliche Begriff „Kolik" leitet sich vom griechischen Wort „kolon" für „Darm" ab. Rückblickend wurden „Koliken" vermutlich manchmal auch durch Gallensteine ausgelöst, wie sie die Ärzte damals primär nur aus Autopsien kannten.²⁵⁴ „Die Colica heltet sich mehr vornher zu am Bauch, dann hinden," lernte Handsch als Student, „nach Essens stercker, und kumpt etwan plötzlingen". Bei Nierensteinen, so las Handsch bei Guainerio, bleibe der Schmerz zudem am gleichen Ort.²⁵⁵ Brauner, blutiger Harn konnte auch auf ein Geschwür in den ableitenden Harnwegen hinweisen, doch fehlten dann die typischen anfallsartigen Schmerzen.²⁵⁶

Die Genese der Steine entsprach nach ärztlicher Vorstellung weitgehend der anderer Krankheiten, die sich auf „Flüsse", also auf lokale Ansammlungen von Krankheitsmaterie, zurückführen ließen. Steine hätten die gleiche Natur wie andere *fluxiones* erklärte in diesem Sinne Handschs Paduaner Lehrer Giovanni Battista da Monte. Im Unterschied zu anderen Flüssen verfestigten sie sich jedoch unter der Einwirkung starker Hitze zu Konkrementen.²⁵⁷ Da Monte nahm als Ausgangspunkt die vier natürlichen Körpersäfte an. Am häufigsten finde sich eine Mischung von Galle und Schleim.²⁵⁸ Handsch und die Ärzte in seinem Umfeld führten Nieren- und Blasensteine jedoch nicht auf das natürliche Phlegma zurück, sondern auf eine widernatürliche, dicke, zähe, klebrige, schleimige Materie. Sie bilde sich im Magen bei unzureichenden Verkochung der Nahrung. Wenn die rohe, schleimige Materie in die Nieren gelange und dort stark erhitzt werde, verhärte sie sich dort wie Lehm bei der

---

251 Cod. 11207, fol. 151v, fol. 160v und fol. 214r, „ego saepius vidi"; ebd., fol. 54v; hier führte Gallo allerdings auch den Sand im Harn des Erzherzogs an, der später tatsächlich ein Steinleiden entwickeln sollte.
252 Cod. 11207, fol. 149v.
253 Cod. 11207, fol. 214r.
254 Benivieni, De abditis (1994), S. 153; Solenander, Consilorum (1609), S. 493, zu einem kastaniengroßen Stein in der Gallenblase von Herzog Wilhelm von Cleve.
255 Cod. 11240, fol. 145r.
256 Cod. 11205, fol. 138r.
257 Da Monte, Consultationum (1554), S. 422f.
258 Da Monte, Consultationum (1554), S. 423.

Ziegelherstellung.²⁵⁹ Die gleiche Materie konnte sich auch an anderen Orten des Körpers ablagern, ohne zu verhärten, und dort entsprechende Beschwerden hervorrufen.

In diesem Sinne erläuterte Handsch den medizinischen Laien ausführlich das Krankheitsgeschehen. Die Ursache des Steinleidens der Frau von Valten Eberspach, so ließ er den Überbringer von deren Harn wissen, sei, dass ihr „die Lennden" „verschleimpt" seien, „davon empfindet sie ynn Lennden ein Beschwernus, und derselbige Schleym kompt bisweilen ynn die Nieren, und die syndt hitzig und eng, ist gleich, wie Leym ynn Backofen keme, es mag der Stein deraus werden. Es mag auch dieselbig Materi ynn die Mutter [Gebärmutter, M.S.] komen, und verschleympt die Genge der Mutter, das die *menses* nicht recht gehen, und raucht davon eyn Dampff yn Kopff, das yr seltzam wirt, und gegen dem Herzen, das yr beschwerlich ist umb das Herzgrübel."²⁶⁰

Ausführlicher noch erklärte er der kranken Frau des Hauptmanns von Reichstadt die Zusammenhänge: „Yr habt ein schwachen, blöden Magen, der verdeuet die Speis nit wol, derhalben macht er vil Schleym, der Schleym samlet sich teglich aus Essen und Trincken, und ist eyn Ursprung und Wurzel aller euer Kranckheit, denn nachdem sich der Schleym aus dem Magen hin und wider legt, also fület aber [oder, M.S.] empfindet yr euch. Bisweilen sinckt er auff die linke Seyten ynn Milz, da druckt, aber [oder, M.S.] sticht, aber [oder, M.S.] fulet es yr ynn der lincken Seyten, Bisweilen synckt er ynn die rechten Seyten, ynn die Leber; da fulet yr es ynn der rechten Seyten. Bisweilen legt er sich ynn den Rucken, aber [oder, M.S.] Lennden, und da fulet yr es, ynn summa, wo er sich hin legt der Schleym, da fulet yrs, aber die Wurzel und der Stock ist ym Magen. Bisweilen legt sich der Schleym ynn die Nieren, so wird ein Stein daraus, und ist gleich wenn man Kot aber Leim [oder Lehm, M.S.] ynn Backofen thutt, so wird ein Zigel daraus. Bisweilen sinckt er hinab ynn die Mutter, unnd verunreiniget aber [oder, M.S.] verstopfft sie also, das euer Zeit [Monatsblutung, M.S.] nicht rechtschaffen und volkomen gehen [sic!]."²⁶¹ Bei der steinleidenden Herrin von Wartenberg war der Harn wegen des Schleims weiß und dick.²⁶²

Die Genese der Steine erklärte zugleich die große Nähe von Steinleiden und *podagra*, wie sie auch Da Monte in einem Konsil für Kardinal Pietro Bembo (1470–1547) hervorhob.²⁶³ Beide Krankheiten wurden auf eine schleimige Materie zurückgeführt, die ihrerseits auf eine unzureichende Verkochung der Nahrung im Magen zurückging. Im Fall des *podagra* lagerte sich diese Materie im Bereich einzelner Gelenke ab, bei Steinen gelangte sie zu den Nieren. Beide Leiden, das wusste man aus

---

259 Cod. 11183, fol. 283v, „pituita crassa, tenax et glutinosa" Cod. 11183, fol. 150r; Mattioli führte die Steine des kranken „Bohuslaus" auf „pituosis excrementis" zurück; Cod. 11205, fol. 105r, zur „materia pituitosa" als „calculi fomes".
260 Cod. 11205, fol. 207v.
261 Cod. 11205, foll. 195v-196r.
262 Cod. 11240, foll. 130v-131r.
263 Da Monte, Consultationum (1554), S. 436.

Erfahrung, traten auffällig häufig gleichzeitig, nacheinander oder abwechselnd beim gleichen Patienten auf: Steinleiden, so stand es schon bei Antonio Guainerio († 1440), begleiteten die „Königin Podagra".[264] Die heutige Medizin beschreibt ähnliche Zusammenhänge. Bei einem erhöhten Harnsäurespiegel, wie er der Gicht im modernen Verständnis zu Grunde liegt, entstehen auch gehäuft Nieren- und Blasensteine.[265] Handsch kannte aus eigener Erfahrung eine Reihe von Kranken, die sowohl vom *podagra* wie auch von Steinen gequält wurden, darunter auch Ulrich Lehner.[266] Handschs Mentor Gallo warnte einen Patienten, er werde ihn von seinem Stein befreien, aber das vertraute *podagra* werde wiederkommen.[267] „Alle die Leute, die vil Schleym samlen, die haben gewönlich den Sandt aber [oder, M.S.] Steyn", erklärte Handsch den Umstehenden die Krankheit der Tochter des Herrn von Gendorf.[268] In stärker chemisch aufgeladenen Begriffen führte auch Gallo die Steine am Krankenbett auf eine schleimige und, wie er ergänzte, salzige Materie zurück, die aus einer unzureichenden Verkochung im Magen hervorgehe und in den folgenden Verkochungsschritten nicht mehr ausgeglichen werden könne. In den Nieren entwickle sich daraus eine salpeterähnliche Qualität („nitrositas").[269]

Als wichtiges prädisponierendes Element für die Steinleiden galt somit, wie im Falle des *podagra*, ein schwacher, nicht mit ausreichender Verkochungswärme versehener oder überforderter Magen.[270] Als mögliche Ursache für seine eigene Harnv-erhaltung, die schließlich mit einem Katheter behoben wurde, nannte Handsch den Genuss von kaltem – also den Magen kühlenden – Wein.[271] Auch der Erfahrung mehrerer Patienten, dass das Trinken von Gerstenbier ihrem Steinleiden Vorschub geleistet habe, schenkte Handsch offenbar Glauben.[272] Selbst sein in diesem Zusammenhang geäußerter Vorsatz, in Zukunft nach dem Essen keine *manuductio* mehr zu betreiben, weist vermutlich in die gleiche Richtung: Er riskierte damit, die für die Verkochung nötige Lebenswärme vom Magen abzuziehen.[273] Die Überforderung des Magens durch schwer verdauliche Nahrungsmittel trug das Ihrige bei. Die Steine eines Burghauptmanns führte Handsch beispielsweise auf den reichlichen Genuss von Pilzen zurück.[274] Käse und Milchprodukte waren bei Steinleiden grundsätzlich verboten.[275]

---

264 Cod. 11207, fol. 104r und fol. 212r.
265 Bei weitem nicht alle Nieren- und Blasensteine bestehen jedoch nach heutigem Verständnis aus Harnsäure.
266 Cod. 11207, fol. 212r führt mehrere solche Patienten namentlich auf, die Guanerios Beobachtung bestätigten; weitere Patienten erwähnte Handsch u. a. in Cod. 11205, fol. 224v und Cod. 11183, fol. 44v.
267 Cod. 11207, fol. 24v.
268 Cod. 11205, fol. 293v.
269 Cod. 11207, fol. 120r.
270 Cod. 11205, fol. 230v.
271 Cod. 11183, fol. 470r, zur erfolgreichen Behandlung des steinkranken Ferenberger.
272 Cod. 11205, fol. 186r.
273 Cod. 11183, fol. 459v.
274 Cod. 11207, fol. 24v.

Ähnlich wie beim *podagra* vermuteten Ärzte wie Laien zudem ein erbliches Moment. Angesichts des sandigen Bodensatzes in seinem Harn fürchtete der kranke Malwitz umso mehr ein Steinleiden, als sein Vater am Stein gestorben war.[276] Wenn der Vater das „Zipperle" habe und vielleicht auch Steine, dann komme „gewonlich auf die Kinder auch der Steyn und sie syndt schleimig", erklärte Handsch.[277]

In der akuten Krankheitssituation ließen die Ärzte – aber auch der Leipaer *empiricus* griff zu diesem Mittel[278] – die Patienten über längere Zeit in dem mit Kräutern versetzten Wasser einer Badewanne liegen, vermutlich in der Hoffnung, die äußere Wärme werde die Harnwege weiten.[279] Als verbreitetes Hausmittel diente Handsch zufolge auch das Auflegen eines Säckchens mit heißem Hafer.[280] Dazu kamen diverse Arzneien. Handsch hörte von einem Mönch in Bologna, der angeblich schon mehr als Tausend Steine ausgeschieden hatte, seit vier Tagen kein Wasser mehr lassen konnte und sich schließlich Brust und Glied mit Skorpionöl einrieb, und es half.[281] Wenn Kinder Schmerzen beim Wasserlassen hatten, bewährte sich nach Handschs Erfahrung, die Gabe von *manus Christi*.[282] Die Kolikschmerzen suchten die Ärzte mit starken Schmerzmitteln wie Philonium zu lindern.[283]

Verhinderte ein Stein den Abfluss des Harns aus der Blase konnte ein Katheter sofortige Erleichterung bringen; er ist in solchen Fällen bis heute Mittel der Wahl.[284] War der Stein bereits in die Harnröhre gelangt, konnte man bei Buben versuchen, ihn mit dem Mund herauszusaugen. So machte es ein Laienheiler bei einem steinleidenden Schneidersöhnchen.[285] Gallo wusste auch von einer Frau in Trient zu berichten, die bei einer Harnverhaltung einen Finger mit einem langen Fingernagel in den After einführte und damit – gemeint ist offenbar durch Druck auf Blase oder Harnröhre – den Stein brach.[286]

In der langfristigen Vorbeugung und Behandlung der Nieren- und Blasensteine setzten die Ärzte vor allem auf harntreibende Mittel wie das Terebinth.[287] Vorher musste allerdings der Leib weitestmöglich von schleimiger Krankheitsmaterie gerei-

---

275 Cod. 11207, fol. 113r.
276 Cod. 11207, fol. 160v.
277 Cod. 11205, fol. 293v.
278 Cod. 11205, fol. 409r; Handsch notierte sich sogar die Pflanzen, die der *empiricus* hinzufügen ließ; darunter waren Haferrispen, Kamille, roter Beifuß und gestoßene Wacholderbeeren, die zunächst in siedendes Wasser gegeben werden sollten.
279 Cod. 11205, fol. 111r und fol. 112r.
280 Cod. 11205, fol. 558v; Cod. 11204, fol. 70v, zu einer böhmischen Laienheilerin, die sich mit Erfolg solcher Säckchen bediente.
281 Cod. 11251, fol. 42r.
282 Cod. 11205, fol. 263r und fol. 285r.
283 Cod. 11205, fol. 111r.
284 Cod. 11183, fol. 470r.
285 Cod. 11205, fol. 105r; ähnlich ebd., fol. 409v.
286 Cod. 11207, fol. 103r.
287 Cod. 11183, fol. 470r.

nigt werden, beispielsweise durch schleimlösende und -ausführende Mittel und Klistiere. Andernfalls würde die Materie mit dem Harn entleert und die Beschwerden noch verschlimmern.[288] Manche Patienten suchten auch ihr Heil in Bade- und Trinkkuren, wie sie damals in den Oberschichten zunehmend populär wurden. Von Steinen und blutigem Harn und Lähmungserscheinungen an den Beinen geplagt, besuchte beispielsweise Hans Reiter zunächst die Karlsbader Thermen, aber ohne Erfolg. Im Frühjahr ging er darauf nach Partenkirchen. Allerdings ging es ihm danach schlechter.[289]

Ergänzend kamen in der Behandlung der Steinleidenden, wie bei den meisten anderen Krankheiten, Arzneien zum Einsatz, denen man eine mehr oder weniger spezifische Wirkung zuschrieb, wobei einmal mehr die Übergänge zu Arzneimitteln mit purgierenden Wirkungen teilweise fließend waren. Leonhard Fuchs empfahl unter anderem Benediktenkraut,[290] Mattioli lobte die Wirkungen des Heidekrauts.[291] Erasmus von Rotterdam linderte seine Beschwerden auf Rat von Wilhelm Kopp (um 1461-um 1532) mit einer Abkochung von Lakritze.[292] Andere schrieben dem Meerrettich eine steinbrechende Wirkung zu.[293] Manche Ärzte entwickelten auch spezielle Arzneimischungen. Der von schweren Steinkoliken gequälten Ebersbachin beispielsweise gab der Arzt seinen „steinbrechenden Trank" („haustum saxifragium");[294] auch Handsch selbst gab Patienten zuweilen ein „Pulver gegen den Stein".[295]

Unter Laien sprach man diversen anderen pflanzlichen und tierischen Substanzen eine gute Wirkung zu. Eine alte Frau pries Schlehenblüten in warmem Bier, die ihren Mann geheilt hätten. Man versuchte das Mittel mit geringem Erfolg auch an Handschs Halbbruder Johannes.[296] Ein Diener des Heinrich Hirschberger erzählte Handsch von seinem eigenen Vater, der sich erfolgreich mit dem Pulver gerösteter Hagebutten behandelt habe.[297] Handsch hatte auch von der Verwendung von Taubenmist gegen Steine gehört.[298] Offenbar nach dem Prinzip, dass Gleiches mit Gleichem zu behandeln war, empfahl Handschs Stiefmutter Hechtzähne.[299] Dieses Jahrhunderte später von der Homöopathie aufgegriffene Prinzip des *similia similibus* begründete offenkundig auch den Einsatz anderer Mittel. Der Bruder von einer von Handschs Hauswirtinnen nahm auf den Rat eines Landsmanns hin ein Mittel, das

---

[288] Cod. 11207, foll. 120r-v; Handsch notierte hier Gallos Rat.
[289] Cod. 11183, fol. 433r.
[290] Cod. 11207, fol. 83r.
[291] Cod. 11207, fol. 121v.
[292] Cod. 11183, fol. 239v.
[293] Cod. 11205, fol. 495r.
[294] Cod. 11205, fol. 111r.
[295] Cod. 11207, fol. 205v.
[296] Cod. 11205, fol. 472v.
[297] Cod. 11183, fol. 108r.
[298] Cod. 11251, fol. 115r.
[299] Cod. 11205, fol. 113r.

unter anderem gepulverte Schneckenhäuser enthielt.[300] Ein anderer berichtete von der guten Wirkung von (vermutlich geraspelten) Pfirsichkernen, die etliche Steinchen hätten abgehen lassen.[301] Eine Mutter gab ihrem wiederholt an Steinen und Gliederschmerzen leidenden Buben (zerstoßene) Blasensteine zu trinken; sein Steinleiden kehrte erste im Mannesalter wieder.[302]

Die Ärzte berichteten zuweilen von einer erfolgreichen Behandlung, doch oft kehrten die Beschwerden immer wieder aufs Neue zurück. Selbst eine Koryphäe wie Johann Neefe hatte zwar ein Pulver gegen Steine im Repertoire, empfahl aber der alten, von Nierensteinen geplagten Ebersbachin, sie solle bei ihrer „Hausartzney" bleiben.[303] Wenn alles nichts half und insbesondere, wenn Steine immer wieder den Blasenausgang versperrten und das Wasserlassen unmöglich machten, blieb manchmal als *ultima ratio* der Steinschnitt, die operative Entfernung der Blasensteine. Diese Operation nahm in der Regel ein einschlägig erfahrener Wundarzt vor. Von den Ärzten erwarteten die Patienten und ihre Angehörigen aber hilfreichen Rat. Sie wollten, wie die Mutter eines steingeplagten neunjährigen Jungen, wissen „Ob sie yn sol lassen schneiden".[304] Die Entscheidung war schwierig. Die Operation war sehr schmerzhaft und wegen des drohenden Blutverlustes gefährlich. Zudem war nicht auszuschließen, dass sich nach einer erfolgreichen Operation erneut Steine bildeten.

Über die Erfolgsrate können wir rückblickend nur Vermutungen anstellen. Im Gegensatz zur Operation von Eingeweidebrüchen, die freilich häufig erst vorgenommen wurde, wenn der Darm bereits eingeklemmt war, finden sich in den zeitgenössischen Quellen immer wieder Hinweise auf einen günstigen Verlauf. Gallo ließ einmal sogar einen Jungen gegen den Widerstand der übrigen Ärzte „schneiden", mit Erfolg.[305] Auch Handschs Halbbruder Johannes wurde schließlich im Alter von dreizehn Jahren operiert. Er litt seit Jahren immer wieder am Stein. Wie Handsch selbst erlebte, kam „es yn bisweilen schwer an, schreiet, das man yn nicht versönen kann". Täglich, so Handsch, greife er an sein „Geschefft", wohl weil die scharfe Materie einen Juckreiz hervorrufe und scheure am Boden hin und her, wenn er Wasser lassen solle. Schließlich ließ der Vater ihn operieren.[306] Der Eingriff dauerte eine Viertelstunde und der Chirurg fand einen Stein fast von der Größe eines Hühnereis. Johannes sei vollständig genesen, ergänzte Handsch.[307]

---

[300] Cod. 11251, fol. 115r.
[301] Cod. 11183, fol. 108r.
[302] Cod. 11205, fol. 242v.
[303] Cod. 11205, fol. 409v.
[304] Cod. 11205, fol. 262v.
[305] Cod. 11205, fol. 263r.
[306] Cod. 11205, fol. 408v.
[307] Cod. 11183, fol. 211r.

Krebs

Der Krebs zählte bereits in der Renaissance zu den gefürchtetsten Leiden.[308] Das medizinische Schrifttum schrieb den Krebs herkömmlich einer örtlichen Ansammlung von „kanzeröser" Krankheitsmaterie zu. Diese Krebsmaterie stand der schwarzen Galle nahe, war aber nicht mit dieser identisch. Sie zeichnete sich durch eine besonders scharfe, ätzende, ja, giftige Qualität aus. Vor allem eine übermäßig heiße Leber galt als wichtige Ursache, weil sie die Säfte verbrannte und ihnen so eine beißende Schärfe verlieh. Eine Verstopfung der natürlichen Ausscheidungen, allen voran der weiblichen Monatsblutung, konnte das Ihrige beitragen. Sammelte sich die Materie an einem Ort im Körper an, so entstand eine Geschwulst, die im günstigen Fall unverändert an ihrem Platz blieb; sie störte dann allenfalls den Säftefluss oder drückte auf benachbarte Organe. In vielen Fällen wurde die scharfe Krebsmaterie jedoch im Lauf der Zeit aggressiver. Sie begann sich in die Umgebung zu fressen. Das Fleisch zerfiel faulig und die Haut brach geschwürig auf. Übelriechende Flüssigkeiten, Blut und manchmal auch kleine Teilchen von Fleisch entleerten sich nach außen. Im Lauf der Zeit „infizierte" die Krebsmaterie, so die herrschende Vorstellung, zudem nicht selten das Geblüt und die Säfte. Wie ein Gift oder Kontagium konnten bereits kleinste Mengen den ganzen Körper affizieren und mit der Zeit zerstören.[309]

Als eine der schwersten und gefährlichsten Krankheiten fand der Krebs die besondere Aufmerksamkeit der Ärzte. In der ärztlichen Praxis kamen Krebskranken freilich vergleichsweise selten vor. Handsch erwähnte den Krebs in seinen Aufzeichnungen nur ganz vereinzelt. Man darf das nicht ohne Weiteres als Beleg für eine geringe damalige Verbreitung verstehen. Zwar treten Krebserkrankungen nach heutigem Verständnis bevorzugt im höheren Lebensalter auf und die durchschnittliche Lebenserwartung war zu Handschs Zeiten deutlich niedriger. Das lag allerdings insbesondere an der hohen Säuglings- und Kindersterblichkeit. Wer erst einmal das Erwachsenenalter erreicht hatte, hatte auch im Renaissancezeitalter gute Aussichten, 60, 70 Jahre alt oder noch älter zu werden – und an Krebs zu erkranken. Der wichtigste Grund, warum die Ärzte nur ausnahmsweise Krebskranke behandelten, war ein anderer: Krebsleiden gaben sich nach damaligem Verständnis in erster Linie durch eine von außen erkennbare Geschwulst unter der Haut und durch das geschwürige Aufbrechen von Haut oder Schleimhaut zu erkennen. Schon Galen hatte zwar hervorgehoben, dass die Krankheit auch als *cancer occultus* im Körperinneren ihre zerstörerische Wirkungen entfalten konnte. In diesem Sinne konnte man am Krankenbett gegebenenfalls den Verdacht auf einen „innerlichen Krebs" oder zumindest auf eine „innerlich Geschwulst" an Magen oder Leber äußern.[310] Zu Lebzeiten waren solche

---

308 Kaartinen, Pray (2012); Stolberg, Metaphors (2014).
309 Überblicke bei Wolff, Lehre (1929); Rather, Genesis (1978); ausführliche zeitgenössische Untersuchung bei Montagnana, De herpete (1589), foll. 54r-85v.
310 Cod. 11206, fol. 16v.

Krebsgeschwülste im Körperinneren jedoch in aller Regel nicht erkennbar. Allenfalls brachte die Autopsie zuweilen nach dem Tod einen *cancer internus* an den Tag.[311]

Oberflächliche Hautveränderungen und Geschwüre aber fielen nach herrschendem Verständnis in die Domäne der Barbiere und Wundärzte, die für die Behandlung äußerlicher Leiden zuständig waren. Auch offensichtliche Krebsleiden gelangten daher nur ausnahmsweise in ärztliche Behandlung. So war es bezeichnenderweise der Hofchirurg Hildebrand, der Handsch einen „Mundkrebs" („cancrum oris") zeigte, der den Oberkiefer der Patienten äußerlich sichtbar aufgetrieben und im Mundinneren eine hässliche Verfärbung gezeitigt hatte.[312] Hildebrand ließ ihn auch den großen, knotig verhärteten, nach seinem Urteil von Krebs befallenen Kropf einer armen Frau betasten, der in den vergangenen Monaten gewachsen war. Er gab ihr ein einfaches, äußerlich aufzutragendes Mittel, das den Zufluss von Materie unterbinden und die Verhärtung erweichen sollte.[313]

Vermutlich würde der ein oder andere Patient, bei dem die Ärzte damals eine Schwindsucht, ein Zehrfieber oder eine Wassersucht diagnostizierten, heute für krebskrank erklärt. Auch die alte Anna Welser starb, wenn wir Handschs ausführliche Schilderung im Licht heutiger medizinischer Vorstellungen lesen, mit einiger Wahrscheinlichkeit an Krebs. Sie hatte eine Geschwulst im Magenbereich („tumor in stomacho"), ein „hart Pinckle", wie sie es offenbar selbst ausdrückte. Zwischenzeitlich bildete sich auch ein rotes Apostem neben dem Magen, das auf den Rat eines Arztes und eines Barbiers mit einem Pflaster zur Reifung gebracht wurde. Eine große Menge Eiter trat aus. Er stank so sehr, dass die Ärzte, nach Handschs Schilderung, es kaum in der Stube aushielten. Mit der Zeit entwickelte sich das Geschwür zur Gangrän, zum „kalten Brandt" und wurde im Inneren schwarz. Als Hildebrand die Tiefe erkunden wollte, verschwand seine silberne Sonde fast vollständig im Körperinneren. Schließlich trat die aufgenommene Nahrung über das Geschwür nach außen. Die alte Frau wurde immer schwächer, bis sie am Ende kaum mehr zu atmen schien und verschied.[314]

War kein offenkundiges Krebsgeschwür vorhanden, zögerten die Ärzte selbst bei fortgeschrittenen Leiden, einen *cancer* zu diagnostizieren. Die seit Monaten meist bettlägrige, von nächtlichen Schmerzen im Nabelbereich geplagte Salomena beispielsweise entleerte grobe, unreine Materie aus der Gebärmutter, war stark abgemagert und ihre Füße begannen zu schwellen, so dass die Ärzte eine beginnende Wassersucht befürchteten. Sie starb zwei Monate später. Rückblickend liegt die Vermutung mehr als nahe, dass sie an Gebärmutterkrebs litt. Handsch aber erklärte lediglich, ihre Gebärmutter sei „verunreinigt" („inquinata").[315] Die Frau eines königli-

---

311 Cod. 11206, fol. 16v.
312 Cod. 11183, fol. 286v.
313 Cod. 11183, fol. 383r.
314 Cod. 11183, foll. 430r-431r.
315 Cod. 11183, fol. 208v.

chen Richters hatte eine verhärtete Geschwulst in der linken Brust und es trat Blut aus, doch Handsch notierte nicht einmal den Verdacht auf einen möglichen Brustkrebs.[316]

Die enge Verknüpfung von Krebs mit Bildern von geschwürigem Zerfall und fauligen Absonderungen hatte nicht nur zur Folge, dass Patienten, die wir heute für krebskrank ansehen würden, damals mit anderen Diagnosen bedacht wurden. Sie machte den Krebs, das wurde in der historischen Forschung oft übersehen, auch primär zu einer Frauenkrankheit. Die meisten Arten von Krebs, die nach heutigem Wissensstand weltweit und unter ganz unterschiedlichen Lebensumständen bei beiden Geschlechtern häufig vorkommen, betreffen innere Organe wie Lunge, Darm, Magen und Leber. Sie machen sich nach außen meist nur durch einen allgemeinen körperlichen Verfall und allenfalls durch unspezifische Symptome wie Blut im Auswurf oder im Stuhl bemerkbar. Der Prostatakrebs bei Männern wiederum äußert sich vorwiegend im gestörten Wasserlassen. Nur der seltenere Hautkrebs ist auf der Hautoberfläche erkennbar. So wird im Rückblick verständlich, warum die meisten Fälle von Krebs, die aus der Frühen Neuzeit überliefert sind, Frauen mit Brust- oder Gebärmutterkrebs betrafen. Diese beiden Krebsformen waren den Sinnen unmittelbar zugänglich. Beim Brustkrebs ließ sich die wachsende Geschwulst oft zunächst unter der Haut tasten und brach sich schließlich schwärend die Bahn nach außen. Der geschwürige Zerfall der Gebärmutter war zwar den Augen nur ausnahmsweise zugänglich, aber um so verräterischer war der faulige, nicht selten als jauchig beschriebene Ausfluss.

Der bevorzugte Krebsbefall von Frauen bestätigte aus zeitgenössischer Sicht wiederum deren naturgegebene Neigung, beständig Unrat im Körper anzusammeln, den sie mit der „monatlichen Reinigung" ausscheiden mussten. Blieb diese Reinigung aus, dann konnten sie sich nicht von dem angehäuften Unrat befreien und dieser sammelte sich im Körper an. Das geschah ganz besonders im Bereich der Gebärmutter, die zu seiner natürlichen Ausscheidung diente, und in den Brüsten, die ihrerseits eng mit der Gebärmutter verbunden waren. In Gebärmutter und Brüsten konnte sich der angesammelte Unrat leicht zu einer harten Geschwulst verhärten und schließlich zur aggressiven, beißenden Krebsmaterie entarten, die sich in die Umgebung und die Haut- oder Schleimhaut frass. Insofern war es nicht verwunderlich, dass gerade Frauen, deren Monatsblutung altersbedingt aufhörte, dem Krebs zum Opfer fielen.[317]

Wassersucht

Kranke mit Wassersucht oder *hydrops* – vom griechischen *hydor* für Wasser – stellten die Ärzte vor ähnlich große Herausforderungen. Die Prognose war oft schlecht und die ärztliche Therapie wie bei Schwindsucht und Viertagesfieber oft machtlos. „Hydrops

---

316 Cod. 11183, fol. 241v.
317 Vgl. das Kapitel „Gestörte Monatsblutung".

et quartana sunt scandala plana", rief sich Handsch wiederholt in Erinnerung.[318] Handsch selbst nahm sich vor, keine Patienten mit einer schon lange bestehenden und damit erfahrungsgemäß unheilbaren Wassersucht in Behandlung zu nehmen. Ähnlich wie im Fall der Schwindsucht und der *apoplexia* könne man ihr Leben allenfalls verlängern, sie aber nicht heilen.[319] Manche Ärzte berichteten zwar von einer erfolgreichen Behandlung. An die zwanzig Wassersüchtige wollte Mattioli geheilt haben, doch Handsch fügte ein bezeichnendes „wenn man das glauben darf" hinzu.[320] Auch die Patienten und ihre Angehörigen fürchteten die Krankheit und fragten manchmal ängstlich, ob sich eine Wassersucht anbahne.[321] Möglicherweise war diese Angst der Grund, warum die Ärzte selbst bei starken Schwellungen von Bauch und/oder Extremitäten immer wieder darauf verzichteten, eine Wassersucht zu diagnostizieren, sondern höchstens auf die Gefahr einer solchen hinwiesen. Katharina von Loxan etwa hatte bereits geschwollene Füße und einen aufgetriebenen Bauch und klagte über Atemnot, als Mattioli meinte, sie werde ohne geeignete Behandlung in einem halben Jahr wassersüchtig werden.[322]

Man unterschied – das lernten die Studenten in Padua schon bei Falloppia im Anatomieunterricht[323] – drei Grundformen der Wassersucht, nämlich die *anasarca*, bei der der gesamte Körper und insbesondere die Extremitäten durch Wasser aufgedunsen waren, den als besonders gefährlich geltenden *ascites* (vom griechischen *askos* für „Wassersack"), bei dem sich Wasser vor allem im Bauchraum ansammelte, und den Blähbauch (*tympanites*), bei dem Bauch von Winden aufgetrieben war.[324] Meist, das spiegelt sich auch in Handschs Aufzeichnungen, sprach man jedoch allgemein von *hydrops*.

Die typischen Symptome der Wassersucht in ihren verschiedenen Formen waren verhältnismäßig leicht zu erkennen. Bei der allgemeinen Wassersucht, der *anasarca*, schwollen insbesondere die Füße, aber auch das Gesicht und der übrige Körper an. Drückte man mit dem Finger auf den geschwollenen Körperteil, so blieb die entstehende Delle eine Zeit lang bestehen.[325] Die „Geschwulst" sei ihm „herauff getretten", berichtete der seit vier Jahren kranker Vogelhammer, und als man ihn „ynn die Fuß gedruckt" habe sei „ein Gruben darynnen bliben".[326] Das Zeichen war nicht ganz zuverlässig, wie Handsch in einem anderen Fall zu erkennen glaubte. Bei einem schwerkranken Buchhalter blieb zwar eine Delle in den geschwollenen Füßen, doch

---

318 Cod. 11183, fol. 9v.
319 Cod. 11240, fol. 42r.
320 Cod. 11183, fol. 333v.
321 Beispielsweise Cod. 11183, foll. 79v-80r; da die Patientin keine typischen Symptome aufwies, vermutete Handsch, vielleicht habe ein *empiricus* bei ihr diese Diagnose gestellt.
322 Cod. 11183, fol. 429v.
323 Cod. 11210, fol. 144v.
324 Cod. 11207, fol. 65v.
325 Cod. 11183, fol. 443r.
326 Cod. 11205, fol. 265v; dies gilt, wie erwähnt, heute noch als wichtiges Zeichen einer Wassereinlagerung bei Ödemen.

Bauch und Hodensack waren nicht, wie für die Wassersucht typisch („more hydropis"), aufgetrieben.[327]

Ascites und *tympanites* äußerten sich durch einen massiv geschwollenen und oft gespannten Bauch. Bewegte sich der Kranke oder drückte man von der Seite mit den Händen auf den Bauch, so war beim *ascites* typischerweise ein Geräusch zu hören, wie von Wasser in einer Wasserflasche. Wenn man mit der Hand gegen den tympanitischen Bauch schlug, klang dieser dagegen wie eine Trommel. Die verschiedenen Formen der Wassersucht gingen nicht selten miteinander einher. Ein sechzehnjähriger *hydropicus* im Innsbrucker Bruderhaus beispielsweise hatte geschwollene Beine und eine Delle blieb für gewisse Zeit, wenn man darauf drückte. Ein Schlag mit der Hand auf den Bauch, erzeugte einen Klang. Und als ein Arzt den Bauch von beiden Seiten zusammenpresste, hörte man im Inneren ein Gurgeln.[328]

Eine fortgeschrittene Wassersucht bot ein dramatisches Bild. Der wassersüchtige Frölich beispielsweise hatte dicke, geschwollene Beine und einen aufgetriebenen Bauch. Seine Fingernägel waren blau verfärbt und er litt, so wie heutige Ärzte das vom chronischen Herzversagen kennen, an schwerer Atemnot und konnte kurz vor seinem Tod nur noch in einem Stuhl sitzend schlafen.[329] Wenn Wassersüchtige zu husten begannen – auch das würden heutige Ärzte noch ähnlich sehen –, war das Gallo zufolge ein besonders schlechtes Zeichen, weil dann die Lunge voller Wasser war.[330] In anderen Fällen – die moderne Medizin kennt dergleichen als Folge einer Leberzirrhose – traten die Bauchvenen dick und sichtbar hervor, wie Handsch bei einem wassersüchtigen Jungen sah, und aus dem Mund quoll womöglich Blut hervor.[331]

Die als typische Zeichen der Wassersucht beschriebenen massiven Wassereinlagerungen im Bauchraum, in den Extremitäten und manchmal selbst im Gesicht oder in der Lunge würden heutige Ärztinnen und Ärzte in erster Linie an ein chronisches Herz- oder Nierenversagen oder an eine Leberzirrhose denken lassen. Die Ärzte des 16. Jahrhunderts verorteten die Ursache der Wassersucht fast ausschließlich in der Leber. Bei Galen las Handsch, dass die Wassersucht mit einer schwachen Leber einhergehe.[332] In der ärztlichen Praxis des 16. Jahrhunderts wurde die Wassersucht, Handschs Notizen zufolge, von Ärzten wie Laien konkreter mit einer Verstopfung oder Verhärtung der Leber in Zusammenhang gebracht.[333] Tast- und Autopsiebefunde bestätigten in manchen Fällen diese Annahme. Im Studium hatte Handsch mit Trincavella einen fieberkranken, schon zur Wassersucht neigenden Buben mit „Leber-

---

327 Cod. 11207, fol. 108r; der Mann starb freilich trotzdem.
328 Cod. 11183, fol. 443r; der Arzt war „Dr. Achilles" – vermutlich Achilles Jelmin.
329 Cod. 11183, fol. 448v.
330 Cod. 11207, fol. 70r.
331 Cod. 11183, fol. 43r; stark hervortretende Bauchvenen zusammen mit Blutungen aus den Venen der Speiseröhre gelten heute als wichtiger Hinweis auf eine massive Leberzirrhose, einer nach modernem Verständnis wichtigen Ursache des heute noch so genannten Aszites.
332 Cod. 11183, fol. 43r.
333 Cod. 11006, fol. 85v; Cod. 11183, fol. 289.

schwäche" („imbecillitas hepatis") gesehen. Beim Tasten zeigte sich die Leber „angespannt" und von ungleicher Konsistenz, mit härteren und weicheren Teilen.[334]

Die Verbindung der Leber zur Wassersucht lag darin begründet, dass die Leber aus dem Speisebrei das Blut herstellte. War sie geschwächt, verhärtet oder zu kalt,[335] machte sie unvollkommenes, wässriges Blut. Die Leber sei die Werkstätte des Bluts, erklärte Handsch in diesem Sinne einem Müller. Die Hälfte seiner Leber sei aber verhärtet und mache kein gutes Blut.[336] Aus der Annahme eines wässrigen Bluts erklärte sich auch der wässrige Harn, der den Ärzten als charakteristisches Zeichen für eine Wassersucht galt,[337] und der Rat, bei Wassersüchtigen mit Aderlässen sehr zurückhaltend zu sein.[338]

Handsch vermerkte daneben auch die Möglichkeit, dass die Nieren ihre Aufgabe nicht angemessen erfüllten. Sie zögen Flüssigkeit aus der Leber und aus dem ganzen übrigen Körper an sich – das wurde als aktiver Prozess verstanden. Sei die Anziehungskraft der Nieren zu schwach, dann verbleibe die Flüssigkeit im Körper und Wassersucht sei die Folge.[339]

In der mittelalterlichen Medizin hatte man die Wassersucht teilweise auch der Milz zugeschrieben.[340] Handsch erwähnte diese Deutung nur im Zusammenhang mit einem alten Hofarzt aus Kaaden, dem eine alte Frau nach dem Betasten der Milzgegend erklärte, seine Milz sei verstopft und verhärtet und er leide an beginnender Wassersucht. Der Hofarzt schenkte der Diagnose offenbar Glauben, denn er ließ sich von der Heilerin behandeln, von der es hieß, sie habe schon viele Wassersüchtige geheilt.[341]

In der Behandlung der Wassersucht setzten die Ärzte, wie bei fast allen Krankheiten, auf ein weites Spektrum an vorwiegend pflanzlichen Arzneien, darunter insbesondere Purganzien und Mittel, denen sie eine harntreibende Wirkung zuschrieben. Falloppia erzählte seinen Studenten von einem Arzt aus Modena, der mit großem Erfolg Wolfsmilch (*euphorbia*) gebe, das bestens die „Wässrigkeiten" ausführe. Falloppia zufolge brannte das Mittel allerdings stark im Hals. Er bevorzugte Cassia, die das Wasser, ohne im Hals zu brennen, ebenfalls gut entleere.[342] Wiederholt notierte sich Handsch auch die Verordnung und den erfolgreichen Einsatz von Iris und

---

334 Cod. 11238, foll. 98v-99r.
335 So litt ein junger, wassersüchtiger Postmeister, den Gallo behandelte, nach ärztlicher Einschätzung nur an einer *intemperies frigida* der Leber und wurde wieder geheilt (Cod. 11205, fol. 266r).
336 Cod. 11205, fol. 203r; Handsch verwendete den Begriff „pistor", damals eine Bezeichnung für Müller, manchmal aber auch für Bäcker.
337 Handsch vermerkte allerdings auch Ausnahmen von dieser Regel (Cod. 11238, fol. 127v).
338 Cod. 11207, fol. 213v; Handsch wunderte sich hier über Gallo, der einem Patienten, dessen Arme schon geschwollen waren, einen Aderlass verordnete. Gallo wollte damit allerdings offenbar das Blut in Bewegung setzen und so die Verstopfungen lösen.
339 Cod. 11207, fol. 121r.
340 Demaitre, Medieval medicine, S. 277.
341 Cod. 11205, foll. 220v-221r.
342 Cod. 11251, foll. 29v-30r; ähnlich Cod. 11210, fol. 144v.

Schwalbenwurz (vincetoxicum).[343] Über die Heilung der Wassersucht mit Iris hatten schon spätmittelalterliche Autoren wie Gordonius und Nicolaus Florentinus und der Autor des *Antidotarium Nicolai* berichtet, wie Handsch von Gallo lernte. Manche verwendeten nur den Saft, andere auch die Wurzeln, die sie mit Zucker vermischt in rohem Ei gaben.[344] Die Schwalbenwurz empfahl auch Mattioli in seinem Dioskorides-Kommentar als ein Mittel, das die Wassersucht „wunderbarlich" vertreibe.[345] Auch Pfirsichblüten gab man, auf die Empfehlung von Amatus Lusitanus.[346] Bellocati erzählte von einem Wassersüchtigen, den er nur mit Gurkensaft behandelte.[347] Mattioli pries seine Erfolge mit einem Öl aus Rautenkraut,[348] Gallo die Seinigen mit Selleriesaft.[349] Willenbroch behandelte Wassersüchtige mit einem Mittel aus Faulbaum oder mit Antimon.[350]

Man konnte auch versuchen, das überflüssige Wasser durch schweißfördernde Mittel zu entleeren.[351] Und man konnte die Wasseraufnahme verringern. Gallo riet einem Patienten, er solle nicht immer gleich trinken, wenn er durstig sei.[352] Von einem nicht namentlich genannten *germanus* in Padua – vermutlich war es ein Kommilitone – hörte Handsch die Geschichte von einem Wassersüchtigen, der angeblich genas, nachdem man ihn acht Tage lang auf ein Brett gebunden und ihm nichts mehr zu Essen und zu Trinken gegeben hatte.[353]

In extremen Fällen konnte man zudem das Wasser durch chirurgische Eingriffe zu entleeren versuchen. Wie wir gesehen haben, beschrieb Falloppia seinen Studenten im Anatomieunterricht ausführlich das Vorgehen bei der Parazentese, einem kleinen Schnitt in die Bauchwand, um Wasser abzulassen, warnte aber auch vor den Gefahren.[354] In seinen späteren Aufzeichnungen erwähnte Handsch keinen einzigen Fall, in dem erst selbst oder Ärzte in seinem Umfeld einen solchen Eingriff veranlassten.

Laienheiler setzten gegen die Wassersucht neben pflanzlichen Mitteln wie dem Rhabarber,[355] Rettichsud,[356] oder dem Absinthöl, das Philippine Welser einem armen Wassersüchtigen schicken ließ,[357] auch Mittel aus der „Dreckapotheke" ein. Einer von

---

343 Cod. 11183, fol. 124v, fol. 193v und 443r.
344 Cod. 11207, fol. 70v und fol. 160r; Gallo selbst gab allerdings aus eigener Erfahrung der Wurzel von *palma Christi* den Vorzug, die beim Schlucken weniger brenne (ebd.).
345 Mattioli, New Kreutterbuch (1563), fol. 337r.
346 Cod. 11205, fol. 137v.
347 Cod. 11106, fol. 150v.
348 Cod. 11207, fol. 26v.
349 Cod. 11207, fol. 61r.
350 Cod. 11204, fol. 46r.
351 Cod. 11207, fol. 65v; Gallo soll so einen Kranken mit geschwollenen Armen und Beinen geheilt haben.
352 Cod. 11207, fol. 52r.
353 Cod. 11240, fol. 144v.
354 Siehe Teil 1, Kapitel Chirurgie.
355 Cod. 11183, fol. 45r, zur Frau eines Patienten.
356 Cod. 11251, fol. 46v, zu einem *empiricus*.
357 Cod. 11183, fol. 366v.

Handschs Bekannten behandelte seine geschwollenen Beine äußerlich mit getrocknetem und anschließend in Milch aufgekochtem Schafskot. Er hatte das von einem Laienheiler gelernt, der auf diese Weise die geschwollenen Bäuche von Kindern behandelte.[358] Dem oben erwähnten alten Hofarzt aus Kaaden riet die Heilerin, er solle täglich einen Lappen im eigenen Harn tränken und auflegen. Die „Öle" aus dem Harn würden seine verstopfte und verhärtete Milz erweichen und die Gänge zu öffnen. Der Hofarzt folgte ihrem Rat, nahm allerdings den Harn eines gesunden Buben anstelle des eigenen. Nach acht Tagen glaubte er seine Milz geheilt, fühlte sich aber noch schwach.[359]

Fallsucht

Die Epilepsie gilt heute als ein nicht ganz seltenes,[360] oft chronisch verlaufendes zerebrales Anfallsleiden, das in der Mehrzahl der Fälle bereits vor dem 20. Lebensjahr beginnt und verschiedene Formen annehmen kann. Im 16. Jahrhundert schenkten die Ärzte der *epilepsia* oder „fallenden Sucht"[361] große Aufmerksamkeit. In Handschs Aufzeichnungen steht sie mit an der Spitze der häufig erwähnten Leiden. Das Krankheitsgeschehen war oft sehr dramatisch und machte rasche, wirksame Hilfe zu einem besonderen Desiderat. Mehr als bei irgendeiner anderen Krankheit verwendet Handsch bei der Beschreibung der Symptome, von Anfällen, denen er selbst beiwohnte, emotional besetzte Begriff wie „horribilis" oder im Deutschen „greulich" oder „scheuzlich".[362]

Die Ärzte fassten den Begriff der „Epilepsie" sehr weit und ich werde den Begriff im Folgenden auch ohne Anführungsstriche in diesem weiten zeitgenössischen Sinn gebrauchen. Auch Krämpfe unterschiedlicher Art und selbst wiederholte Ohnmachten wurden nämlich teilweise als Epilepsie oder zumindest als Hinweis auf diese gedeutet. Häufig beobachten die Ärzte – das schlägt sich auch in Handschs Aufzeichnungen nieder – Epilepsien in Form von massiven Krampfanfällen bei Säuglingen. Man bezeichnete sie hier auch mit dem Begriff „mater puerorum".[363] Heute würden wir in vielen Fällen Fieberkrämpfe vermuten. „Wenn es yn ankam, so krummet es ym die Hende und *spuma* [Schaum, M.S.] vor dem Maul, bleich wie todt, gar still", gab Handsch die Schilderung der Mutter eines Säuglings wieder, „und wenn er sich nicht gebrochen hett geel und grün, so denckt sie, er were gestorben".[364] Zudem verstanden die damaligen Ärzte auch Zuckungen und Krämpfe als epileptisch, die sie bei Ster-

---

358 Cod. 11183, fol. 43r.
359 Cod. 11205, fol. 221r.
360 Man rechnet heute mit einer Häufigkeit von 0,5–1% der Gesamtbevölkerung.
361 Cod. 11207, fol. 169r.
362 Cod. 11183, fol. 423r, fol. 442r und fol. 443r; Cod. 11205, foll. 118v-119r.
363 Cod. 11205, fol. 227v; Cod. 11207, fol. 169r.
364 Cod. 11205, fol. 565v; es handelte sich um das Kind von Thomas Mitis.

benden kurz vor deren Tod beobachteten. Das wiederum bestätigte und unterstrich die Wahrnehmung der Epilepsie als höchst gefährliche, ja, tödliche Krankheit.[365]

Im Lehrbuch wie in der Praxis rechneten die Ärzte also eine breites Spektrum von anfallsweise auftretenden Krämpfen und Zuständen von Bewusstlosigkeit zumindest zum Umkreis der Epilepsie. Handsch erklärte selbst den Veitstanz zu einer Art von Epilepsie. Er hatte Bettler gesehen, die erst herumsprangen und dann wie tot am Boden lagen.[366] Auch sah er eine Nähe zur krankhaften *melancholia*; gemeint waren offenkundig Melancholiekranke mit Anfällen von Irresein oder Raserei.[367] Als typisch, ja, pathognomonisch für eine Epilepsie galt jedoch eine Trias von drei Symptomen: anfallsartige, massive Krämpfe, vorübergehende Bewusstlosigkeit und Schaum vor dem Mund. Ob die Kranken während oder nach dem Anfall Schaum vor dem Mund hatten, fragte Handsch denn auch routinemäßig die Angehörigen, wenn er nach einem Krampfanfall hinzugezogen wurde.[368]

Weit häufiger als heute sahen sich die Menschen und mit ihnen die Ärzte damals im Alltag, in ihrer Mitwelt mit epileptischen Anfällen in diesem weiten Sinne konfrontiert. So erzählte Handschs Stiefmutter ihm von einem Bettler, der zu ihnen ins Haus gekommen und in der Stube zu Boden gestürzt sei. Es habe ihn, „grausam geschüttelt, unnd eyn gutte Weil gehalten"[369]. Einen eben durchgemachten epileptischen Anfall vermutete Handsch auch bei einem Bettlerjungen, den er wie leblos auf einem Platz neben einem Feuer liegen sah. Bei genauerer Betrachtung sah er Schaum vor dem Mund und die Arme zitterten noch ein wenig.[370]

Die Ursachen der Epilepsie fanden die Ärzte schon im hippokratischen Schrifttum abgehandelt. Die berühmte Abhandlung von der „Heiligen Krankheit" hatte die Krankheit auf eine Verstopfung des Schleimabflusses aus dem Gehirn zurückgeführt.[371] Diese Auffassung blieb auch in Mittelalter und Renaissance lebendig und wurde weiterentwickelt.[372] Überflüssiger, dicker Schleim im Gehirn, so erklärten führende Autoritäten wie Jean Fernel und Handschs Lehrer Giovanni Battista da Monte, verstopfte die Hirnventrikel (die als der primär Ort der Hirnfunktionen galten) oder die Öffnungen oder Kanäle, über welche die Seelengeister aus den Ventrikeln, in

---

365 Beispielsweise Cod. 11183, fol. 289v, zum Tod der „Contralorin", die zunächst Krämpfe und dann Lähmungserscheinungen an Armen und Beinen hatte und schließlich nach einem epileptischen Anfall starb; Cod. 11205, fol. 227v, zu einem Kind, das nach der Erzählung der Mutter während der Anfälle die Augen verdrehte und Schaum vor dem Mund hatte, danach zwar wieder lachte, aber bald darauf starb; Cod. 11238, fol. 140v, zu einem Bericht Bellocatis über einen Kranken, der im Zuge eines Dreitagesfiebers binnen einer Stunde fünf Anfälle hatte und am folgenden Tag starb.
366 Cod. 11205, fol. 2r.
367 Cod. 11205, fol. 402v.
368 So auch Da Monte, Consultationum (1554), S. 63; einschlägige Schilderungen bei Handsch u. a. in Cod. 11183, fol. 95v, fol. 123v, fol. 193r, fol. 260r, fol. 418v, fol. 423v, fol. 430 und fol. 442r.
369 Cod. 11205, fol. 430r.
370 Cod. 11205, fol. 505v.
371 Temkin, Falling sickness (1971).
372 Eadie/Bladin, A disease once sacred (2001).

den Körper strömten, Sie taten dies allerdings nicht vollständig, wie beim Apoplex, sondern nur teilweise. Die Seelengeister kämpften daraufhin in ungeordneter Bewegung gegen den Widerstand an und riefen so unkontrollierte Bewegungen und heftige Krämpfe hervor. Bei einem Jungen, der sich nach den Anfällen nur langsam bewegte und ihm sehr dümmlich schien, führte Handsch die Epilepsie in diesem Sinne auf angesammelten Schleim zurück.[373] Als typisch galt zudem das kraftvolle Zusammenpressen der Zähne. Schwere Bissverletzungen der Zunge zählen bis heute zu den gefürchteten Folgen eines epileptischen Anfalls. Laien wie Ärzte suchten dieser Gefahr zu begegnen, indem sie den Krampfenden einen hölzernen Löffel, ein mit Stoff umwickeltes Stückchen Holz oder auch eine Wachskerze zwischen die Zähne schoben, wenn das noch möglich war.[374]

Mitte des 16. Jahrhunderts war die durch schleimige Verstopfung behinderte Bewegung der Seelengeister nicht mehr die einzige Erklärung. Jean Fernel zufolge konnten auch Abszesse oder Krankheiten der Gehirnhäute Epilepsien hervorrufen, wie die Öffnung des Schädels verstorbener Epileptiker ans Licht bringe.[375] Die Epilepsie konnte nach ärztlichem Verständnis zudem von giftigen Dämpfen („vapores") oder von einer „schlechten" („mala") „giftigen" („venenosa") Qualität herrühren, die aus den unteren Körperregionen ins Gehirn aufstieg. Ihre Quelle konnte konnte die Gebärmutter mit zurückgehaltenem Menstrualblut, aber im Einzelfall selbst eine verletzte Fingerspitze sein.[376] Da Monte zufolge nannte man diese giftige Qualität, die sich im Körper ausbreitete, eine *aura*.[377] Die eigentliche Ursache der Epilepsie verortete sich in diesen Fällen also nicht im Gehirn, sondern in tieferen Körperregionen.[378] Man sprach in diesem Zusammenhang auch von einer Epilepsie „per consensum" oder „per sympathiam", also wörtlich aus „Mitleiden"[379] oder schlicht beispielsweise von einer „Magenepilepsie" („epilepsia stomachica"). Als ein erzherzoglicher Kaplan plötzlich an Armen und Beinen heftig zu zittern begann, führte Handsch dies angesichts der gelblich verfärbten Augen auf beißende gallige Dämpfe zurück, die zum Hirn aufgestiegen seien.[380] Sein Kollege Willenbroch vermutete, nachdem er den Harn eines Kranken beschaut hatte, eine klebrige Galle, die durch Hitze „scharpff" geworden sei und, „wenn sie also aufdempfft", die Hirnhäute steche und beiße.[381]

---

373 Cod. 11205, fol. 119r.
374 Cod. 11183, fol. 380v, fol. 406r und fol. 415r; siehe auch Cod. 11183, fol. 237r, zu einem speziell für diese Zwecke gefertigten, mit Löchern versehenen silbernen Löffel, der jedoch nach Handschs Einschätzung die Zähne zu beschädigen drohte.
375 Fernel, Universa medicina (1644), S. 495.
376 Da Monte, Consultationum (1554), S. 64 und S. 97; Fernel, Universa medicina (1644), S. 495.
377 Da Monte, Consultationum (1554), S. 63f; der Begriff „Aura" bezeichnet heute die subjektive Wahrnehmung der Veränderungen, die Epileptikern das Nahen eines Anfalls anzeigen
378 Fernel, Universa medicina (1644), S. 495.
379 Da Monte, Consultationum (1554), S. 97.
380 Cod. 11183, foll. 345v-346r.
381 Cod. 11206, fol. 37v.

Bei Säuglingen, so lernte Handsch von seinem Mentor Gallo, rührte die Epilepsie regelmäßig nicht von überflüssigem Schleim im Gehirn her, sondern von einem schwachen Gehirn oder schädlichen Dämpfen. Nach Da Monte konnten auch lebendige oder abgestorbene Würmer, wie sie in den ersten Lebensjahren besonders häufig vorkamen, Dämpfe freisetzen und so Krampfanfälle hervorrufen.[382] Als das Töchterchen des erzherzoglichen Hofwundarztes Hildebrand einen Anfall hatte, bei dem es mit halbgeöffneten Augen Arme und Beine hin und her warf, gab Willenbroch dem Kind folgerichtig ein Mittel gegen Würmer.[383] Handschs Lehrer Gallo griff bei Kindern gerne zu Rhabarbersirup als vorzüglichem Mittel gegen Würmer und Epilepsie,[384] und Handsch notierte sich auch das Rezept für ein „Pulver gegen Epilepsie und Würmer".[385]

Es gab einige prädisponierende und krankheitsverstärkende Elemente. Geschwächte, erschlaffte Nerven galten als förderlich. Handsch notierte sich in diesem Sinne als „allgemeine Regel" („regula generalis"), dass bei Epileptikern Bäder schädlich seien und ihnen Geschlechtsverkehr grundsätzlich zu untersagen sei, weil er die Nerven schwäche.[386] Als Gallo in einem Briefkonsil einem Epileptiker unter anderem Essig verbot, vermutete Handsch den Grund dafür darin, dass Essig schlecht für die Nerven sei.[387] Auch Wein galt als gefährlich.[388] Bei Säuglingen konnte das Trinkverhalten von Müttern und Säugammen erfahrungsgemäß die Entstehung von Anfällen fördern. Insbesondere die Säuglinge von Müttern, die dem Wein sehr zusprachen, beobachtete Handsch in Leipa, litten an Epilepsie.[389] Handsch beobachtete auch wiederholt das Auftreten einer Epilepsie nach Koliken.[390]

Als wichtiger unmittelbarer Auslöser eines epileptischen Anfalls galten starke Affekte,[391] heftiger Zorn vor allem, der die schleimige Materie im Gehirn in Bewegung setze, die darauf die Ausgänge der Hirnkammern verstopfte.[392]

In der Behandlung der Epilepsie setzten die Ärzte neben den bereits erwähnten Wurmmitteln auf eine Reihe von pflanzlichen Mitteln, darunter Nieswurz und das

---

382 Da Monte, Consultationum (1554), S. 97.
383 Cod. 11183, fol. 409r.
384 Cod. 11183, fol. 244r.
385 Cod. 11206, fol. 29r.
386 Cod. 11240, fol. 88r.
387 Cod. 11205, fol. 310v.
388 Cod. 11205, fol. 310v.
389 Cod. 11205, fol. 311r, „vinosae"; s. a. Cod. 11207, fol. 58r, zu den Säugammen; inwieweit solche Säuglingskrämpfe bei stark trinkenden Müttern oder Ammen womöglich aus heutiger Sicht auf die giftigen Wirkungen des Alkohols oder gar auf Entzugserscheinungen zurückzuführen waren, lässt sich rückblickend nicht zuverlässig beurteilen.
390 Cod. 11183, fol. 320r, zum Ambraser Hofmaler Teuffel; verallgemeinernd zu Tirol, Cod. 11183, fol. 321r und fol. 296v, „in hac regione fieri solet".
391 Da Monte, Consultationum (1554), S. 66.
392 Cod. 11205, fol. 149r.

klassische Mittel gegen die Epilepsie, die Päonie oder Pfingstrose.[393] Handsch erwähnte wiederholt auch den äußerlichen Einsatz von Raute oder Päonienwurzel an den Füßen oder Pobacken.[394] Die Schwere der Krankheit und die dramatischen Symptome riefen in den Augen mancher Ärzte auch nach mineralischen Präparaten wie Antimon und Salpeter.[395] Dazu kamen Spezifika, darunter auch diverse tierische Mittel.[396] So fand Handsch in einem Büchlein den Hinweis auf ein *novum experimentum*, wonach sich die Knochen der grünen Eidechse bei der Epilepsie als sehr nützlich erwiesen hätten.[397]

Nicht zuletzt kamen Mittel und Verfahren zum Einsatz, die auf übernatürliche Heilkräfte setzten. Dem im 16. Jahrhundert noch vielzitierten Werken des Antonio Guainerio entnahm Handsch die Empfehlung von Amuletten und Segenssprüchen („carmina") als Mittel gegen die Epilepsie.[398] Er notierte sich zudem eine ganze Reihe von Praktiken, die in der Laienwelt gegen die Epilepsie angewendet wurden. Im Anfall selbst, so lernte er von einer seiner Wirtinnen, sei es hilfreich, Haare abzuschneiden, sie in eine Flamme zu halten und dann vor die Nase der Krampfenden zu halten.[399] Ein Bekannter erzählte ihm von seiner vornehmen Herrin, der man zwei Schädel geschenkt habe, einen männlichen und einen weiblichen, die sie habe vergolden lassen. Frauen müssten zur Vorbeugung gegen epileptische Krämpfe aus dem weiblichen, Männer aus dem männlichen Schädel trinken.[400] Man zeigte Handsch auch ein spezielles aus Haaren und Kugeln gefertigtes „Handband" gegen die Epilepsie.[401] Nach volkstümlicher Meinung („vulgi opinione"), so Handsch, würden Epileptiker geheilt, wenn sie aus der Hand eines Scharfrichters das Blut eines frisch Geköpften tränken; seine Stiefmutter habe ihm allerdings von einem erzählt, bei dem das nichts geholfen habe.[402]

---

393 Eine ausführliche Untersuchung der Behandlung der kindlichen Epilepsie in den kinderheilkundlichen Werken der Zeit bietet Manzke, Remedia (2008), S. 71–89.
394 Beispielsweise Cod. 11206, fol. 28v; Cod. 11210, fol. 138r, zur Pfingstrosenwurzel.
395 Cod. 11205, fol. 132v und fol. 133r; Cod. 11207, fol. 83v, zu Salpeterpillen.
396 Schattner, Bewältigungsverhalten (2012), S. 58
397 Cod. 11240, fol. 149r.
398 Cod. 11106, fol. 185v; Heilzauber, Segenssprüche und ähnliche Mittel blieben auch in der Folgezeit verbreitet (Schattner, Bewältigungsverhalten (2012), S. 61).
399 Cod. 11183, fol. 321r.
400 Cod. 11205, fol. 307v, „contra epilepsiam".
401 Cod. 11205, fol. 171v.
402 Cod. 11205, fol. 469r; zu dieser verbreiteten Vorstellung s. a. Schild, Blut (2007); im ausgehenden 17. Jahrhundert ist diese Praxis beispielsweise aus Nürnberg überliefert, wo das aufgefangene Blut von Hingerichteten den armen Fallsüchtigen gegeben wurde (Schattner, Bewältigungsverhalten (2012), S. 56).

Apoplexie und Paralyse

Die Apoplexie, lateinisch *apoplexia*, auf Deutsch der „Schlag" oder „die Handt Gottes"[403] war damals der Inbegriff eines plötzlichen Todes. Bis heute sprechen wir, im übertragenen Sinne, von Menschen, die wie „vom Schlag gerührt"[404] oder „getroffen" scheinen. Handsch verzeichnete in seinen Notizbüchern eine ganze Reihe von Fällen. Manche kannte er aus Erzählungen. Danach starb der Trentiner Kardinal Bernardo Cles an einer *apoplexia*, als er gerade ein Gastmahl vorbereitete.[405] In Prag verschied ein 35-jähriger Jesuit, der noch vier Stunden zuvor zur Prager Burg hinaufgestiegen war.[406] Andere Fälle erlebte Handsch in seinem unmittelbaren Umfeld. So wurde Ulrich Lehner zu einem Mann gerufen, der eines Morgens plötzlich nicht mehr sprechen und schreiben konnte und Schaum vor dem Mund hatte. Er starb einen Tag später röchelnd.[407] Handsch war auch in der Nacht bei Lehner, als dieser selbst einer *apoplexia* erlag.[408]

Als ein wichtiges Anzeichen für eine nahende *apoplexia* galt Ärzten wie Laien ein Schwindelgefühl.[409] Manche Patienten hatten auch Krampferscheinungen, wie die erst circa 20-jährige Maria in Ambras, die nach ärztlichem Urteil an einer „Vergicht" litt, kurz bevor sie einer *apoplexia* erlag.[410] Zur Vorbeugung war Handsch zufolge der Lavendel dienlich oder man kaute Senf.[411] Der sächsische Kurfürst soll einen alten Mann mit dem Rauch von Bernstein gerettet haben, als dieser in einen der *apoplexia* ähnlichen Zustand zu fallen drohte.[412]

Die *apoplexia*, das hat sie mit dem davon abgeleiteten modernen Begriff „Apoplex" für „Schlaganfall" gemein, war nicht immer tödlich. Von einem „Stuck vom Schlag" sprachen Laien in diesem Zusammenhang.[413] Die Folgen waren zuweilen auf mehr oder weniger schwere Lähmungserscheinungen begrenzt, auf eine *paralysis*, häufig in Form einer Halbseitenlähmung, einer *hemiplegia*, wie sie bis heute als typisches Zeichen eines Schlaganfalls gilt. Die Patienten konnten Arme und Beine der betroffenen Seite nicht mehr bewegen oder schleppten das Bein zumindest nach[414] und verzogen den Mund nach einer Seite.[415] Lähmungserscheinungen galten insofern

---

403 Cod. 11183, fol. 348v.
404 Im Lateinischen verwendete Handsch die Formulierung „tactus apoplexia" (Cod. 11183, fol. 142r).
405 Cod. 11205, fol. 237v.
406 Cod. 11183, fol. 123r.
407 Cod. 11205, fol. 236v.
408 Cod. 11183, fol. 433v.
409 Cod. 11183, fol. 460v; Cod. 11207, fol. 194v, zu einem Patienten mit Schwindel, dem war, als wolle ihn eine *apoplexia* erfassen. „Vergicht" ist hier wie „Gichter" wohl mit „Krämpfe" zu übersetzen.
410 Cod. 11183, fol. 466r.
411 Cod. 11205, fol. 122r.
412 Cod. 11251, fol. 38v.
413 Cod. 11183, fol. 433v.
414 Cod. 11183, fol. 142r.
415 Cod. 11183, fol. 245r.

als ein wichtiges Warnzeichen für eine drohende *apoplexia*. Manche Patienten lebten nach einer gelinde verlaufenden *apoplexia* noch viele Jahre. Allerdings drohte, wie Handsch in diversen Fällen erlebte, stets und manchmal schon nach Stunden oder Tagen eine zweite, tödliche *apoplexia*.[416]

Die ärztliche Erklärung der *apoplexia* ähnelte in wesentlichen Punkten jener der *epilepsia*. Es gebe im Gehirn zwei Arten von Exkrementen, lernte Handsch schon im Anatomieunterricht bei Falloppia. Die dampfförmigen, rauchigen Exkremente könnten über die Schädelnähte entweichen. Die dickeren, zäheren, schleimigeren dagegen könnten sich nur über die größeren Gänge entleeren, die aus dem Schädel hinausführten. Gelinge das nicht, dann drohten *apoplexiae*.[417] Er selbst pflege den Leuten zu sagen, meinte Handsch später, sie sollten versuchen, sich an ihre Träume zu erinnern, wenn sie Angst hätten, vom Schlag gerührt zu werden. Wenn sie sich nicht erinnern könnten, sei das nämlich ein Zeichen dafür, dass ihre *virtus imaginativa* durch die Gegenwart schleimiger Materien („materiae pituitosae") einzutrüben beginne, die gewöhnlich für die *apoplexia* verantwortlich sei. Wenn sie sich dagegen gut an ihre Träume erinnern könnten, deute das auf freie Ventrikel hin.[418] Im Frühjahr sei die Gefahr einer *apoplexia* wie die einer *epilepsia* und eines Zerreißens der Lungenvenen besonders groß, weil in dieser Zeit die *humores peccantes* verstärkt bewegt würden, vermerkte er an anderer Stelle, offenbar ebenfalls auf eine Verstopfung der ausführenden Gänge durch die in Bewegung versetzte Materie anspielend.[419] Auch ein erbliches Moment hatte in diesem Erklärungsmodell Platz. Handsch berichtete von Patienten, die auch deshalb eine *apoplexia* befürchteten, weil Eltern oder Geschwister an ihr gestorben waren.[420] Handsch teilte diese Einschätzung und gab eine anatomische Erklärung. So wie sich die Menschen äußerlich im Aussehen unterschieden, seien manche Menschen von Geburt an besonders gefährdet, weil sie engere Ventrikel hätten, die leichter verstopften.[421]

Die *apoplexia* stand somit aus zeitgenössischer Sicht der *epilepsia* sehr nahe. Bei beiden Krankheiten verloren die Patienten das Bewusstsein, wenn auch im Fall der *epilepsia* nur vorübergehend. Wie die *epileptici* hatten auch *apoplectici* nach der Beobachtung der Ärzte häufig Schaum vor dem Mund. Bei der *epilepsia* verstopfte der Schleim die Schädelausgänge nur nicht so vollständig wie bei der *apoplexia*. Wie Handsch am Beispiel des Hofmalers Teuffel beobachtete, konnten Patienten daher zunächst epileptische Anfälle und schließlich – offenbar vermutete er nun eine vollständige Verstopfung – eine tödliche *apoplexia* erleiden.[422] Bei beiden Krankheiten galten unter Ärzten wie Laien heftige Affekte und insbesondere Zorn als wichtige

---

416 Cod. 11183, fol. 50v, fol. 399v und fol. 433v; Cod. 11205, fol. 127v.
417 Cod. 11210, fol. 24r.
418 Cod. 11205, fol. 302v.
419 Cod. 11207, fol. 182r.
420 Cod. 11183, fol. 348v.
421 Cod. 11206, fol. 126r.
422 Cod. 11183, fol. 411v.

Auslöser.[423] So hieß es von König Matthias, der mit nur 47 Jahren ganz unvermutet starb, er habe wegen eines heftigen Zorns („ex magna ira") beim Essen einen tödlichen Schlaganfall erlitten.[424]

Vor allem in der Laienwelt gab es neben der Deutung der *apoplexia* als Krankheit des Gehirns jedoch noch eine zweite und möglicherweise – hier fehlt es an ausreichenden Quellen – sogar vorherrschende Deutung. Sie schlug sich in einem synonym gebrauchten Begriff nieder, der in der medizinischen Laienwelt bis in die jüngste Vergangenheit verbreitet war, dem „Schlagfluss". Typisches Merkmal war auch hier das sehr plötzliche, dramatische Krankheitsgeschehen, der „Schlag", mit oft tödlichem Ausgang. Wie die Rede vom „Schlagfluss" jedoch schon andeutet, galt der „Schlag" hier als eine Unterform eines „Flusses".[425] Die Krankheitsmaterie floss zum Herzen, das damit zum entscheidenden Ort des tödlichen Geschehens wurde. In diesem Sinne hatte ein erzherzoglicher Kanzlist, Handschs Bericht zufolge, aufgrund seiner massiven Brustbeschwerden Angst, er könne von einer *apoplexia* „ex catarrho", die also von einer herabfließenden Krankheitsmaterie herrührte, bedroht sein. Es sei ihm „seltzam worden, ist im eng und angstig umb die Brust als müst er sterben, und ist im der lincke Arm schwer worden."[426]

Auch in der ärztlichen Medizin waren die Grenzen zwischen der Deutung als Krankheit des Gehirns und des Herzens nicht immer klar. An einer Lähmung allein sterbe man nicht, meinte Handsch an einer Stelle. Es müsse etwas wie eine *apoplexia* hinzukommen, „bei der das Herz erstickt wird".[427] Von einem Tod an „Erstickung" schrieb er auch im Zusammenhang mit manchen *apoplectici*, vermutlich aufgrund von deren terminalem Röcheln.[428] Die Ärzte teilten zudem die Einschätzung der Laien, wonach beleibte Menschen besonders gefährdet waren, was ebenfalls eher auf das Herz und die Gefäße verwies. Bei der angeborenen wie bei der erworbenen Beleibtheit („obesitas"), erklärte Gallo Handsch aus seiner Lektüre des Rhazes, seien die Venen nämlich eng und könnten leicht verstopfen. Deshalb fielen feiste Menschen („pingues") leichter Lähmungen und *apoplexiae* zum Opfer.[429] Bei Haly Abbas fand Handsch zudem, dass eine *plethora*, ein Überfüllung des Körpers und der Gefäße mit

---

423 Cod. 11205, fol. 149r, zur Überzeugung der „vulgares"; Cod. 11183, fol. 51r, zum leicht erzürnbaren („iracundus") Eduard Seidelhuber, der zunächst eine Halbseitenlähmung erlitt und später starb.
424 Cod. 11193, fol. 474v; Ähnliches, so notierte Handsch an gleicher Stelle, erzählte man sich vom böhmischen König Wenzel.
425 An einer Stelle vermerkte Handsch zudem als einen *error vulgi*, dass die Leute meinten, bei der *apoplexia* falle vom Gehirn ein Tropfen Blut ins Herz. Für diese Vorstellung habe ich in der zeitgenössischen Literatur bislang keine Belege gefunden.
426 Cod. 11183, fol. 450v.
427 Cod. 11205, fol. 270v.
428 Cod. 11205, fol. 236v und fol. 237v, zu Kardinal Bernardo Cles.
429 Cod. 11205, fol. 268v; wie Handsch an anderer Stelle ausdrücklich vermerkte, konnten jedoch auch Magere eine *apoplexia* erleiden (Cod. 11183, fol. 449: „Macilenti etiam apoplectici"); vgl. Stolberg, „Abhorreas pinguedinem" (2012).

Blut, zu Lähmung und *apoplexia* führe. Ständiger Schweiß im Gesicht sei ein wichtiges Zeichen.[430]

Die Doppelgesichtigkeit des „Schlags" als Krankheit des Gehirns und des Herzens und der Gefäße im Körper ist wichtig für die historische Deutung zahlreicher vormoderner Quellen. Wenn in diesen von Menschen die Rede ist, die an einem „Schlag" oder einem „Schlagfluss" gestorben seien, können wir rückblickend in der Regel nicht wissen, ob es sich um einen Apoplex, also einen „Hirnschlag" oder „zerebralen Insult", im modernen Sinn handelte oder ob aus heutiger Sicht womöglich das Herz der entscheidende Ort des Krankheitsgeschehens war, wie beispielsweise bei einem Herzinfarkt. Die „pressura" und die „angustia pectoris"[431] und die „Schwere" im linken Arm beispielsweise, über die der oben erwähnte Kanzlist klagte, würde bei heutigen Ärztinnen und Ärzten sofort den hochgradigen Verdacht auf eine Angina pectoris und einen drohenden Herzinfarkt wecken. Wer also, wie es in der Geschichtsschreibung verbreitet geschieht, den Tod historischer Persönlichkeiten, gegründet auf die damalige Diagnose eines „Schlagflusses" oder einer „Apoplexia" und ohne Anführungszeichen zu verwenden, auf einen Schlaganfall oder Apoplex zurückführt, riskiert krasse Fehlurteile. Wir können nur ziemlich sicher sein, dass sie eines plötzlichen Todes starben – der im Einzelfall auch noch ganz andere Ursachen gehabt haben kann. Ansonsten machen allenfalls Berichte über vorangehende Lähmungserscheinungen oder Beschwerden im Brustbereich die eine oder die andere Erklärung wahrscheinlicher.

Melancholie und Wahnsinn

Die „Melancholie", lateinisch „melancholia", hat in der historischen Erforschung der Renaissance große Aufmerksamkeit erfahren, auch von literatur- und kunsthistorischer Seite.[432] Die Mehrdeutigkeit des Begriffs „melancholia" und des davon abgeleiteten Adjektivs „melancholicus" hat jedoch auch zu mancherlei Missverständnissen Anlass gegeben. Drei aufeinander aufbauende Bedeutungsebenen von „melancholia" und „melancholicus" gilt es zu unterscheiden. „Melancholia" – von den griechischen Wörtern für „schwarz" und „Galle" abgeleitet – bezeichnete zunächst einen der vier natürlichen Säfte im Körper, die schwarze Galle. Sie galt als kalt und trocken und von zäher Beschaffenheit. Ihr primärer Ort im Körper war die Milz,

---

430 Cod. 11205, fol. 268v.
431 Cod. 11183, fol. 450v.
432 Die klassische Studie ist Klibansky, Panofsky und Saxl, Saturn und Melancholie (1992); s. a. Steiger, Melancholie (1996); Sullivan, Beyond melancholy (2016); Überblicke über die langfristige historische Entwicklung bei Fischer-Homberger, Hypochondrie (1970) und Jackson, Melancholia (1986).

deren Größe, Falloppia zufolge, mit der Menge an schwarzer Galle variierte, die sich in ihr anhäufte.[433]

Herrschte die schwarze Galle im Körper eines Menschen vor, so war er von melancholischem Temperament, oder kurz ein „melancholicus". Er zeichnete sich typischerweise durch bestimmte körperliche und charakterliche Merkmale aus, ohne deshalb krank zu sein. Zu diesen zählte die mittelalterliche Tradition unter anderem dunkle Haut und dunkles Haar, eine Neigung zum Alleinsein und eine gewisse Traurigkeit, Geiz und ein gutes, „zähes" Gedächtnis. Im Renaissancehumanismus erfuhr das „melancholische" Temperament unter dem Einfluss des Neoplatonismus eine Neubewertung. Marsilio Ficino (1433–1499) und zahlreiche nachfolgende Autoren griffen eine Stelle aus den (pseudo-)aristotelischen *Problemata* auf, der zufolge sich die *melancholici* – Ficino zählte sich zu ihnen – durch herausragende geistige Leistungen auszeichneten.[434]

Die dritte Bedeutungsebene war „melancholia" als Krankheitsbegriff. Der Unterschied zum melancholischen Temperament ist in der historischen Forschung häufig übersehen worden und es gab tatsächlich Überschneidungsbereiche. Manche Fälle der Krankheit „melancholia" wurden auch in der Renaissace auf eine zu starke, schließlich krankhafte und krankmachende Vorherrschaft der natürlichen schwarzen Galle zurückgeführt. Wie die meisten anderen Krankheiten wurde jedoch auch die „Melancholie" im 16. Jahrhundert in aller Regel nicht auf ein Säfteungleichgewicht, sondern auf eine besondere, in diesem Fall schwarze und oft, genauer gesagt, schwarz verbrannte Krankheitsmaterie zurückgeführt. Diese konnte aus natürlicher schwarzer Galle hervorgehen, wenn diese übermäßig erhitzt wurde und Dämpfe von ihr aufstiegen.[435] Aber auch gelbe Galle und selbst Blut konnten sich so stark erhitzen, dass sie schwarz verbrannten. Dieser verbrannten, im weiteren Sinne schwarzgalligen Krankheitsmaterie, im Lateinischen auch oft „atra bilis" genannt, schrieben die Ärzte eine besonders scharfe, beißende Qualität zu. Sie galt auch als wichtige Ursache von Geschwüren und anderen Hautveränderungen. Parallel hierzu lösten sich auch die Grenzen zwischen *melancholia* und *mania*, der Raserei, weiter auf, die schon im Mittelalter nicht immer klar von einander geschieden wurden. „Melancholia" wurde im Wesentlichen zum Überbegriff für verschiedene Erscheinungsformen von „Irresein" oder „Wahnsinn", mit Symptomen, die von gewältiger Raserei, über abgrundtiefe, grundlose Traurigkeit bis hin zu großer Ängstlichkeit reichen konnten.

Auch die Lykanthropie, der Werwolfwahn, galt als Spielart der krankhaften Melancholie. Handsch sah in Prag einen Landmann, der sich, vielleicht aus Armut, auf den Feldern im Stroh versteckte. Man fand ihn, als man nach einem verschwundenen Jungen suchte. Der Landmann erklärte, er sei ein Wolf und fresse ständig Kinder. Man

---

433 Cod. 11210, fol. 2r.
434 Ficino, De triplici vita (1978); Wittstock, Melancholia translata (2011).
435 So Drembach, De atra bile ([1548]), Aii: „Quandoque in homine ita aßatus adustusque deprehendatur [melancholicus humor], ut eum inde morbum efficiat, qui etiam absque febre mentem infestet, timorem et moestitiam pariat."

brachte ihn ins Hospital und behandelte ihn dort, indem man ihn zur Ader ließ, bis er in Ohnmacht fiel.[436] Bei milderen Verläufen neigten die Lykanthropie-Kranken zur Einsamkeit und zeigten eine besondere Affinität zu Friedhöfen und Leichen. Körperlich äußerte sich die Krankheit vor allem in Geschwüren an den Beinen, die sich als Folge der beißenden, verbrannten schwarzgalligen Materie deuten ließen.[437]

Die drei Bedeutungsebenen des „Melancholischen" und ihre Verflechtung schlagen sich auch in Handschs Notizen wieder. Diversen Patienten schrieben Handsch selbst und die Ärzte in seinem Umfeld eine „melancholische" *complexio* zu.[438] Insbesondere ein dunkel gerötetes Gesicht wies Gallo zufolge in diese Richtung.[439] Bei manchen Patienten vermuteten die Ärzte eine gemischte cholerische und melancholische *complexio*: gelbe und schwarze Galle herrschten hier nebeneinander vor.[440] Im Falle eines blutspuckenden erzherzoglichen Sekretärs äußerte sich dies in einem schwarzen Bart, einem geröteten Gesicht und einem massigen Körper.[441]

Die schwarze Galle stellte sich manchmal dem bloßen Auge dar. Immer wieder schilderte Handsch die *melancholia*, die er als schwärzliche Materie im Aderlassblut[442] oder im Stuhl sah, manchmal auch in seinem eigenen.[443] Auch ein medizinischer Laie wie Erzherzog Ferdinand konnte zu dem Schluss gelangen, sein Stuhl sei „melancholisch"; Handsch beschrieb ihn als „schwarzlich graw, tunckel".[444] Allerdings handelte es sich hier nach ärztlichem Dafürhalten meist um eine bereits krankhaft veränderte, verdickte und insbesondere verbrannte schwarze Galle, wie sie bespielsweise auch als Sand im Bodensatz eines Harnglases zu sehen war.[445] Trincavella führte in Padua die starke Verhärtung der Milz einer Frau auf eine „materia crassa, melancholica" zurück.[446] Im Fall des späteren Kaisers Maximilian II. kam Trincavella zu dem Schluss, dieser sei von heißem, trockenem Temperament und erzeuge viel Blut, das aber durch „Verbrennung" („ex exustione") zum Melancholischen neige, wie seine Ausscheidungen und seine Hautveränderungen zeigten.[447] Ein heißes, trockenes Temperament verwies auf eine Vorherrschaft der gelben, nicht der schwarze Gallen; sie galt als kalt. Auch bei dem Trentiner Buchhändler Hieronymus, vermutete Handsch, die heiße Leber mache verbranntes, „melancholisches" Blut.[448]

---

436 Cod. 11226, fol. 79v.
437 Stolberg, Lykanthropie (2001); Metzger, Wolfsmenschen (2011).
438 Beispielsweise Cod. 11183, fol. 113r; Cod. 11205, fol. 324r.
439 Cod. 11207, fol. 29r; Gallo widersprach hier Handsch, der, vermutlich aufgrund der Rötung, ein sanguinisches Temperament vermutet hatte.
440 Cod. 11205, foll. 324r-v.
441 Cod. 11205, fol. 482v
442 Cod. 11206, fol. 34r; Cod. 11204, 34r.
443 Cod. 11183, fol. 165r und foll. 200r-v.
444 Cod. 11204, fol. 34r.
445 Cod. 11205, fol. 124v.
446 Cod. 11238, fol. 89r.
447 Cod. 11207, fol. IIr.
448 Cod. 11238, fol. 138v.

Wie schon im Zusammenhang mit der Lykanthropie angedeutet, galten scharfe, verbrannte „melancholische" Säfte auch als wichtige Ursache von Hautveränderungen. Antonio Fracanzano empfahl Erdrauch als Mittel, um „melancholische Säfte" zu „verdauen", die unter anderem krankhafte Hautveränderungen hervorriefen.[449] Selbst die Franzosenkrankheit führten die Ärzte unter anderem auf eine verbrannte, melancholische Materie zurück, vermutlich wegen der ausgeprägten Hauterscheinungen.[450]

Die Rede von der „Melancholia" und den „melancholici" zielte jedoch in Handschs Notizen – und Analoges finden wir in anderen praxisnahen Quellen der Zeit – vor allem auf jenes recht klar umschriebene Krankheitsbild, das die Ärzte einer krankhaften, verbrannten oder in anderer Weise widernatürlichen „melancholischen" Materie zuschrieben. Es trat in verschiedenen Unterformen mit jeweils charakteristischen Symptomen in Erscheinung. Die *melancholia* in diesem Sinne spielte in Handschs Aufzeichnungen eine herausragende Rolle. Er dokumentierte eine ganze Reihe von einschlägigen Fällen und manche seiner Einträge waren ungewöhnlich ausführlich und detailliert. Die *mania* dagegen, die die mittelalterlichen Autoren noch von der *melancholia* abgegrenzt hatten,[451] erwähnte Handsch nur vereinzelt und meist in enger Verbindung mit der *melancholia*, in Wendungen wie „maniaci melancholici".[452] Die *insani*[453] und *maniaci*, Menschen mit ausgeprägten Wahnideen und „irrem" und selbst gewalttätigem Verhalten, rechneten Handsch und die Ärzte in seinem Umfeld ebenso zu den *melancholici* wie Patienten, die vor allem über Traurigkeit, Niedergeschlagenheit und Ängstlichkeit klagten.

Die Krankheitsbilder der im Wortsinn wahnsinnigen oder rasenden *melancholici* waren mitunter sehr dramatisch und erinnern an jene, die die heutige Psychiatrie als psychotische Episoden bei einer Schizophrenie beschreibt.[454] Ein 25-jähriger melancholischer Kantor beispielsweise hielt sich für Gott und erklärte, er habe die Innsbrucker Berge geschaffen. Er riss sich die Kleider vom Leib und rieb sich mit Kot ein. Er wollte die Ärzte umarmen und manchmal sang er auch. Als Mattioli ihn mit einer Rute schlug, verstummte er. Später weinte er viel und wurde schließlich als Unsinniger („amens") nach Hause gebracht.[455] Eine junge melancholische Frau redete ein Jahr lang mit niemandem, nicht einmal mit ihren Angehörigen. Einmal schlug sie auch ihren Kopf gegen die Wand und fluchte ohne erkennbaren Anlass,[456] was, zumal bei

---

[449] Cod. 11238, foll. 95v-96r; Cod. 11238, fol. 123r.
[450] Cod. 11238, fol. 98v.
[451] Demaitre, Medieval medicine (2013), S. 135–138.
[452] Cod. 11207, fol. 5v; Cod. 11226, fol. 75v, Randnotiz zu Willenbrochs Behandlung eines *maniacus*.
[453] Im Englischen ist „insane" heute noch ein gängiger Begriff für „wahnsinnig".
[454] Im Einzelfall deutet sich aus heutiger Sicht auch ein mögliches alkoholbedingtes Delir an, so bei der *melancholia* eines gewissen Fassbinder, der betrunken nach Hause kam und dort so sehr in Raserei verfiel, dass man ihn ans Bett binden musste. Er fluchte und schien niemanden zu erkennen. Nach wenigen Tagen war er wiederhergestellt (Cod. 11183, fol. 426v).
[455] Cod. 11183, fol. 389v.
[456] Cod. 11183, fol. 59v

einer Frau, in einer stark religiös geprägten Gesellschaft weit mehr noch als heute als Zeichen des Wahnsinns gelten durfte. Manche *melancholici* hielten sich für Fürsten. „Was darffst du mich duzen" beschwerte sich in diesem Sinne eine wahnsinnige („insana") junge Frau, die man zu Hause in Ketten gelegt hatte. Sie zerriss ihre Kleider, lag nackt da, lachte zu manchen Zeiten, fluchte zu anderen. Ihr Gedächtnis blieb dabei intakt. Zwischenzeitlich besserte sie sich, aber bei einem Rückfall schlug sie die Buben und Mädchen, denen sie auf der Straße begegnete.[457] In Prag, so ergänzte Handsch seinen Eintrag, konnte ein junger Mann ein Schwert aus der Werkstätte eines Schwertmachers entwenden und lief damit rasend über den Platz. Nur mit Mühe konnte man ihn in den Kerker bringen.[458]

Für ihre Mitwelt wie für sie selbst äußerst belastend war manchmal auch die *melancholia* von Frauen im Wochenbett. Die moderne Medizin kennt ähnliche Phänomene als Wochenbettpsychose.[459] Bei der Frau des Caspar von Mühlstein erlebte Handsch das dramatische Krankheitsgeschehen hautnah. Die Geburt verlief gut. Sieben Stunden nachdem das Wasser gebrochen war, kam die Schwangere nieder. Am vierten Tag nach der Niederkunft begann sie jedoch zu delirieren. Sie meinte, man wolle sie umbringen. Nachdem die Frau des Hofwundarztes Hildebrand ihr verschiedene Mittel gegeben hatte, wurde sie geistig wieder klarer, aber die Besserung hielt nicht an. Man betete in der Kirche für ihr Wohl. Sie phantasierte weiter, sagte zuweilen: „Mein Man ist hin, mein Kindt auch, und ich wil auch bald hinnach". Dazwischen hatte sie klarere Momente. Man gab ihr Kind einer anderen Frau zum Stillen, die selbst auch einen Säugling hatte, und legt einen kleinen Hund an die Brüste der Kranken an, damit er die überflüssige Milch absauge. Der Wochenfluss war allmählich weniger rot. Es schien ihr langsam besser zu gehen, aber sechs Wochen nach der Geburt, hatte sie immer noch Wahnvorstellungen. Sie sprach seltsames Zeug, wollte das Alte und das Neue Testament ausdeuten, warf sich auch einmal vor Willenbroch auf den Boden und betete ihn gleichsam als Christus an. Bei Neumond wurde es wieder schlimmer. Sie fing erneut an zu schreien, versteckte sich unter den Bänken, machte Anstalten, sich zu erhängen – für die Ärzte alles Anzeichen dafür, dass ihre *melancholia* zurückkam. Willenbroch verschrieb ihr Opiate und Antimon, aber ohne Erfolg. Als er schließlich aufgab, übernahm Handsch die Behandlung und verordnete Klistiere, Schlafmittel und andere Arzneien. Allmählich ging es ihr besser. Sie weinte nur manchmal. Vom Ehemann erfuhr er, dass ihre Monatsblutung ausgesetzt habe. Sie war tatsächlich wieder schwanger, wie sich herausstellte, und die Wahnerscheinungen hörten auf.[460]

In einem ähnlichen Fall übernahm Handsch 1563 die Behandlung von Anfang an. Geburt und Nachgeburt verliefen unauffällig. Eine Woche später bekam die Frau jedoch Fieber, Kopfschmerzen und einen Ausschlag an der Brust und begann zu deli-

---

[457] Cod. 11205, fol. 415r.
[458] Cod. 11205, fol. 415r.
[459] Zur jüngeren Geschichte siehe Marland, Dangerous motherhood (2004).
[460] Cod. 11183, foll. 461v-465r.

rieren. Sie glaubte sich dem Tode nahe, forderte die Totenkerze und sagte den Kindern Lebewohl. In den folgenden Tagen schien sie weiterhin den Verstand verloren zu haben. Sie klagte aber nur über ein „gefallenes Gaumenzäpfchen" („uvula lapsa"), hatte viel „Katarrh" im Rachen und konnte kaum sprechen. Einige Tage später setzten die Frauen sie für eine Stunde in eine Badewanne und wuschen ihr den Kopf. Das müsse man nach vierzehn Tagen im Wochenbett so machen, meinten sie. Schließlich veranlasste Handsch einen Aderlass an der *vena saphena* am Bein. Er wusste von Mattioli, dass dieser in solchen Fällen Nutzen versprach, weil er die Menstruation wiederherstellte. Sie kam wieder zu Verstand, saß allerdings zuweilen nachdenklich herum und lachte. Eine andere melancholiekranke Wöchnerin genas zwar wieder, erkrankte aber in der nachfolgenden Schwangerschaft erneut und verletzte eine Magd mit einem Messer.[461]

Das Krankheitsbild anderer *melancholici* war weniger dramatisch. Manche lachten nur ohne Anlass.[462] Oder sie redeten, aus Sicht ihrer Mitwelt, wirres Zeug, hatten „konfuse Phantasien",[463] erzählten seltsame Dinge und Geschichten,[464] etwa vom Teufel,[465] oder sprachen, wie ein *scholasticus melancholicus*, unablässig und teilweise auf Latein über alles Mögliche.[466] „Er redet nerrisch und gehet doch bisweilen auf die Gassen spaziren, kennet die Leute, stellet sich bisweilen freundlich, esset wol", wusste Handsch von einem adligen *melancholicus* zu berichten. Er klage oft, es seien da etliche, „die ynen schelten und des nachts das sie ans Bette klopffen".[467]

Deutlich seltener als auf solche Fälle von unterschiedlich stark ausgeprägtem Wahnsinn kam Handsch in seinen Aufzeichnungen auf eine Erscheinungsform der *melancholia* zu sprechen, die vor allem durch tiefe Traurigkeit oder Niedergeschlagenheit geprägt war und insofern dem heutigen Verständnis von „Depression" näherkommt. „Es ist i[h]n bißweilen wie ein Omacht ankommen und ist traurig worden und i[h]m bange gewesen on Ursach", notierte er zur *melancholia* des Jan von Wartenberg.[468] Jan ging es bald besser. Gravierender war dagegen die *melancholia* eines anderen Adligen namens Wenzel. Er zeigte sich vernünftig und den Ärzten gegenüber respektvoll. Er war jedoch stets traurig („tristis") und Lehner hatte Sorge, er werde sich erhängen.[469] Auch bei anderen Patienten zeigten anhaltende Trauer und Ängstlichkeit eine *melancholia* an[470] oder sie „verkrochen" sich unters Dach.[471] Auf Andeutungen

---

461 Cod. 11183, fol. 470r.
462 Cod. 11183, fol. 59v.
463 Cod. 11205, fol. 262r.
464 Cod. 11205, fol. 238r; Cod. 11240, fol. 37v.
465 Cod. 11183, fol. 176r.
466 Cod. 11205, fol. 235v.
467 Cod. 11205, fol. 224v.
468 Cod. 11183, fol. 239v.
469 Cod. 11205, fol. 237v und Cod. 11240, fol. 37r; er lebt nicht mehr lange, aber ob er sich tatsächlich umbrachte, ist unklar.
470 Cod. 11205, fol. 501r, zur Frau des Oswald Kamm.
471 Cod. 11183, fol. 23r.

beschränkte sich Handsch im Fall eines besonders prominenten Patienten, nämlich dem von Erzherzog Ferdinand II. Den Erzherzog quälten Steine, aber „es war auch ein melancholisches Symptom vorhanden, die Bangickeit", notierte Handsch im Juli 1570, „denn er sagte ihm sei etwas, was er niemanden sagen wolle." Die Ärzte wachten die ganze Nacht bei ihm. Ob der Erzherzog womöglich auf Wahnideen oder gar auf suizidale Gedanken anspielte, bleibt allerdings unklar.[472] Wenige Wochen darauf – sein Steinleiden plagte ihn weiterhin – rief Ferdinand die Ärzte vor Tagesanbruch zu sich und klagte erneut über „Bangikeit".[473]

Eine verbreitet diagnostizierte mildere Sonderform der *melancholia* war die *melancholia hypochondriaca*. Aus ihr sollte sich im Laufe der Frühen Neuzeit das Konzept der *hypochondria* entwickeln, die schließlich, immer mehr von ihrer ursprünglich primär somatischen Assoziationen befreit, zum heute noch vertrauten Begriff für eine übertriebene Krankheitsangst wurde. Der Begriff „hypochondria" verwies auf die Körperregion, in der man den Ursprung der Krankheit verortete, nämlich den Oberbauch. Der Begriff setzt sich aus den griechischen Wörtern für „unter" („hypo") und „Knorpel" („chondros") – gemeint waren die Rippenknorpel – zusammen. Von Bauchraum aus, so die gängige Vorstellung, stiegen krankhafte Dämpfe nach oben, zum Herzen, zur Lunge ins Gehirn. Sie beeinträchtigten deren Funktionen und brachten entsprechende Symptome hervor. Manchmal verwandten die Ärzte auch den vom arabischen Wort für „Bauch" oder „Oberbauch" abgeleiteten Begriff *melancholia myrachalis*.[474]

Im Blick auf die Behandlung der wahnsinnigen *melancholici* kolportierte das medizinische Schrifttum zahlreiche Geschichten von Irren, die angeblich durch eine geschickte Einwirkung auf ihre *ratio* oder durch die gezielte Förderung heftiger Affekte geheilt wurden. Von Lehner hörte Handsch die Geschichte von einer *melancholica*, zu der man einen angeblichen Henker habe bringen lassen und die der Schreck geheilt habe.[475] Die ärztliche Behandlung der wahnsinnigen wie der tief traurigen *melancholici*, wie sie sich in Handschs Notizen niederschlug, spiegelte jedoch weit vorherrschend die ärztliche Deutung der *melancholia* als körperliche Krankheit. In der medikamentösen Behandlung kamen zahlreiche Arzneien zum Einsatz, darunter auch Mittel wie die *terra sigillata*, die armenische Tonerde, der damals eine besonders gute Wirkung gegen Gifte verschiedener Art zugeschrieben wurde.[476] Daneben setzte man auf chirurgische Maßnahmen. Man veranlasste kräftige Aderlässe, notfalls auch bis die Patienten in Ohnmacht fielen, offenbar um auf diese Weise schwarzgalliges, verbranntes Blut zu entleeren und durch neu gebildetes, gesundes zu ersetzen. Gallo vertraute zudem nach Handschs Beobachtung häufig auf die günstigen Wirkungen

---

472 Cod. 11204, fol. 42v, „et aderat quoque symptoma melancholicum, die bangickeit, nam dicebat sibi quid esse quod nemini vellet dicere."
473 Cod. 11204, fol. 44r.
474 Cod. 11226, fol. 75v, Vorlesungsmitschrift zu Trincavella.
475 Cod. 11205, fol. 235v.
476 Cod. 11183, fol. 237v; Cod. 11207, fol. 27v.

einer Kauterisierung mit einem glühenden Brenneisen, wie sie schon Rhazes in solchen Fällen empfohlen habe. Auch dem eben erwähnten tieftraurigen, melancholischen Wenzel ließen die Ärzte oben auf dem Kopf kauterisieren.[477]

Franzosenkrankheit

Eine verheerende neue Seuche breitete sich seit dem ausgehenden 15. Jahrhundert binnen weniger Jahre in ganz Europa aus: der *morbus gallicus*, die „Franzosenkrankheit".[478] Anders als die Pest war die Krankheit nicht unmittelbar tödlich, doch sie zog sich oft über viele Jahre hin und brachte großes Leid über die Menschen. Auch die höchsten Gesellschaftskreise waren betroffen und so mancher berühmter Zeitgenosse wurde mit *morbus gallicus* diagnostiziert. Eines der bekanntesten frühen Opfer war der Humanist Ulrich von Hutten.[479] Mit bemerkenswerter Selbstverständlichkeit erwogen auch die Ärzte Martin Luthers, seine Beschwerden könnten vom *morbus gallicus* herrühren.[480] Ein Bekannter berichtete Handsch von der Behandlung des sächsischen Herzogs und etlicher junger Adliger an dessen Hof.[481] Von Mattioli hörte Handsch, dass sich auch sein eigener Dienstherr, Erzherzog Ferdinand, in frühen Jahren an der Krankheit litt,[482] ebenso wie Karl und Hans Georg Welser, zwei nahe Verwandte von dessen Frau Philippine.[483]

Aus Sicht der modernen Medizin hatte der frühneuzeitliche *morbus gallicus* viel mit der heutigen Syphilis gemein. Die Seuche wurde sehr wahrscheinlich von einem Bakterium verursacht, das dem heute als Erreger der Syphilis anerkannten *treponema pallidum* zumindest sehr ähnlich war. Die meisten Symptome, die damals mit der Diagnose eines *morbus gallicus* verknüpft wurden, von Hautveränderungen und Haarausfall bis zu Geschwulstbildung, heftigem Kopfweh und Ohrensausen gelten heute als Symptome der Syphilis in unterschiedlichen Stadien der Erkrankung. Paläopathologische Untersuchungen an Skeletten fördern Veränderungen an den Tag, wie sie für Syphilis als typisch gelten.[484] Auch die vorwiegend sexuelle Übertragung gilt für Syphilis wie *morbus gallicus*. Selbst der Begriff „syphilis" als Bezeichnung für den *morbus gallicus* wurde bereits im 16. Jahrhundert von Girolamo Fracastoro (1478–

---

477 Cod. 11240, foll. 36v-37r.
478 Überblicke bei Bloch, Ursprung (1901/1911); Leven, Geschichte (1997), S. 36–38 und S. 53–60; Arrizabalaga/French/Henderson, Great pox (1997); Stein, Negotiating (2009), bes. S. 23–66; ich verwende die neuere, englische im Vergleich zur deutschen (Stein, Behandlung (2003)) nochmals deutlich überarbeitete Fassung dieser Studie.
479 Hutten, Artzney (1519).
480 Stolberg/Walter, Martin Luthers viele Krankheiten (2018).
481 Cod. 11207, fol. 222v.
482 Cod. 11204, fol. 37v.
483 Cod. 11183, fol. 202v und fol. 413v.
484 Walker et alii, Evidence (2015).

1553) geprägt,[485] fand allerdings zunächst nur sehr beschränkt Eingang in die Medizin. Auch in Handschs umfangreichen Aufzeichnungen taucht er nur am Rande auf.[486]

Für das historische Verständnis der Erfahrung des *morbus gallicus* und des Umgangs mit der Krankheit in der Frühen Neuzeit ist die Gleichsetzung mit der modernen „Syphilis" freilich nur begrenzt hilfreich und in mancherlei Hinsicht irreführend. Nicht nur verorteten sich die damaligen Bilder und Vorstellungen vom *morbus gallicus* in einem ganz anderen Kontext und wurden von diesem geprägt, nämlich in der herrschenden Lehre von der überragenden Bedeutung von Krankheitsstoffen für das Verständnis der allermeisten Krankheiten. Auch das typische Krankheitsbild des *morbus gallicus*, das wir in zahlreichen Beschreibungen, Fallgeschichten und Selbstzeugnissen von Patienten überliefert finden, stimmt, vor allem im Hinblick auf das Ausmaß und die Intensität der pathologischen Veränderungen, nur teilweise mit dem überein, das die medizinische Literatur heute mit der „Syphilis" verbindet. Das Bild gar, das sich medizinische Laien heute, in Unkenntnis der drohenden vielfältigen pathologischen Veränderungen im Verlauf einer unbehandelten Syphilis, gemeinhin von der Syphilis als „Geschlechtskrankheit" machen, wird der Wahrnehmung und Erfahrung des *morbus gallicus* im 16. Jahrhundert nicht einmal andeutungsweise gerecht. Um anachronistische Missverständnisse zu vermeiden, werde ich daher weiterhin den Begriff „morbus gallicus" oder das damals im Deutschen verbreitet gebrauchte „Franzosenkrankheit" verwenden.

Als typisches Symptom des *morbus gallicus* insbesondere zu Beginn der Erkrankung galt bereits zu Handschs Zeiten bei Männern ein Geschwür an der Eichel, unter der Vorhaut, nicht selten begleitet von einer Schwellung in der Leistengegend.[487] Als ein häufiges frühes Symptom galt zudem eine *gonorrhoea*.[488] Heute verstehen wird darunter ein eigenständiges Krankheitsbild, eine Geschlechtskrankheit, die durch einen besonderen bakteriellen Erreger hervorgerufen wird. „Gonorrhoea" war damals jedoch, dem ursprünglichen, von den griechischen Wörtern für „Samen" und „Fluss" abgeleiteten Wortsinn folgend, keine Krankheitsbezeichnung, sondern ein beschreibender Begriff. Er bezeichnete den krankhaften Abfluss von Samenflüssigkeit – oder was man dafür hielt. Die „kalde Seyche" war Handsch zufolge der laiensprachliche

---

485 Fracastoro, Syphilis (1530).
486 Dem alten Katalog der Österreichischen Nationalbibliothek zufolge machte sich Handsch in Cod. 11126, foll. 146r-148v, Exzerpte aus Da Montes Traktat *De lue syphilidos*; in dem nach einem Mikrofilm angefertigten Digitalisat der Handschrift – das Original konnte ich aus konservatorischen Gründen nicht einsehen – fehlen diese Seiten; stattdessen findet sich der ausdrückliche Hinweis, die Seitenfolge der Verfilmung entspreche jener des Originals. Der Titelseite von Da Monte, Methodus (1553) zufolge, schloss diese Veröffentlichung einen „De syphillidos lue tractatus" ein; der betreffende Textabschnitt in diesem Werk trägt allerdings die Überschrift „Lectiones de morbo gallico" (ebd., foll. 14r-32v).
487 Beispielsweise Cod. 11183, fol. 203r; Cod. 11247, fol. 33r.
488 Cod. 11205, fol. 580v, mit Hinweis auf diverse Patienten, die nach einer *gonorrhoea* eine Franzosenkrankheit entwickelten.

Ausdruck, offenkundig vom Wort „Seichen" für Wasserlassen abgeleitet.⁴⁸⁹ Die *gonorrhoea* in diesem Sinne konnte auch bei Frauen auftreten. So vermutete Handsch eine *gonorrhoea*, einen Abfluss von weiblichem *sperma*, als ihm die Frau des Collinus von einer weißlichen Flüssigkeit berichtete, die zuweilen am Morgen nach dem Beischlaf mit ihrem Mann aus der Scheide fließe. Dafür dass es sich um ihren eigenen Samen handelte, sprach aus Handsch Sicht, dass sie beim Beischlaf nach eigenem Bekunden zuweilen Lust verspürte und sich danach geschwächt fühlte.⁴⁹⁰ Eine *gonorrhoea* im Wortsinn von einem eitrigen Ausfluss zu unterscheiden – wie wir ihn rückblickend in vielen Fällen annehmen würden – war nicht immer leicht. So berichtete Handsch von einem Patienten, der meinte, er wisse nicht, ob es die „Natur", also Samenflüssigkeit, oder vielmehr Eiter sei, was da herauskomme. Nach ein paar Tagen wusste er zu berichten „Es hört nue auf der Unflat, gehet nicht mehr so als vor".⁴⁹¹ Bei einem polnischen Patienten stank der „Samenfluss" sogar regelrecht.⁴⁹²

Die wesentlichen Gründe für eine *gonorrhoea* waren nach ärztlicher Lehre zum einen eine krankhaft veränderte, nämlich allzu wässrige, flüssige oder auch eine übermäßig erhitzte und somit zur Austreibung reizende Samenflüssigkeit und zum anderen eine Schwächung des Rückhaltevermögens („facultas retentrix") beziehungsweise eine Weitung der Samengefäße.⁴⁹³ Auf Letztere ließ sich das Auftreten einer *gonorrhoea* nach häufigem Beischlaf zurückführen; es schien einleuchtend, dass dieser die Samengefäße erschlaffen ließ. So erklärte sich Handsch in Padua die *gonorrhoea* eines gewissen Balthasar und nahm sich vor, zukünftig in ähnlichen Fällen zu fragen, ob die *gonorrhoea* nach Beischlaf aufgetreten sei.⁴⁹⁴ Einem anderen jungen Mann empfahl er folgerichtig gegen seine *gonorrhoea*, Beischlaf und lüsterne Gedanken zu vermeiden, und riet ihm von scharfen, salzigen und sauren Speisen ab sowie von Knoblauch und starkem Wein, die nach damaliger Lehre sexuelle Lust und/oder den Austritt von Samen förderten.⁴⁹⁵

Nach ärztlicher Erfahrung trat eine *gonorrhoea* aber vor allem nach dem Verkehr mit „unreinen" Frauen auf und mündete leicht in eine Franzosenkrankheit oder begleitete diese.⁴⁹⁶ So hatte Handschs Freund Giulio Gallo „post venerem" eine *gonorrhoea*, wie die Flecken auf seinem Hemd zeigten, verbunden mit Schmerzen beim Wasserlassen. Ein paar Wochen später entwickelten sich ein Ausschlag („scabies") auf seinen Unterschenkeln und Schwellungen in der Leistengegend.⁴⁹⁷ Ähnliches beobachtete Handsch bei anderen Patienten, bei denen sich ein krankhafter Samenfluss

---

489 Cod. 11240, fol. 98r; ähnlich: Cod. 11238, fol. 134v.
490 Cod. 11205, fol. 248v.
491 Cod. 11205, fol. 507r.
492 Cod. 11183, fol. 285v.
493 Cod. 11238, fol. 130v.
494 Cod. 11238, fol. 131r.
495 Cod. 11205, fol. 581r.
496 Cod. 11126, fol. 127v.
497 Cod. 11238, fol. 134r.

schließlich mit den Zeichen eines *morbus gallicus* verband.[498] Auch Erzherzog Ferdinand II., so hörte Handsch, war als junger Mann nicht nur gegen die Franzosenkrankheit behandelt worden, sondern hatte auch ein halbes Jahr lang an *gonorrhoea* gelitten.[499] Zuweilen sprachen die Ärzte sogar schlicht von einer *gonorrhoea gallica*.[500]

Das Krankheitsbild eines voll ausgebildeten *morbus gallicus* war dramatisch und nicht selten für jedermann von außen erkennbar. Regelmäßig, das prägte die zeitgenössische Wahrnehmung, waren nicht nur die Genitalien, sondern auch Haut und Schleimhäute und nicht zuletzt die Knochen befallen. Bei Frauen, bei denen die genitalen Veränderungen weniger offensichtlich waren, standen diese Symptome oft ganz im Vordergrund.

Auf der Haut von Gesicht und Körper äußerte sich die Krankheit in zahllosen rötlichen Flecken („maculae") oder Pusteln („pustulae"), aus denen sich Eiter entleerte.[501] Sie konnten ziemlich groß werden, und ihre Oberfläche wurde zudem, wie die Haut insgesamt, häufig als verkrustet oder weißlich schuppend beschrieben.[502] Im ausgehenden 15. und 16. Jahrhundert scheinen diese Hautveränderungen noch dramatischer und auffälliger gewesen sein als später.[503] Die Ärzte sprachen in diesem Zusammenhang auch von einer „Franzosenkrätze", einer „scabies gallica".[504] Das Gesicht und die Hände, aber auch der ganze Körper konnten befallen sein.[505] Obschon dieser es bestritt, war sich Handsch daher beispielsweise im Fall seines Kollegen Tremenus angesichts von dessen hässlichem, schuppigem Ausschlag ziemlich sicher, dass es sich um einen *morbus gallicus* handelte, zumal Tremenus „gestand", er habe früher ein Geschwür am Glied gehabt, und nach Handschs Beobachtung ständig mit einer „Hure" („scorta") Umgang hatte.[506] Ähnlich sicher war sich Gallo schon beim bloßen Anblick der Pusteln im Gesicht eines Mannes, der ihm ein Glas mit Harn zur Harnschau brachte, das angeblich von einem anderem Patienten stammte. So konnte er, scheinbar nur aus dem Harn, nicht nur das Alter des Patienten (nämlich des Überbringers), sondern auch dessen Symptome präzise benennen, nämlich die bekannten, typischen Begleiterscheinungen eines *morbus gallicus*, und der angebliche Überbringer bestätigte alles.[507] Auch die Handinnenflächen waren mitunter betroffen. Ein junger Mann, der offenbar bei einem Barbier arbeitete und Handsch zufolge ebenfalls Umgang mit einer Hure hatte, entwickelte dort sogar Geschwüre.[508]

---

498 Cod. 11238, foll. 134r-v.
499 Cod. 11204, fol. 49r.
500 Cod. 11183, fol. 434r, zu einem Kranken in Karlsbad.
501 Beispielsweise Cod. 11183, fol. 435v, zu den roten *maculae* des jungen Pfennigmeisters; Cod. 11207, fol. 163v.
502 Cod. 11183, fol. 117r.
503 So auch Leven, Geschichte (1997), S. 55, Anm.
504 Cod. 11183, fol. 203r.
505 Cod. 11183, fol. 203r.
506 Cod. 11183, fol. 431r.
507 Cod. 11207, fol. 182v.
508 Cod. 11183, fol. 435v.

Allenfalls die Lepra konnte nach ärztlicher Erfahrung ähnliche Hautveränderungen bewirken. Die Ärzte in Handschs Umfeld waren sich manchmal tatsächlich nicht sicher, ob ein Patient am *morbus gallicus* oder an *elephantiasis* erkrankt war, damals ein gebräuchliches Synonym für „Lepra".[509] Bei Leprakranken erwarteten sie allerdings, anders als beim *morbus gallicus*, einen stinkenden Atem.[510] Wenn weitere typische Zeichen eines *morbus gallicus* vorlagen, waren auch die letzten Zweifel schnell beseitigt. Solche Zeichen gab es in großer Zahl. Sie traten nicht notwendig gemeinsam auf, wie Handsch schon als Student von Fracanzano lernte,[511] aber viele davon fanden sich fast ausschließlich beim *morbus gallicus*.

Manche Patienten, das zeigen auch Handschs Aufzeichnungen, entwickelten Pusteln und feigwarzenähnliche Wucherungen im Bereich des Afters, „Warzen in der Arschkerben", wie Handsch sie nannte.[512] Sie juckten und nässten und bereiteten manchmal schon beim bloßen Sitzen Schmerzen.[513] Bei Verdacht auf einen *morbus gallicus* fragten Lehner, Handsch selbst und die Ärzte in seinem Umfeld ausdrücklich nach solchen Veränderungen.[514] Eine andere, sehr charakteristische Veränderung der Haut, die sich bei vielen Kranken im Lauf der Jahre zeigte, waren die sogenannten *gummositates* oder *gummata*. Das waren verhärtete Knoten oder „Knollen" in der Haut. Handsch beobachtete solche *gummositates* bei einer Reihe von Patienten. Sie konnten sehr schmerzhaft sein oder geschwürig aufbrechen.[515] Sie stächen, „wie Eiter darinne were", erklärte eine Frau auf Handschs Frage hin; sie hatte *gummositates* auf der Stirn und vier weitere, etwa eichelgroße am Rücken.[516] Auch die Schleimhaut von Zunge und Rachen war manchmal befallen.[517] Der Arzt musste daher bei Verdacht auf einen *morbus gallicus* gezielt auch nach Geschwüren im Rachen fragen, lernte Handsch schon als Student.[518]

Als weiteres typisches Symptom galt der Ausfall von Haupthaar, Augenbrauen und Bart. Schlimmstenfalls blieben nur letzte Reste stehen.[519] Auch danach musste der Arzt fragen, wenn er einen *morbus gallicus* vermutete und der Haarausfall nicht

---

509 Cod. 11205, fol. 267v.
510 Cod. 11205, fol. 267v, zu Gallos Diagnose eines *morbus gallicus* bei einem jungen Mann mit geschwollenen Beinen und Händen, Pusteln und Haarausfall.
511 Cod. 11226, fol. 127v.
512 Cod. 11183, fol. 124v; Handsch nannte hier eine Reihe von Patienten; weitere Namen finden sich ebd., fol. 77v, fol. 435v und in Cod. 11207, fol. 152r.
513 Cod. 11183, fol. 117r, zu einem gewissen Thomas „ex hospitali", und fol. 118r, zu dem „incisor" Johannes (möglicherweise war der Formschneider gemeint, der die Holzschnitte für Mattiolis Kräuterbuch machte).
514 Cod. 11207, fol. 152r; Cod. 11183, fol. 117r.
515 Cod. 11183, fol. 72v und fol. 252v.
516 Cod. 11183, foll. 117* r-v.
517 Cod. 11207, fol. 212r, Zungengeschwür; Cod. 11183, fol. 203r; Cod. 11207, fol. 152r.
518 Cod. 11238, fol. 130r.
519 Cod. 11183, fol. 118r, fol. 252v und fol. 399v, weitgehender Verlust des Barthaars; Cod. 11205, fol. 267v und 323r; Cod. 11238, fol. 238r; Cod. 11207, fol. 154v und Cod. 11183, fol. 203r, Verlust der Augenbrauen.

ohnehin offensichtlich war.⁵²⁰ Allerdings, so lernte Handsch von Mattioli, fielen die Haare nicht bei allen Patienten aus und auch bei der Lepra konnte es zu Haarausfall kommen.⁵²¹

Viele Kranke klagten zudem über heftige Kopfschmerzen, besonders abends und nachts. Handsch führte in einem Eintrag eine ganze Reihe von männlichen Patienten und eine Paduaner Magd auf, die aufgrund eines *morbus gallicus* an starkem Kopfweh litten.⁵²² Ursache der Schmerzen, erklärte Handsch einem Patienten, sei der Befall des Schädelknochens.⁵²³ Bei manchen Patienten traten Kopfschmerzen zusammen mit *gummositates* oder anderen verhärteten Tumoren am Kopf auf.⁵²⁴ Im Fall des Dekans Paulus aus Reichstadt war gar das Nasenbein selbst geschwürig zerfallen, so dass sich auch seine Stimme veränderte. Er rede „ein wenig hool gleich wie er die Schnupffen hette", meinte Handsch.⁵²⁵ Schmerzen beklagten die Kranken auch sehr häufig in Form von „Gliederreißen" an den Extremitäten und in den Gelenken. Das war ein weiteres Symptom des *morbus gallicus*, nach dem die Ärzte und selbst ein Apotheker die Kranken ausdrücklich fragten.⁵²⁶

Handsch begegnete daneben diversen Kranken mit Verdacht auf *morbus gallicus*, die über einen *tinnitus*, ein Klingeln oder Pfeifen in den Ohren, klagten. Einer von ihnen meinte, er könne deshalb kaum mehr sprechen.⁵²⁷ Fracanzano zufolge zählten auch Epilepsie, Schwindel und Schlaflosigkeit zu den möglichen Folgen eines *morbus gallicus*, wenn sich die Krankheitsmaterie im Kopf ansammelte.⁵²⁸

In den Werken der antiken Autoritäten suchten die Ärzte vergeblich nach Aufschlüssen über die Natur und die Ursachen des *morbus gallicus*. Die überragende Bedeutung der neuen Krankheit für die zeitgenössische Gesellschaft und damit auch für die ärztliche Praxis brachte jedoch eine Fülle von Traktaten hervor und bald wurde sie auch Gegenstand der universitären Lehre. Schon die Medizinstudenten wurden nun ausführlich über das Wesen, die Ursachen, die Symptome und die Behandlung der Krankheit unterrichtet. Handsch sah als Student in Padua zusammen mit Fracanzano und Falloppia etliche Fälle.⁵²⁹ In Padua fertigte Handsch zudem eine Mit-

---

520 Cod. 11238, fol. 130r: „Nota inquirenda de morbo gallico".
521 Cod. 11207, fol. 154v; Mattioli hatte sich schon früher mit dem *morbus gallicus* und den Unterschieden zur *elephantiasis* auseinandergesetzt (Mattioli, Morbi gallici (1535)).
522 Cod. 11205, fol. 323r; Cod. 11183, fol. 27v; Cod. 11238, fol. 4v, zum Fall eines „Capitis dolor intensissimus in milite a morbo gallico".
523 Cod. 11205, fol. 323r.
524 Cod. 11238, fol. 98r.
525 Cod. 11205, fol. 415v (zit.) und fol. 471r.
526 Cod. 11183, fol. 72v (Apotheker), fol. 87v, fol. 252v und fol. 285v;
527 Cod. 11207, fol. 169r und fol. 171r, zum Diener des Holzer, zum Händler Martinus und zu einem nicht namentlich benannten kräftigen jungen Verwandten eines Hauptmanns.
528 Cod. 11226, foll. 125v-126r.
529 Cod. 11238, foll. 89v-91r.

schrift zu einer Vorlesung *De morbo gallico* von Antonio Fracanzano an.[530] Handschs Aufzeichnungen geben einen guten Überblick über das damalige Verständnis der Krankheit.

Der *morbus gallicus*, so erklärte Fracanzano seinen Studenten, sei eine neue Krankheit, über deren Entstehung unterschiedliche Auffassungen herrschten. Er selbst schließe sich der Meinung von Niccolò Leoniceno[531] an, dem zufolge, portugiesische Seefahrer die Krankheit aus „Indien" – gemeint ist die Karibik – nach Spanien und Italien gebracht hätten, oder aber die Krankheit aus deren Verkehr mit einer leprösen Hure („leproso scorzo") ihren Anfang genommen habe. Das Heer des französischen Königs Charles VIII, das damals durch Italien zog, habe die Krankheit dann jedenfalls rasch weiter verbreitet.

An der Übertragung der Krankheit durch Ansteckung hatte Fracanzano keine Zweifel, und er befand sich damit im Einklang mit der überwältigenden Mehrheit der zeitgenössischen medizinischen Autoren. Die Krankheit, so erklärte er seinen Studenten werde stets durch ein *contagium* weitergegeben, durch eine besondere Art von Krankheitsmaterie also, die, wenn sie in einen anderen Körper gelangte, ein mehr oder weniger identisches Krankheitsbild hervorrief.[532] Die Krankheit sei in „Indien" so verbreitet wie die Pocken in Europa, meinte ganz ähnlich auch Trincavella, und sie sei „per contagium" nach Europa eingedrungen.[533]

Fracanzano skizzierte die unterschiedlichen Übertragungswege, wie sie auch in zahlreichen anderen einschlägigen Abhandlungen zum *morbus gallicus* dargelegt wurden und mit denen auch Handsch und die Ärzte in seinem Umfeld in der alltäglichen Praxis die Ansteckung der Patienten erklärten. Der mit Abstand wichtigste Übertragungsweg, darin herrschte rasch Einigkeit, war der Beischlaf; das legte auch die typische anfängliche genitale Symptomatik nahe. In den Fällen, denen Handsch und seine Mentoren in ihrer Praxis begegneten, hatte sie in der Regel wenig Zweifel. Manche Patienten hatten, wie schon erwähnt, bekannter- oder erklärtermaßen mit „Huren" Umgang[534] oder gingen gar, wie der ledige Händler Fabianus, immer wieder zu Prostituierten („meretrices").[535] Andere räumten zumindest ein, dass sie etwas mit einer Frau gehabt hätten[536] oder waren wie ein gewisser Florian als „libidinös" („libidinosus") bekannt; „Yr habt von unlustigen Weybern was erholet", erklärte ihm ein

---

530 Cod. 11226, foll. 123r-140v, „Tractatus de morbo gallico, dictatus ab Excell. D. Antonio Frankenzano, Padua, Anno 1552 in Februario." Ob es sich hier, wie zu vermuten, um eine private Vorlesung handelte, geht aus Handschs Aufzeichnungen nicht eindeutig hervor. Aus Francanzanos späterer Zeit in Bologna ist eine Vorlesungsmitschrift im Druck überliefert (Francanzano, De morbo gallico (1564); s. a. Fracanzano, De morbo gallico fragmenta (1574)).
531 Zu Leoniceno siehe Mugnai Carrara, Profilo (1979).
532 Cod. 11226, fol.125: „Semper per contagium fit."
533 Cod. 11238, fol. 98v.
534 Cod. 11183, fol. 435v.
535 Cod. 11183, fol. 176v.
536 Cod. 11183, fol. 117v, „se cum mulierem rem habuisse"; Cod. 11205, fol. 580v, „fassus est [...] concubuisse".

Arzt.[537] Er habe die Krankheit von einer „unreinen Frau" („impura muliere") schloss Handsch auch ohne Umschweife bei einem Patienten, der an einer nach Handschs Überzeugung durch *morbus gallicus* verursachten *gonorrhoea* litt.[538]

Manche Patienten schworen zwar, sie könnten sich die Krankheit nicht durch Beischlaf geholt haben, hätten sie doch „bey 2 Jaren mit keynem Weib zuschaffen gehabt."[539] Auch bei Fracastoro las Handsch, dass manche Menschen ohne Ansteckung an der Franzosenkrankheit litten.[540] Francanzano aber mahnte seine Studenten in diesem Punkt zur Skepsis. Man dürfe jenen wenig Glauben schenken, die streng nach den Regeln lebende und dennoch am *morbus gallicus* erkrankte Mönche als Beleg gegen die Kontagiosität der Krankheit anführten. Wenn man genauer hinschaue, erkenne man nämlich, dass sie im Geheimen bestens für ihre Bedürfnisse zu sorgen wüssten.[541]

Manche Autoren hielten auch eine Übertragung durch das Trinken aus dem gleichen Becher oder über Bettwäsche für möglich.[542] Eindringlich mahnte so der Arzt Wolfgang Reichert seinen etwa 16-jährigen Sohn Zeno, er solle sich nicht, wie damals weithin üblich, das Bett mit einem Kommilitonen teilen, bei dem der Vater einen *morbus gallicus* vermutete. Keine Krankheit sei für jene, die im gleichen Bett schliefen, gefährlicher und ansteckender.[543]

Zu Handschs Zeiten hatte sich längst eine Erklärung auch für jene Fälle etabliert, in denen sich die Krankheit erst Jahre nach einer möglichen oder mutmaßlichen sexuellen Ansteckung manifestierte und ihr wahres Gesicht zeigte. Die Ärzte spannen hier die antike Krankheitslehre von den „Krankheitssamen" weiter.[544] Das *contagium*, so nahmen sie an, könne sich wie Pflanzensamen in der Erde über lange Zeit als *seminarium*, also als eine Art Saatgut, im Körper verbergen. Erst wenn die Natur, wie sie das in regelmäßigen Abständen zu tun pflege, mit dem Fortschreiten der Jahre, eine „kritische", „klimakterische" Bewegung („motum criticum clymactericum") initiiere, gerieten auch das Blut und das *seminarium* des *morbus gallicus* in Bewegung und das Blut werde „infiziert". Gallo verglich das mit ein wenig roter Farbe, die man in Milch hineingebe. Erst wenn man die Milch umrühre, färbe sich die ganze Flüssigkeit rot.[545] So ließ sich der Ausbruch der Erkrankung noch lange nach einem „verdächtigen" Kontakt und nach jahrelanger Ehe erklären, ohne eheliche Untreue unterstellen zu müssen. Im Fall einer franzosenkranken, seit sechs Jahren verheirateten Schneidersfrau etwa, hatte Handsch keinen Zweifel, dass sie von ihrem Ehemann „infiziert"

---

537 Cod. 11205, fol. 239v.
538 Cod. 11205, fol. 507r.
539 Cod. 11205, fol. 204r; ähnlich Cod. 11207, fol. 137r.
540 Cod. 11205, fol. 204r.
541 Cod. 11226, fol. 125v.
542 Renner, Handtbüchlein (1557), fol. A IVr.
543 Ludwig, Vater und Sohn (1999), S. 104–106, Brief vom 22.7.1522.
544 Nutton, Reception (1990).
545 Cod. 11183, fol. 204r.

("infecta") wurde. Der Ehemann habe sich vor der Heirat einer Guayakbehandlung unterzogen, sei aber nicht vollkommen genesen.⁵⁴⁶

Die Vorstellung einer mitunter jahrelang latenten Krankheitssaat half auch den *morbus gallicus* bei Kindern zu verstehen. Manche Kinder infizierten sich offenkundig, weil sie von franzosenkranken Ammen gestillt wurden. Andere entwickelten die Symptome eines *morbus gallicus* aber erst Jahre nach der Geburt und ohne Zutun einer Amme. Bei dem Hofchirurgen Hildebrand sah Handsch beispielsweise ein Mädchen mit *morbus gallicus*, das Pusteln an den Lippen, am Kopf, am After und an der Vulva hatte.⁵⁴⁷ Solche Kinder, meinte Gallo, hätten die Krankheitsmaterie, über den väterlichen Samen bekommen, aber die Saat sei erst nach Jahren aufgegangen.⁵⁴⁸ So hatte der Vater des eben erwähnten Mädchen selbst an der Krankheit gelitten.⁵⁴⁹ Amatus Lusitanus veröffentlichte in seinen *curationes* eine besonders eindrucksvolle Fallgeschichte, auf die auch Handsch in seinen Aufzeichnungen verwies. Er berichtete von einem Mann, der an *morbus gallicus* erkrankte und scheinbar erfolgreich behandelt wurde. Er zeigte keine Symptome mehr. Zehn Jahre später heiratete er eine „höchst keusche" Frau und hatte mit ihr in den nachfolgenden fünf Jahren zwei gesunde Kinder. Im siebten Ehejahr aber gebar sie ein weiteres Kind, einen Buben, der mit „scabies gallica" infiziert („infectum") war. Die Frau war bisher immer gesund gewesen, aber vor dieser Niederkunft waren in der Umgebung der Schamlippen kleine Geschwüre aufgetreten. Nach der Geburt ging es ihr schlecht, mit ihren Brüsten war etwas nicht in Ordnung und sie musste das Kind einer Amme geben. Die Amme entwickelte darauf ihrerseits eine *scabies gallica*. Sie steckte ihren Ehemann an und zwei weitere Kinder von Nachbarinnen, denen sie die Brust gab. Deren Mütter wurden ihrerseits vom *contagium* infiziert. So breitete sich die Krankheit in kurzer Zeit vom Ehemann auf acht andere Menschen aus. Der Ehemann, so Amatus, habe offenbar eine alte, verborgene Saat der Krankheit in sich getragen.⁵⁵⁰ Die mögliche alternative Erklärung durch einen Seitensprung dürfte ihm freilich bewusst gewesen sein.

Die genaue Natur der Krankheitsmaterie und die Gründe für ihre besonderen Wirkkräfte wurden im theoretischen Schrifttum lebhaft diskutiert.⁵⁵¹ Das *contagium*, so erklärte Fracanzano seinen Studenten, wirke, indem es das Geblüt „infiziere". Mit diesem breite es sich im Körper aus und gelange zur Leber. Es nehme seinen Anfang in einem Geschwür unter der Vorhaut, hörte Handsch später genauer von einem Juden („judaeus") und dringe dann in den Körper ein.⁵⁵² Fracanzano zufolge wirkte das *contagium* durch seine spezifische Form" („forma specifica"). Diese führte zu einer starken, trockenen Überhitzung der Leber. Diese wiederum brachte das eigentliche,

---

546 Cod. 11183, fol. 177* r.
547 Cod. 11183, fol. 457v.
548 Cod. 11205, fol. 204r; die Möglichkeit eines sexuellen Missbrauchs erwähnte Handsch nicht.
549 Cod. 11183, fol. 457v.
550 Amatus Lusitanus, Curationum (1552), S. 291–293.
551 Vgl. Arrizabalaga/French/Henderson (1997).
552 Cod. 11183, fol. 177* r.

krankmachende Agens im Körper hervor, verbranntes Blut nämlich, dem sich weitere verbrannte Säfte zur Seite gesellen konnten. Aus den Wirkungen des verbrannten Bluts und gegebenenfalls weiterer verbrannter Säfte leiteten sich die schier unendliche Vielfalt der Symptome („symptomata infinita") und Folgeerscheinungen ab. Andere Autoren und auch Ärzte in Handschs Prager Umfeld machten allerdings eine zähe, schleimige Krankheitsmaterie für die Krankheitserscheinungen verantwortlich, die bei der Harnschau in Form von Schaum vor Augen trat. So sah Trincavella beim *morbus gallicus* eine dicke schleimige und eine verbrannte schwarzgallige Krankheitsmaterie gemeinsam am Werk.[553]

Für den praktischen Umgang mit der Krankheit, das zeigen Handschs umfangreiche Aufzeichnungen zum *morbus gallicus* sehr eindrücklich, war die genaue Natur der Krankheitsmaterie und ihre Zuordnung zu den Säften und Qualitäten von randständiger Bedeutung. Entscheidend für das Verständnis des Krankheitsgeschehens und die Behandlung war hier die Übertragbarkeit der Krankheitsmaterie und ihre Fähigkeit, vielfältige und teilweise recht spezifische Wirkungen hervorzubringen, die sich auf der Ebene der Primärqualitäten nur schwer erklären ließen.

Für eine Besserung der Patienten und damit auch für eine erfolgreiche Behandlung war es aus damaliger Sicht wie bei den meisten Krankheiten entscheidend, dass diese Krankheitsmaterie aus dem Körper entleert wurde. Manche Franzosenkranke suchten daher in Heilbädern Zuflucht.[554] Diese sollten die Krankheitsmaterie über den Harn und im Fall von Thermalquellen insbesondere über den Schweiß aus dem Körper ausführen. Zwei Mittel erlangten jedoch in der Behandlung des *morbus gallicus* rasch überragende Bedeutung. Das eine war das Quecksilber, das, wie Handsch aus seiner Lektüre von Avicenna und Fracastoro wusste, schon im Mittelalter als Mittel gegen Krätze und ähnliche Hautveränderungen bekannt war.[555] Das andere war das Guayak, das „Pockenholz",[556] das sich angeblich bereits in „Indien" in der Behandlung der dort sehr verbreiteten, nur in Europa neuen Krankheit bewährt hatte.[557] Die Wirkung von Guayak wie von Quecksilber äußerte sich sichtbar in den Entleerungen, die sie hervorriefen. Guayak wurde als Trank eingenommen und die erhoffte Wirkung zeigte sich vor allem in einer Anregung des Schweißflusses. Quecksilber wurde in Form von quecksilberhaltigen Salben oder Schmieren („unctiones") auf die Haut aufgetragen oder die Kranken wurden Quecksilber-Räucherungen ausgesetzt. Hier war die erfolgreiche Entleerung der Krankheitsmaterie vor allem an einem starken Speichelfluss

---

[553] Cod. 11238, fol. 98v.
[554] Cod. 11183, fol. 334r, zu dem franzosenkranken, vermutlich erzherzoglichen „Contralor", der nach einer vorübergehenden Holzkur nach Karlsbad ging; ebd., fol. 434r, zu einem Mann, bei dem die Ärzte eine *gonorrhoea gallica* und ein Blasengeschwür diagnostizierten.
[555] Cod. 11207, fol. 144r; vgl. Avicenna, Canon (1595), Bd. 2, S. 248 (Buch 4, fen 7, tr. 3); s. a. Arrizabalaga/French/Henderson, Great pox (1997), S. 240.
[556] Cod. 11183, fol. 428v.
[557] Cod. 11238, fol. 98v; ausführlicher Überblick über die übliche Behandlung der Franzosenkrankheit bei Stein, Negotiating (2009), S. 147–170.

ablesbar. Man konnte auch beide Verfahren kombinieren. Mattioli und Neefe taten das, und wenn man zudem die Brust gut bedecke, so notierte sich Handsch, dann würden „die Flüsse desto besser gehen."[558] Da die Behandlung die Krankheitsmaterie zunächst mobilisieren und dann einer Entleerung zuführen musste, konnte sich der Zustand der Kranken anfangs verschlechtern. Dann traten vermehrt Pusteln auf der Haut auf, so wie Handsch das bei dem kranken Memminger erlebte. Wenn das Blut dann aber zunehmend gereinigt („purificatus") war, ging es bergauf.[559] Darüber hinaus schrieb man Quecksilber und Guayak eine spezifische Wirkung gegen die Krankheitsmaterie selbst zu, die sich nur aus der Erfahrung bestätigen ließ. Das Guayak verglich Gallo als Mittel gegen die Franzosenkrankheit gar mit dem Bezoar, der damals als eine Art Allheilmittel gegen vielerlei Krankheitsgifte galt.[560]

Die Behandlung des *morbus gallicus* nahm in Handschs Notizen großen Raum ein. Bis ins kleinste Detail notierte er sich, wie hier vorzugehen war. Das mag auf den ersten Blick überraschen. Schließlich zeichnete sich die Krankheit vor allem durch krankhafte äußerliche Veränderungen an der Körperoberfläche aus, die zumindest nördlich der Alpen in die Zuständigkeit der handwerklich gebildeten Wundärzte fielen. Die eigentliche Krankheitsmaterie und der Krankheitsprozess wurden jedoch im Körperinneren verortet, der Domäne der studierten Ärzte. Auch viele der typischen, quälenden Symptome machten sich dort bemerkbar, von Gliederreißen, Lähmungserscheinungen bis zu Ohrensausen und Kopfschmerzen. Im Fall der Quecksilberschmiere – und ein Stück weit galt das auch für die Quecksilberräucherungen – erforderte die Behandlung immerhin, dass der Behandler selbst Hand anlegte, was die studierten Ärzte gerne den weniger gebildeten Heilkundigen überließen. Eine Guayak-Abkochung aber konnte verschrieben und eingenommen werden wie jedes beliebige andere Medikament. Hierin dürfte neben den geringeren Nebenwirkungen ein wichtiger Grund für die besondere Wertschätzung der Ärzte für die Holzkur gelegen haben. Die *empirici*, so Handsch, behandelten die Franzosenkrankheit meist mit Quecksilberschmieren, die *doctores* dagegen mit Guayak.[561]

Gleich ob mit Quecksilber oder Guayak behandelt wurde, war es wichtig, den Körper mit Purganzien vorzubereiten, wie es schon Manardi empfahl.[562] Es galt das Körperinnere erst einmal grob von Krankheitsmaterie und sonstigem Unrat zu befreien, die sonst bei der Gabe von Guayak und Quecksilber im Übermaß zur Haut zu gelangen drohten.[563] Manche Patienten wurden, vermutlich aus dem gleichen Grund, vorher zur Ader gelassen. Waren bereits deutliche Hautveränderungen zu sehen, barg dieses Vorgehen allerdings nach herrschender Überzeugung Gefahren. Die Hautveränderungen zeigten an, dass die Krankheitsmaterie zumindest teilweise schon zur

---

558 Cod. 11183, fol. 180v.
559 Cod. 11207, fol. 136v.
560 Cod. 11207, fol. 136v.
561 Cod. 11240, fol. 36r.
562 Cod. 11106, fol. 127r.
563 Cod. 11183, fol. 72v.

Hautoberfläche getrieben worden war und ein Aderlass drohte, diese Materie wieder in den Körper zurückzuziehen.[564]

Die Behandlung mit dem hochgiftigen Quecksilber war sehr belastend und auch für die Behandler selbst nicht ungefährlich. Handsch erwähnte auffällig häufig die einschlägigen Aktivitäten von „Juden" auf diesem Gebiet – in Prag lebte eine bedeutende Zahl von Juden.[565] Er nutzte wiederholt die Gelegenheit, sie und andere nicht-akademische Heilkundige zu beobachten, wenn sie eine Quecksilbertherapie durchführten. Zudem erzählten ihm Patienten, die eine Quecksilberbehandlung hinter sich hatten, wie bei ihnen vorgegangen wurde.[566]

Die Quecksilberschmiere war im Vergleich zur Quecksilberräucherung das weniger komplizierte Verfahren. Der Patient müsse sich „ynn die Schmere" legen, nannte man das.[567] Man verwendete dazu eine quecksilberhalte Salbe, die auf den nackten Körper aufgetragen wurde. Dieses Einschmieren wurde in der Regel zwei- oder dreimal wiederholt.[568] Von Heilern wie dem Juden Esaias erfuhr Handsch, wie sie die bläuliche Salbe herstellten, aus Quecksilber nämlich, das mit Butter, Schweinefett und diversen pflanzlichen Stoffen vermischt und erhitzt wurde.[569] Esaias trug eine etwa haselnußgroße Menge auf jedes Glied auf, auch den Hals und das untere Rückgrat schmierte er ein.[570] Manche Heiler bedienten sich wie Esaias eines Spachtels.[571] Andere ließen die Kranken die Salbe mit eigenen Händen verteilen, soweit diese die Stellen erreichen konnten. So schmierte Esaias einen Franzosenkranken mit eigenen Händen, nur am Rücken, in der Pofalte und an den Genitalien.[572] Selbst dem vornehmen Bernardus Hoddeiovinus gab ein jüdischer Heiler lediglich die nötige Menge Quecksilbersalbe für drei Schmierungen.[573] Die *empirici*, so notierte sich Handsch bei dieser Gelegenheit, schmierten die Kranken bewusst nicht mit eigenen Händen ein, sondern befählen den Patienten, dies selbst zu tun. Sie wüssten, dass das Quecksilber, wenn es in ihren eigenen Körper eindringe, auf Dauer ihre Hände zittern lasse. Andere Einträge lassen freilich erkennen, dass nicht alle diese Regel beherzigten. „Den *empirici* zittern wegen der häufigen Schmierungen die Hände", meinte Handsch in seinen Aufzeichungen zur Behandlung des Florianus, den der Bader mit eigenen Händen am Ofen einschmierte,[574] Handsch kannte auch persönlich einen *judaeus* namens Moises, dem es so ergangen war.[575]

---

564 Cod. 111207, fol. 13r.
565 Albrecht, Prag (2012), S. 1649 und S. 1659.
566 S. a. Uhlig, Suche (1938), S. 334, zum Verhör eines „jüdischen" fahrenden Heilers, der sich der erfolgreichen Behandlung von Franzosenkranken rühmte.
567 Cod. 11205, fol. 244r; ähnlich: Cod. 11183, fol. 177r.
568 Cod. 11183, fol. 177* r.
569 Cod. 11183, foll. 177r-v.
570 Cod. 11183, foll. 177r-v.
571 Cod. 11183, fol. 177v.
572 Cod. 11183, fol. 117*.
573 Cod. 11205, fol. 323v.
574 Cod. 11205, fol. 244r, „empiricis propter crebras unctiones tremunt manus."

Nachdem die Schmiere aufgetragen worden war, mussten die Patienten schwitzen, am Ofen oder im warmen Bett.[576] Die Schmierungen wurden wiederholt, bis das Quecksilber Wirkungen zeigte. Die gesamte Behandlung zog sich über mehere Wochen hin. „3 Wochen ist er ynne gelegen", wusste Handsch beispielsweise in einem solchen Fall zu berichten.[577]

Die Behandlung mit Quecksilberräucherungen war aufwändiger. Handsch beobachtete und notierte sich auch hier, wie verschiedene Behandler hierbei vorgingen, darunter Mattioli,[578] ein Barbier und ein alter Mann, der solche Räucherungen schon öfter durchgeführt hatte. Zumindest in einem Fall übernahm Handsch auch selbst die Behandlung, musste sich allerdings vom Bruder des Kranken bittere Vorwürfe anhören, als der Speichelfluss zunächst nicht im erwarteten Umfang auftrat. Er solle keine Behandlung übernehmen, von der er nichts verstehe.[579] Bei der Räucherung mussten die Patienten sich entkleiden und in einer Wanne oder einem Becken („tina", „labrum") oder einem anderen großen Gefäß Platz nehmen, das mit Holzringen oder dergleichen verschlossen[580] oder zumindest mit Linnen oder Decken so verhängt werden konnte, dass kaum Rauch nach außen treten konnte.[581] Auf eine Schale mit glühenden Kohlen im Inneren des Gefäßes wurde dann eine kleine Menge von „Franzosenpulver",[582] also von Zinnober[583] oder von einer anderen quecksilberhaltigen Substanz gegeben, manchmal zusammen mit Thus, Storax, Myrrhe und dergleichen aromatischen Pflanzen vermischt.[584] Mattioli zufolge genügten für die Räucherung zwei Unzen Zinnober, während man für die Schmierung vier bis fünf benötigte.[585]

In der historischen Forschung findet man verbreitet die Annahme, Ziel der Räucherung sei es gewesen, dass die Patienten die Quecksilberdämpfe einatmeten.[586] Handschs Aufzeichnungen lassen erkennen, dass man, zumindest im Prag seiner Zeit, genau dies meist vermeiden wollte. Er berichtet von einem Patienten der zunächst etwa eine Achtelstunde lang mit dem Kopf außerhalb geräuchert wurde und dann ebensolange Zeit – allerdings vermutlich bei bereits nachlassender Freisetzung von

---

575 Cod. 11205, fol. 323v. An anderer Stelle erwähnte Handsch auch die zitternden Hände eines Goldschmieds (Cod. 11205, fol. 134r); Goldschmiede arbeiteten damals viel mit Quecksilber.
576 Cod. 11205, foll. 244r-v.
577 Cod. 11205, fol. 244v.
578 Cod. 11183, foll. 211v-212v.
579 Cod. 11183, fol. 254r.
580 Cod. 11183, fol. 201v und fol. 212v.
581 Cod. 11183, fol. 203r und fol. 253r.
582 Cod. 11183, fol. 202r.
583 Cod. 11183, fol. 202r und fol. 253r; Cod. 11238, fol. 132v.
584 Cod. 11183, fol. 201v.
585 Cod. 11183, fol. 202r.
586 Stein, Negotiating (2009), S. 154; der von Stein als ergänzender Beleg angeführte und auf S. 155 abgedruckte Stich von J. Harrewijns zeigt meines Erachtens allerdings die Zufuhr von Wärme ins Bett zur Beförderung des Schwitzens und keine Quecksilberräucherung.

Quecksilberdampf – auch den Kopf dem Rauch aussetzte.[587] Andere Behandler ließen den Kopf des Patienten die ganze Zeit außerhalb des geräucherten Raumvolumens[588] oder sie gaben den Patienten einen *strophiolus*, offenbar eine Art Strohhalm oder Atemröhre, mit dessen Hilfe sie ungeräucherte Luft von außen einatmen konnten.[589] Selbst Letzteres hielt Handsch für ungünstig, da dennoch etwas Quecksilberdampf auch in den Mund gelange, wenn der Patient diesen öffne.[590]

Die einzelne Sitzung im Quecksilberrauch dauerte nicht lange. Der Barbier Ludwig begnügte sich mit der Dauer eines *Vaterunser*.[591] Die Räucherung wurde jedoch mehrfach wiederholt. Ludwig führte sie jeden zweiten Tag durch,[592] ein alter Laienheiler wiederholte das Ganze sogar zweimal am Tag. Handschs Aufzeichnungen zu verschiedenen Patienten lassen erkennen, dass die Kur insgesamt in der Regel fünf bis sieben Sitzungen umfasste und etwa 14 Tage dauerte.[593] Teilweise sperrten die Behandler ihre Patienten in dieser Zeit ein,[594] vielleicht um den Zutritt kalter Außenluft zu verhindern, die die Poren verschließen und damit den Schweißfluss hemmen konnte. Drei Tage, erzählte ein italienischer Maurer Handsch, habe man ihn in eine Kammer eingeschlossen und Türen und Fenster mit Tüchern verhängt.[595]

Bis die Quecksilberbehandlung erkennbar Wirkungen zeitigte – das galt für die Räucherung wie für die Schmieren – dauerte es gewöhnlich ein paar Tage. Dann aber zeigten sich die erwünschten Wirkungen, nämlich aus heutiger Sicht die Zeichen einer massiven akuten Quecksilbervergiftung. Für die Patienten war das eine Tortur. Sie warfen tagelang so große Mengen an Speichel und Schleim aus, dass manche von ihnen kaum mehr schlafen konnten.[596] „Es gehet gar schwefelicht von im", meinte die Frau eines Patienten, und wenn dieser doch einmal schlafen konnte, lief ihm die Flüssigkeit bis in die Achselhöhle hinunter.[597] Zahnfleisch und Zunge schwollen schmerzhaft an und es bildeten sich Geschwüre im Mund.[598] Nicht selten begannen auch die Zähne zu wackeln.[599] Manche Kranken konnten gar nichts Festes mehr essen, sondern nur noch Brühe zu sich nehmen und mussten sich eines Strohhalms bedienen.[600] Handsch wusste sogar von etlichen Patienten, die angeblich an der Behand-

---

587 Cod. 11183, fol. 202r.
588 Cod. 11183, fol. 253r.
589 Cod. 11183, fol. 203r und fol. 253r.
590 Cod. 11238, fol. 132v.
591 Cod. 11183, fol. 203r.
592 Cod. 11183, fol. 203r.
593 Cod. 11183, foll. 201v-202r; Cod. 11183, fol. 253r.
594 Cod. 11205, fol. 244v.
595 Cod. 11205, fol. 501v.
596 Cod. 11183, fol. 117* r und fol. 202r.
597 Cod. 11183, fol. 202r.
598 Cod. 11183, fol. 202v.
599 Cod. 11183, fol. 202v.
600 Cod. 11183, fol. 117* und fol. 202r; Cod. 11205, fol. 244v; Cod. 11238, foll. 132v-133r.

lung starben, weil sie wegen ihres zugeschwollenen Rachens überhaupt nichts mehr essen und trinken konnten.[601]

Nach der Behandlung waren die Kranken, Handschs wiederholten Schilderungen zufolge, bleich und schwach.[602] Zu dem Hofchirurgen Hildebrand kam eine junge Frau, deren *morbus gallicus* mit einer Quecksilberräucherung behandelt worden war und die nun an Kopf und Gliedern zitterte; allerdings, so ergänzte Handsch, habe ihr Mann sie auch auf den Kopf geschlagen.[603] Regelmäßig fielen den behandelten Patienten zudem Kopf- und Barthaar aus.[604] Die Folgen der Behandlung ähnelten in diesem Punkt einem anerkannten Symptom der Franzosenkrankheit. Immerhin wuchsen sie nach ärztlicher Beobachtung im Laufe der Zeit meist wieder einigermaßen nach, wenn auch nicht unbedingt zu alter Pracht.[605]

Manche Kranke wussten nach der Kur von einer deutlichen Besserung zu berichten. Die Pusteln wurden weniger oder verschwanden völlig,[606] Geschwüre heilten ab, Schwellungen gingen zurück.[607] Manche Patienten – Hoddeiovinus war einer von ihnen[608] – glaubte sich sogar gänzlich geheilt. Bei anderen blieben freilich Pusteln, Geschwüre oder andere Hauterscheinungen, die anzeigten, dass die Krankheit im Körperinneren noch immer ihr Unwesen trieb.[609] Andere klagten weiterhin über Schmerzen in Gliedern und Gelenken.[610] Wenn erst einmal die Knochen betroffen waren, notierte sich Handsch aus seine Lektüre von Fracastoro, sei eine vollständige Heilung nicht mehr möglich.[611]

Die Behandlung mit Guayak war weniger kompliziert und gefährlich, aber schon allein aufgrund ihrer Dauer belastend. In Augsburg und anderen deutschen Städten wurden eigens „Holz"- oder „Blattern"-Häuser für diesen Zweck eingerichtet.[612] Das Mittel wurde in Form eine Holzabkochung verabreicht, die die Patienten über mehrere Wochen täglich einnehmen mussten.[613] Die empfohlenen Mengenangaben zur Herstellung differierten etwas. Gallo gab zwei Pfund Holz in 16 Pfund, Mattioli dagegen in 27 Pfund Wasser. Da Monte gab ein Pfund in 14 Pfund Endivienwasser.[614] Wie Handsch bei der Behandlung des kranken Memmingers durch Gallo und Mattioli beobachtete,

---

601 Cod. 11183, fol. 177*.
602 Cod. 11183, fol. 117*.
603 Cod. 11183, fol. 399r.
604 Cod. 11183, fol. 203r, fortgesetzt auf fol. 202*r.
605 Cod. 11183, fol. 202*v; Cod. 11183, fol. 177*.
606 Cod. 11183, fol. 117* r.
607 Cod. 11183, fol. 203r.
608 Cod. 11205, fol. 323v.
609 Cod. 11183, fol. 202*v.
610 Cod. 11183, fol. 254v.
611 Cod. 11183, fol. 212r.
612 Stein, Negotiating (2009), S. 91.
613 Cod. 11238, fol. 265v.
614 Cod. 11207, fol. 137r; für Augsburg fand Stein, Negotiating (2009), S. 149, deutlich konzentriertere Zubereitungen, mit zwei Pfund Guayak auf gut sieben Liter Wasser.

musste der Patient das Mittel zweimal täglich, am frühen Morgen und zur dritten Nachmittagsstunde einnehmen. Anschließend musste er im Bett oder in der warmen Stube schwitzen, den Schweiß mit warmen Tüchern abwischen und Kleidung und Tücher wechseln. Essen durfte er kaum etwas: zunächst nur alle zwei Tage Huhn und Hühnerbrühe mit Brot, ab dem achten Tag dazu Biskuit und Rosinen. Vermutlich wollten die Ärzte der Natur und der inneren Wärme erlauben, sich ganz auf den Kampf gegen den Krankheitsstoff zu konzentrieren. Später durfte der hungrige Patient etwas mehr Nahrung zu sich zunehmen, doch selbst nach dem Ende der Behandlung sollte er sich zunächst mit dem Essen noch etwas zurückhalten.[615]

Selbst die Holzkur forderte den Patienten also einiges ab. Dem kranken Schrenck etwa erlaubte Mattioli während einer 40-tägigen Holzkur keinerlei Fleisch, nur geröstetes Brot, ohne Salz.[616] Auch Handsch musste sich einmal einer Holzkur unterziehen – ob wegen eines *morbus gallicus* ist unklar – und sehnte sich in jenen Tagen sehr nach Bier.[617] Teilweise untersagten die Ärzte den Kranken zudem über Wochen, das Haus zu verlassen.[618] Manche Patienten glaubten sich immerhin deutlich gebessert oder gar geheilt. Andere aber sahen ihre Hoffnungen bitter enttäuscht. Die Hauterscheinungen des eben erwähnten Schrenck etwa gingen nur vorübergehend zurück. Es dauerte nicht lange und er zeigte Handsch abstoßende Pusteln am Kopf.[619] „Ich empfande mich zuvor vil gesunder, dann itzund, die weil ich ym Holz gelegen bin", klagte gar ein Patient, den die Ärzte von der Notwendigkeit einer wiederholten Holzkur überzeugt hatten, obwohl er keine entsprechenden Hauterscheinungen aufwies.[620]

Rückblickend mag angesichts der Begleit- und Folgeerscheinungen und des unsicheren Erfolgs verwundern, dass sich damals soviele Kranke einer derart belastenden Behandlung überhaupt unterzogen. Die Krankheit ging jedoch nicht nur mit massiven Symptomen einher und drohte gegebenfalls auch auf Frau und Kinder überzugehen. Sie war zugleich auch hochgradig stigmatisierend. Bezeichnenderweise verwendete Handsch manchmal Formulierungen wie „er gestand mir" („confessus est mihi")[621] oder „er bekannte" („fassus est"), wenn er von Patienten berichtete, die ihm von den Zeichen eines mutmaßlichen *morbus gallicus* erzählten. Die moralische Verfehlung, die „Unzucht", der vor- oder außereheliche Beischlaf, womöglich gar mit einer Prostituierten, auf den Ärzte die Krankheit bei Männern regelmäßig zurückführten, war nur ein Aspekt. Eine Erkrankung an *morbus gallicus* weckte nicht nur den Verdacht auf den Verkehr mit „unreinen" Frauen. Der Körper des Kranken selbst war

---

615 Cod. 11207, foll. 136v-138r.
616 Cod. 11183, fol. 324r.
617 Cod. 11183, fol. 218v.
618 Cod. 11207, fol. 137v.
619 Cod. 11183, fol. 324v; Handsch meinte freilich, der Kranke habe sich nicht an die diätetischen Empfehlungen der Ärzte gehalten.
620 Cod. 11207, fol. 222r.
621 Cod. 11183, fol. 177r und fol. 431r.

auch äußerlich erkennbar von Unreinheit beherrscht und Unreinheit war damals als solche in hohem Maße moralisch und kulturell aufgeladen, wie die abschätzige Bewertung und Ächtung „unreiner" Berufe zeigt. Schlimmer noch, die massiven und zumindest im Gesicht kaum zu verbergenden Hautveränderungen waren aus damaliger Perspektive nicht nur abstoßend. Sie signalisierten als Ausdruck des Bemühens der Natur, die unreine Materie zu entleeren, auch eine ganz konkrete körperliche Gefahr für die Mitwelt. Denn die derart entleerte Materie drohte die Mitmenschen zu infizieren. So musste der Dekan Paulus erleben, dass man, wegen des sichtbaren, massiven Befalls seiner Nase nicht mehr mit ihm trinken wollte.[622] Im Fall des Ambraser Küchenmeisters Martinus genügten gar schon Bewegungseinschränkungen an den Armen und das Gerücht, er sei gegen *morbus gallicus* behandelt worden, um seinem Leben eine tragische Wendung zu geben. Handsch glaubte nicht an einen *morbus gallicus*. Er konnten keinerlei Ausschlag entdecken und vermutete vielmehr eine Lähmung. Aber die alte Anna Welser wollte den Koch nicht weiter im Ambraser Schloss dulden. Traurig („tristis") zog der darauf von dannen, nach Innsbruck.[623]

Die Ärzte taten denn auch insbesondere bei hochrangigen Patienten gut daran, sich mit der Diagnose eines *morbus gallicus* zurückzuhalten. Bei der 13-jährigen Tochter der Frau von Berka etwa äußerte Mattioli zwar diesen naheliegenden Verdacht. Immerhin fielen dem Mädchen an Kopf und Augenbrauen die Haare aus, es hatte rote Pusteln und dann einen „krätzigen" Hautausschlag am Körper. Die Mutter des Mädchen wollte davon aber nichts wissen. Ihre Tochter haben keine Beschwerden im Körperinneren und vielleicht komme das alles von Wasser oder Kälte. Gallo äußerte darauf, „vielleicht der Herrin zuliebe", wie Handsch schrieb, den Verdacht auf Lepra. Mattioli blieb bei seiner Meinung und meinte zudem, nicht ganz zu Unrecht, dass eine Lepra auch nicht besser wäre.[624] Bei dem jungen, franzosenkranken Verwandten eines Hauptmanns verzichtete Gallo darauf, die Krankheit überhaupt beim Namen zu nennen und begnügte sich mit der üblichen Holzkur.[625] Allerdings wussten auch Laien, dass Quecksilber und Guayak vor allem der Behandlung der Franzosenkrankheit dienten. So nahm es Erzherzog Ferdinand den Ärzten übel, dass sie seinen 16-jährigen Sohn mit einer Holzabkochung („decoctum ligni") behandelten.[626]

Insbesondere Patienten aus den höheren Schichten, die sich einer Guayak-Kur unterzogen, versuchten ihrerseits, dies geheim zu halten, was angesichts der wochenlangen Behandlung nicht ganz einfach war. So meinte Handsch im Fall eines franzosenkranken Hofmeisters – vermutlich war er am Prager Hof tätig – ausdrücklich, dessen Stellung erlaube es nicht, dass er für andere erkennbar („manifeste") die Guayakabkochung trinke. Mattioli bereitete das Mittel daher bei sich zu Hause zu und

---

622 Cod. 11205, fol. 415v.
623 Cod. 11183, fol. 399v.
624 Cod. 11207, fol. 154v.
625 Cod. 11207, fol. 170r.
626 Cod. 11205, fol. 299v.

erlaubte dem Patienten auch, aus dem Haus zu gehen.[627] Schon die Erwähnung einer möglichen Holzkur schrecke die Patienten mit anderen Krankheiten ab, warnte Handsch in einem anderen Fall. „Ym Holz liegen", werde unvermeidlich mit einer Franzosenkrankheit assoziiert.[628]

Ansichts der häufig massiven Begleiterscheinungen und Folgen einer Behandlung mit Quecksilber und, wenn auch weniger stark ausgeprägt, mit Guayak und angesichts der Schwierigkeiten, eine solche wochenlange Behandlung geheimzuhalten, nimmt es nicht Wunder, dass Ärzte wie Patienten ihre Hoffnungen daneben auf andere, weniger belastende Mittel setzten, denen spezifische Wirkungen gegen den *morbus gallicus* zugeschrieben wurden. Die italienischen Ärzte hatten Mattioli zufolge gute Erfahrungen mit der Gabe von Antimon auch bei dieser Krankheit gemacht.[629] Andere Ärzte ließen sich angeblich den Harn der Kranken bringen, gaben Safran hinein und hießen die Kranken anschließend, den Harn zu trinken; Handsch wusste das freilich nur vom Hörensagen.[630] Gegen die Geschwüre beim *morbus gallicus*, so hörte Handsch von Gallo, zeigte Mannstreue günstige Wirkungen. Mattioli gab es zusammen mit Guayak.[631] Auch Laienheiler setzten beim *morbus gallicus* auf bewährte Heilkräuter. Ein Barbier erzählte Handsch, wie eine gewisse Frau, als er in seiner Jugend am *morbus gallicus* erkrankte, die schweren Hautveränderungen in seinem Gesicht und am ganzen Körper erfolgreich mit Meisterwurz in Weißwein und anschließendem Schröpfen behandelte.[632]

Zahnschmerzen

Die Zahnheilkunde war im 16. Jahrhundert noch keine medizinische Spezialdisziplin und das Spektrum der zu behandelnden Zahnleiden war begrenzt. Im Wesentlichen ging es um schmerzhafte Karies, wackelnde, zerfallende und verfaulende Zähne und die daraus daraus resultierenden Schmerzen im Zahn und um diesen herum. Ob Karies damals seltener war als heute, könnten nur großangelegte paläopathologische Untersuchungen klären. Die andersartigen Ernährungsgewohnheiten der Zeit – insbesondere der deutlich geringere Zuckerkonsum – legen es nahe. Andererseits darf man nicht von einer ähnlich intensiven, täglichen Zahnpflege ausgehen. Handsch fand es durchaus einen eigenen Eintrag in eines seiner Notizbücher wert, dass man sich täglich die Zähne „waschen" sollte.[633]

---

[627] Cod. 11207, fol. 212r.
[628] Cod. 11207, fol. 110r.
[629] Cod. 11183, fol. 241r.
[630] Cod. 11125, fol. 34v.
[631] Cod. 11207, fol. 155r.
[632] Cod. 11251, fol. 110v.
[633] Cod. 11183, fol. 479r.

Außer Zweifel steht die Verbreitung und die große Bedeutung von Zahnschmerzen im Alltag. Es gab Glückliche. „Ich habe immer ausgezeichnete Zähne gehabt," meinte Michel de Montaigne (1533–1592), „und erst jetzt fängt das Alter an, sie zu bedrohen. [...] Jetzt ist mir also ein Zahn ausgefallen, schmerzlos, von selbst; es war dies das natürliche Ende seiner Zeit."[634] In frühneuzeitlichen Selbstzeugnissen und ärztlichen Fallberichten lesen wir aber auch von zahllosen Menschen, die an grauenvollen Zahnschmerzen litten. Kaum jemand, so scheint es, blieb ganz davon verschont. Martin Luther klagte über heftige Zahnschmerzen[635] und auch ein Friedrich von der Pfalz musste „den ganzen Tag ihm Gemach blieben von wegen des Zanwetun", wie es in einer seiner kurzen Tagebuchnotizen heißt.[636] Wegen der begrenzten Behandlungsmöglichkeiten hielten die Schmerzen obendrein oft sehr lange an. Auch in Handschs Notizbüchern finden sich Dutzende von Einträgen zum Thema Zahnweh. Er selbst litt schon in jungen Jahren an quälenden Zahnschmerzen,[637] ebenso wie sein Mentor Mattioli[638] und viele der von Handsch erwähnten Patienten, von hohem und niedrigem Rang.[639]

Handschs zahlreiche Eintragungen ebenso wie zeitgenössische Briefkonsultationen machen deutlich, dass die Betroffenen bei Zahnweh durchaus auch den Rat eines gelehrten Arztes suchten. Das lag insofern nahe, als Ärzte und Laien Karies und Zahnfäulnis letztlich, wie viele andere Leiden, auf „Flüsse" zurückführten, also auf schädliche, in diesem Fall scharfe, zersetzende Krankheitsstoffe, die sich in diesem Fall im Zahnbreich absetzten.[640] Bei Zahnweh und wackelnden Zähnen galten, aus anatomischen Gründen, Flüsse aus dem oberen Teil der Schädelhöhle als die wichtigste Quelle, aus jenem Ort also, in dem man überhaupt den Ursprung von „Katarrhen" vermutete, die manchmal über die Nase abflossen, sich oft aber auch in den unteren Atemwegen, in Gelenken oder anderen Orten des Körpers festsetzten und dort

---

634 Montaigne, Essais (1953), S. 377.
635 Luther, Werke (1934), S. 549, Nr. 1686.
636 Friedrich IV., Tagebuch (1880), S. 216.
637 Cod. 11205, fol. 232v, zu seinem nächtlichen Zahnweh, als er bei Collinus war.
638 Cod. 11183, fol. 173v; Cod. 11207, fol. 55r.
639 Cod. 11183, fol. 61v, zum kranken Gendorf; ebd., fol. 366v, zu Georg Welser; ebd., fol. 383r, zu Katharina von Loxan, der der sogenannte „Augenzahn" aus dem Oberkiefer gezogen wurde, bei dessen Entfernung das Auge „gern darnach flüßig" werde, wie Handsch ergänzte; Cod. 11205, fol. 120r, zum Schneider Kritzel, der gleichzeitig auch an einem Nasenausfluss und Ohrenklingeln litt; Cod. 11207, fol. 208r, zur „domina nostra" (gemeint war möglicherweise Anna von Böhmen und Ungarn, die Frau von Kaiser Ferdinand I., denn der Eintrag findet sich in einem Notizbuch aus der Zeit, in der Handsch bei Gallo arbeitete); Cod. 11238, fol. 131, zu seiner „patrona" (gemeint ist vermutlich seine Hauswirtin in Padua); ebd., zu einem Buchhändler in Trient (vermutlich der öfters erwähnte Hieronymus); ebd., fol. 143r, zu einem gewissen Fabricius; Cod. 11251, fol. 115v, zu einer seiner Hauswirtinnen.
640 Universitätsbibliothek Erlangen, Trew, Montagnanus Nr. 4, Brief von Camillo Franchini an Joachim Camerarius II, Bologna, 28.11.1565, zu einem Fluss zu den Zähnen und Ohren, an dem Philipp Camerarius litt; Fernel, Consilia (Anhang zu ders., De abditis (1644)), S. 254f.

Schmerzen und andere Krankheitserscheinungen hervorriefen.[641] In diesem Sinne glaubte auch ein erzherzoglicher Kanzlist, sein wackelnder Zahn und das umgebende wunde Fleisch seien „ex catarrho". Ein Laienheiler befestigte den Zahn mit einem Golddraht an die benachbarten, fester verankerten Zähne.[642] Er habe „ein Fluß auf Zene" klagte ein anderer Patient, und „ynn dem halben Haupt stecht es mich".[643] „Schüsse und Flüsse kemen ir rein", zitierte Handsch seine an Zahnweh leidende Hauswirtin.[644] In dramatischen Worten beschrieb Claudius Deodatus gar den Fall einer ungefähr 40-jährigen Klosterfrau, die ein Jahr zuvor „von einem wilden, ungewöhnlichen Hauptfluss ergriffen worden" sei und seither „einen elenden schmertzhafften Zufluss auff die Zähn deß rechten Kifers, mit unerträglich unversöhnlichem Zahnweh zu leyden und außzustehen angefangen" habe.[645]

In der Laienbevölkerung war damals auch die Vorstellung eines „Zahnwurms" verbreitet, eines kleinen Tierchens, das den Zahn buchstäblich von innen auffraß. Die Behandlung musste hier folgerichtig darauf abzielen, diesen Wurm herauszulocken und zu töten.[646] Ein Bekannter erzählte Handsch von einem angeblich „höchst sicheren Mittel" („pro certissimo remedio") gegen den Zahnwurm. Man musste die gerösteten Beeren der „Alkekengi" (Blasenkirsche) kleingeschnitten und mit Wachs vermischt auf glühende Kohlen geben und den Rauch in den Mund aufsteigen lassen.[647] Vermutlich waren auch die gepulverten Regenwürmer, nach dem Ähnlichkeitsprinzip, als Mittel gegen den Zahnwurm zu verstehen, die Thomas Erastus einem vornehmen Patienten gegen seine Zahnschmerzen empfahl; die alten Ärzte, so meinte er, hätte es sehr gerühmt.[648] Hinter der Vorstellung von Zahnwürmern stand vielleicht auch die Beobachtung, dass man beim Zahnziehen manchmal an der Wurzelspitze ein kleines Würmchen zu sehen glaubte. Sie traf sich insofern ein Stück weit mit der Erkenntnis, dass sich die unmittelbare Ursache der Zahnschmerzen im Zahnnerv verortete.[649] In einer Zeit, in der er an heftigen Zahnschmerzen litt, konnte Handsch im Spiegel ein Loch an der Seite des Zahns sehen und wenn er kaltes Wasser trank, be-

---

641 In diesem Sinne schrieb beispielsweise Ernestus Henricus an den Bamberger Arzt Sigismund Schnitzer, aus dem Kopf stammende Flüssigkeit habe sich auf die Zähne und die Kehle ihres gemeinsamen Patienten gelegt (Brief vom 29. 9. 1609, Hornung, Cista 1626, S. 366 f (www.aerztebriefe.de/id/00000584, S. Reiher); s. a. das undatierte, ursprünglich auf Deutsch verfasste Konsil von Johannes Crato von Krafftheim für eine *nobilis matrona* in Scholz, Consiliorum (1592), S. 219 f.
642 Cod. 11183, fol. 364r.
643 Cod. 11207, fol. 203r.
644 Cod. 11251, fol. 115v.
645 Undatierter, in deutscher Sprache wiedergegebener Brief von Claudius Deodatus an Wilhelm Fabry (ca. 1615) in Fabricius, Wund-Artzney (1652), S. 397–399, zit. S. 397.
646 Vgl. Hubmann, Zahnwurm (2008).
647 Cod. 11183, fol. 266r.
648 Undatierter Brief von Thomas Erastus an Graf Georg Ernst von Henneberg-Schleusingen (www.aerztebriefe.de/id/00004335, T. Walter).
649 Cod. 11205, fol. 232v.

kam er sofort Zahnschmerzen, im Einklang mit dem hippokratischen Aphorismus, wie er anmerkte, dass Kälte Knochen und Nerven feindlich sei.[650]

Da sie die Zahnschmerzen letztlich zumeist auf eine Krankheitsmaterie zurückführten, die sich im und um den Zahn herum ablagerte, konnten die Ärzte wie bei anderen Flüssen und Katarrhen versuchen, dem Krankheitssaft eine andere Richtung zu geben. Handsch wusste von einem Mädchen am Ambraser Hof, das Hahnenfuß auf das Handgelenk aufbrachte – offenbar in einer stark hautreizenden Form. Das Zahnweh sei innerhalb einer halben Stunde verschwunden.[651] Ein „Fluss" sei ihm in einen Zahn gefallen er habe sich dagegen schröpfen lassen müssen, berichtete in diesem Sinne Heinrich Graf von Mansfeld.[652] Einem Grafen mit Ohren- und Zahnschmerzen riet Thomas Erastus, er solle an der entsprechenden Stelle „ein Blasen auffziehen lassen", also mit stark hautreizenden Mitteln dafür sorgen, dass sich die Krankheitsmaterie in der Haut ansammelte und über die aufplatzende Blase nach außen entleerte.[653] Einer seiner Patientinnen empfahl Johannes Crato sowohl Schröpfköpfe am Arm und an den Schulterblättern, also auch ein blasenziehendes Pflaster an den Ohren. Auch das Ziehen der Zähne, so erklärte er ihr, sei nicht als solches heilsam, sondern weil dadurch der Krankheitsmaterie ein Abfluss nach außen ermöglicht werde. Aus dem gleichen Grund könne die Entfernung eines Zahns manchmal auch Kopfschmerzen lindern.[654]

Daneben setzte man auf unterschiedliche Schmerzmittel, denen man eine besonders gute Wirkung bei Zahnweh zuschrieb. Manche Ärzte priesen Branntwein,[655] und auch medizinische Laien gingen mit „starken Wässern" gegen ihre Zahnschmerzen vor.[656] Handsch machte bei seinen eigenen Zahnschmerzen gute Erfahrungen mit Branntwein.[657] Wenn er viel Wein trank, wurde das Zahnweh dagegen eher schlimmer.[658] Handsch pries zudem die schmerzlindernde Wirkung von Salz. Er rieb es auf Zahn und Zahnfleisch oder spülte den Zahn mit Salz in warmem Essig. Bei Galen und Aetius von Amida las er, dass Salz bei der Gicht half, weil es die Nerven und Muskeln stärkte, und er vermutete eine ähnliche Wirkung auf den Zahnnerv.[659] In

---

650 Cod. 11205, fol. 231r und fol. 239r.
651 Cod. 11183, fol. 397r; die schmerzhafte Blase am Handgelenk habe allerdings anschließend ein Wundarzt behandeln müssen.
652 Staatsbibliothek Berlin, Ms. boruss. fol. 687, fol. 176r-177r, Brief an Leonhard Thurneisser, Schraplau, 12.5.1581.
653 Brief von Thomas Erastus an Georg Ernst Graf von Henneberg-Schleusigen vom 24.7.1573 (www.aerztebriefe.de/id/00004340, T. Walter).
654 Undatiertes, ursprünglich auf Deutsch verfasstes Konsil für eine *nobilis matrona*, auf Latein veröffentlicht in Scholz, Consiliorum (1592), S. 219f.
655 Cod. 11251, fol. 31r.
656 Brief von Anna Leszczyńska an Leonhard Thurneisser vom 20.1.1582, abgedruckt in Wotschke, Blasius (1925), hier S. 24 (www.aerztebriefe.de/id/00016021, U. Schlegelmilch).
657 Cod. 11207, fol. 208r.
658 Cod. 11205, fol. 247v.
659 Cod. 11205, fol. 232v und fol. 255r.

zeitgenössischen Sammlungen von „bewährten" Arzneimittel findet sich eine Vielzahl von weiteren Mitteln.[660] Der Hofwundarzt Hildebrand empfahl Knoblauch, den auch Amatus Lusitanus gelobt habe.[661] Von einem Barbier hörte Handsch, dass die pfefferähnliche Bertramwurzel (*piretrum*) bei Zahnweh helfe.[662] Eine von Handschs Gastwirtinnen behandelte ihre Zahnschmerzen erfolgreich, in dem sie etwas rote Koralle in das Loch gab.[663] Manche spülten gar den Mund mit Menschen- oder Pferdeharn.[664] Einem venezianischen Laienheiler soll Erzherzog Ferdinand II. für das Rezept eines Mittels gegen Zahnschmerzen (und weitere Mittel) 200 Kronen bezahlt haben.[665] Für sehr viel weniger Geld konnte man bei Händlern ein „Zahnpulver" kaufen. Handsch erstand in Prag für drei Kreuzer ein Säckchen davon. Er untersuchte das Pulver und befand, es bestehe aus Alaun und irgendeiner zerriebenen Wurzel. Die adstringierende, zusammenziehende Wirkung von Alaun, so räumte er ein, sei bei Zahnweh tatsächlich günstig.[666]

Bei starken, anhaltend quälenden Zahnschmerzen war Opium das Mittel der Wahl, lokal aufgetragen oder innerlich eingenommen. Handsch gab seinem Diener Bartholomäus ungefähr sechs Gran Opium auf den Zahn und warnte ihn, er solle es auf dem Zahn halten und nicht den Speichel herunterschlucken. Genau das tat der allerdings. Er schlief die ganze Nacht hindurch und Handsch fand ihn am nächsten Morgen wie betäubt im Bett liegen.[667] Einer Magd gab Handsch Opium zum Einnehmen als Pille. Sie klagte über den bitteren Geschmack, aber nach einer halben Stunde waren die Schmerzen weg.[668] Auch Mattioli versuchte vergeblich verschiedene Mittel und griff schließlich zum Opium.[669] Bei Anna von Böhmen und Ungarn, der Frau des Kaisers, halfen nicht einmal Opiumpillen. Vermutlich, so Handsch, erreichte das Opium in dieser Form den Zahnnerv nicht. Es sei daher besser, es in Rotwein aufzulösen.[670]

Man konnte dem Zahnweh auch mit magischen, sympathetischen Heilverfahren begegnen. In den Aufzeichnungen seines Mentors Gallo fand Handsch die Anweisung zu einem entsprechenden Ritual.[671] In Handschs Sammlung bewährter *experimenta* findet sich auch der Rat, den Zahn eines Toten auf dem schmerzenden Zahn aufzu-

---

660 Beispielsweise Stocker, Empirica (1601), S. 49–52.
661 Cod. 11251, fol. 113v.
662 Cod. 11183, fol. 371r.
663 Cod. 11251, fol. 115v.
664 Cod. 11205, fol. 292v, zu einer Magd und zur Frau von Wartenberg in Leipa.
665 Cod. 11251, fol. 142r; Handsch sollte das auf Italienisch verfasste Rezept ins Deutsche übersetzen.
666 Cod. 11205, fol. 254v; die günstige Wirkung des Alauns bestätigte auch sein Bekannter, ein kräuterkundiger Maler in Trient (Cod. 11228, fol. 143r).
667 Cod. 11183, fol. 370v.
668 Cod. 11205, fol. 239v; in einem anderen Fall hätten sie stärker gewirkt, fügte er am Rand hinzu.
669 Cod. 11207, fol. 54r.
670 Cod. 11207, fol. 208r.
671 Cod. 11207, fol. 83v: „Contra dolorem dentium".

bringen. Das werde den Zahn bald herausfallen lassen. Man müsse aber darauf achten, nicht versehentlich gesunde Zähne zu berühren.[672]

Hielten die Schmerzen an und/oder war der Zahnverfall weit fortgeschritten, so half in der Regel nur die manuelle, chirurgische Behandlung. Der „Teuffel" habe ihm vier Zähne im Oberkiefer genommen und drei weitere wackelten schon, klagte beispielsweise ein Geistlicher in Saalfeld dem berühmten Arzt Caspar Ratzenberger in Weimar sein Leid. Dabei bringe sein Beruf es mit sich, dass er viele Reden halten müsse. Er bat Ratzenberger, ihm ein Mittel zu verschreiben, um die Zähne zu festigen („ad stabiliendos eos") und dieses auch gleich in Weimar fertigen zu lassen.[673] Ein Patient habe den Barbier das Innere eines hohlen Zahns mit Scheide- bzw. Quecksilberwasser kauterierisieren lassen, notierte Handsch.[674] Der Pförtner Martin erzählte ihm aus eigener Erfahrung, man müsse „einen Nagel glüendt machen, und in Essig leschen" und damit an den schmerzenden Zahn gehen.[675] Als er selbst Zahnweh hatte, betupfte der Hofwundarzt Hildebrand das umgebende geschwollene Zahnfleisch mit *Aqua fortis* (Salpetersäure) und schnitt das Fleisch dann ab. Am folgenden Tag sei der Schmerz verschwunden gewesen.[676] In einem späteren Eintrag vermerkt Handsch auch die Verwendung von Salpetersäure um die befallene Zahnkrone selbst zu zerstören, so dass nur noch die Wurzel bleibe, die dann das Zahnfleisch bedecke.[677]

In vielen Fällen musste letztlich der Zahn gezogen werden, weil die Schmerzen anhielten oder der Zahn zerfiel. Vermutlich mussten sich die meisten Menschen damals mehrmals in ihrem Leben dieser Tortur unterwerfen. Ein Alexander Bösch war hier eher die Regel als die Ausnahme. Das „Zanwee" habe ihn auch nach seinem Wechsel auf eine Pfarrstelle in Hemberg gar oft und viel „übel geplaget", erzählt er in seinen Lebenserinnerungen, und er habe sich viele Zähne reißen lassen müssen.[678] Die These von Colin Jones, in der Frühen Neuzeit habe man beim Lächeln die Zähne deutlich weniger gezeigt als heute, um die fast unvermeidlichen Lücken nicht sehen zu lassen, scheint vor diesem Hintergrund durchaus plausibel.[679]

Die Entfernung der Zähne erledigten in der Regel ortsansässige Barbiere oder fahrende „Zahnbrecher", die von Jahrmarkt zu Jahrmarkt zogen und lautstark ihre Dienste anboten. „Schreien gleich wie die Tzanbrecher" notierte sich Handsch unter dem Stichwort „Clamare". Seine Formulierung lässt offen, ob die Zahnbrecher womöglich auch im Moment des Zahnziehens laut riefen oder schrien, um die Schmer-

---

[672] Cod. 11200, fol. 20v.
[673] Brief von Philipp Caesar an Caspar Ratzenberger vom 19.4.1582 (www.aerztebriefe.de/id/00023288, U. Schlegelmilch).
[674] Cod. 11183, fol. 296v.
[675] Cod. 11183, fol. 382r.
[676] Cod. 11183, fol. 410r.
[677] Cod. 11183, fol. 457r.
[678] Bösch, Liber familiarium (2001), S. 91–93.
[679] Jones, Smile revolution (2014).

zensschreie ihrer Patienten zu übertönen.⁶⁸⁰ Die fahrenden Operateure standen in keinem guten Ruf, aber manche von ihnen verstanden ihr Handwerk. Einem Wendlinger Zahnbrecher – er war ein gelernter Wundarzt – der sich zum Michaelimarkt in Augsburg einfand, zollte sogar das ansonsten höchst kritische Augsburger Medizinalkollegium seinen Respekt. Er habe, wie jedermann habe sehen können, die Zähne meisterlich auszubrechen verstanden.⁶⁸¹

Barbiere und Zahnbrecher hatten spezielle Instrumente, deren erfolgreicher Einsatz allerdings Kraft und Geschick erfordert. Neben verschiedenen Zangen wurde vor allem der sogenannte „Pelikan" verwendet. Diesen setzte man auf benachbarte gesunde Zähne auf, um den erkrankten Zahn durch Hebelwirkung leichter lockern und entfernen zu können.⁶⁸² Man musste, so Handsch, allerdings aufpassen, dabei nicht versehentlich einen gesunden Zahn zu beschädigen.⁶⁸³ Wie schwierig und kraftraubend die Entfernung eines Zahns sein konnte, musste Handsch leidvoll am eigenen Leib erfahren. Der Barbier schnitt zunächst mit einem Skalpell das Zahnfleisch um den betreffenden Zahn weg. Er zog dann mit einer Zange lange an dem Zahn. Handsch schrie laut vor Schmerzen („cum magno meo clamore"), doch der Barbier mühte sich vergeblich. Er ließ schließlich ab und Handsch bekam einen Verband um den Kopf. Auch ein zweiter – zweifellos ähnlich schmerzhafter – Versuch scheiterte. Schließlich gab der Barbier auf und schickte ihn zu einem anderen, älteren Barbier. Der hatte mehr Erfolg. „Der Schmerz während der Extraktion ist groß", war Handschs Fazit, und auch danach hatte er noch Schmerzen in der rechten Kopfhälfte und am Zahnfleisch.⁶⁸⁴ Aus dem 17. Jahrhundert ist gar der Fall eines angetrunkenen Barbiers überliefert, der einem jungen Mann einen Backenzahn mit solcher Gewalt herausriss, dass er dessen Unterkiefer ausrenkte. Der Mann konnte den Mund nicht mehr öffnen und trug so bleibenden Schaden davon.⁶⁸⁵

Die Kunst der Zahnfüllung scheint damals noch keine weite Verbreitung gefunden zu haben. Der Ulmer Stadtarzt Johannes Stocker (gest. 1513) hatte das Verfahren Anfang des 16. Jahrhunderts beschrieben.⁶⁸⁶ Als der Erfinder darf Stocker aber wohl

---

680 Cod. 9671, fol. 51r.
681 Brief an den Stadtpfleger und den Geheimen Rat in Augsburg vom 22.11.1597 (www.aerztebriefe.de/id/00003579, S. Herde).
682 Hoffmann-Axthelm, Geschichte der Zahnheilkunde (1973), S. 132–165, mit diversen Abbildungen von zahnheilkundlichen Instrumenten.
683 Cod. 11183, fol. 297r.
684 Cod. 11205, fol. 291v-292r. Der alte Barbier erzählte ihm anschließend noch die beunruhigende Geschichte von einem, dessen Blutung man nach der Extraktion nicht einmal mit dem Brenneisen stillen konnte und der schließlich starb (ebd.). Möglicherweise handelte es sich rückblickend um eine frühe Schilderung der Gefahren des Zahnziehens bei der Hämophilie.
685 Gutachten der Medizinischen Fakultät Tübingen vom 8.5.1655 (www.aerztebriefe.de/id/00012413, A. Döll/T. Walter).
686 Hoffmann-Axthelm, Geschichte der Zahnheilkunde (1973), S. 151–152, mit einer Ablichtung des Rezepts aus einer Handschrift von 1528 im Stadtarchiv Ulm (Handschrift Xlyffer, foll. 75v-76r); vgl. Stocker, Empirica (1601).

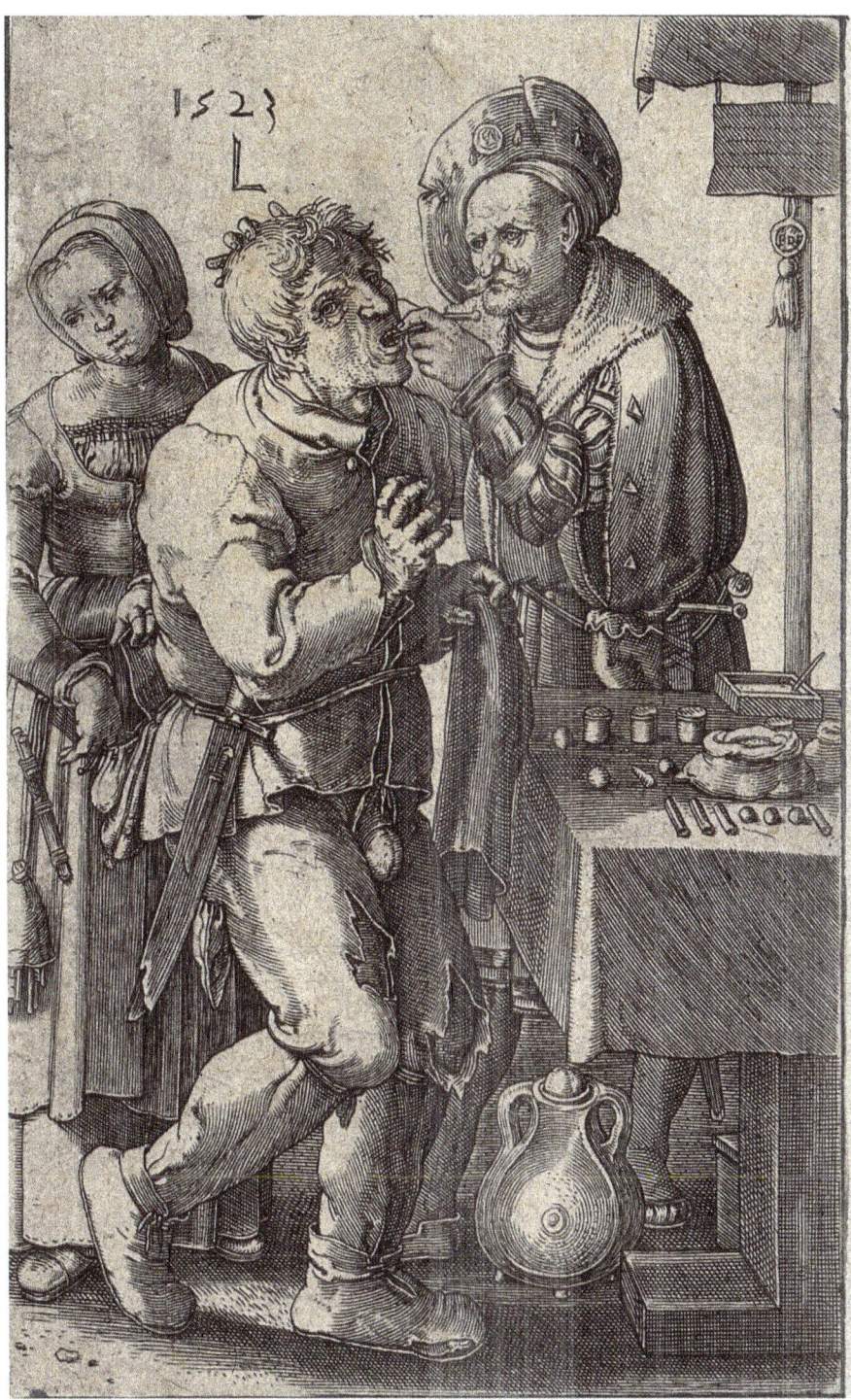

Abb. 8: Zahnbrecher, Lukas van Leiden (1523), Wellcome Collection, London

schwerlich gelten. Dass ein Barbier es Handsch in einem *liber experimentorum* zeigen konnte,[687] stützt vielmehr die naheliegende Vermutung, dass Stocker seinerseits auf eine etablierte handwerkschirurgische Tradition zurückgriff: Bei einem hohlen Zahn müsse man zunächst das Innere mit einem heißen goldenen Stift kauterisieren, bis die Wurzel abgestorben sei. Anschließend müsse man Amalgam („amalgama"), eine Masse aus Quecksilber, Vitriol und weiteren Substanzen, wie die Goldschmiede sie verwendeten, in den hohlen Zahn einbringen. Dort werde die Masse hart wie Stein und bleibe im Zahn. Im Fall von Erzherzog Ferdinand, so berichtet Handsch, brachte man anstelle des Amalgams das wesentlich teurere reine Blattgold ein, machte also eine Goldfüllung.[688] Als Handsch sein eigenes Zahnweh sehr quälte, fragte er sich, ob er die Höhle mit „auripellem" – vermutlich meinte er dünne Goldschichten – füllen solle.[689]

---

[687] Cod. 11183, foll. 296v-297r.
[688] Cod. 11183, fol. 297r.
[689] Cod. 11205, fol. 232v.

Kinderheilkunde

Lange Zeit ging die medizinhistorische Forschung davon aus, dass Säuglinge und Kinder in der Frühen Neuzeit nur selten in ärztliche Behandlung kamen. Man habe ihre Krankheiten weithin als gottgegeben akzeptiert und ihren Tod, bei zahlreicher Kinderschar womöglich sogar eher als Erleichterung empfunden. Soweit man überhaupt medizinische Hilfe gesucht und sich nicht mit Hausmitteln begnügt habe, habe man sich an die Hebammen gewandt. Jüngere Untersuchungen haben allerdings gezeigt, dass die Ärzte des 17. und 18. Jahrhundert durchaus schon in beachtlicher Zahl Kinder behandelten.[1] Das war freilich selbst damals kein Novum. Handschs Aufzeichnungen und Ulrich Lehners und Hiob Finzels Praxisjournale ebenso wie die ein oder andere Fallgeschichte in publizierten Sammlungen von *observationes* zeigen, dass sich bereits die Ärzte der Renaissancezeit nicht nur theoretisch mit den Krankheiten der Kindern auseinander setzten. Sie wurden auch gar nicht selten bei Kindern und selbst bei Säuglingen zu Rate gezogen.

Kinder litten oft an Krankheiten, die man auch bei Erwachsenen diagnostizierte. Es gab jedoch daneben diverse Krankheiten, die vor allem oder fast ausschließlich bei Kindern beobachtet wurden. Zudem galt es auch in der Behandlung der Krankheiten, bis hin zur Auswahl und Dosierung der Medikamente, auf die Besonderheiten des kindlichen Körpers Rücksicht zu nehmen. Kinderkrankheiten und deren Behandlung erforderten also ein gewisses Spezialwissen. Mit gutem Grund räumten zeitgenössische medizinische Lehrwerke den Krankheiten der Kinder und ihrer Behandlung daher einen wichtigen Platz ein. Die Autoren konnten auf antike und mittelalterliche Vorbilder zurückgreifen. Insbesondere Rhazes, dessen *Liber ad Almansorem* im 16. Jahrhundert als ein Standardwerk der praktischen Medizin galt, hatte sich auch ausführlich mit den Kinderkrankheiten befasst.[2] Bereits im ausgehenden 15. Jahrhundert erschienen zudem die ersten eigenständigen Abhandlungen westlicher Ärzte über Kinderkrankheiten.[3]

Im Laufe des 16. Jahrhunderts verstärkte sich das Interesse.[4] An den oberitalienischen Universitäten wurden schon die Medizinstudenten in Vorlesungen über Kinderkrankheiten unterrichtet[5] und an die Behandlung von kranken und verletzten kindlichen Patienten herangeführt. In den gedruckten *consilia* der Paduaner Professoren finden sich immer wieder auch Fälle von kindlichen Patienten, deren Diagnosen und Behandlung im Rahmen der *collegia* vor der versammelten Studentenschaft

---

1 Newton, Sick child (2012); Ritzmann, Sorgenkinder (2008).
2 Rhazes, Treatment of small children (2015).
3 Sudhoff, Erstlinge (1925); Mauch, Libellus (1937).
4 Austrius, De infantium (1540); Phaer, Regiment of life (1545); Vittori, De aegritudinibus infantium (1557); Ferrarius, De arte medica (1577); Überblicke bei Manzke, Remedia (2008) und Schäfer, Regimina (2008); zur späteren Entwicklung vgl. Ritzmann, Sorgenkinder (2008).
5 Mercuriale, De morbis puerorum (1583).

diskutiert wurden.⁶ In Ferrara besuchten Antonio Musa Brasavola und Lucas Ricardus mit ihren Schülern auch diverse kranke Kinder, so unter anderem ein ruhrkrankes Kind, ein rechtsseitig gelähmtes Mädchen, eines mit Würmern und Epilepsie, eines mit einem „krätzigen" Ausschlag am Kopf und ein weiteres, das bei einem Sturz auf den Kopf gefallen war.⁷ Säuglinge aus höchsten Kreisen, wie Johanna (1547–1578), die Tochter des späteren Kaisers Ferdinand I., kamen mitunter bereits in den ersten Tagen nach der Geburt in ärztliche Behandlung.⁸

Auch Handsch und die Ärzte in seinem Prager und Innsbrucker Umfeld behandelten immer wieder kranke Kinder und Jugendliche. In Prag wurde Handsch selbst, wohl auch aufgrund seiner früheren dortigen Tätigkeit, öfters zu kranken Schülern in Collinus' Privatschule im Engelsgarten gerufen. Manche dieser Kinder und Jugendlichen litten an typischen Kinderkrankheiten wie den Masern und den gefürchteten Pocken.⁹ So behandelte Handsch fünf Buben, die fast gleichzeitig an den Masern erkrankten.¹⁰ Sie wurden rasch wieder gesund. Bei anderen Kindern sah er allerdings im Anschluss an die Masern auch Schwellungen von Bauch und Beinen.¹¹ Fieberhafte Erkrankungen zählten im Kindesalter überhaupt zum Alltag. Ihre eigenen Kinder behandelten die Ärzte, wie Handsch in Gallos Haus erlebte, bei Fieber mit sehr milden Mitteln, wie süßen gekochten Pflaumen, die den Stuhlgang förderten und zugleich nahrhaft waren, oder sie beschränkten sich bei Säuglingen darauf, sie mit einer Rosensalbe einzureiben.¹²

Bei den ganz Kleinen waren vor allem Bauchbeschwerden verbreitet, allen voran das „Reißen". „Das Reissen im Beuchlen" nannten es die Leute, wenn Kinder viel schrien. Handsch und Gallo führten derlei Beschwerden in diesem frühen Alter noch nicht auf Würmer zurück, sondern auf Winde, die sich aus Milch oder Brei entwickelten.¹³ „Es hat die Darmwinde", konnte man Handsch zufolge in solchen Fällen sagen, wenn es „ym Beuchel reis[s]t."¹⁴ Der achtmonatige Bub eines gewissen „Schmidt" beispielsweise war die meisten Zeit ruhig und schlief gut, aber jeden Abend zur neunten Stunde fing er an zu schreien und zappelte mit Händen und Füßen.¹⁵ Auch Grünkohl, hier gab Handsch mütterliche Erfahrungen wieder, konnte die Kinder vor Schmerzen brüllen lassen. Man höre es in ihrem Bauch rumoren („burren") und ihr Mund zittere. Gallo, so fügte er am Rand hinzu, rate, Kindern keinen Brei, sondern

---

6 Beispielsweise Da Monte, Consultationum (1554), S. 96–102 und 146–156, offenbar mündlich vorgetragene Ausführungen über zwei Mädchen mit Fallsucht bzw. Kopfschmerzen.
7 Biblioteca Ariostea, Ferrara, Ms Antonelli 531, Curationes Antonij Musae Brasavoli.
8 Cod. 11205, fol. 168v und fol. 201r.
9 Cod. 11183, fol. 421v, mit dem Hinweis auf zahlreiche Kinder mit diesen Krankheiten; vgl. Leven, Geschichte (1997), S. 46.
10 Cod. 11183, fol. 404v.
11 Cod. 11183, fol. 422v.
12 Cod. 11205, fol. 236r.
13 Cod. 11207, fol. 6v.
14 Cod. 11205, fol. 213v.
15 Cod. 11207, fol. 6v.

die Brust zu geben. So habe Gallos Frau es auch mit seinen eigenen Kindern gehalten. In Böhmen stillten die Mütter ihre Kinder offenbar oft sehr lange. Das lässt zumindest Handschs Hinweis vermuten, dass die Frauen frühzeitig wissen wollten, ob sie wieder schwanger waren, um ihre Kinder in diesem Fall abstillen zu können. Auch Handschs Halbschwester Sabina wurde von seiner Stiefmutter achtzehn Monate lang gestillt, wie ihm diese erzählte.[16] Eine Frau aus höchsten Kreisen stillte ihren Sohn sogar erst nach zwei Jahren ab. Sie hielt sich die ersten drei Tage von ihm fern und als sie sich wieder sehen ließ, gab sie bitteres Enzianpulver auf ihre Brüste und vergällte dem Kind so das Saugen.[17] Wie wir heute wissen, verringert das Stillen die Wahrscheinlichkeit einer erneuten Schwangerschaft erheblich – was den Zeitgenossen vermutlich nicht verborgen blieb.

Sehr oft bekamen die Ärzte es auch – sicher nicht nur in Prag – mit kindlichen Wurmerkrankungen zu tun.[18] So wie bei Frauenkrankheiten fast immer die Gebärmutter beteiligt sei, gab Mattioli die Erfahrung eines alten Arztes weiter, hätten Würmer an den meisten Kinderkrankheiten ihren Anteil.[19] Die Ärzte nahmen Würmer sehr ernst und schrieben ihnen manchmal tödliche Folgen zu. Inbesondere die Epilepsie, so glaubten sie beobachten zu können, ging häufig mit Würmern einher, zuweilen mit infaustem Ausgang.[20] Handsch und seine Kollegen glaubten auch ein wichtiges diagnostisches Zeichen zu kennen: Kinder mit Würmern im Bauch, so beobachteten sie, rieben sich die Nase. Die Ärzte versuchten dies durch faulige Dämpfe zu erklären, die von den Würmern aufstiegen und besonders in der geruchsempfindlichen Nase wahrgenommen würden.[21]

Die *epilepsia* oder *mater puerorum*, im Deutschen von Handsch meist als „Vergicht" bezeichnet, aber auch als „Gichter", „Fraisen", „Fräsel" oder „Fressel" bekannt, wurde damals bei Kindern verbreitet diagnostiziert. Auch die Krampfanfälle, die typischerweise bei kindlichen Fieberkrankheiten auftreten, konnten als *epilepsia* gelten, wie wir gesehen haben. Manche Ärzte sprachen hier aber eher von *convulsiones*.[22] Die *epilepsia* war gefürchtet.[23] „Erschrecklich", so Handsch, sei die Epilepsie anzusehen. Offenbar hatte er die Anfälle bei seinem eigenen Neffen, dem Sohn seiner Schwester Catharina beobachten können. Er habe sich gekrümmt und „aufgeworfen",

---

16 Cod. 11205, fol. 118v; Sabina kam 1545, rund zehn Jahre vor diesen Aufzeichnungen, zur Welt.
17 Cod. 11205, fol. 563v.
18 Cod. 11183, fol. 351v.
19 Cod. 11206, fol. 99r: „In omnibus morbis puerorum concurrunt vermes, mulierum uterus"; ähnlich ebd., fol. 161v, „In omnibus morbis mulierum matrix habet suam partem, et in puerorum morbis vermes."
20 Cod. 11183, fol. 413r, zum Tod des Scheurschen Säuglings. Das Kind litt an Würmern und Epilepsie. Knoblauch- und Zitronensaft und zahlreiche andere Mittel konnten den tödlichen Ausgang nicht verhindern.
21 Cod. 11183, fol. 391r, zur Tochter der Frau von Wels; Cod. 11207, fol. 25v.
22 Cod. 11183, fol. fol. 287v, unter Hinweis auf Dr. „Achilles"; gemeint ist vermutlich Achilles Jelmin.
23 Siehe auch Manzke, Remedia (2008), S. 67 f.

dass die Bank krachte.[24] Ein anderer Bub, den Handsch sah, wurde wieder gesund, zeigte aber später verlangsamte Bewegungen und große „Dummheit" („stupiditas").[25]

Auch Kinder, deren Leiden wir heute vermutlich eher in Herz oder Lunge verorten würden, wurden von den Leuten als Opfer von „Vergicht" oder „Fräsel" diagnostiziert, wie der dreijährige Säugling eines gewissen Miltelius, der heftig hustete, kaum mehr Luft bekam und blaue Lippen aufwies.[26] Aus seinen Beobachtungen an verschiedenen Patienten, schloss Handsch sogar umgekehrt, dass die blaue Farbe ein Hinweis auf Epilepsie sei. Er hatte diese Blaufärbung unter anderem bei einem Säugling gesehen, der in Prag, in der Badstube, an *mater puerorum* starb.[27]

Besonders häufig erwähnte Handsch kranke Säuglinge und Kleinkinder aus seiner eigenen Familie und in jenen Familien, in deren Haushalten er wohnte. Dabei notierte er auch, was er von den Müttern lernte, beispielsweise, dass ein Kind, das schreiend mit den Beinen zappelte, vermutlich Bauchweh hatte,[28] oder dass Säuglinge Bauchkrämpfe bekamen, wenn die Mutter – gemeint ist offenkundig die stillende Mutter – erneut schwanger wurde und, wie man öfter beobachtete, besonders Lust auf Sauerkraut, Essig und andere saure Dinge bekam.[29]

Für einzelne kindliche Krankheiten interessierte sich Handsch besonders. So machte er sich wiederholt Aufzeichnungen zu kindlichen „Mitessern". Er setzte sie mit Würmern unter der Haut gleich und schloss sich damit offenbar einer verbreiteten Vorstellung in der Bevölkerung an. Wann immer Säugling abmagerten, notierte er sich, müsse man den Verdacht auf solche subkutanen Mitesser haben.[30] Eine seiner Hauswirtinnen vermutete von sich aus solche Mitesser bei ihrem vier Wochen alten Säugling, als dieser abzumagern schien. Sie seien gewöhnlich nicht sichtbar, notierte Handsch. Nur wenn man das Kind im Bad gut mit Honig einreibe, kämen die Köpfe heraus; offenbar nahm er an, sie würden durch die süße Nahrung angezogen. Dann müsse man sie mit geröstetem Brot wegreiben. In Böhmen verwende man dazu auch ein Messer.[31]

Alles in allem bekamen Handsch und seine Kollegen es so mit einem breiten Spektrum von Krankheiten bei Kindern zu tun, mit einigermaßen harmlosen oder zumindest rasch vorübergehenden, aber auch mit langwierigen und schlimmstenfalls tödlichen Leiden. Auch im weiteren Sinne chirurgische Fälle waren darunter. Der Bub eines gewissen „Schindlers" bekam Löschkalk in die Augen, die daraufhin schmerzhaft verquollen.[32] Ein anderer Bub hatte schmerzhafte Pusteln in Mund und Rachen.[33]

---

24 Cod. 11205, fol. 119r.
25 Cod. 11205, fol. 119r.
26 Cod. 11183, fol. 463v.
27 Cod. 11183, fol. 463v.
28 Cod. 11183, fol. 296v.
29 Cod. 11183, fol. 297r.
30 Cod. 11183, fol. 323v, „semper suspicare de vermibus subcutaneis. Mittesser."
31 Cod. 11183, fol. 287v.
32 Cod. 11207, fol. 24r.

Ein vierjähriges buckliges Mädchen litt an einer Fistel im Oberbauch, aus der helle Flüssigkeit ablief.[34] Die fünfzehn Wochen alte Tochter seines Hauswirts Nicolaus war an Kopf und Körper mit Geschwüren bedeckt.[35] Am Hals eines anderen Kindes fanden Gallo und Mattioli eine große Geschwulst und konnten sich nicht einigen, ob man diese kauterisieren oder lieber mit auflösenden Mitteln bekämpfen sollte.[36] Ein Mädchen, das die beiden gemeinsam behandelten, litt an einer Tränenfistel.[37] Verbreitet war unter Kindern und Jugendlichen auch die Krätze. Bei einem zehnjährigen Mädchen, dessen Kopf und Gesicht mit Ausschlag bedeckt waren, empfahl der Chirurg Hildebrand, dem Mädchen ein mit Pech bestrichenes Käppchen aufzusetzen und auf diese Weise die Haare herauszureißen, da in deren Wurzeln das Übel sitze.[38]

Nicht nur bei Krankheiten suchten die Eltern zuweilen den Rat eines Arztes oder Apothekers. Als ein Bekannter von Handsch das nächtliche Schreien seiner Kinder nicht mehr aushielt, ließ er sich vom Apotheker ein Schlafmittel geben, worauf die Kinder ruhig schliefen.[39] Wie Handsch aus seiner Prager Zeit berichtete, bereiteten dort manche Apotheker Schlafmittel zu, die unter anderem Mandragora und Bilsenkrautwurzel enthielten und die man jede Nacht den schreienden Säuglingen gab. Die Folgen, so notierte Handsch, waren verheerend. Die natürliche Lebenswärme werde zerstört, ihre Natur verdorben, und die Kinder seien ganz bleich, zittrig und stupide. Der Apotheker Balthasar wusste von einen Säugling, der nach häufiger Gabe von Opium ohne dieses nicht mehr schlafen konnte. Eine Frau erzählte ihm gar von einem Buben, der am Opium starb.[40]

Bei der Wahl der Behandlung mussten die Ärzte auf die kindliche Verfasstheit Rücksicht nehmen.[41] In seinem *Antidotariolus*, einer Sammlung von Rezepten aus unterschiedlichen Quellen, notierte sich Handsch diverse Mittel, die speziell bei Säuglingen und Kindern zum Einsatz kommen sollten.[42] Darunter finden sich diverse Rezepte beispielsweise von Andrea Gallo gegen den kindlichen Husten im Allgemeinen oder auch speziell für ein dreijähriges Mädchen mit geschwollenem Bauch und Husten, die Gallo auf eine kalte Milz zurückführte,[43] oder auch eines von Ulrich Lehner für einen dreijährigen epileptischen Knaben.[44] Mehr noch als bei Erwachsenen war der Geschmack des Arzneimittels bei Kindern wichtig. Als die Tochter des Blasius an

---

33 Cod. 11207, fol. 24r.
34 Cod. 11183, fol. 429v.
35 Cod. 11205, fol. 221v.
36 Cod. 11207, fol. 26v.
37 Cod. 11207, fol. 31v.
38 Cod. 11183, fol. 451v.
39 Cod. 11205, fol. 2v; es handelte sich vermutlich um den gleichen Blasius, den Handsch an anderer Stelle als „coterraneus" bezeichnete und der somit wohl aus Leipa stammte.
40 Cod. 11205, fol. 137v.
41 Manzke, Remedia (2008), S. 227–234.
42 Cod. 11200, fol. 140r.
43 Cod. 11200, fol. 1v und fol. 215r.
44 Cod. 11200, fol. 214v.

einem Fieber litt und Zeichen eines Wurmbefalls aufwies, wollte ihr Gallo ihr Cassia mit *hiera picra* geben, aber Handsch war wegen des „abscheulichen" Geschmacks dagegen.[45]

Gerade bei Säuglingen und Kindern mussten die Ärzte und die Eltern der Kinder freilich auch immer wieder erleben, dass alle Bemühungen vergeblich waren. Bei einem armen, offenbar schon etwas älteren, fieberkranken Buben beispielsweise schwollen Bauch und Gesicht an und er verstarb schließlich.[46] Eindringlich beschrieb Handsch in seiner Innsbrucker Zeit den Tod des Welserschen Säuglings – vermutlich handelte es sich um das Töchterchen von Hans Georg, einem Bruder von Philippine, und Rebecca Welser.[47] Der Körper des Kindes war heiß. Es hatte mehrere Nächte nicht geschlafen, trank aber weiter von der Brust der Amme. Man riet, die Amme möge Ziegenmilch trinken, um der Schärfe von Milch und Stuhl entgegenzuwirken. Die Amme aber erfuhr in der Nacht einen nicht näher erläuterten „Schrecken" und entwickelte Pusteln an den Lippen und Schmerzen in den Lenden. Die alte Anna Welser wollte sie daraufhin nicht weiter das Kind stillen lassen. Stattdessen gab man dem Kind Ziegenmilch mit einem Holzlöffel und, als die erwartete neue Amme auf sich warten ließ, gekochtes Wasser, das man durch süße *conserva rosarum* hatte laufen lassen. Am Abend kam die neue Amme, aber gegen Mitternacht wurde Handsch zusammen mit dem Apotheker zu dem Säugling gerufen. Das Kind bewegte Arme und Beine nicht mehr, es „kreiste" – hatte also offenbar Krämpfe. Die Atmung setzte aus und die Augen waren gebrochen. Es starb noch in derselben Stunde.[48]

---

45 Cod. 11207, fol. 42r.
46 Cod. 11183, fol. 421v.
47 Vgl. Hirn, Ferdinand II. (1887), S. 359f, mit dem Hinweis auf den Tod eines drei Monate alten Töchterchens der beiden.
48 Cod. 11183, fol. 401r.

Frauenheilkunde

Die Krankheiten der Frauen wurden bereits im antiken und mittelalterlichen medizinischen Schrifttum ausführlich abgehandelt.[1] Im 16. Jahrhundert aber finden wir in der gelehrten Medizin ein nie dagewesenes Interesse an den Frauenkrankheiten. Die Gynäkologie, wie sie später genannt werden sollte, wurde zum eigenständigen Themengebiet, ja, zur Subdisziplin einer männlich dominierten Medizin.

Drei miteinander verknüpfte Entwicklungen trieben dieses Interesse an den Frauenkrankheiten im 16. Jahrhundert entscheidend voran. Da war zunächst eine neue Wertschätzung für Hippokrates als der zweiten großen antiken Autorität neben Galen. Sie verdankte sich nicht zuletzt der „Wiederentdeckung" hippokratischer Schriften, darunter jener über die Frauenkrankheiten,[2] durch die medizinischen Humanisten. Zum Zweiten wuchs das Bewusstsein unter den Ärzten, dass die erfolgreiche Behandlung von kranken Frauen dem Aufbau einer Praxis sehr förderlich war. Das Vertrauen der Frauen konnte gerade unter den Oberschichten Türen öffnen, dem Arzt deren Familie und Verwandschaft zuführen. Zum Dritten griff unter den gelehrten Ärzten die Überzeugung um sich, dass die Körper von Frauen und Männern sich grundsätzlich unterschieden und dass bei Frauen daher eine andere medizinische Behandlung angebracht war als bei Männern.

Der letztgenannte Punkt bedarf der Erläuterung. In einem aufsehenerregenden Buch hat vor einigen Jahren Thomas Laqueur die These aufgestellt, die gelehrte Medizin der Frühen Neuzeit habe bis weit ins 18. Jahrhundert ein „one-sex-model" vertreten.[3] Einem bereits von Galen formulierten Analogiemodell folgend, hätten die Ärzte Frauen und Männer auch im Hinblick auf ihre Geschlechtsteile als identisch beschrieben. Bei Männern habe, dieser Auffassung zufolge, deren stärkere Lebenswärme die Geschlechtsteile lediglich nach außen hervorgetrieben, während sie bei Frauen in der Bauchhöhle verblieben seien. Die Eierstöcke hätten aus dieser Perspektive den Hoden entsprochen, die Gebärmutter dem Hodensack und die Scheide dem männlichen Glied. Laqueurs These – und deshalb muss hier darauf eingegangen werden – hat große Resonanz gefunden und wird beispielsweise in den Literaturwissenschaften bis heute zustimmend zitiert. Sie passte zu ihrer Zeit vorzüglich in eine breite Strömung, welche „Geschlecht" primär als kulturelle Kategorie begriff. Manche anatomische Abbildungen schienen Laqueurs These zudem eindrucksvoll zu bestätigen, indem sie die weiblichen Geschlechtsorgane ganz ähnlich darstellten wie die männlichen.

---

[1] Überblicke zur mittelalterlichen Frauenheilkunde in Green, Women's medical practice (1989); Green, Making women's medicine masculine (2008); zur berühmten „Trotula" s. a. Spitzner, Salernitanische Gynäkologie (1921).
[2] King, Hippocrates' woman (1998); Bourbon, Jean Liébault (2010).
[3] Laqueur, Making sex (1990).

Sehr bald regte sich jedoch wachsende Kritik gegen Laqueurs These. Sie darf mittlerweile eindeutig als widerlegt gelten.[4] Bereits in den alten medizinischen Schriften, etwa bei Hippokrates, finden sich Stellen, an denen anatomische Unterschiede zwischen den Geschlechtern betont wurden.[5] Die Analyse zahlreicher medizinischer Texte aus dem 16. und 17. Jahrhundert bietet erst recht keinen Beleg für die Vorherrschaft eines „one-sex-model". Sie zeigt ganz im Gegenteil, dass sich nach der Überzeugung der überwältigenden Mehrheit der medizinischen Schriftsteller Mann und Frau anatomisch grundlegend unterschieden. Die Autoren betonte, dass Gebärmutter und Hodensack sehr wenig gemein hatten und dass selbst die „Hoden" („testiculi") bei Männern und Frauen von unterschiedlicher Größe und Beschaffenheit waren.[6] Galens Analogiemodell war unter den zeitgenössischen Ärzten natürlich bekannt. Auch Handschs Lehrer Fracanzano stellte es seinen Studenten vor.[7] Handschs Mitschriften zu Fracanzanos und Falloppias Paduaner Anatomievorlesungen machen jedoch zugleich deutlich, dass von jener angeblichen Vorherrschaft eines „one-sex model" in der gelehrten frühneuzeitlichen Medizin selbst im studentischen Unterricht nicht die Rede sein konnte. Die weiblichen „testiculi", so notierte Handsch, seien viel kleiner als die männlichen. Sie unterschieden sich von diesen in Form und Bau („figura et constructione") und hätten auch keine Haut.[8]

Laqueur, so muss man rückblickend ernüchtert feststellen, hat in seiner Rekonstruktion des gelehrten medizinischen Diskurses die große Masse des damaligen medizinischen Schrifttums schlichtweg ignoriert, nämlich die zahllosen Bücher und Texte, die sich des Lateinischen, der damals noch unbestritten dominierenden Gelehrtensprache, bedienten und ihm nicht in volksprachlichen Übersetzungen zugänglich waren. Tatsächlich, so zeigt sich beim Blick in das gelehrte Schrifttum der Zeit, war gerade im 16. Jahrhundert das Bemühen, die Unterschiede zwischen dem männlichen und weiblichen Körper hervorzuheben, besonders stark. Das reichte bis zur Behauptung von anatomischen Unterschieden, die wir so heute nicht mehr erkennen. So fanden die Anatomen des 16. Jahrhunderts nicht nur, dass das Becken beziehungsweise das Kreuzbein bei Frauen weiter und breiter war als bei Männern, damit sie leichter gebären konnten, wie schon Handsch bei Falloppia lernte.[9] Auch die Schlüsselbeine, so hieß es, seien bei Frauen gerader, bei Männern dagegen stärker gewunden. Das trage zur Schönheit der weiblichen Brust bei und mache es Männern leichter, Speere und andere Waffen zu schleudern. Bei manchen Frauen fanden die Anatomen gar ein Loch im unteren Brustbeinbereich, durch das, wie sie glaubten,

---

4 Park/Nye, Destiny (1991); Stolberg, Woman (2003); King, One-sex body (2013).
5 King, One-sex body (2013).
6 Stolberg, Woman (2003).
7 Cod. 11226, fol. 93v.
8 Cod. 11210, fol. 9v.
9 Cod. 11210, fol. 31v; dass die Pfeilnaht bei der Frau im Gegensatz zum Mann bis zur Nasenwurzel reiche, sei dagegen falsch, ebenso, dass Frauen nur 32, Männer dagegen 33 Zähne hätten (ebd.).

Gefäße zogen, die Blut von der Gebärmutter zu den Brüsten brachten, wo es zu Milch verwandelt wurde.[10]

Jenseits der Frage der anatomischen Unterschiede in Geschlechtsorganen und am Skelett herrschte im Übrigen weithin Einigkeit, dass sich der weibliche Körper im Vergleich zum männlichen durch seine schwächere Lebenswärme und damit verbunden durch eine Vorherrschaft des Feuchten und Kalten auszeichnete. Allerdings waren hier die Grenzen nicht so scharf, wie bei der Annahme grundsätzlicher anatomischer Unterschiede. Manche Frauen galten als sehr hitzig, während manche Männer so sehr von Feuchtigkeit und Kälte geprägt waren, dass sich ihre körperliche Verfassung der von Frauen zumindest annäherte.

Wenn sich Frau und Mann in ihrem Bau und damit in ihrer Physiologie tiefgreifend unterschieden, lag die Schlussfolgerung nahe, dass auch ihre Krankheiten auf je eigene Weise zu behandeln waren. Umgekehrt waren die häufigen damals der Gebärmutter zugeschriebenen weiblichen Krankheiten, von denen Männer verschont blieben, ihrerseits ein weiterer wesentlicher – von Laqueur ignorierter – Beleg für die Annahme einer fundamentalen, naturgegebenen anatomischen Geschlechtsdifferenz, der gegen eine Gleichsetzung von Gebärmutter mit dem Hodensack sprach. Die Gebärmutter galt den damaligen Ärzten zudem nicht nur als Ort lokaler Beschwerden wie Entzündungen, Geschwüren und Krebs. Aufgrund ihrer zentralen Rolle für die monatliche „Reinigung" der Frau, der schädlichen Säfte und Dämpfe, die von ihr ihren Ausgang nehmen konnten, und ihrer Verbindung mit den übrigen Organen war sie auch die Quelle von vielerlei Krankheiten im übrigen Körper.

Das neu erwachte ärztliche Interesse an den Frauenkrankheiten schlug sich in diversen Abhandlungen und Werken zu den *morbi mulierum* oder *morbi muliebres* nieder.[11] Sehr breit rezipiert wurden die *Gynaeceia*, ein Sammlung von einschlägigen Texten zum Thema. Helen King hat ihre Geschichte ausführlich dargestellt.[12] Die *Gynaeceia* wurden erstmals 1566 von dem Züricher Arzt Caspar Wolf herausgebracht. In seinem Widmungsbrief an zwei Memminger Kollegen nannte er als Anlass die Beratung, mit seinem Lehrer Conrad Gessner, über eine Patientin, die an einer Frauenkrankheit litt. Bei der Gelegenheit habe er sich an die handschriftlichen Werke verschiedener Autoren über „Frauensachen" („de gynaeciis") erinnert.[13] Überarbeitete Ausgaben durch Caspar Bauhin[14] und Israel Spach[15] folgten 1586 und 1597. Sie er-

---

10 Platter, De corporis (1583), Buch 3, Tafel II; Stolberg, Woman (2003); zur besonderen Aufmerksamkeit für solche Skelettunterschiede als Beleg für die andersartige Natur der Frau in der Zeit der Aufklärung siehe Schiebinger, Skeletons (1986).
11 Da Monte, Opuscula (1558), Bd. 2, S. 704–785; Marinello, Le medicine (1563); Dunus, Muliebrium morborum (1565); Liébault, Trois livres (1582); Bottoni, De morbis (1585); Mercado, De mulierum (1587); Massaria, Praelectiones (1600); Mercuriale, De morbis (1601); Varanda, De morbis (1620); s. a. Maclean, Renaissance notion (1987), bes. S. 46.
12 Ausführlich hierzu King, Midwifery (2007).
13 Wolf, Gynaeciorum (1566); der Widmungsbrief ist auf 1564 datiert.
14 Bauhin, Gynaeciorum (1586).
15 Spach, Gynaeciorum (1597).

gänzten die Wolfsche Sammlung mit Texten zeitgenössischer Autoren, darunter Vorlesungen der Paduaner Professoren Girolamo Mercuriale und Albertino Bottoni († 1596).

Wie schon die Aufnahme von zeitgenössischen Vorlesungen in die *Gynaeceia* andeutet, war der universitäre Unterricht noch im 16. Jahrhundert ein wichtiger Impuls für die zunehmend intensive und verbreitete Beschäftigung mit den Frauenkrankheiten. Wir wissen nicht, wann und wo erstmals Vorlesungen speziell über die Frauenkrankheiten – oder über einen entsprechenden Text wie den hippokratischen *De morbis mulierum* – abgehalten wurden. Sicher ist: Bereits in den frühen 1550er Jahren, mehr als ein Jahrzehnt vor der ersten Ausgabe der *Gynaeceia*, wurden in Montpellier und Padua Vorlesungen über die Frauenkrankheiten gehalten. Für Montpellier ist dies durch eine Mitschrift von Guillaume Rondelets Vorlesung belegt.[16] In Padua machte sich Georg Handsch im Winter 1551/52 ausführliche Aufzeichnungen zu einer privaten Vorlesung von Fracanzanos zu *De morbis muliebribus*,[17] und in den folgenden Jahrzehnten hatten die Krankheiten der Frauen einen festen Platz in der Paduaner Lehre. Alle führenden Paduaner Professoren scheinen sich dem Thema zugewandt zu haben. So sind aus der Folgezeit auch studentische Notizen zu Vorlesungen von Girolamo Capivaccia,[18] Girolamo Mercuriale[19] sowie, aus dem Jahr 1591, die Aufzeichnungen Hieronymus Beslers zu einer privaten Vorlesung Alessandro Massarias (1510–1598) *De morbis mulierum*[20] überliefert.

Rasch bildete sich in den Vorlesungen und Veröffentlichung ein Kanon von spezifisch weiblichen, mit der Gebärmutter verknüpften Krankheiten heraus, die hier regelmäßig besprochen wurden. Aufbauend auf der Abhandlung der Anatomie und Physiologie der Frau umfasste das Gebiet im Wesentlichen drei Teile: 1. die Störungen der Menstruation, 2. krankhafte Veränderungen an oder in der Gebärmutter und 3. die Pathologie von Schwangerschaft, Geburt und Wochenbett.

Diese drei Elemente finden sich auch in den ausführlichen Aufzeichnungen Handschs zur erwähnten Vorlesung Fracanzanos 1551/52. Auf eine kurze Charakterisierung des – helleren, weicheren und unbehaarten – weiblichen Körpers und des feineren Kopfhaars der Frau folgte die Abhandlung der Anatomie der Gebärmutter, mit den „testiculi", dem „os uteri" durch das der männliche Same angezogen werde und das sich nach der Empfängnis fest schließe, und des „collum uteri", also der Scheide, sowie des äußerlichen Genitals. Daraufhin handelte Fracanzano ausführlich die Menstruation und ihre Störungen ab und schilderte Gebärmutterkrankheiten wie die

---

16 Forschungsbibliothek Gotha, Chart. 499, foll. 194–228v; zur Biographie Rondelets siehe Dulieu, Rondelet (1966).
17 Cod. 11226, foll. 92r-119r, „privatim incipit", 16.12.1551; in einem Brief an Mattioli und Willenbroch (Prag, 24.11.1559) erwähnte Handsch ein von Fracanzano verfasstes „Büchlein" („libellum") *De morbis muliebribus* im Besitz von Ulrich Lehner (Cod. 9650, foll. 53v-55v).
18 Forschungsbibliothek Gotha, Chart. 629, fol. 111r-152v, *De uteri affectionibus*.
19 Ebd., foll. 347r-405v, „De morbis muliebribus".
20 Universitätsbibliothek Erlangen, Ms 981.

„Gebärmuttererstickung" und genitalen Ausfluss, an dem fast alle Frauen mehr oder weniger stark litten.[21] Abschließend wandte er sich Fragen der Empfängnis und der Unfruchtbarkeit[22] sowie Schwangerschaftsbeschwerden wie dem seltsamen Appetit Schwangerer auf Kohlen, Kalk und dergleichen zu – die moderne Medizin spricht hier von *pica*. Er diskutierte die verschiedenen Ursachen eines Fehlgeburt, besprach mögliche Komplikationen bei der Geburt und schloss mit den Krankheiten der Wöchnerinnen.

Gestörte Monatsblutung

Die Menstruation war in der Frühen Neuzeit ein viel diskutiertes Thema.[23] Unter Ärzten und Laien herrschte Einigkeit, dass die Menstruation von überragender Bedeutung für Gesundheit und Leben der Frau war. In der ärztlichen Praxis, das zeigen auch Handschs Notizen, spielten die *menses* oder *menstrua*, wie sie in der ärztlichen Fachsprache hießen, daher eine überragende Rolle. Versiegte die Monatsblutung vorübergehend, ohne dass die Frau schwanger war, oder war sie auch nur vermindert, so galt dies bei der Frau als wichtigste Krankheitsursache überhaupt. Das folgte unmittelbar aus der damals vorherrschenden Deutung der Natur der Monatsblutung: Aufgrund ihrer schwächeren Lebenswärme und ihres kälteren Temperaments verkochte die erwachsene Frau die Nahrung weniger gut als der Mann und sammelte beständig unreine, ja, verdorbene, faulige Materie im Körper an, die allmonatlich entleert wurde. Manche Landfrauen, las Handsch bei Musa Brasavola, hatten keine Monatsblutungen und waren trotzdem gesund und kräftig. Sie lösten die Materie durch die viele Bewegung und körperliche Arbeit auf, so wie auch weibliche Tiere nicht menstruierten, die zudem diese bei der Frau zur Ausscheidung bestimmte Materie in Fell und Hörner verwandelten.[24] Für die allermeisten Frauen aber war die Monatsblutung unverzichtbar. Es war nach Da Monte neben der Empfängnis die zentrale Aufgabe der Gebärmutter, die Exkremente zu entleeren, die die Frauen wegen ihrer Kälte im Körper ansammelten.[25] Die Gebärmutter, so gab Handsch ganz ähnlich Trincavella wieder, sei von der Natur so eingerichtet, „dass das, was im weiblichen Körper aufgrund des Geschlechts an Exkrementen ist, durch sie wie über eine Kloake

---

21 Cod. 11226, foll. 107r-v.
22 Hier notierte Handsch nur Überschriften und ließ Platz für Einträge; vermutlich hat er die betreffenden Vorlesungen versäumt.
23 Vgl. Stolberg, A woman's hell (1999); Stolberg, Monthly malady (2000); Stolberg, Erfahrungen (2004); Stolberg, Menstruation (2005); Hindson, Attitudes (2009); Read, Menstruation (2013); siehe auch, auf volkssprachlichen französischen Quellen beruhend, McClive, Menstruation (2015).
24 Cod. 11205, fol. 165.
25 Da Monte, De uterinis affectibus (1554), fol. 65r; „Uterus est excrementorum sentina", fügte ein zeitgenössischer Leser an dieser Stelle handschriftlich hinzu (Staatliche Bibliothek Regensburg, Med. 607).

hinausgefegt werde, weshalb gemäß der Einrichtung der Natur jeden Monat die Exkremente, die dorthin verbracht werden, ausgeschieden werden."[26] Beim Mann werde der Körper manchmal vierteljährlich, manchmal jährlich durch Hämorrhoidenblutungen gereinigt („mundificatur"), so wie bei der Frau durch die Menstruation, notierte er an anderer Stelle.[27]

Das Menstrualblut galt als unrein und schädlich, ja, giftig, spätestens dann, wenn es übermäßig lang im Körper zurückgehalten wurde.[28] Bereits eine der ersten *observationes*, die Handsch als Student aufzeichnete, handelte von einer fieberkranken jungen Frau, deren Zustand sich auch nach der reichlichen Gabe von Purganzien nicht besserte. Als Handschs Lehrer Comes de Monte hinzugezogen wurde, erkannte er eine „unterdrückte" Menstruation als entscheidende Ursache und verordnete Reibungen (wohl an den Beinen), um die Menstruation zu fördern.[29] Einige Krankheiten galten insbesondere als typische Folgen einer gestörten, „verstopften", „zurückgehaltenen" Menstruation, darunter die verbreitet diagnostizierte „Gebärmuttererstickung", auf die wir noch ausführlich zurückkommen werden. Gefürchtet waren auch Geschwülste und Krebsgeschwüre an der Gebärmutter als Folgen einer lokalen Ansammlung und Verhärtung der unzureichend entleerten exkrementellen Materie.[30] Letztlich konnte bei Frauen nahezu jede Krankheit auf eine unzureichende Monatsblutung und die daraus resultierende Anhäufung von krankmachender Materie zurückgeführt werden, die sich an unterschiedlichen Orten im Körper ansiedeln konnte und manchmal obendrein auch Dämpfe freisetzte. „Die Fraw hat eyn unreyne Beermutter unnd wirt sie nicht gereiniget werden, so ist zubesorgen, das sie möchte fallen ynn schwerere Kranckheit als Hauptwehe, Lenndenstechen unnd Unfruchtbarkeit", schloss eine Zittauer Laienheilerin aus dem Harn einer kranken Frau.[31]

Die Frauen beobachteten ihre Menstruation entsprechend sorgfältig und die Ärzte, das zeigen Handschs Einträge, fragten regelmäßig danach. Sie komme zur rechten Zeit, hörten sie dann beispielsweise, sei aber nicht so, wie es sein sollte („sed non debito modo"), „nicht rechtschaffen", oder nicht in ausreichender Menge („non

---

26 Abschrift eines Konsils von Trincavella, Cod. 11238, foll. 168–177v, zit. fol. 172v, „uterus enim a natura alioquin confectus est, ut id quod in muliebri corpore ratione sexus excrementosum est, per eum tanquam per cloacam purgaretur, unde naturae instituto singulis mensibus eo delata excrementa excernuntur". In offensichtlicher Unkenntnis solcher und zahlreicher weiterer Passagen im (vorwiegend lateinischen) zeitgenössischen ärztlichen Schrifttum hat Cathy McClive in ihrer Untersuchung der Menstruationslehre im frühneuzeitlichen Frankreich bestritten, dass man der Menstruation bis zum 16. Jahrhundert weithin die Aufgabe zuschrieb, den Körper von unreiner Materie zu befreien. Ihr einziger Beleg hierfür, dass nämlich der Sekundärliteratur zufolge Hippokrates und Aristoteles die Menstruation nicht „pathologisiert" hätten, ist freilich mehr als unbefriedigend (McClive, Menstruation (2015), S. 109).
27 Cod. 11240, fol. 94r.
28 Cod. 11207, fol. 10r.
29 Cod. 11238, foll. 71r-72r.
30 Vgl. das Kapitel zum Krebs.
31 Cod. 11205, foll. 549v-550r.

sufficienter", „non debita quantitate", „non in iusta quantitate"), oder auch, sie sei nicht am erwarteten Tag oder acht Tage zu früh gekommen.[32]

Die Betrachtung des ausgeschiedenen Monatsbluts versprach, wie die des Aderlassblutes, wichtige diagnostische Aufschlüsse. Handsch frage manchmal ausdrücklich nach der Farbe.[33] Die *menstrua* konnten blass sein, „bleich wie sie gewaschen weren", wie eine Frau das beschrieb.[34] Sie hätten nicht die andere Seite des Hemds gefärbt, meinte die Frau des Collinus. „So Frauen fragen", fügte Handsch am Rand hinzu, offenbar auf die Färbung des Hemds Bezug nehmend.[35] Ihr Menstruum sei „schwerzlich, wie zigelfarb, wie verbrandt Blutt", erfuhr er andererseits von einer jungen Frau mit heftigen Bauchschmerzen. Vor ihrer Hochzeit habe sie es dagegen „schön gehabt".[36] Anders als im Fall von Harn und Stuhl waren die Frauen jedoch offenbar nicht bereit, den Ärzten die Lappen mit dem aufgefangenen *menstruum* zu zeigen. Handsch fand es sogar aufzeichnungswürdig, dass er einmal auf dem Abort ein *anitergium* gesehen habe – vermutlich also einen Lappen, der zum Abwischen diente, und dort auch *menstrua* gesehen habe. Er beschrieb das Aussehen: „zettrich klebt es an, wie dünner, zettrichter bluttfarbiger Rotz".[37]

Jede medizinische Theorie über die Menstruation musste erklären können, warum Frauen in der Schwangerschaft und wenn sie ihre Kinder stillten auch noch ein halbes Jahr[38] oder, wie Handschs Stiefmutter,[39] noch ein Dreivierteljahr nach der Niederkunft keine Monatsblutung hatten und trotzdem gesund blieben. Die von Fracanzano in seiner Vorlesung vorgebrachte Begründung, das Monatsblut diene in der Schwangerschaft zur Ernährung des Foetus und fließe nach der Geburt zu den Brüsten, als Nahrung für das Neugeborene bot nur auf den ersten Blick eine plausible Antwort.[40] Sollte ausgerechnet unreine, exkrementelle, ja, schädliche, giftige Materie dazu dienen, das werdende Kind im Mutterleib zu ernähren? Seiner Lektüre entnahm Handsch, dass schon Avenzoar (Abū Marwān ibn Zuhr, 1094–1162) Zweifel an dieser Auslegung der galenischen Lehre geäußert hatte. Wenn Galen in diesem Zusammenhang vom *menstruum* gesprochen habe, sei er nur dem üblichen Sprachgebrauch gefolgt, habe aber gutes, natürliches Blut gemeint, das ebenfalls zur Gebärmutter fließe und mit der Menstruation ausgeschieden werde.[41]

---

[32] Cod. 11183, fol. 10v, fol. 82r, fol. 388v, fol. 402v und fol. 406v; Cod. 11205, fol. 293v; Cod. 11206, fol. 32r.
[33] Cod. 11205, fol. 521v.
[34] Cod. 11205, fol. 289r.
[35] Cod. 11205, fol. 252v.
[36] Cod. 11205, fol. 544r.
[37] Cod. 11205, fol. 239a v.
[38] Cod. 11205, fol. 239a v, zur Frau eines gewissen Nikolaus, die dennoch keinerlei merkliche Beeinträchtigung beklagte, außer gelegentlichen leichten Beschwerden im Nabelbereich.
[39] Cod. 11205, fol. 437r. Wenn die Monatsblutung wieder eingesetzt habe, wusste die Stiefmutter weiter zu berichten, sei sie flugs darauf wieder schwanger geworden.
[40] Cod. 11226, fol. 92v.
[41] Cod. 11240, fol. 143r, „Ex Avenzoar".

Die Notwendigkeit, das Ausbleiben der Periode während der Schwangerschaft und in der Stillzeit zu erklären, war denn auch der Ausgangspunkt für eine alternative Deutung der Menstruation, die Ende des 16. Jahrhunderts im gelehrten Schrifttum an Gewicht gewann. Sie findet sich in Andeutungen bereits bei Galen.[42] Danach diente die Monatsblutung nur im Krankheitsfall der Ausscheidung von krankmachender Materie. In gesunden Tagen aber war das Menstrualblut nichts anderes als gewöhnliches, natürliches Blut. In ihren fruchbaren Jahren hatte die Frau die Fähigkeit, mehr Blut aus der Nahrung herzustellen als sie verbrauchte. In der Schwangerschaft diente dieses gute, reine Blut der Ernährung des Fötus. War sie nicht schwanger, musste es nur deshalb ausgeschieden werden, weil sonst eine *plethora*, eine Überfüllung des Körpers mit Blut entstand und das überflüssige Blut die Gefäße zum Bersten zu bringen drohte. Das Geblüt wurde dick und zäh, verlangsamte seinen Fluss und drohte ganz ins Stocken zu geraten.[43]

Auf die medizinische Praxis und die Deutung von Frauenkrankheiten und erst recht auf die Körpererfahrung der betroffenen Frauen hatte dieses Erklärungsmodell allerdings deutlich geringere Auswirkungen als man auf den ersten Blick vermuten könnte. Die Gebärmutter galt auch weiterhin zugleich als wichtiger Ort für die Ausscheidung von unreinen Stoffen. Eine verringerte oder gänzlich „verstopfte" Monatsblutung war weiterhin als Krankheitsursache ersten Ranges gefürchtet und das *menstruum* war auch in der Folgezeit vielfach mit Bildern von Unreinheit und verdorbener Materie verknüpft.[44]

Zu Handschs Zeiten deuteten auch die Ärzte die Menstruation noch fast ausschließlich als Ausscheidung von unreiner, exkrementeller Materie. War die Monatsblutung verringert oder unregelmäßig oder setzte ganz aus, so war es die vordringliche Aufgabe, die natürliche monatliche Reinigung zu fördern. Durch kräftiges Reiben der Beine, wie Comes de Monte es empfahl, oder einen Aderlass an einer oder, wie es die Frauen erwarteten,[45] beiden „Frauenadern" (*venae saphenae*) konnte man in den Tagen vor der nächsten erwarteten Periode versuchen, den Fluss des Geblüts nach unten, zur Gebärmutter zu lenken.[46] Es gab einzelne Kräuter und Arzneimittel, die die Menstruation fördern sollten.[47] Auch eine lokale Behandlung war möglich. Ein Zittauer Arzt verordnete einer Patientin, die er gemeinsam mit Handsch behandelte, ein Pessar mit verschiedenen Kräutern, das in die Scheide eingeführt wurde.[48] Handsch selbst empfahl einer Patientin ein Mittel, das sie auf glühende Kohlen werfen sollte,

---

42 Galen, De venae sectione adversus Erasistratum, in ders., Opera (1822), Bd. XI, S. 147–378.
43 Liébault, Infirmitez (1582), S. 329 und S. 337–341.
44 Duden, Geschichte (1987).
45 Cod. 11205, fol. 473r; Handsch wusste das von einem Bader.
46 Cod. 11205, fol. 473r, zum Rat von Johann Neefe, „ut tribus diebus ante periodum mitteret saphenam dextram"; ähnlich Cod. 11205, fol. 627r, Abschrift eines Konsils von Johann Neefe, mit der Empfehlung eines Aderlasses ein bis zwei Tage vor der erwarteten Menstruation.
47 Cod. 11205, fol. 489v, zum Menstruationspulver von Ulrich Lehner.
48 Cod. 11205, fol. 457v.

um dann den Rauch mit einem Trichter in die Scheide zu leiten. Die Gebärmutter werde dadurch erwärmt, erklärte er der Kranken, „und die Adern werden sich öffnen".[49]

Sehr viel seltener bekamen die Ärzte es offenbar angesichts der grundsätzlich sehr positiven Bewertung einer regelmäßigen und kräftigen Menstruation mit Klagen über eine übermäßige Monatsblutung zu tun. Die Steinbergerin, die sich durch starke Monatsblutungen geschwächt sah, die einsetzten, während sie noch ihr Kind stillte, war in Handschs Aufzeichnungen eine seltene Ausnahme.[50]

Das altersbedingte Ende der Monatsblutungen, die *cessatio mensium* oder „Menopause", wie sie seit gut 200 Jahren in der Medizin genannt wird, war vor dem eben skizzierten Hintergrund ausgesprochen negativ besetzt, nämlich als eine Spielart einer „verhinderten", „verstopften" oder „zurückgehaltenen" Monatsblutung.[51] Schließlich gab es keinen plausiblen Grund, warum eine alternde Frau der monatlichen Reinigung nicht mehr bedürfen sollte. Im Gegenteil, ihre altersbedingt geschwächte innere Wärme war zunehmend schlechter in der Lage, die Verkochung der Nahrung und, wenn nötig, von Krankheitsstoffen sicherzustellen. So konnte Gallo zufolge eine dem Menstrualblut zumindest ähnliche Krankheitsmaterie die Gebärmutter verderben und auch die übrigen Organe in Mitleidenschaft ziehen.[52] Die Häufung von Brust- und Gebärmutterkrebs wie auch von anderen schweren Krankheiten in dieser Lebensphase schien die fatalen Folgen denn auch immer wieder aufs Neue zu illustrieren, die der nun im Körper der alternden Frau verbleibende Unrat zeitigte.

In einer im historischen Rückblick modern anmutenden Wendung suchte Felix Platter dem altersbedingten Ende der monatlichen Reinigung immerhin in Hinsicht auf das Menschengeschlecht insgesamt eine positive Seite abzugewinnen. Es verdanke sich der göttlichen Vorsehung, so meinte er, dass die Frau nicht zeit ihres Lebens fruchtbar sei, weil sonst die Menschheit so stark anwachsen würde, dass am Ende die ganze Erde sie nicht mehr würde ernähren können.[53]

Nur vereinzelt widmeten zeitgenössische Autoren dem Thema etwas mehr Raum. Die einzige bislang bekannte ausführlichere Beschreibung, die aus Handschs Lebenszeit überliefert ist, stammt von Giovanni Marinello aus dem Jahr 1563. Die von ihm genannten Symptome unterscheiden sich sehr deutlich von jenen, die wir heute mit der Menopause verbinden. Sie spiegeln die zeitgenössische Einschätzung, dass

---

49 Cod. 11205, fol. 490r.
50 Cod. 11205, fol. 189v
51 Historischer Überblick bei Stolberg, Woman's hell (1999).
52 Cod. 11207, fol. 68v; Francanzano vertrat auch hier eine abweichende Position. Der alternde Körper, so meinte er, trockne aus und mache die Monatsblutung überflüssig (Cod. 11126, fol. 94r). Nach gängiger Auffassung wurde die Körpersubstanz zwar mit dem Alter in der Tat trockener, aber flüssiger Unrat konnte sich nun sogar umso leichter ansammeln, wie die häufigen Katarrhe bei alten Menschen zeigten.
53 Platter, Quaestionum (1625), S. 110.

die Auswirkungen der Menopause den Folgen einer aus anderen Gründen unterdrückten Monatsblutung im jüngeren Alter in vielerlei Hinsicht ähnelten: „Jene [Frauen] dagegen, bei denen sie [die Blutungen] angehalten haben oder nicht kommen, wie jene, bei denen sie aus Altergründen aufzuhören beginnen, sind immer kränklich und insbesondere in jenen Körperteilen, die mit der Gebärmutter verbunden sind oder mit ihr in irgendeiner Beziehung stehen, wie der Magen und der Kopf. Sobald ihre Monatsblutungen aufhören, bekommen sie daher Schmerzen, Aposteme, Augenleiden, Sehschwäche, Erbrechen, Fieber und begehren den Mann mehr denn je. Ihre kränkliche Gebärmutter steigt die ganze Zeit nach oben und nach unten oder macht andere schwer erträgliche Dinge. Daraus entstehen bald eine Brustenge, Herzohnmachten, Atemnot, Schluckauf und andere beschwerliche Zufälle, an denen die Frau manchmal stirbt. Auch können Blutspucken, Hämorrhoidenblutungen und, besonders bei jungen Frauen, heftiges Nasenbluten davon kommen und zahllose andere Leiden, von denen zu berichten zuviel wäre."[54]

In Handschs ausführlichen Notizen spielen die heute für typisch erachteten „Wechseljahrsbeschwerden", insbesondere die Hitzewallungen und Schweißausbrüche nur eine randständige Rolle. Sein Eintrag zu der alternden Witwe Anna lässt immerhin erkennen, dass man unter Laien die Wechseljahre als Phänomen *sui generis* kannte und mit einem eigenen Namen belegte: „Ich hab der Frauen Kranckheit ein gutt Teil", klagte sie Handsch, „denn bisweilen uberscheust [sic!] mich auch ein Hiz, von unten bis auff die Scheitel hinauf, vergehet bald und bisweilen kompt auch ein Schauer nach der Hitz."[55]

Selbst solche aufsteigenden Hitzen ließen sich jedoch als Ausdruck heißer Dämpfe deuten, die von angesammeltem Menstrualblut aufstiegen. Soweit Handsch die Äußerungen der Frauen und ihrer Angehörigen zum altersbedingten Ende der Monatsblutungen notierte, ging es denn auch primär um die Frage, ob die Monatsblutung aus Altersgründen oder aufgrund einer behandelbaren Verstopfung ausblieb. „Ein Weib hat yre Zeit bis auff 50 Jahre", meinte eine von Handschs Patientinnen.[56] Frauen pflegten ihre Monatsblutung bis zum 50. Lebensjahr zu haben, bestätigte eine *matrona* am Ambraser Hof; manche hätten allerdings auch in diesem hohem Alter noch Kinder bekommen.[57] Eine Frau mit „zurückgehaltener" Menstruation und Beschwerden in Kopf und Oberkörper schloss denn auch aus, dass die Monatsblutung wegen ihres Alters ausblieb. Das passiere erst mit 50, sie sei aber erst 40.[58]

Im Gegensatz zu anderen Formen einer *retentio mensium* war eine Behandlung der *cessatio mensium* aussichtslos. Man konnte die ausbleibende Blutung allenfalls durch die Förderung der Ausscheidung über andere Wege zu kompensieren versuchen. Als eine ältere Frau von Lehner ein Mittel wollte, das die nach ihrer Überzeugung nur

---

54 Marinello, Medicine (1563), fol. 87v.
55 Cod. 11205, fol. 637v.
56 Cod. 11205, fol. 434v.
57 Cod. 11206, fol. 36r.
58 Cod. 11205, fol. 326v.

lange zurückgehaltene Monatsblutung wieder in Gang brachte, erklärte Lehner das für unmöglich. Die Monatsblutung habe altersbedingt aufgehört. Auf ihr Drängen hin gab ihr Handsch wenigstens eine Purganz und ein Stärkungsmittel.[59]

Insofern die Menstruation der Entleerung unreiner, exkrementeller Materie diente, gab es auch fließende Übergänge zum *fluor albus*, dem weißen Ausfluss. Die Ärzte sprachen bezeichnenderweise auch von „weißem Monatsfluss" („alba menstrua").[60] Fast alle Frauen litten in einem gewissen Maß an einem solchem Ausfluss, erklärte Fracanzano seinen Paduaner Studenten.[61] Handsch hielt denn auch später das Risiko für vertretbar, einer Frau allein aus ihrem Harn verherzusagen, „das Weisse" werde sie „einstmals schwer ankommen".[62] Als er in Prag den blassen, mit Schleim versetzten Harn einer Kranken sah, traute er sich in diesem Sinne, ihr auf den Kopf zuzusagen, sie habe weiße *menstrua*. Die Kranke, die sich zuvor „eigensinnig" („morosus") gezeigt hatte, gestand das sofort ein und war nun auch bereit die empfohlenen Arzneien zu nehmen.[63] Der Arzt müsse sich hüten, den Frauen mit weißem Ausfluss eine rasche Genesung zu versprechen, warnte Fracanzano allerdings. Er könne jahrelang anhalten und viele Frauen versuchten vergeblich alles Mögliche.[64] Starker, häufiger *fluor* weckte ähnlich wie die *gonorrhoea* zudem die Angst vor einer zunehmenden Schwächung. Das „Weisse" sei ihr „itzt wider komen", klagte die schwindsüchtige Blasia, „gehet unten wie Milch und das macht mich schwach."[65] Manche Frauen klagten auch über begleitende Beschwerden. Die unverheiratete Maria beispielsweise hatte daneben auch Bauchkrämpfe und Lendenweh, die Füße und der Atem waren schwer und sie fühlte sich matt. Ihr Bruder sah keine Hoffnung auf eine Genesung, wenn sie nicht bald heiratete.[66]

Gebärmuttererstickung

Die meisten vormodernen Krankheitsdiagnosen brachten Symptome und Beschwerdebilder auf den Begriff, die zwar ganz anders gedeutet wurden als heute, die wir aber wenigstens in ähnlicher Form heute noch kennen. Im folgenden Abschnitt werden wir uns mit der Gebärmuttererstickung jedoch einer Krankheit zuwenden, die sich durch Symptome und körperliche Empfindungen auszeichnete, denen heutige Ärztinnen und Ärzte allenfalls im Einzelfall und primär in Psychosomatik und Psychiatrie begegnen.

---

59 Cod. 11205, fol. 346r.
60 Cod. 11183, fol. 460r.
61 Cod. 11226, fol. 107v.
62 Cod. 11205, fol. 397r.
63 Cod. 11206, fol. 33v.
64 Cod. 11226, fol. 107v.
65 Cod. 11205, fol. 557r.
66 Cod. 11183, fol. 388r.

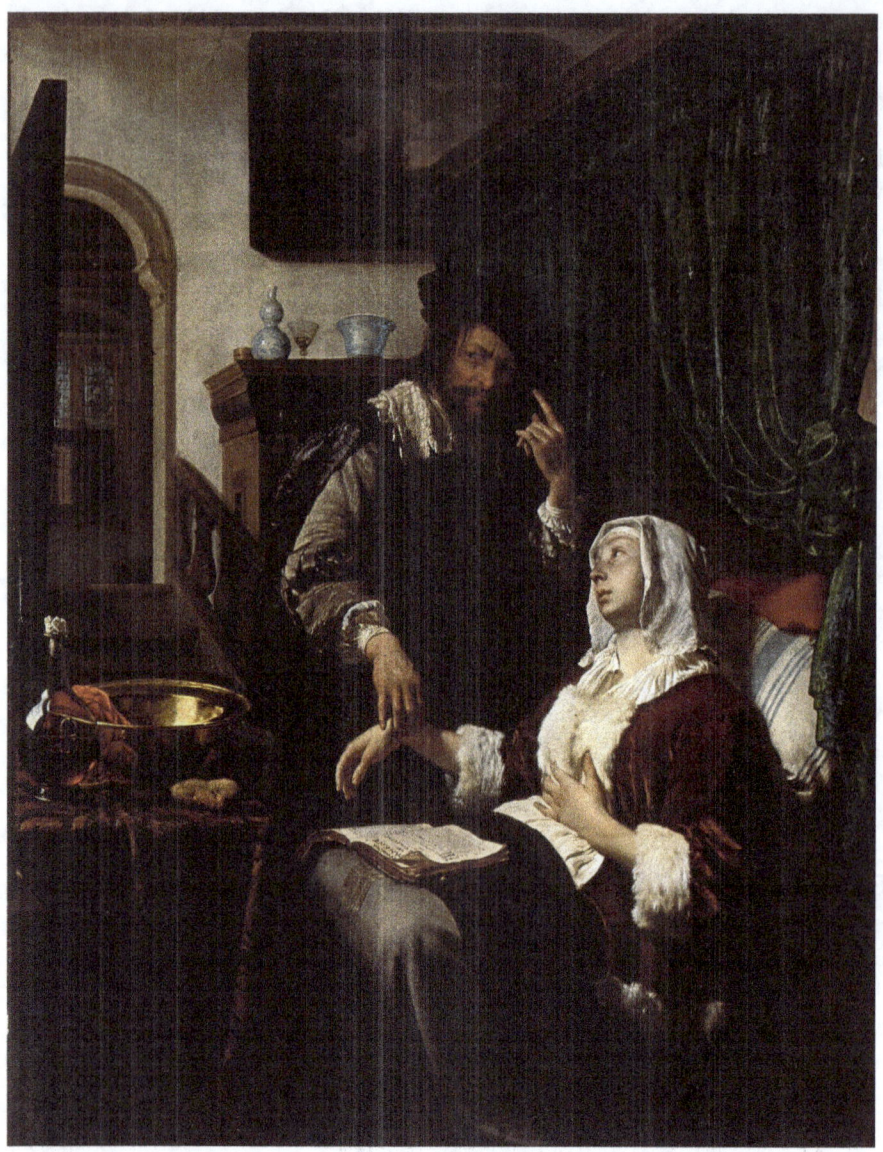

Abb. 9: Der Besuch des Arztes, unbekannter Maler nach einem Gemälde von Frans van Mieris aus dem Jahr 1657, Wellcome Collection, London

Die Ärzte verwendeten zuweilen den allgemeineren Begriff *passio hysterica*, also, wörtlich übersetzt, „Gebärmutterleiden". Davon leitet sich der heute noch vertraute Begriff der „Hysterie" ab. Er bezeichnete bis ins 20. Jahrhunderte eine von Ärzten und Laien als körperlich gedeutete Krankheit, mit manchmal dramatischen, ja, wie überlieferte Filmaufnahmen zeigen, theatralisch anmutenden Symptomen. Die Ursachen wurden mit dem Aufstieg der Nerven seit dem 17. Jahrhundert zunehmend nicht mehr in der Gebärmutter, sondern in den Nerven verortet, so dass die „Hysterie" auch Männer befallen konnte. Zu Handschs Zeiten waren jedoch in erster Linie die weitgehend synonym gebrauchten Begriffe „praefocatio" und „suffocatio" üblich, ergänzt durch ein „uteri" oder „matricis" für „der Gebärmutter". Im Englischen sprach man von einer „suffocation of the mother", im Deutschen von „Gebärmuttererstickung".

Gebärmuttererstickung und Hysterie wurden seit der griechischen Antike von zahlreichen Autoren beschrieben und diskutiert.[67] Die Rede von einer „Erstickung" ist durchaus wörtlich zu verstehen. Die betroffenen Frauen klagten über Atemnot und ein starkes Druckgefühl in der Brust. Oft verschlug es ihnen gar die Stimme und sie konnten wie die frisch verwitwete Kneyselin, eine Magd in Padua und eine von Handschs Hauswirtinnen,[68] nur mit ihren Händen auf den Brustkorb deuten.[69] Manche Frauen entwickelten auch Herzbeschwerden. Als die junge Heidenreichin einen Anfall von Gebärmuttererstickung hatte, klagte sie über „Engbrustigkeit". Das Geblüt – offenbar gab Handsch hier die Worte der Patientin wieder – „scheust ir auß den Schenckeln hinauff, die Adern im lincken Arm lauffen ir auff bißweilen" und „umb das Herz aber [oder, M.S.] brennet es sie".[70] „Das Herz klopfft yr behend bisweilen", wusste Handsch wiederum von der Frau seines Lehrers Collinus zu berichten; der Ehemann habe es manchmal noch neben ihr liegend schlagen gehört.[71]

Manchmal hatte die Frau nur einen einmaligen Anfall,[72] manchmal trat das Leiden, wie bei Handschs Dienstherrin, der Philippine Welser,[73] aber auch wiederholt und über längere Zeiträume auf. Die Anfälle waren nicht selten hochdramatisch. Es finden sich fließende Übergänge zur ärztlichen Beschreibung von epileptischen Anfällen und manchmal standen beide Diagnosen sogar nebeneinander.[74] So stürzte die Frau des Collinus in der Kirche zu Boden. Sie schrie zunächst und wurde dann ohnmächtig und musste ins Pfarrhaus gebracht werden.[75] Auch eine alte Nachbarin Handschs brach in der Kirche zusammen, so dass man schon glaubte, sie sei tot; nach ein, zwei Tagen ging es ihr wieder besser.[76] Auch andere Frauen waren im Anfall der Ohnmacht nahe oder verloren tatsächlich das Bewusstsein,[77] oder sie lagen nachts manchmal wie erstarrt im Bett und der Ehemann versuchte vergeblich, sie aufzuwe-

---

67 King, Once upon a text (1993); zur Historiographie Micale, Approaching hysteria (1995).
68 Cod. 11183, fol. 286r; hier äußerte Handsch jedoch nur den Verdacht auf eine Gebärmuttererstickung.
69 Cod. 11207, fol. 113v; die Kneyselin konnte allerdings noch schreien, nur nicht reden.
70 Cod. 11183, fol. 379v.
71 Cod. 11205, fol. 248r.
72 Auf Cod. 11205, fol. 508r, führte Handsch vier Frauen auf, die nur einen einzigen Anfall hatten oder zumindest wieder völlig gesund wurden.
73 Stolberg, Krankheitsgeschehen ([2021]).
74 Cod. 11183, fol. 279r.
75 Cod. 11205, fol. 248r.
76 Cod. 11205, fol. 508r.
77 Cod. 11205, fol. 439r.

cken.⁷⁸ „Sie were verblichen und gewesen wie eyn todter Mensch", beschrieb ein Ehemann den Anfall seiner Frau.⁷⁹ Es komme ihr einmal im Monat, „wie ein Amacht [Ohnmacht, M.S.]", gab Handsch die Klagen einer Landfrau wieder, „kont weder Hennd nach Fuße ruren". Die ersten beiden Jahre habe es gegen ihr Herz gedrückt. Nun aber reiße es sie „umb und umbs Herz" und sie spüre etwas unter dem Herzen „wie eyn Ader schlegt". Dann komme es ihr auch „ynn alle Glidmas", es „wurbelt ynn Hennden unnd Fussen, und entschlaffen die Fusse kalt, wurmlen das sie ynn 8 Tagen eynen nicht fulet, unnd die Beyne ynn Schinbeinen wie zerbrochen". Auch fühle sie Kälte in Leib und Haupt und „wenns gleich nicht wehe thut, so schwindelt yr doch". Beim Wasserlassen brenne es und unter den linken Rippen fühle sie, „wie es heyß aufgehet, eyn Broden [Dampf, M.S.] ynn Hals, das offt der Halse rohe wirt und wie geschwollen, druckt mich ans Herz". Man habe ihr zu einem Aderlass geraten, aber sie meine sie sei zu schwach und „muste sterben".⁸⁰ In Vorwegnahme späterer Debatten über die Gefahr eines Scheintods empfahlen manche Autoren sogar, bei Frauen, die nach einem schweren Anfall keine Lebenszeichen mehr aufwiesen, drei Tage mit der Beisetzung zu warten, bis der Verwesungsgeruch den Tod sicher anzeige. Schon öfters seien Frauen, die nach einem Anfall schon tot schienen, zum Leben zurückgekehrt.⁸¹

Die Gebärmuttererstickung war damals keineswegs eine Rarität. Handsch dokumentierte eine ganze Reihe von Fällen.⁸² Im Praxisjournal von Hiob Finzel ist die *praefocatio matricis* sogar die mit Abstand häufigste Diagnose überhaupt. Er stellte sie mehr als tausend Mal. Das legt allerdings nahe, dass er die *praefocatio* im Wesentlichen als Synonym für *passio hysterica*, also für Gebärmutterleiden, im allgemeinen Sinne begriff und diese Diagnose oft schon dann stellte, wenn er nur die Ursache einer weiblichen Erkrankung in der Gebärmutter vermutete, die nach verbreiteter ärztlicher Überzeugung bei den meisten weiblichen Krankheiten zumindest involviert war.⁸³

In ihrem Bemühen, die Natur des rätselhaften Krankheitsgeschehens bei der Gebärmuttererstickung im engeren Sinne zu verstehen, griffen Ärzte und Laien auf zwei unterschiedliche Erklärungsmodelle zurück.⁸⁴ Einer unter Laien bis ins 19. Jahrhundert verbreiteten Vorstellung zufolge stieg die Gebärmutter im Anfall ganz buch-

---

78 Cod. 11183, fol. 197v.
79 Cod. 11205, fol. 438r, zur Frau von Hungerkasten.
80 Cod. 11205, foll. 476v-477v.
81 Vietor, De praefocatione (1610), These 17; Stupanus, De praefocatione (1612), These 11.
82 Cod. 11183, fol. 279r; Cod. 11205, fol. 293r; weitere Belege in den nachfolgenden Anmerkungen. Auch in englischen Praxisjournalen und Fallsammlungen des 17. Jahrhunderts finden sich immer wieder einschlägige Fälle (vgl. Williams, Hysteria (1990)).
83 Ratsbibliothek Zwickau, Ms. QQQQ1, Ms. QQQQ1a und Ms. QQQQ1b; in rund hundert Einträgen befand Finzel allerdings – manchmal in Verbindung mit einer *praefocatio matricis* – auf „hysterische" Beschwerden, was zumindest eine gewisse Unterscheidung zwischen den beiden Diagnosen in seinem Verständnis nahelegt; s. a. Stolberg, A sixteenth-century physician (2019).
84 Handsch verwies zwar in seinen Aufzeichnungen noch auf eine dritte, die galenische Deutung der *praefocatio* als Folge einer giftigen („venenosa") *intemperies* (Cod. 11126, fol. 101r), doch in der ärztlichen Praxis des 16. Jahrhundert spielte diese Deutung offenbar keine Rolle.

stäblich nach oben und drückte auf das Zwerchfell und die Brust. Die Vorstellung passte gut zu der Wahrnehmung der Gebärmutter als eigenständiges, ja, tierähnliches Wesen im Leib der Frau, die sich schon bei Plato fand. Sie wurde über die semantische Verknüpfung mit dem Wort „Bär" in der medikalen Laienkultur des 19. und frühen 20. Jahrhunderts mit Klagen über ein „Bärmutterbeißen" anschaulich auf den Begriff gebracht.[85] Diese Deutung wurde auch immer wieder aufs Neue durch die Berichte der betroffenen Frauen bestätigt. Diese klagten nämlich sehr konkret über die körperliche Empfindung einer im Bauchraum aufsteigenden Masse, bei der es sich nur um die Gebärmutter handeln konnte. Auch in Handschs Aufzeichnungen finden sich zumindest Anklänge in diese Richtung. Die Tochter des Herrn von Gendorf klagte über Schmerzen in der linken Seite und meinte, es fühle sich an, als wäre dort so etwas wie ein Apfel.[86] Der Frau eines gewissen Blasius schien eines Nachts als steige etwas vom Gebärmutterbereich nach oben und falle wieder nach unten, wenn sie sie sich aufrichte.[87] Manchmal komme es sie fast wie eine Ohnmacht an, beschrieb der Ehemann das Leiden seiner Frau, und „ynn derselbigen Omacht steiget es yr zum Herzen aber [oder, M.S.] unter die Brust, und ist yr wie eyn auffgelauffen Geschwulstichen unter dem Herzen".[88]

Schon Galen hatte die Möglichkeit eines echten Aufsteigens der Gebärmutter jedoch in Frage gestellt.[89] Die zunehmend präzisen anatomischen Kenntnisse über die weiblichen Fortpflanzungsorgane weckten unter den gelehrten Ärzten des 16. Jahrhunderts erst recht große Zweifel an dieser Deutung. Die Gebärmutter, so lehrte Fracanzano schon seine Studenten, war durch die Scheide fest an ihrem Platz verankert.[90] Sie konnte also nicht einfach nach oben steigen. In der ärztlichen Praxis behauptete die Möglichkeit eines *ascensus uteri*, eines buchstäblichen Aufsteigens der Gebärmutter, dennoch ihren Platz. Der scheinbare Widerspruch wurde durch eine Verschiebung der Bildlichkeit von einem Aufsteigen der Gebärmutter als solcher zu deren Streben oder Ausdehnung nach oben aufgelöst. Gallo verschrieb einer Patientin von ihm selbst erfundene Pillen „gegen die Bewegung der Gebärmutter" („contra motum matricis").[91] Im akuten Anfall setzten Handsch und die Ärzte in seinem Umfeld regelmäßig auf unangenehm und stark riechende Stoffe wie Bibergeil, *asa foetida*, Kampher oder angesengte Rebhuhn- oder Pfauenfedern, die sie den Frauen vor die Nase halten ließen.[92] Auf diese Weise wollten sie die Gebärmutter nach unten treiben.

---

[85] S. a. Berg, Krankheitskomplex (1935); „Bermutter" oder „Beermutter" war auch zu Handschs Zeiten ein vertrauter Begriff für die Gebärmutter (Cod. 11205, fol. 547v und fol. 549v).
[86] Cod. 11205, fol. 296v.
[87] Cod. 11205, fol. 510v; da Handsch bei der gleichen Frau auch einmal Zeuge eines Anfalls war, vermutete er eine „dispositio matricis praefocativa".
[88] Cod. 11205, fol. 544v; „species praefocationis ab utero" vermerkte Handsch am Rand.
[89] Galen, De locis affectis. In: ders., Opera, Bd. VIII, S. 428 f.
[90] Cod. 11210, fol. 11r.
[91] Cod. 11207, fol. 113v.
[92] Cod. 11183, fol. 127r und fol. 286r; Cod. 11205, fol. 248r, zu Lehner, der die Frau des Collinus habe „Teuffels Dreck lassen reuchen", *asa foetida* also, wie Handsch vermutete; Cod. 11205, fol. 449r und

Wie Neefe es ausdrückte, sollte dadurch „die Mutter sich wider lagern" und die „Amacht" die Kranken wieder verlassen.[93] Auch bittere Getränke wie Absinth in Wein konnten dazu dienen. Die Mutter von Handschs Studienkollegen Daniel Cellarius griff zu dem Mittel, wenn sie einen Anfall von Gebärmuttererstickung nahen fühlte.[94] Umgekehrt drohte der Geruch wohlriechender Dinge bei empfänglichen Frauen eine *praefocatio* auslösen, indem er die Gebärmutter nach oben zog. So musste sich Handsch eingestehen, dass es falsch war, eine entsprechend gefährdete Patientin Orangen essen zu lassen.[95]

Wenn wohlriechende Stoffe dagegen dem Schoß der Frau zugeführt wurden, versprachen sie die Gebärmutter nach unten zu locken.[96] Lehners Sammlung von *secreta* entnahm Handsch zudem die Möglichkeit, Schröpfköpfe an den Genitalien anzusetzen. Bei der Frau des Kneysel traute er sich „wegen der Frauen" nicht, das vorzuschlagen. Gallo, der ihr Pillen „gegen die Bewegung der Gebärmutter" verschrieben hatte, äußerte seinerseits Bedenken, nicht etwa, weil er an der Wirksamkeit zweifelte, sondern weil er befürchtete, die Gebärmutter könnte zu stark nach unten gezogen werden.[97]

Die zu Handschs Zeiten innerhalb der ärztlichen Medizin weithin vorherrschende und schon von Galen vorgestellte Erklärung der Gebärmuttererstickung war freilich eine andere. Einmal mehr spielte hier die Vorstellung eines Krankheitsstoffs, einer *materia peccans*, die Schlüsselrolle. Als entscheidende Ursachen der Gebärmuttererstickung galten hier zum einen Menstruationsblut und zum anderen die weibliche Samenflüssigkeit, die die Ärzte auch Frauen zuschrieben. Wenn sie im Körper zurückgehalten wurden und sich in der Gebärmutter oder in deren Umgebung ansammelten, so die Annahme, setzten sie fauligen, verdorbenen Dampf frei („vapor putrefactus"), der nach oben stieg, in den Oberbauch, wo er Magendrücken hervorrufen konnte,[98] in die Brust, zum Herzen, und zum Gehirn.[99] Die Gebärmuttererstickung wurde hier also zu einer weiteren Spielart von Krankheiten, die aus krankhaften *vapores* hervorgingen. Die Gebärmutter konnte in diesem Modell an ihrem anatomisch fixierten Platz bleiben. Gleichzeitig boten aufsteigende *vapores* eine plausible Erklärung für vielfältige weitere von den betroffenen Frauen häufig beklagte Beschwerden wie Schwindel und Kopfschmerzen, die sich bei Annahme einer aufsteigenden Gebärmutter allenfalls als mittelbare Folgen begreifen ließen. Dämpfe konnten auch bis

---

fol. 457r zu Bibergeil und angebrannten Rebhuhnfedern; Cod. 11207, fol. 113v, zu Bibergeil und Rebhuhn- und Pfauenfedern. Manche Autoren empfahlen in ähnlicher Absicht auch *sternutatoria*, also Mittel, die Niesreiz verursachten (Stupanus, De praefocatione (1612), These 13).

93 Cod. 11205, fol. 445r.
94 Cod. 11251, fol. 17v.
95 Cod. 11205, fol. 450r.
96 Cod. 11205, foll. 440r-v; Stupanus, De praefocatione (1612), These 13.
97 Cod. 11207, fol. 113v-114r.
98 So Lehner nach Cod. 11006, fol. 35v.
99 Cod. 11210, fol. 11r, Antonio Fracanzano referierend.

in den Kopf hochsteigen, bis zur Schädeldecke, die ihnen über die bei Erwachsenen meist fest verwachsenen Schädelnähte nur begrenzt einen Ausweg nach außen eröffnete. Wenn Mattioli bei Verdacht auf eine *praefocatio matricis* den Ehemann fragte, ob der Hals der Kranken im Anfall angeschwollen sei, hatte er vermutlich ebenfalls eine Aufblähung durch *vapores* im Sinn.[100]

Derlei aufsteigende *vapores* halfen auch die diversen Herzbeschwerden zu verstehen. Wie wir gesehen haben, klagten manche der Frauen nicht nur über ein Druckfühl, sondern auch über ein Brennen in der Herzgegend – *vapores* waren definitionsgemäß heiß – oder einen stark beschleunigten Herzschlag. Bei anderen wiederum war der Puls kaum oder nicht mehr tastbar oder sie neigten zu „Herzzittern" („tremor cordis")[101] oder verloren das Bewusstsein. Sie erlitten eine „Ohnmacht" oder – der heute noch übliche Fachbegriff wurde von den Ärzten meist synonym gebraucht – eine „Synkope", deren Ursache nach damaligen Dafürhalten im Herzen lag. Die *vapores* seien fast wie Gifte, fand Handsch schon bei Galen, und seien der Grund, wenn die Frauen nicht mehr atmeten und der Puls kaum mehr tastbar sei.[102]

Für eine präzise Diagnose und die Wahl der richtigen Behandlung war es im Rahmen dieses zweiten Erklärungsmodells vor allem wichtig, die Natur der *materia peccans* zu bestimmen, also zu entscheiden, ob die Gebärmuttererstickung auf verdorbenes Menstrualblut oder verdorbene Samenflüssigkeit zurückging. Im Falle der Frau von Hungerkasten sprach, Handschs Aufzeichnungen zufolge, viel für die Annahme, dass schädliche Dämpfe aus verdorbenem Menstrualblut ihrer *praefocatio* oder *strangulatio matricis*, also wörtlich „Gebärmutterwürgung", zu Grunde lagen.[103] Die Patientin berichtete von einer unzureichenden Monatsblutung. Zudem hatte sie eine hässliche bräunliche Verfärbung der Haut an der Hand und später an der Brust. Die meisten Frauen, bei denen der Monatsfluss nicht in der nötigen Weise ablief, so die Faustregel („regula"), die Handsch sich notierte, hätten entweder innerliche Symptome oder hässliche äußere Veränderungen.[104] Der berühmte Johann Neefe kam zu dem gleichen Schluss und erläuterte einer Patientin das krankhafte Geschehen in ihrem Körper mit folgenden Worten: „Wie ich aus beiliegendem lateinischen Zettel vormercke, so ist euch die Omacht von Aufsteigen der Muetter herkommen, und tregt sich solcher Zufall bei Weibespersonen gar offt zu, kompt daher, das sie ire weibliche Rosen nicht zu rechte haben, aber [oder, M.S.] sonst vil boser Feuchtikeit ym Leibe unnd ynn der Muetter samlen, von denen steigen denn böse Dempfe über sich, errhegen die Muetter, und verursachen Omacht, schweren Athem als wollte eyn Wei-

---

100 Cod. 11183, fol. 197v.
101 Cod. 11205, fol. 495v.
102 Cod. 11205, fol. 439v; Handsch verwies hier auf Galens *De locis affectis*.
103 Cod. 11205, fol. 453v; Handsch verdankte den Begriff „strangulatio" Johann Neefe, aber er war allgemein gebräuchlich und findet sich beispielsweise auch bei Brasavola (Brasavola, In octo libros (1541), S. 829f).
104 Cod. 11205, fol. 439r.

besperson ersticken."[105] Auch Finzel verzeichnete in seinem Journal diverse Fälle einer *praefocatio matricis* aus einer gestörten Monatsblutung.

In mancher Hinsicht ähnelte die Gebärmuttererstickung damit einer *melancholia hypochondriaca*. Beide Krankheiten wurden auf schädliche, giftige Dämpfe zurückgeführt, die aus dem Bauchraum nach oben stiegen, und die Parallelen gehen noch weiter. Auch manche der für typisch erachteten Beschwerden finden sich bei beiden Krankheitsbildern beschrieben. Die spätere Nähe von „Hysterie" und „Hypochondrie" geht allem Anschein nach auf diese Tradition einer Erklärung durch aufsteigende *vapores* zurück. Nur wurde die *melancholia hypochondriaca* ebenso wie die „Hypochondrie" des 17. und 18. Jahrhunderts fast nur bei Männern diagnostiziert. Die Gründe liegen auf der Hand. Angesichts der beherrschenden Stellung der Gebärmutter in ihrem Körper lag es nahe, bei Frauen eine Gebärmuttererstickung oder eine *passio hysterica* zu diagnostizieren, wenn sie Beschwerden hatten, die bei Männern auf eine *melancholia hypochondriaca* verwiesen.

Mit modernen Vorstellungen von psychosomatischen Zusammenhängen vertraut, kann sich der heutige Leser von Handschs Aufzeichnungen wie von manchen publizierten Fallgeschichten zur Gebärmuttererstickung rückblickend nur schwer des Eindrucks erwehren, dass hier das, was wir heute als psychische, seelische Momente begreifen würden, eine sehr zentrale, wenn nicht sogar die entscheiden Rolle spielte. Das Beschwerdebild und seine Legitimierung durch die ärztliche Diagnose versprach zudem einen erheblichen sekundären Krankheitsgewinn, wie wir das heute nennen würden. Die Frau von Hungerkasten etwa scharte über Monate eine stattliche Anzahl von Ärzten und mindestens einen Laienheiler um sich, die sie selbst nachts immer wieder zu sich rufen ließ.[106] Es sei „warlichen ein Kranckheit so nicht zu verachten ist", bestärkte Neefe sie in ihrer Überzeugung, an einer schwerwiegenden Krankheit zu leiden.[107] Einmal machte sie hastig ihr Testament.[108] Ein andermal forderte sie, man möge ihr eine Sterbekerze („sacram candelam") bringen. Sie zog mit ihren Klagen und Symptomen zudem beständig die intensive Aufmerksamkeit ihrer Mitwelt auf sich. Sie erklärte ihre Krankheit für wunderlich („mirabilis"),[109] ja, sie habe „gedacht sie sollte alle Tage sterben", erzählte sie Handsch zufolge ihren Gästen bei Tisch. Ausführlich schilderte sie ihre vielfältigen, ungewöhnlichen Beschwerden, die sie damit zugleich in gewisser Weise auszeichneten. „Nicht das mirs wehe thete," beschrieb sie beispielsweise ihre Symptome im Kopf, „sondern es ist mir bange dabey, das ich nicht frey gesund bin, es kumpt mir bisweilen für die Ohren und sticht mich und darnach zerteilet sich es wie Wynde, unnd dis ist ynn der rechten Seyten des Hauptes."[110] Wenn sie sich einer Ohnmacht nahe glaubte, hielt sie Handschs Schil-

---

105 Cod. 11205, fol. 443r-v, Anfang August 1558.
106 Beispielsweise Cod. 11205, fol. 460v, fol. 462r und fol. 462v.
107 Cod. 11205, fol. 449r.
108 Cod. 11205, fol. 439r.
109 Cod. 11205, fol. 495v.
110 Cod. 11205, foll. 495v-496r.

derungen zufolge alles um sich herum auf Trab, rief und drängte beispielsweise unablässig, man möge ihr warme Tücher bringen und ihr damit den Rücken einreiben.[111]

Weit über solche Aspekte eines sekundären Krankheitsgewinns hinausgehend, lässt sich die Gebärmuttererstickung der Frühen Neuzeit rückblickend auch als ein körperliches *idiom of distress* begreifen, um einen Begriff aufzugreifen, mit dem Medizinsoziologen und Kulturanthropologen solche Zusammenhänge zu fassen suchen. Insbesondere Krankheitsbilder, die – wie die Gebärmuttererstickung – vor allem durch starke subjektiv erlebte Beschwerden geprägt sind und nur in gewissen historischen Zeiten und Kulturen, ja, manchmal nur in bestimmten Gruppen und Situationen gehäuft auftreten, lassen sich diesem Erklärungsansatz zufolge als bildhafter Ausdruck des Leidens oder zumindest des Unbehagens der Betroffenen an ihrer Situation verstehen, das sie durch körperliche Symptome zum Ausdruck bringen. Die körperlichen Beschwerden werden hier also zum Kommunikationsmedium. Dies geschieht insbesondere in Gesellschaften und Kulturen, die den Betroffenen nur beschränkte legitime Möglichkeiten lassen, mit verbal geäußerten Klagen Gehör zu finden. Ein anschauliches modernes Beispiel ist die Krankheit „nervios" in Südamerika.[112] Wenn dort an *nervios* leidende Flüchtlinge über Schwindel und Ohnmachten klagen und das Gefühl haben, der Boden bewege sich unter ihren Füßen und drohe sie stürzen zu lassen, dann lässt sich dies, von außen, als bildhafter Ausdruck ihrer Entwurzelung, ihrer Desorientierung, ihrer Angst vor Haltlosigkeit verstehen.[113] In solchen Fällen somatisiert nicht ein Individuum seine individuellen Konflikte. Wir begegnen einem ganzen Kollektiv, das mit dem eigenen Körper „seine Lebensumstände ausagiert", wie Kaja Finkler es mit Merlau-Ponty ausgedrückt hat.[114]

In ganz ähnlicher Weise lassen sich, im Blick auf die Geschichte, auch epochenspezifische Krankheitsbilder vergangener Zeiten verstehen, wie die „Nervenkrankheiten" des ausgehenden 17. und 18. Jahrhunderts.[115] Wichtig ist nur, in Erinnerung zu behalten, dass es sich um eine rückblickende Deutung, also um eine Sonderform der retrospektiven Diagnose handelt. Schon das zugrundliegende Konzept der „Somatisierung" ist ein genuin modernes und westliches,[116] liegt ihm doch die Vorstellung zugrunde, dass es eine eigenständige Domäne des „Psychischen" gibt, die auf den Körper einwirkt. Davon kann im Blick auf die Frühe Neuzeit nur sehr beschränkt die Rede sein. Wie wir gesehen haben, wurden auch Emotionen in erster Linie als körperliche Phänomene wahrgenommen. Und Frauen mit Gebärmutterer-

---

111 Cod. 11205, fol. 439v.
112 Davis/Whitten, Nerves (1988).
113 Zu den *nervios* vgl. Guarnaccia/ Farias, Social meanings (1988); Davis/ Low, Gender (1989); Low, Culturally interpreted symptoms (1985); Low, Embodied metaphors (1994); die historischen Wurzeln der *nervios* in der vormodernen Lehre von den „Nervenkrankheiten" sind offensichtlich.
114 Finkler, Universality (1989), S. 174.
115 Ausführlich hierzu Stolberg, Homo patiens (2003), S. 213–260.
116 So auch Arthur und Joan Kleinman (Somatization (1985)) in ihren wegweisenden Arbeiten zu diesen Phänomenen.

stickung erlebten ihre Beschwerden ganz offensichtlich in ganz ähnlicher Weise wie andere Leiden, die wir heute dezidiert als körperliche, somatische Phänomene deuten würden.

Für das historische Verständnis insbesondere von Krankheitsbildern, die uns heute in dieser Form nicht mehr vertraut sind, erweist sich die Deutung als *idiom of distress* unter den genannten Vorbehalten dennoch als erhellend. Wir wissen wenig über die Lebenssituation der Frauen, bei denen Handsch und andere Ärzte damals eine Gebärmuttererstickung diagnostizierten. Vor dem Hintergrund dessen, was über die Stellung der Frau in der damaligen Kultur und Gesellschaft insgesamt bekannt ist, kommt jedoch den von den Frauen beschriebenen körperlichen Symptomen zweifellos eine starke Bildlichkeit und eine hohe Ausdruckskraft zu. Die betroffenen Frauen beklagten ein massives Gefühl der Beengung und des Drucks, sie wurden sprachlos, ja, nicht selten ohnmächtig. Der Kopf drohte ihnen vor Schmerzen zu bersten oder es wurde ihnen schwindlig. Manche spürten ein Brennen, Reißen oder andere Beschwerden am Herzen, jenem Ort, der nicht nur von den damaligen Ärzten in einem ganz buchstäblichen, körperlichen Sinn als Ort der Emotionen begriffen wurde. Auch dass Patientinnen ohne erkennbaren Anlass weinten, gehörte zum Krankheitsbild.[117] So brach auch die Frau von Hungerkasten beim Hören frommer Gesänge in der Kirche unvermittelt in Tränen aus.[118]

Auffällig groß ist zudem die Aufmerksamkeit, welche die Ärzte und die Frauen selbst gerade bei der Gebärmuttererstickung negativen Affekten als möglichen oder mutmaßlichen Auslösern der Krankheit schenkten. Sie habe „mit vil Sorgen sich beladen, die eynem Weibe zu schwer", erläuterte Handsch die Krankheit der Frau von Hungerkasten. Giovanni Battista da Monte führte die Affekte sogar als mögliche eigenständige Ursache einer Gebärmuttererstickung an. Manchmal komme diese seiner Erfahrung nach „ex ipso animi affectu", und insbesondere aus der Eifersucht und dem Zorn betrogener Ehefrauen.[119] Hier deutet sich zugleich ein Leiden an der Gesellschaft und ihren Normen an. Während schon einmalige Untreue die Ehre und Reinheit einer Frau als ihre wichtigsten Attribute in Frage stellte und ihre gesamte Existenz erschüttern konnte, sollten Frauen die Untreue ihrer Ehemänner klaglos hinnehmen. Sie durften nicht – im heutigen, aber direkt dem hier skizzierten historischen Zusammenhang entsprossenen Sinne – „hysterisch" werden. Handsch kam in seinen detaillierten Aufzeichnungen zum Fall der Frau von Hungerkasten wiederholt nicht nur allgemein auf negative Affekte, sondern auch konkret auf deren Leiden an der Untreue ihres Mannes zu sprechen. Die Patientin selbst erklärte, die Krankheit sei ihr „aus Erschrecken unnd grosem Harm kommen", eben wegen der Geliebten ihres Mannes, wie Handsch ergänzend hinzufügte.[120] Selbst eine vornehme Dame wie sie musste in der damaligen Gesellschaft klaglos hinnehmen, dass der Ehemann eine Geliebte oder,

---

117 Cod. 11205, fol. 248v.
118 Cod. 11205, fol. 499v.
119 Da Monte, Consultationum (1554), S. 539f.
120 Cod. 11205, fol. 484v.

in ihren Worten, eine „Hure" („meretrix") hatte. Er erzählte ihr sogar, dass diese im Gegensatz zu seiner Frau, aus Lust offenbar, „in actu coitus hett gewinselt".[121]

Bemerkenswert, das deutet sich hier schon an, ist in diesem Zusammenhang auch die Offenheit, mit der manche dieser Frauen die eigene Sexualität zur Sprache brachten und mögliche Verbindungen zu ihrem Leiden andeuteten. Dass auch Frauen starkes sexuelles Verlangen haben konnten, war damals bekannt und akzeptiert. Nach klassischer galenischer Lehrmeinung war die Lust der Frau sogar Voraussetzung für Empfängnis und Schwangerschaft, weil sie nur dann weiblichen Samen freisetzte. „Natürlicherweise" („naturaliter") müssten auch Frauen beim Beischlaf Lust („delectatio") empfinden, wusste Handsch, denn aus den *testiculi* in ihrem Inneren fließe gleichfalls Samen und dieser Fluss erzeuge einen Kitzel („titillatio").[122] Umso wichtiger war es freilich aus Sicht einer patriarchalisch geprägten Gesellschaft, diese weibliche Lust einzuhegen und das Ausleben weiblicher Lust strikt auf den legitimen Kontext des ehelichen Beischlafs zu beschränken. Dieser aber gab den Frauen womöglich nicht einmal annähernd das, was sie sich wünschten. Die Frau des Collinus meinte immerhin, sie habe zuweilen („interdum") Lust, wenn ihr Mann ihr beiwohne.[123] Dagegen klagte die von besonders vielfältigen und hartnäckigen Beschwerden geplagte Frau von Hungerkasten den Ärzten, dass sie beim Beischlaf keinerlei Lust und Vergnügen habe.[124] Dass sie sich am Beischlaf nicht ergötze („se non delectari") hörte Handsch auch von der Frau des Blasius.[125] Im Fall der etwa 17-jährigen, mit einem sehr viel älteren Mann („senescenti viro") verheirateten Tochter des Herrn von Gendorf, vermutete die Patientin selbst, der große Altersunterschied sei zusammen mit den traurigen Gedanken, die dieser in ihr auslöse, die entscheidende Ursache. Dass alte Männer die sexuellen Bedürfnisse ihre Frauen nicht ausreichend befriedigen konnten, war damals ein Topos, und Handsch teilte die Überzeugung der jungen Frau.[126]

Schwangerschaft

Neben der gestörten Monatsblutung mit ihren vielfältigen krankhaften Folgen sowie der teilweise ebenfalls auf eine gestörte Menstruation zurückgeführten Gebärmutter-

---

[121] Cod. 11205, fol. 463v.
[122] Cod. 11205, fol. 464r.
[123] Cod. 11205, fol. 248v.
[124] Cod. 11205, 453v, „se nullam delectationem et appetitum habere in coitu"; ähnlich ebd., fol. 464r und fol. 463v.
[125] Cod. 11205, fol. 211r.
[126] Cod. 11205, fol. 293r, fol. 295r und fol. 296v; Handsch sah die Anfälle zunächst für epileptisch an, aber als er sie nach drei Jahren wiedersah, klagte sie über eine gewisse Schwäche und manchmal über Gebärmuttererstickung.

erstickung als der wichtigsten spezifischen Frauenkrankheit waren Schwangerschaft, Geburt und Wochenbett das dritte große Thema der damaligen Frauenheilkunde.

Auf die Frage der Empfängnisverhütung ging Handsch in seinen Aufzeichnungen nur am Rande ein. Einmal erwähnte er im Gespräch die hippokratische Erzählung von einer Frau, die nach dem Beischlaf die Treppen heruntersprang, um so den Samen heraustreiben und eine Schwangerschaft zu verhindern. Ein Lehrer in adligen Diensten erzählte ihm darauf, er habe von einer Frau gehört, die sich nach dem Beischlaf eine wohlriechende Substanz vor die Nase gehalten habe, um eine Empfängnis zu verhindern. In Analogie zur Gebärmuttererstickung vermutete Handsch, die Gebärmutter werde von dem Wohlgeruch angezogen und steige nach oben, anstatt sich in der Gegenrichtung auf den Samen zuzubewegen, was damals gemeinhin als Voraussetzung für die Empfängnis galt.[127] Prostituierte, so ergänzte er an anderer Stelle, würden nicht schwanger, weil ihre Gebärmutter durch den häufigen Beischlaf zu feucht werde; sie konnten, das ist damit offenbar impliziert, den Samen nicht zurückhalten.[128]

Eine sehr bedeutende Rolle spielten die Ärzte und andere Heilkundige insbesondere bei der frühzeitigen Diagnose einer Schwangerschaft.[129] Man wusste natürlich, dass in der Schwangerschaft die Monatsblutung meist ausblieb; nur ausnahmsweise beobachtete man bei schwangeren Frauen noch Blutungen. Aus der fehlenden Monatsblutung ließ sich aber aus damaliger Perspektive keineswegs mit Sicherheit auf eine Schwangerschaft schließen. Sie war ebenso wie das langsame Anschwellen des Unterleibs nur ein wichtiges mögliches Indiz. Beide Zeichen waren mehrdeutig. Die „monatliche Reinigung", mit deren Hilfe sich die Frau allmonatlich jenes verdorbenen, fauligen Bluts entledigte, das sich in ihr ansammelte, konnte aus vielerlei Gründen ausbleiben. Eine gestörte Menstruation galt ja, wie wir gesehen haben, als eine der wichtigsten Ursachen für weibliche Krankheiten überhaupt.[130] Auch der wachsende Bauchumfang war unspezifisch. Bei ausbleibender Monatsblutung, so eine alternative Erklärung, häufte sich das Blut in der Umgebung der Gebärmutter an, so dass sich der Unterleib wie bei einer Schwangerschaft zunehmend vorwölbte. Manchmal, so deutete man das, suchte sich der Körper des angesammelten Unrats bei einer „verstopften" Menstruation zudem auf anderem Wege zu entledigen, durch Erbrechen beispielsweise. Damit wurde ein weiteres, heute als Schwangerschaftserbrechen für typisch erachtetes Zeichen mehrdeutig.

Frauen, die schon Kinder geboren hatten, mochten in der Schwangerschaft subtile, nach ihrer persönlichen Erfahrung bezeichnende Veränderungen an ihrem Körper bemerken. Er vertraue vor allem dem, was Frauen, die schon viele Kinder geboren hätten, selbst an Veränderungen an ihrem Bauch und ihren Brüsten bemerkten,

---

127 Cod. 11205, fol. 308v: „Quae prohibent impregnationem"; die wohlriechende Substanz – Handsch nannte sie „tysem" – konnte ich bislang nicht identifizieren.
128 Cod. 11240, fol. 2v, unter Berufung auf Hippokrates.
129 Vgl. Stolberg, Harnschau (2009), S. 106–116; Stolberg, Enthüllungen (2020).
130 Näheres bei Stolberg, Erfahrungen (2004).

meinte in diesem Sinne Laurent Joubert. Sie seien „vom Fach" („du metier").[131] Für die Frauen galt es offenbar insbesondere als typisches Zeichen, dass sich die Brüste verhärteten.[132] Man habe sich darüber unterhalten, wie man „die schwangere Junckfrawe besichtiget", notierte Handsch. Er habe gedacht, durch das Betasten des „os vulvae". Doch „die Frauen" („mulieres") hätten das verneint. An den Brüsten merke man es.[133] Handschs Schwester Apollonia erzählte ihm, dass auch „aufgeblasene", füllige Lippen bei Frauen eine Schwangerschaft anzeigten.[134] Die ärztliche Literatur nannte zudem Zeichen, die schon unmittelbar nach dem Beischlaf auf eine Empfängnis verwiesen. Wenn der männliche Samen zurückgehalten wurde, also nicht herausfloss, galt das als wichtiger Hinweis.[135] Dazu kamen subjektive Empfindungen, die nahelegten, dass die Frau im Akt ihren eigenen Samen freisetzte, der nach galenischer Lehre an der Empfängnis teilhatte. Laurent Joubert verdanken wir in diesem Zusammenhang eine frühe, ungewöhnlich detaillierte, allerdings aus heutiger Sicht auch etwas befremdliche Beschreibung, wie Frauen ihren sexuellen Höhepunkt schilderten: „In diesem Augenblick spürt die Frau ein Zusammenziehen oder eine Kontraktion zusammen mit einem kleinen Erzittern, wie ein Schaudern in der Tiefe in der Gegend der Gebärmutter. So wie wir, wenn wir Wasser lassen, am Ende manchmal einen kleinen Schauder fühlen, durch die Kontraktion der Blase. Auch spürt die Frau entlang dem Rückgrat mehr Kälte als sonst."[136]

Bis sie etwa in der Mitte der Schwangerschaftszeit die Kindsregungen wahrnehmen, hatten die Frauen in der Regel nicht die gewünschte Gewissheit. Verheiratete Frauen wollten Handsch zufolge auch deshalb wissen, ob sie wieder schwanger waren, weil sie dann in der Regel ihre Säuglinge abstillten.[137] Ungewollt Schwangeren eröffnete eine frühe Diagnose andererseits die Möglichkeit, rechtzeitig entsprechend tätig zu werden. Uneheliche Schwangerschaften waren zwar in der frühneuzeitlichen Gesellschaft durchaus nicht selten, doch ihre Folgen konnten sehr gravierend sein, ja, die Existenz der betroffenen Frauen zerstören. Sie konnten mit entehrenden Strafen belegt werden. Eltern oder Dienstherren jagten sie womöglich in Schimpf und Schande fort. Ein Leben als verheiratete Frau und Mutter waren ihnen weitgehend versperrt.[138] Wenn sie rechtzeitig von ihrer Schwangerschaft erfuhren, konnten die Frauen dagegen womöglich noch rechtzeitig heiraten oder sich wenigstens durch eine Reise zu Verwandten den Blicken ihrer Mitwelt entziehen und dort niederkommen.

---

131 Joubert, Erreurs (1578), S. 281.
132 Cod. 11183, fol. 443r.
133 Cod. 11183, fol. 23r. „Os vulvae" hieß der Muttermund, aber auch der Scheideneingang.
134 Cod. 11183, fol. 243v.
135 Joubert, Erreurs (1578), S. 283.
136 Joubert, Erreurs (1578), S. 283, „a l'instant la fame sant quelque resserremant et contraccion avec petite rigueur, comme frisson au profond, à l'androit de sa matrice: tout ainsi que par fois nous santons a la fin du pisser quelque petite horripilacion, par la contraccion de la vessie. Et mesme du long de l'echine [sic!] la fame sant plus de froid que alheurs."
137 Cod. 11205, fol. 93 und fol. 432v.
138 Labouvie, Andere Umstände (1998).

Und sie konnten nicht zuletzt versuchen, die Schwangerschaft abzubrechen, also gezielt eine Fehlgeburt zu provozieren.

Die Harnschau hatte zudem den Vorteil, dass die Frau den Arzt nicht eigens zu sich rufen oder ihn aufsuchen musste. Es genügte, den Harn unauffällig von jemand anderen vorbeibringen zu lassen, von einer Magd, einem Angehörigen oder, auf den Dörfern, von einer jener „Harnträgerinnen", die regelmäßig, eine ganze Reihe von Harngläsern verschiedener Bewohner zu einem Harnschauer brachten.

In Handschs Notizbüchern finden sich zahlreiche Einträge zur uroskopischen Schwangerschaftsdiagnose. Er habe den Harn vieler Frauen gesehen, erklärte er, die wissen wollten, ob sie schwanger seien.[139] Wie aber kamen die Ärzte zu ihrem Urteil? Wie stellten sie fest, ob eine Frau schwanger war oder nicht? Im einschlägigen medizinischen Schrifttum wurden regelmäßig die diversen „typischen" Merkmale des Schwangerenharns beschrieben, eine rötliche Farbe[140] und kleinste Körnchen oder „Atome", die in der Flüssigkeit tanzten wie Staubkörnchen im schräg einfallenden Sonnenlicht.[141] Letztere waren allerdings nicht immer vorhanden und ihr Fehlen erlaubte es nicht, eine Schwangerschaft auszuschließen. Fast immer, so hieß es, lasse sich dagegen bei Schwangeren eine mehr oder weniger wolkige Trübung des Harns oder ein weißlicher Bodensatz nachweisen, als Ausdruck einer Beimengung gröberer, körniger Materie. Als Handschs Schwester Anna schwanger war, zeigte sich ein solcher wolkiger, weißer Bodensatz.[142] Auch seine Stiefmutter hatte in ihrer Schwangerschaft weißlichen Bodensatz im Harn.[143]

Ärztliche Autoren waren sich der Unsicherheit einer uroskopischen Schwangerschaftsdiagnose durchaus bewusst. Sie mahnten ihre Kollegen eindringlich, sich gerade bei einer möglichen Schwangerschaft keinesfalls nur auf die Harndiagnose zu verlassen. Das Risiko einer Blamage und die Gefahr, eine im Harn nicht erkannte Schwangerschaft versehentlich durch menstruationsfördernde Mittel zu beenden, seien zu groß. Handsch musste das schmerzlich erleben. Aus dem Harn einer Panzermacherin beispielsweise diagnostizierte er eine Menstruationsstörung. Dabei sei die Frau offensichtlich schwanger gewesen und habe die Kindsbewegungen bestens spüren können.[144] Dass die Harnschau dazu beitragen konnte, Schwangerschaften zu erkennen, bezweifelten aber nur wenige Ärzte. Und selbst diese hatten gute Gründe, sich gegenüber den Patienten und ihren Angehörigen nicht allzu lautstark als Zweifler hervorzutun. Denn auch viele Bader, Barbiere und Laienheiler diagnostizierten Schwangerschaften aus dem Harn und die Bevölkerung vertraute in diese Möglichkeit. Zweifellos mussten die Frauen zwar immer wieder auch erleben, dass sich der Harnschauer täuschte. Individuelle Fehlurteile stellten aber nicht den Wert der

---

139 Cod. 11205, fol. 76v.
140 Paré, Œuvres (1633), S. 687.
141 Cod. 11205, fol. 199v; vgl. z. B. Avicenna, Canon (1595), fol. 51v.
142 Cod. 11205, fol. 89v.
143 Cod. 11205, fol. 89v.
144 Cod. 11205, fol. 515r.

Harnschau für die Schwangerschaftsdiagnose in Frage. Sie zeigten nur, wie wichtig es war, einen Harnschauer zu finden, der sein Handwerk gut verstand.

Gelegentlich griffen Ärzte, Frauen und Angehörige auch zu anderen Verfahren, um eine Schwangerschaft festzustellen oder auszuschließen. So berichtete Handsch von der Magd eines Hofbeamten, deren Herrin davon überzeugt war, dass sie von einem Knecht schwanger war. Ihr Bauch schwoll an, aber die Magd leugnete die Schwangerschaft. Gallo riet dem Beamten, der Magd vor dem Schlafengehen einen Löffel frischen Honig zu geben. Wenn sie darauf Bauchschmerzen bekomme und schwitze, sei sie schwanger. Die Magd hatte eine schlechte Nacht und schwitzte – und erwies sich tatsächlich als schwanger.[145]

In der Schwangerschaft stellte sich ansonsten vor allem die Frage, ob ein Aderlass durchgeführt werden musste oder ob er vielmehr schädlich war. Angesichts der anerkanntermaßen überragenden Bedeutung der „monatlichen Reinigung" für die Gesundheit der Frau war das eine ebenso wichtige wie schwierige Frage. Manche Schwangere forderten den Aderlass ausdrücklich. Da die schwangere Frau auf die gewohnte „monatliche Reinigigung" verzichten musste, lag die Annahme nahe, sie könnte verstärkt Unreinheiten, Schärfen oder andere krankmachende Stoffe in ihrem Körper ansammeln, von denen man sie befreien musste.[146] Andererseits hatten schon die hippokratischen Aphorismen bei Schwangeren zu besonderer Vorsicht gemahnt. Als Handsch zu einer hochschwangeren Frau gerufen wurde, war er daher zunächst unsicher. Sein Lehrer Lehner erklärte ihm jedoch, der hippokratische Aphorismus, der in diesem Punkt bei Schwangeren zu größter Zurückhaltung mahne, sei nicht als vollständiges Verbot zu verstehen. Tatsächlich, so notierte Handsch, empfahlen sein Paduaner Professor Fracanzano ebenso wie Amatus Lusitanus in bestimmten Fällen ausdrücklich einen Aderlass bei Schwangeren. Und nicht zuletzt wurde bei Lehners eigener Frau in der Schwangerschaft ein Aderlass vorgenommen und sie hatte daraufhin eine leichte Geburt.[147]

Der Aderlass diente zudem als ein wichtiges Vorbeugungsmittel gegen eine drohende Fehl- oder Frühgeburt. Eine Fehlgeburt ließ sich oft am besten dadurch erklären, dass der Körper der Schwangeren über die Gebärmutter Blut oder andere überflüssige Säfte ausschied und dabei das werdende Kind gewissermaßen mit hinausschwemmte. Insofern war es schlüssig, dieser Gefahr zu begegnen, indem man für einen anderweitigen Abfluss sorgte. Allerdings galt auch eine unzureichende Ernährung des Kindes als Ursache für eine Fehlgeburt, wie bei der Frau von Andrea Gallo: Dieser *abortus*, vermutete Handsch, komme auch daher, dass sie in der Schwangerschaft oft Nasenbluten gehabt habe und dem Kind dadurch nötige Nahrung entzogen worden sei.[148]

---

[145] Cod. 11183, fol. 342r: „De melle ad explorandam impraegnationem".
[146] Cod. 11183, fol. 383v.
[147] Cod. 11205, fol. 10v.
[148] Cod. 11205, fol. 191v.

Geburt und Wochenbett

Auch die Geburtshilfe im engeren Sinne des Beistands während der Geburt wurde im 16. Jahrhundert Gegenstand der universitären Unterrichts. Ausführlich handelte Fracanzano die Ursachen einer schwierigen Geburt und den richtigen Umgang mit ihr ab. Er unterschied mütterliche und kindliche Ursachen. Auf mütterlicher Seite seien hier als erstes die Gemütsbewegungen zu nennen. Insbesondere Angst und Scham könnten den Geburtsvorgang massiv beeinträchtigen. Die Angst führe dazu, dass sich die Lebenswärme im Leibesinneren konzentriere und nicht mehr zur Gebärmutter gelange und somit den Geburtsvorgang nicht mehr vorantreiben könne. In ähnlicher Weise lasse die Gegenwart von Menschen, vor denen sich die Gebärende schäme, das Blut in andere Körperteile anstatt zur Gebärmutter strömen. Auch der Schmerz könne seinen Anteil haben, besonders bei Erstgebärenden, indem die Frau den Lebensgeist („spiritum") wegen des Schmerzes komprimiere und der Fötus so zurückgehalten werde. Die Frau müsse, wenn sie den Schmerz spüre, mutig sein und den Lebensgeist zur Gebärmutter treiben. Auch eine allgemeine Schwäche der Frau könne zu einer schwierigen Geburt beitragen. Wenn eine Frau gerade eine Krankheit überstanden habe, gebäre sie nicht so leicht. Zudem könne der Geburtsweg selbst verengt oder versperrt sein, beispielsweise durch eine Entzündung oder auch durch einen Blasenstein oder harten Kot im angrenzenden Darm. Übermäßig große oder missgebildete Kinder könnten schwerer ausgetrieben werden. Bei sehr beleibten Frauen könne das Fett so auf den Muttermund drücken, dass er sich nicht ausreichend öffnen könne. Aetius von Amida und Avicenna empfählen daher, sehr beleibte Frauen auf den Bauch zu legen, um diesen Druck zu verringern.[149]

Um die Geburt zu erleichtern, solle man die Frauen auf dem Rücken liegen lassen und/oder sie aufstehen, Treppen steigen oder laufen lassen. Im neunten Schwangerschaftsmonat sei, Aristoteles zufolge, auch der Beischlaf förderlich, weil dadurch die „Bänder" gerissen würden. Auch Bäder oder zumindest Waschungen mit einem befeuchtenden Kräutersud könnten zur Entspannung dienen, wenn der Geburtszeitpunkt nahe. Zur Beruhigung ihres geängstigten Gemüts könnten die Gegenwart und der Trost von anderen Frauen beitragen, die schon oft geboren hätten. Um die Austreibung zu erleichtern, empfehle Hippokrates ausdrücklich Niesen und das Drücken bei angehaltendem Atem. Es sei also falsch, wenn die Hebammen den Frauen verbäten zu schreien. Sie sollten vielmehr soviel schreien, wie sie nur könnten. Man könne die Gebärenden zudem mit Malvasier stärken.

Wenn sie ohnmächtig würden, brächten starke Gerüche wie der von Essig sie wieder zu sich. Wenn das Fruchtwasser anfangs fließe, dann aber wieder versiege, könne man Mandelöl geben, so wie er selbst das mit Erfolg bei einer Verwandten in Vicenza getan habe.[150] Um die Geburt zu unterstützen, gäben manche auch grund-

---

149 Cod. 11226, fol. 116r.
150 Cod. 11226, fol. 116v.

sätzlich Mittel wie Cassia, welche die Gebärmutter stimulierten oder entspannten. Fracanzano erwähnte auch zwei Mittel zur Geburtserleichterung, die auf unergründliche Art über eine *proprietas occulta* hülfen: Die Frau könne einen Magneten in der linken Hand halten oder, das sei verbreitet, einen Adlerstein (Aetit) an ihren Schenkel binden.

Auf kindlicher Seite war ebenfalls Schwäche ein wichtiger Grund. Wie üblich, schrieb Fracanzano auch dem Kind eine aktive Rolle bei der Geburt zu. Schwächliche Kinder trügen, anders als die kräftigeren, nicht dazu bei, die „Bänder" zu zerreißen, wenn sie keine ausreichende Nahrung mehr hätten. Das Kind könne auch zu klein sein, um sich zu befreien. In derlei Fällen hülfen die Hebammen mit ihren Nägeln nach. Wenn, bei einer Fehllage, die Hand zuerst herauskomme, müsse die Hebamme ihre Arme mit viel Fett einschmieren und eine Reposition versuchen. Das sei allerdings sehr gefährlich, ganz besonders bei unwissenden Hebammen.

Unter den äußerlichen Faktoren war, Fracanzano zufolge, vor allem kalte Luft schädlich, da sie die Geburtswege zusammenziehe. Deshalb sei die Geburt im Winter schwieriger. Auch übermäßige Hitze sei jedoch nachteilig. Wenn sich die Frauen aus Ungeduld zuviel bewegten, komme das Kind nicht, wie von der Natur vorgesehen, mit dem Kopf zuerst heraus. Schlafen dürften die Gebärenden keinesfalls, auch wenn sie vom Schmerz erschöpft seien. Wenn die Hebammen das sähen, weckten sie die Frauen daher auf.

Bereits um 1550, das zeigen Handschs Notizen, wurde den Medizinstudenten in Padua so ein recht umfassendes, detailliertes und praxisnahes geburtshilfliches Wissen vermittelt, vor allem aus der einschlägigen älteren Literatur geschöpft, aber auch auf das Wissen um die gängige Praxis und, im Einzelfall, auf die persönliche Erfahrung des Professors gestützt. In der Praxis suchten die Gebärenden allerdings offenbar fast ausschließlich Rat und Hilfe bei Hebammen und bei anderen Frauen. Männliche Heilkundige wurden allenfalls dann gerufen, wenn die Mutter oder das Kind im Mutterleib gestorben und ein chirurgischer Eingriff nötig war. Den übernahm in der Regel ein handwerklich gebildeter Wundarzt. So verzeichnete Hiob Finzel unter Tausenden von Konsultationen nur drei wegen einer „schwierigen Geburt", zwei davon in zwei aufeinanderfolgenden Jahren für die gleiche Frau, aus einer der vornehmsten Familien der Gegend.[151] Erst recht fehlen Hinweise darauf, dass er selbst bei einer Geburt Beistand leistete.

Auch Handschs Aufzeichnungen lassen erkennen, dass den Ärzten der Zugang zur Gebär- und Wochenstube damals verschlossen blieb. An keiner Stelle erwähnte er einen aktiven Beistand bei der Geburt, durch ihn selbst oder einen seiner Kollegen. Auch bei Geburten im eigenen Familienkreis wurde er nicht aktiv. Möglicherweise war Handsch hier gegenüber seinen vielen verheirateten Kollegen im Nachteil, aber

---

151 Ratschulbibliothek Zwickau Ms. QQQQ 1b, Dez. 1573 und Dez. 1574, zur Frau von Planitz, und Jan. 1574, zur Frau des Bartholomaeus Schmid.

Quellenbelege für konkrete, zumindest im weiteren Sinne geburtshilfliche Aktivitäten bei ihren eigenen Frauen oder Töchtern sind auch für andere Ärzte nicht überliefert.[152]

Dennoch machte sich Handsch auch nach dem Studium noch umfangreiche Aufzeichnungen zu geburtshilflichen Fragen, die uns heute wertvolle Einblicke in die damalige geburtshilfliche Alltagspraxis eröffnen. Vermutlich wollte er entsprechende Fragen beantworten, Ratschläge erteilen und gegebenenfalls auch die Hebammen anweisen können. Bezeichnenderweise schöpfte er sein praktisches Wissen jedoch fast ausschließlich aus dem, was ihm die Frauen erzählten, besonders die aus seiner eigenen Familie und manchmal auch die Hebammen.

So notierte Handsch diverse Mittel, die nach der Erfahrung der Frauen und der Hebammen die Geburt förderten. Man dürfe sie allerdings nicht zu früh geben, nämlich erst dann, wenn das Wasser gebrochen sei.[153] Unter seinen Rezepten findet sich ein „Leinöl für die Niederkunft".[154] Von seinem Mentor Andrea Gallo erfuhr Handsch, dass die Frauen in den Tagen vor der Geburt gewöhnliches Öl tranken, wegen dessen „entspannender Wirkungen".[155] Die Gräfin von Thurn erzählte ihm, dass sie zur Zeit der Niederkunft unreife Rosen in rotem Wein gekocht und den Sud getrunken habe. Schon zweimal habe sie erlebt, dass dies das Kind erfolgreich herausgetrieben habe.[156] Kälte und insbesondere kalte Füße galten dagegen als ungünstig, vielleicht weil sie einen verminderten Zustrom von Lebensgeistern nach unten anzeigten oder bewirkten.[157] Bei einer schwierigen Geburt nahmen die Frauen gerne ein warmes Bad. Auch Handschs Stiefmutter und seine Hauswirtin griffen zu diesem Mittel und die Hauswirtin kam sogar im Bad nieder.[158] Selbst Mittel, die bereits damals eher dem Bereich des Magischen zugeordnet wurden, nahm Handsch ernst. So berichtete er von der geburtsförderlichen Wirkung von „Hasensprincken", eines einer Kniescheibe ähnlichen Knöchelchens am Hasenknie. Entscheidend waren für ihn offenbar auch hier wieder die günstigen Erfahrungen, von denen die Frauen selbst berichteten.[159] Nach der Geburt tranken die Frauen Malvasierwein mit Öl vermischt, wie Handsch hörte.[160]

Auch wie man mit dem Neugeborenen nach der Geburt verfahren musste, lernte Handsch von den Frauen um ihn herum. Von seiner Schwester Apollonia wusste er, wie man den kindlichen Blutverlust aus der Nabelschnur möglichst gering hielt. Man streiche „das Blutt in dem Nabelbandt dem Kindt zu, verbindet es [bindet es ab, M.S.],

---

152 Das Rezepttagebuch des holländischen Arztes Cornelis Booth aus der ersten Hälfte des 17. Jahrhunderts (Universiteitsbibliotheek Utrecht, ms. VII E 49) belegt immerhin eine medizinische Behandlung seiner beiden Frauen und anderer weiblicher Verwandter in Zeiten der Schwangerschaft.
153 Cod. 11183, fol. 287r.
154 Cod. 11183, fol. 135r, „oleum lini ad partum".
155 Cod. 11205, fol. 143(a)r.
156 Cod. 11205, fol. 166r.
157 Cod. 11183, fol. 206v.
158 Cod. 11205, fol. 119v und foll. 286v-287r.
159 Cod. 11205, fol. 411r.
160 Cod. 11183, fol. 287r.

und schneidets ab."[161] Bei seiner kleinen Nichte Catharina sei unnötig Blut abgeflossen, weil die Hebamme die Nabelschnur nicht ordentlich abgebunden habe.[162] Am Tag nach der Geburt, so Handsch, gäben die Frauen dem Neugeborenen Honig zu lecken, „das[s] es sich reiniget".[163]

Die Hebammen, so erfuhr er, kannten auch diverse Mittel, um, wenn nötig, die Lebensgeister des Neugeborenen zu wecken und zu stärken. Als die Frau des Hans Georg Welser in Ambras nach ungefähr zehn Stunden Wehen eine Tochter zur Welt brachte, schien das Kind wie tot. Die „kluge Hebamme" („prudens obstetrix"), so Handsch, habe aber gleich den Mund des Mädchens geöffnet und bald habe sich die Farbe gebessert.[164] Ausführlicher noch berichtete er von solchen Praktiken im Zusammenhang mit einer Niederkunft von Mattiolis Frau. Auch sie hatte eine schwere Geburt und das Kind, ein Sohn, schien dem Tode nahe, war ganz bleich und weiß am Körper. Darauf spuckte eine der anwesenden Frauen einen Mund voll Malvasier auf das Kind und beträufelte es auch wiederholt mit warmem Malvasier und anderem Wein. Dazu wurden ihm ein warmes Leintuch und diverse stark riechende, zerkaute Substanzen wie Zimt, Nelken und Knoblauch unter die Nase gehalten. Bald besserte sich die Farbe des Kinds und es überlebte.[165] Manchmal kam allerdings jede Hilfe zu spät. Auch die Frau des Apothekers Achatius hatte nach Handschs Bericht eine schwere Geburt. Ein Arm war als erstes aus der Gebärmutter ausgetreten. Man gab zunächst ein treibendes Mittel, aber schließlich musste man das tote Kind mit Gewalt herausziehen.[166]

Eine große Sorge der Frauen war es Handschs Aufzeichnungen zufolge, dass nach der Niederkunft die Plazenta, die *membrana secundina*, nicht vollständig ausgeschieden wurde. Hiob Finzel verzeichnete in seinem Praxisjournal drei Wöchnerinnen, darunter zwei Adlige, die unter anderem seinen Rat suchten, weil sie befürchteten, die Plazenta oder Teile davon seien in ihrem Bauch verblieben.[167] Als Handschs Hauswirtin mit einem Sohn niederkam, die Plazenta aber nicht nachfolgen wollte, riet Mattioli zur Beräucherung mit Blättern vom Sadebaum. Allerdings gebar sie dann, zur allgemeinen Überraschung, einen zweiten Sohn – sie hatte Zwillinge.[168] Bei der Niederkunft von Gallos Frau erklärte die Hebamme Handsch, man müsse Zwiebeln bereit halten und sie an die Nase der Gebärenden halten, wenn das Kind entbunden sei und die Plazenta folgen solle, damit die Gebärmutter nicht nach oben steige. Ähnlich wie bei der Behandlung der Gebärmuttererstickung sollte der beißende Geruch der Zwiebel die Gebärmutter und die Plazenta mit ihr offenbar nach unten treiben. Die

---

161 Cod. 11183, fol. 264r.
162 Cod. 11205, fol. 117v.
163 Cod. 11183, foll. 206v-207r.
164 Cod. 11183, fol. 387r.
165 Cod. 11205, fol. 339v.
166 Cod. 11183, fol. 402r.
167 Ratschulbibliothek Zwickau, Ms. QQQQ 1, Ms. QQQQ 1a und Ms. QQQQ 1b.
168 Cod. 11205, fol. 287r.

gleiche Vorstellung begründete vermutlich auch die Praxis, der Mutter nach der Geburt stark riechenden Kampher unter die Nase zu halten.[169]

Das Wochenbett galt als eine gefährliche Zeit. Der Begriff leitet sich von „sechs Wochen" oder „Sechswochenbett" ab und man sprach damals in diesem Sinne von einer „Sechswocherin".[170] Drei bis vier Wochen dauerte die Reinigung über die Gebärmutter nach der Geburt, erklärte Willenbroch und um die dreißig Tage waren es Fracanzano zufolge.[171] Da die Frau während der Schwangerschaft auf ihre Monatsblutung verzichten musste, bedurfte sie nach der Geburt in besonderem Maße der Reinigung von all dem angesammeltem Unrat. Es „gehet vil Unflat von den Weibern in dießen Tagen", notierte sich Handsch.[172] Die Ärzte sprachen in diesem Sinne auch bei Wöchnerinnen von „menstrua".[173] Die Patienten teilten diese Überzeugung. Finzel verzeichnete mehrere Patientinnen, die seinen Rat wegen eines unzureichenden Wochenflusses suchten.[174] Die Sorge, die erhitzende Wirkung des Weins könnte fiebrige Krankheiten fördern, stand vermutlich hinter der Überzeugung, die Wöchnerinnen dürften in den ersten acht oder vierzehn Tagen nach der Geburt keinen Wein trinken.[175] Waren die „menses" – gemeint ist auch hier offensichtlich wieder der Wochenfluss – dagegen im Einzelfall zu reichlich, konnte man sie, Fracanzano zufolge, mit Schröpfköpfen zu den Brüsten umleiten. Mit der Gabe von zusammenziehenden Mitteln musste man dagegen vorsichtig sein, damit der Fluss nicht versiegte.[176]

Im Umgang mit den Säuglingen gab es bewährte Praktiken. So wischten Handsch zufolge viele Frauen das Gesicht des Neugeborenen mit Monatsblut ab, um es gegen Muttermale und andere hässliche Hautveränderungen zu schützen.[177] In Leipa erzählte man Handsch, dass Säuglinge oft krank wurden, wenn die Amme zornig war und danach etwas trank, weil ihr Blut dann aufwallte und ihre Milch sich veränderte.[178]

Wichtige Fragen warf zudem die Ernährung des Neugeborenen auf. Grundsätzlich befürworteten die Ärzte, dass die Frauen ihre Kind stillten. In Böhmen wie in Tirol scheint das, Handschs diversen Einträgen zufolge, auch üblich gewesen sein. Wenn die Brüste weh taten, wusste man sich zu helfen. Als Handschs Schwester Anna Schmerzen in den Brüsten hatte und glaubte, schwanger zu sein, erklärte die Mutter,

---

169 Cod. 11205, fol. 150v.
170 Cod. 11226, fol. 117r; Cod. 11205, fol. 423v.
171 Cod. 11183, fol. 462r.
172 Cod. 11205, fol. 100v.
173 Cod. 11205, fol. 436v.
174 Ratschulbibliothek Zwickau, Ms. QQQQ 1, Ms. QQQQ 1a und Ms. QQQQ 1b; so die Frau des Michael Gebauer („retento sanguine post partum", Nov. 1569) und des Balthasar Gebert („impeditus fluxus post partum", Dez. 1570).
175 Cod. 11183, fol. 355v.
176 Cod. 11226, fol. 117v.
177 Cod. 11251, fol. 48v.
178 Cod. 11183, fol. 240v.

diese Art von Brustschmerzen sei nicht typisch für eine beginnende Schwangerschaft. Sie rührten von angestauter Milch her. Handsch riet daraufhin zu Fenchelwasser, doch die Stiefmutter warnte, dass er damit die Milchbildung nur fördern und alles noch schlimmer machen werde. Anna solle lieber baden. Sie selbst, so die Stiefmutter, habe manchmal nach einer Niederkuft auch Schmerzen in den Brüsten gehabt und sie erfolgreich mit Schierling behandelt oder indem sie die Milch mit Schröpfköpfen heraussaugte.[179] Auch andere Frauen ließen sich die Brüste mit einem Glas absaugen, wenn die übermäßig einströmende Milch Schmerzen hervorrief.[180] Oder man setzte Hunde- oder Katzenwelpen an. Bei der Frau des Hans Georg Welser griff man beispielsweise zu diesem Mittel.[181]

Manchmal, vor allem wenn die Wöchnerin krank war, schien es Ärzten wie Frauen allerdings angezeigt, zumindest vorübergehend mit dem Stillen auszusetzen. Im Idealfall war dann eine Amme zur Hand, die das Kind an die Brust nahm. Mit einer *proba lactis* konnte man sich vergewissern, dass deren Milch von guter Qualität war. Man musste ihre Milch eine Zeit lang in einer Schüssel stehen lassen. Bildete sich eine Schicht mit weißem „Römle" auf der Oberfläche, war die Milch nicht zu wässrig.[182] War keine geeignete Amme verfügbar, musste man sich ersatzweise mit Mandelmilch begnügen, die man das Kind aus einem Lappen saugen.[183]

---

[179] Cod. 11205, foll. 103v-104r
[180] Cod. 11205, fol. 577v.
[181] Cod. 11183, fol. 387r; s. a. ebd., fol. 462r.
[182] Cod. 11183, fol. 287r.
[183] Cod. 11183, foll. 206v-207r.

Erfahrungswissen: Der Aufstieg der Empirie

Buchgelehrsamkeit, die Vertrautheit mit den Werken der antiken und in wachsendem Maße auch der neueren medizinischen Autoritäten, blieb für das Selbstverständnis und die Selbstdarstellung der Ärzte im 16. Jahrhundert zentral. Auch in Padua, Bologna und Montpellier, wo die praktische Ausbildung einen vergleichsweise hohen Stellenwert hatte, nahm die Lektüre und Kommentierung der galenischen und hippokratischen Schriften und des *Canon medicinae* des Avicenna in der Lehre den weitaus größten Raum ein. Wie Handschs Aufzeichnungen an zahlreichen Stellen veranschaulichen, griffen die Ärzte auch in der alltäglichen Praxis, in diagnostischen, prognostischen und therapeutischen Fragen immer wieder auf diese Schriften zurück, betrachteten sie in Streitfragen als letzte Instanz. Von einem guten Arzt, das zeigen Handschs Notizen, durfte man erwarten, dass er zahlreiche Passagen auch zu Detailfragen aus dem Gedächtnis wiedergeben und am Krankenbett nutzbringend einsetzen konnte. Handsch berichtete sogar von Wetten unter Kollegen. So verlor er einmal eine Kanne Wein, weil er nicht glauben wollte, dass den hippokratischen Aphorismen zufolge Melancholie und Raserei bevorzugt im Frühjahr auftraten, obwohl das Frühjahr an sich als besonders gesunde Jahreszeit galt.[1]

Seit dem ausgehenden 15. Jahrhundert trat jedoch neben die Bücher der Autoritäten zunehmend das „Buch der Natur". Empirische Herangehensweisen gewannen dramatisch an Bedeutung.[2] Medizin- und wissenschaftsgeschichtlich ist die wachsende Wertschätzung für empirische Erkenntnisse vor allem im Hinblick auf die Anatomie und Botanik eingehend erforscht und gewürdigt worden. Die „autopsia", das Selbst-Sehen, wurde von der Anatomie ausgehend zum zentralen erkenntnistheoretischen Ideal. In der Botanik ergab sich die Notwendigkeit, sich auf empirisches Wissen zu stützen schon allein daraus, dass viele Pflanzen, bis hin zu den neuen, exotischen Gewächsen aus Asien und Amerika, in den autoritativen Werken der Antike unerwähnt blieben. Das neue Phänomen der Prioritätsstreitigkeiten, öffentlich ausgetragener Debatten, wer als Erstentdecker und -beschreiber einer anatomischen Struktur oder Pflanze gelten durfte, unterstreichen den Aufstieg der Empirie eindrucksvoll.

Weitaus weniger Aufmerksamkeit hat die historische Forschung bislang der Rolle der praktischen Medizin als Motor dieser Entwicklung gezollt – zu Unrecht, wie der Blick auf Handschs Notizen und andere praxisnahe Quellen der Renaissancezeit deutlich macht. Im Gegensatz zu Anatomie und Botanik, das ist zweifellos ein Hauptgrund für die geringe historische Aufmerksamkeit, finden sich in der praktischen Medizin jener Zeit kaum neue Erkenntnisse, die im Lichte der modernen Me-

---

1 Cod. 11207, fol. 181v; vgl. Buch 3, Aph. 20 in Hippokrates, Aphorismi (1538), S. 127.
2 Guter Überblick bei Wear, Medicine (1995).

dizin Bestand haben.³ Ein solches rückblickendes Urteil wird jedoch der Einschätzung der damaligen Ärzte in keiner Weise gerecht. Sie waren davon überzeugt, durch die genaue empirische Beobachtung von Krankheitsbildern und Krankheitsverläufen unter ärztlicher Behandlung zu neuen Erkenntnissen zu gelangen, die es ihnen erlauben würden, das Krankheitsgeschehen immer besser zu begreifen und Kranke noch erfolgreicher zu behandeln.⁴

Mehrere, teilweise miteinander verknüpfte Entwicklungen trieben die ärztliche Hinwendung zum Beobachtungswissen voran. An erster Stelle ist hier der langfristige Wandel in der Naturforschung insgesamt zu nennen, der diese Entwicklung auch in Botanik und Anatomie maßgeblich förderte. Die naturphilosophischen und naturhistorischen Werke von Aristoteles, Plinius und anderen antiken Autoritäten blieben ein zentraler Bezugspunkt. Seit dem ausgehenden Mittelalter zogen jedoch die *particularia*, das Wissen um die Einzeldinge in der Natur, ihre Eigenschaften und ihre Wirkvermögen, im Vergleich zu den *universalia* zunehmend die Aufmerksamkeit auf sich.⁵

Anders als man auf den ersten Blick erwarten könnte, förderte auch der medizinische Humanismus seit dem ausgehenden 15. Jahrhundert empiristische Tendenzen. Die historische Forschung hat den medizinischen Humanismus oft weitgehend auf ein philologisches Unterfangen reduziert, ja, die philologische Arbeit zum Selbstzweck erklärt und vor allem die Geringschätzung der Werke arabischer Autoren hervorgehoben. Eine solche Sichtweise wird jedoch den Motiven der medizinischen Humanisten nur unvollkommen gerecht. Die Wiederherstellung der authentischen Lehren der antiken Schriftsteller war nicht Selbstzweck. Die antiken medizinischen Werke verkörperten aus Sicht der humanistischen Ärzte vielmehr Erfahrungen, die sich in Jahrhunderten ärztlicher Praxis bewährt hatten. Das Erbe der antiken Medizin in seiner ursprünglichen Form wieder zum Leben zu erwecken, war somit von hohem praktischem Interesse. Man wollte „die Medizin nach der Art der alten Ärzte praktizieren", wie Jerome Bylebyl es für Giovanni Battista da Monte formuliert hat, und damit die Medizin auf eine neue Grundlage stellen.⁶ Insbesondere manche hippokratischen Werke, allen voran die *Aphorismen* und die *Epidemien*, präsentierten sich dem Leser als empirische Aufzeichnungen oder zumindest als Sammlungen von punktuellen, aus der Erfahrung gewonnenen Erkenntnissen. Selbst bei Galen fanden die Ärzte zudem verstreut eingefügte Fallgeschichten. Sie dienten unverhohlen der Selbstbeweihräucherung und sollten seinen diagnostischen Scharfsinn und seine überlegenen Heilerfolge unter Beweis stellen. Dennoch befand man sie im 16. Jahr-

---

3 Vgl. etwa das anachronistische (Fehl-)Urteil von Oberrauch (Oberrauch, Medizin (2012), S. 362: „Die Medizin entwickelte sich im 16. Jh. [...] nur unwesentlich weiter, was v. a. mit den schleppenden Fortschritten der Anatomie zusammenhing".
4 Stolberg, Empiricism (2013).
5 Park, Observations (2011); s. a. Premuda, Discepolo (1963); einen Überblick über die späteren Entwicklungen gibt Ben-Chaim, Experimental philosophy (2004).
6 Bylebyl, School of Padua (1979), S. 341, „practise medicine in the manner of the ancient physicians".

hundert für wert, gesammelt und veröffentlicht zu werden, als Vorbild und Modell für die moderne ärztliche Praxis.[7]

Ein dritter Faktor, der rückblickend sogar entscheidend zu diesem *empirical turn* beigetragen haben dürfte, lässt sich schwerer dingfest machen. Seit dem 15. Jahrhundert nahm die Zahl der gelehrten Ärzte stark zu und für viele von ihnen war die medizinische Praxis die entscheidende Quelle ihres Lebensunterhalts. Sie waren damit verstärkt vom Wohlwollen und der Wertschätzung der Bevölkerung abhängig. Die medikale Laienkultur und Laienpraxis gründete jedoch, soweit wir das historisch nachvollziehen können, in hohem Maße auf Erfahrungswissen. Insbesondere die Verwendung von Arzneipflanzen und Arzneimischungen, aber beispielsweise auch das Vertrauen in Heilsegen und andere magisch-sympathetische Heilverfahren ruhte auf Erfahrung, auf der Beobachtung, dass Kranke nach dieser Behandlung wieder genasen. In frühneuzeitlichen volkssprachlichen Rezeptsammlungen finden wir am Ende der Rezepte regelmäßig Formulierungen wie „bewährt" oder auf Lateinisch „probatum est", manchmal sogar mit Angaben zu Ort und Zeitpunkt der erfolgreichen Anwendung.[8]

Die Aufwertung der Empirie, des Beobachtungs- und Erfahrungswissens als wesentliche Quelle ärztlichen Handelns lässt sich auf unterschiedlichen Ebenen nachweisen. Besonders eindrucksvoll und wirkmächtig tritt sie in zwei Bereichen hervor, die im Folgenden eingehender betrachtet werden sollen: in der empirischen Identifizierung und Überprüfung von Arzneien, wie sie insbesondere auch die Paracelsisten für sich in Anspruch nahmen, und in der Hinwendung zur Kasuistik, mit dem Aufstieg der klinischen „Observationes" und der wachsenden Bedeutung autoptischer Befunde an verstorbenen Patienten.

Empirica, Experimenta und Geheimmittel

Die Suche nach wirksamen Arzneien und ihre empirische Bewertung und Überprüfung nahmen in der ärztlichen Praxis des 16. Jahrhundert eine zentrale Stellung ein. Die Ärzte setzten zahlreiche Mittel ein, deren Wirkung sich von vornherein nicht oder nur sehr mittelbar auf die jeweilige spezifische Mischung der Primärqualitäten kalt, warm, trocken und feucht und auf die davon abgeleiteten sekundären Qualitäten wie „eröffnend" oder „abführend" zurückführen ließ. Diese Mittel zeichneten sich vielmehr nach ärztlicher Erfahrung besondere, nur ihnen eigene günstige Wirkungen auf einzelne Beschwerden und Krankheiten aus oder schienen zumindest in der Lage bestimmte Säfte oder Krankheitsstoffe ganz gezielt anzuziehen und zu entleeren. Derlei spezifische Wirkvermögen ließen sich nicht rational, aus der sinnlichen

---

7 Champier, Historiales campi (1532).
8 Beispielsweise Staatsbibliothek Berlin, Hdschr. 442, Arzneibuch aus dem ausgehenden 16. Jahrhundert, zu einer Augensalbe, die sich 1575 in Österreich und Ungarn bewährt habe.

Wahrnehmung etwa einer vorherrschend kalten oder feuchten Qualität erschließen. Man konnte sie nur aus der Beobachtung am Patienten ableiten. Selbst Galen, der sich sehr kritisch gegenüber Ärzten äußerte, die ihre Medizin ausschließlich auf die Erfahrung gründen wollten, stützte sich bei der Auswahl von Arzneien in hohem Maße auf die empirische Beobachtung.[9] „Die Erfahrung ist die zuverlässigste Richterin über die Wirkvermögen, die den Arzneien innewohnen", entnahm Handsch seiner Galenlektüre.[10] Auch die medizinische Scholastik des Mittelalters hatte dies in Grenzen akzeptiert. Giftwirkungen beispielsweise, las Handsch bei Pietro d'Abano (1250/57–1316) ließen sich nicht immer auf die Mischung der primären Qualitäten zurückführen. Analog ließ sich der erfolgreiche Einsatz von starken Gegengiften wie Johanniskraut (*hypericum*) und Schwalbenwurz (*vincetoxicum*) nicht durch deren elementare Qualitätenmischung erklären. Sie verdankte sich den spezifischen Wirkvermögen, mit denen sie von Natur aus ausgestattet waren, oder astralen Einflüssen.[11]

Im 16. Jahrhundert war die Bedeutung spezifischer Wirkvermögen, die sich nur durch die am Kranken beobachteten Effekte erkennen ließen, in der gelehrten Medizin allgemein anerkannt. Die Kenntnis der typischen Mischung der Primärqualitäten (kalt, feucht etc.) der einzelnen Arzneipflanzen blieb zwar unverzichtbar. Die spezifischen Wirkungen bei unterschiedlichen Krankheiten wurden aber verbreitet im Wortsinn okkulten, verborgenen und somit nur aus ihren Wirkungen erkennbaren, überelementaren, nicht an die Primärqualitäten gebundenen Wirkkräften zugeschrieben. Ein bekanntes Beispiel war die Pfingstrose, die seit langem als bewährtes Mittel unter anderem gegen die Epilepsie galt. Auch tierischen Substanzen wurde zuweilen eine „spezifische Wirksamkeit" („proprietas specifica") zugeschrieben. So hatten nach Willenbroch frisch getötete und halbierte Tauben, auf das Haupt gelegt, bei Rasenden („phrenetici") solche spezifische Wirkungen.[12] In Padua erlebte Handsch gar, wie sich seine Mitstudenten nach der Sektion um das Fett der sezierten Leiche rissen, dem man damals besondere therapeutische Wirkungen zuschrieb.[13]

In der ärztlichen Praxis kam ein zweites, wesentliches Element hinzu. Die Ärzte setzten häufig nicht auf die Wirkung einer einzelnen Heilpflanze, sondern auf Rezepturen, auf Mischungen von verschiedenen Arzneipflanzen, die sie selbst erdachten oder aus der Literatur oder von Kollegen übernahmen. Schon die Medizinstudenten notierten eifrig die „bewährten" Mittel, die ihnen ihre Professoren in Vorlesungen oder auch im vertrauten Kreis mitteilten. In Handschs studentischen Aufschrieben finden sich zahlreiche solche Rezepte. Die Aufzeichnungen, die ein oder mehrere Schüler von Handschs Promotor Musa Brasavola zu den Kranken machte(n), die er oder sie zusammen mit ihren Professoren in Ferrara besuchte(n), konzentrieren sich vor allem

---

9 Debru, Galen (2000), S. 625.
10 Cod. 11239, fol. 29r: „Experientia est certissima iudicatrix facultatum quae medicamentis insunt."
11 Cod. 11240, foll. 74r-81r, hier fol. 76r und fol. 81r.
12 Cod. 11183, fol. 182v.
13 Cod. 11210, fol. 191v, „scholares raptim abscindebant pinguedinem ad medicationes profuturam."

auf die verordneten Arzneimischungen.[14] In Padua füllte Johannes Brünsterer unter dem Begriff „Empirica quaedam" um die fünfzehn Seiten mit Aufzeichnungen zu verschiedenen Medikamentenmischungen.[15]

Die große ärztliche Wertschätzung für bewährte Rezepte und ihre überragende Bedeutung für die alltägliche Praxis äußerte sich eindrucksvoll in den umfangreichen Sammlungen von *experimenta*, die zeitgenössische Ärzte damals zum persönlichen Gebrauch anlegten. Handsch begann schon vor seinem Medizinstudium, als Gehilfe von Ulrich Lehner in Prag, in einem *Antidotariolus* Rezepte zu sammeln, die er von Lehner und anderen Ärzten bekommen oder von denen er in Büchern gelesen hatte.[16] Darunter waren auch „Geheimmittel", wie das *Electuarium secretum* eines gewissen Ludovicus gegen das Asthma, das *mirabile secretum*" eines mantuanischen Arztes namens Calderano, und Rezepte für Arzneimischungen, die schon mit ihrem Namen auf einen konkreten Arzt oder Heilkundigen verwiesen, der sie geschaffen hatte, wie ein *unguentum magistri Galeacii*, eine *confectio magistri Fontani* und ein *Electuarium magistri Antonii*. Teilweise sind ganze Abschnitte in Handschs Notizbüchern den „Experimenta et secreta" eines bestimmten Arztes gewidmet. Ergänzend zu den Aufzeichnungen aus seiner Zeit bei Lehner, legte Handsch später noch ein weiteres umfangreiches Buch mit *experimenta* an.[17] „Experimenta" darf nicht als „Experimente" im heutigen Sinne missverstanden werden. Es war damals der übliche Begriff für „bewährte" Arzneien. Handsch schöpfte aus seinen Rezeptesammlungen, wenn er Kranke behandelte. Immer wieder griff er hier auf die *experimenta* anderer Ärzte zurück, auf Johann Neefes laxierenden Sirup etwa.[18] Das Pestpulver eines gewissen „dominus Venceslaus" gebrauchte sogar Handsch an sich selbst und überließ es in der großen Pestepidemie auch seinem Bruder und dessen Familie, die daraufhin alle gesund blieben.[19]

Handsch und die Ärzte in seinem Umfeld bedienten sich auch freimütig der Sammlung von „empirischen" Arzneimitteln, die Benedetto Vettori 1551 veröffentlichte.[20] Mattioli lobte unter anderem Vettoris Pillen gegen die Lähmung.[21] Gallo nahm das Buch sogar mit sich, als er einen vornehmen Patienten besuchte.[22] Selbst die Heilmittel von nicht-ärztlichen Heilern und Laien fanden die Aufmerksamkeit der Ärzte, wenn sie in der Praxis bewährt schienen. Handsch merkte sich unter anderem

---

14 Biblioteca Ariostea, Ferrara, Collezione Antonelli Ms. 531.
15 Universitätsbibliothek, Erlangen, Ms. 911, foll. 307–322.
16 Cod. 11200: „Antidotariolus. Formulae medicamentorum aliquot. Georgius Handschius Lippensis. Pragae 1549."
17 Cod. 11251: „Experimenta quaedam brevia comparatu facilia vulgaria probata excerpta passim ab authoribus et secretis aliorum medicorum"
18 Beispielsweise Cod. 11183, fol. 275r und fol. 458v.
19 Cod. 11200, fol. 30r und fol. 31r.
20 Z. B. Cod. 11183, fol. 314v, zu Dr. Merla; ebd., fol. 479r, Cod. 11207, fol. 89v, zu Gallos Lob von Vettoris Öl gegen die Wassersucht; vgl. Vettori, Medicatio empirica (1551).
21 Cod. 11183, fol. 479r.
22 Cod. 11207, fol. 224r.

die Gabe eines Aufgusses von Pferdekot gegen die Gelbsucht.[23] Von einem alten Landmann hörte er, dass ein Trank aus gesottener Haselwurz (*asarum*) „das Kalte", also das „kalte" Fieber vertrieb.[24]

Der Arzt konnte hoffen, mit Hilfe seiner *experimenta* eindrucksvolle Heilerfolge zu erzielen, die ihn über seine Kollegen heraushoben, seinen Ruf mehren, ihm das Zutrauen vornehmer, wohlhabender Patienten sichern, ja, ihm womöglich gar zur Stellung eines fürstlichen oder königlichen Leibarztes verhelfen würden. Mit seiner Hilfe habe er „öfters Ruhm und Geld erlangt", pries Handsch eines der *secreta*, die er sich notiert hatte.[25] Wer als Arzt auf sich hielt, entwickelte folgerichtig eigene, spezifische Arzneimischungen und Geheimmittel. Gallo zum Beispiel hatte angeblich mit einem *secretum* zahlreiche Menschen vor der Pest gerettet.[26] Tremenus hatte ein *secretum*, das er oft auf die Magengegend auftrug.[27] Das *unguentum mirabile*, das Mattioli „erfunden" hatte („ex inventione [...] Mattheoli") heilte Handsch zufolge alle frischen Wunden in kurzer Zeit.[28] Mit einem anderen Mittel, das er Handsch persönlich „pro secreto" mitteilte, wollte Mattioli schon viele kalte Fieber geheilt haben.[29]

Mit *secreta* ließ sich unter günstigen Umständen viel Geld verdienen. Lehner, so berichtet Handsch an einer Stelle, habe das Rezept einer von ihm entwickelten Latwerge so sehr geheimgehalten, dass er die Bestandteile von drei verschiedenen Apotheken herstellen ließ. Er verkaufte das Mittel teuer, verlangte zwölf große Silbermünzen für die Unze.[30] Andere veräußerten das bloße Rezept ihres *secretums* für viel Geld. Von einem gewissen Hans Kochmüller – offenbar war er kein Arzt – erhielt Handsch das Rezept für ein Mittel gegen Wunden, für das Kochmüllers Dienstherr, ein Ritter, angeblich achtzehn Goldgulden bezahlt hatte.[31] Das Rezept einer Latwerge gegen alle Gifte war Handsch zufolge einem anderen Käufer sechzig Gulden wert; es habe sich gegen die Pest bewährt.[32] Einige Tausend Gulden soll gar ein Paduaner Arzt mit Pillen verdient haben, die angeblich einen Monat lang gegen die Pest schützten.[33]

---

23 Cod. 11183, fol. 381v.
24 Cod. 11205, fol. 413v; zur Verwendung der Haselwurz seit der Antike siehe Marzell, Haselwurz (1958).
25 Cod. 11200, fol. 4r.
26 Cod. 11200, fol. 25r; siehe auch die „Experimenta et secreta Doct. Gerhardi [Bucoldiani] Medici Archiducis Ferdinandi", u. a. mit einem „secretum expertum ad ischiatiken" (ebd., fol. 142v); Cod. 11006, fol. 181r: „Ad gibbum secretum doctoris Petri regii medici". Zum schillernden Begriff des *secretums*, der in der Frühen Neuzeit auch vielfältige Formen des Geheimwissens und praktische Herstellungsanleitungen umfasste, siehe Eamon, Science (1994) und Eamon, How to read (2011).
27 Cod. 11006, fol. 3r.
28 Cod. 11006, fol. 1v.
29 Cod. 11183, fol. 115v.
30 Cod. 11200, fol. 162r.
31 Cod. 11251, fol 18r.
32 Cod. 11200, fol. 187r.
33 Cod. 11205, fol. 20v.

An Studenten und ärztliche Kollegen wurden *secreta* oft auch ohne Entgelt weitergegeben.[34] Willenbroch lobte vor seinen Studenten aus Hundszunge (*cynoglossum*) hergestellte Pillen als „Secretum", das nachts die Schmerzen besänftige und morgens entleere.[35] Mattioli erzählte Handsch „pro secreto", dass die Samen und Blätter der Brennessel auf wundersame Weise Blutungen stillten, wie er es oft bei Kopfwunden erlebt habe.[36] Zahlreiche *secreta* wurden sogar im Druck veröffentlicht. Sie ließen sich dann zwar nicht mehr im eigentlichen Sinne als *secreta* verstehen, mit denen sich der Urheber und wenige Eingeweihte Vorteile verschaffen konnten. Mit der Weitergabe bewährter *secreta* konnte sich der Verfasser jedoch als selbstlos präsentieren, und er durfte zudem erwarten, dass sich Kollegen mit der Mitteilung von eigenen, bewährten Geheimmitteln revanchierten. Im Idealfall blieb der Name des Mittels mit dem seines Urhebers verknüpft und förderte seinen Ruhm. Auch in den Arzneibüchern medizinischer Laien finden wir zahlreiche Rezepte, die unter dem Namen eines Arztes überliefert wurden, der sie (angeblich) erfunden hatte.

Paracelsismus und chymische Arzneimittel

Handschs ärztliche Tätigkeit fiel in eine Zeit, in der die Lehre des Paracelsus (1493–1541) auf wachsende Resonanz stieß.[37] Zu Lebzeiten waren von Paracelsus' großen Werken nur seine Schrift über die Franzosenkrankheit und seine *Grosse Wundartzney* in den Druck gelangt, dazu eine Reihe von astrologischen *prognostica*.[38] In den 1560er und 1570er aber begannen Alexander von Suchten (um 1520–1575), Adam von Bodenstein (1528–1577), Michael Toxites, Gerhard Dorn und andere Anhänger seiner Lehre die bislang unveröffentlichten Schriften zu sammeln und herauszugeben und sich aktiv für die Verbreitung der Lehre einzusetzen. Teile der Ärzteschaft, aber auch Fürsten[39] und andere Laien begannen sich für die paracelsistischen Lehren und insbesondere für die paracelsistischen Heilmittel zu interessieren.[40] Bereits im Jahr 1563 berichtete der Arzt und Mathematiker Georg Joachim Rheticus – er war selbst stark an

---

34 Cod. 11006, fol. 183v, zu einem Mittel, das von Alvise Bellocati in Padua „in lectione pro experto secreto traditum" wurde.
35 Cod. 11183, fol. 486v.
36 Cod. 11207, fol. 146v.
37 Die Forschungsliteratur zu Paracelsus und zum Einfluss des Paracelsismus ist sehr umfangreich. Neben den grundlegenden Arbeiten von Karl Sudhoff (v. a. Sudhoff, Versuch (1898/99)) seien hier unter den wichtigeren neueren Arbeiten genannt: Pagel, Weltbild (1962), Grell, Paracelsus (1998); Williams/Gunnoe, Paracelsian moments (2002); Webster, Paracelsus (2008).
38 Paracelsus, Von der frantzösischen Kranckheit (1530); Paracelsus, Grosse Wundartzney (1536).
39 Trevor-Roper, Court physician (1990).
40 Eine gute Einführung speziell in den Frühparacelsismus mit zahlreichen weiterführenden Literaturhinweisen bietet die Einleitung der Herausgeber in Kühlmann/Telle, Frühparacelsismus (2001), S. 1–39.

Alchemie interessiert – dem Nürnberger Arzt Joachim Camerarius aus Krakau, er sehe in Deutschland eine neue Schule sprießen, deren Urheber Paracelsus sei.[41]

Die Paracelsisten präsentierten ihre Medizin in der Tat als etwas grundlegend Neues, als radikalen Gegenentwurf gegen die überkommene Medizin, wie sie an den Universitäten gelehrt wurde. Sie warfen deren Vertretern vor, sklavisch an den Worten von Hippokrates, Galen und Avicenna zu kleben. Vertreter der galenisch-hippokratischen Tradition begegneten solchen Anwürfen ihrerseits mit heftiger Kritik. Mit seinen umfangreichen *Disputationes de medicina nova Philippi Paracelsi* legte Thomas Erastus in den frühen 1570er Jahren eine breit rezipierte Generalabrechnung vor.[42] Die Geschichtsschreibung zum Paracelsismus hat vor allem diese Gegensätze hervorgehoben oder sich gar die Selbstdarstellung der Paracelsisten als alleinige Vertreter einer neuen, empirisch ausgerichteten Medizin zu eigen gemacht: Diese habe sich – endlich! – gegen die verstaubte Buchwissenschaft der Galenisten gestellt und den Weg in eine hellere Zukunft bereitet.[43] Paracelsisten und Antiparacelsisten wurden so als zwei feindliche Lager präsentiert und man versuchte, zeitgenössische Ärzte entsprechend zuzuordnen und insbesondere Anhänger des Paracelsismus zu identifizieren, um so dessen wachsenden Einfluss nachzuzeichnen. Schon eine gewisse Kenntnis paracelstischer Ideen, ja ein bloßes Interesse an Alchemie und Destillation geriet da zum Beleg für paracelsistische Neigungen, ja, für eine regelrechte Anhängerschaft.

Vor allem die Schriften der erklärten Paracelsisten, aber auch die Erwiderungen mancher ihrer Gegner können in der Tat den Eindruck erwecken, als stünden sich hier, durch einen tiefen Graben getrennt, zwei feindliche Gruppen unversöhnlich gegenüber. Ein solcher Zugriff riskiert jedoch gerade im Blick auf die Frühzeit des Paracelsismus die vielfältigen Zwischenpositionen zu überdecken, die selektive Offenheit vieler galenisch orientierter Ärzte nur für manche paracelsistische Neuerungen, vor allem für die von den Paracelsisten befürworteten „chymischen" Arzneien, die damals schon längst auf eine jahrhunderte Tradition zurückblicken konnten. In jüngerer Zeit haben unter andrem Wilhelm Kühlmann, Joachim Telle und Tilmann Walter das überkommene, dichotomisch überzeichnete Bild in diesem Sinne deutlich nuanciert und relativiert.[44]

Weiterhin stützt sich die historische Forschung jedoch in hohem Maße auf Texte aus dem paracelsistischen Umfeld sowie auf die öffentliche Polemik und damit auf Quellen, die vor allem die Gegensätze hervortreten lassen. Größere Studien zur Rezeption und Anwendung paracelsistischer Konzepte und Arzneien in der Praxis galenisch geprägter Ärzte fehlen dagegen bislang. Auch Handschs Aufzeichnungen er-

---

[41] Brief vom 1.2.1563, ediert in Kühlmann/Telle (2001), S. 77–78: „In Germania novam sectam pullulare video, auctore Theophrasteo Paracelso"; der heute vor allem im Religiösen gebrauchte Begriff „secta" bezog sich im klassischen Latein insbesondere auf philosophische Schulen wie die Stoiker oder die Aristoteliker.
[42] Erastus, De medicina nova (1572/73); Karcher, Erastus (1957); Gunnoe, Erastus (1994).
[43] Zur Bedeutung der „Erfahrung" bei Paracelsus siehe Bianchi, Il tema (2002).
[44] Kühlmann/Telle, Frühparacelsismus (2001); Walter, New light (2012).

öffnen nur Einblicke in eine zahlenmäßig begrenzte Gruppe von Ärzten im Umfeld der Habsburger Höfe in Prag und in Innsbruck. Doch sie sind aufschlussreich. Selbst innerhalb dieser überschaubaren, galenisch geprägten Welt, so machen sie deutlich, gab es unterschiedliche Positionen und insgesamt eine bemerkenswerte Offenheit für bestimmte Aspekte der paracelsistischen Lehre und Praxis.

Georg Handsch, das ist vorauszuschicken, hat in der Geschichtsschreibung zum Paracelsismus seinen bescheidenen Platz gefunden. Im Gefolge von Karl Sudhoff sahen Kühlmann und Telle in ihm einen Beleg für einen „Alchemoparacelsismus" am Hof von Erzherzog Ferdinand.[45] Sie stützten sich dabei auf zwei von Handschs Handschriften mit „Paracelsistischem" in der Österreichischen Nationalbibliothek in Wien,[46] sowie auf eine Handschrift mit Handschs „Medicinalien" in der Wellcome Library in London.[47]

Letztere erweist sich bei näherer Betrachtung als ungeeigneter Beleg. Sie enthält lediglich in fremder Handschrift und unter zahlreichen anderen chymischen Rezepten eine kurze Anleitung zur Herstellung von arzneilichem Antimon, die (ebenfalls in fremder Handschrift) mit „Gregorius Handschius medicus Pragensis A° 1556" signiert ist. Den Vornamen Gregor (statt Georg) hat Handsch nie gebraucht.[48] Hier wurde Handsch offensichtlich über knapp zwei Seiten lediglich zitiert.[49] Die beiden von Kühlmann und Telle angeführten Wiener Handschriften – und andere Notizbücher Handschs – enthalten dagegen in der Tat diverse Hinweise auf chymische Arzneien, ja, sogar Lektürenotizen[50] und Exzerpte aus den Schriften des Paracelsus über die Franzosenkrankheit und aus seinem Werk über die Bergsucht.[51] Sie dokumentieren

---

[45] Kühlmann/Telle, Frühparacelsismus (2001), S. 457–459; weitere Hinweise auf diesen Alchemoparacelsismus finden die beiden in der Anstellung von Mattioli, der „durchaus Zielsetzungen der Alchemia medica" verfolgt habe (ebd., S. 457), und von Johann Willenbroch als erzherzogliche Leibärzte, sowie in Ferdinands Bitte an die Kärntner Landstände (1563), einige paracelsistische Handschriften zu besorgen; es ist allerdings unklar, auf wen diese Bitte zurückging. Bemerkenswert scheint immerhin der – Kühlmann und Telle unbekannte – Hinweis Handschs auf einen „senex alcumista" der am erzherzoglichen Hof in Ambras zur sterbenen Tochter der Frau von Loxan gerufen wurde; er verordnete allerdings nur pflanzliche Mittel, gegen die Fäulnis (Cod. 11183, fol. 354r); in einem anderen Eintrag zitiert Handsch unter der Überschrift „alcumistica" einen möglicherweise identischen „greisen Mathias" („senex Mathias") (Cod. 11205, fol. 222v).
[46] Cod. 11200 und Cod. 11206.
[47] Wellcome Library, London, Western Manuscripts 330.
[48] Wellcome Library, London, Western Manuscripts 330, foll. 18v-19r.
[49] Mattioli erwähnte in seinem Dioskorides-Kommentar (Buch 5, Kap. 59) ein Antimon-Rezept von Handsch und dessen günstige Erfahrungen mit der Einnahme von Antimon bei einer Pestilenz (Mattioli, Commentarii (1565), S. 1348). Noch Mitte des 17. Jahrhunderts wurde Georg Handsch (unter dem Namen „Giorgio Hendschio") als Zeuge für die günstigen Wirkungen des Antimons gegen die Pest genannt (Serpetro, Mercato (1653), S. 162).
[50] Cod. 11205, fol. 130r, „in Paracelso", zur Antimon-Tinktur; Cod. 11205, fol. 151v, „dicit Theophrastus", zur blutreinigenden Wirkung des Antimons.
[51] Cod. 11206, foll. 134r-143r, aus „Von der französischen Kranckheit", Nürnberg 1552; es folgen noch einige Notizen „Ex libello de ligno Guaiaco" (ebd., foll. 143r-144r).

klar Handschs Interesse. Im gedruckten Schrifttum spielte die eigene Positionierung, die Abgrenzung gegen abweichende Auffassungen und Praktiken, zwangsläufig eine gewichtige Rolle und war nicht selten überhaupt das Motiv der Veröffentlichung. Handschs Aufzeichnungen zeigen demgegenüber gerade in ihrer Offenheit, in ihrem Verzicht auf eine pauschale Abwertung und Zurückweisung, wie fließend die Grenzen zwischen Befürwortern und Gegnern der paracelsistischen Lehren waren. In Handschs praxis- und alltagsnahen Aufzeichnungen ist von der heftigen, oft polemisch geführten Auseinandersetzung in der zeitgenössischen Publizistik wenig zu spüren. In der Praxis, im ärztlichen Alltag, so lassen Handschs Notizbücher erkennen, waren die Gegensätze weit weniger scharf, als die polemischen Schriften eines Adam von Bodenstein oder eines Thomas Erastus und mit ihnen die Paracelsus-Historiographie glauben machen könnten. Eindrucksvoll zeigen sie, dass wir zeitgenössische Ärzte nicht schon allein aufgrund einzelner paracelsistischer oder alchymistischer Versatzstücke dem Paracelsismus zurechnen dürfen.

Handsch und die Ärzte in seinem Umfeld – und dazu zählten insbesondere die Leibärzte des Erzherzogs – interessierten sich, nach Handschs Notizen zu schließen, nur sehr begrenzt für die neuen medizinischen Theorien des Hohenheimers und schon gar nicht für seine Theologie. Ausführlichere Notizen zu paracelsistischen Konzepten wie den Archeus, den inneren und den äußeren Körper oder die drei Prinzipien im Körper (Sulphur, Sal und Mercurius), die an die Stelle der herkömmlichen vier natürlichen Säfte im Körper treten sollten, sucht man in Handschs Aufzeichnungen vergeblich. Nur für Johann Willenbroch, dessen therapeutisches Vorgehen Handsch freilich immer wieder heftig kritisierte, finden sich in Handschs Notizbüchern zumindest einzelne Hinweise auf eine Übernahme paracelsistischer Konzepte. Er führte Krankheiten auf „Tartar" zurück,[52] und erklärte Handsch, es sei nicht immer wahr, dass Gegensätzliches mit Gegensätzlichem geheilt werde („quod contraria contrariis curentur").[53] Willenbroch scheine der theophrastischen Medizin zu folgen, kommentierte Handsch, als dieser auch im konkreten Krankheitsfall einen anderen Behandlungsansatz vertrat: Willenbroch meinte, im Magen des betreffenden Kranken hätten sich Feuchtigkeiten und eine gewisser Spiritus angesammelt, der die Nahrung verflüssige und in Winde oder Blähungen verwandle.[54]

Was die meisten galenisch ausgebildeten Ärzte vor allem am Paracelsismus interessierte, waren ganz offensichtlich nicht dessen Konzepte. Es war die Hoffnung auf neue, bessere, wirksamere Arzneimittel. Auch Handsch, Mattioli und andere Ärzte in ihrem Umfeld waren offen für die Verwendung von „paracelsistischen" und überhaupt von „chymisch" hergestellten Arzneien, wenn diese Aussichten auf bessere Heilerfolge

---

52 Cod. 11206, fol. 15v: „Sequitur in hoc Theoprastum de Tartaro."
53 Cod. 11183, fol. 372r; der Erzherzog hatte sich den Finger mit Siegellack verbrannt und Willenbroch riet ihm, den Finger ans Feuer zu halten
54 Cod. 11183, fol. 160v, „qui videtur sectari Theophrasticam medicinam".

versprachen.⁵⁵ Dazu bedurfte es keiner besonderen Sympathien für Paracelsus und seine Medizin insgesamt. Das Interesse und die Offenheit entsprangen dem ausführlich geschilderten Aufstieg empirischer Ansätze in der gelehrten Medizin insgesamt und in der Therapeutik im Besonderen. Das angeblich sklavische Vertrauen der gelehrten Ärzte in die Werke von Avicenna, Galen und Hippokrates, dem Paracelsus in seinem 1553 veröffentlichen „Labyrinthus" das Licht der Natur als wahre Erkenntnisquelle entgegenstellte, das sollte bereits hinreichend deutlich geworden sein, war eine groteske Karikatur. Nicht nur Paracelsus, sondern auch die galenischen Ärzte äußerten sich zunehmend skeptisch über Avicennas *Canon*.⁵⁶ Auch sie hatten in der Lehre und in der Praxis längst sehr dezidiert die persönliche empirische Beobachtung am Kranken zu einer zentralen methodischen Richtschnur ihrer Diagnostik und Therapie gemacht. Selbst ihre Wertschätzung für die hippokratischen und galenischen Lehren und Mittel gründete nicht zuletzt in der Überzeugung, dass diese sich in einer jahrhundertelangen Praxis empirisch bewährt hatten. Angesichts der zahlreichen Berichte über die angeblich hervorragenden Heilerfolge mit chymisch hergestellten und paracelsistischen Medikamenten hatten vor diesem Hintergrund auch überzeugte Galenisten gute Gründe sich mit deren möglichen Wirkungen und Nutzen zu befassen.

Das galt umso mehr, als die Paracelsisten wirksame Mittel nicht zuletzt gegen Leiden versprachen, bei denen die bislang verfügbaren Mittel nach ärztlicher Erfahrung häufig versagten, gegen Krankheiten wie Pest, Gicht, Fallsucht, Wassersucht und Aussatz.⁵⁷ Das ärztliche Interesse an paracelsistischen und chymischen Arzneien unterschied sich in dieser Beziehung freilich nicht von dem an alten und neuen Heilpflanzen und an den zahlreichen *experimenta* und *secreta*, denen man bei bestimmten Krankheiten eindrucksvolle Wirkungen nachsagte, ohne sie erklären zu können.⁵⁸ Wie wir sehen werden, wollten viele Ärzte aus der gleichen empirischen Haltung heraus selbst Amuletten und Heilsegen nicht von vornherein jegliche Wirkungen abstreiten. Immerhin gab es zahlreiche Berichte von Ärzten und anderen glaubwürdigen Zeugen über ihren erfolgreichen Einsatz.⁵⁹

---

55 Auch Nancy Siraisi (Siraisi, Medicine (2012), S. 499) kommt zu diesem Schluss: „Many more practitioners seem to have made some use of Paracelsian remedies than espoused Paracelsus's belief system as a whole."
56 Die gemeinsame Kritik an Avicenna und der „arabischen" Medizin haben auch Kühlmann und Telle zu Recht hervorgehoben (Kühlmann/Telle, Frühparacelsismus (2001), S. 470–472).
57 In seinem Widmungsbrief erklärte der Herausgeber von Paracelsus, Bergsucht (1567), die erfolgreiche Behandlung der bislang für unheilbar gehaltenen Krankheiten Podagra, Fallsucht, Aussatz und Wassersucht zum Prüfstein für die Wirksamkeit der paracelsistischen, alchemisch hergestellten Arzneien; Handsch exzerpierte die Passage (Cod. 11206, 161v).
58 Eine ähnliche Haltung konstatieren Kühlmann und Telle beispielsweise auch bei Rheticus und weisen seine in der einschlägigen Forschung zu findende Charakterisierung als begeisterten Adepten des Paracelsus zurück (Kühlmann/Telle, Frühparacelsismus (2001), S. 102f).
59 Vgl. das Kapitel „Hexerei und Magie".

Gegenüber Handschs Dienstherrn, Erzherzog Ferdinand, pries Adam von Bodenstein in einem Widmungsbrief die verfeinerten und gereinigten Medikamente der Paracelsisten als heilsamer als die groben Stoffe der galenischen Medizin, die noch keinen einzigen Lepra-, Gicht- oder Franzosenkranken und noch keinen Gelähmten je geheilt habe.[60] Die Herstellung und arzneiliche Verwendung von „Quintessenzen" wurde wie die anderer „chymisch" hergestellter Arzneien in der Tat von den Paracelsisten energisch vorangetrieben. Nach neoplatonischer Lehre war die *quinta essentia* überelementar, ja von himmlicher Natur („naturae coelestis").[61] Willenbroch verglich sie mit der menschlichen Seele.[62] In der Praxis bezog sich die Rede jedoch auf Arzneien, deren über die vier elementaren Primärqualitäten hinausgehenden verborgenen Wirkkräfte oder Essenz man durch Destillation von Beimengungen zu befreien und zu konzentrieren suchte.

Die Herstellung solcher Quintessenzen war kein Spezifikum der paracelsistischen Medizin. Die entsprechenden Verfahren und Apparaturen waren schon lange vorher bekannt, nicht zuletzt aus der Kunst des Schnapsbrennens. Auf der theoretischen Ebene hatte Jean Fernel in seinen einflussreichen Werken die Aufmerksamkeit verstärkt auf „okkulte" Qualitäten und Wirkkräfte und auf das alte galenischen Konzept von Krankheiten und Medikamenten gelenkt, deren Wirken nur über die „ganze Substanz", die *tota substantia*, erklärlich war.[63] Krankheiten der „ganzen Substanz" ließen sich nicht auf Säfte oder elementare Qualitäten zurückführen. Sie waren spezifisch, hatten ihre eigene Wesenheit. Ganz ähnlich klang es dann auch, wenn Handsch aus der Lektüre von Paracelsus' Werk über die „Französische Krankheit" einmal ausnahmsweise auf die paracelsistische Theorie zu sprechen kam: „Er schreibt die Ursachen der Krankheiten den spezifischen substantiellen Qualitäten zu."[64] Arzneien und Gifte, die über ihre „ganze Substanz" wirkten, verfügten analog über spezifische und idealerweise besonders mächtige Wirkvermögen, die sich nicht aus den primären, elementaren Qualitäten ableiten ließen und nur empirisch identifiziert und gesichert werden konnten.[65]

Die Ärzte in Handschs Umfeld setzten verbreitet Quintessenzen ein und verstanden darunter auch Mittel, deren spezifische Wirkungen nur durch Destillation konzentriert wurden. Gallos Rhabarber-Quintessenz beispielsweise war keineswegs eine ätherische Substanz, sondern ziemlich scharf, süß, bräunlich und von mittlerer Konsistenz. Wie Gallo erläuterte, nannte er sie nur deshalb „Quinta essentia", weil

---

60 Widmungsbrief vom 24.12.1571 in Bodenstein, Metamorphosis (1572).
61 Cod. 11207, fol. 89v.
62 Cod. 11205, fol. 2v.
63 Bianchi, Occulto (1982), S. 188–212.
64 Cod. 11206, fol. 134r.
65 Vgl. Argenterio, De morbis (1556), S. 217, zu den *humores:* „Sunt qui in occultis, malignisque qualitatibus naturam obtinent, vitiataque sunt forma, quales sunt, qui in aere pestilenti gignuntur, aut a venenis tota substantia laedentibus inficiuntur."

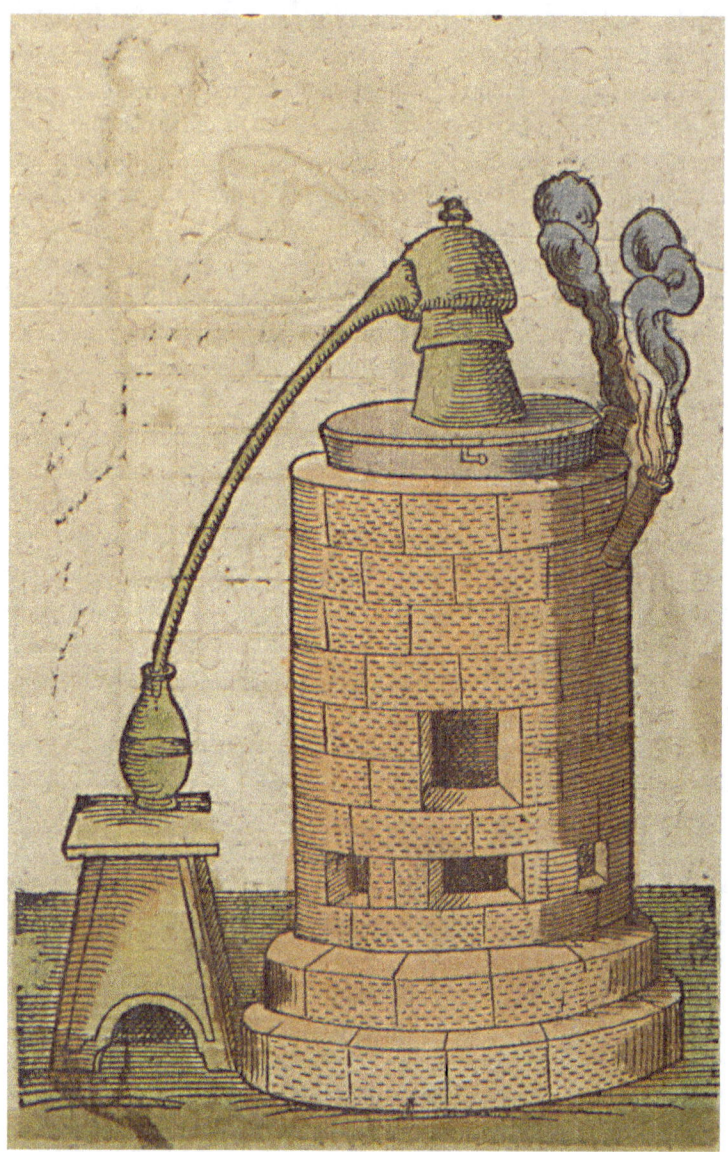

Abb. 10: Destillierofen (Balneum Mariae) aus: Pietro Andrea Mattioli, Kreutterbuch, Frankfurt 1611, Universitätsbibliothek Erfurt

andere das auch taten.[66] Mattioli setzte bei seinen Patienten immer wieder seine persönliche Quintessenz ein, selbst bei einem Abt mit Schluckauf, der daraufhin so-

---

66 Cod. 11207, fol. 89v.

fort aufhörte.⁶⁷ Gegen das Steinleiden des Erzherzogs gaben die Ärzte Skorpionöl mit ein paar Tropfen Quintessenz.⁶⁸ Von dem „Chymisten" Jacobus Gallus lernte Handsch die Herstellung einer ganzen Reihe von Ölessenzen, die man „per alcumisticam [sic] artem" herstellte, mit ihren jeweiligen Indikationen bei unterschiedlichen Krankheiten und diskutierte mit ihm, beispielsweise über den Einsatz von Vitriolöl bei heißen Fiebern.⁶⁹ Auch Philippine Welser hatte ihre eigene Quintessenz.⁷⁰

Es ist bezeichnend, dass Handsch Mattiolis „Quintessenz" schlicht „Aqua vitae" nannte. Das war der zeitgenössische Begriff für Branntwein.⁷¹ Michael Schricks im 15. Jahrhunderte verfasster Traktat „Von den ausgebrannten Wassern" wurde im 16. Jahrhundert mehrfach nachgedruckt und fand große Verbreitung. Schrick stellte hier gebrannte (und zumeist nicht-alkoholische) Wasser aus Dutzenden von unterschiedlichen Pflanzen vor und beschrieb ihre jeweilige Anwendung.⁷² Der Anhang zu Handschs deutscher Übersetzung von Mattiolis Dioskorides-Kommentar stellte dem Leser, mit Illustrationen versehen, diverse Typen von Destillationsöfen vor und beschrieb ihre jeweilige Arbeitsweise, bei welcher der „subtilste und beste Teyl von dem allergröbsten in den Kreuttern gescheyden" werde.⁷³ Die aus Zinn oder glasiertem Ton hergestellte „Rosenhütte" beispielsweise erlaubte es, reihum und auf mehreren Stufen angebrachte hut- oder glockenähnliche Gebilde jeweils ein Gefäß mit frischen, klein gehackten Kräutern in Wasser oder Wein zu stellen. Wenn man in dem Ofen dann ein Feuer entfachte, stieg unter der Einwirkung der Hitze in den kleinen Hüten Dampf nach oben, verflüssigte sich in dem kühleren Teil des Huts und das Destillat floss über einen Auslauf oder Schnabel in die Gefäße ab und konnte gesammelt werden.⁷⁴ Ein Destillation mit sanfterer Hitze ermöglichte das *balneum Mariae*, bei dem der Inhalt des Destillierkolbens in einer mit Wasser gefüllten und von unten mit einem Feuer beheizten Kupferschale erwärmt wurde (vgl. Abb. 10).⁷⁵

Die zentrale Innovation, die von den Paracelsisten vorangetrieben wurde, war die breite Verwendung mineralischer und metallischer Präparate. Mit dem Paracelsismus gewannen sie in der Krankheitsbehandlung einen nie dagewesenen Stellenwert. Diese

---

67 Cod. 11207, fol. 27r und fol. 85a v.
68 Cod. 11204, fol. 54r.
69 Cod. 11205, foll. 128v-134v, cit. fol. 128v: „Quae a Iacobo Gallo chymista habuerim et didicerim". Ob der Mann mit Nachnamen „Gallus" hieß oder „Gallus" für „Franzose" stand und der Vorname „Jacques" war, muss offenbleiben. Für Letzteres spricht, dass Handsch frühere Aktivitäten in Frankreich erwähnt.
70 Cod. 1184 fol. 481v.
71 Cod. 11183, fol. 135v.
72 Schrick, Von den ausgebrannten Wassern (1481); Brunschwig, Destillierbuch (1512); Brunschwig, Buch (1519).
73 „Ein kurtzer leichter Begriff und Unterricht, künstliche Destillier oder Brennöfen mit zugehörender Bereythschafft zu machen", in: Mattioli, New Kreutterbuch (1563), foll. 570v-574r.
74 Ebd., foll. 570v-571r.
75 Ebd., fol. 572r.

Mittel, das räumten selbst dezidierte Befürworter der paracelsistischen Medizin ein,[76] hatten allerdings bereits in der älteren Medizin ihren Platz. Selbst Galen, so notierte Handsch, habe im Einzefall mit Arsen und ähnlichen Stoffen behandelt.[77] In Padua legte Falloppia seinen Studenten das *oleum vitrioli* als Mittel gegen Würmer ans Herz,[78] ein Mittel das auch in Handschs Prager Umfeld bei verschiedenen Krankheiten eingesetzt wurde.[79] Sigismund Melanchthon zufolge war seine Anwendung um 1570 unter den gelehrten Ärzten allgemein bekannt.[80] An einer Stelle äußerte sich Handsch sogar skeptisch über Falloppias Behandlung mit einem pflanzlichen Mittel und meinte, er hätte besser mineralische Arzneien eingesetzt.[81]

Die Kritik der galenisch geprägten Ärzte an den metallischen und mineralischen Arzneien der Paracelsisten richteten sich denn auch in der Regel nicht gegen metallische, mineralische oder andere chemisch präparierte Mittel als solche, sondern gegen die Gefahren, die von solchen Mitteln ausgingen und gegen übertriebene Erfolgsberichte. Manche mochten das Vitriolöl in höchsten Tönen loben, erklärte beispielsweise Caspar Hofmann 1575, doch die Einnahme von derlei ätzenden, beißenden Mitteln berge große Gefahren. Er habe schon Patienten qualvoll daran sterben sehen.[82] Selbst der greise kaiserliche Leibarzt Johannes Crato erklärte, er verwende durchaus auch chymische Heilmittel und das mit gutem Erfolg. Er wehrte sich jedoch gegen die Behauptung von wundersamen Heilungen und meinte, er werde sich durch diese nicht dazu bewegen lassen, der Lehre insgesamt beizupflichten.[83]

Die heftigsten Auseinandersetzungen entzündeten sich an dem hochgiftigen Spießglanz oder Antimon. Es war vor allem in Frankreich ein zentraler Streitpunkt zwischen Paracelsisten und Vertretern der orthodoxen Medizin.[84] In Prag und vielen anderen Städten ging man dagegen selbst mit dem Antimon deutlich gelassener um. Die Behandlung mit Antimon war umstritten, fand aber auch in weiten Kreisen der galenischen Ärzteschaft und keineswegs nur bei den erklärten Anhängern des Para-

---

76 Widmungsbrief des Architekten Samuel in Paracelsus, Bergsucht (1567).
77 Cod. 11238, fol. 141r, zu Galens Empfehlung eines arsenhaltigen Klistiers bei Darmgeschwüren; ein gewisser Ludovicus – vielleicht Tremenus – ließ einem Eintrag in einem von Handschs Paduaner Notizbüchern aus den 1550er Jahren zufolge ein solches Klistier verabreichen, allerdings mit mäßigen Erfolg.
78 Cod. 11251, fol. 40v.
79 Einem Brief von Conrad Gessner an Johannes Muralt zufolge setzte Muralt das Vitriolöl auch bei Gebärmutterkrankheiten ein, was Gessner allerdings wegen der Schärfe des Mittels kritisierte (www.aerztebriefe.de/id/00000251, S. Weidmann).
80 Brief von Sigismund Melanchthon an Joachim Camerarius, Nürnberg, 13.1.1570, (www.aerztebriefe.de/id/00000054, S. Wenning).
81 Cod. 11251, fol. 67v.
82 Brief von Caspar Hofmann an Johannes Hermann, Frankfurt [an der Oder], 1.6.1575, abgedruckt in Scholz, Consiliorum (1594), S. 380 – 2.
83 Abschrift eines Briefs von Johannes Crato von Krafftheim an Joachim Camerarius, Breslau, 28.1. 1585 (www.aerztebriefe.de/id/00008399, S. Wenning).
84 Debus, French Paracelsians (1991), S. 21– 30, und zu den anhaltenden Konflikten im 17. Jahrhundert ebd., S. 95 – 99; Nance, Turquet de Mayerne (2001), S. 25 – 30.

celsus einigen Anklang. Mattioli etwa setzte Antimon bei seinen Patienten ein und redete mit Handsch über seine Herstellung.[85] Handsch selbst gab manchen Patienten in Leipa Antimon, besonders Frauen mit Menstruationsstörungen. Bei manchen, befand er, habe es gute Wirkungen gezeigt.[86] Wenn jemand sich gegen das Antimon ausspreche, so Handsch, so sei ihm zu entgegnen, dass die Wissenschaft („scientia") keinen Feind kenne, außer dem Ignoranten.[87] Handsch ließ sich von einem „chymicus" die Herstellung zeigen. Sie war schwierig. Man musste den rohen Spießglanz etliche Stunden lang auf einem heißen Kohlenfeuer erhitzen, um die arsenigen und schwefligen Anteile abzutrennen.[88] Die Arbeit war denn auch gefährlich, wie der Apotheker Jeremias Handsch und Mattioli einschärfte, als er ihnen die Herstellung („calcinatio") zeigte.[89] Man müsse sich zum Schutz vor den aufsteigenden Dämpfen die Nasenlöcher zustopfen. Er erzählte ihnen von einem Arzt, der sich sogar eine spezielle Kapuze hatte fertigen lassen, die nur die Augen frei ließ. Vermutlich waren die giftigen Dämpfe auch der Grund, warum der Apotheker einen tragbaren Ofen verwandte, der im Freien betrieben werden konnte.[90]

Handsch versuchte sich allein und zusammen mit Mattioli an der Herstellung von arzneilichem Antimon, scheiterte allerdings wiederholt.[91] Auch Conrad Gessner machte sich in jenen Jahren an die Präparation des Antimons und musste schließlich den Nürnberger Arzt Herold um Hilfe bitten.[92] Joachim Camerarius, Gründer des Nürnberger *Collegium medicum*, erbat eine ausführliche Anleitung zur Präparation des Antimons,[93] und selbst der bekannte Astronom Tycho Brahe wollte die Herstellung erlernen.[94]

Handsch schrieb sich an einer Stelle sogar Verse aus dem *Carmen elegiacum* auf, einer poetischen Entgegnung von Michael Toxites, einem bekannten Wortführer des Paracelsismus, auf die Kritik des Augsburger Arztes Lucas Stenglin an der Verwendung des Antimons.[95] Wenn das Antimon im Feuer entsprechend „purgiert" werde, so

---

85 Cod. 11205, foll. 131v-132r.
86 Cod. 11205, fol. 122v.
87 Cod. 11205, fol. 132v
88 Cod. 111183, foll. 147r-152v.
89 Cod. 111183, foll. 147r-152v.
90 Cod. 11205, fol. 132v.
91 Cod. 11205, fol. 131v und fol. 132a v; in einer Randnotiz verweist Handsch auch auf seinen vergeblichen Versuch einer Antimonherstellung „apud comitem", möglicherweise also schon in seiner Zeit als Student bei Comes de Monte.
92 Brief von Conrad Gessner an Hieronymus Herold vom 27.1.1565 (www.aerztebriefe.de/id/00000249, S. Weidmann).
93 Brief von Gabriele Beati an Joachim Camerarius aus dem Jahr 1580 (www.aerztebriefe.de/id/00000385, U. Schlegelmilch).
94 Heinrich Wolff versprach Brahe jedenfalls, er werde alles tun, damit Brahe die Zubereitung erlernen könne (Abschrift eines Briefs vom 18.11.1571, www.aerztebriefe.de/id/00004487, U. Schlegelmilch).
95 Cod. 11183, foll. 291r-293r; vgl. Toxites, Spongia (1567); Toxites bezeichnete sich auf dem Titelblatt ausdrücklich als Schüler des Paracelsus („Paracelsi discipulus").

lernte Handsch hier, sei es nicht giftig. Das Feuer nehme ihm seine Schädlichkeit. Zugleich hätten die Ärzte es aufgrund der verbreiteten Völlerei, dem reichlichen Genuss von Fleisch und Fisch und dergleichen, mit schwereren Krankheiten zu tun als früher. Dazu kämen neue Ansteckungsstoffe („contagia"), über die in den Büchern nichts zu finden sei. Deshalb seien metallische Arzneien wie das Antimon vonnöten, die mit größeren Kräften ausgestattet seien als pflanzliche Mittel. Giftig und potentiell schädlich seien im Übrigen auch manche der herkömmlichen Arzneipflanzen wie die Nieswurz. Ergänzend exzerpierte Handsch einschlägige Passagen aus einem Brief, den Michael Toxites an Mattioli schrieb.[96] Toxites pries auch hier die Wirkungen des Antimons, das bei fast allen Krankheiten heilbringend sei. Nur bei Kranken mit schwachem Gehirn sei Vorsicht angebracht und bei jenen, für die das vom Antimon hervorgerufene Erbrechen wegen einer Enge der Brust und der Venen gefährlich sei. Die zahlreichen schädlichen Wirkungen, die man dem Antimon zugeschrieben habe, fänden sich auch bei anderen Arzneien. Wichtig sei freilich die richtige Zubereitung. Paracelsus selbst habe verschiedene Antimon-Präparate beschrieben, von denen die weißen und rötlichen Antimon-Blumen („Flores antimonii albi et rubentes") die vorzüglichsten seien. Die Tinktur aus den rötlichen Antimon-Blumen reinige das Geblüt, so dass nicht leicht eine Krankheit vorfalle. Das sei jene Antimonflüssigkeit („liquor stibii"), die schon manche frühere Philosophen erwähnt hätten, über die sie aber keine vollkommene Erkenntnis erlangt hätten.

Kurzum, die Offenheit für paracelstische Arzneien, das zeigt sich auch im Blick auf andere Orte und Zusammenhänge, lässt nur sehr begrenzte Rückschlüsse zu auf die Einstellung des Betreffenden zur paracelsistischen Medizin insgesamt. In Handschs Notizbüchern ist das Antimon, das deuten selbst seine Notizen zu Toxites' Lobpreis des Mittels an, schlicht ein vielversprechendes, wenn auch mit Vorsicht zu gebrauchendes Arzneimittel, das ebenso wie viele andere „bewährte" Arzneien bei bestimmten Krankheiten erfahrungsgemäß gute Wirkungen zeitigte.[97] Auch Handschs eigener Bruder wurde zunächst mit Antimon purgiert, ehe man die äußerliche Behandlung seiner Krätze in Angriff nahm.[98] Handsch selbst nahm Antimon während einer Pestepidemie und erlebte am eigenen Leib eine abführende Wirkung.[99] Die gleiche Wirkung beobachtete er als er einem seiner Patienten mit Lähmungserscheinungen am Bein Antimon gab. Er hatte von den günstigen Wirkungen erfahren, die das Antimon bei einem anderen Kranken mit Lähmungen hatte.[100]

---

[96] Cod. 11183, foll. 293r-294r, „In literis ad Matthiolum"; Toxites ist nicht ausdrücklich als Verfasser benannt, doch schließt sich die Eintragung nahtlos und offenbar mit gleicher Tinte und Feder an den vorangehenden Eintrag zu Toxites' *Carmen* an.
[97] Cod. 11183, fol. 292r; Cod. 11204, fol. 46r, zum erfolgreichen Einsatz bei einem wassersüchtigen Patienten.
[98] Cod. 11207, fol. 64r; der Eintrag ist nicht datiert, stammt aber noch aus Handschs Zeit bei Gallo.
[99] Cod. 11183, fol. 124v.
[100] Cod. 11183, fol. 124v.

Die These von einer radikalen Andersartigkeit der paracelsistischen Medizin und einem unversöhnlichen Gegensatz zu den „galenischen" Ärzten, das legen nicht nur Handsch ausführliche Aufzeichnungen nahe, ist zumindest für die 1560er und 1570er Jahre, als die paracelsistischen Schriften und Ideen vermehrt wahrgenommen und rezipiert wurden, unhaltbar. Die Abgrenzung wurde in erster Linie von den erklärten Anhängern des Paracelsismus vorangetrieben. Sie hofften nicht nur, wie Handsch und seine Kollegen das auf ihre Weise taten, auf eine neue, wirksamere Heilkunde. Sie wollten sich auf diese Weise auch als Vertreter einer neuen und gerade aufgrund ihrer neuen Konzepte und Arzneien besonders vielversprechenden Medizin auf dem Gesundheitsmarkt positionieren und sich das Vertrauen und die Unterstützung von Fürsten und anderen wohlhabenden Mäzenen sichern, und manche von ihnen waren hier sehr erfolgreich.

Die Gegensätze zwischen der traditionellen galenischen und der „neuen" paracelsistischen Medizin erweisen sich im Übrigen zumindest in dieser Frühzeit selbst dann als weniger scharf, als die polemischen Auseinandersetzungen vermuten lassen, wenn wir die konkrete, praktische Tätigkeit von Ärzten betrachten, die sich ausdrücklich zur Lehre des Paracelsus bekannten. Ausführlich gab Handsch in einem seiner Notizbücher ein Konsil des Paracelsus für Bernhard Reichlinger in Augsburg wieder.[101] Reichlinger litt an heftigen Schmerzen beim Wasserlassen und konnte seine Blase manchmal überhaupt nur mit Hilfe eines Katheters entleeren. Die Ursache seiner Beschwerden, so erklärte Paracelsus dem Patienten, liege in der gelben Galle. Zur Behandlung empfahl er *trochisci* (plätzchenähnliche große Tabletten) aus Alkakenge (Lampionbaum) und Olibanum (Weihrauch). Um das Wasserlassen zu fördern, solle Reichlinger vierzehn Tage lang zudem ein Geheimmittel anwenden, ein „heimlich Stück" wie Paracelsus, es nannte, nämlich fein zerkleinerten reinen Kristall in Weißwein trinken. Es werde all die gelbe Galle aus dem Körper austreiben werde, die ihn krank mache. Dann werde er keine Steine mehr bekommen. Falls er wider Erwarten trotz dieser Mittel noch Schwierigkeiten beim Wasserlassen habe, könne er zudem ein Säckchen Safran an sein „Ror" (Glied), dann werde der Harn fließen.[102] Offenbar sollte der gelbe Safran den gelben Harn nach außen ziehen. Paracelsus' Erklärung des Krankheitsgeschehen hätte fast ebenso gut von einem „erzkonservativen" Galeniker kommen können, ebenso die Behandlung mit pflanzlichen Mitteln. Eine gewisse Besonderheit war lediglich die Verwendung des Kristalls als *secretum*, sowie die äußerliche Anwendung des Safrans mit Hilfe eines Säckchen, die freilich, wie wir sehen werden, auch für andere Ärzte der Zeit überliefert ist.

Auch die Art und Weise, wie ein nicht namentlich genannter „Doktor der theophrastischen Disziplin" Handschs Notizen zufolge einem kranken Mitglied der Familie Tucher dessen heftige Bauchschmerzen erklärte, könnte genauso gut von einem

---

[101] Cod. 11200, foll. 240v-241v, „Consilium D. Theophrasti Paracelsi", mit Einschüben und Ergänzungen durch Handsch.
[102] Alternativ empfahl Paracelsus die Verwendung von im Backofen getrocknetem Hasen- und Fuchsblut, zu gleichen Teilen.

Gegner des Paracelsus stammen. Auf eine ausführliche Harnschau gegründet, erklärte der Mann, die Galle des Patienten sei verderbt, so dass sie der Leber nicht mehr dienlich sei und diese und das Geblüt verderbe.[103]

Selbst ein Bartholomäus Carrichter, der sich ausdrücklich paracelsistischer Konzepte wie der drei Prinzipien Mercurius, Sal und Sulphur[104] und der „tartarischen Säfte"[105] bediente, lässt sich bei genauerer Betrachtung nicht ohne Weiteres dem Paracelsismus zurechnen. Carrichter gilt in der historischen Forschung verbreitet als dessen Anhänger und wurde von Michael Toxites für ihn vereinnahmt.[106] In seinem ausführlichen Praxisjournal aus den Jahren um 1560[107] finden sich jedoch zahllose Diagnosen und Erklärungen, die auch aus den Fallgeschichten orthodoxer galenischer Ärzte stammen könnten. Manchmal stellt Carrichter unmittelbaren Bezug auf die vier natürlichen Körpersäfte her. Er erkannte ein Viertagesfieber durch Verstopfung der Milz bei einem sanguinischem Temperament,[108] eine Überfüllung des Körpers mit Schleim[109] oder schwarzer Galle,[110] Melancholien[111] und melancholische Hypochondrien, Juckreiz aus verbrannter schwarzer Galle,[112] durch schwarze Galle verursachte Kopf- oder Gelenkschmerzen[113] und dergleichen mehr. Dazu kamen andere klassische humoralpathologische Diagnosen wie ein „abtropfender Katarrh" (*catarrhus destillans*),[114] eine Fäulnis der Lunge[115] und eine Verstopfung der Mesenterialvenen. Die Therapie gründete weitestgehend auf der Gabe von pflanzlichen Heilmitteln, nicht auf chemischen Arzneien. Carrichter galt als guter Pflanzenkenner und soll Mattioli über Hundert der Pflanzen gezeigt haben, die dieser in seinem Kräuterbuch veröffentlich-

---

103 Cod. 11183, fol. 158r; fast identisch Cod. 11206, fol. 15v.
104 Beispielsweise Biblioteka Uniwersytecka Wrocław, Sammlung der Kirchenbibliothek Maria Magdalena, M 1024, fol. 1v, zu einem Augsburger Bürger mit einer Verstopfung des *nervus opticus* „ex resolutione crassi mercurii a resplendenti sulphure terrestri", und ebd., fol. 6r zu diversen Symptomen einer „exustio mercurii et sulphuris".
105 Biblioteka Uniwersytecka Wrocław, Sammlung der Kirchenbibliothek Maria Magdalena, M 1024, fol. 4v
106 Zu Carrichter und seinem angeblichen Paracelsismus siehe Telle, Carrichter (1997).
107 National Library of Medicine, Bethesda, Ms. E63; Biblioteka Uniwersytecka Wrocław, Sammlung der Kirchenbibliothek Maria Magdalena, M 1024 (der Inhalt der beiden Handschriften ist über weite Strecken, aber nicht vollständig identisch). Eine ausführliche Untersuchung der beiden Handschriften soll an anderer Stelle erfolgen.
108 Biblioteka Uniwersytecka Wrocław, Sammlung der Kirchenbibliothek Maria Magdalena, M 1024, fol. 3v.
109 Ebd., fol. 17v und fol. 20r.
110 Ebd., fol. 5r, fol. 14r und fol. 17r.
111 Ebd., fol. 16r.
112 Ebd., fol. 19v und fol. 22v.
113 Ebd., fol. 19r und fol. 21r.
114 Ebd., fol. 23v.
115 Ebd., fol. 21v.

te.¹¹⁶ Er wurde zudem durch ein eigenes Kräuterbuch bekannt, das gezielt die astralen Einflüsse beim Sammeln der Kräuter berücksichtigt sehen wollte.¹¹⁷

Wie die ausführlichen Konsilien des kurfürstlich-brandenburgischen Leibarztes Leonhard Thurneisser beispielhaft zeigen, stützten sich manche erklärte Anhänger des Paracelsus sogar in sehr hohem Maße auf galenische Konzepte, wenn es um die Deutung und Erklärung von Krankheiten ging. Thurneisser führte die Krankheiten seiner Patienten vor allem auf „böse Flüsse", üblen Schleim, aufsteigende Dämpfe, verstopfte Gefäße und Organe und dergleichen zurück. Seine Behandlung zielte folgerichtig wie die seiner galenischen Kollegen vor allem darauf, den Körper, das Geblüt oder einzelne Organe, wie die „Mutter" zu „reinigen", den Leib mit Abführmitteln zu „öffnen" und bestimmte Organe zu „stärken". Der wichtigste Unterschied zur galenischen Praxis war die ergänzende Verwendung von wertvollen und von den Patienten teuer zu bezahlenden Arzneien wie Korallen und Edelsteinen, von denen man sich besondere Wirkkräfte erhoffte.¹¹⁸

Die Bereitschaft paracelsistischer Ärzte, sich zumindest gegenüber den Patienten und ihren Angehörigen galenischer Erklärungsmodelle und entleerender Arzneien zu bedienen, kann insofern nicht überraschen, als auch die Paracelsisten auf den Verständnishorizont und die Erwartungshaltungen ihrer Patienten Rücksicht nehmen mussten. Die Hoffnung auf die wundersamen Wirkungen neuer oder seltener Substanzen wie der „chemischen" Arzneien der Paracelsisten hatte unter Laien durchaus ihren Platz. Komplexe neue Krankheitstheorien wie die Lehre von den drei paracelsistischen Elementen waren dagegen sehr viel schwerer zu vermitteln.

Experimentelle Arzneiprüfungen

In ihrer Suche nach neuen, besseren Heilmitteln waren sich die Ärzte der großen methodischen Schwierigkeiten eines verlässlichen Wirksamkeitsnachweises sehr bewusst. Mit Galen waren sie sich im Prinzip darin einig, dass ein einzelner günstiger Krankheitsverlauf nach der Gabe eines bestimmten Medikaments nur sehr begrenzt beweiskräftig war. Es bedurfte der wiederholten Prüfung und Beobachtung am Patienten, und auch dann blieb eine gewisse Unsicherheit. „Selbst eine Arznei, die sechs- oder siebenmal erprobt wurde, ergibt noch keine allgemeine Aussage", entnahm Handsch seiner Lektüre von Galens Kommentar zu den hippokratischen Aphorismen.¹¹⁹ Ähnlich wie das Aufkommen der Homöopathie im frühen 19. Jahrhundert, das den ersten bislang bekannten Doppelblindversuch der Medizingeschichte hervor-

---

116 Brief von Conrad Gessner an Johannes Crato vom 1.8.1563, nach Helmich, Briefe (1938), S. 34–35.
117 Carrichter, Kräutterbuch (1609).
118 Staatsbibliothek Berlin, Ms. germ. fol. 99, 420a, 420b, 421a, 422b, 423a, 423b, 424, 425 und 426.
119 Cod. 11200, fol. 126r: „Medicina etiam sexies vel septies probata non facit universalem propositionem".

brachte,[120] schärften die Ausbreitung des Paracelsismus und die Berichte über die wundersamen – für viele Ärzte unglaubwürdigen – Heilwirkungen der paracelsistischen Arzneien, des Theriaks und diverser „Geheimmittel"[121] die ärztliche Aufmerksamkeit für diese Problematik zusätzlich.

Es gab Handschs Notizen zufolge mehrere Gründe, sich vor voreiligen verallgemeinernden Rückschlüssen in Acht zu nehmen:

1) Die Wirksamkeit, das war ein medizinischer Allgemeinplatz, hing stets auch von den spezifischen Umständen des konkreten Krankheitsfalls ab, von der körperlichen Verfassung des Patienten, der Jahreszeit, dem Zeitpunkt im Krankheitsverlauf, den jeweiligen Lebensverhältnissen, der Lebensweise, der Ernährung und anderen äußeren Faktoren.

2) Das Vertrauen der Kranken in die Arznei und/oder den Arzt konnte großen Einfluss auf den Heilungsverlauf haben – heute würden wir von Placebowirkungen sprechen. Der feste Glaube heilt zuweilen, meinte Handsch an einer Stelle.[122]

3) Man verwandte damals in aller Regel Mischungen aus verschiedenen Arzneipflanzen oder Stoffen. Das machte es schwierig, wenn nicht unmöglich, gesicherte Aussagen über die Wirksamkeit einzelner Bestandteile zu treffen. Schon als Student berief sich Handsch in einer Diskussion mit Kommilitonen auf ein methodisches Prinzip zur Sicherung von Arzneiwirkungen, das dann auch Samuel Hahnemann, der Begründer der Homöopathie, hervorhob und das im Wesentlichen bis heute seine Gültigkeit bewahrt hat: „Wenn wir Erfahrungen mit dem Wirkvermögen einer bestimmten Pflanze machen wollen, müssen wir sie allein gebrauchen".[123]

4) Die beobachtete günstige Wirkung einer Arznei konnte eine nur indirekte, „akzidentelle" Folge sein. Wenn sich beispielsweise nach der Gabe einer Arznei reichlicher Stuhlgang zeigte, so Handsch, hieß das nicht unbedingt, dass die Arznei laxierend wirkte und entsprechend mit dieser Indikation bei zukünftigen Kranken eingesetzt werden konnte. Eine magenstärkende Arznei beispielsweise konnte letzlich die gleichen sichtbaren Folgen zeitigen. Sie wirkte nicht selbst laxierend, doch der gestärkte Magen verfügte dank ihrer über eine größere Austreibungskraft.[124]

---

120 Stolberg, Homöopathie (1996). Der kontrollierte, randomisierte Doppelblindversuch gilt heute verbreitet als „Goldstandard" für den Nachweis von Medikamentenwirkungen. Hier werden die Patienten nach dem Zufallsprinzip zwei oder mehr Gruppen zugeteilt, die jeweils eine unterschiedliche Medikation erhalten; darunter ist möglichst auch eine Gruppe, die lediglich ein Placebo erhält; weder die betreuenden Ärzte noch die betroffenen Patienten wissen, welcher Gruppe der einzelne Proband zugeteilt ist.
121 Bayle, Thériaque (2011).
122 Cod. 9671, foll. 122v -123r, „fixa fides est quae sanat interdum"; s. a. Cod. 11207, fol. 154v, insbesondere zur Wirksamkeit von Amuletten.
123 Cod. 11240, fol. 99r.
124 Cod. 11240, fol. 99r.

Erst Untersuchungen mit einzelnen Arzneistoffen an Patienten mit einem möglichst ähnlichen Krankheitsbild und besser noch im Vergleich mit Patienten, die keine Behandlung erhielten, versprachen also eine gewisse Sicherheit. Sie konnten insbesondere dem Einfluss des günstigen natürlichen Verlaufs entgegen wirken, dem mit Abstand wichtigsten Grund für eine Fehleinschätzung. Die Idee der Wirksamkeitsprüfung, insbesondere von Giften und Gegengiften, durch vergleichende Versuche an Mensch und Tier geht auf die Antike zurück.[125] Im 16. Jahrhundert gehörte das Bewusstsein vom Wert vergleichender Versuche zum ärztlichen Allgemeinwissen. So erzählte Lehner dem jungen Handsch, er habe ein Gegengift erprobt, indem er zwei Tauben Gift gab und nur einer der beiden Tauben anschließend das Gegenmittel; nur die erste sei gestorben.[126] Von einem Mann namens Bräutigam lernte Handsch, wie man analog das teure echte Einhornpulver von falschem, aus getrockneten Pferdeknochen gefertigtem unterscheiden konnte. Einhorn galt als wirkmächtiges Gegengift. Man müsse zwei Tauben Quecksilbersublimat und einer von ihnen anschließend Einhornpulver als Gegenmittel geben. Diese, so durfte man erwarten, würde überleben.[127]

Es lag nahe, auf ähnliche Weise vergleichend am Menschen vorzugehen. Aus Portugal ist schon aus dem 15. Jahrhundert ein frühes Beispiel für einen Versuch überliefert, der dem Vergleich der therapeutischen Wirkungen zweier Substanzen diente. In diesem Fall ging es um das Wasser zweier Heilquellen. Bei dem schwerkranken König João II. diagnostizierten die Ärzte 1494 eine Wassersucht. Sie hielten die Kur in einem Heilbad für angezeigt, gerieten aber in heftigen Streit darüber, ob das Heilbad in Óbidos oder das in Monchique besser geeignet war. Darauf schickte man, wie es hieß, „viele" Wassersüchtige in Begleitung jeweils eines Arztes in die Bäder um die jeweilige Wirksamkeit gegen die Wassersucht zu beurteilen. Als sich einer dieser Wassersüchtigen in Monchique rasch besserte, wartete der König das Ergebnis des Versuchs allerdings nicht mehr ab.[128] 1485 hatte man unter Königin Leonor schon einen ähnlichen Versuch gemacht, um zu prüfen, an welcher von drei Heilquellen in der Umgebung von Óbidos man ein Thermalkrankenhaus errichten sollte, indem man drei Patienten, die an der gleichen Krankheit litten, jeweils zu einer der Quellen schickte.[129]

In aller Regel waren die Voraussetzungen für aussagekräftige vergleichende Therapiestudien am Menschen bis weit ins 18. und frühe 19. Jahrhundert hinein jedoch ungünstig. Es gab noch kaum Krankenhäuser mit einer größeren Zahl von Patienten

---

[125] Touwaide, Galien (1994); einen vorzüglichen Überblick über die historische Entwicklung von der Antike bis heute bietet, von zahlreichen Quellen unterlegt, die James Lind Library (https://www.jameslindlibrary.org/).
[126] Cod. 11207, fol. 3v.
[127] Cod. 11183, fol. 243v; nach moderner Einschätzung handelte es sich bei dem „echten" Einhorn in der Regel um einen Narwalzahn.
[128] Resende, Crónica (1798), S. 272; vgl. Mauser, Geschichte (2013), S. 88f.
[129] Mauser, Geschichte (2013), S. 41.

mit gleichen oder zumindest ähnlichen Krankheitsbildern, denen man etablierte Arzneien oder Therapien einfach hätte vorenthalten können. Hinzu kam der Anspruch der frühneuzeitlichen Ärzte, die Behandlung nicht nur an der Diagnose und den mutmaßlichen pathologischen Prozessen und Veränderungen im Körperinneren auszurichten, sondern auch die individuelle körperliche Verfasstheit, das Temperament, die Lebensweise etc. einzubeziehen und die Therapie entsprechend zu modifizieren.

In einem eng umschriebenen Bereich wurden allerdings schon im 16. Jahrhundert in systematischer Weise vergleichende Medikamentenversuche auch am Menschen durchgeführt, nämlich auf der eben schon erwähnten Suche nach wirksamen Gegenmitteln gegen Gifte. Sie zielte nicht nur auf eine wirksame Behandlung nach der versehentlichen Einnahme von giftigen Pflanzen oder Pilzen oder nach dem Biss von giftigen Tieren. Auch die tödlichen Wirkungen verheerender Seuchen, allen voran der Pest, wurden vielfach auf ein mehr oder weniger spezifisches Krankheitsgift zurückgeführt, das von außen in den Körper eindrang. Herrscher mussten zudem fürchten, einem Giftanschlag zum Opfer zu fallen.

Pflanzlichen, tierischen und mineralischen Krankheitsgiften war gemein, dass die potentiell tödlichen Wirkungen mit herkömmlichen, die Krankheitsmaterie entleerenden Mitteln häufig nicht erfolgreich bekämpft werden konnten. Starke Gifte hatten spezifische, überelementare Wirkkräfte, die von ihrer „ganzen Substanz" („tota substantia") herrührten.[130] Diese Wirkkräfte ließen sich somit nur durch Mittel überwinden, die mindestens ebenso starke, überelementare Gegenwirkungen entfalteten. Solche mächtigen, dem Gift entgegengesetzten Wirkkräfte konnten wiederum nur durch die empirische Beobachtung gesichert oder widerlegt werden.

Im Fall von giftigen Pflanzen und Pilzen, wie sie bei Giftanschlägen eingesetzt werden mochten, gestaltete sich die Prüfung der Wirksamkeit von Antidoten jedoch besonders schwierig. Vergiftungen durch die versehentliche Einnahme giftiger Substanzen waren selten, und noch seltener war ein Gegenmittel zur Hand. Vergleichende Studien, die zeigen konnten, ob Menschen tatsächlich dank des Gegenmittels überlebten oder nur weil die Wirkung des Gifts nicht stark genug gewesen war, waren unter solchen Umständen kaum zu verwirklichen. Man fand jedoch einen an anderen Weg: Man prüfte die Wirksamkeit von Antidoten an Menschen, die als Verbrecher zum Tode verurteilt worden waren.[131]

Die bekanntesten Versuche dieser Art fanden im unmittelbaren Umfeld von Georg Handsch im Winter 1561/62 statt, um die Wirkung eines Pulvers im Besitz des Erzherzogs zu prüfen. Dieses Pulver hatte sich angeblich schon bei vielen Menschen bewährt. Unter anderem hatte man es, erfolgreich wie man glaubte, an einem zum

---

130 Vgl. Bianchi, Occulto (1982).
131 Vgl. zum Folgenden Stolberg, Tödliche Menschenversuche (2014); Rankin, On anecdote (2017); Rankin arbeitet nach eigenen Angaben derzeit an einer größeren Studie zu „The poison trials: Antidotes, wonder drugs, and the problem of proof in early modern Europe" (https://ase.tufts.edu/history/faculty/rankin.asp).

Tode Verurteilten geprüft. Man gab ihm zunächst Arsen und dann, als er zu zittern begann und sein Gesicht anschwoll und er einem Krampfanfall nahe schien, das Gegengift. Der Mann erbrach sich, überlebte und wurde begnadigt. Im Jahr 1561, als Kaiser Ferdinand I. in Prag weilte, beschloss man, die Wirkung des Erzherzogpulvers gegen den Blauen Eisenhut zu prüfen, das stärkste damals bekannte pflanzliche Gift. Handsch beschrieb als Augenzeuge das Vorgehen und die Ergebnisse im Detail in seinen Notizen und berichtete über den ersten Versuch auch in seiner deutschen Übersetzung von Mattiolis Dioskorides-Kommentar.[132]

Als Versuchsperson diente ein junger Mann, der, so Handsch in seinem gedruckten Bericht, „sein Leben mit Diebstal verwürckt" hatte und am nächsten Tag am Galgen sterben sollte. Der Mann habe „willig und gern" mitgemacht, „dann er wolte lieber sterben (so es ja dahin gerhaten würde) an einem stillen Ort, unter ehrlichen und wenig Leuten, dann das er solt offentlich vor allem Volck erhenckt werden". Man versprach ihm, man werde ihn freilassen, sollte er mit dem Leben davon kommen.[133] Im Beisein der kaiserlichen und erzherzoglichen Ärzte nahm der Mann ein Pulver aus der Wurzel des Blauen Eisenhuts, wie er in böhmischen Bergen wuchs. Als der Mann darauf keine Giftwirkung verspürte, kamen die anwesenden Ärzte zu dem Schluss, dass der böhmische Eisenhut nicht so kräftig wirkte, wie der aus ferneren Ländern, und dass das Gift aus der Wurzel in Blüten, Blätter und Samen gezogen sei. Man ließ ihn in den Kerker zurückbringen. Einige Stunden darauf gab Mattioli ihm zusätzlich Blüten und Blätter des Eisenhuts. Nun entwickelte der Mann Beschwerden. Er spürte einen Druck in der Herzgegend und stürzte wie eine Epileptiker zu Boden und kotete ein. Als er wieder zu sich kam und aufstand, hatte er keine Erinnerung an den Sturz. Mattioli gab ihm nun in Wein das Gegenmittel, das „Erzherzogpulver", eine Mischung aus verschiedenen Pflanzen[134] und rief Handsch hinzu. Beide konnten den Puls des Mannes nicht mehr spüren. Der kalte Schweiß stand ihm im Gesicht und er klagte über Kälte. Die Ärzte ließen ihn auf einem Strohlager zurück und wollten eineinhalb Stunden später wiederkommen. Doch schon nach einer halben Stunden meldete man ihnen, der Mann habe sich erbrochen und sei gestorben.[135]

Mehr Glück hatte einige Wochen darauf ein anderer, etwas älterer junger Mann. Man gab ihm von der Wurzel des Blauen Eisenhuts und anschließend, als die ersten Anzeichen einer Vergiftung auftraten, etwas Bezoar. Bezoaren, verfestigten Klumpen von Haaren und anderen Stoffen, die sich zuweilen im Magen von Tieren (und Menschen) bilden, schrieb man damals verbreitet besondere Wirkungen gegen Gifte zu. Der Mann entwickelte massive Beschwerden. Sein Puls raste und war schwach und unregelmäßig. Er erbrach sich sechs- oder siebenmal. Er klagte über Sehstörungen und Kälte im Kopf, zeigte vorübergehende Lähmungserscheinungen an den Armen,

---

132 Mattioli, New Kreutterbuch (1563), foll. 472v-473r.
133 Mattioli, New Kreutterbuch (1563), fol. 473r.
134 In Cod. 11183, fol. 190r, führte Handsch die Bestandteile auf.
135 Cod. 11183, foll. 126r-v.

konnte aber die ganze Zeit über sprechen. Am Abend waren die Beschwerden weg. Der Kaiser schickte ihm am folgenden Tag sechs Taler und begnadigte ihn offenbar.[136]

Handsch war auch 1564 zugegen, als die Ärzte einem weiteren zum Tode verurteilten jungen Mann Eisenhut und (arsenhaltige) Brechnuss gaben. „Es ist mir seltzam im Kopff, als were ich truncken", klagte der Mann. Sein Puls wurde unregelmäßig. Auch ihm gab man das „Erzherzogpulver". Er erbrach sich heftig, nachdem er den Finger in den Rachen gesteckt hatte, und hatte einen bitteren Geschmack im Mund. Er warf den Kopf nach hinten und die Augen schienen ihm aus dem Kopf zu fallen. Er erbrach sich immer wieder aufs Neue, war schwach und schläfrig. Er hatte das Gefühl, sein Arm verflüssige sich. Nach fünf Stunden verließ Handsch ihn. Als er ihn am nächsten Tag besuchte, saß er am Tisch und las das Evangelium. Er war ein freier Mann.[137]

Aus dem Jahr 1567 ist ein ähnlicher Versuch aus Florenz überliefert. Auf Anordnung von Cosimo de' Medici wurde an zwei wegen Mordes zum Tode Verurteilten ein Antidot geprüft, das einige Ärzte dem Fürsten empfohlen hatten. Die beiden Männer erhielten Gift, Eisenhutsaft, wie man vermutete, und anschließend das Gegenmittel. Sie entwickelten schwere Vergiftungssymptome, überlebten jedoch. Sie entgingen der Hinrichtung, wurden allerdings für den lebenslänglichen Dienst auf einer Galeere bestimmt.[138]

Auch in Paris wurde in jenen Jahren ein solcher Giftversuch gemacht, in diesem Fall erklärtermaßen in Kenntnis von Mattiolis Prager Versuchen. Dem Bericht des berühmten Chirurgen Ambroise Paré zufolge, hatte man dem französischen König einen Bezoar aus Spanien gezeigt, der angeblich gegen Gifte aller Art wirkte. Paré wollte das nicht glauben. Gifte wirkten unterschiedlich, so meinte er, und bedurften daher auch unterschiedlicher Gegenmittel. Auf seinen Vorschlag hin wurde die Wirkung des Bezoars an einem zum Tode verurteilten Koch geprüft, der seinem Dienstherren angeblich zwei Silberschalen gestohlen hatte. Der Koch hatte sich gegen das Versprechen der Begnadigung bei glimpflichem Ausgang bereit erklärt, zuerst Gift und anschließend etwas vom Bezoar einzunehmen, um so dessen Wirkung zu prüfen. Ein Apotheker reichte Gift und Gegenmittel. Das Gift – Paré zufolge war es wahrscheinlich Quecksilbersublimat – zeigte rasch Wirkung. Der Koch erbrach sich und sein Zustand verschlechterte sich dramatisch. Es brenne ihm wie Feuer in den Eingeweiden, klagte er. Am Ende, so Paré, sei ihm der kalte Schweiß ausgebrochen und er sei mit heraushängender Zunge auf allen Vieren über den Boden gekrochen. Er habe ihm daraufhin Öl zu trinken gegeben, um die Wirkung des Gifts abzuschwächen, doch es sei

---

[136] Cod. 11183, foll. 127v-128v.
[137] Cod. 11183, foll. 128* r-v, eingefügtes Stück Papier.
[138] Andreozzi, Leggi penali (1878), S. 49–50; Andreozzi stützte sich seinerseits auf die Akten der *Compagnia del Tempio* und konnte auch anhand der Akten des *Archivio criminale* die Begnadigung der dort namentlich genannten Mörder nachweisen.

zu spät gewesen. Nach sieben Stunden qualvollen Leidens und Schreiens sei der Mann gestorben.[139]

Neben solchen Einzelversuchen sind bereits aus dem frühen 16. Jahrhundert vergleichende Versuche überliefert, nach dem Vorbild der oben erwähnten Taubenversuche. Mattioli berichtete in seinem Dioskorides-Kommentar, wie er selbst als junger Arzt in Rom dabei war, als Papst Clemens VII höchstpersönlich 1524 ein äußerlich anwendbares Öl prüfen ließ, das angeblich vorzüglich gegen Gifte wirkte. Man gab zwei zum Tode Verurteilten blauen Eisenhut, rieb aber nur einen von ihnen in den folgenden Tagen mit dem Öl ein; er überlebte. Der andere dagegen, dem man das Öl vorenthielt, um, wie es hieß, „die Kraft des Eisenhutgifts zu prüfen", starb qualvoll.[140] In seiner Paduaner Zeit erwähnte Handsch, ohne die Quelle und die beteiligten Personen zu nennen, eine weitere, ähnliche Geschichte von zwei zum Tode Verurteilten, von denen der eine eine hohe Dosis Eisenhut zusammen mit einem Gegenmittel bekommen und überlebt habe, während der andere nur das Gift in geringerer Dosis, aber ohne Gegenmittel erhielt und starb.[141]

Eine besonders ausgefeilte Versuchsanordnung ist für die späten 1570er Jahren aus Deutschland überliefert. In diesem Fall ging der Prüfung am Menschen ein vergleichender Tierversuch voraus. Ein gewisser Andreas Berthold, vermutlich ein Bergwerksbesitzer, vermarktete damals in großem Maßstab in Schlesien gewonnene Siegelerde oder *terra sigillata*. Auch als *bolus armenus* bekannt, galt die Siegelerde seit der Antike als wirksames Mittel gegen Gifte und Seuchen. Gallo pries sie als Mittel „gegen die Fäulnis" („contra putredinem").[142] Die Herkunft aus dem fernen Armenien machte sie jedoch teuer. In Eingaben und Werbeschriften erklärte Berthold, seine einheimische *terra sigillata* sei sogar noch wirksamer. Sie sei ein wahres Arkanum gegen vielerlei Gifte und Krankheiten – und er wollte es beweisen. Er schlug zunächst dem Basler *Collegium medicum* vor, die Wirkung in einem Tierversuch zu prüfen, hatte aber offenbar mit seinem Gesuch keinen Erfolg.[143] Im nördlichen Deutschland hatte er mehr Glück. In Jülich und am Kasseler Schloss bekamen auf seine Initiative hin aus insgesamt fünf Hundepaaren jeweils ein Hund nur das Gift, während dem anderen anschließend auch Bertholds schlesische *terra sigillata* verabreicht wurde. Das Ergebnis schien Berthold Recht zu geben. Alle fünf Hunde, die auch die Siegelerde bekommen hatten, überlebten das Gift, während ohne die Gabe von Siegelerde vier der fünf anderen Hunde starben.

---

139 Paré, Œuvres (1575), S. 939.
140 Mattioli, Commentarii (1565), S. 1095 f.
141 Cod. 11240, fol. 142r, „Hystoria de duo damnatis"; möglicherweise handelte es sich um den erwähnten Versuch unter Papst Clemens, allerdings weichen die Schilderungen deutlich voneinander ab.
142 Cod. 11205, fol. 530r.
143 Brief von Andreas Berthold an das Basler Medizinalkollegium, 26.12.1579 (www.aerztebriefe.de/id/00001987, A. Döll und T. Walter).

Gestützt auf die günstigen Ergebnisse des Tierversuchs, veranlasste Graf Wolfgang von Hohenlohe in Langenburg darauf die Prüfung am Menschen. Er ließ Vorgehen und Ergebnis in einem *Testimonium* dokumentieren, das Berthold 1583 in den Druck gab, so dass wir über die Abläufe recht genau informiert sind. Ein zum Tode verurteilter Dieb, ein gewisser Wendel Thumblardt, nahm in Gegenwart von Graf Wolfgang und seines Neffen Georg Friedrich sowie des gesamten Hofstaats eine halbe Drachme Quecksilbersublimat und anschließend eine Drachme *terra sigillata* ein. Das geschah angeblich auf die ausdrückliche Bitte des Mannes, den der Graf zu begnadigen versprach, wenn er den Versuch überlebte. Der gräfliche Leibarzt Georg Pistorius und der Apotheker Johannes Lutzen blieben bei Thumblardt und verfolgten seinen Zustand. Ihrem Bericht zufolge entwickelte Thumblardt nach der Einnahme des Gifts massive Beschwerden – aber er überlebte.[144]

Aus heutiger Sicht wecken diese Versuche, auch wenn sie teilweise glimpflich ausgingen, düstere Assoziationen an die menschenverachtenden Experimente in nationalsozialistischen Konzentrationslagern. Die Ärzte, das gilt auch für Handsch, glaubten allerdings allem Anschein nach nichts Falsches zu tun. Selbst der stark von katholisch-theologischem Gedankengut geprägte Michael Boudewijns in seinem *Ventilabrum medico-theologicum* lehnte in der Folgezeit solche Versuche nicht kategorisch ab,[145] und, wenn Mattiolis Bericht stimmt, stand der Papst höchstpersönlich hinter einem der Versuche. Wie so oft in der Geschichte medizinethischer Normen haben sich die Beurteilungsmaßstäbe tiefgreifend verändert. Zunächst betonte man, das stimmt ein Stück weit mit modernen Vorstellungen überein, die freiwillige Teilnahme. „Der arm Mensch nam das Gifft willig und gern", heißt es bei Handsch.[146] Der Versuch eröffnete ihnen, bei günstigem Ausgang, die Aussicht auf eine mildere Strafe, ja, womöglich sogar auf eine Begnadigung. Und selbst wenn sie an dem Gift starben, blieb ihnen und ihren Angehörigen immerhin die entehrende öffentliche Hinrichtung am Galgen erspart. Bezeichnenderweise hob man zudem regelmäßig hervor, dass der betreffende Versuch durch einen Herrscher angeordnet oder zumindest ausdrücklich gebilligt worden sei. Mit anderen Worten: Diese Menschen hatten, aus damaliger Perspektive, ihr Leben ohnehin bereits verwirkt. Das Recht eines Herrschers, Menschen für ihre Verbrechen mit dem Tod zu bestrafen, bestritt damals niemand ernsthaft. Und nicht zuletzt dienten die Versuche, das hoben die einschlägigen Berichte immer wieder hervor, dem Wohl der Allgemeinheit.[147] Johann Heinrich Meibom sah

---

[144] Berthold, Terrae sigillatae (1583); Berthold, Compendium (1589); Berthold, Nützlicher unnd nothwendiger Bericht (1597).
[145] Boudewijns, Ventilabrum medico-theologicum (1666).
[146] Cod. 11183, foll. 125r-128*v; ähnlich Paré, Response ([1575], S. 12, „tel poison fut pris par le brigand de bonne volonté".
[147] Brief des Grafen Wolf von Hohenlohe vom 25.1.1581, in lateinischer Übersetzung wiedergegeben in Berthold, Terrae sigillatae (1583), ohne Seitenzählung: „utilitatem totius humani generis"; in englischer Übersetzung in Berthold, Wonderfull and strange effect (1587), S. 32–35: „for the commoditie and benefete of all Christendome".

sie aus diesem Grund denn auch im Einklang mit dem hippokratischen Eid. Der untersage es dem Arzt nicht, einem zum Tode Verurteilten Gift zu geben, um dessen Wirkungen oder die eines Gegenmittels zu erproben, erklärte er, wenn es dem Ziel diene, später anderen besser helfen zu können.[148]

Die Suche nach neuen, wirksameren Mitteln, das geht auch aus solchen deontologischen, ethischen Stellungnahmen hervor, hatte einen hohen Rang. Vermutlich hatte auch ein Gabriele Falloppia aus ähnlichen Gründen keine Bedenken hatte, insgesamt neun Männer mit Opium zu töten und dies öffentlich, vor seinen Studenten, einzuräumen. Immerhin ließen sich daraus gewisse Erkenntnisse über die Wirkungen des Opiums gewinnen – die Männer zeigten nicht die nach Dioskorides zu erwartenden Symptome; zugleich waren äußerlich unversehrte Leichen für eine anschließende Lehrsektion ideal.[149]

Insgesamt war die Zahl der „Probanden" in den genannten Versuchen sehr klein. Derlei Experimente hatten keinen Platz in der Praxis gewöhnlicher Ärzte. Sie zeigen jedoch eindrucksvoll die Wertschätzung, die die empirische Beobachtung als Quelle verlässlichen Wissens im 16. Jahrhundert erlangt hatte.

Fallgeschichten: Beobachtung am Krankenbett

Die wachsende Bedeutung des Erfahrungswissens und der persönlichen Beobachtung in der ärztlichen Praxis des 16. Jahrhunderts äußerte sich auch sehr augenfällig in einem anderen Feld, nämlich im Aufstieg der Kasuistik. Die individuelle Krankengeschichte trat als Erkenntnisquelle zunehmend neben die theoretischen Diskussionen und die Kommentierung der überkommenen autoritativen Texte. Der einzelne Fall diente nicht mehr nur als *exemplum* zur Illustration allgemeiner Theorien. Die möglichst präzise Beobachtung und Aufzeichnung einer Vielzahl von Krankheitsfällen, der Symptome, der äußeren Umstände, möglicher auslösender Faktoren, der Entstehung und Entwicklung der jeweiligen Krankheit und ihres Verlaufs unter der ärztlichen Behandlung, so die Hoffnung, würde neues Wissen hervorbringen. Sie würde die Diagnose, Prognose und Behandlung zukünftiger Kranker auf immer verlässlichere Grundlagen stellen.

Handschs ausführliche Aufzeichnungen bringen diese Hinwendung zur kasuistischen Beobachtung am Krankenbett eindrucksvoll und vielfältig zum Ausdruck. In Tausenden von Einträgen dokumentierte er Erfahrungen und Erkenntnisse zu einzelnen Aspekten der medizinischen Praxis, eigene und von anderen mitgeteilte, über die Wirkung bestimmter Arzneien, die Bedeutung diagnostischer und prognostischer Zeichen und dergleichen mehr. Daneben verzeichnete er auch immer wieder ganze Krankengeschichten, zusammenfassend im Rückblick oder in wiederholten Einträ-

---

148 Meibom, Hippocratis magni Orkos (1643), S. 128–130.
149 Cod. 11240, fol. 78r.

gen, die er mit Querverweisen verknüpfte, und mitunter auch nach Art eines Praxisjournals mit mehr oder weniger täglichen Aufzeichnungen. Nicht selten ergänzte er seine Notizen im Lauf der Zeit am Seitenrand oder mit Querverweisen durch Beobachtungen und Erkenntnisse in anderen, vergleichbaren Krankheitsfällen. Auf diese Weise suchte er auf induktivem Wege, wie wir das heute nennen würden, zu verallgemeinernden Schlussfolgerungen zu gelangen, etwa über den Wert eines diagnostischen oder prognostischen Zeichens oder eines Medikaments bei bestimmten Krankheiten.[150]

Durch ihren schieren Umfang ragen Handschs Notizbücher aus dem Korpus der überlieferten handschriftlichen ärztlichen Quellen jener Zeit heraus. Auch viele andere Ärzte scheinen es sich jedoch damals zur Gewohnheit gemacht zu haben, ihre Beobachtungen und Erfahrungen in der ärztlichen Praxis und die von ihnen behandelten Krankheitsfälle aufzuzeichnen. Sie taten dies in Praxisjournalen,[151] in unsystematischen Notizbüchern oder thematisch nach Überschiften oder *loci communes* geordnet und in Sammlungen von Fallgeschichten aus der eigenen Praxis. In den europäischen Archiven und Bibliotheken ist eine beachtliche Zahl solcher handschriftlicher Aufzeichnungen überliefert.[152] Dabei war die Wahrscheinlichkeit, dass derlei Aufzeichnungen überlebten, gering. Selbst Vorlesungsmitschriften, wie sie die damaligen Studenten zu Tausenden angefertigt haben müssen, sind nur vereinzelt erhalten. Sie waren, im Gegensatz zu unsystematischen persönlichen Aufzeichnungen von offensichtlichem Wert für andere Studenten und Ärzte. Handschs Notizbücher sind denn, wie wir gesehen haben, nur deshalb erhalten geblieben, weil der Erzherzog sie mitsamt Handschs Büchersammlung seiner Bibliothek einverleibte.

Die Hinwendung zur Kasuistik, zur individuellen Fallgeschichte fand auch in der Publizistik ihren Niederschlag. Nach ersten Anfängen in der Zeit um 1550[153] wurden Sammlungen von gedruckten medizinischen *observationes, casus, enarrationes* und *historiae* zu einem wichtigen, breit rezipierten und vielfach zitierten Genre. Es gilt allerdings zu differenzieren. Manche dieser Sammlungen und Einzelbeobachtungen sind in erster Linie der Naturgeschichte zuzuordnen. Sie konzentrierten sich auf *observationes rarae*, handelten von seltenen Krankheitsbildern und ungewöhnlichen pathologischen Phänomenen, wie spezifischen angeborenen Missgebildungen, denen die Leser aller Voraussicht nach nie in ihrer eigenen Praxis begegnen würden. Sie

---

150 Historischer Überblick bei Milton, Induction (1987).
151 Stadtbibliothek Nürnberg, Ms. Cent. V, 10b und Germanisches Nationalmuseum, Nürnberg, Hs 100.822 (Georg Palm); Universitätsbibliothek Heidelberg, Cpl 1895–1 (Johannes Magenbuch); Ratschulbibliothek Zwickau, Ms. QQQQ 1, Ms. QQQQ 1a und Ms. QQQQ 1b (Hiob Finzel).
152 Diverse einschlägige Handschriften sind in Stolberg, Medizinische Loci communes (2013) aufgeführt.
153 Amatus Lusitanus, Curationum (1552); 1562 sammelte Cardano in unverhohlen selbstverherrlichender Absicht diverse Fallgeschichten in einem eigenen Abschnitt seiner kleinen Schriftensammlung (Cardano, Opera, 1562, S. 118–137) unter dem Titel „De curationibus et praedictionibus admirandis".

verweisen auf das zeitgenössische Interesse an der Beobachtung von wundersamen Phänomenen und (scheinbaren) Abweichungen von den Gesetzen der Natur.[154]

Gerade einige der erfolgreichsten, vielzitierten Sammlungen boten jedoch Fälle, die im Prinzip auch anderen Ärzten in ihrer eigenen Praxis begegnen konnten. Vor allem deutsche und niederländische Ärzte in den reichen Handels- und Reichsstädten taten sich hier hervor, angestellte Stadtärzte wie Pieter van Foreest in Alkmaar oder Felix Platter in Basel[155] und im 17. Jahrhundert dann auch frei praktizierende Ärzte mit einer ausgedehnten städtischen Praxis, wie Tulpius in Amsterdam, Heer in Lüttich, Hechstetter in Augsburg oder Thoner in Ulm.[156] Diese städtischen Ärzte sahen im Lauf der Zeit zahlreiche Patienten, darunter auch viele weniger bemittelte und arme Kranke, erst recht, wenn sie auch für die ärztliche Versorgung von Spitälern verantwortlich waren. Sie konnten daher aus ihrer persönlichen Erfahrung in der Behandlung von Hunderten oder Tausenden von Patienten schöpfen und Fallgeschichten auswählen, die das gesamte Spektrum der damals bekannten Krankheiten abbildeten.

Medizinische Fallberichte haben die historische Forschung seit langem interessiert.[157] Mit den zahlreichen individuellen Krankheitsverläufen, die in den hippokratischen *Epidemien* geschildert werden, haben sie eine Jahrtausende alte Geschichte. Im Blick auf die frühneuzeitlichen *observationes*, *casus* und *curationes* hat die jüngere historische Forschung die unterschiedlichen Typen publizierter Fallgeschichten aufzeigt und ihre unterschiedlichen Funktionen skizziert.[158] Der Aufstieg der Sammlungen von *observationes*, *casus* und *curationes* zu einem der populärsten Genres in der frühneuzeitlichen medizinischen Publizistik, das gerät bei der Konzentration auf gedruckte Quellen leicht aus dem Blickfeld, war jedoch bereits Folge, nicht Ursache einer ärztlichen Hinwendung zum Einzelfall und zur empirischen Beobachtung am Krankenbett. Diese machte sich bereits Jahrzehnte vor den ersten Veröffentlichungen in der ärztlichen Aufzeichnungspraxis und in der universitären Lehre bemerkbar.

Neben der verstärkten Hinwendung zur empirischen Erkenntnis in der Naturforschung insgesamt trieben im engeren Feld der Medizin einige spezifische Faktoren diese Entwicklung voran. Der Humanismus, an dem auch die gelehrten Ärzte sehr aktiven Anteil hatten, wertete die *historia*, die Beobachtung und Beschreibung von einzelnen Dingen und Phänomenen auf, gegenüber dem aristotelischen Ideal einer

---

154 Daston/Park, Wonders (1998).
155 Valleriola, Observationum (1573); Foreest, Observationum (1603–1606); Platter, Observationum (1614).
156 Tulpius, Observationum (1652); Hechstetter, Rararum observationum (1624); Heer, Observationes (1645); Thoner, Observationum (1649).
157 Temkin, Studien (1929); Laín Entralgo, Historia (1961).
158 Nutton, Case histories (1991) – ich danke Vivian Nutton, der mir freundlicherweise sein nie veröffentlichtes Vortragsmanuskript überlassen hat; Pomata, Praxis historialis (2005); Stolberg, Formen (2007); Pomata, Sharing cases (2010); Pomata, Observation rising (2011); Pomata, Word (2011); die Arbeiten bieten zugleich umfangreiche Aufstellungen einschläger gedruckter Sammlungen von *Curationes* und *Observationes*.

auf Ursachenwissen gegründeten *scientia*.¹⁵⁹ Manche medizinischen Fallgeschichten sind sogar ausdrücklich unter dem Begriff „Historia" überliefert und auch Handsch verwendete den Begriff „Historia" beziehungsweise „Hystoria" sowohl für allgemeine historische Darstellungen als auch für konkrete Berichte und Erzählungen über medizinische Fälle, wie eine „Hystoria de matrona aegrota, quae per superstitionem curata [fuit]".¹⁶⁰ Die Parallelen zwischen medizinischen Fallgeschichten und analogen Formen geschichtlicher Erzählungen liegen in der Tat auf der Hand. Wie andere geschichtliche Ereignisse – im Fall der historischen Beschreibung von Kriegen liegt der Vergleich besonders nahe – waren Krankheitsgenese und Krankheitsverlauf im einzelnen Krankheitsfall entscheidend durch die zeitliche Dimension geprägt und wurden durch eine Vielzahl individueller Umstände bestimmt. Und so wie die geschichtliche Darstellung von historischen Ereignissen stets auch auf mögliche Lehren für zukünftiges Handeln in vergleichbaren Situationen zielte, verdankte sich die Beliebtheit von medizinischen Fallgeschichten entscheidend der Hoffnung, aus ihnen nützliches Wissen für die Behandlung ähnlicher Fälle gewinnen zu können.

Entscheidender Auslöser und Motor der ärztlichen Hinwendung zum Einzelfall und der Praxis der Aufzeichnung von Fallberichten war jedoch allem Anschein nach die klinische, patientennahe Ausbildung die spätestens seit den 1530er Jahren an den oberitalienischen Universitäten Einzug hielt und Generationen von zukünftigen Ärzten auch von nördlich der Alpen prägen sollte. Männer wie Giovanni Battista da Monte in Padua und Antonio Musa Brasavola in Ferrara – wo auch Amatus Lusitanus wirkte, dessen *curationes* am Beginn der gedruckten Sammlungen von Fallgeschichten standen – waren als vorzügliche Kenner der überlieferten gelehrten Literatur bekannt. Ihr Unterricht, wie auch der eines Fracanzano in Padua und eines Elideo Padoani in Bologna, fokussierte jedoch auf den Einzelfall. Am Krankenbett und in den *collegia*, den professoralen Falldiskussionen vor den versammelten Studenten, wie sie in Padua abgehalten wurden, lernten die angehenden Ärzten, wie sie aus der Beobachtung am Kranken ihre Schlüsse ziehen und ihr allgemeines, theoretisches Wissen, methodisch stringent und stets die Suche nach kausalen Zusammenhängen im Blick, am einzelnen Kranken zur Anwendung bringen mussten.¹⁶¹ Bezeichnenderweise stammen denn auch die ersten überlieferten handschriftlichen Aufzeichnungen von medizinischen Fallberichten jener Zeit aus der Feder angehender Ärzte. Die schon wiederholt zitierte Sammlung von Fallgeschichten aus der Praxis von Musa Brasavola und anderer Medizinprofessoren in Ferrara ist spätestens auf die Zeit um 1545 zu datieren.¹⁶² Und das

---

159 Pomata, Praxis historialis (2005).
160 Cod. 11240, fol. 104r; weitere Beispiele: Cod. 11205, fol. 204v und fol. 223r, Cod. 11207, fol. 23r, fol. 72r und fol. 199r; Cod. 11210, fol. 199v; Cod. 11240, fol. 74r.
161 Bylebyl, The manifest and the hidden (2004).
162 Biblioteca Ariostea, Ferrara, Collezione Antonelli, Ms. 531. In einem von Brasavola behandelten Fall werden Datum und Wochentag mit „Die lune [sic] 13. Aprilis" (foll. 133r-141r) angegeben. Der 13. April fiel in den Jahren vor Brasavolas Tod nur 1545 und 1551 auf einen Montag. Ein nachfolgender, in der ersten Person gehaltener Eintrag, der offenbar die beginnende eigene Praxis des Schreibers

früheste bislang bekannte Beispiel einer Sammlung von Fallgeschichten mit der ausdrücklichen Bezeichnung *observationes*, jenem Begriff also, der später in gedruckten Sammlungen der gebräuchlichste werden sollte, bietet, einmal mehr, Georg Handsch. Unter der Überschrift „Observationes ex praxi doctorum Patavinorum" füllte er 1551/52 um die 40 Seiten mit Aufzeichnungen zu Fällen, die er zusammen mit Trincavella und anderen Professoren gesehen hatte.[163] Im gleichen Notizbuch versammelte er auch ausführliche Schilderungen von sieben Krankheitsfällen, die er im Spätsommer 1552 in Vicenza zusammen mit Comes de Monte, beobachtet hatte, unter Überschriften wie „Tercia observatio de hydrope ex retentis menstruis", über ein wassersüchtige Landfrau, oder „Quinta observatio de febre interpollata remedioque post purgationem febrem fugante", über die erfolgreiche Behandlung einer Fieberkranken.[164]

Selbst-Beobachtung: Der Körper des Arztes als Erkenntnisquelle

Aufzeichnungen zu einzelnen Krankheitsfällen und konkreten Beobachtungen am Kranken nehmen auch in Handschs Aufzeichnungen aus seiner Zeit als praktizierender Arzt großen Raum ein. Auffällig häufig kam Handsch hier aber auch speziell auf seine persönliche körperliche Befindlichkeit und auf seine eigenen Krankheiten zu sprechen. Er beschrieb sich als nicht sonderlich robust. Er neige zu Ohnmachten, sei allerdings dabei nie zu Boden gestürzt.[165] Und immer wieder schilderte er eigene Krankheitserfahrungen. Wiederholt erkrankte er an Fiebern, und in späteren Jahren plagte ihn ein Steinleiden.

Handsch beschränkte sich oft nicht auf die bloße Schilderung oder Beschreibung seiner Beschwerden. Die Beobachtung des eigenen Körpers diente ihm dazu, zu verallgemeinernden Schlussfolgerungen zu gelangen. Das Fühlen seines eigenen Pulses zeigte ihm beispielsweise, dass der Puls vor einem Fieberanfall „verborgen" („occultatus") war.[166] Eine solche Erkenntnis half, nahende Fieberanfälle bei anderen zu erkennen und die betreffenden Patienten und ihre Angehörige durch eine präzise

---

dokumentiert, ist auf April 1547 datiert. Somit fanden die hier dokumentierten Krankenbesuche mit hoher Wahrscheinlichkeit schon um 1545 statt.
163 Cod. 11238, foll. 95r-114v; ob sich die Überschrift auf alle Einträge bis fol. 114v bezieht, ist nicht sicher; die betreffenden Seiten sind jedoch alle solchen individuellen Fallgeschichten gewidmet. Einen ähnlichen Titel, „Observationes in praxi medica apud Bellicatum, Helidaeum, Montanum et alios", finden wir auf der ersten Seite eines studentischen Noitzbuchs von Johannes Brünsterer, der bereits in den späten 1540er Jahren in Padua studierte. Vermutlich wurde der Titel jedoch erst von Johannes Hessus hinzugefügt, der 1555, zwei Jahre nach Brünsterers frühem Tod, dessen Witwe heiratete (zu Brünsterer siehe Stolberg, Teaching anatomy (2018), S. 76, Anm. 10).
164 Cod. 11238, foll. 115r-118v und foll. 70r-74v; ein weiterer, kürzerer Abschnitt des Notizbuchs (ebd., foll. 124v-125v) verwendet die Verbform: „Ex praxi D. Comitis de Monte observata".
165 Cod. 11207, 29v.
166 Cod. 11205, fol. 69v, „ut in me cognovi".

Prognose und Diagnose zu beeindrucken. Als er einmal, wie er glaubte, an einer Milzverstopfung litt, fand Handsch in seinem Harn einen sandigen, roten, weichen Bodensatz, der sich zwischen den Fingern zerreiben ließ. Es deutete dies als Ausscheidung eines Safts, der in der Leber überhitzt wurde und auf Grund der Verstopfung nicht in die Milz strömen konnte. Die Untersuchung seines eigenes Harn lieferte ihm hier den Beweis, dass ein sandiger Harn nicht immer ein Steinleiden anzeigte.[167] Selbst Handschs gelegentliche Aufzeichnungen zur Masturbation sind hier einzuordnen. Sie zählen zu den frühesten bislang bekannten Egodokumenten zu diesem Thema und sind damit auch aus sexualitätsgeschichtlicher Sicht von Interesse. Doch die Aufzeichnung diente nicht etwa dem Bekenntnis oder der Selbstvergewisserung, wie wir das aus manchen späteren Ego-Dokumenten kennen. Die Einträge waren kurz, sachlich, ohne Wertung. Sie zielten in erster Linie auf die Konsistenz des Spermas und auf die möglichen körperlichen und gesundheitlichen Folgen des Samenverlusts.[168]

Handsch war mit seiner Selbstbeobachtung keine Ausnahmeerscheinung. Auch andere Ärzte dokumentierten ihre eigenen Krankheiten ausführlich und in einem Stil, wie wir ihn auch in den *observationes* zu ärztlichen Patienten finden. So führte Andrea Gallo die Beobachtung seines eigenen Körpers und seines Harns gegen Mattioli ins Feld, als dieser aus dem roten Harn eines Patienten auf eine Fieberkrankheit schließen wollte. Stark gefärbter, roter Harn galt als Zeichen für übermäßige Hitze im Körper, aber Gallo wusste aus eigener Erfahrung, dass dieses Zeichen trügerisch war. Sein Harn, so erklärte er, sei manchmal auch dann rot, wenn er nicht an einem Fieber leide.[169] Unter der Überschrift „Für meine Person" („pro mea persona") berichtete Bartholmäus Carrichter, nicht etwa in einem Tagebuch, sondern im Rahmen seiner Fallsammlung über Blutspucken, starke Darmbeschwerden, ein Dreitagesfieber, Schwindel und Zittern, die er 1558 nach einem Mahl bei einem Abt entwickelte. Der hatte ihm zunächst leichten, dann aber sehr starken Wein gegeben. Ausführlich schilderte Carrichter Therapie und Krankheitsverlauf.[170] Girolamo Cardano erzählte, wie er zunächst sich selbst erfolgreich von seinem übermäßigen Harnfluss befreite, und dann viele andere Patienten, während die Kranken in den Händen anderer Ärzte starben.[171] Martin Ruland beschrieb seine heftigen Hämorrhoidenblutungen, die ihn manchmal über viele Tage, ja, über Monate plagten. Er fühlte sich durch den reichlichen Blutverlust sehr geschwächt, floss doch anstelle des schwarzen und dicken Blutes, das man in solchen Fällen gewöhnlich sah, bereits rotes, also natürliches Blut. Er behandelte das Leiden mit einem kleinen Säckchen aus rotem Tuch, das zerstoßene Eicheln oder Eichenblätter enthielt, die in starkem Essig gekocht worden waren.[172]

---

167 Cod. 11210, fol. 92v.
168 Cod. 11183, fol. 434v und fol. 459v; Cod. 11205, fol. 74v, fol. 81r, fol. 193r, fol. 218r und fol. 513r
169 Cod. 11207, vol. 151v.
170 National Library of Medicine, Bethesda, Ms. E63, fol. 180v.
171 Cardano, Opera (1562), S. 129.
172 Ruland, Curationum (1578), S. 16.

Caspar Weckerlin wiederum fügte Anfang des 17. Jahrhunderts seinen handschriftlichen „Observationes" auch eine ausführliche Darstellung seines eigenen „hypochondrischen", also im Oberbauch verorteten Leidens bei. Seit fast vier Jahren habe er nun schon Asthma oder Atemnot. Beim Liegen auf der linken Seite verschlimmere es sich und er habe Schmerzen. Er werde von starkem Husten geplagt, besonders im Liegen und müsse dann aufstehen. Sein Gesicht sei blass, der Appetit schlecht, der Körper sichtlich abgemagert. Vor allem Abends fühle er eine glühende Hitze. Er habe starken Speichelfluss und müsse häufig erbrechen, besonders wenn er Wein getrunken habe. Seit einem Jahr leide er obendrein an trauriger Stimmung, schlafe schlecht, habe schlechte Träume und spüre ein starkes Rumoren in Bauch. Dazu gesellten sich ein schwerer Kopf und Katarrh. Er vermutete eine *apepsia*, also eine unzureichende Verdauung der Nahrung im Magen, und die Entstehung von verbranntem, schwarzgalligem Blut in der Leber, das diese verstopfen lasse.[173]

Solche ärztliche Aufzeichnungen zum eigenen Körper und seinen Krankheiten unterscheiden sich nicht grundlegend von jenen über ihre Patienten. In vielerlei Hinsicht erfüllte hier der eigene Körper des Körpers die gleiche Funktion für den empirischen Erkenntnisgewinn. Er wurde zum Objekt, dem der Arzt mit dem gleichen distanzierenden, um Erkenntnis bemühten Blick begegnete wie dem seiner Patienten. Einen wichtigen Unterschied gibt es jedoch. Bei ihren Patienten waren die Ärzte auf deren Mitteilungen angewiesen. Sie mussten sich darauf verlassen, dass diese ihre körperlichen Empfindungen korrekt beschrieben. Ärzte glaubten sich dagegen weit besser darin geschult, auch subtile Zeichen und körperliche Veränderungen zu erkennen, die der Laie womöglich übersah oder für irrelevant hielt. Die Beobachtung des eigenen Körpers war somit aus ärztlicher Sicht eine besonders verlässliche Quelle der Erkenntnis, die dem Arzt wiederum half, auch die Körper seiner Patienten noch besser zu verstehen. Die Ärzte betrachteten sich, ähnlich wie Christopher Lawrence für die Naturforscher des 17. Jahrhunderts hervorgehoben hat, als „höchst zuverlässige Berichterstatter ihrer eigenen Empfindungen und aus diesem Grund als als scharfe Beobachter der Vorgänge in den Körpern anderer."[174]

Die prominente Stellung des eigenen Körpers in den Aufzeichnungen Handschs und anderer Ärzte des 16. Jahrundert stützt damit für die Medizin die Ergebnisse von Werner Kutschmanns Untersuchungen zur Rolle der eigenen Körperwahrnehmung des Forschers in der vormodernen Wissenschaftsgeschichte. Im Zeitalter der Renaissance, so Kutschmann, war der menschliche Körper „noch Orientierungsmaßstab und Leitbild für ‚natürliche' Erkenntnis". Erst in der Folgezeit sei er „im Lauf der Herausbildung der methodisch verfassten (und instrumentaltechnisch versierten) Expe-

---

173 Königliche Bibliothek Kopenhagen, Ms. Gl. kongl. S. 4° 1694, fol. 63r, 29.7.1616.
174 Lawrence, Medical minds (1998), S. 166, „[...] regarded themselves as highly reliable reporters of their own sensations and, for this reason, acutely perceptive of goings-on in other bodies."

rimentalwissenschaft aus seiner leitmotivischen Funktion verdrängt und ausgeblendet" worden.[175]

Autopsien

Ein weiteres Feld, auf dem die wachsende Bedeutung empirischer Herangehensweisen besonders ausgeprägt und anschaulich zum Ausdruck kam, war die Praxis der Autopsie, also der Leichensektion an verstorbenen Patienten. Ihre Verbreitung und die Relevanz ihrer Ergebnisse für die zeitgenössische Medizin wurden in der historischen Forschung bis in die jüngste Vergangenheit stark unterschätzt. Die umfangreiche Forschungsliteratur zur Geschichte der frühneuzeitlichen Anatomie hat den Blick fast ausschließlich auf die anatomischen Demonstrationen an den Leichen von zum Tode verurteilten Verbrechern gerichtet. Diese waren in der Regel gesunde Männer in den besten Jahren und ihre Sektion brachte nur ausnahmsweise pathologische Veränderungen an den Tag. Wie wir gesehen haben, wurden aber an führenden Universitäten wie Padua und Montpellier selbst für den anatomischen Unterricht auch die Leichen von Menschen herangezogen, die, zumeist in den örtlichen Hospitälern, eines natürlichen Todes gestorben waren. Arbeiten zur Geschichte der pathologischen Anatomie haben ihrerseits zwar mit Nachdruck auf die Autopsieberichte hingewiesen, die sich vereinzelt schon in Antonio Benivienis *De abditis non nullis ac mirandis morborum et sanationum causis*[176] aus dem Jahr 1507 finden. Benivienis Werk ebenso wie Théophile Bonnets *Sepulchretum sive anatomia practica, ex cadaveribus morbo denatis* aus dem Jahr 1679 gelten heute als Klassiker der medizinischen Literatur.[177] Das Interesse der historischen Forschung an diesen Werken konzentrierte sich jedoch auf die Befunde, die auch im Licht der modernen Medizin Bestand haben. Die Praxis der Autopsie als solche, die Häufigkeit von Autopsien auch und gerade außerhalb des akademischen Umfelds und die Relevanz, die die gelehrten Ärzte bereits im 16. Jahrhundert, im Rahmen der Humoralpathologie, Autopsiebefunden zusprachen, sind bislang kaum untersucht worden.[178]

Schon ein etwas eingehenderer Blick in die gedruckte medizinische Literatur zeigt jedoch bereits für das 16. Jahrhundert eindrucksvoll eine breite, wachsende und

---

[175] Kutschmann, Naturwissenschaftler (1986), zit. S. 15; Zusammenfassung seiner Thesen in Kutschmann, Naturwissenschaftler (1991); s. a. Shapin/Lawrence, Science incarnate (1998), insbes. die Einführung der Herausgeber (ebd., S. 1–19).
[176] Benivieni, De abditis (1994).
[177] Bonnet, Sepulchretum (1679).
[178] Wichtigste Ausnahme ist ein bahnbrechender Beitrag zu den Autopsieberichten des 16. und 17. Jahrhunderts von Nancy Siraisi aus dem Jahr 2001. Selbst Siraisi zweifelt jedoch an dem Wert der Leichenöffnungen und unterschätzt m. E. das Erkenntnispotential, das die Ärzte der Autopsie bereits damals zusprachen (Siraisi, Segni (2001)). Eine ausführliche Darstellung der damaligen Interpretation von Autopsiebefunden und ihrer Bedeutung für die ärztliche Praxis findet sich in Stolberg, Postmortems (2017).

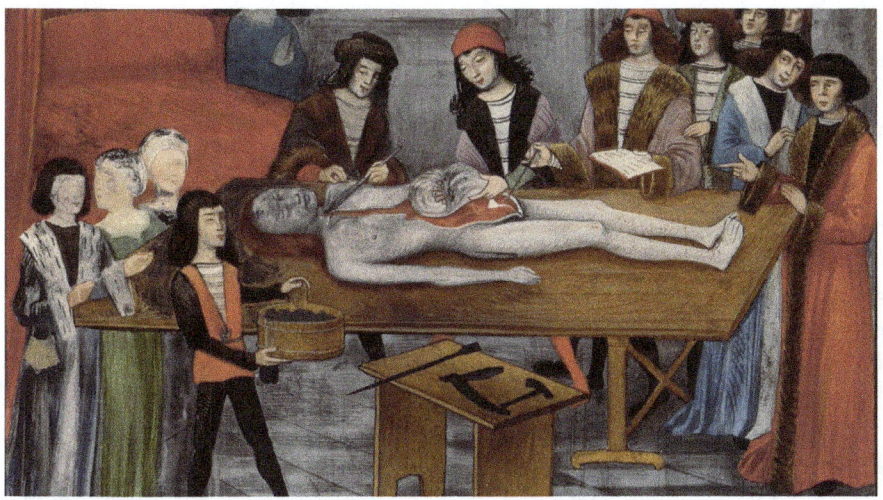

Abb. 11: Guy de Chauliac bei der Leichensektion, Gouache nach einer Handschriftenminitatur des 15. Jhd., Wellcome Collection, London

länderübergreifende Wertschätzung für Autopsiebefunde.[179] In den Fallgeschichten eines Jean Fernel (1497–1558), eines Pieter van Foreest (1521–1597) und eines Volcher Coiter (1534–1576) finden sich, bei ungünstigem Ausgang, immer wieder auch Schilderungen der Veränderungen, die man bei der anschließenden Öffnung der Leiche vorfand.[180] Andere Autoren flochten zumindest die Ergebnisse einzelner Autopsien in ihre Schriften ein[181] oder versammelten sie in einem eigenen Kapitel.[182] Um 1600 konnte selbst ein gewöhnlicher Stadtarzt wie Jean Chifflet in Besançon seine sechzig medizinischen *observationes* mit den Ergebnissen von rund zwei Dutzend Autopsien bereichern.[183] Bei manchen großen Herrschern wurde die Leiche auch zum Zwecke der Einbalsamierung eröffnet oder man wollte eine mögliche Vergiftung ausschließen.[184]

---

179 In England soll die Praxis der Autopsie von verstorbenen Patienten damals allerdings weniger verbreitet gewesen sein (Wear, Knowledge (2000), S. 148).
180 Fernel, Universa medicina (1644), Sammlung von *consilia* im Anhang zu Fernels gesondert paginierten *De abditis rerum causis*, S. 247–397; Foreest, Observationum (1634); Coiter, Externarum (1573).
181 Beispielsweise Dodoens, Medicinalium observationum (1581), S. 13–14, S. 43, S. 48, S. 61–62, S. 67–69, S. 105–106 und S. 123; Sassonia, Pantheum (1603), S. 161; Brasavola, In octo libros aphorismorum (1541); Houllier, De morborum (1567), S. 60, Trincavella, De ratione (1575), S. 352; Boscius 580, fol. A3r-v, unter Berufung auf Falloppia und Johannes Pfeil, einen Leibarzt von Moritz von Sachsen; Donati, De medica historia (1588), foll. 264r-267v.
182 Solenander, Consiliorum medicinalium (1609), S. 493.
183 Chifflet, Singulares observationes (1612); die meisten seiner *Observationes* stammen, soweit datierbar, aus den 1590er Jahren.
184 Vgl. beispielsweise den Brief von Nikolaus Kistner an Johannes Posthius, 24.6.1574, in dem er über die Sektion des verstorbenen König Charles IX. von Frankreich berichtete, bei dem sich ein stark

Zweifellos gab es in der Bevölkerung verbreitete Vorbehalte gegen eine Sektion. Es gab aber auch Angehörige, die die wahre Todesursache erfahren wollten. Chifflet erwähnte sogar die Autopsie eines Patienten, der vor seinem Tod selbst um ein solche gebeten hatte.[185] Wir dürfen im Übrigen davon ausgehen, dass die publizierten Autopsiebefunde nur die Spitze eines Eisbergs bildeten und zahlreiche weitere Autopsien durchgeführt wurden, die entweder keine klaren, verwertbaren Befunde erbracht hatten oder deren Ergebnisse nie in den Druck gelangten, weil sie sich nicht als Beleg für die herausragenden diagnostischen Fertigkeiten des Verfassers der Fallgeschichte eigneten. Auch in ihren Briefen erwähnten Ärzte gelegentlich Autopsien, ohne sich näher über deren Ergebnisse zu äußern. Selbst in Seuchenzeiten suchten manche Ärzte der Natur der betreffenden Seuche und ihren Ursachen durch Leichenöffnungen näher zu kommen, ohne die Ergebnisse zu publizieren.[186]

Handschs persönliche Aufzeichnungen weisen in die gleiche Richtung. Sie vermitteln darüber hinaus einen anschaulichen Eindruck von der Vielzahl der Quellen, aus denen die Ärzte übr Sektionsbefunde erfahren konnten, und sie zeigen die Bedeutung von Autopsien als wesentliche Grundlage und als wichtiges Korrektiv der ärztlichen Praxis. Etliche Einträge gehen schon auf Handschs Studentenzeit zurück. Die Professoren in Padua berichteten den Studenten immer wieder von Beobachtungen, die sie bei der Sektion der Leichen verstorbener Patienten gemacht hatten. Bellocati erzählte seinen Studenten beispielsweise von einem Wassersüchtigen, auf dessen Leber sich Blasen gebildet hatten.[187] Als er die Leiche eines Patienten aufschnitt, der an einer Pleuritis verstorben war, so hörte Handsch von Falloppia, habe er gesehen, dass sich ein Apostem, also eine örtliche Ansammlung von Krankheitsmaterie oder Eiter, gebildet hatte und dass das sonst so zarte, dünne Rippenfell auf zwei Fingerbreit verdickt war. Ähnliches, ergänzte Falloppia, lasse sich manchmal auch an den Hirnhäuten beobachten.[188] Falloppia, so hörte Handsch weiter, habe nicht glauben wollen, dass der Eiter aus einem solchem abgekapselten Apostem in die Lunge gelangen und von dort ausgehustet werden konnte, wie andere Ärzte meinten. Später habe er aber die Leichen zweier Patienten aufgeschnitten, deren ganzer Brustraum voll Eiter gewesen sei und deren Rippenfell völlig intakt war. Offenbar, so schloss er, könne die Krankheitsmaterie auf wundersame, verborgene Weise das Rippenfell durchdringen und in die Lunge gelangen.[189] Falloppia erzählte seinen Studenten auch

---

veränderter Lungenflügel, aber keine Hinweise auf eine Vergiftung gefunden hätten (Kistner, Opuscula (1611), S. 991–993, www.aerztebriefe.de/id/00013774, C. Hauck).

185 Chifflet, Singulares Observationes (1612), fol. 32v, „viventis iussu".
186 So berichtete Johannes Dryander (1500–1560) am 16.3.1547 Graf Wolrad von Waldeck sogar von mehreren Sektionen, die er bei einigen Opfern des grassierenden „pestilenzialischen Fiebers" vorgenommen habe (Wolff, Kartographen (1990), S. 8 f; www.aerztebriefe.de/id/00025350, U. Schlegelmilch).
187 Cod. 11183, fol. 22r.
188 Cod. 11210, fol. 14r.
189 Cod. 11210, fol. 14r.

von etlichen Sektionen von Steinleidenden, bei denen er den Stein stets im Nierenbecken, nie aber in der Nierensubstanz gefunden habe.[190]

Als praktizierender Arzt notierte sich Handsch immer wieder Autopsiebefunde. Manche stammten aus zweiter Hand. Auffällige Befunde machten offenbar verbreitet die Runde. So verzeichnete Handsch die krankhaften Veränderungen, die bei der Autopsie der Leiche von Kaiser Ferdinand I. zutage traten, der nach zehnmonatiger Erkrankung – man sprach von Katarrh und Zehrfieber – zum Skelett abgemagert war und sich nicht mehr auf den Beinen halten konnte. Die Ärzte fanden nicht nur große Mengen Sand in den Nieren, sonderen auch einen verhärteten, vertrockneten, mit dem Rückgrat verwachsenen Lungenlappen.[191] Einer von einem ungenannten Arzt herausgebrachten Geschichte Polens entnahm Handsch den Bericht über den König Georg, dessen Füße sehr stark angeschwollen waren, ein typisches Symptom der Wassersucht, die damals in der Regel auf einer geschädigte Leber zurückgeführt wurde. Als seine Bauchhöhle „ausgewaidet" wurde („exenteratus est"), erwies sich die Leber als verdorben („corruptum") und in der Gallenblase fand sich ein Stein von der Größe eines Taubeneis.[192]

In den eben genannten Fällen passte der Sektionsbefund gut zum klinischen Bild und bestätigte die Vermutungen der Ärzten. Nicht selten mahnten unerwartete Befunde jedoch zur Vorsicht bei der Diagnose- und Prognosestellung und waren somit besonders wertvoll für die zukünftige Praxis. Als warnendes Beispiel für die Gefahr eine öffentlichen Blamage notierte sich Handsch die *historia* eines Augsburger Kardinals, der in Rom unter intensiver ärztlicher Behandlung starb. Die Ärzte hatten ein Magenleiden diagnostiziert und ihm zahlreiche Arzneien gegeben, die ihn häufig erbrechen ließen, so heftig, dass sogar eine Vene platzte. Die Leichenöffnung zeigte jedoch keinerlei krankhafte Veränderung des Magens, dafür einen großen Nierenstein. Die Behandlung war also völlig falsch gewesen. Handsch ergänzte den Eintrag mit dem Hinweis auf den Sohn Lorenzos de' Medici, der nach dem Tod seines Vaters befohlen habe, dessen Arzt in den Brunnen zu werfen.[193]

Auch seinen Mentoren und Kollegen in Prag verdankte Handsch zuweilen einschlägige Berichte. Gallo erzählte von der Sektion einer Frau, die das von den Ärzten vermutete Leberapostem bestätigte.[194] Von Mattioli hörte er, dass man bei Leichenöffnungen zuweilen auch Krebs im Körperinneren finde.[195] Das war eine wichtige Erkenntnis, denn am lebenden Patienten konnte man Krebs damals in aller Regel nur dann diagnostizieren, wenn er, wie der Brustkrebs, durch die Haut tastbar war, oder

---

190 Cod. 11210, fol. 4v.
191 Cod. 11183, fol. 196v; derlei ausgedehnte Lungenbefunde würden den heutigen Arzt vor allem an eine Lungentuberkulose und vielleicht auch an ein Lungenkarzinom denken lassen. Die Leiche des Kaisers wurde anschließend einbalsamiert.
192 Cod. 11205, fol. 323v.
193 Cod. 11183, fol. 445r.
194 Cod. 11207, fol. 6v.
195 Cod. 11183, fol. 286v.

die Haut selbst in Mitleidenschaft zog, oder wenn sich, wie beim Gebärmutterkrebs, krebsige Materie nach außen entleeren konnte.

Handsch selbst scheint keine Leichen geöffnet zu haben, doch vor allem in seiner Zeit am Ambraser Hof erlebte er wiederholt in seinem unmittelbaren Umfeld, wie verstorbene Patienten seziert wurden. Eine Patientin im *gynaeceum* beispielsweise hatte zu Lebzeiten an Wassersucht gelitten. Im Bereich oberhalb der Leber empfand sie Schmerzen, wenn man darauf drückte. Tatsächlich erwies sich die Leber bei der Leichenöffnung als vergrößert und verhärtet. Sie hatte eine raue Oberfläche und in der Gallenblase fanden sich zwei erbsengroße Steine.[196]

Überraschungen barg der Autopsiebefund bei einem Mann, der in Innsbruck seinen Verletzungen erlag; offenbar hatte ihn ein Pferd in den Bauch getreten. Sein Hodensack war stark geschwollen und brandig. Als der erzherzogliche Wundarzt Hildebrand die Leiche öffnete, fand sich jedoch eine etwa drei Fingerbreit lange Wunde in der Magenwand. Von dort aus, so nahm man an, sei wohl die Materie in den Hodensack herabgeflossen. Erbrechen und andere von Autoritäten wie Celsus angeführte typische Zeichen einer Magenverletzung fehlten dagegen. „In den Kranken geschieht viel, was nicht geschrieben steht", war Handschs Schlussfolgerung aus dem Fall, die er durch ein „nota bene" am Rande gebührend hervorhob.[197]

Hildebrand war es auch, der im Mai 1571 in Innsbruck die Leiche eines jungen Mannes aus Trient öffnete, der an trockenem Husten, Atemnot und Schwere um die Brust gelitten hatte. In der Magengegend war außerdem nach links hin von außen eine Verhärtung tastbar gewesen. Die Ärzte hatten aufgrund des Tastbefunds ein Magenapostem vermutet, doch der Magen erwies sich bei der Autopsie als völlig intakt. Dagegen war die Leber stark verhärtet und von bleierner Farbe. Sie besaß nicht mehr ihre natürliche Form und auf ihrer Oberfläche hatten sich Pusteln gebildet. Die Gallenblase war verdickt. In der Brusthöhle fanden sich große Mengen an Blut und Wasser – zwei Schaff voll. Die Lungensubstanz selbst („substantia pulmonis") hatte sich in der Gegend um das Herz weitgehend aufgelöst; es waren nur noch einige Fasern verblieben.[198]

Vermutlich im gleichen Jahr und erneut durch den Hofwundarzt Hildebrand wurde ein trinkfreudiger Mann („vir bibulus") seziert, der eine schmerzhafte Geschwulst im Bereich der unteren Rippen entwickelt hatte. Von außen fühlte es sich an wie das gespannte Fell einer Trommel. Man hatte die Geschwulst eröffnet und mit einer Kanüle innerhalb eines Monats an die vierzig Pfund Blut und Eiter abfließen lassen, dazu kleine festere Brocken, die verdorbener Hirnsubstanz ähnelten. Bei der

---

196 Cod. 11183, fol. 289r; die mutmaßliche Datierung ergibt sich aus einem Eintrag wenige Seite zuvor (ebd., fol. 286r): „Oeniponti A. 67". Mit „gynaeceum" könnte aber auch das Damenstift in Hall gemeint sein, eine Art höhere Schule für junge Frauen vom Adel; es wurde 1567 gegründet, aber erst 1569 bezogen.
197 Cod. 11183, fol. 409v; Handschs Aufzeichnungen sind hier grob chronologisch geordnet und lassen vermuten, dass diese Sektion um 1569 stattfand.
198 Cod. 11183, fol. 412r.

Sektion der Leiche zeigte sich eine stark vergrößerte Leber, die sich kaum mit zwei Händen fassen ließ, mit einem faustgroßen Apostem voll stinkenden Eiters. Die Leber war so groß, dass sie fast in die Magengegend reichte. Schmerzen oder andere Beschwerden, die scheinbar dem Magen entsprangen, so erläuterte Hildebrand, könnten manchmal auch auf die Leber zurückgehen.

Auch von einer Autopsie an einem zehnjährigen Jungen im Innsbrucker Spital berichtete Handsch in jener Zeit. In der Harnblase fanden sich zwei fast hühnereigroße Steine.[199] Bei einem Schneider, der unter Atemnot, ohne Husten, und unter massiven Krämpfen gelitten hatte und schließlich in einer Kolikattacke starb, zeigten sich die Gedärme weitgehend intakt; Darmleiden galten as eine wichtige Ursache für Koliken. Die Leber wies nur schwärzliche Teilchen auf, aber kein Apostem. Sie war jedoch auf unnatürliche Weise mit dem Zwerchfell verwachsen. Und vor allem waren Teile der Lunge verdorben („corruptus").

Besonders ausführlich ist Handschs Bericht über die Autopsie des Hans Reiter im Februar 1574. Der Mann konnte seit Längerem nicht mehr gehen. Eine Behandlung mit Guayak hatte ebenso wenig geholfen wie eine Badekur in Partenkirchen. Am Ende litt er an schwerster Atemnot, konnte kaum mehr sprechen und starb schließlich den Erstickungstod. Willenbroch, der ihn zuletzt behandelt hatte, hatte eine Lähmung der Brust- und Beinmuskeln vermutet. Als Hildebrand die Leiche zur Mittagsstunde des folgenden Tags öffnete, zeigte sich jedoch die Lunge selbst zu großen Teilen massiv verändert. Sie war besonders auf der rechten Seite „verdorben" („corruptus"), eitrig und schwammig. Hildebrand erklärte diese Lungenveränderungen für die Ursache der Krankheit. In den Nierenbecken fanden sich zudem kleine harte Steine, aber keine Geschwüre, die Willenbroch zufolge, die Ursache von Nierensteinen waren. Die „Nerven" („nervi"), die neben den Nieren nach unten zogen, waren von „schlaffer" Konsistenz („flaccida") und wirkten fast wie „gekocht" („quasi cocti"), ein Befund, der, auch wenn Handsch dies nicht ausdrücklich anmerkte, aus damaliger Sicht immerhin Willenbrochs Verdacht auf eine Lähmung der Beinnerven bestätigte.

In diesem Fall notierte sich Handsch auch einige technische Details zu der Art und Weise, wie der Hofwundarzt bei der Sektion zu Werke ging. Möglicherweise wollte er sich auch selbst die nötigen manuellen Fertigkeiten aneignen. Das Gesicht des Toten wurde bedeckt, so wie wir das später auf niederländischen Darstellungen von anatomischen Demonstrationen sehen (vgl. Abb. 3). Hildebrand eröffnete den Bauch mit zwei kreuzförmigen Schnitten in der Nabelgegend. Ehe er eine Vene durchschnitt, band er diese ab, damit sich nicht das Blut über den Situs ergoss.

Innerhalb etwa eines Jahrzehntes in Innsbruck verzeichnte Handschs so eine ganze Reihe von Leichenöffnungen, denen er offenbar persönlich beiwohnte. Da bislang keine vergleichbaren Quellen aus jener Zeit für andere Städte und Höfe vorliegen, muss offenbleiben, inwieweit in Innsbruck und Ambras, vielleicht dank des erfahrenen Hildebrand, besonders viele Leichenöffnungen vorgenommen wurden.

---

199 Cod. 11183, fol. 445r.

Insgesamt gibt es jedoch keinen Zweifel: Die Sektion von verstorbenen Patienten war im 16. Jahrhundert keine Seltenheit.

Der Hauptgrund, warum die historische Forschung den zahlreichen schon aus dem 16. Jahrhundert auch im Druck überlieferten Autopsieberichten und der Wertschätzung, die sie unter den zeitgenössischen Ärzten genossen, mit wenigen Ausnahmen bislang kaum Beachtung geschenkt hat, ist offenkundig einmal mehr ein allzu simples, ja, fehlerhaftes Verständnis der frühneuzeitlichen Humoralpathologie und ihrer Komplexität und Flexibilität. Hätte man damals tatsächlich die meisten Krankheiten auf ein gestörtes Gleichgewicht der vier Säfte im Körper zurückgeführt, dann hätten Autopsien in der Tat kaum Aufschlüsse versprochen. Autopsien waren und sind vor allem dann vielversprechend, wenn eine Krankheit typischerweise mit sichtbaren lokalen Veränderungen an einzelnen Organen oder Körperteilen einhergeht. Wie im Laufe dieses Buchs immer wieder deutlich wurde, führten Ärzte und Laien Krankheiten damals vor allem auf krankhaft veränderte Säfte zurück, die sich in der Tat oft in bestimmten Teilen oder Organen ansammelten und dort lokale Beschwerden hervorriefen oder zur Quelle von Symptomen und krankhaften Veränderungen an anderen Stellen im Körper wurden. Die ärztliche Wertschätzung für die Autopsie als wichtige Erkenntnisquelle unterstreicht ihrerseits einmal mehr die Geltungskraft dieser Lehre.

Ansammlungen von Krankheitsstoffen waren bei einer Autopsie mit dem bloßen Auge sichtbar, und die allermeisten konkreten krankhaften Befunde, welche die Ärzte bei der Autopsie verstorbener Patienten fanden und beschrieben, das zeigen auch die von Handsch beschriebenen Autopsien, ließen sich in diesem Sinne deuten. Manchmal sammelte sich die krankhaft veränderte Materie in einem Hohlraum an, in der Lunge oder der Bauchhöhle beispielsweise. Ähnlich wie auf der äußeren Haut, fand sich die Krankheitsmaterie zuweilen auch in Bläschen, die sich auf der Oberfläche eines Organs bildeten. Häufiger noch verfestigte sich die Krankheitsmaterie an einem bestimmten Ort. Sie verstopfte das betreffende Organ, reicherte sich in ihm an. Verhärtungen oder Vergrößerungen der Leber, des Magens oder der Milz, welche die Ärzte zu Lebzeiten von außen ertastet hatten, lagen bei der Leichenöffnung als verhärtete oder vergrößerte Organe vor Augen. Zuweilen fanden die Ärzte, wie bei Hans Reiter, auch das Organ selbst in seiner Substanz verändert. Ein Lungenflügel oder die Leber konnten faulig zerfallen. Die Übergänge zu Bildern von lokalen Ansammlungen verdorbener Krankheitsmaterie sind hier fließend. Nach galenischer Lehre ging letztlich auch die Organsubstanz als solche aus dem Geblüt hervor und wurde von ihm ernährt. Der Begriff „Parenchym", der heutige Fachterminus für das spezifische Organgewebe, verweist in seinen griechischen Wortelementen ursprünglich auf die „daneben", nämlich neben die Venen, „hineingegossenen" Säfte.

Der augenfälligste, oft unverkennbare Befund freilich, der denn auch in den Autopsieberichten des 16. Jahrhunderts und in Handschs Aufzeichnungen eine herausragende Stellung einnimmt, waren Steine. Am lebenden Kranken traten Steine oder Konkremente manchmal unter der Haut auf, als Gichtophi vor allem, oder wurden als Nieren- und Blasensteine über den Harn ausgeschieden. Autopsien konnte eine Bildung von solchen Konkrementen auch in der Gallenblase, ja selbst in der Leber und in der Lunge nachweisen.[200] Ihre Entstehung ließ sich auf zweierlei Weise erklären. Lokale Säfteablagerungen konnten, insbesondere unter der Einwirkung von Hitze, also beispielsweise in einer heißen Leber, so stark austrocknen und sich verfestigen, dass sie zu Sand oder Steinen wurden. Ähnlich wie man das aus den Kalkablagerungen in den Wasserabflüssen mancher Thermen kannte, konnten Steine aber auch auf die allmähliche Ablagerung von kleinsten Teilchen zurückgehen, die im Geblüt oder in den Säften gelöst waren, sich aber im Lauf der Zeit zu immer größeren Konkrementen zusammenfanden. Diese kleinsten Teilchen konnte in den Harnwegen hängen bleiben, einem bevorzugten Ort der Steinbildung, sie konnten aber auch in der Leber kleine Steinchen bilden, die sich dann in der Galle wiederfanden.[201] Wie Handsch aus seinen Gesprächen mit Willenbroch wusste, ließ sich diese Erklärung auch gut mit der paracelsistischen Lehre vom „Tartar" verbinden.

Selbst das Fehlen eines pathologischen Befundes bei der Sektion konnte zuweilen wichtige Erkenntnisse eröffnen und gegebenfalls die überkommene Meinung der Autoritäten korrigieren. So entnahm Handsch seiner Lektüre Galens, dass bei der Wassersucht stets die Leber schwach sei. Willenbroch verwies ihn jedoch auf einen berühmten römischen Anatomen, der bei der Autopsie eines Wassersüchtigen ein völlig gesunde Leber („purissimum") vorgefunden habe.[202]

Beobachtungen an getöteten Tieren konnten zuweilen ihrerseits wertvolle Aufschlüsse, auf ähnliche krankhafte Veränderungen im Menschen eröffnen. So sah Handsch bei seinem Vater eine Schweineleber, deren Oberfläche mit Blasen übersät war. Das Schwein habe zu Lebzeiten gesund gewirkt, fügte er hinzu. Derlei Blasen, das ist damit impliziert, konnten also auch harmloser Natur sein.[203] Selbst was er von einem Metzger über die Veränderungen an der Leber und Lunge von Schafen und Rindern hörte, fand Handsch der Aufzeichnung würdig. Diese beiden Organe, erzählte ihm der Metzger, wiesen nicht nur manchmal Blasen auf, aus denen sich Wasser entleerte, wenn man sie mit dem Messer aufschneide. Manchmal seien Leber oder Lunge auch selbst verdorben oder es fänden sich krankhafte Säfteablagerungen („apostemata"), bei deren Eröffnung sich Eiter („sanies") entleere. Es sei zu vermuten, dass das Gleiche auch beim Menschen vorkomme, fügte Handsch hinzu.[204] Als eine Frau vom Lande mit stark aufgetriebenem Bauch vorstellig wurde, widersprach er zwar der vorangehenden Diagnose eines Laienheilers, der nicht, wie Handsch, eine *mola*, sondern eine Durchsetzung der Leber mit kleinen Steinchen (und damit wohl eine Bauchwassersucht) vermutet hatte. So redeten die *empirici* gerne, meinte er. Dass

---

200 So berichete Leonhard Dold in einem Brief an Sigismund Schnitzer, [Nürnberg] 1602 (abgedruckt in Hornung, Cista medica, S. 441) von der Sektion einer Leiche mit Steinen in der Leber und der linken Niere.
201 Cod. 11183, fol. 163v.
202 Cod. 11183, fol. 43r; Handsch verbesserte „corruptione" zu „imbecillitate" (Schwäche).
203 Cod. 11183, fol. 22r.
204 **Cod. 11183, fol. 188r: „Sic aliquando in homine credendum."**

aber die Leber mit Steinen durchsetzt war, hielt er durchaus für möglich; das sehe man in der Leber von Schafen.[205]

Faktizität

Wie wir im ersten Teil gesehen haben, waren Medizinstudenten und Ärzte mit der humanistischen Notationstechnik der *loci communes* von Jugend auf bestens vertraut. Sie wandten sie verbreitet an, um Zitate aus den antiken Dichtern und Schriftstellern zu sammeln, aber auch um medizinische Lesefrüchte und praktische Erfahrungen zu verzeichnen. Für Letzteres eigneten sich insbesondere sequentielle *loci communes*. Hier verzichtete der Schreiber darauf, seine Notizen in eine alphabetische oder systematische Anordnung zu bringen. Er machte seine Einträge einfach der Reihe nach, füllte eine Seite nach der anderen. Das Ergebnis ähnelte so dem, was man damals *adversaria* nannte, nämlich einem gewöhnlichen Notizbuch, das nur im zeitlichen Nacheinander, ohne jede Ordnung, Einträge zu unterschiedlichsten Themen versammelte.[206] Die Schreiber übernahmen jedoch das zentrale, konstitutive Element der *loci communes*-Technik: Sie vergaben Schlagworte und versahen spätere Einträge zum gleichen Thema mit dem gleichen Schlagwort. Diese Schlagworte oder Überschriften (*capita*) wurden in der Regel durch Großbuchstaben, eine andere Schriftgröße, andersfarbige Tinte oder durch die Hervorhebung auf der Seite oder am Seitenrand, auf den ersten Blick als solche erkennbar und wieder auffindbar gemacht. Einträge zu einem bestimmten Thema waren so leicht als solche zu erkennen (vgl. Abb. 2). Der Schreiber konnte später weitere Bemerkungen anfügen oder Querverweise machen. Ein Index oder Register konnte das Auffinden verschiedener Einträge zum gleichen Schlagwort zusätzlich erleichtern.

Mit gutem Grund bediente sich Handsch in seiner ärztlichen Zeit, wie andere praktizierende Ärzte und Naturforscher, bevorzugt dieser sequentiellen *loci communes*-Technik.[207] Sie war von vorherein nicht auf Vollständigkeit angelegt, sondern ließ beliebig viel Raum für neue Themen und neue Schlagwörter. Das war gerade in Medizin und Naturkunde ein großer Vorteil. Mit der zunehmend empirischen Ausrichtung der Medizin gewann das Wissen über konkrete einzelne Dinge und Phänomene, über Arzneien, anatomische Strukturen, physiologische Prozesse und Krankheiten etc., das nicht aus Büchern, sondern aus der Beobachtung in der Natur und am Krankenbett geschöpft wurde, wachsende Bedeutung. In der sequentiellen *loci communes*-Technik konnten problemlos entsprechende weitere, neue Schlagwörter hin-

---

205 Cod. 11205, fol. 408v.
206 Von „tumultarie" schrieb Albert Kijper in seiner Exzerpieranleitung Kijper, Medicinam (1643), S. 265.
207 Im 17. Jahrhundert empfahl der schlesische Arzt Martin Kerger dieses Vorgehen ausdrücklich (Kerger, Methodus (1695)).

zugefügt werden, etwa zu einer bislang unbekannten Heilpflanze oder einer bislang unbeachteten anatomischen Struktur.

Notizbücher nach dem *loci communes*-Prinzip waren im medizinischen und naturkundlichen Bereich mehr als nur eine Gedächtnisstütze. Sie bargen auch ein beachtliches erkenntnisproduktives, schöpferisches Potential. Die Verzeichnung von Lesefrüchten und persönlichen Beobachtungen in Form von *loci communes* hatte erhebliche epistemische Effekte. Sie lassen sich mit den Begriffen „Pluralisierung", „Kategorisierung" und „Dekontextualisierung" beschreiben.[208]

Pluralisierung: Die Sammlung von Textstellen zu einem bestimmten Thema aus den Werken verschiedener Autoren, ja, selbst ein und desselben Autors, unter einem Schlagwort, machte die Pluralität der Erkenntnisse und Meinungen augenfällig. Selbst die verehrten antiken Autoritäten, so zeigte der Blick auf die verschiedenen, im Lauf der Zeit gesammelten Einträge zum gleichen Schlagwort, widersprachen sich zuweilen und verwickelten sich in Widersprüche. Man durfte ihnen nicht ohne Weiteres vertrauen, tat gut daran, sich nach Möglichkeit mit den eigenen Sinnen zu vergewissern.

Kategorisierung: Die *loci communes*-Technik trug dazu bei, bestehende Kategorien neu zu ordnen und neue zu schaffen. Die Entscheidung für bestimmte *loci* oder Schlagwörter und die jeweilige Zuordnung der Einträge zu ihnen war stets auch ein wissensproduktiver Akt.[209] Für Medizin und Naturphilosophie galt dies in ganz besonderer Weise. Die Zuordnung von empirischen Einzelbeobachtungen und -erkenntnissen zu einem *locus* oder Oberbegriff war diesem ja nicht inhärent. Sie gründete auf Abstraktion. Diese Abstraktion konnte ganz unterschiedlichen Interessen und Kriterien folgen und damit zu unterschiedlichen Resultaten führen. In Botanik und Zoologie beispielsweise konnten Spielarten einzelner Pflanzen oder Tiere jeweils als unterschiedliche Entitäten konstruiert oder auch zu einer Entität zusammengefasst werden. Das war mehr also nur eine intellektuelle Frage. Die Entscheidung hatte beispielsweise sehr konkrete Konsequenzen für die therapeutische Verwendung von Heilpflanzen. Unterschiedliche Pflanzen, auch wenn sie fast gleich aussahen, hatten erfahrungsgemäß oft auch unterschiedliche Wirkungen oder wirkten unterschiedlich stark. Erst recht hatte die Zuordnung von empirischen Einzelbeobachtungen zu Krankheitsbegriffen wie „Skorbut", „Krebs", „Dreitagesfieber", „Hysterie" oder „Wassersucht" weitreichende Implikationen für das Verständnis und die Behandlung von Krankheiten. Indem die *loci communes*-Technik eine Zuordnung unterschiedlicher Beschwerdebilder zu einem einheitlichen Oberbegriff förderte, trieb sie die Abgrenzung unterschiedlicher Krankheitsentitäten voran und stärkte eine ontologische Krankheitsauffassung, derzufolge sich Krankheiten wie Tiere, Pflanzen und andere Dinge in der Natur unterschiedlichen Arten oder Typen zuordnen ließen.

---

[208] Stolberg, Medizinische Loci communes (2013).
[209] Sharpe (Politics of reading (2000), S. 191) hat die kreative Rolle des zuordnenden Schreibers treffend zusammengefasst: „as he selects, paraphrases, arranges, glosses, cross-references and indexes, he performs a very individual reading and interpretation".

Dekontextualisierung: Mit gutem Grund empfahl kein Geringerer als Francis Bacon (1561–1626), der vielen bis heute als der geistige Vater jener vielbeschworenen naturwissenschaftlichen Revolution des 17. Jahrhunderts gilt, nachdrücklich „the disposition and collocation of that knowledge which we preserve in writing" in Form eines „good digest of common places".[210] Medizinische und naturkundliche Notizbücher nach der *loci communes*-Technik haben einen wichtigen Platz in der Geschichte der wachsenden Wertschätzung für „wissenschaftliche Tatsachen". Denn die Wertschätzung für „Fakten" oder „Tatsachen", darauf hat unter anderem Lorraine Daston mit Nachdruck hingewiesen, ist kein zeitloses Phänomen. „Fakten" gewannen erst im Laufe der Frühen Neuzeit, mit dem Aufstieg eines neuen, stark empirisch geprägten Wissenschaftsverständnisses eine Schlüsselstellung. Ein zentrales Charakteristikum von Fakten, genauer gesagt, von deren Verschriftlichung und Kommunikation, ist deren Kürze und sie hat weitreichende erkenntnistheoretische Implikationen: In dieser Kürze spiegelt sich idealiter der reine, neutrale, voraussetzungs- und theorielose Status von „Tatsachen". Denn diese folgen keiner vorgegebenen Ordnung. Wie die Karten eines Kartenspiels können sie nach Belieben durchgemischt und immer wieder in eine neue Anordnung gebracht und je nach Bedarf in Tafeln oder Listen angeordnet werden. Sie können damit immer wieder aufs neue und auf ganz unterschiedliche Weise als Bausteine und empirische Belege für eine unbegrenzte Vielfalt von Argumenten, Theorien, Erklärungsmodellen oder Klassifikationen dienen.[211]

Die Parallelen zu Wesen und Funktion von Notizbüchern nach der *loci communes*-Technik liegen auf der Hand.[212] Charakteristisches Merkmal der Einträge war deren Kürze und Dekontextualisierung. Textpassagen und empirische Beobachtungen wurden aus ihrem ursprünglichen Zusammenhang gerissen und nach dem Ermessen des Verfassers einzelnen Schlagwörtern zugeordnet. Die Anpassung einer der zentralen humanistischen Kulturtechniken, der Anfertigung von *loci communes*, an die eigenen Bedürfnisse förderte und unterstützte so unter Ärzten und Naturforschern einen mentalen Habitus, in dem faktische Aussagen und Erkenntnisschnipsel eine Schlüsselrolle spielten. So wie Schuljungen und Studenten der *artes* lernten, kurze Zitate und Schlüsselaussagen aus den Werken der antiken Dichter, Philosophen nach *loci* geordnet zu verzeichnen, so begannen sie als Ärzte und Naturforscher neben entsprechenden Exzerpten aus der einschlägigen Literatur auch kurze, prägnante Aussagen und Erkenntnisse aus dem Buch der Natur zu verzeichnen, ohne sie gleich in ein systematisches, durch eine bestimmte Theorie vorgegebenes Ordnungssystem zu pressen.

---

210 Bacon, Twoo bookes (1605), S. 106.
211 Daston, Perché (2001).
212 Daston, Taking notes (2004), S. 445, hat mit Nachdruck auf diese Parallele hingewiesen: „the Renaissance humanist practice of excerpting short, pithy quotations from long texts for florilegia and commonplace books bears a close resemblance to the excerpting of short, pithy facts from the continuum of experience"; ähnlich hat auch schon Ann Blair, Humanist methods (1992), S. 545 in ihrer Untersuchung des (gedruckten) *Universae naturae theatrum* von Jean Bodin argumentiert.

Die Medizin und die „wissenschaftliche Revolution" des 17. Jahrhunderts

Auf breiter Ebene, nicht nur in Anatomie und Botanik, sondern auch und vor allem im Hinblick auf Fragen der medizinischen Praxis wandten sich die gelehrten Mediziner des Renaissance-Zeitalters also der Empirie zu. Diese markante Verschiebung in der medizinischen Erkenntnistheorie und Methodik äußerte sich in der intensiven Suche nach pathologischen Veränderungen durch Autopsie an der Leiche. Sie zeigte sich in einer stark steigenden Wertschätzung für die Kasuistik und für das daraus induktiv gewonnene Wissen im Gegensatz zur deduktiven Ableitung aus allgemeinen theoretischen Lehrsätzen. Sie schlug sich in der Weiterentwicklung der *loci communes*-Technik zu einem Instrument der Aufzeichnung von empirischen Beobachtungen nieder. Und sie fand, im engen Zusammenspiel mit der Botanik, ihren Ausdruck in dem Bemühen, die Wirkungen von Heilpflanzen und Arzneimischungen zu verifizieren, bis hin zu experimentellen Prüfungen an zum Tode Verurteilten.

Die Hinwendung der gelehrten Ärzte zur Empirie ist umso bemerkenswerter, als sie eine zentrale Grundlage ihrer professionellen Autorität und ihres Status bedrohte. Je mehr sich das Gewicht von der *ratio* auf die *experientia* verlagert, umso problematischer wurde die Abgrenzung von den *empirici*, jenen zahlreichen Heilkundigen, gegen die die gelehrten Ärzte unablässig polemisierten, weil sie die Kranken nur auf Erfahrung gestützt behandelten und damit, so die Ärzte, nur allzu oft lediglich die Symptome behandelten, die eigentlichen Krankheitsursachen aber unberührt ließen, die die gelehrten, „rationalen" Ärzte zu identifizieren wussten.

Die Aufwertung der empirischen Erkenntnis gegenüber der Buchgelehrsamkeit in der Medizin, darauf hat Hal Cook hingewiesen, hatte letztlich weitreichende Auswirkungen auf die Entwicklung der Wissenschaften von der Natur insgesamt. Auffällig viele Mitglieder der Royal Society und überhaupt der sogenannten wissenschaftlichen Revolution des 17. Jahrhunderts waren Ärzte.[213] Aus der Medizin brachten sie jenes ausgeprägte Interesse an den konkreten, spezifischen, nur durch genaue Beobachtung erkennbaren Eigenschaften und Wirkvermögen der Dinge in der Natur mit, zusammen mit dem methodischen Handwerkszeug, das eine systematische Überprüfung solcher Wirkungen erlaubte. Wesentliche epistemische Praktiken der *scientia nova*, wie sie der als Wegbereiter des Empirismus und Begründer der Wissenschaftlichen Revolution gefeierte Francis Bacon (1561–1626) im frühen 17. Jahrhundert propagierte,[214] waren zu seiner Zeit in der Medizin längst erfolgreich angewandte Praxis. Die Idee der Nutzbarmachung und der Naturbeherrschung war der Medizin als eminent praktischer Disziplin ohnehin immanent. Ein Mediziner, der Arzt und Humanist Girolamo Cardano (1501–1576), hatte diese Idee denn auch schon ein halbes Jahrhundert vor Bacon auf den Punkt gebracht: „Das Studium der Philosophie als solches ist schön

---

[213] Cook, Victories (2010).
[214] Bacon, Twoo bookes (1605).

[...]. Seine Frucht aber ist die Wissenschaft von den natürlichen Dingen, aus der die Künste hervorgehen, vom Antrieb durch Feuer und Wasser und von Last- und Zugmaschinen, und die Kenntnis der Eigenschaften der Dinge und Ursachen."[215]

---

[215] Cardano, Opera (1562), S. 107, „Philosophiae studium ipsum per se pulchrum est [...]. Fructus autem est scientia rerum naturalium, unde artes exoriuntur, impulsus per ignem et aquam, et machinarum se exonerantium trahentiumque, tum noticia proprietatum rerum et causarum."

Teil III Ärzte, Patienten und medikale Laienkultur

Ärzte, Patienten und medikale Laienkultur

Die Bedeutung der ärztlichen Medizin im Alltag der Menschen veränderte sich seit dem ausgehenden 15. Jahrhundert deutlich. Die Zahl der studierten Ärzte stieg stark an und die Ärzte ließen sich zunehmend auch in kleineren Städten nieder. Sie machten so ihre gelehrte Medizin immer weiteren Bevölkerungskreisen zugänglich und standen ihrerseits in der alltäglichen Praxis zunehmend Menschen aus allen sozialen Schichten gegenüber. Eine wesentliche Triebkraft hinter dieser Entwicklung war das wachsende demographische, wirtschaftliche und kulturelle Gewicht des städtischen Bürgertums und dessen Wertschätzung für Bildung. Viele Stadtbürger waren bereit, bei eigenen Krankheiten einen gelehrten Arzt zu konsultieren und entsprechend zu honorieren. Mit ihren Stimmen in den Stadtmagistraten verbesserten sie zudem die Aussichten auf ein ausreichendes ärztliches Einkommen, auch außerhalb der prosperierenden großen Handelsstädte. Immer mehr Städte stellten nämlich nach italienischem Vorbild einen Stadtarzt ein. Auch in kleineren Städten, in denen die Aussichten auf üppige Honorare aus der freien Praxis beschränkt waren, bot das stadtärztliche Salär den Ärzten nun eine gewisse finanzielle Sicherheit. Es ermutigte die Ärzte, sich dort niederzulassen, in der Hoffnung das meist bescheidene stadtärztliche Salär in ausreichendem Maße durch Einnahmen aus der freien Praxis ergänzen zu können. Nicht zuletzt erkannte das städtische Bürgertum Bildung und eine säkulare Berufstätigkeit als Weg zum gesellschaftlichen Aufstieg für die eigenen Söhne. Die Medizin wurde zu einer attraktiven beruflichen Option. Die wachsende Zahl an medizinischen Universitätsabsolventen verbesserte wiederum ihrerseits die Zugänglichkeit und das Gewicht der ärztlichen Medizin in der zeitgenössischen Gesellschaft.

Nach drei Jahren Studium in Padua und der Promotion zum *doctor medicinae* in Ferrara kehrte Handsch über Trient in die Heimat zurück.[1] Es war für ihn an der Zeit, sich eine berufliche Existenz aufzubauen. Das war jedoch für einen jungen Arzt alles andere als einfach. Die Patienten zogen in der Regel erfahrene Ärzte vor, die bereits einen guten Ruf genossen und Behandlungserfolge vorweisen konnten. Er habe sich in Tübingen niedergelassen, klagte der frischgebackene *doctor medicinae* Johann Schwartz 1577, um sich dort in der medizinischen Praxis zu üben. Er könne jedoch kaum Erfahrungen sammeln. Die wenigen Patienten, die ärztliche Behandlung suchten, würden fast alle von den eingesessenen, erfahreneren Ärzten behandelt, so dass er als junger und noch unbekannter Arzt kaum etwas zu tun habe.[2] „Man gehe

---

[1] Cod. 9650, foll. 25v-26v, Abschrift eines Briefs an Matthaeus Collinus, aus Trient, im Sommer 1553, mit der Ankündigung, er hoffe im Herbst wieder zurück in Prag zu sein.
[2] HStA Stuttgart, A 282, Bü. 1301, undatierter Brief von Johann Schwartz an Herzog Ludwig von Württemberg, Eingangsvermerk vom 16.4.1577; Schwartz wollte daher nach Esslingen gehen, wo derzeit nur ein Stadtarzt tätig sei.

lieber zum Schneider, denn zum Schneiderle," notierte Handsch schon früh in seiner Sprichwortsammlung.³

Die verbreitete Bevorzugung praxiserfahrener Ärzte lässt sich mittelbar auch den Schreiben entnehmen, die Ärzte an städtische Obrigkeiten richteten, wenn sie sich um die Stelle eines Stadtarztes bewarben. Regelmäßig betonten die Bewerber nicht nur ihre universitäre Ausbildung, möglichst an einer berühmten Universität, sondern auch ihre praktische Erfahrung.⁴ Er sei in seiner vierzehnjährigen ärztlichen Praxis „mit solchem Vleiß gebraucht gebraucht unnd in ein solche Practic unnd Erfarnhait kommen", erklärte beispielsweise der Wasserburger Arzt Georg Haindlacher 1549, dass er es mit anderen Leibärzten – gemeint waren insbesondere die in Augsburg – gut aufnehmen könne.⁵ Er habe nicht nur an diversen Universitäten studiert, pries Jacob Berckhmüller 1606 seine Erfahrung an, „sondern auch sowol in dem ansehenlichen und löblichen Hospital Sancta Maria Nova zu Florenz als anderer Orten, in gehörter Facultet so weit practiciert d[a]z ich nun mehr, durch göttlichen Beystandt, mein *talentum* anzulegen Ursach habe."⁶ Urban Schlegel verwies seinerseits auf die praktischen Erfahrungen, die er sich in den Münchner Hospitälern erworben habe.⁷ Frühere Dienstherren priesen Ärzte in ihren Empfehlungsschreiben ihrerseits mit Worten wie „ein wol erfahrner gelöbter Medicus".⁸

Besonders ausgeprägt war die Konkurrenz in großen Städten wie Nürnberg, Augsburg, Prag, Basel und Zürich. Eine zahlreiche, wohlhabende Bevölkerung eröffnete hier Aussichten auf eine lukrative Praxis. In Prag beispielsweise lebten damals rund 20.000 Menschen, darunter zahlreiche Adlige und wohlhabende Bürger.⁹ Neuankömmlinge mussten jedoch gegen eine Reihe von etablierten, erfahreneren Ärzten bestehen, ganz zu schweigen von den zahllosen Badern, Barbieren und Laienheilern, die dort ebenfalls ihre Dienste anboten. „In grossen Teychen fengt man grosse Fisch", aber man „ersaufft auch wol darinne", brachte Handsch die Lage auf den Punkt.¹⁰ Es gab junge Ärzte wie Felix Platter, der sich nach eigener Darstellung in seiner Heimatstadt Basel in kurzer Zeit gegen ein rundes Dutzend anderer *doctores medicinae* durchsetzen konnte und bald Kranke aus den führenden Familien der Stadt und Umgebung zu seinen Patienten zählte. Platter hatte freilich an einer renommierten ausländischen Universität studiert und seine Familie sowie sein designierter Schwiegervater, der Chirurg und Ratsherr Franz Jeckelmann, waren in Basel bekannt

---

3 Cod. 9671, fol. 74r.
4 Schlegelmilch, How to become a town physician (2019).
5 Brief Haindlachers, Augsburg [1549, laut Aktenvermerk] (www.aerztebriefe.de/id/00001294, S. Herde).
6 Brief Berckhmüllers, Augsburg, 7.3.1606 (www.aerztebriefe.de/id/00001973, S. Herde).
7 Brief Schlegels, Augsburg, 15.11.1618 (www.aerztebriefe.de/id/00001983, S. Herde/T. Walter).
8 Stadtarchiv Augsburg, Collegium Medicum, Karton 4, Zeugnis von Pfalzgraf Wolfgang Wilhelm zu Neuburg, 1615.
9 Albrecht, Prag (2012), S. 1658; Ledvinka/Pešek, Public and private lives (1997); Pešek, Prague (1997).
10 Cod. 9671, fol. 60v.

und einflussreich. Er konnte somit auf ein gewachsenes Geflecht an sozialen Beziehungen zurückgreifen. Zudem scheint er es verstanden haben, seine anatomischen und uroskopischen Fähigkeiten gebührend in Szene zu setzen.[11]

In kleineren Städten und Marktflecken war die Konkurrenz für einen jungen, unerfahrenen Arzt weniger bedrohlich. Hier konnte er auf ein leichteres Spiel hoffen. Allerdings gab es in der Regel auch nur eine begrenzte Zahl von betuchten Familien, deren großzügigen Honorare die erhofften Einkünfte sichern konnten. Selbst von Innsbruck, mit der nahen erzherzoglichen Residenz in Ambras, meinte Handsch: „Wer sich zu Ißbruck wil neeren, der muß vil flicken und wenig verzeren."[12] Zudem mochte zwar die Konkurrenz durch ärztliche Kollegen in kleineren Städten und Martkflecken geringer sein. Der junge Arzt musste sich aber immer noch gegen die örtlichen Bader, Barbiere und Laienheiler durchsetzen, die vielerorts auch in Abwesenheit akademisch gebildeter Ärzte seit langem und durchaus zur Zufriedenheit ihrer Patienten die Gesundheitsversorgung gesichert hatten.

Trotz der oftmals schwierigen Anfänge arbeitete die große Mehrheit der medizinischen Universitätsabsolventen früher oder später in eigener Praxis. Manche blieben wie Platter in ihrer Heimatstadt. Viele zogen in die Fremde. Manche blieben für lange Zeit oder bis zu ihrem Tod an einem Wirkungsort. Für andere war die erste Niederlassung nur der Beginn in einer Reihe von Ortswechseln, die sie im Idealfall im Laufe der Zeit zu immer attraktiveren und einträglicheren Positionen führte. Die Ärzte waren in dieser Hinsicht paradigmatisch für ein neues und historisch wirkmächtiges soziales Phänomen, wenn nicht sogar dessen Vorreiter: Sie waren Mitglieder einer mobilen Profession, deren beruflicher und wirtschaftlicher Erfolg ebenso wie ihr Platz in der städtischen Gesellschaft sich in erster Linie ihrer Ausbildung und ihrem akademischen Grad verdankte, nicht ihrem Herkommen und ihrem ererbten Vermögen. Gestützt auf das kulturelle Kapital[13] ihrer Ausbildung konnten viele von ihnen als Fremde, fern von der Heimat und ohne die Unterstützung durch Verwandte und Freunde, eine berufliche Existenz begründen, und manche von ihnen gelangten zu beachtlichem Wohlstand.

Handsch gehörte zu den weniger Erfolgreichen. Möglicherweise – dafür gibt es keine gesicherten Belege – versuchte er nach seiner Rückkehr aus Padua zunächst, im heimischen Leipa Fuß zu fassen. Immerhin kannte man ihn dort gut und seine Familie war etabliert. Schon bald nach seiner Rückkehr aus Italien finden wir ihn jedoch wieder in Prag. Er arbeitete anscheinend erneut in Collinus' Schule im Engelsgarten und wartete, wie er in einem Briefgedicht schrieb, dass Erzherzog Ferdinand mit seinem Leibarzt Andrea Gallo, Handschs Gönner, nach Prag zurückkehrte. Dann werde er in Gallos Haus wohnen und ihn in der Praxis begleiten.[14] So kam es. Von Mai

---

11 Platter, Tagebuch (1978), S. 338–356.
12 Cod. 9671, fol. 58r.
13 Bourdieu, Les trois états (1979).
14 Cod. 9821, foll. 247r-v, *epistola poetica* an Hoddeiovinus, vom 16.1.1554 zu Prag, wo er „tantisper residebo, Ferdinandus/Dum princeps rursus Pragensem migret in urbem/Illius tunc cum medico

1555 bis Juli 1556 lebte und arbeitete Handsch bei Gallo.[15] Gemeinsam mit ihm besuchte er zahlreiche Patienten und behandelte sie zuweilen auch in Gallos Auftrag. Er hatte auch Kontakt mit Gallos ärztlichen Kollegen, allen voran mit Pietro Andrea Mattioli, der für seine spätere Karriere noch eine entscheidende Rolle spielen sollte. Handsch assistierte Gallo zudem in anderer Weise. Er trug zu einem ausführlichen Konsil von Gallo für den an „Herzzittern" („tremor cordis") leidenden König, dem späteren Kaiser Maximilian II. bei.[16] 1556 bereitete er eine umfangreiche Pestschrift Gallos für den Druck vor.[17]

Die Tätigkeit als Helfer oder Famulus eines älteren Arztes erlaubte es Handsch, wie anderen frisch gebackenen *doctores medicinae*, Erfahrungen am Krankenbett zu sammeln und von älteren Kollegen zu lernen. Handschs umfangreiche Aufzeichnungen aus seiner Prager Zeit dokumentieren diese praktische Lernerfahrung eindrucksvoll. Er zeichnete zahlreiche Fälle auf, notierte sich die Rezepte, die Gallo und andere Ärzte verordneten, und verfolgte Behandlungsverläufe. Auch in der Folgezeit bewegte er sich im Umfeld von Gallo und Mattioli.[18]

Trotz seiner Beziehungen zu Lehner, Gallo, Mattioli und Collinus gelang es Handsch jedoch über Jahre nicht, sich in Prag eine einträgliche eigene Praxis aufzubauen. Er machte sich über seine Erfolglosigkeit keine Illusionen. Es sei ihm zuwider, klagte er acht Jahre nach seiner Promotion, weiterhin in Prag als Arzt zu arbeiten, für geringe, unwürdige Honorare („indigna et exigua praemia") und angesichts der verabscheuenswürdigen Rohheit („detestabilem barbariem") und Undankbarkeit der Leute. Er habe kaum das Geld für eine bescheidene Ernährung und Kleidung.[19] In seiner Armut sah er wiederum eine Ursache für die geringe Wertschätzung und Autorität, die ihm zuteil würden. Ein Arzt von nur mittelmäßiger Gelehrsamkeit, der sich aber mit Glanz umgebe, werde leichter beliebt als ein wirklich gelehrter, der in bescheidenen Verhältnissen lebe. So verderbt sei die jetzige Zeit nämlich, dass sie das Innere am Äußerlichen messe.[20] Ärztliche Armut mag tatsächlich Zweifel geweckt haben. Wer gute Heilerfolge erzielte,

---

Doctore, manebo/ Andreae Gallo fautore meo atque patrono/ Excellente, suas quoniam me sumet in aedes/ Inque suam praxim, sic innotescere possum/Egregieque artem medicam deducere in usum."
15 Cod. 11207, fol. 1r; das gesamte Notizbuch diente im Wesentlichen dazu, seine Erfahrungen bei Gallo zu dokumentieren.
16 Cod. 11158; Tobias Heusinger, Würzburg, arbeitet derzeit an einer Dissertation zum „Tremor cordis" und seiner Bedeutung in der Krankengeschichte von König (später Kaiser) Maximilian und Erzherzog Ferdinand.
17 Cod. 9821, foll. 270v-221r, Briefgedicht an Hoddeiovinus vom Juli 1556; vermutlich handelt es sich um den letztlich erst posthum veröffentlichte *Fascis de peste* (1567).
18 Cod. 11207.
19 Cod. 9650, foll. 76v- 78r, Abschrift eines Briefs von Handsch an Pietro Andrea Mattioli, 26.4.1561
20 Cod. 9650, foll. foll. 63v-67v, Abschrift eines undatierten Briefs von Handsch an den Pfarrer („parochus") von Leipa, ca. 1560/61 (die grobe Datierung ergibt sich aus Handschs Hinweis auf drei Bände der von ihm zusammengestellten *Farragines poematum*, die gerade gedruckt würden. Die ersten drei Bände der *Farragines* erschienen 1561, der vierte, hier nicht erwähnte 1562).

von dem durfte man aber erwarten, dass er auch einen gewissen, äußerlich sichtbaren Wohlstand erlangte. Wer arm blieb, legte also das Gegenteil nahe.

Stadtärzte

Die meisten Ärzte verdankten ihre wirtschaftliche Existenz in erster Linie den Honoraren ihrer Patienten. Ergänzend gingen viele Ärzte jedoch auch Dienstverhältnisse ein. Manche verpflichteten sich gegen ein festes Entgelt, die Insassen eines Hospitals oder eines Klosters medizinisch zu betreuen. Vor allem in kleineren Städten war es jedoch das Amt eines Stadtarztes, das den Ärzten einen herausgehobenen Status und eine gewisse wirtschaftliche Sicherheit versprach.

„Stadtärzte" gab es vereinzelt schon im spätmittelalterlichen Deutschland. Bekannte Beispiele sind Amplonius von der Buchen in Nördlingen, Hermann Schedel (1410–1485) in Augsburg und Hartmann Schedel in Nördlingen und Amberg.[1] Im 14. und 15. Jahrhundert konnten auch noch Barbiere und Wundärzte ohne akademische Ausbildung zu „Stadtärzten" ernannt werden.[2] Im 16. Jahrhundert gab man dagegen vielerorts dezidiert den studierten Medizinern den Vorzug.[3] So sehr glaubten manche Stadträte und städtische Obrigkeiten an die Überlegenheit der gelehrten, akademischen Medizin, dass sie sogar frisch gebackene *doctores medicinae* gleich nach dem Studium zu Stadtärzten bestellten. Kleinere Städte mit einer begrenzten zahlungskräftigen Klientel, die sich schwerer taten, einen Arzt für dieses Amt zu gewinnen, unternahmen mitunter erhebliche Anstrengungen, um studierte Ärzte aus anderen Städten oder aus den Diensten eines Fürsten abzuwerben. Man fragte bei anderen Städten nach oder bat Ärzte und andere Gelehrte um Vermittlung. Im Laufe des 16. Jahrhundert, als immer mehr promovierte Ärzte die Universitäten verließen, gestaltete sich die Suche einfacher. Städte an der Peripherie mussten aber auch Ende des 16. Jahrhunderts noch Anstrengungen unternehmen. So schickte der Rat der Stadt Reval noch 1593 einen Apotheker nach Lübeck, mit dem Auftrag, dort nach einem geeigneten Arzt zu suchen.[4]

Trotz ihrer offenkundigen Bedeutung nicht nur für die Geschichte der Gesundheitspflege im engeren Sinne ist die Geschichte der Stadtärzte für den deutschsprachigen Raum bisher nur unzulänglich untersucht.[5] Einschlägige Hinweise finden sich verstreut in zahllosen lokalhistorischen und biographischen Arbeiten. Georg Handschs Aufzeichnungen helfen hier auch nicht viel weiter, denn er hatte nie das Amt eines Stadtarztes inne. Vielfältige, bislang noch nicht systematisch ausgewertete

---

[1] Pfeil/Walter, Reichsstadt (2017); Kintzinger, Status (2000), S. 63; Laschinger, Dr. Hartmann Schedel (1993); Fischer, Hartmann Schedel (1996);
[2] Kintzinger, Status (2000), S. 68–69.
[3] Vgl. beispielsweise Uhlig, Suche (1938), zu den Zwickauer Stadtärzten.
[4] Brief von Petrus Burdanus an die Stadtobrigkeit von Reval, Lübeck 15.7.1593 (www.aerztebriefe.de/id/00035087, S. Schlegelmilch); s. a. Uhlig, Auf der Suche (1938).
[5] Einen Überblick über den bislang unbefriedigenden Forschungsstand sowie Fallstudien zum 17. und 18. Jahrhundert bieten Schilling/Schlegelmilch/Splinter, Stadtarzt (2011), S. 99–133; Schlegelmilch, Magnificent work (2015), S. 151–168; Schlegelmilch, Ärztliche Praxis (2018); zum 15. und 16. Jahrhundert vgl. Kintzinger, Status (2000), bes. S. 70–73.

Aufschlüsse bergen dagegen die zahlreich überlieferten stadtärztlichen Anstellungsverträge und die Korrespondenzen von Stadtärzten mit den städtischen Obrigkeiten, in deren Diensten sie standen oder bei denen sie sich bewarben, aber auch mit Kollegen, denen sie von ihrer Situation berichteten.[6]

Die Pflichten und die Entlohnung der Stadtärzte gestalteten sich vielerorts sehr ähnlich. Offenbar war das Amt des Stadtarztes im 16. Jahrhunderts bereits so gut etabliert, dass die städtischen Obrigkeiten zumeist recht klare Vorstellungen davon hatten, was man von einem Stadtarzt erwarten durfte und was man ihm für seine Dienste bieten musste. In ein und derselben Stadt entsprach der neue Vertrag für den zukünftigen Amtsinhaber sogar oft fast im Wortlaut dem des bisherigen oder es wurden nur Kleinigkeiten verändert, vor allem die Entlohnung des Arztes betreffend, nicht seine Pflichten. In Frankfurt am Main beispielsweise unterschied sich die stadtärztliche Bestallungsurkunde für Nikolaus Bälz aus dem Jahr 1465 nur wenig von der für Peter Uffenbach (1566–1635) und Johann Hartmann Beyer aus dem ausgehenden 16. Jahrhundert.[7]

Die wichtigste, aufgrund ihrer nur scheinbaren Selbstverständlichkeit rückblickend leicht übersehene Pflicht eines Stadtarztes war es, wie im Fall der italienischen *medici condotti* und der spanischen Stadtärzte,[8] die medizinische Versorgung der Bevölkerung durch einen gelehrten Arzt sicherzustellen, bei Tag und Nacht und bei Arm und Reich, wie es oft hieß. Damit verband sich in der Regel eine mehr oder weniger konkret ausformulierte und reglementierte Residenzpflicht. Vielerorts durfte der Arzt die Stadt selbst für eine einzige Nacht nur mit der ausdrücklcihen Genehmigung des Bürgermeisters oder eines anderen Vertreters der städtischen Obrigkeit verlassen. Andernfalls, so die wohl durchaus berechtigte Sorge, verbrachte der Stadtarzt womöglich viel Zeit auf den Landsitzen wohlhabender adeliger Patienten statt sich um seine städtischen Patienten zu kümmern.

Viele Städte bemühten sich zudem, vertraglich sicherzustellen, dass die Dienste des Stadtarztes nicht nur einer bemittelten Minderheit zugänglich waren. Anstellungsverträge forderten regelmäßig, dass der Arzt die Patienten nicht übervorteilen dürfe, ja, sich mit seinen finanziellen Forderungen gebührlich zurückhalten müsse. In manchen Städten entschieden im Streitfall Bürgermeister und Rat über das jeweils angemessene Honorar und der Stadtarzt musste sich ihrem Urteil beugen.[9] Teilweise ging man noch einen Schritt weiter und legte konkrete Obergrenzen fest. Matthias Gabler beispielsweise durfte als Stadtarzt von Esslingen für eine Harnschau und seinen Rat bzw. das ausgestellte Rezept nur maximal 8 Pfennige fordern, und eben-

---

6 Das Würzburger Akademienprojekt „Frühneuzeitliche Ärztebriefe" hat bislang rund 200 Bestallungsschreiben beziehungsweise Reversbriefe (Bestätigungsschreiben) bearbeitet.
7 Siehe www.aerztebriefe.de/id/00004035, T. Walter, www.aerztebriefe.de/id/00004230, T. Walter und www.aerztebriefe.de/id/00004232, A. Döll/T. Walter.
8 Nutton, Continuity (1981); López Piñero, Medical profession (1981), S. 95.
9 Bestallung von Karl Baumann in Burghausen vom 13.7.1576, www.aerztebriefe.de/id/00023275, T. Walter.

soviel für den Gang zum Haus des Patienten.[10] Jörg Hayndlochers Vertrag als Stadtarzt von Dinkelsbühl legte 1556 nahezu identische Beträge fest.[11] In Frankfurt durften Nikolaus Bälz 1465 und Johann Steinwert 1500 ebenso wie Ludwig Graf und Adam Lonitzer 50 Jahre später maximal 12 Heller für eine Harnschau nehmen.[12] Die Lindauer Stadtärzte durften 1584 nicht mehr als 3 Batzen für einen Hausbesuch nehmen.[13] Das waren allesamt bescheidene Beträge, wie sie fast jede Familie notfalls aufbringen konnte.

Ergänzend untersagten manche Stadtarztverträge Absprachen mit einzelnen Apothekern. Das diente dem Schutz der übrigen Apotheker, sollte aber zugleich im Interesse der Kranken verhindern, dass der Apotheker sich, indem er Patienten gezielt zu dem betreffenden Arzt verwies, mit überhöhten Preisen belohnte, oder dass der Arzt gar vom Arzt Provisionen erhielt, wie es Johann Steinwerts Bestallung 1502 ebenso wie die Gerhard Zwihls 1622 sogar ausdrücklich verbot.[14] Wie Handsch erfuhr, war die Sorge nicht abwegig. Manche Ärzte träfen Abmachungen mit Apothekern. Sie hätten Gebühren und brächten heimlich Zeichen wie „D" oder „T" – offenbar für „duplex" und „triplex" – auf den Rezepten an, die angäben, ob sie die einfache, doppelte oder dreifache Gebühr wollten, und forderten das Geld später vom Apotheker ein. Doktor Raisthner in Lemberg habe das so gemacht.[15]

Mancherorts wurden Städtärzte allerdings auch ausdrücklich mit der Auflage bestellt, zugleich eine Apotheke einzurichten und auf diese Weise eine – offenbar bis dahin als unzureichend empfundene – Versorgung mit Medikamenten zu sichern. So bestellte die Stadt Flensburg 1603 Dr. Johannes Leuß zum Stadtarzt und verpflichtete ihn zugleich, innerhalb eines halben Jahres eine Apotheke zu errichten und mit allem Nötigen zu versehen. Seine Preise sollten der Hamburger Apothekertaxe folgen. Im Gegenzug sicherte ihm die Stadt ein Monopol auf den Verkauf von Arzneien, Gewürzen, Zucker und dergleichen in Flensburg zu.[16] In den folgenden 50 Jahren wurde die Flensburger Ratsapotheke stets vom jeweiligen Stadtphysikus in Personalunion betrieben.[17] Auch andernorts – Göttingen ist ein gut dokumentiertes Beispiel – betraute der Stadtrat den Stadtarzt zugleich mit der Führung einer Apotheke.[18]

---

10 Bestallung vom 11.3.1529 (Stroh, Aerztliche Bewerbungen (1920), S. 34–36).
11 Greiner, Dinkelsbühler Arzt-Instruktionen (1935).
12 Siehe www.aerztebriefe.de/id/00004035, T. Walter; www.aerztebriefe.de/id/00004158, T. Walter (Steinwert); www.aerztebriefe.de/id/00004170, T. Walter (Graf/Grave, 12.4.1548); www.aerztebriefe.de/id/00004173, T. Walter (Lonitzer, 4.10.1554).
13 Bestallung von Abraham Mürgel und Peter Eckholt, 11.11.1584, www.aerztebriefe.de/id/00002339, T. Walter.
14 Bestallung von Steinwert www.aerztebriefe.de/id/00004158, T. Walter) und Gerhard Zwihl Frankfurt 1622 (www.aerztebriefe.de/id/00004233, A.Döll/'T. Walter).
15 Cod. 11207, fol. 327v.
16 Kraack, Anfänge (2006), S. 287–289.
17 Kraack, Anfänge (2006), S. 287 und S. 294.
18 Meinhardt, Magister Adamus Seidel (1966).

Ein heikler Punkt war die ärztliche Versorgung in Zeiten von Pestepidemien.[19] Manche Städte untersagten dem Stadtarzt ausdrücklich die Flucht.[20] Nur ausnahmsweise wurde ein Stadtarzt von dieser Pflicht befreit oder musste nur finanziellen Ersatz leisten, wenn er die Betreuung der Pestkranken anderen überließ. So durfte Adolph Occo gemäß seiner Augsburger Bestallungsurkunde von 1548 in Zeiten der Pest die Stadt verlassen, musste aber als Gegenleistung 40 Gulden pro Jahr – fast die Hälfte seines Gehalts von 100 Gulden – in das Armensäckel geben.[21]

Häufig verpflichtete sich der Stadtarzt zudem, die armen, mittellosen Kranken kostenlos zu behandeln und zuweilen galt das Gleiche auch für städtische Bedienstete.[22] Mancherorts wurde ihm zudem die medizinische Versorgung von „Blattern"- oder Franzosen-Kranken auferlegt. Auch die Versorgung der Insassen von Hospitälern und anderer städtischer Einrichtungen zählte mitunter zu seinen Aufgaben. Großstädte wie Augsburg stellten aber für die medizinische Betreuung von Hospitälern, Brech- oder Pesthäusern und Blattern- oder Franzosenhäusern eigene Ärzte ein.[23]

Zweites zentrales Aufgabengebiet, das den Stadtärzten regelmäßig vertraglich zugewiesen wurde, war die Mitwirkung an der öffentlichen Gesundheitspflege. So wurde ihnen oft die Lepraschau übertragen oder sie mussten sich zumindest an ihr beteiligen.[24] Die Lepra galt damals – im Gegensatz zu heute – als überaus ansteckend und die Entfernung der Aussätzigen aus der städtischen Gemeinschaft erschien so dringend geboten. In manchen städtischen Archiven belegen heute noch ärztliche Lepraschauzettel die regelmäßige Mitwirkung von Stadtärzten bei dieser Aufgabe.[25] Einzelne Städte verpflichteten die Ärzte auch, die örtlichen Hebammen zu prüfen. Ein frühes Beispiel ist Freiberg 1524.[26]

In aller Regel wurde den Stadtärzten zudem die Aufsicht über die örtlichen Apotheken übertragen. Mancherorts war damit offenbar nur eine halbjährliche oder jährliche Apothekenvisitation gemeint,[27] die sie üblicherweise zusammen mit Abge-

---

19 Zur Situation in England und den Niederlanden siehe Grell, Conflicting duties (1993), S. 131–152.
20 Entwurf einer Bestallungsurkunde für Georg Pistorius, Esslingen, 1561 (www.aerztebriefe.de/id/00030634, T. Walter).
21 Bestallung vom 1.11.1548 (www.aerztebriefe.de/id/00002490, S. Herde).
22 Bestallung von Ludwig Graf, Frankfurt am Main, 12.4.1548 (www.aerztebriefe.de/id/00004170, T. Walter).
23 Stein, Negotiating (2009).
24 Beispielsweise Bestallung von Matthias Gabler, Esslingen, 11.3.1529 (Stroh, Bewerbungen (1920), S. 34–36); Bestallung von Adolph Occo III, Augsburg, 24.5.1564 (www.aerztebriefe.de/id/00002838, S. Herde); Bestallung von Abraham Mürgel und Peter Eckholt, Lindau, 11.11.1584 (www.aerztebriefe.de/id/00002339, T. Walter).
25 So im Stadtarchiv Augsburg.
26 Bestallung von Franz Pormann, Freiberg, 16.9.1524 (www.aerztebriefe.de/id/00025297, T. Walter); in Augsburg war dies spätestens seit 1564 der Fall (Bestallung von Jeremias Martius, Augsburg, 11.11.1564, www.aerztebriefe.de/id/00002839, S. Herde), in Lindau spätestens 1584 (Bestallung von Abraham Mürgel und Peter Eckholt, 11.11.1584, www.aerztebriefe.de/id/00002339, T. Walter).
27 Bestallung von Franz Pormann, Freiberg, 16.9.1524 (www.aerztebriefe.de/id/00025297, T. Walter); Bestallung von Peter Eckholt, Lindau, 18.12.1576 (www.aerztebriefe.de/id/00002565, T. Walter).

ordneten des Rats durchführten.[28] Andernorts war diese Pflicht ausdrücklich nicht auf eine halbjährliche oder jährliche „General"-Visitation" beschränkt, sondern umfasste zusätzliche „Privat-Visitationen".[29] Insbesondere, so hieß es beispielsweise schon in Sommerfelds Zwickauer Bestallung von 1523 und in der von Graf in Frankfurt 1548, sollten sie die Apotheker bei der Herstellung von komplizierten und/oder auf längere Haltbarkeit angelegten Arzneimitteln wie *solutiva* und Sirupen beaufsichtigen und sicherstellen, dass solche Arzneien mit einem Herstellungsdatum versehen würden.[30] Das Stadtarztwesen führte mit solchen Aufsichtsbefugnissen allmählich zu einer Verschiebung im Verhältnis zwischen Ärzten und Apothekern. So war es denn auch kein Apotheker, sondern Valerius Cordus, ein junger Arzt, der mit seinem *Dispensatorium* in Nürnberg die erste offizielle Pharmakopöe erstellte, also eine Liste der offizinellen Arzneien vorlegte, an die sich Apotheker der Stadt nunmehr halten mussten.[31]

In mancher Hinsicht hat das Stadtarztamt also eine wichtige Stellung in der Geschichte der öffentlichen Gesundheitspflege. Man darf jedoch die gesundheitspolitische Bedeutung und den Einfluss der Stadtärzte auf die öffentliche Gesundheitspflege nicht überschätzen. Sie hatten noch nicht jene Schlüsselfunktion als Träger staatlicher Gesundheitspolitik inne, wie sie, viel später, im ausgehenden 18. und 19. Jahrhundert den besoldeten Amts- und Gerichtsärzten zukam. Die maßgebliche Entscheidungsbefugnis und Gestaltungsmacht lag auch in gesundheitlichen Belangen und selbst in Pestzeiten bei den Bürgermeistern und Stadträten. Die Stadtärzte mochten für ihre gelehrten Kenntnisse geachtet werden. Man suchte ihren Rat, wenn nötig, bediente sich ihrer Expertise. Letztlich waren sie aber städtische Bedienstete wie andere auch. Nicht als Entscheidungsträger, als Gestalter, sondern als Bittsteller treten sie uns denn auch zumeist in den städtischen Archiven entgegen, die bescheidene Gehaltserhöhungen, eine bessere Wohnung oder obrigkeitlichen Schutz gegen nicht-approbierte Heilkundige suchten.[32]

Die Anstellung als Stadtarzt war in aller Regel befristet. Die Befristung half sicherstellen, dass der Stadtarzt seinen Verpflichtungen auch ausreichend nachkam. Für die Stadtärzte wiederum bot eine nahende Vertragsverlängerung die Möglichkeit, ein höheres Salär einzufordern, mit der impliziten oder ausdrücklichen Drohung, sich

---

[28] So explizit in der Bestallung von Georg Frederaun, Goslar, 13.11.1569 (www.aerztebriefe.de/id/00002399, T. Walter).

[29] Bestallung von Abraham Mürgel und Peter Eckholt, Lindau, 11.11.1584 (www.aerztebriefe.de/id/00002339, T Walter); die Begriffe „General"- und „Privatvisitation" finden sich in einem früheren Brief Eckolts aus Isny vom 2.8.1579 (www.aerztebriefe.de/id/00002571).

[30] Bestallung von Johann Sommerfeld, Zwickau, 28.11.1523 (Herzog, Physikat-Bestallungen (1848), S. 194f); Bestallung von Martin Holzapfel, Augsburg 12.6.1590 (www.aerztebriefe.de/id/00003145, S. Herde).

[31] Cordus, Pharmacorum (1546); vgl. die ausführliche Analyse der Entwicklungen in Murphy, New order (2019).

[32] Nutton, Continuity (1981), S. 31; Palmer, Physicians (1981); zur weiteren Entwicklung siehe Cipolla, Public health (1976).

andernfalls eine lukrativere Stellung zu suchen. Nur ausnahmsweise wurde ein Stadtarzt auf Lebenszeit bestellt, wie Johannes Castner in Amberg 1546.[33] Üblich war eine Befristung auf auf drei oder vier Jahre.[34] Manchmal war es aber auch nur ein Jahr[35] oder, man einigte sich großzügiger, auf fünf, acht[36] oder wie im Fall des berühmten Janus Cornarius gar zehn Jahre.[37] Zuweilen vereinbarte man darüber hinaus für beide Seiten eine Probezeit. Der Vertrag konnte meist auf beiderseitigen Wunsch verlängert werden. Das geschah auch in vielen Fällen und nicht selten immer wieder aufs Neue bis zum Tod des Arztes.[38]

In vielen Biographien von Ärzten des 16. Jahrhunderts bildete die Position eines bezahlten Stadtarztes, eines *physicus ordinarius*, zumindest eine wichtige Etappe und manche Ärzte waren über ihre gesamte Karriere hinweg in städitschen Diensten. Allem Anschein war das Amt eines Stadtarztes also eine attraktive Karriereoption. Das spiegelte sich auch in den zahlreichen Briefen, in denen Ärzte um eine solche Stellung baten, etwa weil sie gehört hatten, dass der bisherige Stadtarzt schwer krank oder kürzlich verstorben war.[39] Die Gründe für die Attraktivität dieser Position sind offensichtlich nicht nur im stadtärztlichen Salär zu suchen. Einzelne Stadtärzte erhielten 100 Gulden pro Jahr oder, nach längerer Dienstzeit, sogar noch mehr.[40] Aber das jährliche Gehalt vieler Stadtärzte betrug im 16. Jahrhundert nur um die 50 Gulden und lag mancherorts nur bei 20,[41] 30[42] oder 40 Gulden[43]. Selbst der berühmte Arzt und Botaniker Otto Brunfels (1488–1534) musste sich in Bern mit einem Jahresgehalt von 60 Gulden zufrieden geben.[44] Im Fall von Janus Cornarius begründete die Zwickauer

---

33 Bestallung von Johannes Castner, Amberg, 24.5.1546 (www.aerztebriefe.de/id/00020270).
34 Beispielsweise Bestallung von Nikolaus Bälz, Frankfurt am Main, 28.11.1465 (www.aerztebriefe.de/id/00004035, T. Walter); Bestallung von Cosmas Diechtel, Frankfurt, 14.11.1520 (www.aerztebriefe.de/id/00004165, T. Walter).
35 Beispielsweise Bestallung Jung, Augsburg 1510; Bestallung von Jacobus Conradi, Frankfurt, 27.3.1500 (www.aerztebriefe.de/id/00004157, T. Walter); Bestallung von Georg Frederaun, Goslar, 13.11.1569 (www.aerztebriefe.de/id/00002399, T. Walter).
36 Adolf Occo II, Augsburg 1548, auf 5 Jahre (www.aerztebriefe.de/id/00002490, S. Herde); Leopold Drinckel, Augsburg 1553, auf 8 Jahre (www.aerztebriefe.de/id/00002779, S. Herde).
37 Herzog, Physikat-Bestallungen (1848), S. 195–198.
38 Beispielsweise Bestallungen für Siegmund Grimm, Augsburg (1511) und für Johann Tieffenbach, Augsburg (1531) (www.aerztebriefe.de/id/00002539 und id/00002489, S. Herde).
39 Ein einschlägiges Gesuch von Raymund Minderer an den Augsburger Rat vom 20.8.1616 hatte Erfolg (www.aerztebriefe.de/id/00001525, S. Herde).
40 Nach Wolfangel, Ayrer (1957), S. 15, erhielt Heinrich Wolff zunächst 100 fl und später 200 fl.
41 Bestallung von Johann Boel, Frankfurt am Main, 15.12.1469.(www.aerztebriefe.de/id/00004038, T. Walter).
42 Bestallung von Bechtold Bach zum Stadtarzt mit 60 Gulden und 15 Batzen jährlich, Frankfurt am Main, 28.2.1589 (www.aerztebriefe.de/id/00004231, T. Walter).
43 Wolfangel, Ayrer (1957), S. 15, zu Melchior Ayrers erster Bestallung (1549); später wurde das Salär um 12 fl vermehrt und Ayrer bekam weitere 20 und später 40 fl für seine Tätigkeit als Hospitalarzt.
44 Bitte an den Straßburger Rat um Freistellung vom bisherigen Schuldienst, Oktober 1533 (www.aerztebriefe.de/id=00000779, U. Schlegelmilch)

Obrigkeit 1546 sein für dortige Verhältnisse überdurchschnittliches Gehalt von 100 Gulden statt 40 Gulden ausdrücklich mit seinem Ruhm; ihm wurde zudem auch die Aufsicht über die Schule – gemeint ist vermutlich die berühmte Zwickauer Lateinschule – übertragen.[45] Zum stadtärztlichen Gehalt kamen zwar oft noch Steuerentlastungen und weitere Vergünstigungen in Form von Naturalien wie Holz, Getreide und Wein[46] oder eine kostenlosen Unterkunft.[47] Selbst damit war aber nicht groß Staat zu machen. Im Vergleich zu den Einnahmen, die sie aus einer einigermaßen gut gehenden Praxis erzielen konnten, boten solche Gehälter für viele Stadtärzte nur eine gewisse finanzielle Grundsicherung und ein willkommenes Zubrot. Der Zwickauer Stadtarzt Hiob Finzel beispielsweise, der über die Einnahmen aus seiner ärztlichen Tätigkeit genau Buch führte verdankte im ausgehenden 16. Jahrhundert seinem bescheidenen stadtärztlichen Salär von 60 Gulden (und etwas Feuerholz) maximal 20 % seines Einkommens; dieses betrug zwischen 1573 und 1588 durchschnittlich 435 Gulden im Jahr.[48] Das heißt auch, dass man beim Vergleich der Einkommen unterschiedlicher Berufsgruppen krasse Fehleinschätzungen riskiert, wenn man das stadtärztliche Gehalt mit dem Jahresverdienst des betreffenden Arztes gleichzusetzen.

Der finanzielle Anreiz allein kann also die Attraktivität einer Anstellung als Stadtarzt kaum erklären – zumal die Residenzpflicht ihnen die Freiheit nahm, wohlhabende Patienten außerhalb der Stadt gegebenenfalls für ein fürstliches Honorar über Tage und Wochen zu behandeln. Ganz offensichtlich versprach eine Stellung als Stadtarzt noch andere Vorteile. Viele Stadtärzte wirkten in kleineren Städten, wo die Anstellung als Stadtarzt nicht nur eine Basiseinkommen, sondern auch eine gewisse Monopolstellung mit sich brachte. Vereinzelt wurde ein solches Monopol sogar im Vertrag festgeschrieben. In Freiberg beispielsweise sollte es, gemäß einer Bestallungsurkunde von 1524, ausschließlich dem Stadtarzt vorbehalten sein, Leibarznei zu treiben – also, im Gegensatz zu den Badern und Barbieren, Krankheiten innerlich, mit Arzneien zu behandeln.[49] Selbst dort, wo noch weitere gelehrte Ärzte vor Ort oder in der Umgebung tätig waren, konnte der Stadtarzt immerhin hoffen, dass ihn die Autorität seines Amtes über die Konkurrenten hinausheben und ihm insbesondere auch die wohlhabenderen Patienten aus dem Bürgertum und den adligen Familien zuführen würde.

Natürlich mussten manche Stadtärzte auch leidvoll erfahren, dass sich die Hoffnungen – oder Versprechungen – auf eine lukrative Privatpraxis nicht bewahrheiteten und dass sie, zumal in Zeiten der Teuerung, mit ihrem Gehalt und den bescheidenen

---

45 Bestallung von Janus Cornarius, Zwickau, 18.9.1546 (www.aerztebriefe.de/id/00014028, A. Döll/T. Walter).
46 Brief von Tobias Baltz an die Stadt Esslingen, Juli 1579; Baltz erhielt u. a. jährlich vier Eimer Wein (www.aerztebriefe.de/id/00030644, T. Walter).
47 Brief von Tobias Baltz an die Stadt Esslingen, 16.12.1573, mit der Bitte um Zuweisung einer besseren Wohnung (www.aerztebriefe.de/id/00030642, T. Walter).
48 Vgl. Stolberg, Accounting (2020).
49 Bestallung Franz Pormann, Freiberg, 16.9.1524 (www.aerztebriefe.de/id/00025297, T. Walter).

Honoraren ihrer Patienten kaum über die Runden kamen. Die Befristung der Verträge, die begrenzte durchschnittliche Lebenserwartung und die beachtliche Zahl an Stadtarztstellen, die im 16. Jahrhundert geschaffen wurden, eröffnete dann immerhin die Chance, andernorts eine günstigere, einträglichere Anstellung zu finden. Manche Stadtärzte verwiesen bei Verhandlungen über eine Vertragsverlängerung ganz offen auf konkrete attraktivere Angebote aus einer anderen Stadt oder begründeten damit sogar die Bitte um Entlassung aus einem bestehenden Vertragsverhältnis. So ersuchte Johann Neefe 1533 nach 6-jähriger stadtärztlicher Tätigkeit in Annaberg um seine Freigabe, weil er sich verbessern wolle. Keine vier Wochen später wurde er als Stadtarzt in Joachimstal bestallt.[50]

---

50 Abzugsbrief, 2.10.1533 (www.aerztebriefe.de/id/00023841, T. Walter).

Leibärzte

Ein zweiter Typus von Anstellung, nach der viele promovierte Ärzte damals strebten, war die eines Leibarztes. Der Begriff führt im historischen Schrifttum immer wieder zu Missverständnissen. Im überkommenen Wortgebrauch war „Leibarzt" schlicht der Gegenbegriff zu „Wundarzt". Die Domäne der „Leibärzte" waren in diesem Sinne die Krankheiten im Leibesinneren und deren Behandlung mit Arzneien, die die Kranken innerlich einnehmen mussten.[1] „Wundärzte" dagegen waren für Wunden und Verletzungen, für kleine operative Eingriffe und überhaupt für jene „äußerlichen" Krankheiten zuständig, die primär an der Körperoberfläche auftraten oder über diese behandelt wurden, also beispielsweise für Geschwüre und andere Hautveränderungen. Folgerichtig wurden zuweilen auch gewöhnliche studierte Stadtärzte in ihren Bestallungsurkunden als „Leibärzte" bezeichnet. Die Begriffe „Leibarzt" oder „Leibmedicus" blieben jedoch seit dem späten Mittelalter zunehmend jenen Ärzten vorbehalten, denen die Gesundheit eines Kaisers, Königs, Papstes oder eines anderen Fürsten oder Adligen (und in der Regel auch die von dessen Familie und Bediensteten) anvertraut war. Manchmal wurde der Begriff im Gegensatz zum „Leibchirurgen" gebraucht, manchmal umfasste der Begriff des „Leibarztes" aber auch Leibchirurgen, die keine universitäre Ausbildung hatten. Im Folgenden soll der Begriff „Leibarzt" in jenem engeren Sinne gebraucht werden, der sich damals herausbildete, nämlich als Bezeichnung für gelehrte, studierte Ärzte in Diensten eines Herrsches, eines Adligen oder eines hochrangigen Geistlichen.

Höfische Leibärzte haben schon seit langem die Aufmerksamkeit der historischen Forschung gefunden. Die ältere Forschung beschränkte sich meist auf mehr oder weniger knappe biographische Abrisse zu einzelnen berühmten Leibärzten oder zu den Leibärzten an einem bestimmten Hof.[2] In den letzten Jahrzehnten sind vermehrt Arbeiten entstanden, die die Figur des Leibarztes aus sozialhistorischer Sicht untersuchen und der medizinischen Praxis von Leibärzten und ihren Interaktionen mit den jeweiligen Herrschern und ihrer Umgebung nachgehen.[3] Insbesondere für England, Frankreich und Italien verfügen wir mittlerweile über wertvolle Untersuchungen.[4] Für den deutschsprachigen Raum liegt der Schwerpunkt allerdings bislang weiterhin auf biographischen Ansätzen.[5]

Das liegt auch an der lückenhaften Quellenüberlieferung. Quellen, die ein anschauliches Bild von der Rolle, den Aufgaben und der Stellung von Leibärzten geben

---

[1] S. a. Bünz, Leibärzte (2005), S. 156–157.
[2] Beierlein, Sigismund Kohlreuter (1954), S. 70–83; Kostenzer, Leibärzte (1970), S. 73–111.
[3] Wegweisend war hier der Sammelband von Nutton, Medicine (1990); s. a. Andretta/Nicoud, Être médecin (2013); zum Forschungsstand auch Lammel, Hofmedizin (2018), S. 197–216.
[4] Nance, Turquet de Mayerne (2001); Lane Furdell, Royal doctors (2001); Lunel, Maison (2008); Andretta, Roma (2011), S. 285–347.
[5] Graf-Stuhlhofer, Humanismus (1996); Zitter, Leibärzte (2000); Aumüller, Professor (2011); Kotthorst, Gelehrte Mediziner (2018).

könnten, sind – jenseits einzelner besonders bekannter und entsprechend gut dokumentierter Figuren – nicht sehr dicht gesät. Bestallungsurkunden, die die Pflichten detaillierter aufführen, sind für Leibärzte deutlich seltener überliefert als für Stadtärzte.[6] In Haus- und Hofarchiven von adligen Familien finden sich in erster Linie Dokumente, die sich auf die Bezahlung und andere finanzielle Dinge beziehen. Neben Handschs auch in diesem Punkt vergleichsweise detaillierten Aufzeichnungen eröffnen so am ehesten Briefe zwischen den Leibärzten und ihren Dienstherren gewisse Einblicke in die leibärztliche Tätigkeit und das Verhältnis der Leibärzte zu ihren vornehmen Patienten.

Im Hinblick auf die Bedingungen und Aufgaben, die sich mit der Position eines fürstlichen Leibarztes verknüpften, gab es große Unterschiede. Vielerorts lassen sich in zeitgenössischer Begrifflichkeit grob die Leibärzte „zu Hofe" von den Leibärzten „von Haus aus" unterscheiden. Leibärzte „zu Hofe" oder „am Hofe" waren „höfische" Ärzte oder „Hofärzte" im eigentlichen Sinn. Sie nahmen am Hofleben teil, gehörten zum Hofstaat und mussten im Prinzip jederzeit verfügbar sein, um dem Fürsten oder anderen Kranken am Hof beistehen zu können und den Fürsten gegebenfalls auf Reisen oder sogar auf Feldzügen begleiten.

Leibärzte „von Haus aus" mussten dagegen in der Regel nur ein paar Mal im Jahr an den Hof kommen oder überhaupt nur dann, wenn sie wegen eines konkreten Krankheitsfalls gerufen wurden. Sie konnten ansonsten ihrer Praxis nachgehen und ihr ärztlicher Alltag unterschied sich dann nicht wesentlich von dem anderer Ärzte. Ein Bestallungsschreiben für den Rothenburger Arzt Bernard Stieber aus dem frühen 17. Jahrhundert beschreibt solche Vertragsbedingungen beispielhaft: Viermal im Jahr sollte er sich zu seinem Fürsten, den Grafen Georg Friedrich von Hohenlohe Weikersheim begeben und jeweils drei Tage am Hof bleiben. Zu den übrigen Zeiten musste er sich nur dann zum Grafen begeben, wenn dieser ihn wegen eigener Krankheiten oder solchen in seiner Familie ausdrücklich anforderte. Hierfür sollte er eigens bezahlt werden, ebenso, wenn er dem Hofgesinde bei Krankheiten beistand. Seinen schriftlichen Rat sollte er dagegen jederzeit erteilen, auch wenn er auf Reisen war.[7] Hiob Finzels *Ratiocinium* zeigt, dass sich auch Familien aus dem Landadel zuweilen die Dienste eines gelehrten Arztes durch ein bescheidenes jährliches Salär sicherten. So zahlte ihm Wolf von Weisbach sieben Taler als „halb Jar Besoldung", Heinrich von Enda gab ihm im zehn Taler als „halbe Jar Besoldung" und von Jörg Albrecht von Witzleben bekam er sogar 30 Gulden „Jar Besoldung".[8]

Je nachdem wie häufig der betreffende Arzt tatsächlich gerufen wurde und wie hoch sein Salär war, war die Anstellung als Leibarzt „von Haus aus" ausgesprochen attraktiv. Zwar mochte die Bezahlung bescheidener ausfallen als für Leibärzte „zu

---

[6] Die Datenbank des Würzburger Akademieprojekts „Frühneuzeitliche Ärztebriefe, 1500–1700" (www.aerztebriefe.de) verzeichnet bislang rund 40 leibärztliche Bestallungen.
[7] Bestallung von Bernard Stieber, Schloss Schillingsfürst, 23.4.1623 (www.aerztebriefe.de/id/00010240, T. Walter).
[8] Ratschulbibliothek Zwickau, Ms. QQQQ1, S. 39 und Ms. QQQQ1a, S. 42 und S. 385.

Hofe". Als Lohn für seine Dienste im Allgemeinen und die vier jährlichen Besuche zu Hofe bekam Stieber beispielsweise nur Wein, Karpfen und Hechte.[9] Guttenberger erhielt 1512 als Leibarzt „von Haus aus" – in seinem Fall war das Frankfurt an der Oder – 40 Gulden, dazu freie Zehrung, wenn er am Hof oder auf Reisen den brandenburgischen Kurfürsten Joachim oder dessen Gemahlin versorgte.[10] Die Ernennung zum Leibarzt, zumindest wenn es sich um einen angesehen, mächtigen Fürsten oder gar um einen König oder den Kaiser handelte, bedeutete jedoch für den Betroffenen zugleich eine Auszeichnung und Ehre. Er konnte damit werben. Wem selbst ein großer Fürst vertraute, der musste seine Kunst verstehen. Aus gutem Grund wiesen Leibärzte auf den Titelblättern ihrer Publikatioen ausdrücklich auf ihre Position hin. Besonders angesehene, berühmte Leibärzte konnten zudem selbst dann mit einem beachtlichen Salär rechnen, wenn sie nur „von Haus aus" tätig waren. Ihr Gehalt lag teilweise deutlich über dem eines durchschnittlichen Stadtarztes. So verpflichtete die Bestallung von Paul Luther (1533–1593) zum Leibarzt des sächsischen Kurfürsten Christian „von Haus aus" ihn gegen ein Jahresgehalt von 200 Gulden lediglich, zum Kurfürsten zu kommen, wenn dieser erkrankte, und sich mit den anderen Ärzten des Kurfürsten abzusprechen.[11] Reiner Solenanders jährliches Gehalt als Leibarzt von Herzog Wilhelm von Jülich-Kleve lag in einer ähnlichen Größenordnung. Er bekam 200 Taler, dazu 50 Malter Getreide für seine Kühe, Feuerholz und Futter für seine beiden Pferde. Allerdings musste er zusammen mit seinem nicht minder berühmten Kollegen Johann Weyer drei Monate im Jahr am Hof verweilen.[12]

Die erzherzoglichen Leibärzte sind dagegen offenbar den Leibärzten „am Hofe" zuzurechnen. Andrea Gallo und Pietro Andrea Mattioli hatten zwar in Prag beide ihren eigenen Hausstand und auch Handsch lebte später nicht im Schloss Ambras, sondern im nahen Innsbruck. Eintragungen in Handschs Notizbüchern, wonach die Leibärzte in seinem Umfeld, ohne dass er einen konkreten Grund nannte, „an den Hof" („in aulam") gingen, oder Eintragungen zu hochrangigen Patienten, die später „in aula" wieder gesund schienen, deuten jedoch an, dass sich die Leibarzte regelmäßig am Hof einfanden und am Hofleben teilhatten.[13] Selbst am Allerheiligenfest ging Mattioli in Prag zu seinem „Dienst" am Hof („in aulam ad servitium").[14] Wenn ihre Hilfe nötig war, hatten sie jederzeit zur Stelle zu sein. In Ambras ließ der Erzherzog seine Leibärzte zuweilen in der Früh oder auch mitten in der Nacht zu sich kommen, wenn ihn

---

9 Bestallung von Bernard Stieber, Schloss Schillingsfürst, 23.4.1623 (www.aerztebriefe.de/id/00010240, T. Walter).
10 Nach Löwenstein, Biographien (1848), S. 290 f.
11 Richter, Genealogia Lutherorum (1733), S. 761–763.
12 Bestallung von Reiner Solenander vom 3.8.1559, ediert bei Wackerbauer, Dr. Reiner Solenander (1932/33), S. 105.
13 Beispielsweise Cod. 11183, fol. 129r (zu Mattioli); ebd., fol. 111r-v, zu dem an einer *quartana* erkrankten Herrn von Donin, den Handsch selbst nach seiner Krankheit „am Hofe" („in aula") sprach.
14 Cod. 11183, fol 159v.

sein Steinleiden plagte oder er sein Herz stolpern spürte.[15] Zuweilen mussten sie auch mehrere Nächte bei ihm wachen, so etwa im Herbst 1568, als Ferdinand massive blutige Durchfälle hatte.[16]

Leibärzte „am Hofe" konnten mit einer großzügigen Entlohnung rechnen, zumal wenn sie sich bereits Ruhm und Ansehen erworben hatten. So erhielt Caspar Neefe als Leibarzt des sächsischen Kurfürsten August auf acht Jahre 400 Gulden im Jahr, dazu 10 Ellen gutes englisches Tuch, Hofkleidung für seine Diener und zweimal im Jahr ein feistes Schwein. Und weil er ansonsten wenig verdienen könne, gab der Kurfürst ihm und seinen Erben zudem einen Kredit über 3.500 Gulden, den er allerdings mit einem – offenbar als günstig empfundenen – Zinssatz von jährlich 5 % verzinsen musste.[17] Als oberster Leibarzt von Erzherzog Ferdinand bekam Pietro Andrea Mattioli 400 Taler im Jahr.[18] Ein hochangesehener Gelehrter wie Caspar Ursinus Velius – dies nur zum groben Vergleich – verdiente also Hofhistoriker am Wiener Hof 300 Gulden im Jahr.[19] Jüngere und untergeordnete Ärzte mussten sich allerdings gegebenenfalls mit einem deutlich geringeren Salär begnügen. Johann Franck wurde 1520 für 100 Gulden jährlich zum Leib- und Hofarzt des hessischen Landgrafen Philipp bestallt; dazu bekam er für sich und seinen Diener Kost, Hofkleidung und eine Unterkunft am Hof.[20] Jüngere Leibärzte durften immerhin mit Gehaltserhörungen und Gratifikationen rechnen, wenn sie sich bewährten. Das Salär von Giovanni Pietro Merenda († 1567) am Innsbrucker Hof betrug bei seiner Anstellung im Jahr 1542 ebenfalls nur 100 Gulden im Jahr. Er damals wohl gut 30 Jahre alt. Ein Jahrzehnt später bezog er das Sechsfache.[21] Soweit der Leibarzt den Herrscher nicht auf Reisen begleiten musste, bot im Übrigen auch eine Anstellung „zu Hofe" allem Anschein nach oft noch gute Möglichkeiten, auch außerhalb des Hofs Patienten zu behandeln. Da die Stellung am Hof ihnen insbesondere vornehme, wohlhabende Patienten zuführte, konnten sie hier hohe Einkünfte erwarten, erst recht, wenn sie zwar in der Residenzstadt lebten, aber ihren eigenen Hausstand beibehielten.

In kleineren Residenzstädten mit einer überschaubaren wohlhabenden Klientel konnten allerdings auch die Honorare der Patienten ein mäßiges leibärztliches Salär nur begrenzt ausgleichen. So gelangte nicht jeder Leibarzt notwendig zu Wohlstand. Der württembergische Hofmedikus Christoph Schwartz hinterließ seiner Witwe, wie

---

15 Cod. 11204, fol. 55r und Cod. 11240, fol. 61v.
16 Cod. 11204, fol. 34v.
17 Ediert bei Lesser, Die albertinischen Leibärzte (2015), S. 71–73.
18 Nach Kühnel, Andrea Matthioli (1962), S. 63–92, hier S. 67.
19 Brief von Georg Tannstetter an Joachim Vadian, um 1527, ediert bei Arbenz/Wartmann, Vadianische Briefsammlung, Teil 7 (1913), S. 20–21 (www.aerztebriefe.de/id/00017428, M. Kohler/T. Walter).
20 Hauptstaatsarchiv Stuttgart, A 20 Bü 47, Abschrift der Bestallung für Franck, Kassel 3.10.1520.
21 Zu Merenda siehe Bachmann, Merenda (1953), S. 7–8; Oberrauch, Medizin (2012), S. 375–377.

diese nach nach seinem Tod beklagte, nach langjährigen Diensten nur ein kleines Wohnhaus mit einem Obstgarten.[22]

Mancherorts ging die Bestallung als fürstlicher Leibarzt mit weiteren Aufgaben in der Gesundheitsversorgung einher. So übertrugen die Würzburger Fürstbischöfe ihren Leibärzten im 16. Jahrhundert regelmäßig nicht nur die Sorge um ihre eigene Gesundheit und die ihres Hofstaats, sondern auch, gegen angemessene Bezahlung, die der Bevölkerung, von Reichen und Armen.[23] Lorenz Span war als Leibarzt des Bischofs von Olmütz nicht nur gehalten diesen und seine Dienerschaft in Krankheitsfällen zu betreuen und ihn auf Reisen zu begleiten, sondern sollte auch den Einwohnern der Stadt zur Verfügung zu stehen.[24] Analoges finden wir in weltlichen Herrschaften. Der Leibarzt des Grafen von Hohenlohe verpflichtete sich zugleich zur medizinischen Versorgung der Untertanen und hatte die Aufsicht über die Apotheke in Öhringen.[25] Ähnlich wie sich das für viele Stadtärzte in kleineren Städten andeutet, versprach die Anstellung als Leibarzt in solchen Fällen ein Monopol auf die ärztliche Versorgung der örtlichen Bevölkerung. Eucharius Seefried, der das Amt eines Hohenloheschen Leibarztes in den 1580er Jahren bekleidet, beklagte sich denn auch erfolgreich über die Schmälerung seines Einkommens, als in Öhringen im Gefolge einer Seuche, ein eigener Stadtarzt angestellt wurde. Die Grafen bewilligten ihm zusätzliche 106 Gulden im Jahr, dazu eine große Menge Getreide, Heu und Stroh.[26]

Für Handsch war die Anstellung als Leibarzt von Erzherzog Ferdinand II. Höhe- und Endpunkt seiner beruflichen Karriere. Der genaue Zeitpunkt ist nicht belegt,[27] dürfte aber auf die späten 1560er Jahre zu datieren sein.[28] Vermutlich verdankte er die

---

22 Hauptstaatsarchiv Stuttgart, A 282, 1302, am 4.4.1621 vorgelegtes Bittgesuch; Schwartz, so fügte die Witwe hinzu, habe in seinen Krankheiten viel Geld für die Behandlung und Badekuren ausgeben müssen.
23 Bestallungen von Johann Stoll, 1527 (www.aerztebriefe.de/id/00019750, U. Schlegelmilch), Kaspar Dierbach, 27.12.1533 (www.aerztebriefe.de/id/00019760, U. Schlegelmilch) und Johann Vischer, 23.4. 1534 (www.aerztebriefe.de/id/00019761, U. Schlegelmilch).
24 Wondrak, Span (1983), S. 240.
25 Bestallung von Gregor Fabri, Öhringen, 17.12.1554 (www.aerztebriefe.de/id/00010217, T. Walter).
26 Brief Seefrieds, Nördlingen, 5.6.1579 (www.aerztebriefe.de/id/00034170, H. Langrieger).
27 In den erzherzoglichen Archivalien im Tiroler Landesarchiv konnte ich Handsch bislang erst im Kopialbuch zu „Geschäft von Hof" 1572, fol. 345v („Doctor Jörg Hanndtschius") nachweisen; weitere Einträge zu Handsch finden sich ebd. 1575, fol. 130r und 1576, foll. 501r-502r und foll. 802-v. Die Archivbestände umfassen allerdings für jedes Jahr eine ganze Reihe von Bänden. Eine vollständige Durchsicht aller Bände bis 1568 war mir bislang nicht möglich. Sie könnte noch mehr Klarheit bringen.
28 Handsch selbst behauptete kurz vor seinem Tod im Jahr 1578, er habe dem Erzherzog 25 Jahre lang gedient. Dafür spräche auf den ersten Blick auch die Abschrift eines in Innsbruck verfassten und auf den 14.2.1554 datierten Konsils von Renato Brasavola aus Ferrara in der Österreichischen Nationalbibliothek in Wien (Cod. 11155, foll. 1v-24v). Brasavola pries hier Willenbroch und Handsch als die hochgelehrten Leibärzte des Erzherzogs. Es handelt sich jedoch zweifellos um eine Fehldatierung beziehungsweise um eine fehlerhafte Abschrift des Originals. Willenbroch ist noch 1556 als Student in Padua dokumentiert (Favaro, Atti, Bd. 1 (1911), S. 13). Auch verweist Brasavola auf den Befehl seines Herrschers, „Herzog" Alfonso d'Este, doch Alfonso war 1554 weder sein Herrscher noch Herzog. Er

Stellung seiner Zusammenarbeit mit Pietro Andrea Mattioli, der als erzherzoglicher Leibarzt hohes Ansehen genoss. Nachdem Handschs Förderer Andrea Gallo 1560 verstorben war, hatte Handsch Mattioli angeboten, dessen Dioskorideskommentar ins Deutsche zu übersetzen.[29] Sein Ansuchen hatte Erfolg. 1563 erschien Handschs deutsche Übersetzung von Mattiolis Werk.[30]

Wichtigste Aufgabe eines Leibarztes war die Sorge um die Gesundheit des Herrschers und seiner Familie. Das war eine große Verantwortung. Krankheit und Tod eines Herrschers und selbst der eines Thronfolgers oder der Gattin des Herrschers, zumal, wenn sie noch keinen Thronfolger geboren hatte, konnten weitreichende Folgen haben für die Untertanen und den Hofstaat ebenso wie für das Staatswesen und die Bevölkerung insgesamt. Indiz für die überragende Bedeutung, die man der bestmöglichen Sicherung der herrscherlichen Gesundheit zumaß, ist die beachtliche religiösen Toleranz, die selbst die Habsburger walten ließen, wenn es um die Bestellung von Leibärzten ging. Das Bemühen, die besten Ärzte an den Hof zu ziehen, war hier wichtiger als die Konfession. Am Kaiserhof vertraute man mit Johannes Crato (1519–1585) und dem sächsischen Leibarzt Johann Neefe (1499–1574) Ärzten, die aus ihrer protestantischen Orientierung keinen Hehl machten. Vermutlich kam diese Toleranz auch Georg Handsch zugute. Er hatte die Schule in Goldberg besucht, die dezidiert protestantische Erziehungsideale vertrat.[31] Er zitierte wiederholt Melanchthons Werke[32] und seine – insgesamt allerdings auffällig spärlichen – einschlägigen Notizen und Gedichte lassen deutliche Sympathien für die Lehre der Reformatoren erkennen,[33] die er an einer Stelle sogar in Abgrenzung vom Papsttum ganz unverblümt als die „wahre Religion" bezeichnete.[34]

---

folgte seinem Vater erst nach dessen Tod 1559 nach. Vermutlich bezog sich Handschs Hinweis auf seine 25-jährige Tätigkeit in Diensten des Erzherzogs also auf seine Zusammenarbeit mit dessen Leibarzt Gallo. Spätestens 1567 begann Handschs seinen Aufzeichnungen zufolge in Innsbruck zu arbeiten. Anfang 1567 starb der frühere erzherzogliche Leibarzt Giovanni Pietro Merenda (Bachmann, Merenda (1953), S. 9) und Mattioli bat um seinen Abschied, erklärte sich aber bereit, noch bis zum folgenden Jahr tätig zu bleiben. Handschs gesonderte Aufzeichnungen speziell zur Gesundheit der erzherzoglichen Familie beginnen am 6. September 1568 (Cod. 11204, fol. 34r); Brasavolas Konsil dürfte also aus den nachfolgenden Jahren stammen.

29 Cod. 9650, foll. 142r-143r und foll. 76v-78r, Abschriften von Briefen Handschs an Mattioli vom 12.2. 1561 und vom 26.4.1561; im zweiten Brief konkretisierte er sein Angebot; gegen freie Kost und Logis sowie 100 rheinische Gulden jährlich wolle er die Übersetzung und Herausgabe von Mattiolis Kräuterbuch auf Deutsch besorgen und ihm auch in allen anderen literarischen Dingen zur Hand gehen. Am gleichen Tag bat er Johann Willenbroch, er möge sich bei Mattioli in dieser Sache für ihn verwenden (ebd., foll. 76r-v).
30 Mattioli, New Kreutterbuch (1563).
31 Absmeier, Schulwesen (2011), S. 110–128.
32 Cod. 9671, fol. 18r: „Crede mihi sapere est, non nimium sapere"; auch Cod. 11183, fol. 71v und, bereits aus der Paduaner Zeit, Cod. 11210, fol. 2r, fol. 11r, fol. 16v und fol. 37v und weitere Stellen jeweils mit Bezug auf konkrete Passagen in Melanchthons *De anima*.
33 So in Handsch, Widmungsgedicht (1554); Cod. 9821, foll. 260v-261r.
34 Cod. 9821, foll. 11v-15v.

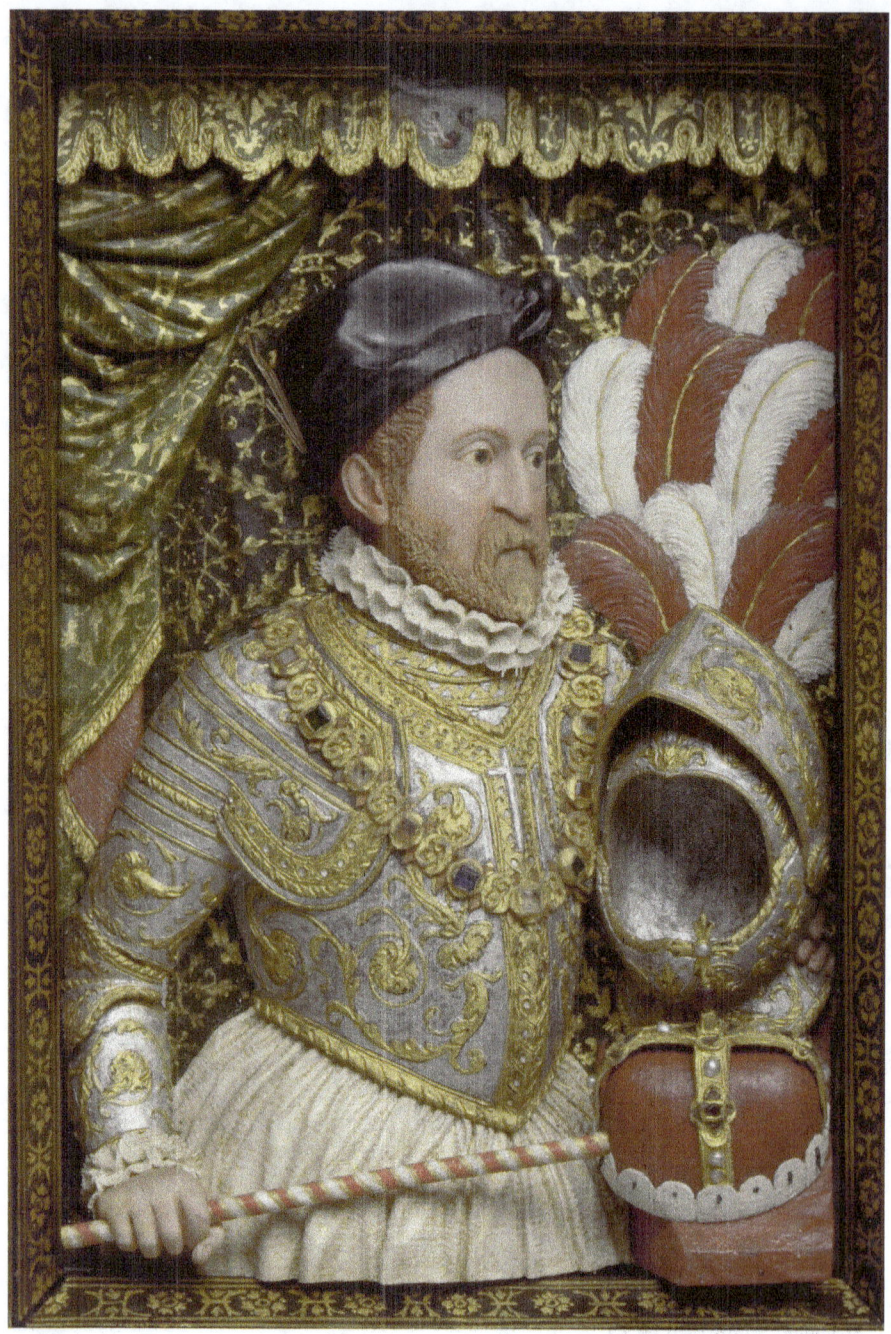

Abb. 12: Reliefporträt von Erzherzog Ferdinand II., Francesco Segala (um 1580), Kunsthistorisches Museum, Wien

Die Sorge um die Gesundheit eines Herrschers und seiner Familie war anspruchsvoll. Schon die Vorbeugung gegen Krankheiten durch eine geeignete Ernährung und Lebensweise nahm in der höfischen Praxis weit größeren Raum ein als bei gewöhnlichen Patienten in der freien ärztlichen Praxis. Im Bestallungsbrief des pfälzischen Kurfürsten Philipp für seinen Leibarzt Adolf Occo wurde dieser ausdrücklich angehalten, er solle warnen, wenn der herrschlichen Familie Essen aufgetragen werde, das ihnen schaden könne, und so Krankheiten verhüten.[35] Die päpstlichen Leibärzte sahen es sogar als ihre Aufgabe an, sich Tag für Tag auf ein dem gegenwärtigen Zustand des Papstes angepasstes *regimen* zu verständigen.[36]

In ihren typischerweise besonders ausführlichen schriftlichen Konsilien für herrschaftliche Patienten gaben höfische Ärzte dementsprechend nicht selten äußerst detaillierte diätetische Anweisungen und empfahlen zudem diverse vorbeugende Medikamente. So riet Leonhard Thurneisser seiner Herrin, der brandenburgischen Kurfürstin, in einem sechsseitigen Schreiben, zu einem Aderlass und zum regelmäßigen Schröpfen drei Tage vor oder nach Vollmond. Er warnte sie mit Nachdruck davor, des Morgens unbekleidet am Fenster zu stehen und so der Luft über die Poren Zutritt in ihren Körper zu verschaffen; sie dürfe die Luft nur einatmen. Sie sollte sich, zumindest jetzt, im April mit seiner trüben und „scharpfen" Luft, beim Genuss von Milch zurückhalten. Dazu schickte er vorbeugend acht verschiedene Medikamente oder Geheimmittel: ein Wasser, gegen das Grauwerden und Ausfallen der Haare und gegen Milben; ein anderes zur Stärkung von Hirn, Gedächtnis, Vernunft und Sehschärfe, das zudem auch gegen die „bösen Fluss" helfen sollte, die in die Schläfen, die Zähne, die Backen und die Arme fielen; ein Mittel, das sie auf den „Leib" aufbringen sollte, gegen das Aufstoßen, um die Gebärmutter zu reinigen und zu „erneuern" und gegen Herzzittern, Traurigkeit, Furcht und Melancholie; ein Wasser für das Bad und zur Mundspülung, die dem Scharbock vorbeugen, das Geblüt reinigen und zur rechten Zeit zum Fließen bringen würde und zugleich die Nerven, den Samen und die ganze Natur stärke und „böse Feüchte" verzehre und ausführe; ein Öl zum Einreiben, das alle Adern öffne, das Herz stärke, Leberverstopfungen auflöse, gegen die „Melancholey" wirke, den Magenschleim ausführe und das Gedärm und die Galle reinige; Korallen gegen Entzündungen und Verstopfungen von Leber, Lunge, Herz und Gefäßen, gegen bösen Schleim und für die „Öffnung" des Leibes; Perlen gegen zähe Flüsse des Gehirns, zur Stärkung von Gedächtnis, Sehkraft, Gehör und Vernunft; und schließlich ein Schlagwasser aus Amethyst das alle Verstopfungen öffne, die erstickten „schier erstorbene" Lebensgeister wieder lebendig mache und ein sicheres Geheimmittel gegen Apoplexien, Paralysen und alle Kopf- und Herzkrankheiten sei.[37]

Erkrankte ihre Dienstherrschaft dennoch, dann bedienten sich die Leibärzte grundsätzlich der gleichen diagnostischen und therapeutischen Praktiken wie bei

---

35 Reversbrief mit Abschrift der Bestallungsbedingungen, ediert bei Mone, Krankenpflege (1851), S. 273–275.
36 Andretta, Roma medica (2011), S. 285–288.
37 Staatsbibliothek Berlin, Ms. Bor. 682, foll. 10r-12v, „Bericht" Thurneissers an die Kurfürstin, um 1575.

anderen Patienten. Der Körper eines Königs gehorchte denselben Gesetzen wie der von gewöhnlichen Sterblichen. Allerdings gab es gewichtige graduelle Unterschiede. Die Ärzte setzten bei Herrschern – wie auch bei anderen hochrangigen Patienten – nicht nur zur Vorbeugung, sondern auch im Krankheitsfall in besonderem Maße auch auf diätetische Maßnahmen. Dahinter verbarg sich zweifellos nicht nur das Wissen, dass es für reiche und mächtige Patienten leichter war als für weniger wohlhabende Zeitgenossen, sich jener Speisen und Getränke zu bedienen, die die Ärzte für ratsam hielten, und die Lebensumstände nach ihren Anweisungen zu gestalten. Die Ärzte unterstrichen mit ihren ausführlichen diätetischen Ratschlägen zugleich auch ihren Anspruch, das Krankheitsgeschehen bis ins kleinste Detail kontrollieren zu können. Sie standen der Krankheit nicht ohnmächtig gegenüber, so die Botschaft, sondern wussten das Krankheitsgeschehen vielmehr sehr präzise zu beinflussen.

Die Behandlung im engeren Sinne war bei herrschaftlichen Patienten zudem tendenziell besonders intensiv. Auch hier verband sich das Wissen um die finanziellen Möglichkeiten des Herrschers, für den keine Arznei zu teuer war, mit dem Wunsch der Ärzte, deutlich zu machen, dass sie nichts unversucht ließen, um die Krankheit des Herrschers zu heilen. Aus zeitgenössischer Sicht durften die Herrscher somit auch in Gesundheitsdingen als privilegiert gelten. Sie konnten den Rat der berühmtesten Koryphäen ihrer Zeit einholen oder diese gar an ihren Hof holen und brauchten keine Kosten zu scheuen. Betrachten wir die ärztliche Behandlung für einen Augenblick anachronistisch aus der Perspektive der modernen Medizin, so gelangt man allerdings zu einem deutlich zwiespältigeren Urteil. Zweifellos half das Wissen, auf den Rat und Beistand der besten Ärzte zurückgreifen zu können, die Bedrohung durch die Krankheit zu ertragen. Allerdings waren sich die Ärzte nicht selten uneinig und suchten sich vor dem Herrscher zu profilieren. So wird man rückblickend die von zahlreichen Leibärzten umgebenen Herrscher mitunter schlichtweg bedauern dürfen. Aus heutiger Sicht wäre es ihrer Gesundheit oft zuträglicher gewesen, wenn sie sich nicht einer derart intensiven und nicht selten mit schweren Nebenwirkungen behafteten Behandlung unterworfen hätten. Diese konnte, wiederum nach modernen Maßstäben, das Krankheitsgeschehen kaum positiv beeinflussen, sondern drohte, die Patienten beispielsweise durch reichliche Aderlässe und von den Ärzten gezielt hervorgerufene massive Durchfälle empfindlich zu schwächen und schlimmstenfalls ihren Tod zu beschleunigen.

Wenn sich der Gesundheitszustand des Herrschers trotz der ärztlichen Bemühungen verschlechterte, musste der Arzt, umgeben von neidischen und eifersüchtigen Zeitgenossen, womöglich befürchten in Ungnade zu fallen. „Omnia sunt longa in aula, praeter praecipitum" – „Alles ist [dauert] lang am Hofe, außer der [Sturz in den] Abgrund", lernte Georg Handsch von dem kaiserlichen Leibarzt Andrea Camuzio (1512–1587).[38] In ihrer Untersuchung der Leibärzte am Hofe der Sforza hat Marylin Nicoud freilich kaum Hinweise auf tiefgreifende Spannungen oder Zeichen des

---

38 Cod. 9671, fol. 21r.

Misstrauens aufseiten der Herzöge und ihrer Umgebung gegen die Leibärzte gefunden.[39] Für die von mir untersuchten Quellen aus dem deutschsprachigen Raum gilt Ähnliches. Im alltäglichen Miteinander scheinen die Herrscher ihren Ärzten grundsätzlich vertraut zu haben. Die manchmal wahrlich fürstlichen Gnadengelder, die Mattioli und andere Leibärzte bei ihrem Ausscheiden aus dem höfischen Dienst bewilligt bekamen, lassen sich zweifellos als Ausdruck echter Dankbarkeit verstehen.

Ein Vertrauensverhältnis bestand auch insofern, als der Herrscher und sein Umfeld in der Regel darauf bedacht waren, möglichst wenig von den Krankheiten des Herrschers oder gar von einer Gefahr für Leib und Leben nach außen dringen zu lassen. Andernfalls drohte sich nicht nur Unruhe im Hofstaat und bei den Untertanen breit zu machen. Auch innere und äußere Feinde konnten sich durch die momentane Schwächung der Herrschaft, zu aggressivem und schlimmstenfalls militärischem Vorgehen ermutigt sehen. Manche Bestallungen formulierten sogar ausdrücklich eine Pflicht zur Verschwiegenheit, sowohl im Hinblick auf die Krankheiten des Fürsten und seiner Familie, wie auch im Hinblick auf alles, was der Arzt womöglich am Hof erfuhr.[40] Kurfürst Johann Georg erklärte Thurneisser sogar, offenbar in Reaktion auf einen entsprechenden Vorschlag des Leibarztes, dass es ihm sehr ungelegen käme und nicht ratsam erscheine, „uns itzo in unsrem zunahenden Alter mit frembden Medicis zu vorstehen unnd also einem jeden unser Complexion unnd Natur zu offenbaren."[41] Besonders gravierend war es aus Sicht des Hofs, wenn die Gefahr bestand, dass Ärzte die Nachricht von der geistigen Zerrüttung eines regierenden Fürsten durchsickern ließen. So muss man wohl den Brief eines herzoglichen Hofmarschalls an Reiner Solenander verstehen, der den geisteskranken Herzog Johann Wilhelm von Jülich, Cleve und Berg behandelte. Mehrfach und mit großem Nachruck mahnte der Hofmarschall Solenander zur Verschwiegenheit, und warnte ihn unverhüllt, dass er andernfalls sein Leben aufs Spiel setze.[42]

Im Idealfall ging die Position eines fürstlichen Leibarztes also mit einem besonderen Vertrauensverhältnis einher und eröffnete einen privilegierten Zugang zum Herrscher. Ähnlich wie Hofmusiker oder Bibliothekare kamen selbst königliche und kaiserliche Leibärzte in der Regel nicht aus adligen Familien. Sie verdankten ihre Stellung am Hof allein ihrer Ausbildung und den besonderen medizinischen Kenntnissen und Fertigkeiten, die man ihnen nachsagte. Doch sie kamen dem Herscher in mancher Hinsicht so nahe wie kaum jemand anderer und verkehrten nicht selten

---

39 Nicoud, Medici (2013).
40 Löwenstein, Biographien (1848), S. 290f, Zusammenfassung der Bestallung von Eberhard Guttenberger zum Leibarzt von Kurfürst Joachim I., 29.4.1512; Bestallung von Otto Bötticher als Leibarzt von Kurfürst Georg Wilhelm, 1.5.1622 (www.aerztebriefe.de/id/00004058, U. Schlegelmilch).
41 Staatsbibliothek Berlin Ms. bor. fol. 680, fol. 17r, Brief vom 8.2.1578.
42 Brief des Hofmarschalls Wilhelm von Waldenfels an Reiner Solenander, 10.1.1595, in von Lahr, Original-Denkwürdigkeiten (1834), S. 142.

tagtäglich mit ihm, tauschten sich womöglich gar am gemeinsamen Tisch mit ihm aus.⁴³

Die Stellung eines Leibarztes hatte aber auch gravierende Schattenseiten. Letztlich war der Arzt ein höfischer Bediensteter und musste damit rechnen als solcher behandelt zu werden. Die Briefe des brandenburgischen Kurfüsten an seinen Leibarzt Thurneisser bieten ein anschauliches Beispiel. Sie sind bemerkenswert kurz und Ton ist oft brüsk, im Befehlston gehalten. Ein Jäger sei krank, heißt es da beispielsweise. Thurneisser solle sich zu ihm nach Spandau begeben.⁴⁴ Drängender wurden die – durchgehend im „Du" gehaltenen – Briefe, wenn der Kurfürst selbst oder seine Frau erkankten. Vergangene Nacht habe er sich „vast ubell befunden unnd die fliegende Hitze gehabt" und es liege ihm auch noch im Rücken, ließ der Kurfürst Thurneisser im Juli 1579 wissen. Thurneisser solle den mitgeschickten Harn destillieren und sein diagnostisches Urteil fällen und am Nachmittag des folgenden Tags, spätestens aber am Abend zu ihm kommen.⁴⁵ Auch als die Kurfürstin unter anderem über „hefftige Whetage [sic]" im Haupt und der Kurfürst über ein Reißen im Bauch klagte, riefen sie Thurneisser umgehend zu sich.⁴⁶ Es kam sogar vor, dass man Thurneisser ohne jede Erklärung kurz und bündig an den Hof zitierte.⁴⁷

In einer doppelten Position der Unterordnung sahen sich jene Ärzte, die in der Hierarchie der Leibärzte an untergeordneter Stelle standen. Handsch schilderte anschaulich die Konsequenzen. Im Jahr 1574 litt die Frau des erzherzoglichen Kanzlisten an Koliken. Sie wurde Handsch zufolge zunächst in Steinach von einem Dr. „Achilles" – vermutlich ist Achill Jelmus gemeint – behandelt, und in Innsbruck kamen dann die Willenbroch und Handsch hinzu. Schnell gab es Streit. So erlaubte Willenbroch der Patientin Wein, während Achilles diesen für gefährlich hielt. Handsch riet zu einem Dekokt, das er von seinem Mentor Gallo hatte, konnte sich aber nicht durchsetzen. Willenbroch, der offenbar den höchsten Rang hatte, verordnete dagegen, zum Missfallen seiner Kollegen diverse Aderlässe. „Willenbroch ist nicht methodisch und nach den Regeln der Kunst vorgegangen", klagte Handsch bitterlich, „sondern auf seine Weise, und wir waren gezwungen, einzulenken."⁴⁸

Das Leben am Hof selbst mit seinen komplizierten Hierarchien gehorchte zudem seinen eigenen Regeln, denen sich auch der Leibarzt unterwerfen musste. „Es gibt vil Wartens zu Hoff" notierte sich Handsch in seiner Sammlung von Sprichwörterin und Redensarten.⁴⁹ „Ferre moras, frenare iramque, docemur in aula" notierte er an glei-

---

43 Nutton, Introduction (1990), S. 2.
44 Staatsbibliothek Berlin Ms. bor. fol. 680, fol. 3r, Brief vom 14.7.1574; ähnlich ebd., fol. 5r, Brief vom 17.5.1576, zu einem Patienten mit einem Gesichtsleiden.
45 Ebd., fol. 19r, Brief vom 14.7.1579.
46 Ebd., foll. 27r-v, Brief vom 2.8.1582.
47 Ebd., fol. 23r, Brief vom 23.5.1580.
48 Cod. 11183, fol. 479v: „Villebrochius non processit methodice et secundum canones, more suo et nos coacti fuimus connivere."
49 Cod. 9671, fol. 20v.

cher Stelle, also in etwa: „Aufschübe ertragen und den Zorn zu zügeln, wird uns am Hof beigebracht".[50] Willenbroch beklagte sich 1586 bei Theodor Zwinger gar bitterlich über seine „unbarmherzige Knechtschaft" („servitutem inclementen") als erzherzoglicher Leibarzt in Innsbruck. Er könne sich und die Seinen kaum ernähren und dürfe nicht einmal Genaueres darüber schreiben, denn schon sich zu beklagen, sei gefährlich.[51]

Manche Herrscher suchten sich mit der Anstellung eines Leibarztes nicht nur dessen medizinische Expertise zu sichern. Sie wussten auch die naturkundlichen Kentnisse ihrer Leibärzte zu schätzen, zumal wenn diese konkrete wirtschaftliche Vorteile versprachen. So bestellte Herzog Julius von Braunschweig-Wolfenbüttel (1528–1589) ausdrücklich einen Arzt, der als „Philosophus in mineralischen und sonstigen Sachen" galt und dem er neben der Sorge um die herzogliche Familie auch die Versorgung der Bergknappen, Schmelzer, Alaunsieder und anderer Arbeiter in den Bergwerken und Mineralhütten übertragen konnte. Außerdem sollte der Arzt mit Unterstützung eines Laboranten eine Apotheke einrichten.[52] Johannes Crato – nicht zu verwechseln mit dem berühmten Crato von Krafftheim – und Joachim Meyer wurden 1579/81 zugleich als „Bergärzte" bestellt.[53] Leonhard Thurneisser, der sich zunächst als Bergwerksunternehmer einen Namen gemacht hatte, verdankte seine steile Karriere als Leibarzt und Drucker in Berlin sogar entscheidend seinem Buch *Pison*, in dem er die natürlichen Schätze des brandenburgischen Herrschaftsgebiets darstellte. Es weckte die Aufmerksamkeit des brandenburgischen Kurfürsten und als die kranke Kurfürstin unter Thurneissers Behandlung wieder gesund wurde, wurde dieser, obwohl er nie Medizin studiert hatte, zum Leibarzt ernannt.[54] Der Kurfürst nahm später auch Thurneissers Angebot an, den „Provisor" (gemeint ist damit vermutlich der Hofapotheker) in der Herstellung seiner Geheimmittel zu unterrichten, verbunden mit der Auflage, „das ir solche Kunst und Tincturn ausserhalb unsern Provisor sonst nicht andere Leutte lernet."[55] Martinus Rhenanus wurde als *medicus extraordinarius* des Landgrafen Moritz von Hessen-Kassel in der ausdrücklichen Erwartung bestellt, er solle seine alchymistischen Kenntnisse einbringen und über diese Künste nach außen Verschwiegenheit bewahren.[56]

Auch Georg Handsch brachte als Leibarzt seine naturkundlichen Kenntnisse zur Geltung. Auf Wunsch von Erzherzog Ferdinand verfasste er eine fünfbändige *Historia*

---

50 Cod. 9671, fol. 20v.
51 Brief Willenbrochs vom 15.11.1586, Universitätsbibliothek Basel, Frey-Gryn Mscr. 11, fol. 85r-v; http://doi.org/10.7891/e-manuscripta-7721; laut Katalog „Brief an N.N.", aber zweifellos an Theodor Zwinger gerichtet, den Willenbroch als Verfasser des „Theatrum" anspricht.
52 Wellner, Bergmedicus (1984), S. 36–38.
53 Ebd.
54 Thurneisser, Pison (1572); zur Biographie Thurneissers siehe Moehsen, Leben (1783).
55 Staatsbibliothek Berlin, Ms. bor. fol. 682, foll. 3r-v, Brief der Kurfürstin Katharina von Brandenburg, Küstrin 17.4.1571. Zu den verbreiteten alchymischen Interessen damaliger Fürsten vgl. Moran, Alchemical world (1991).
56 Bestallung vom 1.1.1594 (www.aerztebriefe.de/id/00021254, U. Schlegelmilch).

animalium.[57] Er beschrieb darin ausführlich das Habitat der Tiere, ihre jeweilige Nahrung und Fortpflanzungsweise und das arttypische Verhalten. Während Conrad Gessner in seiner berühmten *Historia animalium* auch der Fauna der Neuen Welt großen Raum einräumte,[58] konzentrierte sich Handsch fast ausschließlich auf Tiere, die in Böhmen einheimisch oder dort zumindest gelegentlich zu sehen waren. Insofern zielte auch sein Werk zumindest im weiteren Sinne auf die natürlichen Ressourcen im Herrschaftsgebiet seines Fürsten.[59] Man rühmte später besonders seine Darstellung der zeitgenössischen Praktiken der Fischzucht in Böhmen, Mähren und Schlesien.[60] Handsch konnte sich auf persönliche Beobachtungen zur Anlage von Fischweihern in den Landsitzen adliger Familien stützen, wie seine Gedichte an Hoddeiovinus erkennen lassen.[61] Die einschlägigen Passagen in seiner „Historia animalium" hat Ottokar Schubert allerdings später als Übernahmen aus Johannes Dubravius' *De piscinis* aus dem Jahr 1547 erkannt.[62] Aus Handschs eigener Feder stammten nach heutigem Wissensstand nur seine Ausführungen zu den diversen einheimischen Fischarten.

Manche Herrscher zogen die Leibärzte mit ihrer eingehenden humanistischen Ausbildung und ihren sprachlichen und analytischen Fertigkeiten auch für die Hofgeschichtsschreibung heran. Die zeitgenössischen Herrscher waren sich der Bedeutung einer positiven Darstellung der Geschichte ihrer Dynastie, ihrer Herrschaft, ihres Territoriums für die Legitimation ihrer Herrschaft bewusst. Sie förderten solche Aktivitäten und an manchen Höfen gab es sogar offizielle Hofhistoriker, darunter auch manche Ärzte. So vereinten Johannes Cuspinian (1473–1529), Wolfgang Lazius (1514–1565) und Johannes Sambucus (1531–1584) jeweils das Amt eines kaiserlichen Leibarztes (und Professors an der Wiener Universität) mit den Aufgaben eines Hofhistoriographen.[63] Auch Handsch bezeichnete sich in seinem Testament ausdrücklich als „medicus et historicus".[64] Er soll dem Erzherzog eine historische Beschreibung des Hauses Österreich versprochen haben.[65] Ob er sie tatsächlich geschrieben hat, ist allerdings nicht bekannt.

---

57 Cod. 11130, Cod. 11141, Cod. 11142, Cod 11143 und Cod. 11153; eines von Handschs Gedichten trägt den Titel „In historiam animalium, institutam ab Archiduce Ferdinando" (Cod. 9821, fol. 310r); ausführlich zu diesem Werk, das nie in den Druck gelangte, Simons, Theatrum (2009), S. 141–154.
58 Gessner, Historia (1551–1558); der fünfte, letzte und unvollendete Band erschien posthum 1587.
59 Dies schließt einzelne exotische Tiere wie das Kamel, das Lama, den Pavian und das Krokodil ein, die Handsch offenbar bei unterschiedlichen Gelegenheiten selbst zu Gesicht bekam; ein Krokodil sah er 1548 in der Kirche in Budina und vermerkte erstaunt dessen Fähigkeit, die Zähne des Unterkiefers zu bewegen (Cod. 9666, fol. 16v).
60 Handsch, Elbefischerei (1933).
61 Cod. 9821, foll. 256r-257r; Collinus et alii, Quarta farrago (1562), foll. 400v-401r.
62 Handsch, Elbefischerei (1933), S. 2; vgl. Dubravius, De piscinis (1547).
63 Siraisi, History Medicine (2007), S. 194–224.
64 Tiroler Landesarchiv Innsbruck, Ferdinandea 164, Testament vom 17.2.1578.
65 Hirn, Erzherzog Ferdinand II. (1885), S. 363.

Praxisalltag

Ärztliche Klientel

Lange Zeit glaubte die Geschichtsforschung, die studierten Ärzte hätten bis ins 18. Jahrhundert hinein fast ausschließlich vornehme, reiche und damit entsprechend gebildete Patienten behandelt.[1] Diese Annahme hält einer Überprüfung nicht stand. Selbst die Sammlungen von publizierten Fallgeschichten, deren Verfasser den eigenen Rang gerne hervorhoben, indem sie die Behandlung hochrangiger Patienten schilderten, lassen erkennen, dass bereits im 16. Jahrhundert durchaus auch Handwerker, Bauern, Händler, und Dienstleute den Rat eines studierten Arztes suchten.[2]

Belastbare quantitative Aussagen über die vorherrschenden Krankheitsbilder und Diagnosen, die ärztliche Klientel, die Intensität der Behandlung und ähnliche Fragen sind jedoch nur auf der Grundlage von ärztlichen Praxisjournalen oder vergleichbaren Quellen möglich, in denen ein Arzt über einen gewissen Zeitraum alle Krankheitsfälle in seiner Praxis verzeichnete. Vermutlich haben viele Ärzte damals ein Praxisjournal geführt, sei es auch nur zu Zwecken der Buchführung. Überliefert sind solche Journale aus der Zeit vor 1600 leider nur in sehr seltenen Ausnahmen. Die wenigen bekannten Aufzeichnungen dieser Art, das *Receptarium* von Hartmann Schedel in Nördlingen und Amberg aus dem ausgehenden 15. Jahrhundert und die Praxisjournale von Georg Palm und Johannes Magenbuch in Nürnberg im frühen 16. Jahrhundert beschränken sich zudem im Wesentlichen darauf, die Namen der Patienten und die verordneten Arzneien zu benennen.[3] Da diese Namen vielfach auch aus anderen zeitgenössischen

---

[1] Vgl. die einflussreiche Studie von Jewson, Medical knowledge (1974); schon früh haben diverse Autoren demgegenüber darauf hingewiesen, dass auch Patienten aus den ärmeren Schichten häufiger in ärztliche Behandlung gekommen seien als gemeinhin angenommen (so z. B. Jütte, Ärzte (1991), S. 100); in jüngerer Zeit haben Klaas/Steinke/Unterkircher, Daily business (2016), S. 91 f dies konkret belegen können.

[2] Bibliographien einschlägiger Sammlungen von Fallgeschichten bieten u. a. Stolberg, Formen (2007) und Pomata, Sharing cases (2010).

[3] Fischer, Hartmann Schedel (1996), mit Edition der Handschrift (Bayerische Staatsbibliothek, Clm 290); Stadtbibliothek Nürnberg, Ms. Cent. V, 10b und Germanisches Nationalmuseum, Nürnberg, Hs 100.822 (Georg Palm); Universitätsbibliothek Heidelberg, Cpl 1895 – 1 (Johannes Magenbuch); Assion/Telle, Magenbuch (1972); König, Palma (1961). Das Tagebuch des Augsburger Arzts Philipp Hoechstetter (1579 – 1635) (Herz, Tagebuch (1976)) ist zwar ein beeindruckendes Zeitzeugnis, gibt jedoch keine Einblicke in seine ärztliche Praxis. In anderen Ländern stellt sich die Quellenlage ähnlich dürftig dar. In England konnte Lauren Kassell in einer systematischen Erhebung für das 15. und 16. Jahrhundert nur fragmentarische Quellen dieser Art entdecken (Kassell, Casebooks (2015)). Zum 17. Jahrhundert siehe Ofenhitzer, Praxisalltag (2015) und Sabine Schlegelmilchs Analyse der Praxisjournale von Johannes Magirus und Johann Heinrich Bossen (Schlegelmilch, Ärztliche Praxis (2018)) und für England die Untersuchung der Patientenaufzeichnungen des stark paracelsistisch geprägten Turquet de Mayerne (1573 – 1655) aus den Jahren von 1603 bis 1653 (Nance, Turquet de Mayerne (2001)). Keine dieser Quellen kann mit den umfangreichen Journalen mithalten, in denen Simon Forman (1552 – 1611) und John Napier (1550 – 1617) im ausgehenden 16. Jahrhundert ihre Patienten verzeichneten (MacDonald, Mys-

Quellen bekannt sind, lässt sich ihren Journalen immerhin entnehmen, dass sie insbesondere Mitglieder der lokalen Eliten behandelten. Grundsätzlich, so hat Fischer bereits für Hartmann Schedel festgestellt, suchten aber Patienten aus allen Gesellschaftsschichten zuweilen den Rat eines gelehrten Arztes.[4]

Handschs erwähnte in seinen Notizen zwar zahlreiche Patienten, aber seine Aufzeichnungen bieten kein verlässliches Abbild seiner Praxis. Zum einen können wir nicht davon ausgehen, dass er alle oder wenigstens einen Großteil der Patienten aufführte, die er sah. Zum anderen betreffen viele seiner Einträge Patienten, die von Gallo, Mattioli und anderen Ärzten behandelt wurden, und oft bleibt unklar, wer nun eigentlich der primär behandelnde Arzt war. Immerhin vermitteln seine Notizbücher einen groben Eindruck von der Zusammensetzung der ärztlichen Klientel. Als höfische Leibärzte behandelten Gallo und Mattioli in Prag insbesondere Mitglieder des Habsburger Hofs und des böhmischen Adels. Selbst unter ihren Patienten waren jedoch Handschs Aufzeichnungen zufolge auch viele „gewöhnliche" Zeitgenossen, und Ähnliches galt später für Handschs Innsbrucker Praxis. Auch Schüler und Studenten, Goldschmiede, Brauer und Landleute („rustici") oder „ein armer Bub im Krankenhaus" suchten und erhielten demzufolge ärztlichen Rat. Dazu kamen Köche, Küchenjungen, Stallknechte und Vertreter anderer „niedrigerer" Berufe, die offenbar in vielen Fällen am Prager Hof arbeiteten oder – wie Handsch zuweilen ausdrücklich erläuterte – in den Diensten eines anderen hohen Herren. Bei auffällig vielen Patienten verzichtete Handsch in seinen Aufzeichnungen denn auch darauf, dem Patientennahmen ein „D." voranzustellen, für „dominus" beziehungsweise „domina", ein Epithet, das für höherrangige Mitglieder der Gesellschaft reserviert war.

Vollständig überliefert scheint das Praxisjournal von Handschs erstem medizinischen Lehrer, Ulrich Lehner, für die Jahre von 1546 bis 1549. Unter dem Titel „Practica D. Ulrici" schrieb Handsch sich dieses Journal ab, mit den Namen der Patienten, ihrem Krankheitsbild beziehungsweise der Diagnose sowie Lehners Verordnungen, die vermutlich im Mittelpunkt von Handschs Interesse standen.[5] Lehner war „nur" *magister*, kein *doctor medicinae*. Er betrieb jedoch in Prag eine sehr erfolgreiche Praxis und bewegte sich teilweise im gleichen sozialen Umfeld wie Gallo und später Mattioli. Bemerkenswert ist die – vermutlich bereits von Lehner in seinem Journal vorgenommene – Einteilung der Patienten nach Ständen, nämlich in *barones*, *nobiles* und *plebeios*. Sie verrät ein klares Bewusstsein von der Bedeutung solcher ständischer

---

tical Bedlam (1981); Traister, Notorious astrological physician (2001); Kassell, Medicine (2005); https://casebooks.lib.cam.ac.uk/). Forman und Napier hatten freilich beide nicht Medizin studiert und waren keine *doctores medicinae*. Ihre primär auf Astrologie gegründete Praxis war zudem untypisch für die damalige ärztliche Praxis. Praxisjournale des 17. bis 19. Jahrhundert sind die zentrale Quellengrundlage für die Beiträge in Dinges/ Jankrift/ Schlegelmilch/ Stolberg, Medical practice (2016).
4 Fischer, Hartmann Schedel (1996), S. 90.
5 Cod. 11006 und Cod. 11247 (ergänzt durch weitere Eintragungen u. a. zu Patienten von Gallo sowie einigen Lektürefrüchten). Eine ausführliche Auswertung dieser Quelle möchte ich in einem gesonderten Aufsatz vornehmen. Sie würde den Rahmen der vorliegenden Darstellung sprengen.

Unterschiede. Leider ist die Einteilung, zumindest in Handschs Abschrift, nicht konsistent als solche erkennbar durchgeführt und Beruf und Stellung der Patienten werden zwar oft, aber nicht immer genannt, was eine statistische Auswertung schwierig macht. Auch Lehner, das zeigt sein Journal deutlich, behandelte aber letztlich Patienten aus allen Gesellschaftsschichten. Böhmische Adelsfamilien und hohe Geistliche, wie der Abt des Kloster Strachov, sowie die Familien von Hofbediensteten bis hin zum einfachen Stalljungen, stellten die Mehrheit seiner Patienten. Daneben finden wir aber auch einen Fischer, einen Fleischer, einen Goldschmied, einen Organisten, diverse Händler, *magistri* und Patienten, die nur als „Frau" („mulier"), „junger Mann" („iuvenis") oder gar schlicht als „jemand" („quidam") verzeichnet sind. Auch einige „Juden" suchten seinen Rat, vielleicht auch deshalb, weil Lehner – das ist allerdings nicht gesichert – selbst Jude war.

Das mit Abstand umfassendeste, aus dem 16. Jahrhundert überlieferte Praxisjournal eines *doctor medicinae* ist das schon wiederholt zitierte *Ratiocinium* von Hiob Finzel aus den Jahren 1565 bis 1589. Da es zugleich der Berechnung seiner Einnahmen diente, können wir davon ausgehen, dass seine Aufzeichnungen vollständig sind und allenfalls die ein oder andere unbezahlte Konsultation fehlen mag.[6] Finzel wirkte zunächst als Stadtarzt in Weimar, wo er aus politischen Gründen in Ungnade fiel und anschließend, von 1569–1571 als Leibarzt am Hof von Eisenach. 1571 wurde er Stadtarzt in Zwickau und konnte sich dort eine erfolgreiche Praxis aufbauen. Er blieb dort bis zu seinem Tod im Jahr 1589.

Die Analyse seines Praxisjournals ergibt für die siebzehn Zwickauer Jahre von Januar 1572 bis Dezember 1588 eine Gesamtzahl von 8.746 Konsultationen. Das Alter der Patienten ist in der Regel nicht angegeben. Kindliche Patienten lassen sich aber wenigstens teilweise aufgrund von Bezeichnungen wie „filiolus", „filiola", „Kindelein", „Töchterlein" oder „Megdlein" erkennen, Begriffe wie sie Finzel für seine eigenen Kinder etwa bis zum zehnten Lebensjahr verwandte. Mindestens 271 Konsultationen galten ihnen. Weitere 83 Einträge bezogen sich auf „Buben" („pueri") und deutlich mehr noch, nämlich 272, auf „Mädchen" („puellae"). Dazu kommen noch weitere Einträge zu Patienten, die Finzel lediglich als die Töchter oder Söhne charakterisierte, unter denen vermutlich aber auch Kinder und Jugendliche waren. Allem Anschein nach waren Säuglinge und Kinder somit zwar unterrepräsentiert, doch sahen die Ärzte durchaus auch regelmäßig Kinder in ihrer Praxis. In ihrer Untersuchung von Peter Kirstens Breslauer Rezeptdiarium aus den Jahren 1612 bis 1616 kam Franziska Ofenhitzer zu einem ähnlichen Schluss. Immerhin 18,5 % der Patienten für die Kirsten Rezepte ausstellte waren Kinder.[7]

---

6 Ratschulbibliothek Zwickau, Ms. QQQQ 1, Ms. QQQQ 1a und Ms. QQQQ 1b; ausführliche Vorstellung und Analyse der Quelle bei Stolberg, A sixteenth-century physician (2019) und zur buchhalterischen Funktion des Journals Stolberg, Accounting (2020). Mein Dank geht an dieser Stelle an Hannes Langrieger, der mich maßgeblich bei der statistischen Auswertung dieser Quelle unterstützt hat.
7 Ofenhitzer, Praxisalltag (2015), S. 91.

Soweit das Geschlecht aufgrund des Vornamens oder anderer Angaben eindeutig identifizierbar ist, herrschten die männlichen Patienten mit 4.863 Konsultationen (56,6 %) gegenüber 3.701 Konsultationen (43,4 %) bei weiblichen Patienten vor. Auch das war damals nicht untypisch. In Palms Nürnberger Praxis lagen die entsprechenden Zahlen bei 63,4 % gegen 36,6 % und aus Kirstens Breslauer Rezeptdiarium errechnet sich gar ein Verhältnis von 70,7 % zu 29,3 %.[8]

Die gesellschaftliche Stellung der Patienten lässt sich auch Finzels Journal nur begrenzt entnehmen. Rund 8 % der Patienten (mit einem deutlich überproportionalen Anteil an den Konsultationen) kamen aus adligen Familien, zweifellos deutlich weniger als in der (hofnahen) Praxis von Lehner, Gallo, Mattioli, Willenbroch und Handsch. Unter den rund 3.000 Patienten, zu deren Beruf oder Status Finzel zumindest gewisse Angaben machte, finden sich zahlreiche Mitglieder des städtischen Bürgertums: Mitglieder des Stadtrats, städtische Beamte, Lehrer, Geistliche – allein 170 Patienten kamen aus Pastorenhaushalten – aber auch Dutzende von Handwerkern wie Müller, Kutscher, Huf- und Nagelschmiede, Färber, Schuster, Töpfer, Schneider, Buchbinder, Kerzenmacher und Kürschner, dazu eine Reihe von Gastwirten und Musikern. 733 Patienten arbeiteten in der Landwirtschaft oder Finzel nannte sie schlicht „Landleute" („rusticus", „rustica").

Dass breite Schichten der Bevölkerung sich die Hilfe eines Arztes wie Finzel tatsächlich leisten konnten, geht aus seinen Eintragungen zum erhaltenen Honorar sehr klar hervor. Wohlhabende Patienten zahlten ihm zuweilen mehrere Gulden, aber von den meisten Patienten bekam er nur einen, zwei oder höchstens drei Groschen für eine Konsultation.[9] Ein Hase, dies zum Vergleich, war nach Finzels eigenen Angaben sechs bis acht Groschen wert, ein großer Käse neun Groschen. Norddeutschen Quellen zufolge kosteten ungefähr zur gleichen Zeit ein Huhn oder zehn Eier rund einen Groschen und ein Pfund Butter eineinhalb Groschen; ein Schreinergeselle verdiente vier Groschen am Tag.[10] Gewiss, es kamen die Kosten der Arzneien dazu, aber wenn sie es für nötig und sinnvoll hielten, konnten es sich zweifellos die meisten Familien leisten, den Arzt wenigstens einmal um seinen Rat zu fragen.

Praxisabläufe

Darüber, wie die sich alltägliche Arbeitsroutine eines praktischen Arztes damals konkret gestaltete, wissen wir nicht viel. Wir sind hier vorwiegend auf anekdotische Hinweise von Ärzten und Patienten angewiesen sowie auf die indirekten Aufschlüsse, die sich aus Praxisjournalen und anderen Dokumenten aus der ärztlichen Praxis gewinnen lassen.

---

8 Stolberg, Sixteenth-century physician (2019).
9 In Montpellier bewegten sich 1523 die Kosten für einen Hausbesuch zwischen zwanzig *sous* und einem *livre* (Lingo, Rise (1980), S. 55).
10 Voigtlaender, Löhne und Preise (1994).

Schon der Ort, an dem die ärztliche Praxis ausgeübt wurde, bleibt im Einzelfall oft im Dunkeln. Im Gegensatz zu heute, so viel ist klar, herrschte damals die Hausbesuchspraxis vor. Man schickte einen Boten zum Arzt und rief ihn ans Bett des Kranken. Der Arzt begab sich daraufhin zum Patienten, was bei größerer Entfernung, zumal im Winter oder bei schlechten Wegverhältnissen, mit einigen Strapazen und Gefahren verbunden sein konnte und Zeit kostete. Dass die gelehrten Ärzte fast ausschließlich in Hausbesuchspraxis arbeiteten, wie in der Geschichtsschreibung zur frühneuzeitlichen Medizin verbreitet behauptet oder vermutet wurde, ist jedoch nicht richtig. Man darf nicht von der – in den gedruckten Fallgeschichten und Konsilien massiv überrepräsentierten – Behandlung wohlhabender Patienten auf die ärztliche Klientel insgesamt schließen. Die verbreitete Einführung einer geregelten Sprechstundenpraxis mit festgelegten Sprechzeiten mag erst auf das 19. Jahrhundert datieren;[11] bei eingehender Betrachtung finden sich jedoch bereits für die Frühe Neuzeit vielfältige Hinweise auf Ärzte, die auch im eigenen Haus praktizierten.[12]

Ein klares Indiz hierfür sind schon die zahlreichen ärztlichen Berichte (und Klagen) über die verbreitete Erwartung der Patienten, ein guter Arzt müsse Krankheiten allein aus dem Harn diagnostizieren können, den man zu ihm bringen lasse. Auch die Erzählungen von Kranken und deren Angehörigen zeigen, dass sie oft nur den Harn zum Arzt schickten. Es war ein großer Vorteil der Harnschau, dass der Arzt sich nicht eigens zum Patienten – oder dieser zu ihm – bemühen musste. Der Arzt konnte die Harnschau bei sich zu Hause vornehmen und dort seine Verordnungen schreiben und dem wartenden Boten mitgeben.

Die Harnschau war insofern ein Sonderfall, als sie keine persönliche Begegnung zwischen Arzt und Patient erforderte. Der Arzt brauchte nur den Harn zu inspizieren und konnte dem Boten seine Diagnose mündlich vortragen und gegebenenfalls ein Rezept für die Apotheke mitgeben. Zeitgenössische Briefwechsel und ärztliche Aufzeichnungen lassen jedoch erkennen, dass auch die persönlichen Begegnungen zwischen Arzt und Krankem nicht nur in den Häusern der Patienten stattfanden. Das ist nicht verwunderlich. Wie wir am Beispiel Finzels gesehen haben, beanspruchten auch zahlreiche Patienten aus den weniger vermögenden Schichten ärztliche Hilfe. Zumindest wenn sie auswärts wohnten, suchten viele von ihnen offenbar den Arzt in dessen Haus auf, anstatt diesen, womöglich gegen ein deutlich höheres Honorar, zu sich zu rufen. Finzels Praxistagebuch verzeichnet auch Hunderte von „namenlosen" Patienten aus den umliegenden Dörfern.

Selbst manche städtischen Mitbürger suchten den Arzt in dessen Behausung auf, wenn ihr Gesundheitszustand es erlaubte. Felix Platter berichtete aus den späten 1550er Jahren, er habe als junger Arzt in Basel, als er noch im Haus des Vaters wohnte, die Kranken in seiner Kammer oder, im Winter, wenn es kalt war, im – offenbar be-

---

11 Vieler, Arztpraxis (1958); Heischkel, Welt (1967).
12 Klaas/Steinke/Unterkircher, Daily business (2016), S. 73–75.

heizten – „underen Sal" „verhört".[13] Der Esslinger Stadtarzt Baltz begründete 1573 seine Bitte um eine geeignetere Dienstbehausung ausdrücklich damit, dass jene, die seinen ärztlichen Rat suchten, derzeit eigens ins obere Stüblein hinauf- und anschließend wieder hinuntersteigen müssten. Baltz deutet sogar an, dass manche Ärzte Kranke zuweilen stationär bei sich zu Hause aufnahmen. Für diesen Zweck, so klagte er, sei seine derzeitige Dienstbehausung zu klein.[14] Auch Turquet de Mayerne empfing im frühen 17. Jahrhundert Patienten in seinem Arbeitszimmer, an seinem Schreibtisch sitzend, umgeben von Büchern, Bildern und einem Wachsmodell der menschlichen Anatomie.[15] Inwieweit die Frauen der Ärzte, wie zu vermuten, ihren Gatten in solchen Fällen auch in der Praxis zur Hand gingen, bleibt eine offene Frage.

Nur schemenhaft lässt sich aus den Quellen die Bedeutung der Apotheke als Ort ärztlicher Praxis rekonstruieren. Gelegentliche Andeutungen lassen vermuten, dass sich manche Ärzte so regelmäßig in der Apotheke aufhielten, dass man dorthin ging, wenn man sie zu einem Patienten holen oder ihnen den Harn eines Patienten bringen wollte. Wie verbreitet dies im 16. Jahrhundert war, wissen wir bislang nicht. Wie wir gesehen haben, waren Stadtärzte – eine Position, die viele Ärzte innehatten – oft ausdrücklich gehalten, nicht einzelne Apotheker zu bevorzugen.

Unklar ist auch, wie stark die medizinische Praxis die Ärzte zeitlich beanspruchte. In ihren Briefen klagten Ärzte zuweilen, es bleibe ihnen wegen ihrer Patienten keine Zeit für anderes und insbesondere dafür, Briefe zu beantworten. Das dürfte, außerhalb von Epidemiezeiten, freilich nicht selten nur als Vorwand und Entschuldigung gedient haben. Die wenigen Patientenjournale, die aus der Zeit vor 1600 überliefert sind, vermitteln ein ganz anderes Bild. Hartmann Schedels Rezeptdiarium verzeichnete in einem Zeitraum von ungefähr 4 Jahren 1.135 Einzelverordnungen. Selbst wenn wir davon ausgehen, dass er, was unwahrscheinlich ist, womöglich nur jedem zweiten Patienten Arzneien verschrieb, wären das keine zwei Konsultationen am Tag.[16] Ein Jahrhundert später finden wir in Hiob Finzels Praxisjournal mit durschnittlich nicht einmal drei Konsultationen am Tag kaum mehr. Noch die Untersuchung von ärztlichen Praxisjournalen aus dem 17. und 18. Jahrhundert führt zu ganz ähnlichen Zahlen. Erst im 19. Jahrhundert stieg die Zahl der Patienten pro Tag deutlich an.[17]

Briefpraxis

In den Oberschichten fand damals, vor allem bei länger währenden Krankheiten, eine weitere Form der ärztlichen Konsultation einige Verbreitung, nämlich die briefliche

---

13 Platter, Tagebuch (1976), S. 330.
14 Brief von Tobias Baltz an den Stadtrat von Esslingen vom 16.12.1573 (www.aerztebriefe.de/id/00030643, T. Walter).
15 Nance, Turquet de Mayerne (2001), S. 24.
16 Fischer, Hartmann Schedel (1996), S. 87.
17 Klaas/Steinke/Unterkircher, Daily business (2016), Tabelle S. 78.

Ratsuche.[18] Die Kranken oder ihre Angehörigen schilderten einem Arzt schriftlich ihre Beschwerden und baten um seinen Rat. Manchmal erfolgte diese briefliche Ratsuche ergänzend zum persönlichen Austausch, beispielsweise wenn sich Patienten nur vorübergehend am Wohnort eines Arztes aufgehalten hatten und nun wieder bei sich zu Hause waren, oder wenn der Arzt einen wohlhabenden Patienten auf seinem Landsitz besuchte, dann aber wieder seiner Praxis nachgehen musste und den Kranken allenfalls noch gelegentlich erneut aufsuchen konnte.

Auch Handsch erteilte manchmal brieflichen Rat und nahm solche Briefe sogar in die Sammlung seiner Briefe auf, die er wohl zu veröffentlichen hoffte. So gab er einem gewissen Viderinus genaue Anweisungen, wie er seine chronische Krankheit behandeln und selbst an welchen Tagen er mit Rücksicht auf die Planetenkonstellation seine Arzneien einnehmen sollte.[19] Nicht selten wandten sich Patienten aber auch aus der Ferne an einen angesehenen Arzt, der sie noch nie gesehen hatte und den sie nicht persönlich kannten. Sie holten, womöglich begleitet von einem Gefäß mit ihrem Harn, dessen Meinung ein. Der Berliner Paracelsist Leonhard Thurneisser gründete darauf ein sehr erfolgreiches Geschäftsmodell. Zahlreiche wohlhabende Patienten schickten ihm ihren Harn, zusammen mit einem Goldstück, schilderten ihm begleitend kurz ihre Beschwerden und baten ihn, den Harn mit seinem besonderen Verfahren der Harndestillation zu untersuchen, daraus ihre Krankheit zu erkennen und ihnen geeignete Arzneien zu schicken. Ein Brief aus Handschs Feder lässt erkennen, dass auch er brieflich um eine uroskopische Diagnose aus dem mitgesandten Harn gebeten wurde. Er bedauerte freilich, kein Urteil zur Farbe des Harns abgeben zu können, da das Glas beschädigt worden sei.[20]

Bei der Konsultation berühmter Ärzte in der Ferne war es oft nicht der Patient, sondern der behandelnde Arzt vor Ort, der der fernen Koryphäe die Beschwerden und den Krankheitsverlauf schilderte.[21] Bei langwierigen, schwierigen Fällen lag es sogar im Interesse des behandelnden Arztes vor Ort, solchen Rat einzuholen. Wenn die Behandlung letztlich nicht den erhofften Erfolg hatte, trug er nicht allein die Verantwortung. Da selbst der Rat der berühmten Koryphäe nicht gefruchtet hatte, so konnte er das Scheitern nachvollziehbar entschuldigen, hätte auch die bestmögliche Behandlung nicht die erhoffte Besserung und Heilung bewirken können. Der ratsuchende Arzt, auch wenn er im Auftrag eines Patienten handelte, durfte zudem von dem konsultierten Kollegen in aller Regel einen respektvollen Tonfall erwarten. Gewiss, er musste damit rechnen, dass seine bisherige Diagnose und Behandlung er-

---

18 Zur Praxis der Briefkonsultation und den zahlreichen Patientenbriefen, die aus der Frühen Neuzeit überliefert sind, siehe Stolberg, „Mein äskulapisches Orakel!" (1996). Patientenbriefe des 16. Jahrhunderts sind bislang nicht systematisch untersucht worden; für die Zeit ab dem ausgehenden 17. Jahrhundert siehe auch Weston, Medical consulting (2013).
19 Cod. 9650, foll. 31v-33r, 18.7.1556.
20 Cod. 9821, foll. 51r-52r, 12.4.1559.
21 Abschrift eines Konsils von Trincavella, Cod. 11238, foll. 168–177v, mit Zusammenfassung der zugesandten *historia morbi*.

gänzt oder modifiziert wurde, schon allein um die Kosten für das erbetene Briefkonsil zu rechtfertigen. Ein ungeschriebenes Gesetz wollte es aber auch, dass der ratgebende Arzt sich mit grundlegender Kritik an der Diagnose und dem therapeutischen Vorgehen oder gar an der Kompetenz des behandelnden Arztes vor Ort zurückhielt. Das lag in seinem eigenen Interesse, wenn er wollte, dass ihn die ärztlichen Kollegen auch in Zukunft um seinen brieflichen Rat baten.

In der Praxis erfolgreicher, angesehener Ärzte konnte die Abfassung schriftlicher Ratschläge erheblichen Raum einnehmen und zu einer wichtigen Einkommensquelle werden. Ein ausführliches Konsil zu schreiben, war anspruchsvoll und zeitraubend. Konsilien für vornehme Patienten konnten sich über ein Dutzend Seiten und mehr erstrecken. Renato Brasavolas Konsil für Erzherzog Ferdinand II. nahm in der Abschrift fast 50 Seiten ein.[22] Ein vermutlich ebenfalls für Ferdinand von einem bislang nicht identifizierten Arzt angefertigtes Konsil über die Vorbeugung von Steinleiden umfasste über 100 Seiten.[23] Im Fall von Andrea Gallos Konsil zum Herzzittern des späteren Kaisers Maximilian II. waren es gar mehr als 180.[24] Ein typisches Konsil bestand aus zwei Hauptteilen. Nach einer kurzen Skizze des Beschwerdebilds erklärte der Arzt zunächst das Krankheitsgeschehen, beschrieb die von ihm erschlossenen pathophysiologischen Zusammenhänge im Körper und stellte gegebenenfalls auf dieser Grundlage überhaupt erst seine Diagnose und Prognose. Den zweiten meist umfangreicheren Teil eines Konsils nahmen die therapeutischen und diätetischen Anweisungen ein. Sie enthielten in der Regel ausführliche Ratschläge zur richtigen Ernährung und Lebensweise und empfahlen bestimmte Arzneien und sonstige Maßnahmen wie Aderlässe oder Bäder.

---

[22] Cod. 11155, foll. 1r-24v.
[23] Cod. 11083; vgl. Oberrauch, Medizin (2012), S. 368f.
[24] Cod. 11158.

Arzt-Patienten-Beziehung

Die empirische Forschung zur Geschichte der frühneuzeitlichen Arzt-Patienten-Beziehung hat sich für das 16. und frühe 17. Jahrhundert bislang weitgehend auf normative, deontologische Texte und idealisierende Darstellungen gestützt.[1] Werke wie Gabriele Zerbis *De cautelis medicorum*,[2] Leonardo Botalli's *De officio medici*[3] und für die Zeit nach 1600 die aufblühende Literatur zum *medicus politicus*[4] eröffnen wertvolle Aufschlüsse über das ärztliche Selbstverständnis und über die Art und Weise, wie die Ärzte gerne von anderen gesehen werden wollten.[5] Außerdem lassen sie zuweilen, in einem gewissen Widerspruch zu dieser idealisierenden Selbstdarstellung, auch Spannungen erkennen, etwa wenn dem ärztlichen Leser empfohlen wird, sich von Sterbenskranken fernzuhalten und keine Kinder, Schwangeren oder Augenkranken zu behandeln, weil deren Behandlung nicht leicht sei und der Ruf des Arztes hier Schaden nehmen könne.[6]

Ob die Idealvorstellungen vom Arzt (und vom Patienten) einerseits und die rückblickend zuweilen zynisch anmutenden Empfehlungen zum praktischen (und nicht selten manipulativen) Umgang mit den Patienten andererseits, die hier zum Ausdruck gebracht wurden, die gelebte Praxis, die alltägliche Interaktion zwischen Ärzten und ihren Patienten spiegelten, bleibt jedoch in vielen Punkten mehr als fraglich. Hier können nur praxis- und alltagsnahe Quellen weiterhelfen. Einschlägige Quellen sind jedoch bislang kaum bekannt, geschweige denn genauer untersucht.[7] Über die Art und Weise, wie sich Ärzte und Kranke im medizinischen Alltag tatsächlich begegneten, wie sie miteinander umgingen, was sie sagten und taten, wissen wir im Blick auf das 16. Jahrhundert selbst für die gebildeten Oberschichten nur bruchstückhaft Bescheid. Unterschiede im ärztlichen Umgang mit männlichen und weiblichen Patienten werden allenfalls in Andeutungen erkennbar.[8] Die Interaktion der gelehrten Ärzte mit Kranken aus den ärmeren und weniger gebildeten Schichten gar, mit Bauern und Knechten, mit einfachen Handwerkern und Gesellen, liegt nahezu völlig im Dunklen.

---

1 Überblicke bei Laín Entralgo, Arzt und Patient (1969); Elkeles, Arzt und Patient (1992); Sawyer, Friends or foes? (1995); Belmas/Nonnis Vigilante, Les relations (2013); Pancino, Doctor and patient (2015); Fallstudie bei Arrizabalaga, Ideal medical practitioner (1996).
2 Zerbi, Opus perutile ([nach 1494]); vgl. Zerbi, De cautelis (2019).
3 Botalli, Commentarioli duo (1565).
4 Castro, Medicus-politicus (1614); Hoffmann, Medicus politicus (1708); zum Genre vgl. Eckart, Anmerkungen (1992), S. 114–129.
5 Zur Abhandlung der Arzt-Patienten-Beziehung in der deontologischen Literatur des Mittelalters (insbesondere anhand der frühen handschriftlichen Überlieferung) siehe MacKinney, Medical ethics (1952), S. 1–31.
6 Zerbi, Opus perutile ([nach 1494]).
7 Das gilt auch für neuere Überblicke wie Pancino, Doctor and patient (2015).
8 Im Blick auf England gelangt Olivia Weisser noch für das 17. Jahrhundert zu einer ähnlich negativen Einschätzung (Weisser, Ill composed (2015), S. 18).

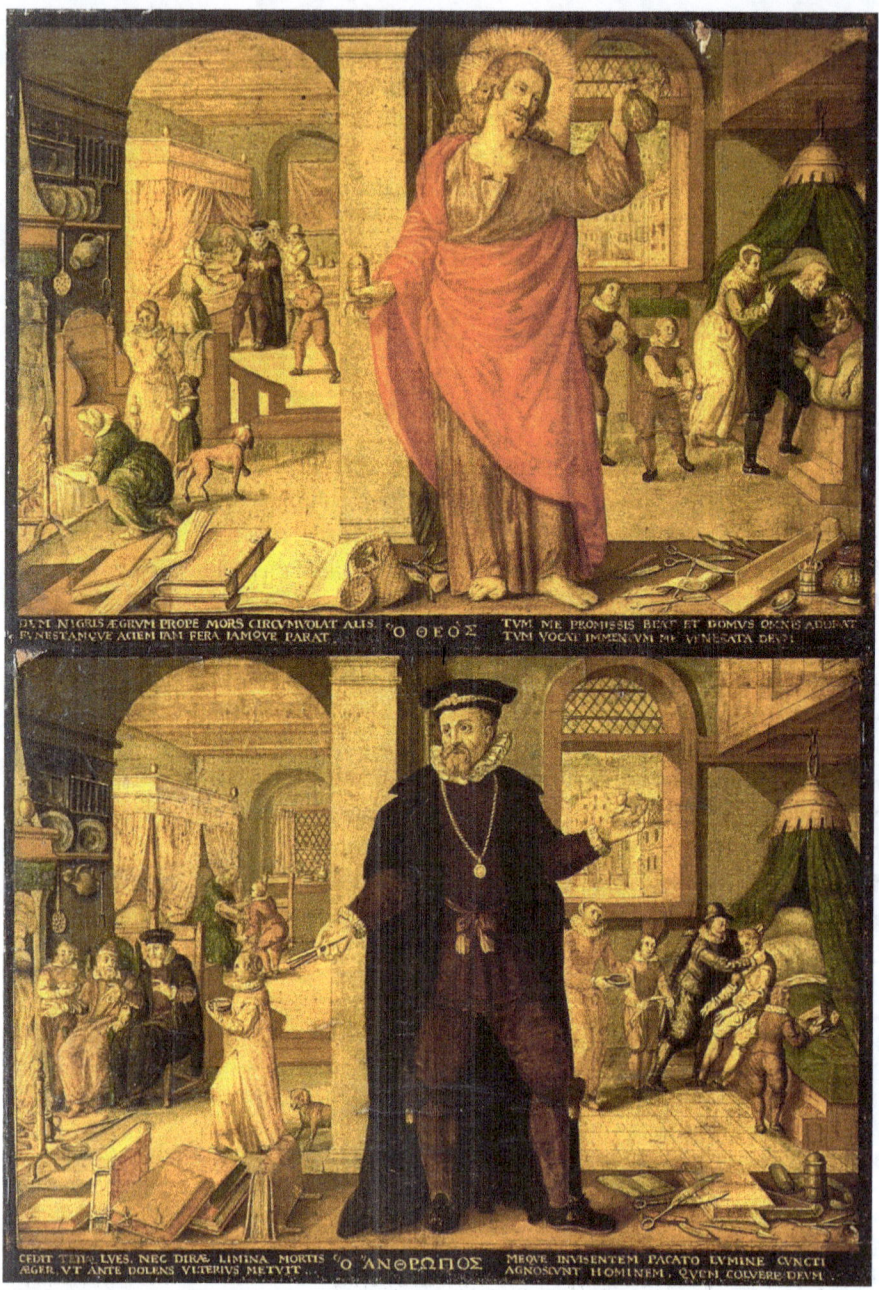

Abb. 13 und 14: Egbert van Panderen (1581–1637), Der Arzt als Gott, Mensch, Engel und Teufel, Wellcome Collection, London

Arzt-Patienten-Beziehung —— 433

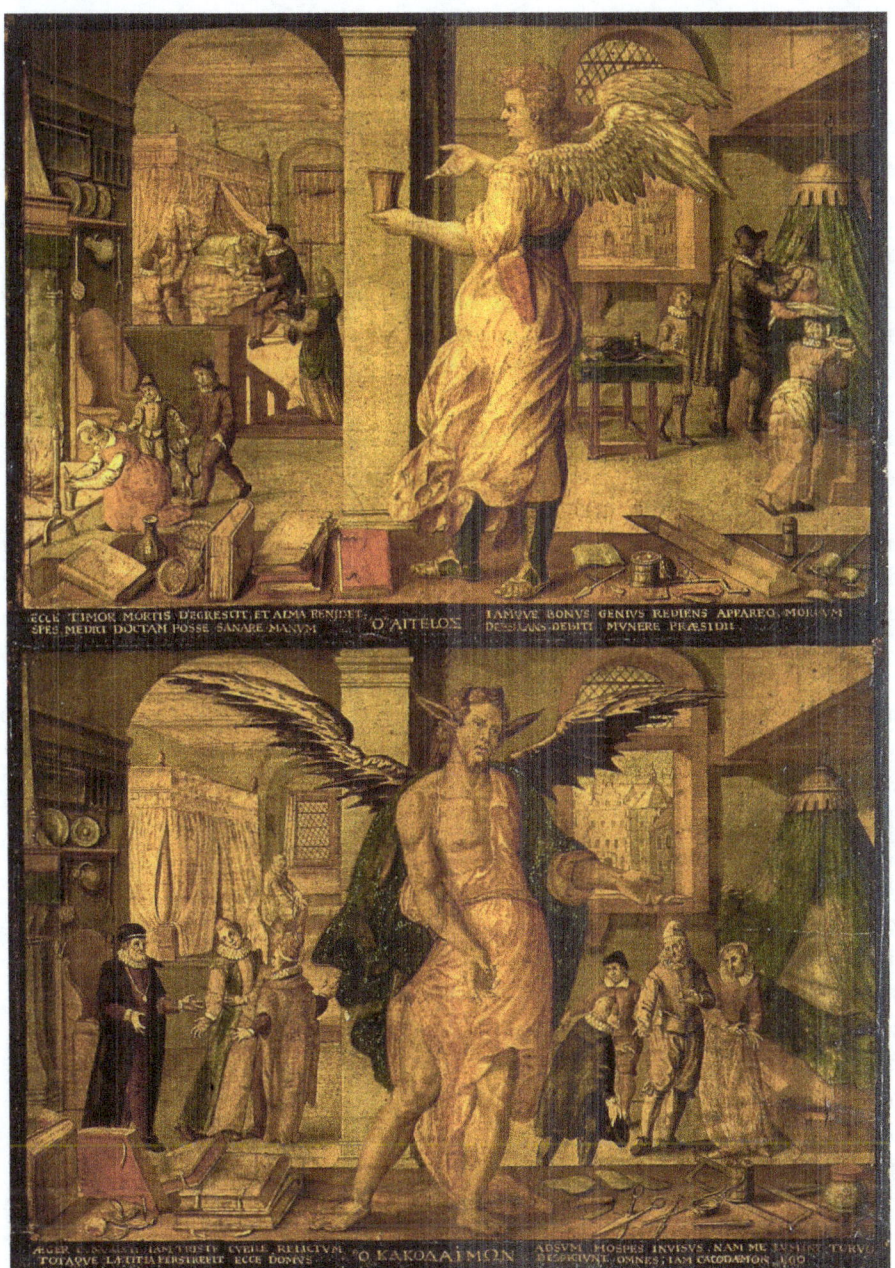

Abb. 13 und 14: Egbert van Panderen (1581–1637), Der Arzt als Gott, Mensch, Engel und Teufel, Wellcome Collection, London

Detaillierte Schilderungen einer Begegnung zwischen gelehrten Ärzten und Patienten sind zwar auch in Handschs ansonsten so detaillierten und alltagsnahen Aufzeichnungen die Ausnahme; zwei ausführlichere Beschreibungen werde ich weiter unten beispielhaft vorstellen. Hunderte von Einträgen geben jedoch Erklärungen und Formulierungen wieder, die er im Umgang mit den Kranken und ihren Angehörigen gebrauchen konnte oder, wichtiger noch, die er oder seine Kollegen im Einzelfall auch tatsächlich gebraucht hatten. Sorgfältig vermerkte Handsch zudem Fehler, die er selbst oder Ärzte in seinem Umfeld in der Interaktion mit Patienten und Angehörigen machten. Vor allem aber schilderte er immer wieder die Äußerungen und das Handeln der Patienten und ihrer Angehörigen, ihre Reaktionen auf die ärztlichen Empfehlungen und das ärztliche Handeln, die Art und Weise wie sie dem Arzt begegneten, und er leitete daraus nicht selten wiederum Lehren für sein eigenes zukünftiges Handeln ab. Obwohl sie aus der Sicht eines Arztes geschrieben sind und obwohl die Grenzen zwischen dem Beschreiben der gelebten Wirklichkeit und pauschalen, ja offenkundig überspitzten verallgemeinernden Aussagen zuweilen fließend sind, erweisen sich seine Aufzeichnungen dadurch in der Summe angesichts der geschilderten Forschungslage als große Bereicherung. Ergänzt durch weitere Quellen wie das bereits erwähnte Praxistagebuch von Hiob Finzel und einschlägige Hinweise in Egodokumenten erlauben Handschs Notizbücher es, wesentliche Aspekte des Arzt-Patienten-Verhältnisses in der Renaissancezeit neu zu beleuchten.

Interaktionen

Was aus der Perspektive heutiger Leserinnen und Leser in Handschs Einträgen über den ärztlichen Umgang mit den Patienten zunächst ins Auge fällt, ist eine merkliche Distanz. Emotionale Äußerungen, Mitleidsbekundungen gar, ob der Qualen ihrer Patienten, wie sie für manche Ärzte des 18. Jahrhunderts mit seiner „Empfindsamkeitskultur" dokumentiert sind,[9] sucht man vergeblich. Der Patient erscheint vielmehr über weite Strecken als ein fremdes, eigensinniges und manchmal geradezu feindseliges Gegenüber, das dem Arzt mit Skepsis begegnet, seine Empfehlungen nicht selten in Frage stellt oder rundweg zurückweist, ihn am Ende womöglich einfach fallen lässt und es selbst bei einem günstigen Heilungsverlauf an der nötigen Dankbarkeit fehlen lässt. Der Arzt greift seinerseits zu vielfältigen Strategien, bis hin zu bewusster Manipulation und Lüge, um gegenüber den Kranken und ihren Angehörigen seine Autorität und seine wirtschaftlichen Interessen zu sichern.

Bei genauerer Betrachtung, das sei einschränkend gleich hinzugefügt, muss man zwischen unterschiedlichen Patientengruppen differenzieren. Auf der einen Seite waren die Grenzen zwischen Kundschaft und Freundschaft manchmal sehr fließend.

---

[9] Stolberg, Homo patiens (2003), S. 95; zur Empfindsamkeitskultur s. Barker-Benfield, Culture of sensibility (1992).

Unter den Kranken, denen die gelehrten Ärzte Rat erteilten, das zeigen auch zeitgenössische Ärztebriefe, finden sich auffällig häufig Freunde, Bekannte und Verwandte. Hier gestaltete sich die Arzt-Patienten-Beziehung zweifellos persönlicher und war von einem gewissen Vertrauensvorschuss getragen. Auf der anderen Seite des Spektrums stehen die städtischen Unterschichten und, vor allem, die zahlreichen Landleute, die den Arzt offenbar nur selten konsultierten. Hiob Finzels Praxisjournal und auch diverse Einträge in Handschs Notizbüchern lassen zwar erkennen, dass selbst einfache Bauern weit öfter den Rat eines gelehrten Arztes suchten, als die historische Forschung bislang angenommen hat. Beide Ärzte dokumentieren für diese Schichten jedoch oft nur eine punktuelle Begegnung – der Arzt wurde nur ein einziges Mal konsultiert. Stellte sich der gewünschte Heilerfolg nicht ein, so scheint es, dann kamen die Patienten nicht wieder. Vermutlich versuchten sie ihr Glück bei einem anderen Heilkundigen oder setzten auf Hausmittel. Die sporadische Natur und der unpersönliche Charakter der Begegnung mit Patienten vom Lande schlägt sich anschaulich in der Art und Weise nieder, wie insbesondere Finzel diese in seinem Journal verzeichnete. Sie blieben in der Regel namenlos. Er begnügte sich damit, den Wohnort des betreffenden Patienten zu verzeichnen – und selbst dieser fehlte zuweilen. Auch Handsch, der sonst so sorgfältig auch den Namen, die Stellung und gegebenenfalls Verwandtschaftsverhältnisse notierte, begnügte sich bei Dutzenden von ländlichen Patienten mit einem schlichten „Landmann" („rusticus"), ergänzt allenfalls durch die Angabe, wo oder bei wem er den Patienten gesehen hatte. Einzelne seiner Einträge deuten gar eine massive Abgrenzung und Abwertung der Landleute durch den gelehrten Arzt an. Der Landmann („rusticus") sei „quasi Rindt", heißt es da; es fehlten ihm nur die Hörner. Das Landvolk verstehe es sehr gut, zu heulen und sehr schlecht, sich zu freuen. Sie finden sich unter diversen anderen Sprichwörtern und Redensarten und waren insofern nicht unbedingt Ausdruck von Handschs persönlicher Einschätzung.[10] Allerdings nahm er sich auch vor, die unsicheren Wirkungen des Opiums zunächst bei „irgendeinem Landmann" auszuprobieren, was auch in ethischer Hinsicht eine bemerkenswerte Differenzierung andeutet.[11]

Für den Praxisalltag der Ärzte – und für ihr Fortkommen – war vor allem das Verhältnis zu Patienten aus den Mittel- und Oberschichten entscheidend. Die Interaktionen mit ihnen hielt Handsch ausführlicher in seinen Notizbüchern fest. Hier waren die Voraussetzungen für eine vertrauensvolle und persönliche Beziehung deutlich besser. Bei durchschnittlich oft nur zwei oder drei Konsultationen am Tag blieb Zeit für ein ausführliches Gespräch und die in diesen Schichten vorherrschende Hausbesuchspraxis verstärkte den persönlichen, privaten Charakter der Begegnung. Der Arzt sah die Kranken in Regel in der warmen Krankenstube, dem *hypocaustum*.[12]

---

10 Cod. 9671, fol. 21r.
11 Cod. 11205, fol. 223r: „His ergo positis, omnino experiar in aliquo rustico".
12 Cod. 11183, fol. 242v; der Begriff „hypocaustum" bezog sich in römischer Zeit auf eine Beheizung von Räumen oder Bädern durch die Befeuerung eines darunterliegenden Raums. Handsch verwendete den Begriff – wie auch Martin Luther – als allgemeinen Begriff für eine Stube, die beheizbar war, wie

Im Gegensatz zu Finzel suchte Handsch manche Patienten über längere Zeiträume täglich auf. Reiche, adlige Patienten ließen die Ärzte zuweilen gar für mehrere Tage, ja für Wochen zu sich auf ihre Landsitze kommen. So verbrachte Handsch wiederholt etliche Tage bei der kranken Frau von Hungerkasten. In Böhmen hatten die meisten hohen adligen Familien solche Landsitze.[13]

Freilich mussten die Ärzte stets aufs Neue das Vertrauen und Wohlwollen der Kranken und ihrer Angehörigen gewinnen. Wichtig, das war ihnen sehr wohl bewusst, war zunächst ihr persönliches Auftreten. „Sich nicht unwerd machen. Authoritatem behalten", lautete einer von Handschs Leitsprüchen.[14] Bescheidenheit, Nüchternheit, Sorgfalt, einnehmende Menschlichkeit verbunden mit Besonnenheit, Standhaftigkeit, Wahrhaftigkeit und Geduld gelte es zu pflegen und – in diesem Punkt musste sich Handsch immer wieder Vorhaltungen gefallen lassen – man müsse Trunkenheit zu meiden.[15] Selbstverständlich musste sich der Arzt auch Zeit nehmen und so zeigen, dass er seine Patienten ernst nahm. „Merke", notierte sich Handsch, „das sich eyn Medicus dienstwillig, fleissig, und freundlich stelle, mit dem bekommet eyner eyn Namen, das sie sagen, er hats doch treulich mit mir gemeynt, hat allen Fleis angewendet."[16] Es reichte nicht, den Harn sorgfältig zu beschauen. Der Arzt musste auch den Patienten selbst ausführlich befragen, seinen Erzählungen „geduldig und aufmerksam" („patienter et attente") lauschen.[17] Um seine Sorgfalt zu demonstrieren („ad ostendendam diligentiam") sollte er den Puls nicht nur an einem, sondern an beiden Handgelenken fühlen, was Handsch auch tat.[18] Selbst kleine Gesten schienen Handsch aufzeichnungswürdig, etwa dass man dem Kranken zu Abschied die Hand reichte.[19] Würdevolles, respekt- und autoritätssicherndes Gebaren verband sich idealerweise mit einer einnehmenden und rücksichtsvollen Art. „Den Arzt ziert nicht nur die Erfahrung, sondern auch Menschlichkeit und Zugewandtheit" („Medicum non tantum decet experientia, sed humanitas & affabilitas") liest man bei Handsch. „Holdselickeit" fügte er als deutsche Entsprechung hinzu, „das er kann einem Krancken tröstlich zusprechen."[20] Sein Kollege Jacobus Camenicenus, so hörte er, habe viele Patienten, weil er „blandiloquus" sei, also seine Worte wohl zu setzen wisse.[21] Einen anderen Arzt nannten die Umstehenden dagegen einen Büffel. Er

---

Beifügungen wie „calidum" („warm") oder der Hinweis auf einen dort befindlichen Ofen erkennen lassen (vgl. Junghans, Zeitpunkt (2017), S. 29–31; Luther schrieb von „hypocaustum meum").
13 Pánek, Nobility (1997), S. 274–276.
14 Cod. 11240, fol. 2r.
15 Cod. 11205, fol. 560v: „Modestia morum, sobrietas, diligentia, blanda humanitas cum gravitate coniuncta, constantia et veritas, frugalitas. [...] Et in summa cave ebrietatem, ut etiam Hofrichterus, M. Ulricus et D. Gallus obiecit."
16 Cod. 11205, fol. 690v.
17 Cod. 11200, fol. 56v.
18 Cod. 11206, fol. 149v; vgl. den Abschnitt zur Pulsdiagnostik.
19 Cod. 11205, fol. 513r.
20 Cod. 11206, fol. 178v.
21 Cod. 11205, fol. 129v.

drücke beim Pulsfühlen das Handgelenk so heftig, dass es danach blau anlaufe.[22] Auch Handsch scheint sich im Umgang mit Patienten nicht immer geschickt angestellt zu haben. Er musste sich von seinem Vater heftige Kritik gefallen lassen. Er sei unfreundlich zu den Leuten, sei nachlässig in der Krankenbehandlung, bringe diese nicht zum Abschluss und gefährde so seinen Broterwerb.[23]

Hatte ein Arzt erst einmal das Vertrauen eines Patienten und seiner Angehörigen gewonnen, waren im Prinzip auch die Voraussetzungen für eine langfristige Beziehung gut. Den Ärzten kam hier auch die unter gebildeten Laien offenbar verbreitete Überzeugung zugute, dass ein Arzt, der mit ihrer körperlichen Konstitution und ihrer bisherigen Krankengeschichte vertraut war, bessere Aussichten auf eine erfolgreiche Behandlung eröffnete. Finzel behandelte manche Patienten über viele Jahre und für einzelne Familien sind in seinem Praxisjournal an die 200 Besuche verzeichnet. Auch zeitgenössische Selbstzeugnisse von Patienten, wie die Aufzeichnungen des Kölner Ratsherren Weinsberg, lassen erkennen, dass man bei Krankheiten von Familienangehörigen bevorzugt immer wieder die gleichen Ärzte rief.[24]

In vielen Fällen hatte die Beziehung zwischen Ärzten und Patienten, außerhalb des engeren Freundes- und Bekanntenkreises, dennoch wenig gemein mit dem vertrauten Bild vom väterlichen Hausarzt, der die Kranken, ja, ganze Familien, von der Wiege bis zum Grab betreute. Das zeigen Handschs Notizen ebenso wie Finzels Praxisjournal. Auch wohlhabende Handwerker, Kaufleute und Geistliche, Lehrer und andere Patienten aus dem städtischen Bildungsbürgertum suchten, Finzels Journal zufolge, den Rat des Arztes oft nur sporadisch, ließen es meist bei einer, zwei oder höchstens drei Konsultationen bewenden und vertrauten auch nur ausnahmsweise bei späteren Erkrankungen erneut wieder auf seine Hilfe. In seinen Notizbüchern verzeichnete Handsch immerhin diverse Fälle, in denen er oder andere Ärzte Kranke über Tage und Wochen behandelten, sie ein- oder sogar zweimal täglich aufsuchten. Über zwölf Tage behandelte er eine unverheiratete junge Frau, die an täglichen Fieberanfällen litt.[25] Auch in Handschs Aufzeichnungen fällt jedoch auf, dass nur einigen, wenigen und insbesondere vornehmen Patienten zahlreiche Einträge, auch über längere Zeiträume hinweg, gewidmet sind.

---

[22] Cod. 11205, fol. 237r; Handsch nannte nur den Vornamen Ludovicus. Gemeint war vermutlich Ludovicus Tremenus. Auch im Fall des halb komatösen („lethargicus") Wilhelm nannte dessen Frau den Ludovicus „eyn Ochsen" (ebd., fol. 272r). Handsch merkte an, dass Ludovicus in guter Absicht gehandelt habe, nämlich um die „Sinne" anzuregen. Warum er zu diesem Zweck die Handgelenke so fest zusammendrückte, dass blaue Flecken entstanden, anstatt den Kranken beispielsweise leicht zu zwicken, bleibt allerdings rätselhaft.
[23] Cod. 11205, fol. 425v, „patris monitio"; Anlass war Handschs Abbruch der Behandlung einer gichtkranken Frau, die ihm zu mühselig schien, weil die nächste Apotheke vier Meilen entfernt war.
[24] Jütte, Ärzte (1991).
[25] Cod. 11207, fol. 209r.

Gefährdete Autorität

Über die Gründe für die oft nur sporadische Interaktion zwischen Ärzten und Patienten können wir nur mutmaßen. Vor allem bei leichteren Erkrankungen mögen viele Menschen erst einmal auf Hausmittel vertraut oder sich gar mit der Hoffnung auf einen günstigen natürlichen Verlauf und göttlichen Beistand begnügt haben. Viel spricht freilich dafür, dass wir die vergleichsweise seltene Inanspruchnahme ärztlicher Hilfe häufig nicht mit einem Verzicht auf jegliche heilkundliche Versorgung gleichsetzen dürfen. Vielmehr mussten die Ärzte stets damit rechnen, dass Patienten einen anderen Arzt oder einen nicht-ärztlichen Heilkundigen konsultierten, insbesondere wenn sich unter der ärztlichen Behandlung nicht rasch Besserung einstellte. „Sie hupffen auf eynen auf den anderen", beschrieb Handsch dieses verbreitete Verhalten.[26]

Dafür gab es gute Gründe. Das Vertrauen der gebildeteren Schichten in die gelehrte Medizin als solche verband sich bei vielen Menschen mit einer gehörigen Portion Skepsis gegenüber den Fähigkeiten des einzelnen gelehrten Arztes. Aus zeitgenössischer Sicht war es zudem selbst dann sinnvoll, sein Glück bei mehreren verschiedenen Ärzten zu suchen, wenn diese grundsätzlich einen guten Ruf genossen. Von einer standardisierten Behandlung einzelner Krankheiten nach den „Regeln der Kunst" konnte damals nämlich nur sehr begrenzt die Rede sein. Die Erfahrung zeigte vielmehr, dass Ärzte, die zum gleichen Krankheitsfall befragt wurden, nicht selten zu ganz unterschiedlichen Diagnosen und Behandlungsempfehlungen kamen oder gar offene Kritik am Urteil eines Kollegen äußerten. Es lohnte sich also, den Rat mehrerer Ärzte einzuholen, und wenn ein Arzt scheiterte, war es immer noch leicht möglich, dass ein anderer Arzt mehr Glück haben würde.

Wenn der erhoffte Heilerfolg ausblieb oder sich ihr Zustand gar verschlimmerte, wie das gerade bei schwereren und langwierigeren Krankheiten oft geschah, hatten die Kranken erst recht Grund zu zweifeln. Der kranke Malwitz beispielsweise erzählte Handsch von seiner Guayak-Kur, erst bei Gallo, dann bei Mattioli. Obwohl er keine sichtbaren Hautveränderungen hatte, waren die Ärzte – vermutlich wegen eines genitalen Ausflusses – überzeugt, er leide an der Franzosenkrankheit. Nach der Behandlung ging es ihm jedoch deutlich schlechter: „Ich empfande mich zuvor vil gesunder, dann itzund, die weil ich ym Holz gelegen bin." Und er glaubte auch den Grund zu wissen. Das erhitzend und austrocknend wirkende Guayak, das habe ihm der Leibarzt des Herzogs von Cleve gesagt, sei in seinem Fall schädlich gewesen, da seine Leber ohnehin heiß und trocken sei.[27]

Die Ärzte mochten bei ausbleibendem Heilerfolg zur Geduld mahnen. Man könne einen dicken Baum „nicht mit einem Streich abschlagen",[28] es sei eine „beharrliche Kranckheit",[29] langwierige Krankheiten wollten „ire bequeme Zeit haben", waren

---

26 Cod. 11205, fol. 290r.
27 Cod. 11207, fol. 222r.
28 Cod. 11206, fol. 179v.
29 Cod. 11206, fol. 184r.

Formulierungen, die sich Handsch für solche Gelegenheiten notierte.[30] Auch konnten sie zur eigenen Entschuldigung auf göttliche Fügung verweisen. Er solle das Kreuz ertragen, das Gott ihm auferlegt habe, mahnte Willenbroch den leidenden Blasius. Gott strafe, die, die er liebe.[31] Auch der Bauer rackere ohne Gottes Segen umsonst, erklärte Handsch dem Grafen Sigismund von Berka.[32] „Ich wil thun, was menschlich und möglich ist, und wil Gott den Herrn in Hülff nemen", war eine der Formulierungen, die er sich offenbar für den möglichen zukünftigen Gebrauch notierte.[33] Oder auch: „Ich kann die Gesundheit nicht aus dem Ermel schütteln, ich thue was unser Kunst vermag, aber man mus unserm Herrgott auch sein Gewalt lassen."[34]

Wie aber sollten die Kranken und ihre Angehörigen entscheiden, ob die ausbleibende Genesung der Natur der Krankheit, göttlicher Fügung oder ärztlichem Unvermögen geschuldet war? Über kurz oder lang war es aus ihrer Sicht nur vernünftig, wenn sie in solchen Fällen ihr Glück bei einem anderen Arzt oder Heilkundigen suchten. Vielleicht war der ja doch besser in der Lage, die wahre Natur ihres Leidens zu erkennen und es zu heilen. Die gelehrten Ärzte förderten eine solche Haltung auf ihre Weise, ohne es zu wollen. Sie hoben gerne ihre Fähigkeit hervor, die Behandlung an die körperliche Konstitution und die spezifischen Lebensumstände anzupassen. Dieses Bemühen verstärkte zwangsläufig noch die Unterschiede zwischen den Empfehlungen, die unterschiedliche Ärzte zum gleichen Krankheitsfall gaben. Zudem brüsteten sich viele Ärzte mit den besonderen Wirkungen ihrer *experimenta* und *secreta*, ihrer persönlichen aus der Erfahrung bewährten Arzneien und Arzneimischungen. Blieb die erhoffte Genesung aus, konnten die Kranken und ihre Angehörigen immer noch hoffen, dass vielleicht ein anderer über das richtige, wirksamere Mittel verfügte.

Diagnostische und prognostische Unsicherheit

Grundsätzlich glaubten Ärzte und Patienten gleichermaßen, dass die Medizin über die Mittel verfügte, um Krankheiten erfolgreich zu behandeln. Der Schlüssel zu einer erfolgreichen Praxis und entscheidend für die Fähigkeit eines Arztes, auch die besonders lukrativen Patienten aus den wohlhabenden und vornehmen Kreisen anzuziehen, waren unter den skizzierten Umständen Berichte über die guten und im Idealfall spektakulären Heilerfolge eines Arztes. Das zeigen auch die Kommentare, die Laien in Briefen und anderen Selbstzeugnissen über die Qualitäten verschiedener Ärzte machten. Die Behandlung durch einen guten, erfahrenen Arzt konnte aus ihrer Sicht den entscheidenden Unterschied machen. Wenn sich herumsprach, dass ein Arzt

---

30 Cod. 11206, fol. 184v.
31 Cod. 11206, fol. 180r.
32 Cod. 11206, fol. 127r.
33 Cod. 11206, fol. 127r.
34 Cod. 11206, fol. 180v.

zahlreiche Patienten geheilt hatte, auch von schweren, womöglich von anderen schon für unheilbar erklärten Krankheiten, dann durfte er damit rechnen, dass auch andere Patienten den Weg zu ihm fanden. Nichts war geeigneter, den Ruf eines Arztes und seine Autorität bei zukünftigen Patienten zu stützen, als Geschichten von Kranken, die er – am besten gegen alle Erwartungen – geheilt hatte. Seinem Lehrer sei für seine Behandlung „großer Ruhm und Ehre" zuteil geworden, vermerkte Handsch schon als Student zu Comes de Montes Behandlung einer Frau mit Wassersucht aus einer gestörten Monatsblutung („ex retentis menstruis").[35]

Der Arzt konnte das Vertrauen seiner Patienten und seinen guten Ruf allerdings leicht verspielen. Große Herausforderungen barg schon die anfängliche Diagnosestellung. Viele Kranke und Angehörige erwarteten ein sofortiges, klares Urteil zu einem Zeitpunkt, zu dem der Arzt nach eigenem Verständnis das Krankheitsgeschehen oft noch gar nicht ausreichend beurteilen konnte. Wie wir gesehen haben, meinten viele sogar, ein wahrhaft geschickter Arzt müsse allein aus dem Harn die Beschwerden benennen können, die sie zum ihm führten. Das konnte leicht schief gehen. So diagnostizierte Handsch einmal bei einem Mädchen mit starker Fieberhitze und Erbrechen eine *febris continua* und meinte, vielleicht habe es auch Würmer. Zwei Tage später entwickelte das Mädchen aber den typischen Masernausschlag, und Handsch musste sich vom Vater vorhalten lassen, dass er das nicht aus dem Harn erkannt hatte.[36]

Um die drohende Blamage durch offenkundige Fehldiagnosen zu vermeiden, konnte der Arzt zu praktischen Tricks greifen. Handsch vertraute seinen Notizbücher eine Reihe davon an. So war der Arzt im Zweifelsfall gut beraten, verbreitete und somit im vorliegenden Fall wahrscheinlichere Beschwerden und Krankheiten zu diagnostizieren. Bei Frauen würde er kaum irren, wenn er ihnen sagte: „Es kompt euch bisweilenn ynn die Fuß". Bei den verbreiteten Gebärmutterleiden, aber auch bei Leber- und Milzkrankheiten pflegten nämlich die Beine anzuschwellen.[37] Auch konnte er schwerlich daneben liegen, wenn er sagte: „Es kempt euch auch bisweilen kegen der Brust, habt ein schweren Athem sonderlich wenn yr die Stigen auffsteiget."[38] Im Frühjahr, wenn anhaltende Fieber verbreitet waren, so lernte Handsch von Lehner, konnte er mit einiger Zuversicht allein aus dem Harn auf Fieberkrankheiten schließen, am besten auf „heimlich, innerlich, hitzende Feber", für den Fall, dass der Patienten keine dazu passenden Beschwerden hatte.[39] Ältere Menchen verkochten oft die Nahrung unzureichend und hatten viel Flüssigkeit im Körper und im Haupt. Bei ihnen konnte er etwas von einem „schwachen, übeldeuenden Magen" und „Flüssen" sagen,[40] und „von eynem schwachen und flüssigen Haeupt" und ihnen erklären, dass

---

[35] Cod. 11238, fol. 71r.
[36] Cod. 11207, fol. 42r.
[37] Cod. 11205, fol. 435v (zit.) und foll. 433v-434r.
[38] Cod. 11205, fol. 435v; ähnl. ebd., fol. 534v.
[39] Cod. 11206, fol. 25v.
[40] Cod. 11205, fol. 542r.

sie daher Gefahr liefen, vom Schlag getroffen zu werden oder dass Flüssigkeit in ihre Beine abtropfte und diese schwer machte.⁴¹

In vielen Fällen, das galt auch im weiteren Krankheitsverlauf, bot, wie eben schon angedeutet, zudem die Diagnose von verborgenen Krankheitsvorgängen im Körperinneren, beispielsweise einer Verstopfung der Leber oder der Milz, Schutz vor einem auch für Laien offenkundigen Fehlurteil. Eine solche Diagnose entzog sich weitgehend der Beurteilung der Kranken und ihrer Angehörigen, solange sie in ihren Augen ausreichend plausibel war und mit den subjektiv wahrgenommenen Veränderungen im Einklang stand. Wenn ein Arzt ein „heimliches" Fieber, oder zu Zeiten, in denen die Masern umgingen, „ynnerliche Mosern" diagnostizierte, konnte er nicht viel falsch machen. Entwickelte sich eine manifeste Fieberkrankheit oder brach der typische Masernausschlag hervor, hatte er gut gesprochen („bene dixisti"). Wenn nicht, konnte man dem Arzt dennoch keinen Vorwurf machen; das Fieber oder die Masern waren im Körperinneren verborgen geblieben.⁴²

Nach Möglichkeit, so ein anderer der praktischen Kniffe, die Handsch aufzeichnete, sollte der Arzt zudem, noch bevor er das Zimmer des Kranken betrat, Näheres über die Krankheit und ihre möglichen Ursachen in Erfahrung zu bringen suchen. Wenn er dann zum Kranken komme, werde es scheinen, als habe er bereits ein gleichsam übernatürliches, göttliches Wissen über dessen Krankheit. Damit werde er sich beim Kranken mehr Vertrauen erwerben.⁴³ Wie nützlich die Auskünfte Dritter zuweilen sein konnten, erlebte Handsch beispielhaft im Fall des kranken Skala. Aufgrund der von Patienten geschilderten Beschwerden wollte Handsch schon etwas von einer Leberverstopfung oder einer eingeengten Lunge sagen – beides zwei schwer zu widerlegende Diagnosen – in der Hoffnung, dass er vielleicht nachher etwas hören werde, woraus er die Ursache der Krankheit erkennen und zu einem wahreren („verius") Urteil gelangen konnte. Bevor er sich dem Patienten mitteilen konnte, erzählte ihm eine Magd jedoch etwas vom Magen des Kranken. Darauf erklärte Handsch dem Patienten, sein Magen verdaue die Nahrung nur unzureichend und sei zudem nach obenhin nur unzureichend verschlossen, so dass von dort aus, während er schlafe, viele Dämpfe nach oben stiegen. Da sie nicht durch den dicken Schädel entweichen könnten, verflüssigten sie sich, wie an einem Topfdeckel zu Wasser und flössen als Katarrh in die Lunge. Allerdings, so fügte Handsch in seinen Notizen hinzu, hätte er noch ergänzen sollen, dass die Flüsse auch in andere Teile des Körpers fallen könnten, auf Zähne, auf Schultern, Lenden oder Schenkel, oder auch zurück in den Magen.⁴⁴

Die größten Gefahren für die Autorität und die Glaubwürdigkeit des Arztes barg die Prognosestellung. Viele ärztliche Diagnosen waren für die Patienten nicht überprüfbar und eine ausbleibende Genesung konnte unterschiedliche Gründe haben und bewies nicht unbedingt eine Fehldiagnose. Ob der Arzt dagegen mit seiner Vorhersage

---

41 Cod. 11205, fol. 433v.
42 Cod. 11205, fol. 213v.
43 Cod. 11200, fol. 56r.
44 Cod. 11205, foll. 274v-275r.

des Krankheitsverlaufs richtig lag oder nicht, konnten auch ungebildete Laien erkennen. Entsprechend leicht konnte sich der Arzt blamieren. Schließlich war es oft schwer, aus dem gegenwärtigen Krankheitsbild gesicherte Erkenntnisse über die weitere Entwicklung abzuleiten oder auch nur die Wirkung einzelner therapeutischer Maßnahmen korrekt vorherzusagen. Schon Hippokrates, lernte Handsch von Musa Brasavola, habe vor der Unsicherheit der Prognose gewarnt. Selbst die besten Ärzte hätten beschämt („cum pudore") erleben müssen, dass sich ihre Vorhersagen als falsch erwiesen. Um auf der sicheren Seite zu bleiben, verzichtete der Arzt daher am besten ganz auf eine Prognose. Manchen berühmten zeitgenössischen Ärzten wie Leoniceno und Manardi, so hörte Handsch, habe man kaum eine Vorhersage entringen können.[45] Das konnten sich allerdings nur große, berühmte Koryphäen leisten. Die Patienten und ihre Angehörigen erwarteten und forderten vom Arzt eine klare Prognose – und sei es auch nur, um einschätzen zu können, ob sich eine ärztliche Behandlung und die damit verbundenen Kosten und Belastungen lohnten. Dem konnte sich der Arzt nur schwer entziehen.

Unter Handschs Regeln für eine erfolgreiche Praxis, die er gerne mit einem „ad cautelas" am Rand hervorhob, nahm die Frage der Prognose eine herausragende Stellung ein. Das lag auch daran, dass er hier, nach eigenem Eingeständnis, immer wieder gravierende Fehler machte. Die zentrale Grundregel war eigentlich leicht zu begreifen: Der Arzt durfte nicht kühn den Erfolg seiner Behandlung und die Genesung des Patienten versprechen. Wenn die versprochene Heilung ausbleibe, so mahnte Handsch sich selbst, verliere der Arzt nämlich „Wertschätzung und Vertrauen" („aestimationem et fidem").[46] Gewiss, den Kranken selbst nicht jede Hoffnung zu nehmen, war aus ärztlicher Sicht vertretbar, ja oft geboten. Negativen Affekten wie Trauer und Zorn schrieb man nun einmal starke körperliche Wirkungen zu, die die Krankheit noch verschlimmern konnten. Zumindest gegenüber den Angehörigen war der Arzt aber gut beraten, den Ernst der Lage deutlich zu machen.

Mehr noch: Im eigenen Interesse sollte der Arzt die Ernsthaftigkeit der Erkrankung lieber übertreiben, so tun, als wäre die Krankheit schwer zu heilen. Werde der Kranke trotzdem wieder gesund, so Handsch, dann würden dem Arzt Geld und Ehre zuteil. Sterbe er, gebe es weniger Kritik.[47] Mattioli mache das grundsätzlich so. Er stelle „die Krankheit bei den Umstehenden immer als größer dar als sie ist, weil das, wie er sagt, für die Ärzte gut sei."[48] „Mache die Krankheit bei denen, die dem Kranken beistehen, stets groß (beim Kranken selbst aber klein)", lautete in diesem Sinne einer von Handschs Leitsätzen, „denn wenn er gesundet, wird dir größeres Lob zuteil werden [und] wenn er stribt wirst du eher entschuldigt sein, weil du vor der Gefahr gewarnt

---

[45] Cod. 11183, fol. 332v, „quod nemo potuit ab eis extorquere prognosticum"; ähnlich Cod. 11205, fol. 494r.
[46] Cod. 11205, fol. 410v.
[47] Cod. 11205, fol. 212r: „Simula difficilem esse morbum".
[48] Cod. 11206, fol. 128v: „D. Matthiolus apud astantes semper pluris facit morbum quam est, quia dicit bonum esse pro medicis."

hast."⁴⁹ Jenen, die einem Patienten beistünden, könne man so etwas sagen wie: „Es stehet warlich baufellig mit ym, sorglich, gefehrlich, auf der Wag". Den Kranken aber solle man „allwegen trösten, nicht feyge machen, yn nicht verlassen."⁵⁰ Als ein 14-jähriges fieberkrankes Mädchen zunehmend verfiel, machte er den Eltern folgerichtig weiter Hoffnung. Deren Magd aber sagte er, die Kranke werde sterben. Als das Mädchen der Krankheit tatsächlich erlag, erzählte die Magd den Eltern, dass Handsch den Tod vorhergesagt habe und „es gefiel ihnen", wie er ausdrücklich anmerkte.⁵¹

Auch wenn er von einem unabänderlich ungünstigen, ja, tödlichen Verlauf überzeugt war, tat der Arzt gut daran, sich mit klaren Aussagen zurückzuhalten. Er konnte sich täuschen und die Krankheit nahm wider alle Erwartung doch noch einen glimpflichen Verlauf. „Sie ist nicht ohne Gefahr" konnte er nach dem Vorbild Mattiolis in solchen Fällen sagen.⁵² „Der Todt stehet vor der Thur, ich weis aber nicht, ob er hereyn wirt komen, aber [oder, M.S.] nicht", notierte er sich an anderer Stelle, wie er sich in solchen Fälle aus der Affäre ziehen konnte.⁵³ Bei Schwerkranken war es zudem ratsam, einen Buben vorauszuschicken, damit der Arzt nicht bei seinem Krankenbesuch einen Toten vorfand und so für jedermann offensichtlich wurde, dass er das baldige Ende nicht vorausgesehen hatte. Oder er ging zunächst selbst am Haus des Kranken vorbei und schaute, ob die Fenster offen standen, wie das in Innsbruck und andernorts bei Todesfällen üblich war.⁵⁴

In der Praxis fiel es Handsch jedoch schwer, sich an diese Regeln zu halten. Manchmal, so deutet er an, wollte er den Patienten die schmerzliche Wahrheit ersparen, ihnen lieber angenehm sein („gratia blandiendi"). Zuweilen war aber auch, da war er ehrlich mit sich selbst, schlichte Eitelkeit („vanitas")⁵⁵ am Werk, wenn er aus den Krankheitszeichen eine präzise Diagnose zu stellen oder sogar den Todeszeitpunkt vorhersagen zu können glaubte. Mit Worten wie „sei in Zukunft vorsichtiger"⁵⁶ rief er sich wiederholt und manchmal in Großbuchstaben zur Räson, mahnte sich zur Zurückhaltung, nahm sich vor, nicht mehr „wagemutig zu versprechen und prognostizieren".⁵⁷ Doch immer wieder unterlief ihm der gleiche Fehler, machte er nicht nur

---

49 Cod. 11207, fol. 229r, „magnificias semper morbum apud astantes (apud aegrum vero parvifacias), nam si sanatur maior laus tibi erit, si moritur excusatior eris quia monuisti de periculo."
50 Cod. 11206, fol. 100v.
51 Cod. 11183, fol. 140r.
52 Cod. 11207, fol. 217r.
53 Cod. 11205, fol. 212v.
54 Cod. 11206, fol. 116r; zu Innsbruck vgl. Cod. 11183, fol. 410r. Das Öffnen der Fenster, wenn jemand starb, ist ein bis ins 20. Jahrhundert überlieferter Brauch. Es sollte offenbar dazu dienen, der ausgehauchten Seele den Weg ins Jenseits zu erleichtern. Auch Dachziegel wurden mancherorts in der gleichen Absicht abgedeckt; vgl. Stolberg, Heilkunde (1986), S 282f.
55 Cod. 11183, fol. 331v.
56 Cod. 11183, fol. 332r.
57 Cod. 11205, fol. 276r.

pflichtgemäß dem Kranken selbst Hoffnung, sondern versäumte es auch, wenigstens der Ehefrau die tödliche Prognose mitzuteilen.[58]

Einen schlechten Eindruck hinterließ er beispielsweise, als er von einem schwerkranken Jungen in Collinus' Privatschule sagte, wenn er die Nacht überstehe, werde er noch lange leben. In den vorangehenden Tagen hatte er, im Wissen um den schlechten Zustand, vor seinen Besuchen noch jeweils auskundschaften lassen, ob der Junge noch am Leben war, um nicht den Anschein zu erwecken, er habe den tödlichen Ausgang nicht vorhergesehen. Diesmal versäumte er das. Der Junge überlebte die Nacht, aber als Handsch am Nachmittag wiederkam, fand er ihn tot in seiner Kammer liegen.[59]

Übel erging es ihm auch im Fall des kranken Fischereiverwalters Hosska. Man habe ihn und sein glückloses Vorgehen verflucht, musste er bekennen, weil Hosska unter seiner Behandlung gestorben sei. Dabei habe der Kranke gar keine oder zumindest nur wenig von Handschs Arzneien eingenommen. Sein Fehler, ja sein „Delikt" („meum delictum") sei es gewesen, dass er trotz der Schwäche und trotz des totenblassen Gesichts des alten Mannes den Ernst der Lage verkannt und der Ehefrau des Kranken selbst dann nichts vom drohenden tödlichen Ausgang gesagt habe, als sie ausdrücklich wissen wollte, ob die Krankheit tödlich sei, damit man ihm nicht sinnlos weiter Arzneien gab. Eigentlich wollte er ihm noch Antimon geben, aber er kam nicht mehr dazu, weil der Kranke eine Stunde nach seinem letzten Besuch an seinem *catarrhus* erstickte. In Zukunft, so nahm er sich erneut vor, wollte er den Umstehenden sagen, es bestehe Lebensgefahr.[60]

Auch der umgekehrte Fehler, die allzu selbstsicher vorgetragene Pronose des nahen Tods unterlief ihm wiederholt. Mit „Error" kommentierte er den Fall des fieberkranken Kretzel, „ich habe ihm den Tod vorausgesagt". Der Kranke lag kraftlos, mit braun belegter Zunge im Bett, hatte Durchfall und delirierte – aber er genas wieder.[61] Als sich ein Landmann bei einem Sturz schwer verletzte, sagte er zu dessen Frau, er wolle „kein Blat fürs Maul nemen, die weil yr begeret, ich sol die Warheit sagen, so sag ich, das er an dem Geschwür sterben wirt". Da habe die Frau geweint. Ein Jahr später war der Mann immer noch am Leben. „Sei daher nicht so voreilig und tollkühn im Prognostizieren", mahnte sich Handsch einmal mehr zur Zurückhaltung. Immerhin hatte er in diesem Fall tröstend hinzufügt, dass sein Urteil nur nach menschlichem Verstand sei. Gott sei mächtig. Er könne selbst Tote erwecken und erst recht Kranke gesund machen.[62]

---

58 Cod. 11183, fol. 50v.
59 Cod. 11183, fol. 332v.
60 Cod. 11205, fol. 255v.
61 Cod. 11205, foll. 127v-128r.
62 Cod. 11205, foll. 420v-421r.

Das leidige Geld

Große Herausforderungen für das Verhältnis zwischen Ärzten und Patienten, aber auch für das Selbstverständnis und die öffentliche Selbstdarstellung der Ärzte barg die Frage der Bezahlung. Dass die Ärzte für ihre Behandlung Geld erwarteten und forderten, störte das Bild empfindlich, das sie der Öffentlichkeit von sich präsentieren wollten, und barg im Umgang mit Patienten und Angehörigen ein erhebliches Konfliktpotential. Während den Ärzten – ähnlich wie den Advokaten – verbreitet Geldgier unterstellt wurde, klagten die Ärzte selbst über die Undankbarkeit der Patienten. Manche, so deutet Handsch an, zahlten überhaupt nicht: „kein Lohn" („nullum praemium") bemerkte er an einer Stelle, es sei „kein Danckbarkeit da."[63] In Finzels Praxisjournal finden sich auffällig viele Einträge, in denen er keine Bezahlung notierte. Nur teilweise handelte es sich dabei um Patienten, die wiederholt oder langfristig bei ihm in Behandlung waren und vermutlich nicht jede Konsultation einzeln bezahlten. Da das Journal Finzel zur Berechnung seines jährlichen Einkommens diente, müssen wir davon ausgehen, dass er seine Einkünfte vollständig verzeichnete und von Hunderten von Patienten also tatsächlich kein Geld bekam oder sie von vornherein umsonst behandelte.[64]

Wer sich auf Kosten anderer bereicherte, das ist für das historische Verständnis wichtig, erregte in den Gesellschaften des 16. Jahrhunderts weitaus mehr Anstoß als heute. Das galt nicht nur für den Geldverleih gegen Zinsen. Neuere Arbeiten zur Geschichte der Buchhaltung haben gezeigt, dass selbst die Kaufleute in den prosperierenden Handelsstädten sich für die Profite vor Gott rechtfertigen zu müssen glaubten, die sie erzielten, indem sie Waren für einen höheren Preis verkauften als jenen, den sie selbst bezahlt hatten. Zeitgenössische Ratgeber zur Anlage von Rechnungsbüchern empfahlen auch vor diesm Hintergrund religiöse Elemente, wie die Anrufung Gottes auf der ersten Seite und die Verwendung von religiösen Symbolen wie dem Kreuz.[65] Auch Hiob Finzel griff solche Empfehlungen in seinem Praxisjournal auf, von Kreuzzeichen am oberen Seitenrand über die Anrufung Gottes bis hin zu frommen Gedichten zu Beginn oder zum Ende eines Jahres.[66]

Das Einkommen, das ein Arzt aus der Behandlung von Patienten erzielte, war in mancherlei Hinsicht besonders anstößig, bereicherte er sich doch an den Leiden seiner Mitmenschen. Schlimmer noch, er verdiente umso besser, wenn seine Behandlung nicht zu einer raschen Heilung führte, sondern sich – womöglich durch sein eigenes Verschulden – in die Länge zog. Wir sprechen heute vom „Honorar" des Arztes, also wörtlich einer „Ehrengabe". Der Begriff bringt die Botschaft zum Ausdruck, dass sich die ärztliche Hilfe nicht wie eine andere Ware oder Dienstleistung bezahlen lässt. Der Begriff – und die Botschaft, die sich mit ihm verband – war jedoch

---

[63] Cod. 11206, fol. 183r.
[64] Ratschulbibliothek Zwickau, Ms QQQQ1, Ms QQQQ1a und Ms QQQQ1b.
[65] Aho, Confession (2005).
[66] Ausführlicher hierzu Stolberg, Accounting (2020).

im 16. Jahrhundert nicht etabliert. Der übliche lateinische Begriff für den Arztlohn, den auch Handsch verwandte, war bezeichnenderweise „merces", abgeleitet von „merx", die Ware, und eng verwandt mit „mercator", dem Händler.[67]

Während Handsch keine konkreten Angaben über die Bezahlung machte, die er oder seine Kollegen von einzelnen Patienten erhielten, ermöglicht Finzels Praxisjournal eine genauere Untersuchung der Einkünfte eines gewöhnlichen (Stadt-)Arztes aus der freien Praxis. Was hier zunächst ins Auge fällt ist, wie erwähnt, die große Zahl der Patienten, die ihm nur ein sehr bescheidenes Entgelt zahlten. Die große Mehrzahl gaben ihm nur ein, zwei oder höchsten drei Groschen für eine Konsultation. Man muss mit Verallgemeinerungen stets vorsichtig sein, aber es deutet sich hier an, dass die Ärzte – zumindest Stadtärzte wie Finzel – ihre Dienste der breiten Bevölkerung zugänglich machten und bereit waren, sich den finanziellen Möglichkeiten ihrer Patienten anzupassen. Wohlhabendere Patienten zahlten Finzel dagegen deutlich mehr. Ein, zwei oder gar fünf Taler oder Gulden, also ungefähr 20 bis 100 Groschen waren hier nicht ungewöhnlich und manche vornehme Patienten gaben noch deutlich mehr.[68] Selbst vom Dienstherrn eines einfachen Knechts erhielt Finzel immerhin eine Goldmünze für seine Hilfe.[69]

Wir wissen nicht, inwieweit die Ärzte damals konkrete Forderungen stellten, inwieweit die Patienten von sich aus fragten und wieweit sie – was zumindest für wohlhabendere Patienten anzunehmen ist – nach eigenem Gutdünken zahlten. Auf jeden Fall machen die großen Unterschiede in den geleisteten Zahlungen deutlich, dass die ärztliche Hilfe keinen festgelegten, allgemein verbindlichen Preis hatte. Für wohlhabendere Patienten war es offenbar selbstverständlich, ja, eine Frage der Ehre, dass sie den Arzt ihrem Stand und ihren finanziellen Möglichkeiten entsprechend entlohnten. In die gleiche Richtung weist, dass Finzel nicht selten auch eine Entlohnung mit Naturalien wie Käse, Butter, Fischen, Fleisch oder, seltener, Bier und Wein verzeichnete. Man könnte meinen, die Bezahlung mit Naturalien anstatt mit Geld sei unter einfachen Leuten verbreitet gewesen, unter Bauern vor allem, die in Subsistenzwirtschaft lebten. Finzels Journal weist jedoch in eine völlig andere Richtung. Fast ausnahmslos waren es Adlige und andere Mitglieder der Oberschichten, die sich auf diese Weise erkenntlich zeigten. Um seine jährlichen Einkünfte zu ermitteln, rechnete Finzel den Wert der Naturalien in Groschen und Gulden um. Aus Sicht der vornehmen Patienten handelte es sich aber vermutlich nicht um eine Bezahlung im engeren Sinne, sondern um gnädig gewährte Geschenke, die zugleich ihren gesellschaftlichen Status unterstrichen. Wenn sie Handsch einen Hasen, eine Rehkeule, verschiedene

---

[67] Auch der einschlägige Abschnitt in Zerbi, Opus perutile ([nach 1494]) trug den Titel „De mercede medici accipienda". Gelegentlich benutzte Handsch daneben den Begriff „praemium" (z. B. Cod. 11205, fol. 312v und fol. 573v; Cod. 11206, fol. 183r).
[68] Ratschulbibliothek Zwickau, Ms QQQQ1a, S. 299 und S. 310 und Ms QQQQ1b, S. 77, zur Frau des Markgrafen von Brandenburg, die Finzel 20 Gulden gab; 4 fl. bezahlte auch der junge Sebald Welser dem Nürnberger Arzt Melchior Ayrer für seinen wiederholten Rat (Wolfangel, Ayrer (1957), S. 22).
[69] Ratschulbibliothek Zwickau, MS QQQQ1a, S. 47.

Arten von Vögeln oder Fleisch vom Wildschwein zukommen ließen, brachten sie damit zugleich ihre privilegierte Stellung zum Ausdruck. Das Recht zur Jagd, zumindest auf größere Tiere, war in der Regel ihnen vorbehalten. Selbst die Käselaibe im Wert von bis zu 16 Groschen, die Finzel von ihnen bekam, betonten vermutlich ihren Rang, in dem sie auf ihre Herrschaft über ihnen untertänige Bauern verwies.

Einer der entscheidenden Erfolge, den die studierten Ärzte im Zuge eines jahrhundertelangen Professionalisierungsprozesses erzielen konnten, war es, die Einschätzung und die Bezahlung ärztlicher Leistungen nicht vom Heilerfolg abhängig zu machen. Die Ärzte der Renaissance bemühten sich bereits, den Patienten und ihren Angehörigen diese Sichtweise nahezubringen. Die Patienten und ihre Angehörigen aber betrachteten sie offenbar tendenziell eher wie andere Gewerbetreibende, die man für Waren oder Dienstleistungen bezahlte. Wenn die Behandlung nicht den erhofften Erfolg hatte, so lassen Handschs Aufzeichnungen erkennen, hatte der Arzt aus Sicht der Patienten die erwartete Leistung nicht erbracht – und damit auch das Recht auf großzügige Entlohnung verwirkt. Handschs Angaben zufolge wollten manche Patienten nicht einmal ihre Schulden beim Apotheker begleichen, wenn die vom Arzt verschriebenen Arzneien den gewünschten Erfolg vermissen ließen.[70]

Die Ärzte begegneten hier einem Verhaltensmuster, das auch den Umgang der Patienten und ihrer Angehörigen mit anderen Heilkundigen prägte. Im Gegensatz zu den gelehrten Ärzten waren manche Bader, Barbiere und Laienheiler allerdings zum Entgegenkommen bereit. Sie schlossen Handschs Aufzeichnungen zufolge mit den Patienten einen *pactum*, einen Behandlungsvertrag, der die Bezahlung zumindest ein Stück weit vom Erfolg der Behandlung abhängig machte. So sollte der Barbier, der einen Patienten mit einem schmerzhaften Geschwür behandelte, insgesamt drei Taler bekommen, einen als Angeld, einen zweiten, wenn sich das Geschwür gebessert hatte, und den dritten, wenn es verheilt war.[71] Die Bezahlung von 15 Talern sah bei Erfolg die Vereinbarung vor, die ein Barbier über die dreiwöchige Behandlung eines jungen Franzosenkranken schloss, der zunächst Handschs Rat gesucht hatte.[72] Auch andernorts ist diese Praxis dokumentiert, vor allem in Fällen, in denen Heilkundige von Patienten oder Hinterbliebenen ausstehende Honorare gerichtlich einforderten.[73] Als man ihn zu einem Kranken mit einem alten Geschwür geholt habe, an dem sich andere Heilkundige bereits vergeblich versucht hätten, berichtete 1592 der Laienheiler Jakob Schäffer, ein ehemaliger Kuhhirt aus der Stuttgarter Gegend, habe er seine „Hülff an ime zu probieren erbotten", jedoch keine sichere „Hailung oder Gesundtmachung" versprochen. Er habe für den Kranken „ettliche Sachen" in der Apotheke abholen lassen und „dasselbig und weiter sollen sie mir nit bezalen, ich helff ime dann wider zu seiner

---

[70] Cod. 11205, fol. 676v.
[71] Cod. 11205, fol. 245v; s. a. ebd., fol. 267v, zum „pactum", den ein Jude mit einem gelähmten Adligen machte; den vereinbarten Betrag nannte Handsch hier nicht.
[72] Cod. 11183, fol. 77v.
[73] Ausführlich hierzu anhand von Akten des Protomedicato in Bologna: Pomata, Promessa (1994), bes. S. 61–128.

Gesundhayt." Tatsächlich habe er dem Kranken nicht helfen können, und man habe nur für die Arzneien aus der Apotheke bezahlt.[74] 20 Gulden sollte laut Abmachung ein Züricher Chirurg 1528 bekommen, wenn er eine kranke Frau so weit wiederherstellte, dass sie ohne Schmerzen und ohne Stock zur Kirche gehen konnte; anderfalls würde er leer ausgehen.[75] 175 Gulden soll gar ein Engländer gemäß einem *pactum* nach dreimonatiger Behandlung vom Bamberger Fürstbischof erhalten haben, nachdem er das Krebsgeschwür geheilt hatte, an dem eine Nonne seit drei Jahren litt.[76] Noch im ausgehenden 17. Jahrhundert sah der Entwurf einer Taxordnung für die württembergischen Barbiere vor, dass sie bei Amputationen von Beinen und Füßen nur die Hälfte des vorgesehenen Honorars erhalten sollten, wenn der Patient starb.[77]

Auch ohne eine ausdrückliche vertragliche Vereinbarung glaubten sich Patienten und Angehörige zuweilen berechtigt, einem Heilkundigen die Zahlung zu verweigern, wenn die versprochene Genesung ausblieb oder sich der Zustand unter der Behandlung gar verschlechterte. So wollte in einem 1525 aus Nürnberg überliefertem Fall die Mutter die acht Gulden nicht bezahlen, die ein Wundarzt dafür forderte, dass er ihre kleine Tochter, „an der posen Kranckhait sibenundzwanzig Wuchen geartzneyt" hatte. Er habe, so klagte sie, „das Kindt mit seiner Arzney gelempt, des er nit gestanden hat".[78] Aus Zürich ist der Fall eines Witwers überliefert, der dem Arzt die Bezahlung für die Behandlung seiner verstorbenen Frau verweigerte, „derwyl er ime syn Husfrowen umbracht und welte ime jetz ouch um sin Gutt bringen".[79]

Auch die Ärzte mussten also damit rechnen, dass Patienten mit dem Wunsch nach einer solchen Vereinbarung auf sie zukamen. Allerdings widersprach das dem Selbstverständnis der gelehrten Ärzte. Es hätte sie aus ihrer Sicht auf die Ebene eines Kaufmann, Handwerkers oder Söldners herabgewürdigt. So schrieb Handsch sich auf, was er entgegnen konnte, „wenn sie einen Vertrag machen wollen".[80] Da andere Heilkundige auf diesen Wunsch eingingen, ist allerdings fraglich, ob sich Patienten die hier von Handsch notierte Mahnung zu Herzen nahmen, sie möchten nicht mit dem Arzt wie mit einem Söldner oder Landsknecht handeln,[81] er sei „kein Kauffman"

---

74 Hauptstaatsarchiv Stuttgart, A 209, Bü 725, Supplikationsschreiben Schäffers; man hatte ihn, der eine sehr umfangreiche Praxis betrieb, der Zauberei bezichtigt.
75 Wehrli, Bader (1927), S. 68.
76 Brief von Sigismund Schnitzer an Andreas Libavius, Bamberg, 2.2.1603, abgedruckt in Horst, Observationum (1628), S. 463–465, hier S. 463f; auch in Liphimeus, Warnung (1626) S. 52–54 wird diese Praxis erwähnt, hier im Zusammenhang mit einem fahrenden Theriakshändler, der (angeblich) einen Adligen gegen einen bestimmten Betrag zu heilen versprach und starb, als er der Aufforderung des Kranken folgte, seinen Purgiertrank erst einmal selbst einzunehmen.
77 Hauptstaatsarchiv Stuttgart, A 228, Bü 68.
78 Stadtarchiv Nürnberg, B 14 II, 20, fol. 100r; das angerufene Stadtgericht gab dem Wundarzt Recht, reduzierte aber die Zahlung auf 6 Gulden.
79 Zitiert nach Wehrli, Bader (1927), S. 68.
80 Cod. 11205, fol. 215v: „Si volunt pactum facere"; ebd. fol. 291r, „si volunt facere pactum ante curationem".
81 Cod. 11205, fol. 215v.

und wolle seine „Kunst nicht verkauffen",[82] oder sich mit der Zusicherung zufrieden gaben: „Ich wil thuen was mir möglich ist, aber das ich euch solte was versprechen, das habe ich mein Lebtag nicht gethan."[83] Georg Pictorius glaubte sogar dem hippokratischen Eid ein Verbot solcher Verträge entnehmen zu können: Darin stehe, „das keiner mit dem Krancken umb der Ursach willen vorhien soll pacisieren, dieweil einer, so kranck, alles verhies zuo geben das sein Vermögen were, unnd die Leut dardurch hart würden ubernommen."[84] „Doch soll er die Schwacheit zu Curiren nicht uberhaupt mit dem Patienten dingen oder handlen, oder ein gewisen Lohn vor geendigter Cur (wann die möglich ist) fordern", mahnte Ludwig von Hörnigk noch 1636 in seiner *Politia medica* den gelehrten Arzt. Schließlich würden auch die Advokaten unabhängig vom Ausgang des Gerichtsverfahrens bezahlt.[85] Auch ein Arzt, der einen Kranken nicht heilen könne, aber die Krankheit mit allen zur Verfügung stehenden Mitteln bekämpfe, erfülle seine Aufgabe bestens, hob denn auch Orazio Augenio hervor.[86]

Auch wenn keine ausdrückliche Vereinbarung geschlossen wurde: Briefe von Patienten an Ärzte lassen erkennen, dass selbst Patienten aus den Oberschichten die Überzeugung teilten, dass sich der „Arztlohn" auch nach dem Erfolg seiner Bemühungen bemessen sollte. Wenn Thurneisser ihm „gehoflffen", wolle er ihn „treulich und wol belonen", versprach Valten von Schaplo dem kurfürstlich brandenburgischen Leibarzt.[87] Wenn ihm durch Thurneissers Behandlung „mitelst gottlicher Genaden mochtt geholfen" werden, wolle er sich „gantz dankbarlich" erzeigen, meinte ein anderer.[88] „So also dan Gott der Almechtige seinen Gnaden und Segen Glück und Heill verleihen wurde und ich Besserungk befinde", versprach ein Dritter, solle Thurneissers „Mühe und Arbeitt genügsam verstattet werden."[89] Auch andere versprachen nach „Empfindung der Hilff und Besserung" reichlichen Lohn.[90] Die Vorstellung, dass man dem Arzt mehr Geld schuldete, wenn seine Behandlung erfolgreich war, spiegelt sich auch in Handschs Kritik an „etlichen" Patienten, die „wenn sie nue syndt gesundt worden", sich so stellten „ob sie noch kranck weren, damit das sie dem Doctor nichts oder weniger geben."[91]

---

82 Cod. 11206, fol. 117v.
83 Cod. 11206, fol. 127v.
84 Pictorius, Von Zernichten Artzten (1557), fol. XVIv.
85 Hörnigk, Politia medica (1636), S. 7.
86 Augenio, Epistolarum (1602), fol. 88v.
87 Staatsbibliothek Berlin, Ms. germ. fol. 420a, fol. 163r, Brief von Valten von Schaplo an Leonhard Thurneisser aus dem Jahr 1571.
88 Ebd., foll. 175r-176r, undatierter Brief von Nicles von der Linde.
89 Ebd., fol. 216r, Brief von Britt von Schlieben [?] vom 8.8.1571; mit dem Brief schickte er allerdings schon einmal 20 Taler.
90 Staatsbibliothek Berlin, Ms. germ. fol 420b, foll. 470r-471r, Brief von Hans Kottwitz [?] vom 18.2.[1575]; weitere Beispiele: ebd., foll. 245r-v
91 Cod. 11205, fol. 676v.

Selbstbewusste Patienten

Die Wahrnehmung der Ärzte als „Dienstleister" und die allgegenwärtige implizite – und manchmal explizite – Drohung, den behandelnden Arzt zu verlassen und einen anderen Heilkundigen zu konsultieren, wenn die Diagnose oder der Heilerfolg nicht den Erwartungen entsprach, hatte auch weitreichende Folgen für die Stellung des Patienten in der Arzt-Patienten-Beziehung. Der ideale Patient war aus Sicht der Ärzte einer, der sich dem ärztlichen Urteil „unterwarf"[92], der „gehorchte"[93]. Der Patient müsse sich in seinen Krankheiten dem Arzt anvertrauen, wie dem Steuermann auf einem Schiff, meinte Mattioli, als der Erzherzog eine Behandlungsempfehlung ablehnte.[94] Das aber war ärztliches Wunschdenken. Denn in der Praxis, so der Eichstätter Arzt Jakob Oetheus, beklagten viele Ärzte, „dass kein Volge und billicher Gehorsam bey den maisten Patienten mehr sein wölle", was „nit allein den Krancken schädlich, sondern auch den Artzten zuo Anstellung und Volbringung der Curation gantz verhinderlich" sei.[95] Handsch schrieb sich Sätze auf, die der Arzt sagen konnte, damit die Patienten seinen Anweisungen Folge leisteten, etwa: „Euer Leben stheth ynn eurem Willen, wert yr folgen, so werdet yr gesundt, wo nicht, so faret yr zum alten Hauffen"[96] oder: „Wirt er nicht folgen, so wirdt man ym folgen hynnden nach auff den Kirch[h]off."[97] Man darf freilich bezweifeln, dass er es je wagte, derlei drastische Formulierungen den Patienten selbst gegenüber zu äußern und mehr noch, dass sie in diesem Fall den gewünschten Erfolg versprachen. Denn in der alltäglichen ärztlichen Praxis, das zeigen Handschs Aufzeichnungen – jenseits der plakativen Formulierungen eines Oetheus – nur allzu deutlich, herrschte eine prekäre und komplexe Machtbalance. Die Kranken und ihre Angehörigen setzten ihre Hoffnungen auf den Arzt, aber sie traten ihm zugleich mit großem Selbstbewusstsein gegenüber. Da der Arzt stets Gefahr lief, dass man ihn zugunsten eines anderen Heilkundigen fallen ließ, blieb ihm oft kaum eine Wahl: er musste den Erwartungen und Wünschen der Kranken nach Möglichkeit entsprechen und notfalls selbst wider besseres Wissen Kompromisse schließen.

Wollte der Arzt die Patienten von seiner Diagnose und der empfohlenen Therapie – und damit mittelbar auch von seiner Kompetenz – überzeugen, musste er zunächst das Krankheitsgeschehen und die Gründe für den von ihm gewählten therapeutischen Ansatz verständlich machen. Viele Patienten und Angehörige, das tritt auch in der brieflichen Konsiliarpraxis deutlich zutage, erwarteten und erhielten eine solche Erklärung. Sie ließen sich nicht mit lateinischen Fachbegriffen abspeisen, mit

---

92 Cod. 11207, fol. 170v: „Submisit se patiens iudicio medico".
93 Cod. 11205, fol. 691r.
94 Cod. 11206, fol. 133r.
95 Oetheus, Gründtlicher Bericht (1574), Widmungsbrief.
96 Cod. 11206, fol. 691r.
97 Cod. 11205, fol. 282v.

denen die Ärzte womöglich ihre Gelehrsamkeit unterstreichen wollten. Sie misstrauten Ärzten, die sie nicht verstanden.[98]

Handschs Notizbücher belegen das eindrucksvoll. Wie schon aus zahlreichen einschlägigen Zitaten deutlich wurde, vermerkte Handsch, der sonst fast nur auf Latein schrieb, Hunderte von Formulierungen im deutschen Wortlaut, die er selbst und die Ärzte um ihn herum gebraucht hatten, um das Krankheitsgeschehen verständlich zu machen, oder die ihm für diesen Zweck zumindest geeignet schienen. Die schiere Zahl der Einträge spricht für sich. Sie bringen die Überzeugung zum Ausdruck, dass eine verständliche, für die Kranken und ihre Angehörigen plausible und nachvollziehbare Erklärung des Krankheitsgeschehens für das Vertrauen in den Arzt und seine Behandlung von überragender Bedeutung war. Handsch vermerkte zudem manchmal sogar, wie die Kranken auf seine Äußerungen reagierten. Wenn Patienten oder deren Angehörige wiederkamen, mit dem Geld für die Arzneien, die Handsch empfohlen hatte, bestätigte das in seinen Augen, dass er die richtigen Worte gefunden hatte.[99] Zuweilen ergänzte er seine Einträge zu solchen volkssprachlichen Erkläungen gar mit einem „placuit" oder „non displicuit": die Kranken hatten an seinen Worten Gefallen gefunden und Handsch durfte hoffen, dass sich ähnliche Formulierungen auch bei anderen, zukünftigen Kranken bewähren würden.[100]

Willkommene Unterstützung in ihrem Bemühen, den Kranken und den Umstehenden ihre Diagnose und Behandlung plausibel zu machen, fanden die Ärzte nicht selten in der sinnlich erkennbaren unmittelbaren Wirkung ihrer Behandlung. Wenn sie Brech- oder Abführmittel verschrieben, führten Aussehen und Geruch der erbrochenen oder mit dem Stuhl ausgeschiedenen Materie auch dem Kranken und seinen Angehörigen anschaulich und unmissverständlich vor Augen, dass sich im Magen, im Unterleib oder im Körper insgesamt in der Tat allerlei höchst unreine, verdorbene, ungesunde Stoffe und womöglich auch Würmer angesammelt hatten, die es zu entleeren galt. Nach der wiederholten Einnahme einer Purganz habe der Kranke selbst den zähen Schleim auf seinem Stuhl mit einem Reiser angehoben, berichtete Handsch über den Händler Fabian, „und er gefiel ihm".[101] Wurden Patienten zur Ader gelassen, konnte ihnen der Arzt anschließend die schleimige oder schwärzlich verbrannte Natur des Bluts in der Aderlassschüssel vor Augen führen, als Beweis dafür wie richtig und wichtig der verordnete Aderlass gewesen war.

Der Arzt, auch das machen Handschs Aufzeichnungen deutlich, musste aber stets auch mit Widerspruch rechnen. Manche Patienten hatten eigene Vorstellungen von ihrer Krankheit. Als Handsch beispielsweise die Ursache der Atemnot einer Patientin im Kopf verortete, wo nach gängiger Lehre Katarrhe entstanden, die dann in die Atemwege abflossen, wollte sich die Kranke dem nicht anschließen. Nach ihrer Überzeugung hatte die Krankheit ihren eigentlichen Sitz in den unteren Körperre-

---

98 Vgl. French, Medicine (2003), besonders S. 118–122.
99 Cod. 11206, foll. 17r, 35v und 39v.
100 Beispielsweise Cod. 11206, fol. 39v und fol. 40r; s. a. Stolberg, Kommunikative Praktiken (2015).
101 Cod. 11183, fol. 180r.

gionen – wo im Übrigen auch die Ärzte in der Regel den eigentlichen Ursprung der katarrhalischen Materie vermuteten.[102] Auch wollten medizinische Laien, wie schon erwähnt, oft nicht begreifen, warum der Arzt einem Kranken ein Abführmittel verschrieb, wenn der ohnehin kaum etwas aß und entsprechend wenig auszuscheiden hatte.[103] Der Arzt konnte dann höchsten versuchen, sie davon zu überzeugen, dass die verschriebenen Mittel gezielt die Krankheitsmaterie ausführten.[104] Nicht zuletzt stand der ärztliche Rat insbesondere bei „Frauensachen" zuweilen im Widerspruch zum Wissen der Frauen über ihren eigenen Körper. So riet Handsch der kranken Frau eines Edelsteinschleifers nach einem Aderlass, sie solle für zwei Tage mit dem Stillen aussetzen und ihrem Säugling stattdessen Mandelmilch geben. Doch die Frau weigerte sich: Ihr würden dann die Brüste wegen der einschießenden Milch schmerzen. Sie lehnte es auch ab, die Milch, wie Handsch darauf hin vorschlug, in Gläser abzulassen und stillte ihr Kind weiter.[105]

Manche Vorstellungen waren derart tief in der Laienkultur verankert, dass die Ärzte auf Granit bissen. So weigerten sich weibliche Patienten regelmäßig kategorisch, unmittelbar vor oder während ihrer Monatsblutung Medikamente einzunehmen und sie setzten gegebenenfalls eine bereits begonnene Behandlung aus.[106] „Während der Monatsblutung akzeptieren die Frauen keine Arzneien", notierte sich Handsch als junger Arzt.[107] Auch diese Weigerung war im Rahmen der humoralpathologischen Vorstellungswelt nachvollziehbar und wurde im Grundsatz auch von den Ärzten geteilt, denn viele Arzneien hatten eine treibende, abführende Wirkung. Ihre Einnahme drohte damit den natürlichen, gesundheitserhaltenen Zufluss unreiner, verdorbener Materie in die Gebärmutter und ihre Ausscheidung über diese zu stören.

Der kluge Arzt, auch das musste Handsch lernen, vermied zudem bestimmte Diagnosen und Krankheitsnamen. Schon die bloße Rede von einem „akuten Fieber" konnte bei Laien Missfallen erregen, da sie die Möglichkeit eines pestilenzialischen Fiebers andeutete.[108] Große Vorsicht war, wie wir gesehen haben, auch bei der Diagnose einer Franzosenkrankheit geboten, da sie fast zwangsläufig die Frage nach dem – mutmaßlich moralisch verwerflichen – Ansteckungsweg aufwarf und womöglich auch die Heiratsaussichten gefährdete.[109]

Besondere Sorgen bereitete den gelehrten Ärzte das große Vertrauen, das Laien in die Harnschau setzten. Die Krankheitsdiagnose aus dem Harn wurde in der gelehrten

---

102 Cod. 11205, fol. 242v.
103 Cod. 11205, fol. 287v.
104 Cod. 11206, fol. 180v.
105 Cod. 11183, fol. 46v.
106 Cod.11207, fol. 221v.
107 Cod. 11207, fol. 189v: „Fluentibus menstruis mulieres non accipiunt medicamenta."
108 Cod. 11205, fol. 276r.
109 Vgl. den Abschnitt zur Franzosenkrankheit.

Literatur des Mittelalters noch als Quelle ärztlicher Autorität gerühmt.[110] Wie wir gesehen haben, machten sich im medizinischen Schrifttum jedoch Zweifel breit. Sie richteten sich vor allem gegen die Erwartung der Patienten, der Arzt müsse ohne weitere Kenntnisse über den Patienten Krankheiten und Schwangerschaften, ja, selbst Alter und Geschlecht der Ratsuchenden allein aus dem Harn erkennen können. Kritiker warnten vor der Gefahr einer blamablen Fehldiagnose oder -prognose. Wie leicht konnte der Arzt eine tödliche Krankheit diagnostizieren und der Patient lief nach der Behandlung durch einen Bader oder Schmied noch Jahre später gesund herum! Wie beschämend war es, wenn der Arzt auf eine gestörte Menstruation erkannte und behandelte, und ein paar Monate später kam die Frau mit einem Kind nieder! Womöglich, so warnte die ärztliche Literatur, stellten die Leute den Arzt gar auf die Probe, beispielsweise indem sie falsche Angaben über das Geschlecht oder das Alter der Kranken machten oder ihm gar den Harn einer Kuh oder Malvasierwein unterschoben.

Die Ärzte standen jedoch vor einem Problem: Andere Heilkunde diagnostizierten regelmäßig Krankheiten und Schwangerschaften allein aus dem übersandten Harn und die Patienten waren mit ihrem Urteil oft zufrieden. Vergeblich schimpften die gelehrten Ärzte über die „Piss-" und „Harnpropheten", die sich allerlei „betrügerischer" Kniffe bedienten, um zu ihrer Diagnose zu gelangen, die beispielsweise die Boten geschickt aushorchten oder hinter einem Vorhang lauschten, während die Ehefrau den Boten ausfragte.[111] Ob sie wollten oder nicht, mussten so auch die Ärzte zuweilen Krankheiten allein aus dem Harn diagnostizieren, wenn sie nicht das Vertrauen der Patienten verlieren wollten. Handsch musste am eigenen Leib erfahren, wie schwer es war, sich den Forderungen der Kranken zu widersetzen. Als ein Messermacher seinen Harn schickte und verlangte, dass Handsch allein aus diesem sein Urteil fällte, wollte Handsch sich nicht festlegen. Für sich genommen sei der Harn trügerisch, ließ er den Mann wissen. Damit war die Behandlung jedoch zu Ende. Der Mann suchte andernorts Rat. Erst Monate später konsultierte er Handsch erneut, wegen Beschwerden im Magenbereich, und kam diesmal persönlich. Er lobte eine alte Frau („vetula") und deren vorzügliches uroskopisches Urteil. Sie habe ihm erklärt, „Yr habt zuvil getrunken, habt offt getrunken, das euch nicht gedurst hat, und von dem selbigen übrigen Trincken habt yrs". Sie habe auch gesagt, dass er wegen des Tods seiner Frau betrübt sei, und dass er manchmal Beschwerden in den Lenden habe. Das sei in der Tat so, wenn er sitze. Das Urteil der alten Harnschauerin, so musste Handsch anerkennen, habe dem Mann gefallen, („placuit").[112]

In anderen Fällen versuchte es Handsch gar nicht erst, die Überbringer und mit ihnen die Patienten von der Unzuverlässigkeit einer alleinigen Harnschau zu überzeugen. Er gab nach. Manchmal, so gestand Handsch offen ein, tat er dabei nur so, als

---

110 Vgl. zum Folgenden die ausführliche Darstellung in Stolberg, Decline (2007) und Stolberg, Harnschau (2009).
111 Vgl. z. B. Hornung, De uroscopia fraudulenta (1611); Hart, Arraignment (1623).
112 Cod. 11205, fol. 222r.

beschaue er den überbrachten Harn.[113] Stattdessen griff er zu plausiblen, möglichst wahrscheinlichen Diagnosen. Wenn er beispielsweise vom Boten erfahre, es handle sich um einen Schneider, könne er – wohl eingedenk der sitzenden Haltung der Schneider – eine Verstopfung der Milz oder der Leber diagnostizieren. Den Begriff „Verstopfung" („oppilatio"), ergänzte er, könne man überhaupt oft gebrauchen.[114] Könne er in Erfahrung bringen, dass der Patient schon älter sei, dann könne er zuversichtlich sagen, er habe einen „flussigen Kopff und das[s] die Flüsse fallen herab auff die Brust, Magen, Lenden unnd Glidmassen",[115] oder er sei magenleidend und habe besonders morgens viel Auswurf.[116]

Bei Frauen könne er gefahrlos auf ein Gebärmutterleiden befinden.[117] Als ihm ein Harn über vier Meilen Entfernung gebracht wurde, von dem man ihm nur sagte, er stamme von einer Frau, tat Handsch nach eigenen Worten nur so, als habe er ihn beschaut,[118] und verkündete dann, auf seine „gewohnte Weise",[119] eine allgemeine, für viele Patientinnen brauchbare Diagnose: Die Frau habe Schleim in der Gebärmutter und deshalb seien ihre Monatsblutungen gestört. Auch habe sie manchmal ein Gefühl der Schwere um die Lenden und in den Beinen und bekomme bisweilen schlecht Luft. Der Überbringer des Harns bestätigte all dies und wollte noch wissen, ob an Lunge oder Leber etwas fehlte. Sie – damit meinte Handsch vermutlich die volkstümlichen Harnschauer – pflegten nämlich meist zu sagen, die Lunge, die Milz oder die Leber faulten, seien „verstopfft, verschwollen, verschleimet, geschwurig, absemert, geschwindt".[120] Zuweilen verzichtete Handsch auch bewusst auf eine naheliegende Diagnose, wie eine verschleimte Gebärmutter, um nicht den Eindruck zu vermitteln, er gelange ständig zum gleichen Ergebnis („ut variarem").[121]

Die Gefahr einer offenkundigen Fehldiagnose ließ sich zudem verringern, indem man von den angeblich aus dem Harn erkannten Beschwerden sagte, sie seien entweder schon gegenwärtig oder würden bald auftreten.[122] Anstatt zu sagen, der Harn „tzeigt auch an", konnte man auch nur fragen:"Klagt sie nicht auch bisweilen"? Oder: „Hat sie nie geklagt?"[123]

An einer Stelle verzeichnete Handsch sogar eine *Ceremonia pro simulanda diligentia*, ein kleines diagnostisches Ritual also, mit dem er besondere Sorgfalt vor-

---

113 Cod. 11205, fol. 435r, „finxi me aspexisse".
114 Cod. 11205, fol. 208.
115 Cod. 11205, fol. 424v; ähnlich, noch ausführlicher, Cod. 11205, fol. 433r, zum Harn des alten Juden Markus.
116 Cod. 11205, fol. 208.
117 Cod. 11205, fol. 208.
118 Cod. 11205, fol. 435r, „finxi me aspexisse".
119 Cod. 11205, fol. 435r, „dixi solito meo more".
120 Cod. 11205, fol. 435r; „absemert" leitet sich hier vermutlich vom alten Wort „semmern" für „abzehren" ab und „geschwindt" meint offenkundig ein „Schwinden" des betreffenden Organs.
121 Cod. 11205, fol. 436r.
122 Cod. 11205, fol. 428v.
123 Cod. 11205, fol. 429r.

gaukeln konnte, ohne seine Diagnose tatsächlich auf die Harnschau zu stützen; Anlass war ein ihm überbrachter Harn, der angeblich von einer Frau aus einem Dorf stammte, die seit etlichen Jahren keine Kinder mehr geboren hatte und an diversen Gebrechen litt: „Halte das Harnglas und inspiziere es sorgfältig und äußere dich so: ‚Yre Zeit hat sie nicht naturlich wie es recht sein solte'. Tu einen Finger unter das Harnglas und schaue auf den Fingernagel und sage ‚Umb die Lennden ist yr schwer, und auch bisweilen kompt es yr ynn die Beyne'. [...] Bewege das Harnglas und lasse es kreisen und sage ‚Wenn sich der Schleym erreget, so dempfft er auff kegen dem Magen und Herz, das beschweret sie auch bisweilen und sonderlich ist yr der Athem schwer, so sie eyn Stigen auffsteiget.' Halte den Finger auf die gegenüberliegende Seite. ‚Auch so die Dempff aus der Mutter [Gebärmutter, M.S.] Schleym hocher auffsteigen, so kommen sie auch yns Haupt, und krencken das Gehirn'". Da er wusste, dass die Frau seit einigen Jahren keine Kinder mehr gehabt hatte, fügte er hinzu. „Si[e] kan mit dem Schleym kein Kinder haben, denn wo es schleimig und schlipfrig ist, kann nichts hafften, Wachs kann man nicht ankleben an eynen nassen Tisch."[124] Die einzelnen Schritte der *ceremonia*, so merkte er noch an, gelte es mit Äußerungen wie „das Wasser zeigt auch an" zu begleiten.[125]

Bittere Pillen

Erst recht sahen sich die Ärzte vielfach genötigt, bei der Gestaltung der Therapie auf die Erwartungen und Wünsche der Kranken Rücksicht zu nehmen. Das fing schon mit dem Geschmack der Arzneien an. Das Thema war für die alltägliche Praxis von ganz erheblicher Bedeutung. Dass Arzneien einigermaßen erträglich schmeckten und auch Geruch und Konsistenz die Sinne nicht allzu sehr beleidigten, war unter den damaligen Umständen alles andere als selbstverständlich. Fertigarzneien im heutigen Sinne gab es nur begrenzt; in der Regel wurden Arzneien vom Apotheker nach den Vorgaben des Arztes hergestellt oder man bereitete sie, etwa bei einfachen Kräuterabkochungen, nach Anweisung in der häuslichen Küche zu. Geschmack und Konsistenz konnten daher erheblich variieren, je nachdem welche Inhaltsstoffe in welchen Mengen der Arzt verschrieb und wie sie verarbeitet wurden. Nicht immer vertrugen sich die Bestandteile einer vom Arzt für den einzelnen Kranken zusammengestellten Arzneimischung gut. Und manche Arzneibestandteile hatten schon von sich aus einen starken unangenehmen Geschmack, der sich unvermeidlich auch der Arzneimischung mitteilte.

Handsch widmete dem Geschmack unterschiedlicher Arzneimittel zahlreiche Einträge, was die Bedeutung dieses Aspekts für die ärztliche Alltagspraxis unterstreicht. Offenbar durften die Ärzte nicht darauf vertrauen, dass die Patienten bittere

---

[124] Cod. 11205, foll. 428r-v.
[125] Cod. 11205, fol. 429r.

Arzneien für besonders wirksam hielten. Man solle nach Möglichkeit sanfte, einigermaßen wohlschmeckende Arzneien geben, lautete vielmehr einer von Handschs praktischen Merksätzen, sonst lehnten die Patienten die Behandlung ab.[126] „Wenn die Arzneien mild und sanft sind, loben sie den Arzt", notierte er an anderer Stelle.[127] Mitunter testete Handsch Arzneien an sich selbst, nahm etwas davon in den Mund, um den Geschmack beurteilen zu können („gustavi").[128]

Die verbreiteten arzneilichen Sirupe fanden manche Kranke widerlich süß. Ein junger Patient wies aus diesem Grund einen von Handsch verschriebenen Sirup zurück.[129] Eine mit Sirup versetzte Kräuterabkochung, die Handsch einer gichtkranken Maurersfrau verschrieb, hatte, wie er selbst befand, einen „höchst unangenehmen" Geschmack („sapor ingratissimus").[130] Als „sehr unangenehm" wies eine andere Patientin auch den Sirup zurück, in dem er ihr eine Kräuterabkochung aus teilweise sehr bitteren Pflanzen wie Zichorie und Absinth verabreichen wollte. Obendrein hatte sich auf der Oberfläche ein ekliger Schaum gebildet.[131] Auch andere Arzneien, wie *manus Christi* (Zuckerverreibungen) fanden manche Kranke unerträglich süß.[132]

Andere Mittel waren sehr bitter. Insbesondere Cassia, eine bewährte, sehr gebräuchliche abführende Pflanze, und das aus mehreren Pflanzen gefertigte bittere *hiera picra*, das als vorzügliches magenreinigendes und -stärkendes Arzneimittel gerühmt wurde,[133] machten immer wieder Probleme. Die Cassia habe sehr schlecht geschmeckt, berichtete ein Patient, ihm aber nachher angenehm den Magen erwärmt.[134] Von dem Hofapotheker Balthasar Klössl ließ sich Handsch zeigen, wie man Cassia so für die arzneiliche Verwendung gewann, dass es für sich genommen von annehmbarem Geschmack war. Vor der Beimengung von *hiera picra* warnte ihn der Apotheker jedoch: „Es ist schade, das man solch liblich Ding mit hiera verterben sol. Ich wolt lieber ein Seudrek essen, dann Hieram, es ist gar widerwertig".[135] Einmal habe der Erzherzog deshalb sogar nach einem anderen Arzt geschickt und Andrea Gallo, fügte Handsch hinzu, sei das Gleiche bei einem Burghauptmann widerfahren.[136] Handsch fand das Mittel auch selbst „abscheulich" („abominabile") und wollte es allenfalls mit Flüssigkeit geben.[137] Auch einer seiner eigenen Patienten habe ihn für

---

126 Cod. 11207, fol. 1r: „Sis studiosus in exhibendis suavibus medicamentis, scis enim quantum alienati sint patientes ob ingrata pharmaca."
127 Cod. 11183, fol. 116v.
128 Cod. 11207, fol. 65r, fol. 95v und fol. 163v.
129 Cod. 11183, fol. 116r.
130 Cod. 11205, fol. 410v.
131 Cod. 11207, fol. 209v.
132 Cod. 11205, fol. 147r.
133 Cod. 11207, fol. 158r.
134 Cod. 11207, fol. 150v.
135 Cod. 11207, fol. 150v.
136 Cod. 11207, fol. 150v.
137 Cod. 11207, fol. 55v.

die Verordnung gehasst („detestatus").[138] Auch Gallos *mixtura cordialis* war selbst nach Handschs Urteil ekelerregend („nauseabunda"), und manche Patienten wollten sie ungern einnehmen.[139]

Ausführlich unterhielt sich Handsch mit Mattioli auch darüber, wie man Opiate wohlschmeckender machen könnte, beispielsweise mithilfe einer den schlechten Geschmack neutralisierenden Latwerge oder, wie Handsch vorschlug, durch die Gabe mit Malvasier. Mattioli brachte als weitere Möglichkeit die Mischung mit Frauenmünze (*athanasia*) ins Spiel. Am besten sei es, die Opiate als Pillen zu geben oder mit Zimt vermischt in Wein, fügte Handsch später noch hinzu.[140]

Manchmal konnte die Wahl der richtigen Darreichungsform den Geschmack wenigstens erträglicher machen. Als eine von Gallos Patientinnen die Einnahme von *hiera picra* als sogenannter *bolus* wegen des bitteren Geschmacks verweigerte, gab er das Mittel als *pillula* – bis heute versteht man darunter Mittel, die mit einem Überzug versehen sind.[141] Von der zum Trinken gegebenen Cassia meinte Handsch selbst, sie schwelle so sehr auf, dass man große Mengen trinken müssen und mache „eynen wol grausen vor eynem solchen Tranck". Er riet einem Patienten, er solle die Cassia lieber in fester Form essen, denn sie sei „an yr selben lieblich", und darauf Veilchenwasser trinken.[142]

Auch in anderen Geschmacksfragen kamen die Ärzte den Patienten manchmal entgegen. So fragte Handsch einen Kranken, ob er saure oder süßliche Arzneien bevorzuge,[143] und ließ anderen die Wahl, ob sie die Mittel lieber in fester oder flüssiger Form einnehmen wollten.[144] Von einem anderen Arzt lernte er, dass die Frauen („matrones") Purganzien lieber einnahmen, wenn sie in Gewürzwein („clareto") gereicht wurden.[145] Zudem gaben die Ärzte den Kranken Ratschläge, wie sie dem schlechten Geschmack begegnen konnten. Camenicenus zufolge half es beispielsweise, den Mund vorher und nachher mit Essig auszuspülen.[146] Nach der Einnahme eines widerwärtigen Sirups – auch der kranke Collinus fand ihn abscheulich – riet Mattioli, einige Körner des Granatapfels in den Mund zu nehmen, ihren Saft zu schlucken und die Körner wieder auszuspucken.[147]

Manchmal war den Kranken schon das Aussehen einer Arznei zuwider. So weckte bereits der bloße Anblick eines Hustenmittels, das Handsch dem kranken Knebel

---

138 Cod. 11207, fol. 150v.
139 Cod. 11205, fol. 155r.
140 Cod. 11205, foll. 94r-v.
141 Cod. 11207, fol. 208v.
142 Cod. 11207, fol. 168r.
143 Cod. 11207, fol. 95v.
144 Cod. 11207, fol. 51v.
145 Cod. 11205, fol. 222v.
146 Cod. 11205, fol. 222v.
147 Cod. 11183, fol. 204v.

verschrieb, Übelkeit; es sah aus, „das mir selber grauet", musste Handsch sich eingestehen.[148]

Fordernde Patienten

Die Kranken und ihre Angehörigen hatten nicht nur ein Wörtchen mitzureden, wenn es um den Geschmack der Arzneimittel ging. Sie hatten insgesamt nicht selten einen sehr aktiven Part in der Gestaltung der Behandlung, forderten bestimmte therapeutische Maßnahmen und lehnten andere ab. Als eine Kranke neben den Mitteln gegen Fieber und Husten auch etwas für ihren Magen wollte – sie hatte Schmerzen im Oberbauch – gab Gallo ihr eine Salbe dazu, mit der sie die Magengegend vor dem Essen einreiben konnte.[149] Auch Handsch gab in solchen Fällen nach. Er habe einen kalten Magen, klagte beispielsweise Adam Bohdanski und fragte, warum Handsch die Magengegend nicht einreibe; woraufhin Handsch offenbar sogar mit eigener Hand („unxi") Magenöle („olea stomachalia") auftrug.[150] Die Hausmeisterin Walpurgis, die zunächst an Fieber und Lendenschmerz litt und dann Krampfanfälle entwickelte, wollte einen Aderlass – und Willenbroch machte ihn, obwohl die Krankheit nach Handschs Einschätzung gallig (und somit wohl eher einer Behandlung mit Brech- oder Abführmitteln zugänglich) war. Der erhoffte Erfolg blieb aus.[151]

Selbst die Auswahl der Vene, die beim Aderlass geschlagen werden sollte, überließen die Kranken nicht ohne weiteres dem Arzt. Bei der kranken Heidenreichin etwa schien aus ärztlicher Sicht ein Aderlass an der *vena saphena* angebracht, erst am einen und dann am anderen Bein. Sie aber wollte die Aderlass an der Kniekehlenvene (Vena poplitea) vornehmen lassen.[152] Im Fall eines kranken Buchhalters lehnte Handsch den vom Patienten gewünschten Aderlass an einer Ellbogenvene (Vena mediana) anstelle der viel kleineren *vena salvatella* am Handrücken wegen der Winterszeit ab. Ein Barbier erklärte allerdings, dass man das auch manchmal im Winter mache und der Patient bekam, was er wollte.[153]

Manchmal weckten auch die schlechten Erfahrungen anderer Patienten Zweifel. So wollte die Gräfin von Thurn ein Mittel zur Stärkung der Zähne nicht nehmen, weil es Rinde von Thus (Weihrauchbaum) enthielt. Ihrer Magd seien vom Thus zwei Zähne ausgefallen. Gallo konnte sie beruhigen: die Wirkung der Rinde unterscheide sich von der der Pflanze als solcher; wobei auch die Pflanze selbst, wie Handsch danach von Gallo hörte, die Zähne nicht ausfallen ließ.[154]

---

148 Cod. 11205, fol. 107v.
149 Cod. 11207, fol. 59v.
150 Cod. 11183, fol. 96v.
151 Cod. 11183, fol. 466v.
152 Cod. 11183, fol. 379v.
153 Cod. 11207, fol. 92r.
154 Cod. 11207, fol. 160r.

Andere Patienten forderten mit Nachdruck bestimmte Arzneien. Als bei der kranken Frau des Collinus die Monatsblutung am erwarteten Tag ausblieb, wollte sie von Handsch dringlich eine Arznei. Da sie flüssige Mittel grundsätzlich ablehnte und Handsch wiederum keine feste, gesüßte und getrocknete Arznei („confectum") zur Hand hatte, gab er ihr eine kräftige Dosis Antimon.[155] Weil eine andere Patientin „sofort" („statim") gesund werden wollte, gab er ihr eine (die Krankheitsmaterie) „auflösende" Latwerge ohne vorbereitende Mittel zu geben, mit denen man gewöhnlich die Verkochung oder „Verdauung" der Materie zu fördern suchte.[156]

„Thue alles mit guttem Gewissen", mahnte Handsch sich selbst zur Zurückhaltung. Er wolle sich an die Regeln der Kunst („canones curativos") halten, nahm er sich vor, und nicht, bloß um den Patienten einen Gefallen zu tun („in blandimentum aegri"), auf nötige Arzneien verzichten.[157] Wo energisches Handeln angebracht sei, wollte er mutig sein, wo nicht, wollte er nein sagen. Man dürfe den Patienten nicht Dinge erlauben, nur um ihnen angenehm zu sein („propter blanditias concedere").[158] In der Praxis fiel es ihm freilich manchmal schwer, nach seinen eigenen Regeln zu handeln. So hatte er einem Patienten, bloß weil er ihm gefallen wollte, erlaubt, kaltes Brunnenwasser zu trinken, obwohl er wusste, dass das in seinem Fall nicht gut war.[159] Um dem Patienten angenehm zu sein, gab er einem Schreiber, der an Fieber und starker Atemnot litt, weniger Arzneien als eigentlich nötig. Als die Krankheit, entgegen Handschs Prognose, einen tödlichen Ausgang nahm, sei man ihm zu Recht mit Verachtung begegnet.[160] Anderen gab er nach eigenem Eingeständnis wiederum nur deshalb Arzneien oder griff in anderer Weise aktiv ein, weil er nicht schlecht dastehen wollte. Um nicht den Anschein zu erwecken, er tue gar nichts („ne nihil agere videar") reichte er der Frau des Collinus, was er gerade bei sich hatte, eine Rhabarberessenz.[161] Einen schwer von seinem Steinleiden Geplagten behandelte er gar acht Tage lang mehr „zum Anschein als gemäß der Regel" („potius fuit ad videri quam ad regulam"), mit Kamillenöl und *hiera picra*.[162] Und gegen eine der Grundregeln ärztlicher Therapie, die auch Handschs Lehrer gerne hervorhoben, dass nämlich sehr kalte und sehr heiße Tage für die Behandlung ungünstig waren, gab Handsch der Frau des Collinus bei bitterer Kälte Arzneien, des „Anscheins willen" („ad speciem aliquid agendum") und ohne gesicherte Methode, wie er schrieb, „mehr um ihr willfährig zu sein" als aus Überzeugung.[163]

---

155 Cod. 11205, fol. 251v.
156 Cod. 11207, fol. 152r.
157 Cod. 11205, fol. 541r.
158 Cod. 11207, fol. 231v.
159 Cod. 11207, fol. 231v.
160 Cod. 11205, fol. 541r.
161 Cod. 11205, fol. 250r.
162 Cod. 11205, fol. 263r.
163 Cod. 11205, fol. 251r.

Patienten hatten auch klare Vorstellungen von dem, was sie nicht wollten. Besonders unbeliebt waren offenbar Einläufe,[164] wie sie nach Handschs Beobachtung insbesondere Mattioli trotzdem gerne verordnete, der sich so etwas dank seines Status freilich auch eher erlauben konnte.[165] Als Handsch beispielsweise dem etwa 14-jährigen, ruhrkranken Friedrich von Kunritz ein Klistier verabreichen wollte, wies dieser dieses Ansinnen hartnäckig zurück („obstinate recusavit").[166] Weil der Knabe es „vielleicht verabscheuen" werde („forsan abhorrebit"), machte Handsch bei einem anderen kranken Jungen, bei dem eigentlich ein Klistier angezeigt schien, erst gar nicht den Versuch. Er gab ihm zunächst eine Arznei, die der Junge oral einnehmen konnte und wollte erst dann zum Klistier greifen, wenn die Wirkung nicht ausreichte.[167] Gallo ging es ähnlich. Da eine von Koliken geplagte Frau die Zufuhr von Arzneien über ein Klistier verweigerte, verordnete er ihr stattdessen Pillen.[168] Am Rande vermerkte Handsch allerdings auch, dass sich die jungen Frauen in den Niederlanden, wie er gehört hatte, gerne ein Klistier setzen ließen, wenn sie tanzen gingen, „das sie leicht sind".[169] Und in Italien griffen die Kurtisanen zum gleichen Mittel, um „agiler" („agiliores") zu sein.[170]

Warum Einläufe offenbar in besonderem Maße auf Ablehnung stießen, bleibt unklar. Ein junger Engländer äußerte gegenüber Gallo die Sorge, ein Einlauf werde ihn schwächen.[171] Möglicherweise empfanden manche Patienten aber die ganze Prozedur auch einfach als unangenehm oder gar beschämend und entwürdigend. Jakob Fuggers Sohne wollte nicht einmal ein Zäpfchen akzeptieren.[172] Handschs Notizen zeigen zudem, dass der Einlauf auch gewisse Gefahren barg, wenn er nicht sachgerecht durchgeführt wurde. Einschlägige Geschichten mögen die Runde gemacht haben. Der kranke Archivar Matthias blutete nach einem Einlauf so massiv und anhaltend, dass er, dem Bericht der Schwester zufolge, fast ohnmächtig wurde und dem Tode nah schien. Mattioli, der den Einlauf verordnet hatte, vermutete eine Verletzung durch eine „schlechte Anwendung des Instruments".[173] Schlimmstenfalls, so muss man rückblickend vermuten, wurden nicht nur die Hämorrhoiden, sondern auch die Darmwand beschädigt oder gar durchstoßen. Ein Hauptmann erzählte von seinem Großvater, der,

---

164 Cod. 11205, fol. 268v, „laici illi, qui clysteres abominantur".
165 Cod. 11183, fol. 135r.
166 Cod. 11183, fol. 105v.
167 Cod. 11207, fol. 195v.
168 Cod. 11238, fol. 63r.
169 Cod. 11205, fol. 200v.
170 Cod. 11206, fol. 118v.
171 Cod. 11238, fol. 128r, „dixit se debilitatum a clystere".
172 Cod. 11207, fol. 25r.
173 Cod. 11183, fol. 118v; Handsch nannte den Patienten einen „chartarius", ein Begriff, der Archivare, aber auch Papierhändler bezeichnen konnte. Der Patient hatte starke Schmerzen im Oberbauch und starb nicht lange danach

als ihm ein Klistier verabreicht wurde, vor Schmerz geschrieen habe und gestorben sei.[174]

Verständliche Zurückhaltung äußerten manche Patienten auch gegenüber unvermeidlich schmerzhaften Eingriffen. Schon die Schmerzen beim Aderlass, bei dem immerhin eine Klinge die Haut und die Gefäßwand durchstoßen musste, sollte man rückblickend nicht unterschätzen. Manche Patienten hatten Angst davor. „Ehe er lies, sagt er, ym zitterten die Füsse", berichtete Handsch von dem kranken Tuchel.[175] Bei manchen Patienten, so hieß es, war die Angst so groß, dass beim Aderlass kein Blut floss; dann musste man den Arm mit der eröffneten Ellbogenvene in warmes Wasser tauchen.[176]

Es überrascht nicht, dass die Patienten erst recht die Behandlung mitgestalten wollten, wenn die versprochene Wirkung der Behandlung ausblieb oder unerwünschte Wirkungen auftraten. Die Frau eines Edelsteinschleifers entfernte das von Handsch verordnete Zugpflaster schon am folgenden Morgen, weil es nach ihrer Einschätzung zu stark zog.[177] Ein anderer wollte das verschriebene Pflaster nicht leiden, weil es so sehr beiße, dass er es nicht aushalte.[178] Manche Patienten stellten die Geduld des Arztes ziemlich auf die Probe. Nach ein- oder zweimaliger Anwendung wollte ein kranker Junker keine weiteren Bauchumschläge dulden. Sie täten ihm nicht gut: „Es murret ym mehr ym Bauch, unnd war verhertet". Man gab ihm darauf Nieswurz als Sirup, doch auch damit war der Kranke nicht zufrieden. Nach der Einnahme klagte er, es „schwindelt ym und hette kein Stul, es were ym angst". Eine Purganz bewirkte schließlich vier bis sechs Stühle am Tag. Doch nun meinte der Kranke, er werde schwächer und die Behandlung helfe wenig, „denn es korret ym nach [sic!] ymmer ym Leibe, und das Heupt thet wehe mit eynem Schwindel."[179]

Aus ärztlicher Sicht gefährdete der „Ungehorsam" der Kranken nicht nur deren Gesundheit, sondern auch die Stellung und den Ruf des Arztes, da man ihm die Verantwortung für den daraufhin ausbleibenden Heilerfolg zuschreiben würde. In Ausnahmefällen gab Handsch schließlich auf. Vom kranken Baron von Meseritz reiste er ab, weil „er nicht gehorchen wollte".[180] Auch zu dem von Koliken und *epilepsia* geplagten Spaner ging er schließlich nicht mehr, weil der „nicht gehorchte und alles durcheinander brachte".[181]

Gelegentlich konnten die Ärzte freilich auch von dem mangelnden „Gehorsam" der Patienten profitieren. So brachte Handsch in Erfahrung, dass eine seiner Patien-

---

174 Cod. 11205, fol. 150v, unter der Überschrift: „Mortuus ex clystere".
175 Cod. 11183, fol. 88r.
176 Cod. 11183, fol. 243v.
177 Cod. 11183, fol. 47r.
178 Cod. 11207, fol. 221v.
179 Cod. 11183, fol. 434r; „korren" (auch „kerren") bezieht sich hier offenbar auf Geräusche aus dem Bauch. Drei Jahre später starb der Kranke, an übermäßigem Trinken, wie Handsch meinte.
180 Cod. 11183, fol. 114r, „dum obedire noluit".
181 Cod. 11183, fol. 321v, „quia non obediebat et omnia confundebat."

tinnen ohne sein Wissen Malvasier trank. Er glaubte zwar nicht, dass das schädlich war; als es ihr in den folgenden Tagen sehr schlecht ging, gab er aber vor („praetexui"), das rühre vom Malvasier her. Seiner Behandlung konnte man somit keinen Vorwurf machen.[182] „Yr seydt zu frue außgangen", konnte man, so Handsch, in anderen Fällen dem Patienten die Schuld an der ausbleibenden völligen Genesung geben.[183] Bei einem anderem Patienten habe er sich gut verteidigen können, dass der Kranke das verschriebene Schlafmittel wegen des unangenehmen Kampfergeruchs nicht habe einnehmen wollen.[184]

Gelegentlich konnte der Arzt die absehbare Widerspenstigkeit des Patienten für seine eigenen Zwecke nutzen. Wenn er Opiate gebe, so eine von Handschs *cautelae*, verbiete er den Patienten, Dinge zu essen oder zu tun, von denen er wisse, dass sie nur schwer davon ablassen würden. Wenn der Schmerz dann wiederkomme – wie das regelmäßig zu geschehen pflege, da es sich nur um eine bemäntelnde Behandlung („cura palliativa") handle –, dann schreibe er das dem Patienten gegenüber der Missachtung seines Verbots zu.[185] Manchmal könne der Arzt zu seiner Ehrenrettung eine „Cura palleativa" machen, meinte er an anderer Stelle, und, wenn ein Rückfall eintrete, sagen, das komme davon, dass der Patient die diätetischen Anweisungen nicht beachtet habe.[186]

Unerwünschte Wirkungen

Kam es unter der ärztlichen Behandlung zu einer deutlichen Verschlechterung oder zeigte sie gar massive unerwünschte Wirkungen, dann musste der Arzt nicht nur mit Widerstand gegen eine Fortführung der bisherigen Behandlung rechnen, sondern auch mit heftigen Vorwürfen. Kein Arzt war dagegen gefeit. Auch Handsch musste sich bittere Klagen anhören, beispielsweise als er einen Franzosenkranken mit Quecksilberräucherungen behandelte. Dem ging es daraufhin so schlecht wie noch nie und er erklärte, er wolle lieber sterben. Der gewünschte, die Krankheitmaterie ausführende Speichelfluss aber blieb aus. Handsch, so meinte sein eigener Bruder daraufhin, solle keine derartige Behandlung unternehmen, wenn er nichts davon verstehe.[187]

Vor allem bei pflanzlichen Mitteln konnte das Wirkvermögen einer Arznei freilich auch bei sorgfältiger Dosierung stark schwanken, sowohl in Abhängigkeit von der Qualität, dem Alter, dem Standort, der Teile der verwendeten Pflanzen etc., als auch in Abhängigkeit von der körperlichen Verfassung des Patienten. Fehleinschätzungen waren hier im Einzelfall kaum auszuschließen. Insbesondere beim Bemühen um eine

---

[182] Cod. 11205, fol. 298v.
[183] Cod. 11206, fol. 171r.
[184] Cod. 11205, fol. 300v.
[185] Cod. 11205, fol. 306r.
[186] Cod. 11205, fol. 223r.
[187] Cod. 11183, fol. 254r.

Entleerung der Krankheitsmaterie war die richtige Wahl und Dosierung des Mittels eine Gratwanderung. Schließlich erwarteten und forderten auch die Kranken und ihre Angehörigen eine deutliche, sichtbare Wirkung und aus ärztlicher Sicht war eine drastische Entleerung in vielen Fällen für den Heilerfolg unverzichtbar. Die Wirkung konnte aber auch übermäßig stark sein.

Offensichtlich waren die Kranken bereit, auch ziemlich unangenehme Begleiterscheinungen zu akzeptieren. Immer wieder notierte Handsch, ohne einen Hinweis auf Zeichen der Unzufriedenheit oder des Protests, Fälle wie den jener kranken Kanzlistenfrau, die nach der Gabe eines Abführmittels zwölf große, schwarze, schleimige Stühle bekam und sich schwach fühlte.[188] „50 Stüle", erzählte ihm ein Bekannter, habe er gehabt, nachdem ihm ein Bader zur Vorbereitung einer Quecksilberbehandlung ein Purgativum gegeben habe. Blut sei abgegangen und er sei so matt gewesen, dass er acht Tage habe ruhen müssen. Danach aber setzte er die Behandlung fort.[189]

Überwogen allerdings aus Sicht der Patienten die negativen Begleiterscheinungen, mussten die Ärzte mit Widerstand und Kritik rechnet. „Der Doctor hat in verterbt", war eine Formulierung, die Handsch in diesem Kontext notierte.[190] So verfluchte die Frau eines gewissen Baptist das Mittel (oder den Arzt), weil sie sich nach der Einnahme einer Mischung aus Rhabarberpulver und „öffnenden" Wurzeln gegen ihren weißen Ausfluss schlecht fühlte („male sensit"); immerhin hatte sie dagegen für andere Mittel Lob übrig („laudavit").[191] Den „massiven Unwillen" („magnam indignationem") seiner vornehmen Patientin handelte sich Handschs Kollege Willenbroch – vielleicht nicht ganz grundlos – ein, als er einer Kranken ein Pflaster aus Spanischen Fliegen auf die Füße aufbringen ließ. Er wollte sie offenbar nur erwärmen, aber es bildeten sich Blasen und die Frau bekam heftige Schmerzen.[192] In anderen Fällen ist die Reaktion der Kranken und ihrer Angehörigen nicht überliefert, aber man kann sie sich leicht ausmalen. Dem kranken Frölich gab Handsch, wie erwähnt, Cassia. Der hatte daraufhin an die fünfzig Stühle und starb wenige Tage später.[193] An die dreißig Stühle hatte ein junger Adliger nach der Einnahme eines kräftigen Abführmittels. Er war danach sehr schwach und starb bald darauf.[194] Eine alte Frau hatte nach der Einnahme von Cassia gar an die hundert Stühle. Auch sie starb schließlich.[195] Inwieweit die ärztliche Therapie den Tod (mit-)verursachte, lässt sich rückblickend nicht mehr beurteilen, aber die Ärzte konnten es den Hinterbliebenen kaum übel nehmen, wenn sie ihnen zumindest eine Mitschuld gaben.

---

188 Cod. 11183, fol. 458r.
189 Cod. 11205, fol. 244r.
190 Cod. 11206, fol. 185r.
191 Cod. 11183, fol. 399r.
192 Cod. 11183, fol. 6v.
193 Cod. 11207, fol. 202v.
194 Cod. 11207, fol. 214v; der behandelnde Arzt war der bislang nicht näher identifizierte, bei Handsch des Öfteren erwähnte Dr. Kunstat.
195 Cod. 11207, fol. 152r.

In einem seiner ausführlicheren Einträge beschrieb Handsch beispielhaft seine unglücklich verlaufene Begegnung mit dem kranken Baron von Meseritz. Der alte Herr („senes") litt an heftigen Fieberanfällen. Er klagte sehr über die Hitzegefühle und wollte, in Handschs Worten, aus der Unkenntnis des Laien heraus („imperitia laicorum"), dass Handsch sofort etwas dagegen unternahm. Doch Handsch wollte nicht einmal zulassen, dass ihm ein Knabe Luft zufächelte. Am nächsten Morgen berichtete der Kranke, er habe so stark geschwitzt, dass er zweimal das Hemd wechseln musste. Der Kranke entwickelte stechende Schmerzen in den Knien, so als hätte sich die Krankheitsmaterie dorthin begeben, wie Handsch anmerkte. Im Harn sah er aber ein trübes Sediment, was er als eine „kritische" Umwandlung und Ausscheidung der Krankheitsmaterie deutete. So glaubte er, die Krankheit sei im Abklingen und sagte für den folgenden Tag eine deutliche Besserung voraus. Doch er irrte sich. Der Kranke schickte am folgenden Tag erneut nach ihm und beklagte sich heftig: „Ich hett ym zugesagt, er solte den Tag gar frisch seyn, so er doch gar mattlos were, hette die gantze Nacht nicht geschlaffen, der Kopf were ym wie eyn lediger Kurbiß". Handsch habe ihm keine Arznei gegeben, kritisierte er, habe ihn stattdessen „vertröstet auff seyne starcke Natur". Aber man sehe ja, wie stark er sei. Er habe die ganze Nacht keine Ruhe gehabt. Er sei „durch Nachlessikait verwarlost worden". Er forderte von Handsch ein Stärkungsmittel, doch Handsch hatte keines bei sich, „da war er nach [sic!] erger gesinnet auff mich". Handsch schickte einen Boten zum Apotheker in einer nahen Stadt, damit er ein von ihm verordnetes schlafförderndes Mittel brachte, aber der Apotheker schickte nichts Gutes. Am folgenden Tag war der Kranke schwach und brach die Behandlung durch Handsch verärgert ab. Wie Handsch später erfuhr, begab er sich nach Prag in Mattiolis Behandlung, wo er selbst genas, aber seine Frau einer tödlichen Krankheit erlag. Im letzten Gespräch mit dem Patienten verteidigte Handsch sich. Wenn er dem Kranken versprochen habe, es werde ihm am nächsten Tag besser gehen, wo er doch ganz matt gewesen sei, so habe er nur getan, was andere Ärzte auch täten. Es sei nur billig, dem Kranken Hoffnung zu machen, „denn also gewinnet er eyn frisch Herz, kan die Kranckheit dester frölicher dulden und überstehen". Und Arzneien habe er ihm zum einen deshalb nicht gegeben, weil man dies an den heißen Hundstagen vermeide, zum anderen weil er zunächst die Krankheit genauer einschätzen und, als sich dann Zeichen einer kritischen Ausscheidung zeigten, die Natur nicht in ihrem Tun behindern wollte. Es sei freilich wahr, fügte Handsch seinen Aufzeichnungen für den eigenen Gebrauch hinzu, dass er Fehler gemacht habe. Er hätte dem Kranken nicht voreilig eine Besserung und Genesung versprechen dürfen. Wenn die wider Erwarten ausbleibe, schade das der Autorität des Arztes („diminuitur authoritas medici"). Um sich nicht dem Vorwurf der Vernachlässigung auszusetzen nahm er sich, vor Arzneien stets in der rechten Ordnung und nach den Regeln der Kunst („canones") zu geben und nicht den richtigen Zeitpunkt zu übersehen. In Zukunft wollte er zudem stets

Stärkungsmittel mit sich führen, denn weil er keines bei sich hatte, habe man ihm weniger vertraut.[196]

Schamhaftigkeit

Eine Herausforderung im Umgang besonders mit weiblichen Patienten waren deren Schamgefühle. Bei Frauen war schon das Reden über die Menstruation schambehaftet, wie Handsch wiederholt andeutete. Daraus erklären sich auch die verbreitet benutzten umschreibenden und metaphorischen Begriffe. Gegenüber den Patientinnen benutzten die Ärzte Ausdrücke wie „Monatszeit" oder einfach „ihre Zeit"[197] oder griffen gar zu poetischen Wendungen wie „Rosen" oder „Rosenzeit".[198] Handschs Kollege Merla wollte von einer Patientin wissen, „ob sie ire Gerechtikeit hett".[199] „Euer Eygenschafft", „sie ist in ire Zeit kommen" oder „Die Rosen gehen nicht zu rechter Zeit", „Sie hat nicht yr Gerechtikait" waren denn auch Wendungen, die sich Handsch für den praktischen Gebrauch notierte.[200] „Die Kranckheit tregt sich offte zu bey Weibspersonen, darumb das sie ire Rosen nicht zu rechte haben", konnte er dann die Beschwerden erklären.[201]

Zahlreiche Einträge in Handschs Notizbüchern ebenso wie einschlägige Fallgeschichten in publizierten ärztlichen *observationes* zeigen zugleich, dass die Ärzte trotz der möglichen Beschämung oft nach der Menstruation fragten und dass Frauen von sich aus wegen einer gestörten Monatsblutung ihren Rat suchten. Die Monatsblutung galt als zu wichtig für die Gesundheit der Frau, als dass man sie hätte verschweigen können, zumindest dann, wenn sie in „Unordnung" geraten war. Auch die Ehemänner wussten offenbar Bescheid: Sie konnten dem Arzt sagen, wann ihre Frau ihre nächste Periode erwartete,[202] oder deren Wunsch weitergeben, der Arzt möge den Monatsfluss fördern.[203] Handsch erwähnte aber auch eine Frau, die ihm das Ausbleiben ihrer Regel zunächst verschwieg.[204] Andere konnte er, nach eigenen Worten, nicht nach ihrer Monatsblutung fragen, weil der Ehemann zugegen war.[205] Besonders problematisch war nach Handschs Erfahrung der Umgang mit jungen Frauen. Aus Gründen der Schamhaftigkeit („propter verecundiam") habe er sich nicht getraut nach Monatsblutung und Stuhlgang zu fragen oder den Oberbauch zu betasten, berichtete er in

---

196 Cod. 11205, foll. 226r-229r.
197 Cod. 11205, fol. 627r, Abschrift eines Konsils von Johann Neefe.
198 Cod. 11205, fol. 503r und 547v.
199 Cod. 11206, fol. 36r.
200 Cod. 11206, fol. 39v, fol. 126v, fol. 176v und fol. 183v; Cod. 11207, fol. 189r.
201 Cod. 11206, fol. 179v.
202 Cod. 11183, fol. 82r.
203 Cod. 11205, fol. 490r.
204 Cod. 11206, fol. 35v.
205 Cod. 11183, fol. 10v, „propter praesentiam mariti"; ähnlich Cod. 11207, fol. 111r, „propter praesentiam viri".

einem Fall. Junge, unverheiratete Frauen („virgines") schämten sich nämlich ganz besonders bei jungen Ärzten. Er musste sie ungebessert zurücklassen.[206]

Mehr noch als die Monatsblutung war genitaler Ausfluss Handschs Aufzeichnungen zufolge mit Scham behaftet. Die Frauen verheimlichten den weißen oder gelblichen Ausfluss, an dem viele von ihnen litten, gab Handsch seine Erfahrungen wieder. Sie verschwiegen ihn „aus Scham" oder „gestanden" ihn allenfalls auf ärztliches Nachfragen.[207] Möglicherweise verbanden sich hier Bilder von Unreinheit mit solchen der Inkontinenz, der mangelnden Kontrolle über die eigenen Ausscheidungen überhaupt. Trotz ihrer schweren Erkrankung und ihrer wiederholten Fehlgeburten verheimlichte die Frau eines Hofmeisters zunächst auch ein häßliches Geschwür am Darmausgang.[208] Am Ende suchte sie wie viele andere Frauen doch ärztliche Hilfe. Der Wunsch nach Gesundheit war letztlich oft größer als die Scham.

Handschs Aufzeichnungen belegen eindrucksvoll, dass selbst die in der historischen Forschung verbreitet vertretene Auffassung nicht haltbar ist, dass die Ärzte die visuelle Untersuchung und das Betasten der weiblichen Geschlechtsorgane Hebammen und anderen weiblichen Heilern überlassen mussten. Ausführlich schilderte er beispielsweise, wie er der kranken Frau von Hungerkasten, deren Krankheit sein berühmter Kollege Neefe auf eine „üble kalte Feuchtigkeit" zurückgeführt hatte, mit eigenen Händen warmen Wein in die Gebärmutter zu injizieren versuchte. Er bediente sich dazu eines Katheters („syphon"), den er von Ulrich Lehner hatte. Er beschrieb genau die lange, abgerundete Röhre, mit einer schlitzförmigen Öffnung am Ende, die er bemerkenswerterweise mit jener in der männlichen Eichel verglich. Die Frau, so notierte er zudem, musste sich zu diesem Zweck mit gespreizten Beinen auf einen Tisch legen und anschließend zwei Stunden im Bett liegen. Der Versuch misslang allerdings und der Wein floss zurück. Die Patientin erklärte ihrerseits, man könne durch Tasten („ex tactu") erkennen, dass die Gebärmutter geschlossen sei. Ob Handsch dies selbst überprüfen durfte, ist unklar.[209]

Soweit gelehrte Ärzte sich auch als Chirurgen betätigten, dürfen wir erst recht davon ausgehen, dass sie, wenn nötig und mit deren Einverständnis, auch den Genitalbereich ihrer Patientinnen nicht aussparten. Johann Georg Wirsung, der in Padua medizinisch und chirurgisch tätig war, hinterließ bei seinem Tod im Jahr 1643 nicht nur ein „speculum anni [sic!]", für die Untersuchung des Afters, sondern auch ein „speculum uterinum".[210] Wie oft er oder andere Ärzte und Chirurgen ein *speculum* tatsächlich bei Frauen verwendeten, wissen wir allerdings nicht.

---

206 Cod. 11207, fol. 210r.
207 Cod. 11183, fol. 460r; Cod. 11206, fol. 33r; Cod. 11226, fol. 107v.
208 Cod. 11183, fol. 368r.
209 Cod. 11183, foll. 7r-v. In einem deutschsprachigen Chirurgiebuch, so fügte er hinzu, habe er gelesen, dass ein „Gebärmutterklistier" zwei Löcher an der Seite – also nicht an der Spitze – haben sollte.
210 Verzeichnis von Wirsungs Nachlass, wiedergegeben im Anhang von Ongaro, Wirsung (2010), hier foll. 14v-15r.

Bei männlichen Patienten geben Handschs Aufzeichnungen keine Hinweise auf ein ausgeprägtes Schamgefühl von Patienten, die sich vor dem (ebenfalls männlichen) Arzt entblößten. Mit großer Selbstverständlichkeit beschrieb er beispielsweise, wie er die Leiste und den Hoden eines Mannes betastete.[211] Einem Mann, der kleine Geschwüre am Penis und einen geschwollen Lymphknoten an der Leiste hatte, spritzte er Weißwein mit einigen Tropfen Vitriolöl vermischt unter die Vorhaut.[212] Bei der Behandlung der Franzosenkrankheit mit Quecksilberschmieren war die vollständige Entkleidung fast unumgänglich. Ausführlich schilderte Handsch beispielsweise, wie ein jüdischer Heiler, an verschiedenen Körperstellen des nackten Patienten Quecksilbersalbe auftrug und diese mit eigenen Händen auch in der Pofalte und auf dem Genital verteilte.[213] Nur als ein schwerkranker Mann ohne erkennbaren Grund seine Geschlechtsteile entblößte, vermerkte er ausdrücklich, dieser sei nicht „errötet", wie das offenbar sonst zu erwarten gewesen wäre und was wohl in Handschs Augen auf krankheitsbedingte Verwirrtheit schließen ließ.[214]

Männliches Schamgefühl kam, Handschs Notizen zufolge, in der ärztlichen Praxis vor allem dort zum Ausdruck, wo die Männlichkeit des Patienten oder sexuelle Verfehlungen zur Debatte standen. Er habe ihm nach einem halben Jahr „gebeichtet" („confessus est mihi"), dass er auch ein Geschwür am Penis und eine geschwollenen Leistenlymphknoten gehabt habe, ergänzte Handsch einen Eintrag über den Händler Fabianus am Seitenrand. Er habe sich von einem Juden behandeln lassen, sei wieder gesundet, dann aber wieder zu Prostituierten gegangen.[215] Scham und Ehre waren auch bei der Behandlung zu berücksichtigen. Eine mehrwöchige Guajak- oder Quecksilber-Kur in einem „Franzosenhaus" kam für Männer aus den höheren Schichten kaum in Frage. So behandelte Mattioli einen Hofmeister mit einer Guajak-Abkochung, die er selbst zu Hause kochte. Die Stellung eines Hofmeisters, so Handsch, lasse nicht zu, dass sein Behandlung öffentlich („manifeste") werde.

Scham und verletzte Männlichkeit deuten sich auch im Fall eines älteren Patienten an, der Handsch klagte, er könne seine Winde nicht mehr halten, sie gingen vor allem beim Gehen laut – und somit offenbar auch für andere hörbar – mit einem „purz, purz, purz" von ihm ab; auch der Harn fließe manchmal gegen seinen Willen.[216]

Selbst Patienten mit sexueller Impotenz fragten die Ärzte um Rat, obwohl – oder gerade weil – Impotenz in hohem Grade kränkend und schambehaftet war und damals gravierende Folgen haben konnte, bis hin zum Skandal eines öffentlichen Prozesses und einer Auflösung beziehungsweise Ungültigkeitserklärung der Ehe.[217] Handsch entnahm einer Chronik Böhmens die Geschichte von Johann (Heinrich), dem

---

211 Cod. 11205, fol. 259v.
212 Cod. 11183, fol. 142v.
213 Cod. 11183, fol. 117* r.
214 Cod. 11183 fol. 106v.
215 Cod. 11183, fol. 177r.
216 Cod. 11183, fol. 222v.
217 Darmon, Tribunal (1985); Rüdal, Mannschaft (2011).

Bruder von Kaiser Karl IV., dessen Frau Margarete die Ehe mit ihm erfolgreich wegen Impotenz habe auflösen lassen; später habe er freilich mit einer anderen Frau Kinder bekommen.[218] Handsch erwähnte eine Reihe von impotenten Männern, die bei ihm oder anderen Ärzten vorstellig wurden oder von denen er aus privaten Gesprächen wusste. Manche frisch Vermählte – er nannte konkrete Namen – hätten in den ersten Wochen der Ehe Schwierigkeiten.[219] Ein gewisser Hans Ferber wagte es Handsch zufolge erst gar nicht, wieder zu heiraten. Dabei hatte er bereits zwei Töchter mit seiner früheren Frau.[220] Andere Männer litten über Jahre an ihrer Impotenz und versuchten alles Mögliche, um sie zu überwinden, nahmen Arzneien oder suchten Heilquellen auf. Auch Leisten- und Hodenbrüche waren nicht zuletzt deshalb gefürchtet, weil sie mit der Gefahr von Impotenz und Unfruchtbarkeit verknüpft wurden.[221] Besonders bedrohlich war auch in dieser Hinsicht der Bruchschnitt, bei dem oft ein Hoden mitentfernt wurde. Ein junger Ehemann berichtete nach seiner Operation erleichtert, der Beischlaf sei nur wenig oder gar nicht vermindert.[222]

Manche Männer, das mag ihnen aufgrund einer gewissen Anonymität leichter gefallen sein, suchten brieflichen Rat. Ausführlich klagte ein etwa 40-jähriger Adliger Mattioli sein Leid. Er habe früh angefangen, „das fleischliche Werck" zu treiben, es auch „viel geübet". Seit zwölf oder vierzehn Jahren habe sein Vermögen jedoch immer mehr nachgelassen, habe „ime das männliche Gliedt nicht mehr stehen wöllen", und wenn doch einmal, sei gleich der Samen herausgelaufen. Er habe vergeblich schon viele Medikamente versucht und diverse Ärzte konsultiert. Mattioli möge ihm helfen, „nach dem er ein iung Weib genommen" habe, damit er Kinder zeugen könne und „dem Weib ir Lust auch gebüst werde". Mattioli verschrieb ihm Kräuterbäder, Latwerge, Pulver und andere Mittel. Der Ausgang ist unbekannt.[223]

„Umstehende" und Pflegende

Aus gutem Grund war in den vorangehenden Kapiteln oft von den Patienten und ihren Angehörigen oder, noch allgemeiner, den „Umstehenden" („adstantes") die Rede. Wenn der Arzt Krankenbesuche machte, bekam er es regelmäßg nicht nur mit den Kranken selbst zu tun. Die Familie, Freunde und Bekannte nahmen Anteil. Sie standen womöglich sogar um das Krankenbett herum, wenn der Arzt kam.

Durch ihre Auskünfte konnte diese „Krankenbettgesellschaft"[224] dem Arzt mit ergänzenden Informationen behilflich sein. Von ihr konnte er beispielsweise erfahren,

---

218 Cod. 11183, fol. 87r.
219 Cod. 11183, fol. 87r.
220 Cod. 11183, fol. 222v.
221 Cod. 11205, fol. 108r, u. a. zu Hoddeiovinus, der trotz seiner Hernie Nachwuchs hatte.
222 Cod. 11183, fol. 451r.
223 Cod. 11183, fol. 158v und fol. 185r (mit einer teilweisen Abschrift).
224 Lachmund/Stolberg, Patientenwelten (1995), S. 124.

dass der Kranke kaum mehr etwas aß[225] oder dass sein Schweiß stank und das Bettzeug gelblich verfärbte.[226] Sie beschrieb ihm die Beschaffenheit des Stuhls des Kranken[227] oder ergänzte Handschs Erklärung, die wolkige Trübung im Harn einer Kranken bedeute „eytel Schleym" mit dem Hinweis die Geschwister seien „alle schleymig", was eine gewisse Veranlagung nahelegte.[228] Bei Kindern waren die Eltern und die übrigen Umstehenden regelmäßig die wichtigste Auskunftsquelle. Von ihnen erfuhr der Arzt beispielsweise über ein dreijähriges Mädchen: „Sie hat den Schnupffen und gegen dem Abend hizet sie".[229] Sie schilderten ihm den Verlauf eines epileptischen Anfalls.[230] Oder sie erzählten, der kleine Bub schreie manchmal plötzlich und rieche „selzam aus dem Hals" und bestätigten auf Handschs Nachfrage, dass es sich oft die Nase reibe – für Handsch ein wichtiges Zeichen für einen Wurmbefall.[231] Manchmal gingen Umstehende auch bei der Behandlung zur Hand. So hielt die Frau des Adam Zyma das Klistier im After ihres Mannes fest, während ein Apotheker – offenbar im Beisein von Handsch – die Flüssigkeit einfließen ließ.[232]

Die häufige Gegenwart von Angehörigen und anderen Umstehenden verlieh dem Arzt-Besuch zwangsläufig eine eigene Qualität. Die Quellen lassen keine präzisen Aussagen zu, aber das intime, persönliche Gespräch zwischen Arzt und Patient war unter diesen Umständen vermutlich eher die Ausnahme als die Regel. Für den Arzt hieß dies, dass er nicht nur den Kranken selbst, sondern auch das umstehende „Publikum" durch sein Auftreten, seine Erklärungen, seine Verordnungen für sich einnehmen musste. Er musste sich und sein Können in angemessener Weise inszenieren, um so das Vertrauen nicht nur des Kranken selbst, sondern auch der Umstehenden zu gewinnen.[233]

Stets musste der Arzt auch damit rechnen, dass sich Angehörige – und insbesondere Ehegatten – in die Behandlung einmischten. So war es im Fall der kranken Frau Watzarka der Ehemann, der weder mit der Verordnung eines Purgativums und eines Stärkungsmittels noch mit einem Fußbad mit Kräutern einverstanden war.[234] Bei anderer Gelegenheiten wies der Ehemann auch ein erweichendes, linderndes Mittel zurück. Er habe kein Vertrauen in Handsch gehabt, fügte dieser hinzu, weil er fälschlich versprochen habe, dass die äußerliche Behadlung der Füsse die Wärme nach unten ziehen werde.[235] Im Fall des fieberkranken Johann von Meseritz war es

---

225 Cod. 11207, fol. 65r.
226 Cod. 11207, fol. 92r.
227 Cod. 11207, fol. 226r.
228 Cod. 11205, fol. 293v.
229 Cod. 11207, fol. 168r.
230 Cod. 11207, fol. 169r.
231 Cod. 11207, fol. 180r.
232 Cod. 11183, fol. 44r.
233 Vgl. Lachmund/Stollberg, Doctor (1992) zur Bedeutung theatralischer Elemente am Krankenbett (anhand von Quellen aus dem 18. und 19. Jahrhundert).
234 Cod. 11205, fol. 287r.
235 Cod. 11205, fol. 276r.

dessen Vater, der Handsch tadelte, weil es seinem Sohn schlechter gehe und Handsch ihm keine Stärkungsmittel gebe.[236] Bei der an Gebärmuttererstickung leidenden Witwe Kneyselin wagte Handsch es „wegen der Frauen" erst gar nicht, einen Schröpfkopf auf die *vulva* aufzusetzen, um auf diese Weise die nach oben drängende Gebärmutter nach unten zu ziehen.[237] Eine alte Frau („vetula") verhinderte, dass eine junger Mann mit geschwollenem Knie den ärztlich verordneten Sirup einnahm.[238]

Eine besondere Rolle spielten unter den „Umstehenden" jene, die sich unmittelbar um die Pflege und das Wohlergehen der Kranken kümmerten. Über die Krankenpflege im 16. Jahrhundert, die damals zumeist in privaten Häusern, außerhalb von Hospitälern und anderen stationären Einrichtungen praktiziert wurde, ist bislang wenig bekannt.[239] Obwohl auch Handschs Aufzeichnungen nur gelegentlich, in einigen Dutzend Einträgen, auf die Krankenpflege und auf das Verhältnis der Ärzte zu den Pflegenden zu sprechen kommen, helfen sie, angesichts des unbefriedigenden Forschungsstands, immerhin einzelne Aspekten zu beleuchten.

Zunächst stellt sich die Frage, wer überhaupt die Pflege leistete – Handsch sprach hier allgemein von „adstantes" also „Beistehenden". Teilweise waren das nahe Angehörige. Handsch verwies in diesem Zusammenhang auf Ehefrauen, Ehemänner, Mütter.[240] Er erwähnte daneben bei wohlhabenderen Patienten auch häufig Männer und Frauen von niedrigerem gesellschaftlichen Status, die offenbar in den Diensten der betreffenden Familie standen oder eigens für die Pflege angestellt wurden.[241] Er bezeichnete sie mit unspezifischen Begriffen wie Diener („servus", „puer"),[242] Mägde („Magdt", „ancilla", „puella"),[243] sprach manchmal aber auch spezifischer von „Helferinnen" oder „beistehenden Frauen" („mulier administra", „mulier adstans")[244] oder von einer „Pflegerin" („mulier curatrix"), die beispielsweise bei einem kranken Bediensteten eingesetzt wurde oder deren Beistand ein bestimmter Kranker entbehren musste.[245]

Im zeitgenössischen ärztlichen Schrifttum, in Jacobus Oetheus' Ausführungen zur Krankenpflege beispielsweise, wurde die Bedeutung guter Krankenwärter hervorgehoben, die auf eine sorgfältige Erfüllung der ärztlichen Anordnungen achteten, Arzneien und Speisen nach den ärztlichen Anweisungen zubereiteten und den Arzt über

---

236 Cod. 11183, fol. 114r.
237 Cod. 11207, fol. 114v.
238 Cod. 11205, fol. 569r: „Non insumpsit sirupum obstante vetula."
239 Die vorliegende Literatur konzentriert sich fast ausschließlich auf die jüngere Vergangenheit; siehe Panke-Kochinke, Geschichte (2003).
240 Beispielsweise Cod. 11183, fol. 49r und Cod. 11205, fol. 268r (Ehefrau); Cod. 11205, fol. 234v (Ehemann); Cod. 11183, fol. 417r und Cod. 11207, fol. 135r (Mutter).
241 So auch Jütte, Weib (1989), S. 20.
242 Cod. 11207, fol. 116r; Cod. 11207, fol. 167v, „servus"; Cod. 11207, fol. 226v, „puer".
243 Cod. 11183, fol. 28r, „Magdt"; Cod. 11205, fol. 298v, „ancilla"; Cod. 11183, fol. 223v, „puella".
244 Cod. 11183, foll. 406r, 423v und 424v, „mulier administra"; Cod. 11207, fol. 114v, „mulier adstans".
245 Cod. 11183, fol. 418v, „ut dicit mulier curatrix"; ebd., fol. 419v, „adhibita curatrice"; Cod. 11183, fol. 329r.

Veränderungen im Zustand des Kranken unterrichteten.[246] Nicht nur Oetheus verband jedoch seine grundsätzliche Wertschätzung für eine gute Krankenpflege mit heftiger Kritik an jenen, die sie gemeinhin ausübten. Nicht nur geschehe es, dass „die fremden Personen, welche der Krancken zu pflegen verordnet, solches mit grossem Verdruß und Unwillen thuon".[247] Auch Angehörige ersehnten des Öfteren nichts mehr, als dass der Kranke sterbe „damit sie der Mühe des Aufwartens überhebt" würden und ihn beerben könnten. So sei es kein Wunder, wenn sie auch von „jhren nechsten Freunden mehr zum Tod dann zur Gesundheit befördert" würden.[248] Es gehe nicht an, dass die Krankenpfleger, so wie es öfters geschehe, in ihrer Ignoranz „den Krancken vom gebürlichem unnd notwendigem Gehorsam der jenigen Dinge, welche von dem Artzet geordnet, abzihen und abwenden."[249] Heftig verdammte er, dass solche Leute, die doch „gemainlich aller Sachen unverstendig" seien und auch „nicht den geringsten Rath dem Krancken mit Nutze geben" könnten, „fräventlich unnd unverschampt" vorgäben, der Kranke solle essen und trinken, was ihm schmecke, „nit was der Arzt wil", solle „dises oder jenes so von dem Artzet geordnet nicht brauchen, sondern vilmehr meiden unnd hinweg werffen."[250] Manche nähmen sich gar heraus, den Arzt zu verunglimpfen, so dass der Kranke „ein Widerwillen gegen dem Artzet fasset, und das Vertrawen zuo ihm gäntzlich fallen lasset, auch zuo dem Gehorsam unnd gebürlicher Volge unwillig wirdt.[251]

Oft geschehe es auch, „dass der Krancke dermassen zart und waich ist, oder sunsten widerspenstig, dass er nichts leyden oder jhm gar nit wil lassen wee [weh, M.S.] geschehen." In solchen Fällen, sollten die Krankenpfleger nicht „jederzeit dem Krancken hofieren", sondern wenn nötig „mit Worten hart sein". Wollte man nämlich „deßhalben, dass etwan der Krancke zuo einer Sache unwillig were, und sich beschweret etwas zu leyden, die nutzliche und notwendige Mittel underlassen," werde dies dem Kranken zu großem Nachteil gereichen.[252] Im 17. Jahrhundert gipfelte die Kritik in dem Vorwurf, die Pflegenden versuchten manchmal aus bloßer Ungeduld oder Habgier den Tod von Schwerkranken sogar zu beschleunigen, indem sie ihnen die Kissen unter Kopf und Rücken wegzogen oder sie auf andere Weise abrupt in eine horizontale Lage brachten.[253] Unter dem Titel „Die Kussen wegnemen" erwähnte Handsch solche Praktiken bereits Mitte des 16. Jahrhunderts, allerdings nicht als Vorwurf, sondern im Sinne einer buchstäbliche verstandenen Hilfe beim Sterben. Jemand – er wusste nicht mehr wer – habe beim gemeinsamen Mahl gesagt: „Wenn sie

---

246 Oetheus, Bericht (1574); der dritte Teil des Werks ist der Krankenpflege gewidmet; 1599 besorgte Johannes Oswald eine überarbeitete bzw. ergänzte Auflage (Frankfurt: apud Romanum Beatum).
247 Oetheus, Bericht (1574), fol. 119r.
248 Oetheus, Bericht (1574), fol. 119r.
249 Oetheus, Bericht (1574), fol. 122r.
250 Oetheus, Bericht (1574), fol. 122v.
251 Oetheus, Bericht (1574), fol. 123r.
252 Oetheus, Bericht (1574), fol. 126r-v.
253 Questel, De pulvinari (1678); vgl. Stolberg, Active euthanasia (2007).

mit dem Tod ringen, und nicht sterben konnen, so sol man yn die Kussen weg nemen, das sie gleich liegen, so sterben sie." Ähnlich habe man es mit dem alten (sterbenden) Hofmeister gemacht, ergänzte Handsch ohne einen Unterton der Entrüstung, indem man ihn auf eine Strohmatte an Boden gelegt habe.[254]

Auch Handsch übte gelegentlich Kritik an den Pflegenden. So rügte er die „Nachlässigkeit" einer Ehefrau, die ihrem gelähmten Ehemann nicht den ärztlich verordneten Einlauf machen ließ. Er räumte allerdings ein, dass das Setzen eines Klistiers bei einem stark beleibten Mann, der sich selbst nicht mehr bewegen konnte, schwierig war.[255] Schlecht handelte in seinen Augen auch die Mutter eines schwerkranken, delirierenden jungen Fieberkranken, die ihrem Sohn das Gesicht mit Rosenessig kühlte: Man dürfe die Krankheitsmaterie nicht durch kühlende Mittel in den Körper zurücktreiben, sondern müsse sie ausdünsten lassen; verwundert musste er allerdings feststellen, dass der Kranke trotzdem schon nach drei, vier Tagen wieder auf den Beinen war.[256] Zu dramatischen Auseinandersetzungen zwischen Ärzten und „Beistehenden" kam es gar im Fall der Virginia von Loxan, der Kusine der Philippine Welser. Virginia bekam die Masern; die Krankheit ging damals in Innsbruck um. Wie zur Förderung des Schweißflusses üblich, rieten die Ärzte, die Kranke in der geheizten Kammer möglichst warm zu halten. Doch Virginia klagte über die große Hitze und suchte Kühlung. Sie bat sogar den Erzherzog persönlich um einen Schluck Bier und bekam ihn, „in Gottes Namen" („propter Deum"). Wie Handsch erfuhr, hielt sie auch die Füsse auf den kalten Boden und lehnte den nackten Rücken gegen eine Mauer. Der Masernausschlag zeigte sich nur kurz und trat bald wieder zurück – zu früh, aus ärztlicher Sicht. Die junge Frau bekam zunehmend schlecht Luft und fiel ins Delir. Eine Woche nach Ausbruch der Krankheit starb sie. Die Ärzte mussten sich daraufhin von den umstehenden Frauen heftige Vorwürfe anhören, weil sie nichts gegen die große Fieberhitze unternommen, ja, diese gefördert hätten, der Kranken nichts zur Labung und auch nichts zur Stärkung gegeben hätten. Die Ärzte gaben dagegen der Missachtung ihres Rats die Schuld. Die äußerlich zugeführte Kälte, so offenbar ihre Deutung, hatte der Krankheitsmaterie durch die zusammengezogene Haut den Ausgang versperrt und sie so zurück ins Körperinnere getrieben, auf die lebenswichtigen Organe. Nur deshalb war der Ausschlag zu schnell wieder zurückgegangen. Die anderen jungen Frauen, die in jener Zeit die Masern bekommen hätten, seien alle wieder gesund geworden, weil sie nicht so viele und so „barmherzige" Pflegerinnen („adstantes") gehabt hätten. Diese Frauen habe man aber auch nicht in einer so heißen Kammer gehalten, entgegneten die Beistehenden.[257]

In den meisten seiner einschlägigen Aufzeichnungen verzichtete Handsch jedoch auf negative Urteile. Er lässt vielmehr eine gewisse Wertschätzung für die *adstantes* und ihr Wirken erkennen. Mit „Gutte Wartung, und ein frölich Gemüt" brachte er zwei

---

[254] Cod. 11207, fol. 182r.
[255] Cod. 11205, fol. 268r.
[256] Cod. 11183, fol. 417r.
[257] Cod. 11183, foll. 356v-357v.

zentrale, für einen günstigen Heilungsverlauf wesentliche Faktoren auf den Punkt.[258] „Dieweil er keyn Aufwartung hett lis ich yn", begründete er andererseits, warum er einen kranken Adligen nicht weiterbehandelte.[259] Bei einem Kammerboten verzichtete er auf eine intensivere Behandlung und begnügte sich mit der Verordnung eines Öls, weil dieser keine Krankenwärterin („curatrix") hatte.[260]

Hilfreich für die ärztliche Diagnose, Prognose und Behandlung, das war auch seine Erfahrung, waren allein schon die Auskünfte, die er von den Pflegenden erhalten konnte. Sie schilderten dem Arzt beispielsweise den schwarzgefärbten Harn,[261] oder den fauligen, jauchigen Stuhl[262] von Patienten, wenn er diese nicht selbst inspizieren konnte. Sie gaben Beobachtungen wieder, die sie in Abwesentheit des Arztes gemacht hatten, das Erbrechen und die Atemnot eines Patienten beispielsweise,[263] die rund 40 Stuhlgänge, die ein anderer binnen zwei Tagen hatte,[264] oder auch den „schrecklichen" epileptischen Anfall, den eine Kranke in dem Moment bekam, als die Pflegerin sie aufsetzte. Zwei Sonntagsgebete lang habe er gedauert und sie mit den Händen gezappelt, „das sich das Bett erschuttlet."[265]

Handsch ging noch weiter. Er wusste auch das praktische Wissen, die Erfahrungen der Pflegenden zu schätzen. Wiederholt notierte er sich, wie sie am Krankenbett vorgingen. Ganz offensichtlich dienten solche Aufzeichnungen dem gleichen Zweck wie seine zahlreichen Einträge zur Wirkungen einzelner Arzneien oder Behandlungsverfahren, nämlich der späteren Anwendung in der eigenen Praxis. Er wollte aus seiner Sicht nützliche, hilfreiche pflegerische Maßnahmen in ähnlicher Weise bei zukünftigen Patienten einleiten können. Beispielsweise schilderte er, wie die *adstantes* Schwerkranken und Sterbenden einen hölzernen Löffel zwischen die Zähne steckten, vermutlich um der Luft den Zugang zu erleichtern.[266] Selbst die Zubereitung von Fleischspeisen für alte Kranke, „die nicht keuen mögen", war ihm einen Eintrag wert.[267] Besonders ausführlich schilderte er, wie die Pflegenden den tumorkranken Christoph von Gendorf davor schützen wollten, dass „er möcht die Haut rohe liegen", ihn also vor Druckgeschwüren bewahren wollten. Der Kranke war abgemagert und konnte sich wegen seiner Schmerzen nicht mehr im Bett bewegen. Sie führten unter seinem Becken ein Leintuch hindurch, das auch seinen Kot auffing, dessen seitlich überstehenden Enden es aber vor allem auch erlaubten, den Kranken zu bewegen.

---

258 Cod. 11206, fol. 124v.
259 Cod. 11205, fol. 258v; der Mann lag aus unbekannten Gründen in einem Hospital.
260 Cod. 11183, fol. 329r.
261 Cod. 11183, fol. 223v.
262 Cod. 11183, fol. 424v, „mulier administra dicit fuisse quasi saniosas".
263 Cod. 11183, fol. 28r.
264 Cod. 11205, fol. 298v.
265 Cod. 11183, fol. 423v.
266 Cod. 11205, fol. 236v; Cod. 11205, fol. 236v; um die Vermeidung eines Zungenbisses durch Krampfanfälle scheint es hier nicht gegangen zu sein.
267 Cod. 11183, fol. 34v.

Zudem legten sie ihm weiches Hirschleder unter.[268] Gegen den Dekubitus, die offene Haut vom Liegen („ad excoriationem a iactura"), so lernte Handsch bei anderer Gelegenheit, half auch die weiße Salbe, die ein Barbier bei Verletzungen auftrug.[269]

Manchmal äußerten die Pflegenden auch aufgrund bestimmter Beobachtungen konkrete Diagnosen oder prognostische Urteile, die sich der Arzt in ähnlichen zukünftigen Fällen zu eigen machen konnte. Bei dem kranken Schrenck beispielsweise – auch das fand Handsch aufzeichnungswürdig – vermutete die Pflegerin („mulier curatrix") eine „epileptische Disposition", denn er habe „den Kopf geschüttelt, und die Augen verwandt".[270] Es sei „gleich wie sie das Fressl [Friesel, M.S.] wolt anstossen", erklärte die Pflegerin („mulier adstans") in einem anderen Fall.[271] Aus dem Erbrechen und dem „sandigen" Harn eines jugendlichen Patienten von Handsch, schlossen die „Frauen" („mulieres"), er habe ein Steinleiden.[272]

Unheilbar Kranke und die „Cura palliativa"

Eine große Herausforderung, der die Ärzte in ihrer Praxis immer wieder begegneten, war der Umgang mit unheilbar Kranken. Dass die Medizin in manchen Fällen an ihre Grenzen stieß, dass sie nicht alle Krankheiten vertreiben konnte,[273] war für die Ärzte eine immer wieder aufs Neue erfahrene schmerzliche Gewissheit. „Contra vim mortis non crescit herba in hortis", auf Deutsch: „Gegen die Macht des Todes wächst kein Kraut in den Gärten", lautete ein vielzitierter Zweizeiler, den Handsch an den Beginn eines seiner Notizbücher setzte.[274] Wiederholt schrieb er sich Formulierungen auf, mit deren Hilfe er Patienten, Angehörigen und Hinterbliebenen erklären konnte, warum auch die beste ärztliche Hilfe nichts mehr ausrichten konnte. „Wenn das Stündle do ist, hilfft kein Artzney",[275] heißt es da beispielsweise, oder „So Gott nicht wil, kan ich nicht",[276] oder, auf Latein, unter der Überschrift „Wenn dein Patient stirbt", „Der Arzt ist der Diener der Natur, nicht ihr Herr".[277]

Schon früh lernte Handsch, dass bestimmte Krankheiten in aller Regel unheilbar waren und eine radikale, am ursächlichen Krankheitsprozess ansetzende Behandlung bei ihnen grundsätzlich nicht zielführend oder sogar gefährlich war. Dazu zählten insbesondere langwierige Stein- und Nierenleiden, Schwindsucht, Krebs, Wassersucht

---

268 Cod. 11183, fol. 33v.
269 Cod. 11183, fol. 40v.
270 Cod. 11183, fol. 418v.
271 Cod. 11207, fol. 114v.
272 Cod. 11183, fol. 277v.
273 Cod. 9821, fol. 91r: „Non omnes medici possunt depellere morbos. Plus, quam fatorum vis, medicina nequit."
274 Cod. 11210, fol. 1r; als mögliche Formulierung, wenn ein Patient starb: Cod. 11205, fol 212v.
275 Cod. 11206, fol. 116r.
276 Cod. 11206, fol. 126r.
277 Cod. 11206, fol. 115v.

und eine schon länger anhaltende Gicht und bei alten Menschen auch Zehrfieber, Quartana,[278] Asthma und Lähmungen.[279]

In solchen Fällen war der Arzt nicht zum Nichtstun verurteilt. Schon Galen hatte eine bloß lindernde, auf die Schmerzen und andere subjektive Beschwerden und nicht auf deren Ursachen zielende Behandlung als eigenständige Therapieform herausgearbeitet.[280] Unter Begriffen wie „mildernde" („cura mitigativa"), „schmeichelnde" („blanditiva")[281] und, am weitesten verbreitet, „cura palliativa", also wörtlich eine – hier im positiven Sinn verstandene – „bemäntelnde Behandlung", hatte dieser Behandlungsansatz im medizinischen Schrifttum der Renaissance seinen festen Platz.[282] Idee und Praxis einer „palliativen" Behandlung, das ist damit schon angedeutet, sind sehr viel älter als gemeinhin angenommen. Schon im 14. Jahrhundert hatte der französische Guy de Chauliac bei unheilbaren Krankheiten oder wenn eine kausale Therapie zu gefährlich war oder vom Patienten abgelehnt wurde eine „breit angelegte, vorbeugende und palliative Behandlung" („cura larga, praeservativa, et palliativa") empfohlen.[283] 1543 stellte die englische Ausgabe des bekannten chirurgischen Werks von Giovanni da Vigo die „palliatyue" ausdrücklich der „eradicatyue cure" gegenüber.[284] Auch Handsch verwendete in seinen Aufzeichnungen etliche Male Begriffe wie „cura palliativa", „cura pal[l]eativa" oder „palliare".[285] Manchmal war von einer „bloß palliativen" Behandlung in dem erwähnten negativen, abwertenden Sinn die Rede, als einer Behandlung, die die Symptome im Wortsinn nur bemäntelte. „Wenn man ym Scheyn heylet", nannte Handsch das.[286] Waren jedoch die Voraussetzungen für eine kausale, an den Wurzeln der Krankheit ansetzende Behandlung nicht gegeben, dann wurde die „palliative" Behandlung zum Mittel der Wahl, ja, zur Pflicht.

In manchen Fällen, so Vigo, drohten starke, auf die Krankheitsursachen zielende Mittel nämlich den Kranken umzubringen, während lindernde, besänftigende Mittel – damals sprach man meist von „paregorica"[287] oder „mitigantia"[288] – sein Leben verlängern und die Schmerzen nehmen könnten.[289] Der Verzicht auf eine kausale – in diesem Fall die in der Regel gefährliche und selten erfolgreiche operative – Behand-

---

278 „Hydrops et quartana medicis sunt scandala plana", heißt es bei Handsch (Cod. 11206, 105r).
279 Cod. 11240, fol. 42r.
280 Galen, Opera (1822), Bd. 18, S. 59–61.
281 Cardano, De malo (1536), S. 8–9.
282 Ausführlich hierzu Stolberg, Cura palliativa (2007); Stolberg, Geschichte (2011), S. 21–42.
283 Chauliac, Chirurgia (1559), foll. a2(v)-a3(v); vgl. Chauliac, Inventarium (1997).
284 Vigo, Workes (1543), fol. 43v, „we wyll speake of his cure aswel eradicatyue as palliatyue".
285 Cod. 9666, fol. 43v; Cod. 11205, fol. 223r; Cod. 11206, fol. 135v; Cod. 11207, fol. 32r.
286 Cod. 9666, fol. 43v.
287 Vgl. Houllier, De morborum (1572), fol. 136r
288 Vgl. Castelli, Lexicon (1598), S. 307.
289 Vigo, Workes (1543), fol. 43v

lung wurde insbesondere bei Krebsgeschwüren empfohlen.[290] Aber auch bei Schwindsucht, Verhärtungen, verborgenem, noch nicht die Haut durchbrechendem Krebs und ähnlichen Krankheiten, warnte der bekannte italienische Arzt Girolamo Cardano, bringe eine Behandlung mehr Schaden als Nutzen und drohe die Kranken vorzeitig ins Jenseits zu befördern. Mit heftigen Worten prangerte er die „nicht wenigen" Ärzte an, die hier trotzdem eine kurative Behandlung versuchten. Manche handelten so, weil sie nicht glauben wollten, dass diese Krankheiten unheilbar seien oder zumindest eine Besserung zu bewirken hofften. Andere würden, schlimmer noch, von Ruhmsucht oder Geldgier getrieben. In solchen Fällen sei jedoch eine sanfte Behandlung angezeigt, die den Kranken nicht schwäche, die Krankheit nicht noch fördere und die Schmerzen beruhige.[291]

Das Konzept einer „palliativen" Behandlung erlaubte es den Ärzten, guten Gewissens Patienten weiter zu betreuen und, auch wenn das in solchen Fällen nicht unbedingt ihr primäres Ziel war, dafür honoriert zu werden, obwohl sie keine Aussicht mehr auf einen Heilerfolg hatten. In der Praxis standen die Ärzte aber regelmäßig vor einem Dilemma. Durch eine palliative, nur auf die Symptome zielende Behandlung konnten sie zwar die Leiden der Kranken mindern und im Idealfall sogar ihr Leben verlängern. In einer Welt, in der Erfolg und Ruf eines Arztes entscheidend von den überlegenen Heilerfolgen abhingen, die man ihm zuschrieb, barg die Behandlung Unheilbarer jedoch erhebliche Gefahren. Selbst wenn er die Krankheit zumindest gegenüber den Angehörigen mit klaren Worten für unheilbar erklärte oder gar konkret den nahen Tod vorhersagte, musste der Arzt stets damit rechnen, dass man letztlich auch ihm ein Stück weit die Schuld am ungünstigen Verlauf gab, den vielleicht ein anderer mit noch wirksameren Mitteln doch hätte verhindern können. Ganz besonders gefährdet waren jüngere Ärzte, die sich erst noch einen guten Ruf zu erwerben hatten. Gerade sie mussten zudem damit rechnen, dass Patienten sie konsultieren würden, bei denen schon andere Ärzte vergeblich ihr Glück versucht hatten.

Die radikale Lösung war, die Behandlung solcher Patienten grundsätzlich abzulehnen. „Nimm keine unheilbaren Krankheiten in Behandlung, wenn du auf deinen Ruf achten willst", notierte sich der junge Handsch aus seiner Lektüre des berühmten Giovanni Manardi.[292] Wenn sie zu praktizieren begännen, sollten sie keine verzweifelten Fälle übernehmen, mahnte Giovanni Battista da Monte seinerseits seine Studenten.[293] Beide waren prominente Vertreter des medizinischen Humanismus, der die antiken Autoritäten besonders schätzte und tatsächlich konnten sie sich in diesem Punkt auch auf diese berufen. Schon bei Hippokrates und dem im 16. Jahrhundert viel

---

290 Arcaeus, De recta (1574), S. 99–101 und S. 102; Staatsbibliothek Bamberg, Ms. JH msc. med. 9, Nr. 8, undatierter Bericht über eine Konsultation venezianischer Ärzte und Chirurgen zu einem 83-jährigen Patienten mit einem (mutmaßlichen) Krebsgeschwür an der Nase.
291 Cardano, De malo (1536), S. 8f; Handsch zitierte in seinen Notizen aus diesem Werk (Cod. 11205, fol. 405).
292 „Ne suscipias morbos incurabiles, si famae tuae consultum esse cupis" (Cod. 11200, fol. 126r).
293 Da Monte, Consultationum (1565), Sp. 458.

gelesenen römischen Enzyklopädisten Celsus stand zu lesen, dass der Arzt keine unheilbaren Patienten behandeln solle.[294]

Allerdings zielten die Warnungen von Hippokrates und Celsus allem Anschein nach vor allem auf das Wohl der Patienten und deren Angehöriger, denen sie so sinnlose Eingriffe und Ausgaben ersparen wollten. Schon in den hippokratischen Schriften fanden die frühneuzeitlichen Ärzte auch Passagen, in denen die Behandlung unheilbarer Patienten nicht abgelehnt, sondern ausdrücklich als ärztliche Aufgabe beschrieben wurde.[295]

Zudem waren die antiken Ärzte Heiden. Eines christlichen Arztes schien es erst recht nicht würdig, unheilbar Kranke ihrem Schicksal zu überlassen. Führende Ärzte wie Guido Guidi (1509–1569), Baptista Codronchi (1547–1628) und Orazio Augenio (1527–1603) erklärten es damals vielmehr zu einer hochrangigen Pflicht, auch unheilbaren und todgeweihten Patienten beizustehen.[296] Wenig menschlich seien jene Ärzte, die glaubten, man solle von verzweifelten Fällen die Finger lassen, gab auch Laurent Joubert seinen Studenten in Montpellier mit auf den Weg. Liebe und Frömmigkeit, nicht das Streben nach Ruhm und Geld sollten ihr Handeln bestimmen. Gewiss, auf starke Mittel, wie Purgativa und Aderlässe sollten sie verzichten, damit nicht der Eindruck entstehe, sie hätten den Tod der Kranken beschleunigt und so die ärztlichen Mittel in Verruf gerieten, die so vielen Hilfe brächten. Nichts spreche aber gegen sanfte Mittel, die der Krankheit die Schärfe nähmen und die Natur unterstützten, zumal man sich der schlechten Prognose oft nicht ganz sicher sein könne.[297] Die Menschlichkeit wie die christliche Frömmigkeit, fasste der päpstliche Leibarzt Paolo Zacchia einige Jahrzehnte später diese Position zusammen, erlaubten es nicht, Menschen, die um ärztliche Hilfe bäten, als verzweifelte Fälle zu verachten. Der Arzt müsse ihnen vielmehr beistehen und ihnen Hoffnung geben. Wenn er die Krankheit schon nicht heilen könne, müsse er wenigstens ihr Fortschreiten bekämpfen und die Beschwerden lindern, die solche Krankheiten unerträglich zu machen pflegten, mit Arzneien oder wenigstens durch eine passende Diät.[298]

Darüber, wie die Ärzte angesichts des eben skizzierten Dilemmas in der Praxis mit unheilbar Kranken umgingen, wissen wir bislang kaum etwas. Dabei muss sich die Frage oft gestellt haben. Krankheiten wie Schwindsucht und Wassersucht waren verbreitet. Handsch kam denn auch in seinen Aufzeichnungen immer wieder auf dieses Thema zu sprechen und seine Notizen zu konkreten Krankheitsfällen zeigen,

---

[294] Hippokrates, Peri technes, in: ders., Œuvres (1839–1861), Bd. 6, S. 2–26, hier 12–14 ; Celsus, De medicina (1657), S. 282f (Buch 5, Kap. 26.1).
[295] Guidi, De curatione (1626), S. 121; vgl. Wittern, Unterlassen (1979); von Staden, Incurability (1990); Prioreschi, Hippocratic physician (1992).
[296] Guidi, De curatione (1626), S. 121; Codronchi, De christiana ratione (1591), S. 24; Augenio, Epistolarum (1602), fol. 87v; zu Codronchi s. a. Bergdolt, Gewissen (2004), S. 173f.
[297] Joubert, Oratio (1580), S. 15.
[298] Zacchia, Quaestiones (1651), S. 393.

wie er selbst und seine Kollegen bei unheilbar Kranken vorgingen. Sie liefern freilich ein komplexes und in manchen Punkten widersprüchliches Bild.

Dort, wo sich Handsch ausdrücklich zur Behandlung Unheilbarer äußerte, war seine Position eindeutig: Die Sorge, seinen Ruf und seine ärztliche Autorität zu beschädigen, überwog. „Keine unheilbaren Krankheiten übernehmen", lautete die Mahnung, die sich Handsch schon als Student notierte,"[299] und die er sich auch in der Folgezeit wiederholt vorhielt,[300] auch aus schmerzlicher eigener Erfahrung: „Wie es mir bei Hosska passierte", fügte er einer seiner in dicken Lettern wiederholten Mahnungen hinzu, keine unheilbar Kranken zu behandeln, damit er sich nicht den Ruf eines schlechten Arztes erwerbe.[301] Auch sein Lehrer Lehner habe sich das zur Maxime gemacht und nehme niemand in Behandlung, von dem er wisse, dass er an einer unheilbaren Krankheit leide.[302] Den eben erwähnten, von *asthma* geplagten alten Hosska hatte Lehner in Behandlung, aber die Behandlung, seinem Leitsatz treu, nicht weitergeführt.[303] Bei dem akut vom Schlag getroffenen, nach Atem ringenden Wisktanski verzichtete Lehner bewusst selbst auf den hier nach den Regeln der ärztlichen Kunst („secundum artem") bei Atemnot angezeigten Aderlass, weil ihm die Angehörigen dann die Schuld am absehbar ungünstigen Verlauf geben würden. Mit röchelndem Atem erstickte der Kranke binnen eines Tages.[304]

Um zu entscheiden, ob die Krankheit tatsächlich unheilbar war, das deutet sich hier schon an, musste der Arzt den Kranken allerdings in der Regel sehen oder sogar den Krankheitsverlauf über eine gewisse Zeit verfolgen. Insofern kam er kaum umhin, auch solche Kranke in Behandlung zu nehmen, deren Krankheit sich schließlich als unheilbar erwies. Zumindest dann aber, wenn er sich von der Unheilbarkeit überzeugt hatte, war es, dieser Maxime zufolge, an der Zeit, sich vom Kranken zu verabschieden. Allem Anschein nach war das durchaus verbreitete Praxis. Wenn in publizierten ärztlichen Fallgeschichten von Kranken die Rede ist, die von ihren Ärzten oder anderen Heilkundigen angeblich „verlassen" oder „aufgegeben" worden seien, bezieht sich das nicht selten auf Fälle, in denen der Autor selbst den Patienten gerade nicht aufgegeben hatte und indem er auf die ungünstige Prognose seiner Kollegen verwies, umso besser seine eigenen therapeutischen Fähigkeiten demonstrieren konnte.[305] Dafür, dass die Ärzte Patienten mit unheilbaren Krankheiten tatsächlich früher oder

---

299 Cod. 11240, fol. 42r: „Incurabiles morbos non suscipere.
300 Cod. 9666, fol. 27r: „Deplorata non sunt curandi." Ähnlich Cod. 11205, fol. 268r: „Morbos incurabiles noli suscipere, ne merearis nomen mali medici"; auch ebd. fol. 528v und fol. 690v.
301 Cod. 11205, fol. 690v.
302 Cod. 11205, fol. 690v; s. a. Cod. 11205, fol. 236v; Cod. 11205, fol. 255v.
303 Cod. 11205, fol. 255v.
304 Cod. 11205, fol. 236v.
305 Siehe auch Cod. 11238, fol. 97v, zu einem armen Kranken im Paduaner Hospital, den Trincavella nur diätetisch behandelte, nachdem er von anderen Ärzten verlassen wurde („ab aliis medicis relictus"); Cod. 11251, fol. 37v zum Bericht eines ärztlichen Kollegen („Florianus") über seine erfolgreiche Behandlung eines ruhrkranken Jungen im Hospital in Bologna, der von allen Ärzten verlassen wurde („derelictum ab omnibus medicis").

später ihrem Schicksal überließen, bieten aber auch Handschs private Fallnotizen diverse Beispiele.

An erster Stelle stehen hier Kranke mit Zeichen der Schwindsucht oder, damit eng verwandt, eines Empyems, einer Eiteransammlung in der Lunge. Ein junger Mann aus der „Buchhalterey" im Engelsgarten beispielsweise, den viele für schwindsüchtig hielten, wurde von den Ärzten nach monatelanger vergeblicher Behandlung verlassen. Als Handsch den blassen und abgemagerten Patienten sah, vermutete er allerdings nur Verstopfungen der Eingeweide, der Milz vor allem. Er gab ihm einige Heilkräuter und der junge Mann wurde wieder gesund.[306] Im Fall der Behandlung der schwindsüchtigen Korzaurin, einer Mutter von vier Kindern, gaben die übrigen Ärzte die Hoffnung auf, als sie erstmals auch Blut hustete. Handsch besuchte sie noch über mehrere Wochen, aber auch er „verließ" sie schließlich und sie starb bald darauf.[307] Ebenso „verließ" er nach eigenen Worten einen seit drei Monaten an Empyem oder Schwindsucht leidenden Koch, beim dem auch sein erfahrener Kollege D. Kunstat keine Genesung mehr erwartete.[308] Den stark abgezehrten, wassersüchtigen Gregor überließ Gallo zwar nicht seinem Schicksal, besuchte ihn jedoch, Handschs Bericht zufolge, nur selten und zeigte sich in der Gabe von Arzneien nachlässig. Auch er starb schließlich.[309] Im Fall einer alten Landfrau, die im Laufe von zwei Jahren einen großen, schwärenden Tumor entwickelte, waren es die Barbiere, die die in diesem Fall primär zu erwägende chirurgische Behandlung verweigerten.[310]

Handsch dokumentierte allerdings auch immer wieder die ärztliche Behandlung von Kranken, für die keine realistische Hoffnung auf Heilung blieb. Hier wird das Bild widersprüchlich. Der wassersüchtige Moritz beispielsweise hatte einen aufgeblähten Bauch, ein eingefallenes Gesicht, gelb verfärbte Augen und hustete. Der Husten war, Gallo zufolge, ein schlechtes Zeichen, da er auf Wasser in der Lunge hinwies. Gallo, der Moritz zusammen mit Handsch schon seit vier Wochen besuchte, gab ihm dennoch Irissaft und bedauerte am folgenden Tag lediglich, dass das Mittel nur eine geringe entleerende Wirkung gehabt hatte. In der Nacht starb der Patient.[311] Handsch selbst behandelte den wassersüchtigen Krafft bis zu seinem Tod, obwohl dieser Blut hustete und mit dem Stuhl große Mengen Blut entleerte und schließlich nur noch im Sitzen ausreichend Luft bekam.[312] Auch dem schwerkranken Balthasar Hirschberger stand er bei, bis dieser sich anschickte, sich mit seinem Bruder zu versöhnen und die

---

[306] Cod. 11183, fol. 136r.
[307] Cod. 11183, fol. 81r, „postea reliqui ipsam".
[308] Cod. 11183, fol. 80v; der Kranke war noch Monate später leidend, aber als Handsch ihm drei Jahre später begegnete, schien er genesen.
[309] Cod. 11207, fol. 214r.
[310] Cod. 11183, fol. 22r.
[311] Cod. 11207, foll. 70r-v.
[312] Cod. 11183, foll. 394v-395r; Handsch besuchte ihn acht Tage lang nicht, aber offenbar nicht aus dem Grund, dass er die Hoffnung aufgegeben hatte.

Sterbesakramente empfing.³¹³ Auch Willenbroch behandelte den kleinen Sohn des Kaspar von Müllenstein noch mit Aaronswurzel, als der Kranke nur noch Haut und Knochen war, mit geschwollenem Bauch, verfallenem Gesicht und stinkendem Atem. Der Todeskampf des Buben währte noch einen Tag, dann verstarb er in Krämpfen.³¹⁴

Ein Grund, die Behandlung auch bei allem Anschein nach unheilbaren, ja selbst todgeweihten Krankheiten weiterzuführen, war die Möglichkeit einer Fehleinschätzung. „Merke: viele Abgezehrte geheilt," heißt es bei Handsch.³¹⁵ Wenn er Zeichen der Abzehrung oder der Wassersucht sehe, solle er nicht gleich die Hoffnung aufgeben. Er führte beispielhafte Fälle von Kranken an, die wider alle Erwartung genasen, wie einen wassersüchtigen Postmeister, den Gallo geheilt habe.³¹⁶

In anderen Fällen stand – manchmal sogar erklärtermaßen – ein anderes Motiv, nämlich die palliative Behandlung, die Bekämpfung der Symptome im Mittelpunkt. „Bei schwer zu behandelnden Krankheiten palliative Behandlungen machen", heißt es bei Handsch, so wie es Galen bei der Schwindsucht mache.³¹⁷ Als die „Hure" („meretrix") im Nachbarhaus an *miserere* litt, also Kot erbrach – bis heute dramatisches Zeichen eines zumeist tödlichen Darmverschlusses – erklärte Ulrich Lehner, sie werde sterben, gab ihr aber dennoch ein Klistier.³¹⁸ Handsch selbst pries seine Salbe „zur Palliation der Lepra" („ad palleationem leprae unguentum").³¹⁹ Dem von einer massiven Ruhr geplagten, todkranken jungen Friedrich von Kunritz, gab er Hundszunge (*cynoglossum*), gegen die Schmerzen, die Schlaflosigkeit und die Durchfälle.³²⁰ Einem schwer an Wassersucht erkrankten 16-jährigen Jungen im Bruderhaus verordnete Handsch Antimon und ein harntreibendes Mittel. Die Beine schwollen ab und es war dem Kranken „leychter umb die Brust". Als er das etwas ölige harntreibende Mittel nicht mehr einnehmen wollte, verschlechterte sich sein Zustand und er starb ein paar Wochen später.³²¹

Wichtigstes Palliativum war das schmerzstillende (und gegebenenfalls auch durchfallhemmende) Opium. Auch wenn es nur eine „cura palleativa" sei, so Handsch, könne der Arzt manchmal „zu seiner eigenen Ehre" ein Opiumpräparat geben³²² Mit einem solchen Präparat, dem *philonium*, konnte Mattioli die Schmerzen des an schweren Koliken leidenden Hieronymus zunächst etwas lindern. Die Schmerzen kamen zurück und der Kranke machte sein Testament und bereitete sich auf den Tod vor. Nach einer zweiten Gabe von *philonium* gingen die Schmerzen aber

---

313 Cod. 11183, foll. 108v-110v.
314 Cod. 11183, fol. 479v.
315 Cod. 11205, fol. 265v.
316 Cod. 11205, fol. 266r.
317 Cod. 11240, fol. 36r.
318 Cod. 11240, fol. 37r.
319 Cod. 11200, fol. 4v.
320 Cod. 11183, fol. 106r.
321 Cod. 11183, fol. 443r.
322 Cod. 11205, fol. 223r.

zurück und er genas.³²³ Handsch selbst gab einem Wassersüchtigen, dem bereits das Wasser aus den Beinen floss, ein opiumhaltiges Mittel gegen die Schmerzen; er starb bald darauf.³²⁴ Von Gallo hörte er, dass dieser bei der Ruhr („dysenteria") eine „curam palliativam" machte und dafür „viel Lob" („multam laudem") erfahren habe.³²⁵

Die Frage, ob die Ärzte damals auch unheilbare und todgeweihte Kranke (weiter-) behandelten, lässt sich nach Handschs Aufzeichnungen somit nicht eindeutig mit einem Ja oder Nein beantworten. Vielmehr deutet sich an, dass selbst ein und derselbe Arzt manche dieser Patienten weiter betreute, in der Hoffnung auf Heilung oder um ihre Qualen zu lindern, bei anderen dagegen die Behandlung abbrach, sie „verließ". Die Gründe für die Entscheidung in die ein oder andere Richtung bleiben offen.

Am Sterbebett

Der Tod, das deuten schon einige der eben zitierten Fälle von chronischen, unheilbaren Krankheiten an, war in der ärztlichen Praxis gegenwärtig, sehr gegenwärtig sogar, nicht nur in Pestzeiten. Gerade in dieser Beziehung vermitteln die Sammlungen veröffentlichter ärztlicher *curationes* und *observationes* ein wirklichkeitsfremdes Bild. Der tödliche Ausgang ist hier die große Ausnahme. Verständlicherweise wählten die Autoren oder Herausgeber Fallberichte zur Publikation aus, anhand derer der Leser etwas über die erfolgreiche Behandlung auch schwerer Krankheiten lernen und zugleich die besonderen Fähigkeiten des betreffenden Arztes bewundern konnte. Handschs persönliche Aufzeichnungen bieten ein anderes, sehr viel differenzierteres Bild. Bei schweren, akuten Krankheiten mussten die Ärzte oft mit einem tödlichen Ausgang rechnen. Gewiss, Handsch nahm sich vor, grundsätzlich keine Kranke zu behandeln, die dem Tod nahe waren, „damit sie dann nicht die Todesursache dir zuschreiben."³²⁶ „So bald er ym die Ertznei geben, ist er gestorben", mochten die Leute sonst sagen.³²⁷ Wenn der Arzt erkennen müsse, dass die Krankheit stärker sei als der Körper, die Natur, dann solle er an die Geistlichen übergeben, gab ihm Gallo schon in frühen Jahren mit auf den Weg.³²⁸

Das setzte jedoch voraus, dass er sich des tödlichen Ausgangs so gut wie sicher war – und das war oft kaum möglich. Gewiss, die medizinische Literatur benannte seit der Antike charakteristische Anzeichen eines nahenden Todes. 1601 widmete Prosper Alpinus (1553–1616) ihnen ein ganzes Buch.³²⁹ Da war das schon erwähnte *misere-*

---

323 Cod. 11183, fol. 322r.
324 Cod. 11183, fol. 46r.
325 Cod. 11207, fol. 32r.
326 Cod. 11240, fol. 42r: „Item extreme affectu propinquum morti non medicatur, ne deinde mortis causam tibi ascribunt."
327 Cod. 11205, fol. 202r.
328 Cod. 11205, fol. 271r.
329 Alpinus, De praesagienda vita (1601).

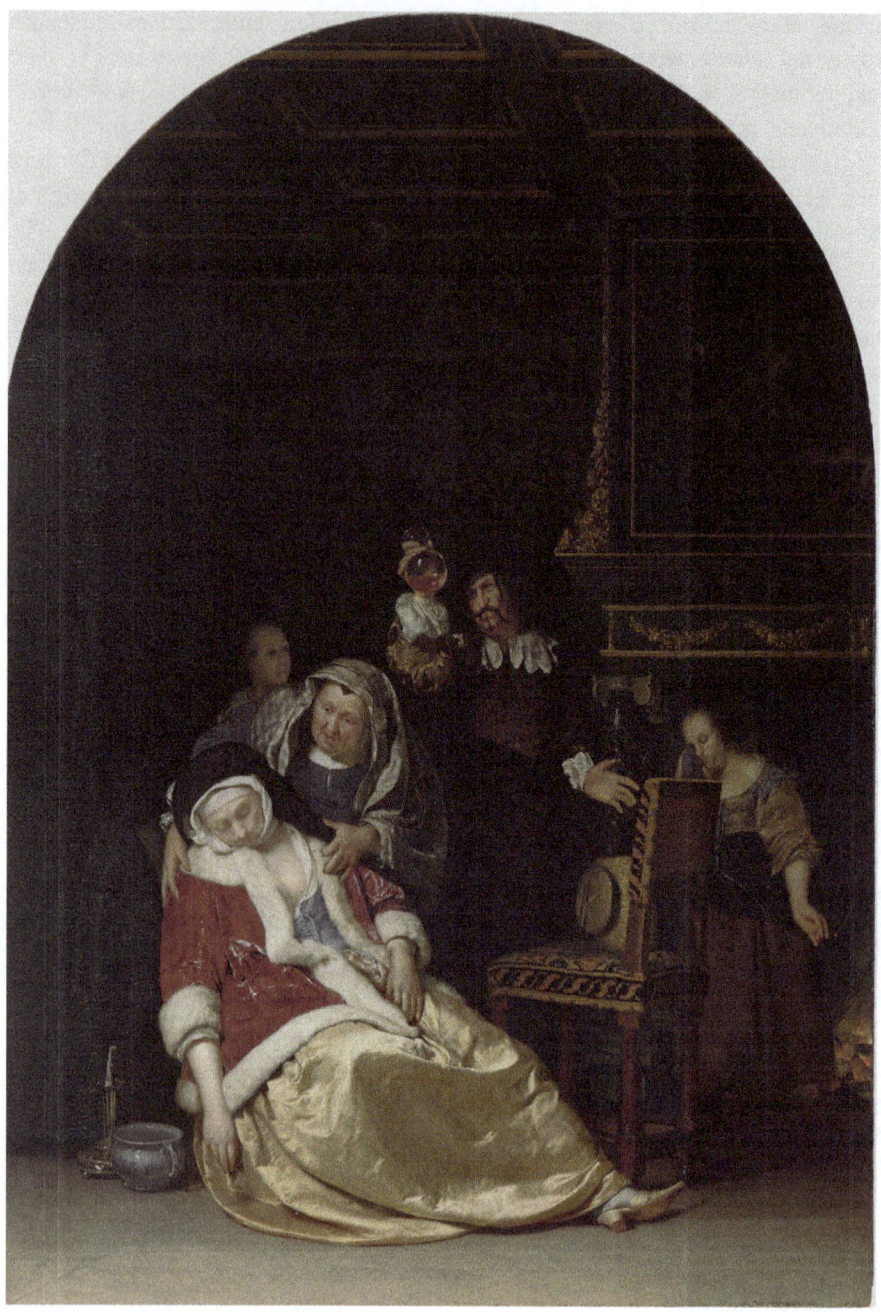

Abb. 15: Der Besuch des Arztes, Frans van Mieris (1667), Paul Getty Museum, Los Angeles

re,³³⁰ und da war die berühmte *facies hippocratica*,³³¹ das eingefallene Gesicht Sterbender. Spitz und kalt sei die Nase der sterbenden Frau Lehner gewesen, erfuhr Handsch von deren Sohn – er war selbst Arzt – die Oberlippe bleich, die Unterlippe gerötet.³³² Auch medizinische Laien kannten einschlägige Zeichen und Handsch befand sie der Aufzeichnung wert, etwa dass die Beistehenden den röchelnden Atem eines Schwerkranken als tödliches Zeichen deuteten.³³³ oder auch einen anhaltenden Schluckauf: Wenn „eyner die Kranckheit hett, unnd kem yn ein Kluxen an unnd werete 24 Stunden aber [oder, M.S.] mehr, das ist ein gewarlich Zeichen des Todes".³³⁴ Bei einem jungen, sterbenden Adligen glaubte die Frau des Collinus sogar mit der Hand vor dessen Mund einen kühleren Atem zu spüren.³³⁵ Mehrfach verzeichnete Handsch auch die volkstümliche Überzeugung, dass jemand, der anfing, mit den Fingern nicht vorhandene Krümel von der Bettdecke zu zupfen, dem Tode nahe war.³³⁶ Erzherzog Ferdinand II. zufolge war „am Bette klauben" allerdings kein sicheres Zeichen.³³⁷

In der Praxis war es jedoch auch im Wissen um solche Indizien bis zum Schluss schwierig oder sogar unmöglich den Tod oder gar den voraussichtlichen Todeszeitpunkt zuverlässig vorherzusagen. Einem erzherzoglichen Prediger gab Mattioli noch zwei Tage vor seinem Tod Antimon und erst, als er ihn am Vorabend seines Todes zusammen mit Handsch besuchte, sagten die beiden den tödlichen Ausgang voraus. Der Kranke beichtete und starb noch in der gleichen Nacht.³³⁸ Manchmal wurde der Arzt ohnehin erst geholt, wenn der Todeskampf schon begonnen hatte. Handsch beschrieb wiederholt, wie er zu Patienten kam, die bereits mit dem Tod rangen oder gar vor seinen Augen die Seele aushauchten. Der alte Baron von Meseritz lag seit Tagen mit geschlossenen Augen im Bett, als Handsch und ein Kollege – vermutlich war es der Prager Arzt Thaddeus Hagecius von Hajek³³⁹ – zu ihm gerufen wurden. Er röchelte und zuckte an den Füßen und starb noch in der gleichen Nacht.³⁴⁰ Auch den an Fieber und *pleuresia* erkrankten Kekeritz fand Handsch bereits mit halbgeschlossenen Augen vor, „wie sie ym gebrochen weren". Nach Atem ringend lag er im Todeskampf. Handsch blieb bei dem Kranken, der selbst nicht akzeptieren wollte, dass er sterben müsse. Schließlich habe er „eynen grosen Athemzug" getan und man

---

330 Cod. 11210, fol. 93r ; Cod. 11240, fol. 37r.
331 Cod. 11205, fol. 301v.
332 Cod. 11183, fol. 47v.
333 Cod. 11183, fol. 454r; der Kranke überlebte am Ende.
334 Cod. 11240, fol. 108v.
335 Cod. 11205, fol. 270r.
336 Bei dem kranken Kretzel etwa habe ein gewisser Hensel gesagt, „wenn er wirt am Bette klauben, so ist es aus" (Cod. 11205, foll. 127v-128r).
337 Cod. 11183, fol. 350v.
338 Cod. 11183, foll. 196r-v.
339 Handsch nannte nur den Vornamen „Thaddeus".
340 Cod. 11183, fol. 259v.

habe ihm das Licht gebracht – gemeint ist offenbar die Sterbekerze. Kurz darauf war er tot.[341]

Solche Berichte werfen auch ein Licht auf das Verhältnis und das Ineinanderfließen von geistlichem und körperlichem Beistand bei Sterbenden. In der historischen Forschung hat man oft angenommen, dass der Arzt, im Sinne von Gallos Rat, das Feld dem Geistlichen überließ, wenn es aufs Ende zuging. Doch Handschs Aufzeichnungen und andere zeitgenössische Quellen sprechen eine andere Sprache. Sie zeigen, dass die Ärzte ihre Behandlung nicht selten bis zum Schluss weiterführten[342] und manchmal auch dann noch am Sterbebett blieben, wenn der Geistliche kam und die Sterbesakramente verabreichte. Die Gründe sind leicht nachvollziehbar. Wollte man verhindern, dass ein Schwerkranker ohne die Sterbesakramente und ohne geistlichen Beistand verschied, musste man den Geistlichen rufen, auch wenn man sich nicht ganz sicher sein konnte, dass er wirklich in kurzer Zeit sterben würde. Angesichts der prognostischen Unsicherheit blieb aber, gerade bei akuten Krankheiten, durchaus die Möglichkeit, dass die medizinische Behandlung doch noch anschlagen würde. Diese einfach abzubrechen, wäre problematisch gewesen. Man solle „einen Menschen nicht verlassen, weil [dieweil, solange, M.S.] er Athem hat, denn spiro, spero, darumb wollen wir thun das best, als wir können, wollen ynn die Apothekenn sennden", heißt es bei Handsch, auf Deutsch. Vielleicht hoffte er, mit solchen Worten würden sich die Umstehenden von der Notwendigkeit überzeugen lassen, auch eine in ihren Augen sinnlos und damit auch unnötig kostspielig gewordene Behandlung fortzuführen.[343] Selbst im Fall des sterbenden Hosska, dessen Tod er nicht vorausgesagt hatte und in dem man ihn für sein glückloses Vorgehen verwünschte, blieb er dabei, dass er ihn nicht habe verlassen dürfen, denn solange „er Athem hat sol man keynen verlassen".[344] Damit „er nicht menschlicher Hilfe beraubt werde", veranlassten Handsch, Andrea Gallo und Adam Lehner bei einem Apoplektiker eine Behandlung nach den Vorschriften der ärztlichen Kunst („quae praescribit ars"), obwohl sie wenig Hoffnung hatten und der Kranke erwartungsgemäß starb.[345]

Tatsächlich erlebte Handsch in etlichen Fällen, dass Kranke das vermeintlich letzte Abendmahl einnahmen oder das Sterbesakrament empfingen und dann doch noch überlebten. Bei einem blutspuckenden Mädchen im Ambraser Meierhof hatte man nach dem Empfang des Sterbesakraments sogar schon die Fenster geöffnet, um der Seele den Weg nach draußen zu erleichtern. Auch Handsch hatte die Hoffnung aufgegeben. Das Mädchen genas jedoch.[346]

---

341 Cod. 11183, fol. 27r und fol. 28r.
342 Beispielsweise Cod. 11183, fol. 47v, zu Mattiolis Behandlung der sterbenden Frau Ulrich Lehners.
343 Cod. 11205, fol. 420v; ähnlich Cod. 11205, fol. 213r.
344 Cod. 11205, fol. 255v.
345 Cod. 11183, foll. 245v-246r; Handsch nannte nur die Vornamen seiner Kollegen, Adamus und Andreas.
346 Cod. 11183, fol. 448v.

Bei schwerkranken Fürsten und bedeutenden Persönlichkeiten, deren Tod auch für zahlreiche andere Menschen ja für ein ganzes Herrschaftsgebiet oder eine religiöse Bewegung weitreichende Konsequenzen hatte, ließen die Ärzte offenbar regelmäßig nichts unversucht, um selbst die Sterbenden noch so lange wie möglich am Leben zu erhalten. Der Tod Philipp Melanchthons bietet ein anschauliches Beispiel. Dem ausführlichen Bericht seiner Leibärzte zufolge, war der 63-jährige dem Tod offensichtlich schon nahe. Der Puls wurde schwächer, die Extremitäten erkalteten. Mehrfach verlor er das Bewusstsein, und die Ärzte bemühten sich, zunächst mit Erfolg, ihn mit anregenden, reizenden Mitteln wieder zu sich zu bringen. Als er wieder aufwachte, sagte er: „Ah, was macht ir, warumb hindert ir mich in meiner sanfften Ruhe? Lasst mir doch mein Ruhe bis an mein End, es wird nicht mehr lang weren." Kurz darauf starb er.[347]

Manchmal kümmerten sich Ärzte und Geistliche auch gemeinsam und einvernehmlich um die geistlichen wie die körperlichen Belange Sterbender. Ein anschauliches Beispiel bietet die ausführliche Schilderung des Sterbens der erst 45-jährigen Herzogin Anna von Sachsen (1567–1613), die der Diakon Johann Altenburger verfasst hat. Als er acht Tage vor Annas Tod zu der stark geschwächten, von Husten und Erbrechen geplagten Kranken nach Coburg gerufen wurde, begab er sich zusammen mit dem Arzt Michael Schön zu ihr. Schön verordnete diverse Arzneien, musste aber dann zu einer Hochzeit. Als die Arzneien aus der Apotheke kamen, nahm Anna sie ein. Eine Stunde später verfärbte sich jedoch ihr Gesicht und sie war in großer Angst, verlor die Sprache und glaubte zu ersticken. Als sie sich wieder erholt hatte, fragte sie den Diakon, ob sie die übrigen Arzneien trotzdem einnehmen sollte. Er riet ihr, bis zum nächsten Tag zu warten, an dem Schön wiederkam und ihre andere Mittel verschrieb, „welche sie sehr rühmete, wie sie ihr wohl gethan". Sie hatte dem Diakon schon früher wiederholt gesagt, sie wolle „ordentliche Mittel nicht verachten, damit man nicht könne sagen: Sie wäre halsstarrig". Sie blieb auch bei dieser Haltung. „Hillft es, so habe ich Gott zu danken, hilffts nichts, so habe ich ein Besseres zu hoffen." Als ihr zur Linderung ein Saft gereicht wurde, wollte sie ihn nicht mehr trinken. Es ging dann schnell bergab. Sie entwickelte ein starkes Druckgefühl auf der Brust, bekam wiederholt Krampfanfälle und sagte Sätze wie „Ich wollte, dass ich tot wäre" oder „Nun lieber Gott, komm und hole mich ab". Als sich Arzt und Diakon in ihrem Beisein auf Latein unterhielten, forderte sie die beiden auf, offen zu sprechen: „ich lebe doch nicht lange". In der folgenden Nacht verstarb sie. Der Arzt räumte hier also keineswegs seinen Platz für den Geistlichen. Er war weiterhin am Krankenbett zugegen, bis die Kranke am Ende seine Hilfe zurückwies.[348]

---

347 Müller, Philipp Melanchthons letzte Lebenstage (1910); ich zitiere nach dem dort (S. 47–87) wiedergegebenen deutschsprachigen „Kurtzen Bericht".
348 Thüringer Universitäts- und Landesbibliothek, Jena, Ms. Prov. fol. 26 (16), foll. 375v-392v.

Alternativen zur ärztlichen Behandlung

Heutzutage haben die akademisch gebildeten Ärztinnen und Ärzte in den westlichen Industriestaaten ein weitgehendes Monopol in der Gesundheitsversorgung. Das ist eine relativ junge historische Entwicklung. Die studierten Ärzte bildeten trotz ihrer wachsenden Zahl bis weit ins 19. Jahrhundert nur eine kleine Minderheit. Ihnen stand über die ganze Frühe Neuzeit hinweg eine Vielfalt anderer Heilkundiger gegenüber. Handwerklich gebildete Bader und Barbiere sowie Laienheiler aller Couleur konkurrierten mit mit ihnen auf dem zeitgenössischen Gesundheitsmarkt.[1] Jedefrau und jedermann verfügten zudem über gewisse medizinische Grundkenntnisse. Sie wussten sich mit Hausmitteln zu helfen. Wer krank wurde, rief also nicht notwendigerweise gleich nach dem Arzt.

Selbstbehandlung

Solide Kenntnisse über die Entstehung und Behandlung von Krankheiten waren im 16. Jahrhundert nicht das Privileg professioneller Heilkundiger. Medizinische Grundkenntnisse, das zeigen zahllose Einträge in Handschs Notizbüchern, waren in der Bevölkerung weit verbreitet. Eine gebildete Minderheit konnte zu ärztlichen Ratgebern und volkssprachlichen Gesundheitsschriften greifen.[2] Deren Verfasser und Herausgeber sahen sich teilweise heftigen Angriffen ausgesetzt, weil sie medizinisches Wissen an Uneingeweihte weitergaben.[3] Das entscheidende Medium aber, dem Laien ihre medizinischen Kenntnisse verdankten, war schichtenübergreifend das gesprochene Wort.[4] Man tauschte sich untereinander über medizinische Fragen aus, gab günstige Erfahrungen mit bestimmten Arzneimitteln und Behandlungsverfahren weiter und brachte sie bei eigenen Krankheiten und solchen von Angehörigen und Nachbarn zur Anwendung.

Handsch notierte immer wieder, was ihm Laien von einer erfolgreichen häuslichen Selbstbehandlung erzählten. So berichtete ein Goldschmied, eine Abkochung von Pferdehaar habe das Geschwür in seiner Harnröhre gebessert, nachdem er es vergeblich mit Vitriolöl versucht habe.[5] Caspar Belwitz erholte sich noch in der gleichen Nacht von einer Lähmung, nachdem ein paar Frauen ihm Lavendelwasser zu

---

[1] Zum vormodernen Gesundheitsmarkt war wegweisend Park, Doctors (1985); Überblicke bei Wallis, Medicine (2007); am Beispiel Kölns Jütte, Medical pluralism (2013), S. 32–37.
[2] Beispielsweise Gasser, Bericht (1544); Glaubitz, Zwo Haußtaffeln (1584); Starck, Krancken Spiegel (1598); Wittich, Praeservator sanitatis (1590).
[3] Telle, Arzneikunst (1982), S. 43–48.
[4] So meint auch Lindemann, Medicine and society (2010), S. 121–122, „the most frequent sites of medical education (broadly understood) were families, households, and neighborhoods".
[5] Cod. 11183, fol. 188r.

trinken gaben und das betroffene Glied mit Myrrhe und Senf einrieben.[6] Ein Edelsteinschleifer heilte, nach eigener Darstellung, die Gangrän seiner Mutter mit Alaun, Weihrauch und Myrrhe, als die Wundärzte schon anfingen von einer Amputation zu sprechen.[7]

Auch in Handschs eigener Familie kannte man diverse Hausmittel und wandte sie gegebenenfalls an. Handschs Stiefmutter erklärte ihm, dass Violenschwertel (*iris*) gegen das Bauchweh von Säuglingen wirke.[8] Seine Stiefmutter war es auch, der er ein Mittel verdankte, das man Kindern geben konnte, wenn sie, wie eine seiner Nichten, bei Krampfanfällen die Augen verdrehten; man hatte offenbar Sorge, das Kind könnte nunmehr auf Dauer schielen. Man müsse Kümmel kauen und dann ins Gesicht des Kinds blasen. Dann werde es wieder gerade schauen.[9] Handschs Schwester Apollonia pries unter anderem in kaltes Salzwasser getauchtes Leinen als Mittel gegen Kopfschmerzen[10] und riet, auf die schmerzenden Gaumen von zahnenden Kindern Hasenhirn aufzutragen.[11] Sein Vater, so notierte er, aß geröstete Feigen, wenn er Husten bekam, und es half ihm.[12] Während einer Fieberepidemie trank er *aqua acetosa*, um die Fieberanfälle abzuwehren und band Fünffingerkraut an die Fußsohlen. Georgs Stiefmutter, erklärte der Vater, habe das auch gemacht, als sie am Dreitagesfieber erkrankte, und er riet dem örtlichen Stadtschreiber, es ihm nachzutun.[13]

Heilkundliche Kenntnisse und Aktivitäten finden sich bis in höchste Gesellschaftskreise hinein, die sich auch ärztliche Hilfe ohne weiteres leisten konnten. Wie Alicia Rankin am Beispiel von Anna von Sachsen, Dorothea von Mansfeld, Elisabeth von Rochlitz und anderen eingehend dargestellt hat, befassten sich gerade manche adligen Frauen sehr rege mit medizinischen Fragen und der Herstellung von Arzneien.[14] In Handschs Ambraser Umfeld entfaltete Ferdinands Schwiegermutter, die „alte Welserin", vielfältige heilkundliche Aktivitäten. Handsch zufolge „verordnete" sie den Kranken am Hof und im Umland ganz buchstäblich ihre Hausmittel.[15] Zu ihren Lieblingsarzneien gehört das sogenannte „Stechwasser". Dieses gab sie zusammen mit dem aus Hollunder hergestellten *rob sambucinum* einer kranken Dame am Hof, aber auch einer Kranken im nahen Weierburg.[16] In anderen Fällen stand sie mit ihrem medizinischen Rat zur Seite und setzte sich gegebenenfalls mit ihrer Auffassung gegen

---

6 Cod. 11183, fol. 206r.
7 Cod. 11183, fol. 2v.
8 Cod. 11205, 122r.
9 Cod. 11183, fol. 207v.
10 Cod. 11183, fol. 10v; Cod. 11251, fol. 39r.
11 Cod. 11183, fol. 240v.
12 Cod. 11183, fol. 240v.
13 Cod. 11207, fol. 210v; Cod. 11205, 144r; Handsch schrieb gewöhnlich einfach von seiner „Mutter" („mater"), aber seine leibliche Mutter starb schon 1539.
14 Rankin, Panaceia's daughters (2013).
15 Beispielsweise Cod. 11183, fol. 371r: „Vetula Welserin ordinavit ei Stechwasser".
16 Cod. 11183, fol. 383v; in ihrer eigenen Krankheit bat die alte Welserin um das gleiche Mittel (ebd., fol 362r).

andere durch. Als ein gewisser Eustachius an Krämpfen an Armen und Beinen litt, wollte man ihn festhalten. Die alte Welserin aber ließ das nicht zu. Sie meinte, dies könne zu einer Lähmung führen.[17]

Auch Annas Tochter Philippine, die Frau des Erzherzogs, betätigte sich als Heilkundige. Handsch erzählte sie wiederholt von diversen Heilmitteln, derer sich die Frauen in ihrer Heimatstadt Augsburg gewöhnlich bedienten.[18] Bis heute ist sie für ihr Arzneibuch bekannt, in dem sie Rezepte aus unterschiedlichen Quellen sammelte.[19] In Ambras soll sie sich eine eigene Apotheke eingerichtet haben und gemeinsam mit dem Apotheker diverse Arzneien gefertigt haben.[20] Sie ließ für ihren kranken Mann Mittel aus wertvollen Edelsteinen, Perlen, Korallen und Einhorn herstellen.[21] Die Frau eines Kanzlisten behandelte sie mit ihrer „Quintessenz" und ließ ein Zugpflaster applizieren.[22] Wie ihre Mutter beschränkte sie ihre heilkundlichen Aktivitäten nicht auf Angehörige des Hofs. So notierte Handsch verschiedene Mittel, mit denen sie das krebsige Geschwür eines Barbiers behandelte. Zunächst wurde ein grauenvoller Gestank frei, doch dann heilte das Geschwür ab. Allerdings entwickelte sich danach eine Wassersucht und der Mann starb.[23] Philippine schickte auch Absinth-Öl an einen Armenkranken, der an Wassersucht, Beingeschwüren und Würmern litt.[24]

Einem liebgewonnenen Topos zufolge waren es in früheren Zeiten in erster Linie die Frauen, die Hausmütter, die die Verantwortung für die gesundheitlichen Belange ihrer Familie übernahmen und Krankheiten mit Hausmitteln behandelten. Diese Vorstellung passt gut zu einem bis heute verbreiteten und positiv besetzten Bild von einer besonderen, naturgegebenen Zugewandtheit und Empathie der Frau und ihrer Fähigkeit und Bereitschaft, sich den körperlichen Bedürfnissen ihrer Mitmenschen zu widmen. Handschs zahlreiche Einträge zu den medizinischen Kenntnissen von Männern – nicht zuletzt in der Behandlung von Familienangehörigen – mahnen jedoch zu einer gewissen Vorsicht. Es fehlen für die breite Bevölkerung Quellen, die es erlauben würden, präzisere Aussagen über jeweilige Ausmaß der heilkundlichen Betätigung von Männern und Frauen in Familie und Nachbarschaft zu treffen. Ganz offensichtlich war das Interesse an gesundheitlichen Fragen bis hin zur medizinischen Behandlung von Angehörigen aber beileibe nicht eine mehr oder weniger ausschließliche Domäne der Frauen. Auch Männer spielten hier eine teilweise sogar

---

17 Cod. 11183, fol. 326r.
18 Cod. 11183, fol. 398r.
19 Hirn, Ferdinand II. (1885), S. 484; Hirn, Ferdinand II. (1887), S. 327; Beer, Philippine Welser (1950); Größing, Kaufmannstochter (1992); Größing, Heilkunst (1998).
20 Hirn, Ferdinand II. (1887), S. 327.
21 Cod. 11183, fol. 444r.
22 Cod. 11183, fol. 481v.
23 Cod. 11183, fol. 461v; Handsch bezweifelte nicht die Wirksamkeit der Arzneien, merkte aber kritisch an, dass der Mann zuvor hätte purgiert werden müssen. Offenbar wollte er so erst den Körper von dem Krankheitsstoff befreien, der nicht mehr über das Geschwür nach außen abfließen konnte und in seinen Augen schließlich zu Wassersucht und Tod führte.
24 Cod. 11183, fol. 366v.

sehr aktive Rolle. Das zeigen unter anderem die Sammlungen von bewährten Rezepten für den häuslichen Gebrauch und die Selbstbehandlung, die damals durchaus auch – wenn nicht sogar vorwiegend – von Männern angelegt wurden.[25] Wiederholt verweisen Handschs Eintragungen beispielsweise auf Rezepte und Erfahrungen, die er dem Rezeptbuch eines Edelsteinschleifers entnahm.[26]

Wenn Angehörige brieflich den Rat eines Arztes suchten, lässt sich die aktive männliche Beteiligung besonders gut nachvollziehen. So sorgte sich ein Vater um seinen eineinhalb Jahre alten Sohn, der im Hochsommer an Durchfall erkrankte; Handsch schrieb seine Briefe ausschnittweise ab. Seit fünf Tagen gehe das nun schon so, schrieb der Vater. Allein an diesem Morgen habe der Sohn vier sehr schleimige Durchfälle gehabt, denen etwas Blut beigemischt gewesen sei. Er sei ganz schwach geworden, der Körper heiß. Eine Amme stille ihn. Essen nehme er sonst keines zu sich.[27] Zwei Tage darauf wusste er zu berichten, dass das Kind zwar immer noch heiß und fiebrig sei, es ihm aber ansonsten besser gehe. Der Stuhl werde fester und nehme wieder mehr seine natürliche Farbe an. Er halte es daher für an der Zeit, etwas gegen den Durchfall selbst zu unternehmen – offenbar hielt er den Durchfall bislang für den Ausdruck des Bemühens der Natur, den Körper von Krankheitsmaterie zu befreien. Er fügte das Rezept für ein Pflaster bei, das er von der Frau seines Bruders habe. Bis er von Handsch höre, wolle er jedoch nur gewöhnliche Hausmittel („vulgaria remedia") anwenden. Er habe ihm eine Brühe aus Weißbier und Eiweiß zubereiten lassen und auch der Amme gebe man stopfende Nahrung. Und auf den Rat eines Herrn Schonfeld, der damit seinen eigenen Sohn geholfen habe, habe er ihm einen Aufguss von Königskerzen (*verbascum*) warm in den After gegeben. Gerade als er den Brief habe versiegeln wollen, so fügte der dann freilich hinzu, habe er gesehen, dass der Kot doch noch grün sei, wie Handsch an den beigefügten Leintüchern, mit grünlichen Stuhlresten, sehen könne. Man dürfe den Stuhlgang also wohl doch noch nicht einschränken. Er bitte aber um ein Rezept gegen das heftige Brennen und den starken Stuhldrang.[28] Zwei Tage nach diesem Brief begab sich Handsch in das Dorf, besuchte den Buben und verschrieb ihm unter anderem Einreibungen für den Bauch.[29] Am 10. Krankheitstag ging es dem Kind nach dem Bericht des Vaters deutlich besser. Es spielte wieder und hatte nicht mehr so starken, stinkenden Durchfall. Der Vater bat jedoch um ein kräftigendes Mittel und herzstärkende Umschläge. In Deutschland habe er gesehen, dass die Ärzte in solchen Fällen öfter ein sogenanntes „Kraftwasser

---

[25] Zu einem ähnlichen Schluss gelangt Elaine Leong in ihrer Untersuchung von englischen Rezeptbüchern aus Laienbesitz. Diese lassen sich Leong zufolge nicht primär den Frauen zuschreiben, sondern waren über die Geschlechtergrenzen hinweg Ergebnis gemeinschaftlichen familiären Tuns; vgl. Leong, Collecting knowledge (2013); Leong, Recipes (2018).
[26] Cod. 11183, fol. 45v und fol. 154v, „in libro gemmicidae scriptum erat"; ebd., fol. 155 „oleum Antimonii ex libro gemmicidae".
[27] Cod. 11183, fol. 271v-272r.
[28] Cod. 11183, fol. 272r-272v, Brief vom 17. August.
[29] Cod. 11183, fol. 273r.

„gegeben hätten. Er wollte zudem ein Mittel, das den Stuhl fester machte und die Bauchschmerzen und die Hitze nahm. Allerdings sei der Bub sehr anfällig für Würmer, so dass man wohl nicht zu stark gegen den Durchfall vorgehen dürfte, da sonst den Würmern der Ausgang aus dem Leib versperrt werde.[30] Handsch schickte ihm darauf wunschgemäß das „Sterckwasser" von Neefe und einen „Herzumschlag" (*epitema cordiale*). Drei Tage später berichtete der Vater insgesamt von einer weiteren Besserung. Doch werde der Bub, wenn er schlafen wolle, ständig von Schmerzen geweckt und führe schreiend die Hand zum After. Er habe sich den After angeschaut und gesehen, dass die Haut in der Tat ganz roh sei, wohl von der ständig ausfließenden scharfen Materie. Offenbar habe der Bub auch beim Stuhlgang schmerzen, und Scham und Glied schwöllen an. Handsch möge ihm so schnell wie möglich ein Klistier zukommen lassen, mit dem sich der Darm auswaschen lasse.[31] Tags darauf schickte Handsch einen Apotheker, damit dieser ein entsprechendes Klistier, mit etwa einem Pfund Flüssigkeit, applizierte. Doch das misslang. Es floss alles gleich wieder hinaus. Der Vater war darauf über den Handsch und den Apotheker erbost, wandte die zugeschickten Mittel, ein Öl und Salbeiaufguß, erst gar nicht an und schickte stattdessen nach einem anderen Arzt. Zwei Tage später erfuhr Handsch freilich, dass das Kind gestorben war.[32]

Dass sich auch Männer für medizinische gesundheitliche Belange und gegebenenfalls auch Krankheiten ihrer Angehörigen behandelten, kann vor dem Hintergrund zeitgenössischer Rollenmuster und Geschlechternormen letztlich nicht überraschen. Männer hatten nicht nur ein naheliegendes Interesse daran, sich gegebenenfalls bei eigenen Krankheiten helfen zu können. Als Familien- und Hausväter beanspruchten sie die Autorität über ihr Hauswesen. Dazu kam, dass Lese- und Schreibfähigkeiten und damit der Zugang zu Gesundheitsratgebern und Rezeptsammlungen unter Männern damals deutlich verbreiteter waren als unter Frauen. Allerdings darf man wohl annehmen, dass es dann vor allem die Frauen waren, die die Arzneien in der häuslichen Küche zubereiteten und dass sich im Alltag vor allem die Frauen um die Pflege der Kranken kümmerten.

Hinweise auf ein ausgeprägtes Interesse an gesundheitlichen Fragen und Hausmitteln finden sich für Männer bis in die höchsten Gesellschaftskreise. Mit dem Namen Johann von Sachsen beispielsweise verbindet sich eine umfangreiche Rezeptsammlung, die heute in Gotha überliefert ist.[33] Auch einer der Vorfahren des Verfassers dieser Zeilen, Graf Wolfgang Ernst zu Stolberg (1546–1606), legte ein solchen Rezeptbuch an, dessen Einband prächtig mit seinen Initialen verziert ist.[34] Handsch notierte seinerseits wiederholt medizinische Erkenntnisse und Erfahrungen, von denen ihm Männer vom Hofe oder aus dem Adel erzählte. So erklärte ihm der Graf

---

30 Cod. 11183, fol. 273r, Brief vom 20. August.
31 Cod. 11183, fol. 274r, Brief vom 21. August.
32 Cod. 11183, fol. 274r.
33 Forschungsbibliothek Gotha, Memb. I, 111–113 (1515).
34 Privatbesitz.

von Helfenstein, dass die schleimige Materie auf der Oberfläche von Froschtümpeln gut gegen das *podagra* sei. Man müsse sie erwärmen und mit einem Stück Stoff auf die schmerzende Stelle auftragen.[35] Vom Hauptmann in der Burg Brandeis, eine Stellung, die damals üblicherweise, dem Adel vorbehalten war, hörte Handsch über die Wirkungen einer ganzen Reihe von Arzneien und Heilverfahren. Bei Fieber müsse man über Absinth laufen, gegen die Ruhr helfe das Pulver von getrocknetem Hirschpenis.[36] Als sein Burggraf an Fieber erkrankte, gab der Hauptmann ihm gar Einhornpulver, von dem er sagte, es sei „sovil wert als schwer es Golt wigt".[37] Selbst in geburtshilflichen Dingen wusste der Hauptmann Rat. Von seiner Mutter habe er gelernt, dass die Plazenta sofort herauskomme, wenn man der Frau nach der Geburt Kampher unter die Nase halte.[38]

Bader und Barbiere

Wenn Patienten nicht allein auf Hausmittel vertrauen wollten und sich entschlossen, die Hilfe eines professionellen Heilkundigen zu suchen, waren die Bader und Barbiere vielerorts eine wichtige Alternative zu den studierten Ärzten. Die Bader und Barbier waren in Zünften organisiert und erhielten nach der Lehr- und Gesellenzeit den Meisterbrief, der ihnen erlaubte, einen Handwerksbetrieb zu führen. Ihre ursprüngliche Domäne war die Körperpflege, doch regelmäßig und in großem Umfang waren sie auch als Heilkundige tätig.[39]

Die Tätigkeit der Bader war ortsgebunden. Sie benötigten eine Badstube mit einem Ofen und ausreichender Wasserversorgung. An bestimmten Tagen wurde die Badstube eingeheizt, mit einem Kachelofen oder mit großen, in der Glut erhitzten Steinen. Wichtig war auf jeden Fall, dass der Ofen von außen beheizt werden konnte, damit die Badstube selbst nicht durch Rauch belastet wurde.[40] Heiße Steine konnte man auch benutzen, um das Wasser in den Zubern zu erhitzen.[41] Waren Ofen, Stube und Wasser heiß, wurde das mancherorts mit einem Horn oder durch laute Schläge auf ein Metallbecken verkündet.[42] In den besseren Badstuben betraten die Kunden oder Patienten zunächst eine Abziehstube, in der sie ihre Kleidung ablegten, ihre Blößen nur mit schürzenähnlichen „Badehren" bei Frauen und einer knapp bemessenen, nur

---

35 Cod. 11251, fol. 157v; gemeint ist vermutlich Georg von Helfenstein, der als Hofmeister (*magister curiae*) am Hof wirkte.
36 Cod. 11205, fol. 144r und fol. 148r.
37 Cod. 11205, fol. 147r.
38 Cod. 11205, fol. 150v.
39 Zur Geschichte der Bader und Barbiere und ihrer medizinischen Funktionen siehe Flamm, Bader (1996), Wehrli, Bader (1927) sowie den reich bebilderten Ausstellungskatalog von Widmann/Mörgeli, Bader (1998).
40 Widmann/Mörgeli, Bader (1998), S. 61.
41 Cod. 11183, fol. 253v.
42 Wehrli, Bader (1927), S. 10; Widmann/Mörgeli, Bader (1998), S. 50.

gerade über die Scham reichenden Hose bei Männern bedeckten und einen speziellen, aus Stroh geflochtenen Badehut aufsetzen konnten.[43]

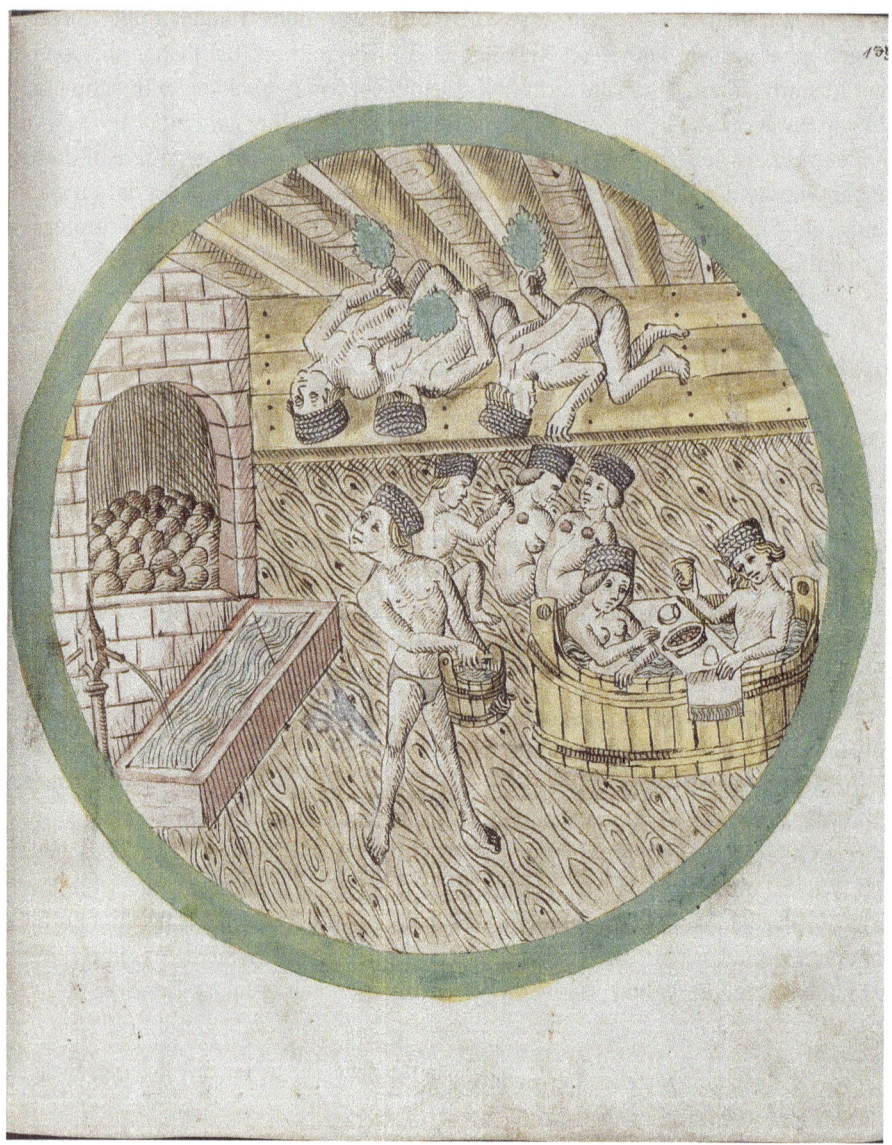

Abb. 16: Badstube mit Gästen im Zuber, auf der Schwitzbank und mit Schröpfköpfen, Herzog August-Bibliothek, Wolfenbüttel, Cod. Guelf. 8.7. Aug. 8°, fol. 139r

---

43 Wehrli, Bader (1927), S. 10; Flamm, Bader (1996), S. 17; Widmann/Mörgeli, Bader (1998), S. 52 f und 58 f, mit Abbildungen.

In Holzzubern konnten die Kunden dann ein warmes Bad nehmen. Oft gab man dem Wasser auch Kräuter bei oder verwendete eine Kräuterabkochung statt reinem Wasser.[44] Man konnte sich auch von Badmägden und -knechten mit Wasser übergießen und sich anschließend von diesen die Haut „reiben" und „krauen" lassen. Büschel aus Eichen- oder Birkenreisern, die sogenannten Badewedel oder Badequasten, dienten dazu, die Haut zu „streichen", um so den Schweißfluss anzuregen.[45] Man konnte sich auch die Haare waschen lassen und in Padua nahm Handsch die Dienste eines Baders in Anspruch, der die Haare im Schambereich und an anderen Körperteilen, wie den Oberschenkeln, entfernte.[46] Bildliche Darstellungen nackter Frauenkörper aus jener Zeit deuten an, dass diese heute als neues Phänomen wahrgenommene Praxis der Enthaarung damals verbreitet war,[47] vielleicht auch gespeist aus der oben erwähnten Vorstellung, dass Haare aus exkrementeller Materie hervorgingen. Zeitgenössische Abbildungen von Menschen, die im Badezuber sitzen, mit einem quer über die Wanne gelegten Brett, speisen oder sich zuweilen fast nackt auch mit den Händen umfassen, lassen erkennen, dass die Badstuben zugleich Orte der Geselligkeit und zuweilen noch mehr waren.[48]

Entscheidend für die Gesundheitsvorsorge waren freilich weniger die Wannenbäder als die Schwitzbänke. Das waren hölzerne Liegebänke, die in größeren Badstuben auf mehreren Ebenen angeordnet waren (vgl. Abb. 15). Am heißesten war es auf der sogenannten „Oberbank",[49] unter der Decke, wo sich der heiße Wasserdampf ansammelte, den man, ähnlich wie heute noch in Dampfbad oder Sauna, durch das Begießen heißer Steine erzeugte. Hier konnten die Kunden und Patienten kräftige Schwitzbäder nehmen, die das Körperinnere mit dem reichlich fließenden Schweiß von allem angesammelten Unrat zu befreien versprachen. Wannenbäder galten im Gegensatz dazu bei einer Anhäufung von unreinen Stoffen im Körper als potentiell schädlich, weil sie diese Stoffe im Körperinneren nur mobilisierten, ohne sie zu entleeren.[50] Der wichtigste chirurgische „Eingriff", den die Bader vornahmen, war das prophylaktische und therapeutische Schröpfen. Selbst eine hochrangige Patientin wie die kranke Frau von Hungerkasten suchte eine Badstube auf, um sich dort gegen Katarrh und Kopfweh Schröpfköpfe auf die Schultern aufsetzen zu lassen, die die Krankheitsmaterie vom Kopf abziehen sollten.[51] Die Baderlampe, mit deren kleiner Flamme die Bader die Schröpfköpfe erhitzten, bevor sie sie auf die Haut aufsetzten, diente damals sogar als Berufssymbol. Daran und an ihrer der Badhitze entsprechend

---

44 Wehrli, Bader (1927), S. 20.
45 Wehrli, Bader (1927), S. 9; Flamm, Bader (1996), S. 15; Widmann/Mörgeli, Bader (1998), S. 68–9.
46 Cod. 11006, fol. 187v.
47 Widmann/Mörgeli, Bader (1998), S. 76–7.
48 Widmann/Mörgeli, Bader (1998), S. 37.
49 Cod. 11210, fol. 62r.
50 Cod. 11183, fol. 399v: „Impura corpora et repleta non balneanda, quia funduntur humores mali"; ähnlich Cod. 11205, fol. 119r.
51 Cod. 11205, fol. 406v.

spärlichen Bekleidung kann man den Bader auf zeitgenössischen Abbildungen erkennen.[52]

Im Mittelalter arbeitete nicht selten auch ein Barbier in der Badstube und übernahm das Rasieren und Haareschneiden. Manche Bader verwendeten die Barbiersschüssel, die sich die Kunden beim feuchten Rasieren unter das Kinn halten mussten, sogar als Aushängeschild.[53] Im 16. Jahrhundert waren die Barbiere aber längst zu wichtigen Konkurrenten der Bader geworden und hatten diese aus dem engeren heilkundlichen Bereich, mit Ausnahme des Schröpfens, weitgehend verdrängt.[54] Handsch sprach bezeichnenderweise im Zusammenhang mit der Behandlung von Patienten viel häufiger von Barbieren („barbitonsores") als von Badern („balneatores"). Als die Domäne der Barbiere galt neben dem Scheren von Bart und Haupthaar vor allem die kleine Chirurgie, das Zähnereißen, die Behandlung von Wunden und Verletzungen, sowie von äußerlichen Krankheiten wie Geschwüren und anderen krankhaften Hautveränderungen mit Salben und Umschlägen. Handsch schilderte immer wieder derlei Barbiersaktivitäten, beispielsweise das Nähen einer Kopfverletzung,[55] das Einrichten eines ausgerenkten Arms,[56] das Aufschneiden des Zahnfleisches und die anschließende Zahnextraktion.[57] Der wichtigste, auch für die Einkünfte der Barbiere zentrale chirurgische Eingriff war freilich der Aderlass. Die Ärzte schickten die Patienten dazu in der Regel zum Barbier.[58]

Die Barbiere hatten gegenüber den Badern den großen Vorteil, dass sie keiner Badstube bedurften. Sie konnten ihrer Tätigkeit in den Häusern ihrer Kunden oder Patienten nachgehen, was vornehmeren Patienten entgegenkam. Sie waren auch nicht, wie die Bader, den Folgen einer zeitweise massiven Holzknappheit ausgesetzt.[59] Und sie litten nicht im gleichen Maße unter der Verunsicherung der Menschen durch die neue Franzosenkrankheit. Man hat diese Verunsicherung oft auf die losen sexuellen Sitten in manchen Badstuben zurückgeführt.[60] Entscheidend war jedoch offenkundig ein anderer Punkt. Vor dem Hintergrund der geschilderten Krankheitsvorstellungen musste man befürchten, die Krankheit könne allein durch die Ausdünstungen der Haut – zumal von stark schwitzenden – Kranken übertragen werden.

Zwar galt die Behandlung äußerlicher Leiden als ihre Domäne, in der Praxis aber verabreichten die Bader und Chirurgen ihren Patienten häufig auch Arzneien, die diese innerlich einnehmen mussten. Sie praktizierten letztlich die Heilkunde in ihrem

---

52 Widmann/Mörgeli, Bader (1998), S. 87, mit Abbildung.
53 Widmann/Mörgeli, Bader (1998), S. 79, mit Abbildung
54 Überblick bei Wehrli, Bader (1927), S. 47–77; Flamm, Bader (1996), S. 22–24.
55 Cod. 11183, fol. 164v.
56 Cod. 11183, fol. 206r, „barbitonsor rectificavit brachium luxatum".
57 Cod. 11205, fol. 291v.
58 Beispielsweise Cod. 11205, fol. 4v.
59 Wehrli, Bader (1927), S. 32–34.
60 Widmann/Mörgeli, Bader (1998), S. 158 f.

ganzen Umfang. Das war ihnen vielerorts nicht verboten. Die chirurgische Tätigkeit der Barbiere war durch Zunftordnungen und dergleichen geschützt, nicht aber die innerliche Behandlung von Krankheiten durch die Ärzte. Nur an einzelnen Orten, wie in Zürich 1553, wurde den Scherern bereits im 16. Jahrhundert das innerliche Arzneien untersagt.[61] Auf dem Land, wo der Weg zum nächsten studierten Arzt oft sehr weit war, waren die Bader und Barbiere zusammen mit den Laienheilern oft sogar die erste Anlaufstelle bei Krankheiten jeglicher Art.

Den Ärzten war das innerliche Arzneien der Bader und Barbiere ein Dorn im Auge. Manche Ärzte ließen überhaupt kein gutes Haar an der handwerklich gebildeten Konkurrenz. In diesem Punkt war sich führende Vertretern der gelehrten Medizin ausnahmsweise mit Paracelsus einig, der gegen die Bader und Scherer wetterte, die sich als Wundärzte gebärdeten, ja „Meister" sein wollten, obwohl ihnen die nötigen Kenntisse fehlten.[62] Johannes Lange fand ganz ähnliche Worte, wenn er über die handwerklich ausgebildeten Chirurgen seiner Zeit herzog, die gerade mal einen Metzger ein Kälbchen oder Ferkel hätten schlachten sehen und ohne jegliche anatomischen Kenntnisse die Kranken mit Messern und Brenneisen traktierten.[63]

In der alltäglichen Praxis, das lassen auch Handschs Notizen erkennen, pflegten Ärzte, Bader und Barbiere jedoch oft ein friedliches Neben- und Miteinander.[64] So mancher Patient, der wegen einer innerlichen Krankheit wie der Franzosenkrankheit in ärztlicher Behandlung war, entwickelte ohnehin Geschwüre und andere Hautveränderungen, die als äußerliche Beschwerden in die Kompetenz der Bader und Barbiere fielen. Wie wir gesehen haben, wurden die Ärzte ihrerseits zuweilen auch bei Verletzungen und operativ behandelbaren Leiden wie Blasensteinen und Hernien um Rat gefragt. So finden wir selbst in veröffentlichten Fallgeschichten ärztlicher Autoren zahlreiche Hinweise auf eine Kooperation zwischen gelehrten Ärzten und Scherern, ja, auf die gemeinsame Behandlung von Patienten.[65] Mehr noch, den Ärzten, das zeigen Handschs Aufzeichnungen eindrücklich, war bewusst, dass sie von den Scherern lernen konnten. Vor den Kenntnissen und Fertigkeiten ausgewiesener, erfahrener Wundärzte wie, in Handschs unmittelbarem Umfeld, des Hofchirurgen Hildebrand, hatten auch die studierten Ärzte großen Respekt. Mit gutem Grund notierte sich Handsch detailliert Hildebrands Vorgehen bei unterschiedlichen chirurgischen Eingriffen.[66] Im Einzelfall beugte sich Handsch Hildebrands Meinung sogar in der Behandlung innerer Krankheiten. Als er bei einem Fieberkranken einen Aderlass machen wollte, Hildebrand diesen aber bei einem einfachen Dreitagesfieber nicht für

---

61 Wehrli, Bader (1927), S. 62f.
62 Paracelsus, Grosse Wundartzney (1536), „Beschlußred", ohne Seitenzählung.
63 Lange, Medicinalium epistolarum (1554), S. 13.
64 So auch Schlegelmilch, Blick (2019), S. 75f.
65 Beispielsweise Cod. 11207, fol. 161r, zu einem Schwerverletzten, den Mattioli „gemeinsam mit den Barbieren" („cum barbitonsoribus") behandelte.
66 Siehe Teil 2, Kapitel „Chirurgie".

angezeigt hielt, verzichete Handsch darauf.[67] Die Chirurgie stellt sich hier als ein Paradebeispiel für jenes enge und produktive Wechselverhältnis zwischen frühneuzeitlicher Buchgelehrsamkeit und handwerklichem Wissen da, das Pamela Long und Pamela Smith in ihren Untersuchungen zu anderen frühneuzeitlichen Wissens- und Tätigkeitsfeldern hervorgehoben haben.[68]

Laienheiler

Noch weit härter als gegen die Bader und Barbiere ging das ärztliche Schrifttum mit den zahlreichen Laienheilern ins Gericht, die in Stadt und Land ohne förmliche Ausbildung und obrigkeitliche Erlaubnis Patienten behandelten. In Druckwerken und Eingaben an die Obrigkeiten brandmarkten sie die „Betrügereien" und die „mörderischen Taten"[69] dieser „Stümpler". Sie warnten vor dem großen Schaden, die „deß Menschen bester unnd liebster Schatz, nemlich dz Leben und Gesundheit" durch ihr Treiben nähmen,[70] und benannten zuweilen gar konkrete Laienheiler, deren „Treiben" ein Ende gemacht werden müsse.[71]

Aus gutem Grund erschienen solche Kampfschriften vorzugsweise in der jeweiligen Landessprache. Die Verfasser wollten die Kranken zum einen vor den angeblichen betrügerischen Machenschaften und der gefährlichen Ignoranz der Laienheiler warnen. Zum anderen – und das war angesichts der beschränkten Lesefähigkeit der meisten Menschen die maßgebliche Zielgruppe – zielten sie auf die der Obrigkeiten, die durch „unachtsame Aufsicht" einem jeden „dahergelauffenen Buben seinen Muthwillen und freventliches Morden" gestatteten.[72] Im Sinne einer „rechten Ordnung" forderten sie harte Strafen für die Laienheiler. Falschmünzer, die die Menschen nur um ihr Geld brächten, so klagte Euricius Cordus (1486–1535) beispielsweise, bringe man auf den Scheiterhaufen. Jene aber, die die Menschen ihres Lebens beraubten, lasse man frei herumlaufen.[73] Wer sich fälschlich als Freiherr ausgebe, werde

---

67 Cod. 11183, fol. 449v.
68 Long, Artisan/practitioners (2001); Smith, Body (2004).
69 So schon im Titel: Horer, Artzney-Teuffel (1634).
70 Vorrede des deutschen Übersetzers zu Foreest, Uromanteia (1620), S. 8; ähnlich der Widmungsbrief von Johannes Crato zu Da Monte, Consultationum centuria secunda (1559); häufig verbanden sich Angriffe mit der Kritik an der von vielen dieser Empiriker (aber auch von so manchem Arzt) betriebenen Krankheitsdiagnose allein aus dem Harn; so etwa bei Clauser, Betrachtung ([1543]), Hornung, De uroscopia (1611) und, auf Foreest gründend, Hart, Arraignment (1623); vgl. Barbara Elkeles, Medicus und Medikaster (1987); Stolberg, Harnschau (2009), S. 187–195.
71 Beispielsweise Eingabe von Jeremias Martius und anderen Augsburger Ärzten vom 16.8. 1573 (www.aerztebriefe.de/id/00002330, S. Herde).
72 Vorrede des deutschen Übersetzers zu Foreest, Uromanteia (1620), S. 8.
73 Cordus, De urinis (1543), ohne Seitenzählung.

bestraft, stieß Ananius Horer ins gleiche Horn, nicht aber wer sich für einen Arzt ausgebe.[74]

Schon die Studenten wurden auf die Auseinandersetzung mit diesem Gegner eingeschworen. Bezeichnend ist eine Begebenheit, von der Felix Platter aus Montpellier berichtete. Die Studenten begleiteten einen „empiricus" durch die Stadt, den man mit medizinischen Salben und Pudern aufgegriffen hatte. Er wurde zur Strafe rückwärts auf einen Esel gesetzt und durch die Straßen getrieben, während ihm die Umstehenden mit brennenden Zweigen Gesicht, Hände, Beine und Kleider verbrannten.[75] Unter Überschriften wie „Contra empiricos" zeigen etliche Einträge in Handschs Notizbüchern, dass auch er sich das negative Bild in mancher Hinsicht zu eigen gemacht hatte, das in polemischen Schriften und Eingaben von den Laienheilern gezeichnet wurde. „Sie wollen Doctores seyn, gleich wie die Pauern Edelleute", heißt es da beispielsweise,[76] oder: „Sie artznien, es gerathe wie es wolle." Oder gar, wie er auf Latein hinzufüge: „Ein unvollkommener Arzt ist eine vollkommener Mörder".[77]

Lange Zeit hat die Geschichtsschreibung mit den studierten Ärzten das „Unwesen" der „Kurpfuscher", „Quacksalber" und „Scharlatane" beklagt, die der Durchsetzung der wahren, nämlich ärztlichen Medizin im Wege gestanden seien. Dabei ist, wenn wir für einen Moment die Maßstäbe der modernen Medizin zu Grunde legen, keineswegs ausgemacht, dass die Behandlung der *empirici* jener der gelehrten Ärzte im Ergebnis unterlegen war. Im Gegenteil, die Gabe eines einfachen Abführmittels oder das „Besprechen" einer Krankheit mit heilkräftigen Gebeten war den meisten Kranken aus heutiger Sicht vermutlich sogar zuträglicher als die intensive und aus heutiger Sicht eher schädliche Behandlung mit drastischen Purganzien, zahlreichen anderen Medikamenten, Aderlässen, Klistieren und dergleichen mehr, die die Ärzte ihren Patienten angedeihen ließen. Die Ärzte mögen damals durchaus von den Gefahren überzeugt gewesen sein, die sie mit solch lebhaften, drastischen Farben vor Augen führten. Rückblickend war der Kampf gegen die *empirici* jedoch unübersehbar zugleich Teil einer umfassenderen, über Jahrhunderte anhaltenden ärztlichen Professionalisierungs- und Monopolisierungskampagne.[78]

Will man den Aktivitäten und der Bedeutung der Laienheiler gerecht werden, gilt es zunächst zwei Hauptkategorien von Laienheilern zu unterscheiden. Da waren zum einen die fahrenden Heiler und Arzneimittelverkäufer, die ihre Künste und Mittel auf den Märkten ausschrieen, wie Handsch das unter anderem in Venedig erlebte,[79] und da waren zum anderen die sesshaften Laienheiler. Das Misstrauen gegenüber den fahrenden Heilern und Arzneimittelverkäufern, den *circumforanei* oder *circulatori*, wie

---

74 Horer, Artzney-Teuffel (1634), S. 29.
75 Germain, Les étudiants (1876), S. 38.
76 Cod. 11206, fol. 97r.
77 Cod. 11206, fol. 97r.
78 Siehe auch Lingo, Empirics (1986).
79 Cod. 11240, fol. 36r und fol. 37v.

die Ärzte sie auf Latein nannten, ist im historischen Rückblick nachvollziehbar. Ob ihre Mittel wirksam und ihre Behandlung erfolgreich waren oder nicht, ja, ob es sich womöglich um abgefeimte Betrüger handelte, ließ sich oftmals erst dann entscheiden, wenn sie längst weitergezogen waren und man sie nicht mehr zur Rechenschaft ziehen konnte. Die Landfahrer säßen meist auf einem Pferd, damit sie fliehen könnten, heißt es bei Handsch lakonisch.[80] An anderer Stelle gab er Geschichten von ihren betrügerischen Machenschaften wieder. So habe ein Bekannter mit eigenen Augen gesehen, wie ein solcher Landfahrer Wein mit einer lebendigen Schlange darin getrunken habe. Der Bauch sei ihm daraufhin angeschwollen und er habe den Bauchumfang mit einem Seil gemessen. Dann habe er den von ihm gepriesenen Theriak getrunken und der Bauch sei wieder abgeschwollen, was offenbar die Wirkung des Theriaks beweisen sollte. Dass das Gift der Schlange nur den Bauch anschwellen lasse, ohne massive Auswirkungen auf Herz und Leber und ohne dass der Mann das Bewusstsein verlor, hielt Handsch jedoch für ausgeschlossen.[81]

Gegen solche fahrenden Heiler und Arzneimittelverkäufer gingen die städtischen Obrigkeiten mancherorts schon im ausgehenden Mittelalter vor, forderten Lizenzen oder gar ein Prüfung durch den Stadtarzt. In größeren Städten gewannen die medizinischen Fakultäten und die *collegia medica* hier allmählich Prüfungs- und Aufsichtsrechte.[82] Die sesshaften Heiler dagegen, die *empirici*, *vetulae* („alte Frauen")[83] oder „Kuedocter" („Kuhdoktoren"), wie Handsch und andere zeitgenössische Ärzte sie nannten,[84] spielten vielerorts bis weit ins 19. Jahrhundert eine zentrale Rolle in der Gesundheitsversorgung, zumal auf dem Land, wo die große Mehrheit der Bevölkerung lebte. Man kannte sie und vertraute ihnen. Da sie in der örtlichen Gesellschaft fest verwurzelt waren, konnten sie es sich auch kaum leisten, die Kranken offen und gezielt zu betrügen. Es lassen sich hier auch keine klaren Grenzen ziehen zwischen mehr oder weniger berufsmäßig tätigen Laienheilern und den zahlreichen medizinischen Laien, die gelegentlich Nachbarn und Bekannten medizinischen Rat erteilten.

Kranke aus allen gesellschaftlichen Schichten suchten zumindest manchmal Rat und Hilfe bei einem Laienheiler. Das ärztliche Bemühen, die Obrigkeit mit polemischen Schriften und Eingaben zu drastischen Gegenmaßnahmen zu bewegen, war so fast zwangsläufig zum Scheitern verurteilt. Fürsten und Obrigkeiten hatten wenig Grund, ihren Mitbürgern, ihren eigenen Familien und sich selbst die Möglichkeit zu nehmen, Heiler zu konsultieren, die für ihre Fertigkeiten und Behandlungserfolge bekannt waren. Handschs Aufzeichnungen sind in dieser Hinsicht bezeichnend. Sie machen immer wieder deutlich, dass es keineswegs nur die einfachen, ungebildeten

---

80 Cod. 11205, fol. 205r.
81 Cod. 11205, fol. 134v; an anderer Stelle schrieb Handsch kurz und bündig von den „fraudes theriacantium empiricorum", also von den Betrügereien der Theriak verkaufenden *empirici*.
82 Sudhoff, Kurpfuscher (1915), mit Quelleneditionen; Wagner, Doctores (2008); Schütte, Medizin (2017), S. 216–239.
83 Kinzelbach, Heilkundige Frauen (1999).
84 Cod. 11205, fol. 408r und fol. 413r.

und unvermögenden Kreise waren, die bei den Laienheilern Hilfe suchten. Auch Patienten aus den höchsten Kreisen, die bevorzugte Klientel der gelehrten Ärzte, suchte ihren Rat. Der erzherzogliche Kammerrat Christoph von Gendorf beispielsweise ließ sich bei seinem Ischiasleiden nicht nur von Andrea Gallo und Ulrich Lehner behandeln, sondern konsultierte auch einen Laienheiler. Der habe die Behandlung mit einem Zugpflaster zum Ende geführt und, so ist impliziert, den Heilerfolg so für sich verbuchen können.[85] Als Sigismund von Berka 1565 betrunken stürzte, sich eine Kopfverletzung zuzog und bald darauf Lähmungserscheinungen auftraten, suchte er ebenfalls den Rat eines Laienheiler. Die Berkas waren eine der beiden mächtigen Adelsfamilien in Handschs Heimatstadt Leipa.[86] Johannes Schentigar berichtete Handsch von einem Adligen am Prager Hof, der sich bei seinem Dreitagesfieber zunächst von einem Laienheiler behandeln ließ, eher er Schentigar konsultierte.[87] Selbst berühmte Koryphäen wie Johann Neefe waren dagegen nicht gefeit. Die Frau von Hungerkasten etwa ließ sich von ihm und anderen Ärzten behandeln, verbrachte aber auch einen Monat bei einem ungenannten Laienheiler.[88]

Die Ärzte mussten also stets damit rechnen, dass nicht nur einfache Bauern, sondern selbst Patienten aus den höchsten Adelskreisen sich nicht allein ihrem ärztlichen Rat anvertrauen wollten und zwischenzeitlich oder gar zur gleichen Zeit auch Laienheiler hinzuzogen. Handsch Aufzeichnungen deuten an, dass manche vornehme Patienten, wie die Berkas, sogar regelmäßig bei Laienheilern Hilfe suchten, ja, sie gewissermaßen in ihre Dienste nahmen. Von einem „empiricus D[omi]ni Rosensis" und einen „empiricus apud Berkam" ist da unter anderem die Rede.[89] Handsch erwähnte sogar einen „medicus empiricus" namens Bacchus bei Kaiser Maximilian II.[90] Der habe bei einer vornehmen Patientin eine „gelbe, schwarze und weiße Gelbsucht" diagnostiziert und diese mit einem Pulver aus einer Wurzel behandelt, die er unweit der Prager Burg gesammelt habe.[91]

Auch in Handschs eigener Familie – Handschs Vater war immerhin Mitglied des Stadtrats und sein Sohn Arzt – zog man im Übrigen immer wieder einen Laienheiler zu Rate. „Unseren Empiriker" („empiricus noster") oder den „Leipaer Empiriker" („empiricus Lippensis") nannte Handsch ihn. Offenbar handelte sich um ein und dieselbe Person, wahrscheinlich um einen gewissen Lorenz.[92] Handsch erwähnte ihn an zahlreichen Stellen. Handschs Vater konsultierte ihn ebenso wie seine Stiefmutter.[93]

---

85 Cod. 11240, fol. 35v; auch erwähnt in Cod. 11210, fol. 61r; zu Gendorf siehe Bůžek, Ferdinand (2009), S. 55f.
86 Schober/Neder, Sechshundertjahrfeier (1929), S. 2–10.
87 Cod. 11205, fol. 101v.
88 Cod. 11205, fol. 613r.
89 Cod. 11251, fol. 116v.
90 Cod. 11183, fol. 154v und fol. 285r.
91 Cod. 11183, fol. 285r.
92 Beispielsweise Cod. 11205, fol. 116r, fol. 122v, fol. 124r; Cod. 11183, fol. 142r.
93 Inwieweit es damals in Leipa auch einen gelehrten Arzt oder zünftische Bader und Barbiere gab, ist nicht bekannt.

Die *empirici* waren nicht nur ernstzunehmende wirtschaftliche Konkurrenten. Sie gefährdeten auch den Status, die Autorität der studierten Ärzte und ihrer gelehrten Medizin. Mit ihren erfolgreichen Kuren stellten sie die von den Ärzten vehement und kategorisch behauptete Überlegenheit ihrer rationalen, gelehrten Medizin grundlegend in Frage. Die Patienten, das war auch den Ärzten klar, suchten vor allem eines: Heilung. Und auch in den Händen von *empirici*, das konnten die Ärzte nicht leugnen, wurden zahlreiche Menschen wieder gesund. Verständlicherweise schrieben die Patienten und ihre Mitwelt die Genesung in solchen Fällen dem Können und den Mitteln des Laienheilers zu. Schlimmstenfalls sahen sich die Ärzte durch solche Heilerfolge öffentlich bloßgestellt. So notierte sich Handsch als Student in Padua die Geschichte von einem Kranken mit unstillbarem Nasenbluten. Die behandelnden Ärzte versuchten alles Mögliche und erklärten den Fall schließlich nach zwanzig Tagen für aussichtslos. Da riet eine alte Frau dem Kranken, ein frisches rohes Ei mitsamt der Schale zu essen. Das tat er und nach fünf Tagen war er genesen.[94] In Prag erzählte ein Mann vom Hofe Handsch aus eigener Erfahrung, wie die Ärzte ihn als schwindsüchtig diagnostiziert und für einen verzweifelten Fall erklärt hätten. Er hustete und magerte zunehmend ab. Da habe ihm eine alte Frau geraten, täglich, wenn er zu Bett ging, warmes Bier mit etwas Butter zu trinken. Das tat er etliche Monate lang und genas.[95]

Solche Begebenheiten machten die Runde. In Trient hörte Handsch die Geschichte von einem Kardinal, der sich im Heiligen Land bei einem Sturz vom Pferd den Fuß verletzte und jahrelang vergeblich von den Ärzten behandelt wurde, bis er schließlich dem Rat einer Landfrau („rustica") folgte und sein Leiden erfolgreich mit den von ihr empfohlenen Mitteln kurierte.[96] Den sächsischen Kurfürsten Friedrich habe ein Wächter mit einem Geheimmittel in kurzer Zeit von seinem *podagra* befreit, lautete eine andere dieser Geschichten. Wenn er von diesem Mittel und seinen guten Wirkungen gewusst hätte, hätte er sich all die Mittel aus der Apotheke sparen können, soll der Kurfürst gesagt haben.[97] Eine *vetula* soll, einem anderen Eintrag Handschs zufolge, gar die ärztlichen Doktoren („medicos doctores") verlacht haben, weil sie des Blasensteins eines Kranken nicht Herr wurden. Sie gab ihm ein einfaches Mittel aus den getrockneten Stengeln von Bohnen und Erbsen sowie Bohnenmehl in Schaffleischbrühe zu essen und kurierte so den Kranken ohne jegliche weitere Medizin.[98] In Italien habe eine *vetula* wiederum die Ärzte zum „Skandal" gemacht („ad scandalum posuit"), indem sie Podagriker und Gelähmte mit einem einfachen Mittel aus Gewürznelken, Salbei, Safran und Milchrahm erfolgreich behandelt habe. Handsch glaubte offenbar an die Wirkung: Er verzeichnete das Mittel in seinem *liber experimentorum*, seiner Sammlung bewährter Arzneimittel.[99] Auch Handsch machte solche

---

[94] Cod. 11251, fol. 31v.
[95] Cod. 11251, fol. 116r.
[96] Cod. 11251, fol. 7r.
[97] Cod. 11251, fol. 33v; vermutlich war Friedrich III. (1463–1525) gemeint.
[98] Cod. 11251, fol. 74r.
[99] Cod. 11251, fol. 85v.

beschämenden Erfahrungen. Im Fall einer Patientin mit chronischen Koliken musste er am Ende bekennen, dass die Behandlung einer Laienheilerin erfolgreicher war als seine eigene. Handsch hatte es über Monate erfolglos mit diversen Mitteln versucht. Schließlich kurierte eine alte Frau die Patientin mit in Wein abgekochtem Sandthymian (*serpillum*). Handsch notierte sich darauf, Sandthymian sei ein „ausgezeichnetes Mittel gegen Koliken".[100]

---

[100] Cod. 11251, fol. 37v, „contra colicam experimentum optimum".

Gelehrte Ärzte und medikale Laienkultur

In einer vielzitierten Passage in der Vorrede zu seiner *Großen Wundartzney* stellte Paracelsus seine Medizin als Gegenstück zur Buchgelehrsamkeit und Autoritätsgläubigkeit der orthodoxen, galenischen Ärzte dar. Er habe überall „empsig nach gefragt, Erforschung gehapt", auch bei „Beinscherern, Badern, gelerter Artzeten Weibern, Schwartzkünstlern [...], bey den Alchimisten, bey den Clöstern, bey Edlen und Unedlen, beyn Gescheiden und Einfaltigen".[1] Auch wenn Paracelsus hinzufügte, er habe dort wesentliche Antworten nicht finden können, ist diese Passage oft zitiert worden, um Paracelsus' Sonderstellung und seine Nähe zur Volkskultur zu belegen. Handschs Aufzeichnungen relativieren die Originalität und die Bedeutung von Paracelsus' Aussage erheblich. Sie zeigen, dass sich auch galenisch orientierte Ärzte intensiv mit dem Überlieferungs- und Erfahrungswissen medizinischer Laien auseinandersetzten und es ernst nahmen.[2] Sie gaben das im Gegensatz zu Paracelsus, der sich selbst als volksnah stilisierte, nur nicht gerne öffentlich zu.

Von Laien lernen

Handsch dokumentierte in zahlreichen Einträgen heilkundliches Laienwissen. Manchmal waren es allgemein bekannte Praktiken und Überzeugungen. In Tirol, so berichtete er, erlaubten die Frauen es Blutegeln, sich im Seewasser an ihren nackten Beinen festzusaugen, bis das umgebende Wasser sich blutrot färbe. Das ersetze ihnen das blutige Schröpfen.[3] Zur Vorbeugung gegen die Pest müsse man täglich morgens Theriak auf geröstetem Brot essen und anschließend mit weit geöffnetem Mund den Gestank einer Kloake in sich aufnehmen und eine Zeitlang im Mund behalten, dann sei man für den betreffenden Tag sicher.[4] Um das „Keichen" von Kindern zu behandeln, die schrieen, keine Luft mehr bekämen und sich im Gesicht dunkel verfärbten, setze man sie manchmal in das ausgehöhlte Innere eines frisch geschlachteten Ochsen.[5] In Leipa gäben die Leute als Stärkungsmittel Pimpernellen-Pulver in ihre Biersuppen,[6] und gegen Husten *manus Christi*.[7] Wer an einem „Katarrh" leide, dürfe nach allgemeiner Überzeugung („vulgaris opinio") den Kopf nicht nass werden lassen oder

---

1 Paracelsus, Grosse Wundartzney (1536), Vorrede.
2 Ausführlich hierzu Stolberg, Learning (2014).
3 Cod. 11183, fol. 495.
4 Cod. 11251, fol. 111r; die böhmische Praxis, zur Vorbeugung gegen die Pest gezielt die fauligen Gerüche einer Kloake einzuatmen, erwähnte Handsch auch an andere Stelle (Cod. 11205, fol. 80v; Cod. 11240, fol. 145r, „bohemi ad praeservationem olfaciunt cloacam").
5 Cod. 11183, fol. 205r.
6 Cod. 11006, fol. 184v.
7 Cod. 11183, fol. 190r.

ein Bad nehmen.[8] Ausführlich beschrieb Handsch, wie die Frauen die „Nabelverstürzung" behandelten, ein Krankheitsbild, das die Ärzte gar nicht kannten; wie sie den Bauch mit den Händen vom Nabel zum Rücken hin ausstreiften und dort die Haut zusammenkniffen und anhoben oder dem Kind, am Boden sitzend, mit dem Knie in den Rücken drückten und die Bauchhaut nach hinten zogen, bis „es" aufplatzte.[9] Fieberkranke pflege man in eine Decke zu hüllen, damit die Fieberhitze den Körper verlasse; gemeint war vermutlich mit dem Schweiß.[10] Kinder, die an Würmern litten, hätten große Bäuche, tränken viel, seien blass, schreckten im Schlaf auf und weinten oft, hörte er von einem Mann, der eine Arznei gegen Würmer verkaufte.[11]

Noch viel zahlreicher waren Handschs Einträge zu den Arzneien und Hausmitteln, die einzelne Laienheiler zur Vorbeugung und Behandlung verschiedener Krankheiten einsetzten oder empfahlen. Handsch sammelte sie, zusammen mit Mitteln, die er ärztlichen Kollegen verdankte, unter anderem in seinem *Liber experimentorum*, einer Sammlung bewährter Arzneimittel, um sie gegebenenfalls später bei seinen Patienten anwenden zu können.[12] Darunter waren beispielsweise ein „höchst sicheres Mittel", mit dem ein Mönch Nagelbettentzündungen (*panaritia*) behandelte[13] und ein „Geheimmittel" zur Förderung des Harnflusses.[14] Er verzeichnete den Fall eines Jungen mit Blasensteinen, dessen Leiden ein Laienheiler mit einer nach Balsam und Wacholder riechenden Salbe erleichterte.[15] Ein Leipaer Mitbürger sagte Handsch, der Rauch von brennendem Absinth sei ein verlässliches Heilmittel gegen Kopfweh, wenn man ihn in Mund und Ohren blase.[16] Der Witwe eines königlichen Richters verdankte Handsch ein Rezept für eine „linde Purgatz auch fur schwangere Frauen"; es handelte sich um eine Abkochung aus Senna, Süßholz, Salbei, Ysop und weiteren Pflanzen.[17] Eine Köchin erzählte ihm von der erfolgreichen Behandlung von Mundgeschwüren mit einem süßen Lecksaft, der unter anderem Honig und Eisenrost enthielt.[18] Die Weitmüllerin heilte kalte Fieber mit Benediktenkraut.[19] Von ihr hörte Handsch auch, dass die Blüten der Zichorie gut gegen Gelbsucht wirkten.[20]

Mit besonderer Hochachtung kam Handsch in seinen Innsbrucker Jahren auf die heilkundliche Praxis seiner dortigen Hauswirtin zu sprechen. „Meine Wirtin kennt

---

8 Cod. 11183, fol. 397v.
9 Cod. 11205, foll. 117v-118r; weitere Erwähnungen und Fälle Cod. 11183, fol. 62r und fol. 138v.
10 Cod. 11183, fol. 474r.
11 Cod. 11183, fol. 296r.
12 Cod. 11251.
13 Cod. 11183, fol. 271.
14 Cod. 11251, fol. 31r.
15 Cod. 11205, foll. 105r-v.
16 Cod. 11183, fol. 240v.
17 Cod. 11183, fol. 240v.
18 Cod. 11183, fol. 135r.
19 Cod. 11183, fol. 243v.
20 Cod. 11183, fol. 243v.

viele Arzneien", meinte er.²¹ Beispielsweise kam einmal eine junge Frau mit „Ischias" in ihr Haus und bat um Rat. Handschs Wirtin diagnostizierte einen „kalten Fluss" und verschrieb ihr warmes Wacholderöl.²² Binnen acht Tagen brachte sie mit Benediktenkraut ein hässliches Geschwür zur Abheilung, an dem ein Patient seit Jahren gelitten hatte.²³ Handsch lernte von ihr auch, dass Erdbeerwasser gut war, wenn „einem eng umb die Brust" war.²⁴

Handsch nahm das Wissen und die Erfahrungen der Laienheiler und selbst die Behandlungsempfehlungen gewöhnlicher Laien also ganz offensichtlich ernst. Als er von einer Frau hörte, die ein hässliches Beingeschwür erfolgreich mit den Blättern einer bestimmten Pflanze behandelt hatte, die ihr eine alte Frau empfohlen hatte, bat Handsch sogar einen Apotheker um Hilfe bei der Identifizierung der Pflanze.²⁵ Diese Haltung stand in markantem Widerspruch zu den erwähnten heftigen Angriffen auf das „mörderische" Treiben der „unwissenden" *empirici* im veröffentlichten Schrifttum. Dort finden wir nur selten Passagen, in denen ein gelehrter Arzt den Laienheilern, den *empirici* und *vetulae*, eine wirksame, erfolgreiche Behandlung zuschrieb oder zumindest deren Empfehlungen ernst nahm. Angesichts der wachsenden Wertschätzung für empirisches Wissen innerhalb der ärztliche Medizin gab es jedoch gute Gründe für einen unvoreingenommenen Umgang mit dem Erfahrungswissen der Laienheiler. Ihre Heilerfolge ließen sich nicht einfach vom Tisch fegen.

Handsch war denn auch in guter Gesellschaft. Man sehe „manchmal alte Frauen, die mit Kräuterabkochungen viel erreichen", erklärte der berühmte Paduaner Professor Vettore Trincavella seinen Studenten.²⁶ Bei einer schweren Ruhrepidemie im Jahr 1541, so hörte Handsch auch von dem nicht minder berühmten Gabriele Falloppia, hätten die Ärzte alle möglichen Mittel eingesetzt. Am besten von allen habe aber das einfache Mittel einer alten Frau gewirkt, das aus Kohl und Speck hergestellt worden sei; die Kranken seien binnen dreier Tage genesen.²⁷ Auch andernorts legten Ärzte abseits der Öffentlichkeit eine bemerkenswerte Unbefangenheit an den Tag. Der englische Arzt John Symcotts (um 1592–1662) verzeichnete in seinem privaten Notizbuch wiederholt, Kenntnisse und Erfahrungen, die er Laienheilerinnen verdankte, und dokumentierte deren Behandlungen; selbst eine Bettlerin geriet ihm zur Gewährsfrau für die Herstellung eines Medikaments.²⁸

---

21 Cod. 11251, fol. 112v.
22 Cod. 11251, fol. 112r.
23 Cod. 11251, fol. 114v.
24 Cod. 11251, fol. 112v.
25 Cod. 11183, fol. 45v.
26 Cod. 11238, fol. 88r.
27 Cod. 11251, fol. 30r.
28 Poynter/Bishop, A seventeenth-century doctor (1951), S. 54–55 und S. 80–81; noch im 18. Jahrhundert machte sich der Nürnberger Arzt Götz das Erfahrungswissen gewöhnlicher Frauen zu eigen (Kinzelbach/Neuner/Nolte, Knowledge (2016), S. 109).

Ein alter höfischer Leibarzt erzählte Handsch sogar, wie er sich selbst in seiner Wassersucht den Künsten einer alten Heilerin anvertraute, die angeblich schon viele Wassersüchtige geheilt hatte. Es habe ihm „nicht sonderlich wehe gethan", aber „wenn er hett unter die lincken Rippen gegriffen, so hett er es gemerckt wie eyn Eye, der Athem ist ym schwer gewesenn, so er ist ein Stigen aufgangen". Der Bauch sei „aufgelauffen allwegen nach Essens, unnd allwegs frue ist er ym kleyner gewesenn". Die alte Frau ließ ihn ein Öl einnehmen und hieß ihn, Leinen im eigenen Harn zu tränken und aufzulegen. Statt des eigenen Harns nahm der Mann den eines gesunden Buben. Nach acht Tagen sei die Milz geheilt, er selbst allerdings noch schwach gewesen.[29]

Manchmal gebrauchte Handsch im Zusammenhang mit seinen Begegnungen mit Laienbehandlern sogar ausdrücklich Formulierungen wie „ich habe gelernt" oder „er hat mich gelehrt". So notierte er in einem Eintrag, was ihn der Leipaer *empiricus* über die Anwendung von Antimon „gelehrt" habe. Handsch hatte etlichen Patienten Antimon gegeben, aber anstatt des erhofften reichlichen Stuhlgangs hatte sich Erbrechen eingestellt. Er müsse Mastix beigeben, sagte ihm der *empiricus*, dann werde er sein Ziel erreichen.[30] Der *empiricus* „lehrte" ihn auch das Rezept für eine Purganz, die oft „ynn kalten Flussen" verwendet werde.[31] Von einem Müller aus dem Innsbrucker Umland „lernte" Handsch, dass es kein besseres Mittel gegen die „Bräune" („Breun") gab als den Saft von drei Krebsen.[32]

Manche Laienheiler verfügten zudem über spezielle Kenntnisse und Fertigkeiten, die die meisten gelehrten Ärzte von vornherein nur beschränkt oder gar nicht für sich in Anspruch nehmen konnten. Dazu zählte beispielsweise die Herstellung von öligen Essenzen aus Wacholder und anderen Pflanzen durch Destillation.[33] Handsch lobte das schonende Verfahren, mit dem die alten Frauen gewöhnlich Rosenwasser aus den Blütenblättern destillierten und beschrieb es im Detail.[34] Ausführlich schilderte er auch, wie er sich 1558 mit dem *empiricus* in Leipa zusammentat, um arzneiliches Antimon herzustellen.[35] Wertvoll waren die speziellen Erfahrungen und Fertigkeiten von Laienheilern, wie wir gesehen haben, nicht zuletzt im Umgang mit einer Krankheit, über die sich die antiken Autoritäten nicht geäußert hatten, nämlich der Franzosenkrankheit. Handsch erwähnte insbesondere eine Reihe von jüdischen Heilern,

---

29 Cod. 11205, 220v-221r. Handsch nannte ihn Dr. Michael Cadanensis; „Cadanensis" dürfte auf die Herkunft aus Kaaden, dem heutigen Kadaň, nicht weit von Annaberg verweisen, nicht auf den Nachnamen.
30 Cod. 11205, foll. 122v-123r, „docuit me empiricus Lippensis".
31 Cod. 11205, fol. 519a v, „docuit me empiricus Laurentius".
32 Cod. 11251, fol. fol. 112r; der Eintrag findet sich in einem Abschnitt zu den „bewährten Mitteln, die ich in Innsbruck lernte" („experimenta quae didici Oeniponte"). Unter „Bräune" verstand man damals meist Erkrankungen des Rachens mit Beschwerden, die jenen ähnelten, die wir heute einer Diphtherie zuschreiben würden.
33 Cod. 11240, fol. 132r.
34 Cod. 11205, fol. 139v.
35 Cod. 11205, fol. 131v und fol. 132a v.

die sich mit der Behandlung von Franzosenkranken befassten. Handsch sah ihnen bei der Behandlung zu und notierte, was sie ihm erzählten.[36]

Eine gemeinsame Welt?

Lange Zeit hat die medizinhistorische Forschung, oft mit klaren Wertungen versehen, ein dichotomisches Bild der vormodernen Medizin gezeichnet. Auf der einen Seite stand die „wahre" Medizin der Ärzte, aus der langfristig die moderne Medizin hervorging, auf der anderen die vorwiegend mündlich weitergegebene, stark durch „abergläubische" Praktiken geprägte „Volksmedizin". Dieses Bild ordnete sich ein in die umfassendere Vorstellung eines Neben- und Gegeneinander von Elitekultur und „Volkskultur" in der vormodernen Gesellschaft. Die jüngere sozial- und kulturgeschichtliche Forschung hat solche Dichotomien grundlegend in Frage gestellt.[37] In der medizinhistorischen Forschung ist im Zuge dieser Entwicklung der Begriff der „Volksmedizin" als solcher in die Kritik geraten und mit ihm die Vorstellung, es habe überhaupt so etwas wie eine eigenständige, von der ärztlichen Medizin abtrennbare Medizin des „gemeinen Manns" gegeben.[38] Neuere Arbeiten zeichnen vielmehr das Bild einer vormodernen medizinischen Welt, die gelehrte Ärzte und gewöhnliche Zeitgenossen gemeinsam bewohnten, in der sich keine klare Trennlinie ziehen lässt zwischen der medikalen Laienkultur und der gelehrten ärztlichen Medizin.[39]

Die vorliegende Untersuchung bestätigt diese These von einem gemeinsamen medizinischen Weltbild in wesentlichen Punkten. Gewiss, es gab einige markante Unterschiede. Die Medizin der gelehrten Ärzte gründete, ungeachtet einer deutlich gewachsenen Wertschätzung für empirisches Wissen, in hohem Maße auf Buchgelehrsamkeit. Sie verfügte über ein komplexes, durch das antike hippokratisch-galenische Erbe und die aristotelische Philosophie geprägtes Theoriegebäude und über ein ausgefeiltes logisch-methodisches Instrumentarium. Ihre Krankheitskategorien waren sehr viel komplexer als die der Laien. Mehr noch, das gelehrte ärztliche Schrifttum – die Fieberlehre ist ein anschauliches Beispiel – beschrieb, differenzierte und erläuterte zahlreiche Krankheitsphänomene und Diagnosen, für die es in der Laienbevölkerung keinen Begriff, kein Äquivalent gab. Nicht zuletzt konnten sich die gelehrten Ärzte mit dem Aufstieg der Anatomie auf immer genauere Kenntnisse der Struktur des menschlichen Körpers stützen. In der ärztlichen Praxis aber, im alltäglichen Umgang mit den Patienten und ihren Angehörigen herrschten, wie wir gesehen

---

36 Siehe oben, Kapitel Franzosenkranheit.
37 Burke, Popular culture (1979).
38 Stolberg, Probleme (1998); Wolff, Volksmedizin (1998).
39 Nagy, Popular medicine (1988), S. 52: ähnlich konnte für Frankreich Ramsey, Professional and popular medicine (1998) noch für die Zeit um 1800 keine klare Trennlinie ausmachen. Brockliss/Jones, Medical world (1997), bes. S. 16, sind zum gleichen Schluss gekommen, ebenso wie Gentilcore, Was there a „popular medicine" (2004).

haben, die Gemeinsamkeiten weithin vor. Die Ärzte griffen im Großteil der Fälle zu einer sehr begrenzten Zahl von Diagnosen, wie „Fieber", „Katarrh" oder „Fluss", „Verstopfung", „Wassersucht" oder „Gebärmuttererstickung", die auch Laien vertraut waren. Und sie führten die meisten Krankheiten auf unreine, unzureichend verkochte, faulige oder in anderer Weise verdorbene Krankheitsstoffe zurück, die auf eine Störung oder Unterbrechung des Säfteflusses im Körper und der Ausscheidungen, auf einen schwachen, zu kalten oder durch die aufgenommene Nahrung überforderten Magen oder seltener auch auf eine übermäßig erhitzte Leber zurückgingen oder als Kontagien von außen in den Körper eindrangen. Diese Krankheitsstoffe, so erklärten die Ärzte den Kranken in einer auch für Laien verständlichen, bildhaften Sprache, verteilten sich im Geblüt oder sie sammelten sich an bestimmten Orten im Körper an. Dort konnten sie weiter verderben, sich zu Tumoren verhärten oder krankmachende Dämpfe freisetzen. Für die erfolgreiche Behandlung war es somit, das sahen Ärzte und Laien ganz ähnlich, in den meisten Fällen vordringlich, die Krankheitsstoffe zu entleeren, Verstopfungen aufzulösen und geschwächte Organe, den Magen, das Herz und/oder das Hirn zu stärken.

Die weitreichende Übereinstimmung zwischen den (handlungsleitenden) Krankheitsvorstellungen der Ärzte und jenen der Laien wirft die Frage nach den Gründen für diese Gemeinsamkeiten auf. Ein erster wichtiger Faktor – das legt auch der Vergleich mit der ganz anders gearteten Medizin nicht-westlicher Kulturen wie der traditionellen indischen oder chinesischen nahe – war zweifellos das gemeinsame kulturelle Erbe. Viele der fundamentalen Vorstellungen über die Entstehung und Behandlung von Krankheiten, die die medizinische Welt der Renaissance prägten, und selbst der therapeutische Einsatz zahlreicher Arzneipflanzen finden sich bereits in der Antike. Es ist gut möglich, ja, wahrscheinlich, dass die antiken Ärzte zu ihrer Zeit Bilder, Vorstellungen und Erfahrungen aus der zeitgenössischen medikalen Laienkultur aufgriffen und verschriftlichten. In der Folgezeit kam es umgekehrt in der Laienwelt zweifellos immer wieder zu Übernahmen aus der gelehrten Medizin, auch wenn sich diese für die weitgehend oral und durch routinisierte Praktiken tradierte medikale Laienkultur schwer nachweisen lassen. Die Popularität, die „chemisch" hergestellte Arzneien im 16. Jahrhundert unter der breiten Bevölkerung entfalteten,[40] und der Aufstieg der „Nerven" seit dem ausgehenden 17. Jahrhundert[41] belegen für die Frühe Neuzeit sehr anschaulich, dass auch die medikale Laienkultur grundsätzlich wandlungsfähig und offen für Neuerungen war. Selbst die überragende Bedeutung der Harnschau in der frühneuzeitlichen medikalen Laienkultur kam allem Anschein nach nicht aus der „Volksmedizin", sondern verdankte sich entscheidend der hohen Wertschätzung für die Harnschau in der gelehrten ärztlichen Medizin des Mittelalters.

Meine Untersuchung der ärztlichen Praxis in der Renaissance hat aber auch klare Anhaltspunkte dafür zutage gefördert, dass sich die gelehrten Ärzte in wichtigen

---

40 Vgl. Eamon, Science (1994).
41 Stolberg, Homo patiens (2003), S. 213–260.

Punkten ihrerseits auf die medizinische Welt der Laien zubewegten. Den Forschungen von Nancy Siraisi, Danielle Jacquart, Luke Demaitre, Chiara Crisciani, Joel Agrimi und anderen zufolge nahm die Lehre von der „Dyskrasie" oder „Intemperies", also vom gestörten Gleichgewicht der vier natürlichen Säfte und der vier Primärqualitäten im Körper, in der mittelalterlichen ärztlichen Krankheitslehre noch eine sehr prominente Stellung ein.[42] Überlieferte Konsilien legen nahe, dass die mittelalterlichen Ärzte sich auch in ihrer Praxis weit stärker auf die althergebrachte Gleichgewichtslehre stützten als die Ärzte der Renaissance. Und wie wir gesehen haben, spielte diese Lehre in den universitären Vorlesungen des 16. Jahrhunderts, die sich vor allem auf den Kanon der überkommenen ärztlichen Literatur stützten, noch eine deutlich gewichtigere Rolle als in der konkreten ärztlichen Praxis. Mit anderen Worten, die Vorstellung von einer körperfremden Krankheitsmaterie, deren Mobilisierung und Entleerung als entscheidend für eine erfolgreiche Behandlung galt, war zwar alt, ihre im Vergleich zur Dyskrasie- und *Intemperies*-Lehre überragende Bedeutung für die ärztliche Praxis im 16. Jahrhundert stellt sich jedoch als das Ergebnis einer relativ neuen Entwicklung innerhalb der gelehrten ärztlichen Medizin dar.

Diese Entwicklung lässt sich nicht befriedigend auf die bessere Erschließung der antiken Tradition durch den medizinischen Humanismus zurückführen. Die (Wieder-) Entdeckung der Werke von Galen, Hippokrates und anderen antiken Autoren kann die merkliche Akzentverlagerung nicht erklären, hin zur Deutung von Krankheiten als Folge von unreinen, fauligen, verdorbenen und in anderer Weise widernatürlichen Krankheitsstoffen und deren Genese und Anhäufung im Körper aus unzureichender Verkochung, Verstopfungen und gestörter Ausscheidung. Die einzige plausible Erklärung für diese Akzentverlagerung, so scheint mir, ist, dass diese Vorstellungen schon seit geraumer Zeit in der zeitgenössischen Laienwelt vorherrschten und nunmehr, im Zeitalter der Renaissance, verstärkt in die gelehrte ärztliche Medizin Einzug hielten. Dann stellt sich freilich sofort eine weitere Frage: Was könnte die studierten Ärzte veranlasst haben, den unter Laien vorherrschenden Krankheitsauffassungen in der alltäglichen Praxis vermehrtes, ja, entscheidendes Gewicht zuzubilligen und das überkommene, immerhin theoretisch-naturphilosophisch begründete und auf die großen Autoritäten gestützte Gleichgewichtsmodell zu entwerten?

Die Antwort auf diese Frage muss sich zwangsläufig darauf beschränken, einige Hypothesen zu formulieren. Ein wichtiger Faktor war zweifellos die Sozialisation der Ärzte. Wie Peter Burke vor Jahren in einem wegweisenden Aufsatz hervorgehoben hat, nahmen die gebildeten Oberschichten im 17. und 18. Jahrhundert allmählich Abstand von der „Volkskultur" der „einfachen Leute". Im 16. Jahrhundert aber prägte diese „Volkskultur" noch weitgehend die Vorstellungswelt und das alltägliche Handeln aller Zeitgenossen. Eine wachsende gebildete Elite hatte nur zusätzlich Zugang auch

---

[42] Joel Agrimi und Chiara Crisciani, zwei der besten Kenner der mittelalterlichen medizinischen Theorie und Praxis, bezeichnen diese Lehre ausdrücklich als die vorherrschende (Agrimi/Crisciani, Malato (1980), S. 39).

zu einer zweiten, großteils aus der Antike geschöpften Kultur der Gelehrsamkeit.[43] Für die Ärzte hieß das, dass sie an beiden Welten teilhatten, ganz besonders für jene rasch zunehmende Zahl von Ärzten, die aus vergleichsweise einfachen Verhältnissen stammten. Von Kindheit an, über rund zwei Jahrzehnte, wurden sie in die von allen Zeitgenossen geteilte „Volkskultur" hineinsozialisiert, auch im Hinblick auf die Vorstellungen und Praktiken, die den Umgang mit dem Körper und seinen Krankheiten prägten. Wie alle Zeitgenossen wuchsen sie mit den herrschenden Krankheitsvorstellungen auf, die auch für sie zu unhinterfragten, selbstevidenten Wahrheiten wurden. Sie erlebten tagtäglich, wie die Menschen um sie herum den überkommenen diagnostischen und therapeutischen Praktiken vertrauten und nach der Einnahme von Arzneien und nach Aderlässen oder auch nach einem sympathetischen Heilritual oder dem Aussprechen eines Heilsegens tatsächlich wieder gesund wurden. Die kritische Haltung gegen laienmedizinische Praktiken und Praktiker, die sie als Ärzte in ihren Veröffentlichungen zum Ausdruck brachten, resultierte aus ihren akademischen Studien und war Teil ihrer professionellen Identität. Sie konnte aber schwerlich die Vorstellungen und Bilder vom Körper und seinen Krankheiten und die Verwurzelung in der überkommenen medizinischen Laienkultur gänzlich verdrängen, mit denen die Ärzte aufgewachsen und die ihnen zur zweiten Natur geworden waren.[44]

Die veränderten Machtkonstellationen auf dem zeitgenössischen Gesundheitsmarkt dürften das Ihrige beigetragen haben. In zwei vielzitierten Beiträgen hat der britische Soziologe Nicholas Jewson anhand von britischen Quellen grundlegende Thesen zum frühneuzeitlichen Arzt-Patienten-Verhältnis formuliert. Die Ärzte, so Jewson, hätten damals nur eine kleine Zahl von gesellschaftlich hochstehenden Patienten behandelt, zu denen sie in einem Patronage-Verhältnis gestanden hätten. In dieser Situation hätten sie sich weitgehend den Wünschen und Präferenzen ihrer Patienten anpassen müssen, um sich deren Wohlwollen zu erhalten und sich einen ausreichenden Verdienst zu sichern.[45] Jewsons Thesen sind in manchen Punkten zu Recht kritisiert worden. Von einem vorherrschenden „Patronageverhältnis" zwischen den Patienten und ihren gelehrten Ärzten kann in England wie auf dem europäischen Kontinent in seinem Untersuchungszeitraum nicht die Rede sein. Die wenigsten Ärzte waren vom Wohlwollen einzelner hochrangiger Patienten abhängig. Selbst die kaiserlichen und königlichen Leibärzte behandelten in der Regel nicht nur den Herrscher und seine Familie, sondern auch Kranke in der jeweiligen Residenzstadt. Wie Handschs Notizen, ärztliche Praxisjournale und publizierte Fallgeschichten deutlich machen, suchten weite Teile der Bevölkerung zumindest punktuell Rat bei einem Arzt.

---

43 Burke, Popular culture (1978), S. 23–28 und zu den langfristigen Veränderungen S. 244–286.
44 Analog stellt Helman, Culture (2007), S. 125 für die moderne Medizin fest, die Ärzte seien selbst „also part of the ‚folk' world for most of their lives – both before and after graduating from medical school. Both as individuals and as members of a particular family, community, religion or social class, they bring with them a specific set of ideas, assumptions, experiences, prejudices and inherited folklore, and this can greatly influence their medical practice."
45 Jewson, Medical knowledge (1974); idem, Disappearance (1976).

Hiob Finzel behandelte im kleinen Zwickau innerhalb von siebzehn Jahren um die 6.000 verschiedene Patienten.[46]

Dennoch erweisen sich Jewsons Thesen als hilfreich für das Verständnis der Motive, die die Ärzte dazu bewegen konnten, sich den Vorstellungen und Praktiken der Laien anzunähern. Zwar lässt sich die Arzt-Patienten-Beziehung damals nur ausnahmsweise als Patronage-Verhältnis charakterisieren. Richtig ist jedoch, dass die Patienten eine vergleichsweise starke Stellung hatten und zwar aus einem einfachen Grund: Sie hatten die Wahl. In den größeren Städten wirkten regelmäßig diverse Ärzte nebeneinander und selbst dort, wo nur ein einziger Arzt praktizierte, konnten die Patienten in der Regel auch einen Bader oder Barbier oder einen der zahlreichen Laienheilern konsultieren oder sich mit Hausmitteln begnügen. Eine wachsende Zahl von studierten Ärzte ließ sich im 16. Jahrhundert zudem an Orten nieder, an denen bisher kein Arzt tätig gewesen war und an denen die Bader, Barbiere und Laienheiler bislang unangefochten die gesamte medizinische Versorgung gesichert hatten. Zugleich veränderte sich die Bedeutung des Medizinstudiums als entscheidende Grundlage für den sozialen und wirtschaftlichen Status. Zählten die mittelalterlichen Ärzte vielerorts noch zu einer kleinen Elite und konnten sich ihren Unterhalt nicht selten durch kirchliche Pfründen sichern, mussten sich die meisten Ärzte des 16. Jahrhunderts zumindest großteils vom Erlös ihrer praktischen Tätigkeit ernähren. Obendrein lebten die meisten Ärzte nicht mehr zölibatär, sondern gründeten Familien. Sie hatten nun oft mehrere Münder zu füllen und die Mitgift und Ausbildung ihrer Töchter und Söhne zu sichern. In dieser Situation, in der die Ärzte stets damit rechnen mussten, dass die Kranken sich von ihnen abwandten, wenn ihnen die ärztliche Diagnose oder Behandlung nicht behagten, war der Anreiz groß, sich das Wohlwollen der Patienten und ihrer Angehörigen durch Diagnosen, Erklärungen und Behandlungsverfahren zu sichern, die deren Erwartungen und Präferenzen entgegenkamen und sich gut in deren medizinisches Weltbild einfügten.

Warum aber konnten die Ärzte nicht das überkommene Gleichgewichtsmodell in der Laienwelt durchsetzen? Was machte die Erklärung von Krankheiten als Folge von rohen, unreinen oder verdorbenen Krankheitsstoffen, die es aus dem Körper zu entleeren galt, so attraktiv, dass sich die Ärzte in diesem Punkt ihrerseits den Vorstellungen ihrer Patienten annähern mussten? Man könnte hier auf Mary Douglas' berühmte Studie *Purity and danger*[47] zurückgreifen. Die körperfremden oder zumindest unzureichend verkochten und assimilierten Krankheitsstoffe im Körperinneren, denen die Laien die meisten Krankheiten zuschrieben, waren, im Sinne von Douglas' berühmter Definition von „Schmutz" „Materie am falschen Ort" („matter out of place") und als solche unrein. Nach Douglas lässt sich die kollektive Angst vor Schmutz und Unreinheit ihrerseits regelhaft als Ausdruck der Erfahrung einer Grenzverletzung, einer Bedrohung nationaler, ethnischer oder kultureller Identitäten begreifen. Dou-

---

46 Stolberg, A sixteenth-century physician (2019).
47 Douglas, Purity and danger (1978).

glas Biow hat in diesem Sinne die Wertschätzung für saubere Straßen und Plätze und die Maßnahmen, die italienische Städte der Renaissance gegen den allgegenwärtigen Schmutz ergriffen, als Reaktion auf die Erfahrung vielfältiger Grenzverletzungen gedeutet. Er hat auf die damaligen Kämpfe zwischen den Stadtstaaten hingewiesen, auf die steigende soziale Mobilität, auf die Veränderungen in der Familienstruktur und auf die alle Grenzen überschreitenden Pestzüge.[48]

Die Wahrnehmung einer Gefährdung der Grenzen des Gemeinwesens lässt sich allerdings, unterschiedlich intensiv, an nahezu jedem Ort der Welt zu fast jedem beliebigen Zeitpunkt in der Geschichte aufzeigen. Die beste Erklärung für die besondere Anziehungskraft und Beharrlichkeit der skizzierten Vorstellungen und Bilder von einer körperfremden, krankmachenden Materie, die es zu entleeren galt, scheint mir eine andere, im weiteren Sinne phänomenologische, also auf die subjektive Leiberfahrung abzielende. Man wird hier vorsichtig sein müssen: Auch die scheinbar naturgegebene subjektive Leiberfahrung ist kulturell geprägt und überformt. Die von frühneuzeitlichen Patienten geschilderten und von uns heute so nicht mehr nachvollziehbaren körperlichen Empfindungen einer aufsteigenden Gebärmutter beispielsweise oder heißer Dämpfe, die sich den Weg nach oben bahnten, belegen das eindrucksvoll.[49] Im Vergleich zur Deutung von Krankheiten als Folge eines Ungleichgewichts der Säfte und Qualitäten treten jedoch klare Vorzüge der Lehre von unreinen, widernatürlichen Krankheitsstoffen zutage. Das humoralpathologische Gleichgewichtsmodell gründete auf einem Verständnis von Krankheit als gradueller Abweichung von einem für den jeweiligen Menschen ideal gedachten Gleichgewichtszustand. Krankheit affizierte hier den Körper insgesamt und damit den Menschen als Ganzes. Die Erklärung von Krankheit als Folge von unreinen, unzureichend verkochten, fauligen oder in anderer Weise körperfremden Materien fügte sich dagegen vorzüglich ein in ein ontologisches Krankheitsverständnis. Hier war nicht der Leib als solcher krankhaft verändert, sondern die Krankheit war etwas, was er vorübergehend „hatte", was ihm von außen zustieß, ja, womöglich wie ein fremdes Wesen buchstäblich in ihn eindrang. Das hieß zugleich, dass die Krankheit wirksam und dauerhaft besiegt werden konnte, indem der Krankheitsstoff mobilisiert und nach außen entleert wurde.

Die reinigende, erlösende Wirkung solcher Entleerungen glaubten die Zeitgenossen buchstäblich mit ihren Sinnen am eigenen Leib erfahren zu können. Sie fühlten sich erleichtert und befreit, eine Empfindung die vermutlich viele Menschen auch heute noch in manchen Situationen nachempfinden können. Das schwarze, schleimige Blut beim Aderlass, die schleimige, gallige Materie, die beim Erbrechen entleert wurde, der zuweilen grünlich oder gelblich verfärbte Auswurf, der unangenehme Schweißgeruch, der Unrat, der aus dem Darm nach außen trat, die unappe-

---

[48] Biow, Culture (2006).
[49] Stolberg, Homo patiens (2003); siehe auch die klassische Studie von Norbert Elias zur Entstehung des modernen „homo clausus" (Elias, Prozeß (1979)).

titliche Materie, die aus Pusteln und Eiterbeulen abfloss, all das unterstrich zudem immer wieder aufs Neue, das sich der Körper aus eigener Kraft oder von Menschenhand unterstützt von Unrat befreite – und anschließend in den allermeisten Fällen genas.

Kein anderes Erklärungsmodell in der Geschichte der abendländischen Medizin, so möchte ich behaupten, korrespondierte so passgenau und unmittelbar mit dem subjektiven Erleben der Menschen,[50] weder das antike und mittelalterliche Gleichgewichtsmodell noch die späteren iatrochemischen und mechanistischen Theorien und schon gar nicht die moderne Biomedizin. Kein anderes Erklärungsmodell sprach im gleichen Maße unmittelbar die Sinne an und vermittelte in vergleichbarer Weise ein Gefühl von Kontrolle. Krankheit widerfuhr und besetzte den Körper hier von außen, als etwas Körperfremdes, in Gestalt eines stofflich greifbaren Agens. Der naturgegebene, gesunde Kern bleib davon unberührt. Gelang es den den Krankheitsstoff unschädlich zu machen und den Körper von ihm zu reinigen, dann beseitigte man auch die Krankheit und der Mensch war wieder heil.

Hexerei und Magie

Ärzte und Laien teilten also die wesentlichen Grundannahmen über die Entstehung und Behandlung der Krankheiten, ja, allem Anschein nach bewegten sich die Ärzte sogar ihrerseits auf die medizinische Vorstellungswelt der Laien zu. In einem wichtigen Teilbereich legen Handschs Aufzeichnungen und andere Quellen allerdings eine Nuancierung der These von einem einheitlichen medizinischen Weltbild nahe, nämlich in Bezug auf den Glauben an angehexte Krankheiten und an die Wirksamkeit von Zauber- und Segenssprüchen, Amuletten und anderen magischen Praktiken. Selbst hier lässt sich keine scharfe Trennlinie ziehen zwischen einer Laien- oder „Volks"-Medizin auf der einen Seite und einer gelehrten ärztlichen Medizin auf der anderen. Die studierten Ärzte nahmen jedoch tendenziell eine deutlich skeptischere Haltung ein.

Der Glaube an angehexte oder „angetane" Krankheiten war in der damaligen Bevölkerung offenbar verbreitet. Handsch und seine Kollegen begegneten ihm immer wieder. Vor allem ungewöhnliche und hartnäckige Krankheitserscheinungen weckten Verdacht. So sah Handsch mit Mattioli einen etwa 50-jährigen Landmann, der seit Jahren fast jeden Monat einen seltsamen Anfall erlitt: Ihm wurde übel und er hatte starke Schmerzen am linken Oberschenkel. Er aß dann tagelang nichts und stand bewegungslos und wortlos an die Wand gelehnt, bis er ohnmächtig zusammenbrach.

---

50 Wear, Popularized ideas (1986), S. 238 kommt für das 17. Jahrhundert zu einem ganz ähnlichen Schluss. Die damalige Medizin, so Wear, „was very close to people's perceptions and sensations of illness". Purgieren und Aderlass etwa „both allowed the patient to see for himself superfluous humours being removed. If one believed that there was a mass of impurity in the body, what better for the patient than actually to see it leaving?"

„Es sticht on Underlaß", klagte der Mann, „kan nicht durch." Im Anfall sei ihm, als liege ein wildes Tier auf ihm, aber er könne sich nicht bewegen und strample in größter Angst mit den Füßen. Der Kranke vermutete, es handle sich um ein angetanes Leiden, um ein *maleficium*, wie Handsch diesen Verdacht wiedergab. Die Geliebte seines Vater habe einst seiner Mutter ein *maleficium* bereitet und er fürchte, es sei auf ihn übergegangen.[51]

Das war kein Einzelfall. Ein impotenter Dekan glaubte sich von einer Magd verhext.[52] Als ein junger, kräftiger Mann in höfischen Diensten vom Wahnsinn erfasst wurde, glaubten die Leute, er sei von einer gewissen Frau verhext („maleficiatum") worden.[53] Selbst die vornehme Frau von Hungerkasten fragte sich, ob ihr womöglich die Geliebte ihres Mannes die schweren Kopfschmerzen und weitere Beschwerden angehext habe.[54] Eine andere Adlige suchte Willenbrochs und Mattiolis Hilfe, weil sie seit acht Tagen nicht mehr schlafen konnte und außerdem zitterte. Auch sie glaubte, es handle sich um ein *maleficium*. Handschs Stiefmutter zufolge wurde Johanniskraut (*hypericum perforatum*) auch „Unser Libfrauenwurtz" genannt, weil es Wöchnerinnen gegen teuflische *maleficia* helfe.[55] Selbst ein alter Mann, der nur an Brennen beim Wasserlassen litt, glaubte, das sei Folge des *maleficiums* einer Nachbarin.[56]

Handsch und die Ärzte in seinem Umfeld hegten keine grundlegenden Zweifel, dass Krankheiten angetan oder angehext werden konnten. Handsch war stolz auf ein Mittel, das er sich gegen den Liebeszauber ausgedacht hatte, der Neuvermählte wie seinen Schwager Heinrich impotent machte. Man müsse Johanniskraut als „fuga daemonum" ins Bett des Mannes legen. Bei Lehners Hund, der zwei Wochen lang nicht gebellt hatte, habe Johanniskraut auch gewirkt; er belle wieder. Es helfe auch bei verhexten Schafen.[57] Mattioli erzählte Handsch wiederum von einem impotenten Ehemann, den er mit einem „Mittel gegen *maleficia*" aus Arnaldo de Villanovas Schriften geheilt habe.[58]

Die Existenz von Dämonen und Hexen war damals unter den Gebildeten allgemein anerkannt und unter Philosophen und Theologen Gegenstand eine hochdifferenzierten und nach dem damaligen Verständnis von Wissenschaft durchaus seriösen Diskussion.[59] Diese gelehrte Dämononologie übernahm Elemente aus der Laienkultur, entwickelte jedoch ein sehr komplexes Theoriegebäude, das Folter und die Todesstrafe für angebliche Hexen rechtfertigte.[60] Unter den Ärzten wurden jedoch zuneh-

---

51 Cod. 11183, foll. 288r-289v.
52 Cod. 11205, fol. 256v.
53 Cod. 11183, fol. 478v.
54 Cod. 11205, fol. 502r.
55 Cod. 11205, fol. 417v.
56 Cod. 11205, fol. 572r.
57 Cod. 11205, foll. 406r-v und fol. 417v.
58 Cod. 11183, fol. 117r.
59 Vgl. die umfassende Darstellung bei Clark, Thinking with demons (1997).
60 Institoris, Malleus (1511); Handsch kannte das Werk (Cod. 9666, fol. 141r; Cod. 11200, fol. 241v).

mend Zweifel laut. Zwar müsse man zugestehen, dass Dämonen den Körper angreifen könnten, erklärte Martin von Drembach (1500–1571) im Jahr 1548, aber es lasse sich nicht leugnen, dass das Wüten der *atra bilis*, der schwarzen Galle, bei Melancholiekranken ganz ähnliche Veränderungen hervorbringen könne.[61] Den angeblichen Hexen ihrerseits sprachen Johann Weyer und Thomas Erastus übernatürliche Fähigkeiten gänzlich ab. Sie könnten nicht aus eigener Kraft anderen Krankheiten anhexen. Eigentlicher Urheber ihrer vermeintlichen Missetaten sei vielmehr der Teufel. Er verstehe es mit großem Geschick, die Beteiligten so zu täuschen, dass sie glaubten, die betreffende Krankheit sei menschengemacht. Erastus forderte allerdings dennoch eine Bestrafung, weil die Frauen mit dem Teufel einen Pakt eingegangen seien.[62]

Ähnlich differenziert äußerten sich die Ärzte zu magischen und sympathetischen Heilverfahren. In der Bevölkerung kannte man ein breites Spektrum an magischen, sympathetischen und volksfrommen Praktiken.[63] Handsch notierte sich eine ganze Reihe von ihnen. So sagten die Leute, dass man die Haare eines tollwütigen Hunds in die Wunde legen müsse, wenn jemand von einem solchen Hund gebissen worden sei.[64] Von einem Hauptmann hörte er, dass Wunden, die von einem Messer, einem Schwert oder einem Nagel herrührten, nicht zu eitern begännen, wenn man die betreffende Waffe beziehungsweise den Nagel in ein Stück Speck stoße.[65] Ein Patient zeigte ihm ein Amulett, das ihn von Impotenz befreit habe.[66] Der Leipaer Stadtschreiber erzählte ihm von einer fieberkranken Frau, die umgehend genas, als ihr jemand ein Amulett mit einem heilkräftigen Zettel umhängte. „Ich Margaretha habe das Kalde", stand darauf geschrieben, „Donner, Pliz und hellisch Fewer komme in mich, so vergehts mich bald".[67] Ein Lehrer beim Grafen von Donin wusste von der heilkundlichen Verwendung von Galgenholz, begleitet von frommen Gebeten.[68] Selbst den Wortlaut unterschiedlicher Heilsegen fand Handsch aufzeichnungswürdig. Gegen Fieber nehme man drei Stück Brot, notierte er an einer Stelle. Auf das erste schreibe man „pax pater" und ein Kreuz und bete drei *Vaterunser* und drei *Ave Maria*, auf das zweite schreibe man „Amor. Amor filius", mit zwei Kreuzen bete dazu fünf *Vaterunser* und fünf *Ave Maria*, wegen der fünf Wunden Christi. Das dritte Stück schließlich versehe man mit einem „virtus spiritus sancti" und bete sieben *Vaterunser* und sieben *Ave Maria* hinzu, wegen der sieben Gaben des Heiligen Geistes.[69] Auch „schwarze Magie" fand Handschs Aufmerksamkeit, beispielsweise der Glaube, dass ein Mann

---

[61] Drembach, De atra bile ([1548]), conclusio XX.
[62] Weyer, De praestigiis (1564); Erastus, De lamiis (1578); vgl. Gunnoe, Debate (2002); zu Weyer vgl. Waardt, Johann Wier (2018) mit weiteren Literaturhinweisen.
[63] Vgl. am Beispiel des Saarraums Labouvie, Verbotene Künste (1992), bes. S. 95–110.
[64] Cod. 11183, fol. 218r.
[65] Cod. 11205, fol. 151r.
[66] Cod. 11183, fol. 87r.
[67] Cod. 11205, fol. 700v.
[68] Cod. 11183, fol. 2r.
[69] Cod. 11006, fol. 186r.

impotent wurde, wenn man in seine Kleidung eine Nadel einnähte, die dazu gedient hatte, eine Leiche in Tuch einzunähen.[70]

Die Ärzte begegneten solchen Verfahren teilweise mit einer gewissen Skepsis und verurteilten sie als „Aberglauben" oder, im Lateinischen, „superstitio".[71] Auch Handsch gebrauchte den Begriff gelegentlich. Mit „superstitio" markierte er beispielsweise am Rand einen Eintrag zu der Art und Weise, wie manche Leute Fieberkrankheiten behandelten. Wie er erfahren hatte, schälten sie ein hartgekochtes Ei und legten es in einen Ameisenhaufen. Wenn das Ei aufgezehrt sei, so behaupteten sie, ende auch das Fieber.[72] Auch die Überzeugung der Leute, wenn man einen Fieberkranken aus der Hand eines Scharfrichters trinken lasse, werde das Fieber aufhören, hielt er für Aberglauben („superstitio").[73] Mit dem deutschen Wort „Affenglauben" – damals ein gebräuchliches Synonym für „Aberglaube" – kommentierte er die Behandlung einer kindlichen „Nabelverstürzung" mit Hilfe einer Ofengabel, die auf den Nabel aufgebracht wurde, begleitet von den Worten „Richte dich ein Magen und Nabel wie dieser Sti[e]l ynn die Gabel ym Namen etc.":[74]

Handsch schilderte aber auch wiederholt den erfolgreichen Einsatz magischer, sympathetischer Verfahren, ohne kritische Distanzierung und ohne Zweifel daran anzudeuten, dass die Genesung tatsächlich auf diese Verfahren zurückzuführen war. So beschrieb er, wie seine vierjährige Nichte schwer an einem Fieber erkrankte. Sie hustete, erbrach sich und hatte starkes Nasenbluten. Um Letzteres zu stillen, habe eine gewisse Martha – vermutlich eine Magd – lange rote Fäden um die Knie, die Ellbogen, die Handgelenke und einige weitere Gelenke gebunden. Offenbar sollten die sympathetischen Wirkungen der Farbe Rot und des „Abbindens" den Blutfluss stoppen. Die Hoffnung erfüllte sich: Schon am nächsten Tag ging es dem Kind besser. Zwischenzeitlich kehrte das Nasenbluten zurück, hörte aber schließlich ganz auf.[75] Auch ein hoher Adliger wie Sigismund von Berka war mit dieser Praxis vertraut. Er schickte einem Kranken roten Faden und riet ihm, diesen um die Finger und um die Armgelenke zu wickeln.[76] Gleich an zwei verschiedenen Stellen vermerkte Handsch die heilsamen Wirkungen des Pfeffers, der auf dem Grab des Jaroslaw von Bernstein gewachsen sei. Man habe allen Fieberkranken im Dorf davon gegeben und alle seien von ihren Fiebern befreit worden.[77]

Auch Amuletten standen die Ärzte nicht grundsätzlich ablehnend gegenüber. Die klassische Zauberformel „Abracadabra" auf einen Zettel geschrieben und als Amulett

---

[70] Cod. 11183, fol. 210r; zum frühneuzeitlichen Liebeszauber siehe auch Hacke, Wirkungsmächtigkeit (2001).
[71] Zur Begriffsgeschichte: Grodzynski, Superstitio (1974).
[72] Cod. 11183, fol. 472r.
[73] Cod. 11205, fol. 469r.
[74] Cod. 11205, fol. 118r.
[75] Cod. 11183, fol. 208v.
[76] Cod. 11183, fol. 208v.
[77] Cod. 11183, foll. 188v-189r und fol. 240r.

um den Hals gehängt, hielt Handsch erklärtermaßen für ein wirksames Mittel gegen Fieberkrankheiten, auch wenn es ihm nicht tunlich schien, dies den Patienten und ihren Angehörigen zu offenbaren. Damit der Arzt nicht abergläubisch („superstitiosus") erscheine, solle er den Zettel, ohne Wissen des Kranken, in einen duftenden Apfel einbringen und ihm diesen um den Hals hängen.[78] Von Gallo hörte Handsch die Geschichte von einem gewissen Dr. Herdwig, gegen dessen hartnäckiges Viertagesfieber die Ärzte nichts ausrichten konnten. Als ihm schließlich eine alte Frau riet, ein Amulett zu verwenden, erlaubten die Ärzte das angeblich ausdrücklich. Am folgenden Tag war der Fieberanfall so heftig, dass der Kranke das Amulett schon wegwerfen wollte, doch danach blieben die Fieberanfälle aus.[79] Mit einem anderen sympathetischen Heilverfahren machte Gallo gute Erfahrungen bei einer jungen Frau, die an Zahnschmerzen litt. Handsch notierte sich anhand von Gallos Aufzeichnungen genau, wie man dabei vorgehen musste: Man schrieb das *tetragrammaton* auf ein Stück Papier – gemeint sind vermutlich die Buchstaben für das hebräische Wort für „Gott", vielleicht aber auch die Buchstaben I, N, R und I – und ließ zwischen den einzelnen Buchstaben jeweils etwas Platz. Anschließend schlug man mit einem Stein einen Hufnagel der Reihe nach durch die einzelnen Buchstaben, bis man den Buchstaben erreichte, bei dem der Schmerz nachließ. Solange man den Nagel dort belasse, werde der Schmerz wegbleiben.[80]

Die ältere Medizingeschichtsschreibung hat solche Hinweise auf eine Offenheit von studierten Ärzten für magische Verfahren oft beklagt und ihr Unverständnis darüber geäußert, dass selbst berühmte Autoren des 16. und 17. Jahrhunderts „abergläubischen" Vorstellungen anhingen. Für sie stand eine solche Haltung im Widerspruch zu der rationalen Medizin, aus der letztlich die moderne, naturwissenschaftliche Medizin hervorging. Der genauere Blick auf die zeitgenössischen ärztlichen Debatten führt freilich zu einem differenzierteren Urteil. Es waren keineswegs die ewig gestrigen Ärzte, die an Amulette und sympathetische Heilverfahren glaubten. Im Gegenteil, die Überzeugung von deren Wirksamkeit war im damaligen Kontext in mancher Hinsicht sogar die modernere. In ihr kam einmal mehr die Aufwertung empirischer Erkenntnis und die Hinwendung zu den *particularia*, den konkreten Dingen der Natur, zum Ausdruck. Die vielfältigen verborgenen Kräfte und Wirkvermögen in den Dingen der Natur, das war ein Grundprinzip dieser empirisch begründeten Naturphilosophie, ließen sich nur durch die Beobachtung der Wirkungen erkennen und im Rahmen einer *magia naturalis* erschließen und nutzbar machen.[81] Die ebenso unerklärliche wie unbezweifelbare Anziehungskraft des Magneten auf Eisen und die lähmende Kraft des Torpedofischs (der nach heutigem Verständnis elektrische

---

78 Cod. 11200, fol. 242v.
79 Cod. 11207, fol. 153v; an anderer Stelle (Cod. 11205, fol. 1v) erwähnte Handsch einen gewissen Dr. jur. Andreas Herdwig in Breslau.
80 Cod. 11207, fol. 83v.
81 Zum Wandel des Magiebegriffs siehe Müller-Jahncke, Von Ficino zu Agrippa (1979); zum Verhältnis von Magie und Erfahrung Dear, Meanings (2006), bes. S. 110.

Schläge versetzt) boten anschauliche und vielzitierte Beispiele. Warum aber sollte man dann ausschließen, dass solche okkulten Kräfte auch in der Entstehung und Heilung von Krankheiten eine wichtige Rolle spielen konnten. In diesem Sinne verwies noch ein Balthasar Timaeus von Güldenklee (1600–1667) mit Nachdruck auf die einschlägigen Beobachtungen und Berichte zahlreicher Autoren. Die könne man nicht als bloße Fiktion und Fabeln abzutun. Timaeus führte auch Beispiele aus seiner eigenen Erfahrung und selbst aus seiner eigenen Familie an: Sein Gesinde hatte sich mit einer alten Frau gestritten, die der Zauberei verdächtigt wurde. Bald darauf entwickelte Timaeus' siebenjährige Tochter merkwüdige Symptome, hatte grauenvolle Alpträume und schrie in der Nacht. Erst als die alte Frau als Hexe verbrannt worden sei, habe sich ihr Zustand gebessert.[82]

Auch ein führender Vertreter der orthodoxen, galenischen Medizin wie Johannes Lange (1485–1565) kam vor diesem Hintergrund zu einem sorgfältig abwägenden Urteil. Amulette, „Ligaturen" und dergleichen *periapta*, heilkräftige Gegenstände also, die zur Vorbeugung oder Behandlung um den Hals gehängt oder am Körper befestigt wurden, könnten durchaus Wirksamkeit entfalten. Viele Stoffe und Dinge seien nämlich mit besonderen verborgenen Eigenschaften („proprietates occultae") versehen, aufgrund ihrer Natur oder aufgrund des spezifischen Einflusses der Sterne zum Zeitpunkt ihrer Entstehung. So bestätigten führende Autoren, dass bestimmte Pflanzen wie Johanniskraut und Moly eine ausgeprägte Wirkung gegen böse Geister („malignos spiritus") entfalteten und die Häuser, in denen sie aufgehängt würden, vor diesen schützten. In ähnlicher Weise heile Wolfskot, an den Körper gebunden, Koliken und Schwarzkümmelsamen den Katarrh.

Lange machte eine wichtige Einschränkung: die Wirkungen mussten stofflich, in den verborgenen, spezifischen Eigenschaften dieser Substanzen begründet sein. Amulette wirkten, weil und insofern gewisse Dämpfe, wie „Atome" („velut atomi") von ihnen in den Körper strömten und dort auf das Krankheitsgeschehen einwirkten. Auch wenn Alexander von Tralles, Gordonius und andere ältere Autoren das Gegenteil behauptet hätten, komme bloßen Worten und Schriftzeichen, Bibelzitaten oder den Namen von Dämonen keine solche heilkräftige und schützende Wirkung zu, gleich ob sie von einem Besprecher gesprochen oder auf einen Zettel geschrieben und am Körper getragen würden. Gleiches gelte für Ringe und Siegel, in die angeblich heilkräftige Sternenkräfte gebannt worden seien. Das Vertrauen in sie sei Aberglaube.[83] Thomas Erastus (1524–1583) gelangte in seiner Disputation *De amuletis* zu einem ähnlichen Schluss. Bloßen Worten, Schriftzeichen und dergleichen eine reale Wirksamkeit zuzuschreiben, sei reiner Aberglaube und widerspreche dem Verstand. Es

---

82 Timaeus von Güldenklee, Casus (1691), S. 328.
83 Lange, Epistolarum (1589) S. 159–167 (=Buch 1, Brief 34: „De physicis medicorum ligaturis & periaptis & anulis").

fehle ihnen an Wirkprinzipien, die eine körperliche Veränderung begründen könnten.[84]

Unter dem Einfluss des Renaissanceplatonismus mit seiner Aufwertung immaterieller Kräfte und Einflüsse gab es jedoch gelehrte Gegenstimmen selbst gegen solche „gemäßigte" Auffassungen. In seinem einflussreichen Werk *De triplici vita* hatte Marsilio Ficino auch bloßen Worten eine bedeutende Wirkmacht zugeschrieben.[85] Paracelsistisch beeinflusste Ärzte waren im 16. und frühen 17. Jahrhundert besonders offen für solche Ideen. Girolamo Cardano, so notierte sich Handsch, habe aus eigener Erfahrung („propria experientia") befunden, dass sich Blutungen stillen ließen, indem man dreimal wiederholte: „Sanguis mane in te. Sicut Christus in se".[86]

Manche Ärzte erkannten hier sogar ein kommerzielles Potential. Der Nürnberger Arzt und Paracelsist Heinrich Wolff (1520–1581) bot dem Arzt und Dichter Johannes Posthius (1520–1581) für sich und seine Frau zwei Exemplare eines *sigillum in piscibus* an, für zwei Taler das Stück, zusammen mit Anweisungen wie es zu verwenden sei und bei welchen Krankheiten es helfe. Er habe das *sigillum* für einige Herren herstellen lassen und sieben Stück seien noch übrig.[87]

Für die Mehrheit der orthodoxen, galenischen Ärzte deutet sich dagegen bis weit ins 17. Jahrhundert ein gewisses Vertrauen in Amulette und andere äußerlich am Körper angebrachte Heilmittel nur insoweit an, als sich ihre Wirkung im Sinne von Lange stofflich, physisch erklären ließen. Manche äußerten sich selbst in diesem Punkt skeptisch. Sie wollten nicht einmal dem Bericht Galens Glauben schenken, der angeblich einen epileptischen Jungen erfolgreich mit einer umgehängten Pfingstrose behandelt hatte.[88] Für andere waren solche Amulette – im Sinne von umgehängten oder auf andere Weise äußerlich angebrachten als heilkräftig bekannten Substanzen – dagegen ein wichtiges Element ihres therapeutischen Arsenals. So empfahl der Ulmer Arzt Augustin Thoner (1567–1655) einem Patienten, gegen Schlaflosigkeit und schlechte Träume ein Amulett aus glänzenden roten Korallen.[89] Zahlreiche Autoren bestätigten auch die Wirksamkeit von Amuletten aus Arsen oder Quecksilber als Vorbeugungsmittel gegen die Pest.[90] In diesem Sinne gab der Berliner Arzt Johann Georg Magnus den Rat, als Vorbeugungsmittel gegen die Pest nicht nur morgens und abends Räucherpulver zur Luftreinigung auf glühende Kohlen zu streuen und mittags

---

[84] Posthum erschienen in Erastus, Disputationum (1595), foll. 95–109v, Disputatio XXII: De amuletis; zu Erastus und seiner Stellung zu zentralen Fragen der zeitgenössischen Medizin siehe auch Kühlmann/Telle (1985), S. 265–271.
[85] Ficino, De triplici vita (1498); s.a. Müller-Jahncke, Von Ficino zu Agrippa (1979), S. 32–39.
[86] Cod. 11200, fol. 242v: „Das Blut bleib in dir, wie Christus in sich."
[87] Fürstlich Oettingen-Wallersteinsches Archiv Harburg, Oe.B. VII.2° 6, S. 371f, Brief von Wolff an Posthius vom 24.1.1572 (www.aerztebriefe.de/id/00004767, M. Huth).
[88] Brief des Coburger Arztes Peter Hofmann an Sigismund Schnitzer, Coburg 13.11.1602, in Hornung, Cista medica [1626], S. 386f.
[89] Thoner, Observationum (1649), S. 351; zu Thoner vgl. Kutzer, Herrgott (2000).
[90] Brief von Sigismund Schnitzer (gest. 1622) an einen ungenannten Arzt in Hornung, Cista medica ([1626]), S. 47–54, mit zahlreichen einschlägigen Literaturhinweisen.

an einem Riechsäckchen zu riechen, sondern auch ein Amulett mit Quecksilber und Bezoar über dem Herzen zu tragen.[91]

Selbst kritische Geister wie Weyer und Erastus räumten im Übrigen ein, dass Zaubersprüche und Amulette mit vermeintlich heilkräftigen Wörtern oder Schriftzeichen zuweilen spektakuläre Wirkungen zu zeitigen schienen. Sie erklärten sie nur anders, nämlich als dämonisches Wirken. Der Teufel verstehe es, die Dinge der Natur geschickt zu manipulieren und die Menschen zu täuschen. Der scheinbare Heilerfolg war Teufelswerk und der Gebrauch solcher Mittel verstieß gegen die göttliche Ordnung.[92]

Weyer gab dazu noch eine zweite, naturalistische, im Rückblick durchaus modern anmutende Erklärung: Die Heilkraft von Amuletten und Segenssprechen verdanke sich der Kraft des menschlichen Geistes („vis animi nostri"), dem schieren Glauben an die Wirksamkeit. Besonders bei Ungebildeten könne die Zuversicht viel bewirken. Bei Zahnschmerzen, bei denen man solche Verfahren oft verwende, zeige sich das sehr anschaulich. Wenn Kranke kein Vertrauen in die Behandlung hätten oder sie gar für lächerlich hielten, oder wenn die Umstehenden ihre Verachtung äußerten, könne der Segenssprecher („praecantans") nichts ausrichten. Er habe dies selbst bei einem adligen Mädchen erlebt, ergänzte Weyer. Erst habe der Zauberspruch ihre Zahnschmerzen gelindert, aber als man ihr deswegen religiöse Vorhaltungen machte, sei der Schmerz zurückgekommen.[93]

Die Bedeutung dieses Vertrauens für den Heilerfolg – heute würden wir von Placebowirkungen sprechen – zeigten eindrucksvoll Geschichten wie die Weyers von einer Frau mit einem Augenleiden, das sich deutlich besserte, als man ihr ein heilkräftiges Amulett umhängte. Es ging ihr schließlich so gut, dass sie auf das Amulett verzichtete. Man öffnete das Amulett fand darin einen Zettel, auf dem freilich keine Bibelzitate geschrieben waren, sondern die Worte: „Der Teuffel kratze dir die Augen auß, scheisse dir in die Löcher". Wenn solche Sprüche eine reale Wirksamkeit hätten, fügte Weyer sarkastisch hinzu, hätte die Frau ihre Augen verlieren müssen.[94] Gallo, der Handsch zufolge, an und für sich große Stücke auf Amulette hielt,[95] konnte mit einer ähnlichen Geschichte von einem Amulett aufwarten, das, nach ärztlichem Urteil, schwerlich, die guten Wirkungen entfalten konnte, die man ihm zuschrieb.[96] Das Amulett schien ein Mädchen von seinem Dreitagesfieber befreit zu haben. Da öffnete ein Mann das Amulett und fand im Inneren einen Zettel mit einem Psalmenvers und warf ihn ins Feuer – und das Fieber kehrte zurück. Daraufhin, so Gallo, habe der Mann das Mädchen getröstet und so getan, als schreibe er den Vers auf einen anderen Zettel.

---

91 Staatsbibliothek Berlin, Ms. Germ. qu. 34, foll. 24r-29r, Brief von Magnus an Sigismund von Goetze, ohne Datum (www.aerztebriefe.de/id/00015550, S. Schlegelmilch).
92 Erastus, Disputationum (1595), foll. 95r-110v.
93 Weyer, De praestigiis (1564), S. 432–434.
94 Ebd., S. 429.
95 Cod. 11200, fol. 241v.
96 Cod. 11207, fol. 154r.

Tatsächlich schrieb er aber nur sinnlose Wörter darauf. Man hängte dem Mädchen das Amulett erneut um den Hals und das Fieber verschwand wieder. Handsch schrieb das dem Glauben an die Wirksamkeit zu.[97] Nicht das Amulett helfe, sondern der Glaube daran, kommentierte er eine ähnliche – vielleicht sogar die gleiche – Geschichte an anderer Stelle.[98]

---

[97] Cod. 9671, foll. 122v -123r, „fixa fides est quae sanat interdum".
[98] Cod. 11207, fol. 154v: „Quod signum est, amuleta non conferre sed fidem."

Schluss

Georg Handsch gehörte nicht zu den großen, berühmten Persönlichkeiten des Renaissancezeitalters. Als Zeitzeuge aber ragt er mit den Tausenden von Seiten mit persönlichen Aufzeichnungen, die er hinterlassen hat, weit über alle anderen damaligen Ärzte hinaus. Anspruch und Ziel des vorliegenden Buchs war es, auf Handschs Notizbücher gegründet und unter Einbeziehung zahlreicher weiterer handschriftlicher und gedruckter Quellen, die medizinische Welt der Renaissance in einer bislang in der historischen Forschung unerreichten Differenziertheit und Praxis- und Alltagsnähe und unter Einbeziehung der Patientenerfahrung und der medikalen Laienkultur zu rekonstruieren.

Es ist hier nicht der richtige Ort, um die vielfältigen Themengebiete und Fragen zu rekapitulieren, über die uns Handschs Notizbücher wertvolle Aufschlüsse eröffnen, von der theoretischen und praktischen Ausbildung im Medizinstudium über die Deutung, Diagnose und Behandlung verbreiteter Krankheiten in der ärztlichen Alltagspraxis bis hin zu Fragen der Arzt-Patienten-Beziehung, von der Rolle der Stadt- und Leibärzte über den gelehrten Habitus der Ärzte und ihre humanistischen Aktivitäten bis hin zu Fragen der Körperpflege und der Sexualität.

Jenseits dieser schier unerschöpflichen Vielfalt an Detailinformationen bereichern und korrigieren Handschs Notizen unser Verständnis der Medizin des Renaissancezeitalters in sehr grundlegender Hinsicht. Dank ihrer Konkretheit und Alltagsnähe und dem breiten Raum, den sie auch der Perspektive der Laien und deren eigenen sprachlichen Äußerungen einräumen, erlauben sie es, ergänzt durch Quellen aus der Feder anderer Ärzte, ein sehr viel präziseres und wirklichkeitsnäheres Bild von der Medizin jener Zeit zeichnen, als das im Druck überlieferte, stark theorielastige ärztliche Schrifttum, auf das sich die historische Forschung zur Renaissancemedizin herkömmlich vor allem stützt. Es sei hier nur im Hinblick auf das Studium beispielhaft an die klinische Unterweisung in Krankenhäusern und Privathäusern erinnert, die Handsch in Padua genoss, an den Erwerb praktischer Fertigkeiten wie der Harndiagnose und der manuellen Untersuchung des Bauchraums, von der man bisher annahm, sie sei von den Ärzten gar nicht gepflegt worden, an die intensive anatomische Ausbildung abseits der großen anatomischen Demonstrationen und ihre gezielte Verknüpfung mit Fragen der medizinischen und chirurgischen Praxis. Im Blick auf ärztliche Krankheitslehre zeigte sich, dass die überkommene Deutung von Krankheiten als Folge eines gestörten Säfte- und Qualitätenungleichgewichts im Körper, die vielen bis heute als „herrschende Krankheitslehre" jener Zeit gilt, für das ärztliche Verständnis und die Behandlung von Krankheiten in der Renaissance nahezu irrelevant war. Die allermeisten Krankheiten wurden auf verdorbene, faulige, scharfe, verbrannte oder in anderer Weise schädliche Krankheitsstoffe zurückgeführt. Deren Entstehung schrieb man allenfalls gelegentlich auch einer *intemperies* einzelner Organe zu, vor allem der Leber. Viel wirkmächtiger und entscheidend für das Verständnis und die Behandlung der meisten Krankheiten war die Vorstellung, dass derlei

Krankheitsstoffe aus der unzureichenden Verkochung der Nahrung entstanden, aus Fäulnisprozessen im Körperinneren, durch ein krankhafte, sengende Hitze etwa bei Fiebern oder aus einer Verstopfung der natürlichen Ausscheidung. Die Lehre von der überragenden Rolle beweglicher Krankheitsstoffe, die sich an den verschiedensten Stellen im Körper ansammeln konnten, verband sich mit einer ausgeprägten Neigung, Krankheitsprozesse im Körper zu lokalisieren. Diese begründete ihrerseits eine neue und in der historischen Forschung bislang unzureichend gewürdigte Wertschätzung für Autopsien an verstorbenen Patienten. Solche Autopsien wurden bereits im 16. Jahrhundert verbreitet durchgeführt und konnten nach zeitgenössischer ärztlicher Einschätzung wertvolle neue Erkenntnisse hervorbringen. Bemerkenswert rege war Handschs Notizen zufolge auch der Wissensaustausch zwischen Ärzten und Laien, um beispielhaft ein weiteres wichtiges Ergebnis dieser Untersuchung anzuführen. Handsch und die Ärzte in seinem Umfeld nahmen die heilkundlichen Kenntnisse, Erfahrungen und Praktiken der Laien ernst, selbst die der Laienheiler, die sie im gedruckten Schrifttum so lautstark als unwissende Stümpler bekämpften. Die Ärzte hofften, von ihnen zu lernen, um so mehr, als auch die gelehrte ärztliche Medizin zunehmend auf die empirische Erfahrung am Krankenbett setzte. In ihrem Bemühen, den Kranken und ihren Angehörigen das mutmaßliche Krankheitsgeschehen und die empfohlene Behandlung in verständlichen Begriffen und Bildern zu erläutern, griffen die Ärzte ihrerseits in hohem Maße auf eine sehr beschränkte Zahl von Erklärungselementen zurück, die den Laien vertraut waren. Mehr noch, sie passten ihre Krankheitskonzepte und Therapien ein Stück weit den Erwartungen und Wünschen der Laien an.

Viele Körper- und Krankheitsvorstellungen, die ich in diesem Buch vorstellt habe, sind uns Heutigen sehr fremd. Die reichlichen Aderlässe, die drastischen Abführmittel und die anderen, vorwiegend entleerenden Behandlungsverfahren, die sich aus ihnen ableiteten, waren nach den Maßstäben der modernen Medizin in den meisten Fällen eher schädlich. Wie die Medizin ihrer weniger gebildeten Konkurrenten und wie die vielfältigen Formen von Medizin, die wir heute noch weltweit in verschiedenen Teilen der Welt sehen, erfüllte die Medizin der Renaissancezeit jedoch zweifellos eine wichtige, für die Kranken und ihre Angehörigen unverzichtbare Funktion. Sie bot Zuflucht und Orientierung. Sie vermittelte die Zuversicht, den tröstlichen Glauben an die Möglichkeit, Krankheiten beherrschen und beseitigen zu können. Man war ihnen nicht ohnmächtig ausgeliefert. Diese Vertrauen wurde aus Sicht der Kranken und der Heilkundigen immer wieder aufs Neue belohnt. Denn es sei hier nochmals betont: Die meisten Krankheiten heilen nach heutigem Verständnis über kurz oder lang von selbst aus oder bessern sich zumindest vorübergehend, ganz gleich wie man sie behandelt. Epochen- und kulturübergreifend werden derlei günstige Verläufe aber jeweils den angewandten therapeutischen Verfahren zugeschrieben. Sie gelten als Beweis für die Richtigkeit der Diagnose und der Wirksamkeit der gewählten Behandlung und als Bestätigung für die Gültigkeit der jeweiligen Krankheitsauffassung, gleich ob ein Kranker sich nach der Gabe eines drastischen Abführmittels, dem Sprechen eines Heilsegens, der Einnahme von homöopathischen Globuli oder der Infusion eines

Antibiotikums bessert. Die scheinbar naheliegende Frage, warum selbst gebildete Zeitgenossen und hochgelehrte Ärzte jahrhundertelang an derlei aus heutiger Sicht womöglich absurd anmutenden Vorstellungen vom Körper und seinen Krankheiten festhielten, warum sie sich im Krankheitsfall bereitwillig mit drastischen Abführ- und Brechmitteln, mit Aderlässen und selbst mit dem Brenneisen traktieren ließen, ist insofern falsch gestellt. Die Frage ist vielmehr, was sie dazu hätte bringen sollen, ihr Vertrauen in diese scheinbar seit Jahrhunderten bewährten Mittel und Verfahren aufzugeben, deren Wirksamkeit sich in der alltäglichen Erfahrung immer wieder aufs Neue zu bestätigen schien. Stellt man die Frage so herum, dann wird schnell klar: Die Kranken und ihre Angehörigen hatten damals zwar manchmal Anlass am diagnostischen und therapeutischen Können einzelner Heilkundiger zu zweifeln, wenn die Behandlung nicht anschlug. Die Prinzipien und Praktiken der überlieferten Säftemedizin als solche aber hielten allen Zweifeln ohne Weiteres stand. Die meisten Patienten wurden ja unter der ärztlichen Behandlung wieder gesund oder besserten sich zumindest vorübergehend.

Neben viel Fremdem und Befremdlichem hat dieses Buch andererseits auch Phänomene und Entwicklungen in der gelehrten Medizin nachgezeichnet, die dem Renaissancezeitalter im historischen Rückblick einen wichtigen Platz in der Entstehung der modernen Medizin zuweisen. Das verbreitete Bild von der gelehrten Renaissancemedizin als einer verstaubten Buchwissenschaft, die sich durch blinde Autoritätshörigkeit auszeichnete, erwies sich als Karikatur. Gewiss, eine exzellente Kenntnis der wichtigsten Werke der antiken Medizin und des neueren medizinischen Schrifttum galt weiterhin als unverzichtbar. Sie war zentral für das Selbstverständnis der gelehrten Ärzte und ein entscheidendes Distinktionsmerkmal in ihrem Bemühen, sich von der zahlreichen weniger gebildeten Konkurrenz abzugrenzen. Im Renaissancezeitalter, als die Zahl der studierten Ärzte rasch anstieg, von denen sich wiederum die große Mehrheit aus der ärztlichen Praxis ernähren musste, gewannen jedoch daneben praxisrelevante Kenntnisse und Fertigkeiten überragende Bedeutung. Selbst im gedruckten Schrifttum findet sich vor diesem Hintergrund eine markante Verschiebung hin zu praxisnahen und praxisrelevanten Genres wie den *observationes* und *curationes* und zu Sammlungen von bewährten Medikamenten, aus denen die Ärzte für ihre eigene Praxis schöpfen konnten. An den führenden oberitalienischen Universitäten trat neben die herkömmliche Vorlesung die praktische Ausbildung, der Unterricht am Krankenbett, der heute noch weite Teile der medizinischen Ausbildung bestimmt. Die Studenten wurden eingehend darin geschult, aus der Krankengeschichte, den subjektiven Beschwerden und dem äußeren Krankheitszeichen die pathologischen Prozesse im Körperinneren zu erkennen und daraus eine an den Krankheitsursachen im Körperinneren ansetzende Therapie abzuleiten. Und sie erwarben vielfältige diagnostische und therapeutische Fertigkeiten bis hin zur Kenntnis zahlreicher Heilpflanzen, im natürlichen Zustand und als arzneiliche Präparate. Noch die auf den ersten Blick der ärztlichen Praxis weit entrückten philologischen Aktivitäten des medizinischen Humanismus zielten letztlich darauf, die wahre, unverfälschte und, so die Hoffnung, überlegene Medizin eines Hippokrates, eines Galen und anderer antiker Autoritäten zugänglich zu machen und so bessere Heilerfolge zu ermöglichen.

Das konzertierte Bemühen der Renaissanceärzte um verlässlichere Diagnosen und wirksamere Therapien in der alltäglichen Praxis, ging mit einer dezidierten Hinwendung zum Erfahrungswissen einher. Jene vielbeschworene wissenschaftlichen Revolution des 17. Jahrhunderts, die Empirie und Experiment zu einer zentralen Erkenntnisquelle machte, wurde von den gelehrten Ärzten der Renaissance maßgeblich in die Wege geleitet. Für die Anatomie und die Botanik ist die Aufwertung empirischer Herangehensweisen oft beschrieben worden. Anatomische und botanische Forschungen waren jedoch nicht Selbstzweck. Vor allem von Ärzten betrieben, zielte die Botanik meist auch auf die arzneiliche Verwendung der Pflanzen. Die Anatomie mochte das Wunderwerk der göttlichen Schöpfung eindrucksvoll vor Augen treten lassen.[1] Zugleich hofften die Ärzte aber, mit Hilfe der Anatomie die Vorgänge im Körper und damit auch die Entstehung von Krankheiten besser verstehen zu können und diese, darauf gegründet, besser behandeln zu können. Entsprechend intensiv waren die Bemühungen, das Krankheitsgeschehen durch die Sektion von verstorbenen Patienten zu erhellen. Die historische Forschung hat diese Aktivitäten nur deshalb drastisch unterschätzt, weil die damaligen Ärzte die Veränderungen, die sie fanden, im Rahmen ihrer ganz andersartigen Körper- und Krankheitsvorstellungen deuteten und in diese einzuordnen versuchten. Aus analogen Gründen hat die historische Forschung der intensiven Suche damaliger Ärzte nach wirksamen Arzneimitteln bislang nicht die gebührende Beachtung geschenkt. Sie schlug sich in in Praxisjournalen und Notizbüchern und in den umfangreichen persönlichen Sammlungen von *experimenta*, von Rezepten für bewährte Arzneien nieder, die sich damals offenbar viele Ärzte anlegten; und sie mündete vor allem in der Überprüfung potentieller Gegengifte, in frühe vergleichende, im modernen Sinn experimentelle Untersuchungen am Menschen.

Mit dieser fundamentalen Aufwertung der Empirie wies die Medizin der Renaissance in mancher Hinsicht den Weg zu den erkenntnistheoretischen Grundlagen, auf denen die moderne Medizin aufbaut. Es sollte freilich noch Jahrhunderte dauern, bis die ärztliche Medizin Therapieverfahren und Medikamente entwickelte, die auch aus heutiger Sicht den Verlauf der Krankheiten merklich und verlässlich zum Besseren wenden konnten. Im 17. und frühen 18. Jahrhundert kam es sogar zunächst zu einer Gegenbewegung. Viele Ärzte suchten nun ihr Glück in neuen, vorwiegend naturphilosophisch-axiomatisch begründeten Erklärungssystemen, wie der Iatrochemie und dem Helmontianismus, oder in hydraulisch-mechanistischen Konzepten wie dem Cartesianismus. Seit dem ausgehenden 17. Jahrhundert gewannen der Vitalismus und der von Georg Ernst Stahl begründete Animismus wachsenden Einfluss. Sie stellten die spezifischen Eigenschaften des lebenden Organismus beziehungsweise die überragende Rolle der Seele in der Lenkung aller Körpervorgänge in den Mittelpunkt. Im

---

[1] Nutton, Wittenberg anatomy (1993).

Zuge dieser Entwicklungen gewannen neben überkommenen Konzepten wie der „Verstopfung" die Nerven mit ihrer Sensibilität und Irritabilität eine nie dagewesene Bedeutung. In der Krankheitsbehandlung verließ man sich aber weiterhin auf die scheinbar seit Jahrhunderten bewährten Mittel. Purganzien, Bäder und Blutentleerungen bewahrten ihre überragende Bedeutung. Viele Patienten forderten ihrerseits noch im 19. Jahrhundert Aderlässe und kräftige Abführungsmittel und äußerten sich enttäuscht, wenn die gewünschte drastische Entleerung ausblieb.[2] Das Aufsetzen von Blutegeln wurden in Frankreich vorübergehend sogar zum wichtigsten Behandlungsverfahren überhaupt. Die erhofften Wirkungen wurden nur anders erklärt, indem nun beispielsweise Aderlässe der „Irritabilität" entgegenwirken und stundenlange Bäder die angespannten, verhärteten Nerven erweichen und entspannen sollten, anstatt sie zu reinigen.

Erst im Laufe des 19. und frühen 20. Jahrhunderts, mit der weitgehenden Monopolisierung der Gesundheitsversorgung durch die Ärzte, dem Aufstieg des Krankenhauses zu einer medizinischen Schlüsselinstitution und einer wachsenden Offenheit breiter Bevölkerungskreise für neue, naturwissenschaftliche Erkenntnisse, konnten die Ärzte auch am Krankenbett zu den althergebrachten Vorstellungen und Praktiken auf Distanz gehen, ohne befürchten zu müssen, damit den Zuspruch der Patienten und letztlich ihre wirtschaftliche Existenz zu gefährden. Sieht man von der Chirurgie ab, sollte es jedoch noch weitere Jahrzehnte dauern, bis die ärztliche Krankheitsbehandlung auch aus heutiger Sicht augenfällig überlegene Ergebnisse aufweisen konnte. Unter den zahllosen Arzneimitteln, die die aufstrebende pharmazeutische Industrie im ausgehenden 19. und frühen 20. Jahrhundert auf den Markt warf, waren nur wenige, wie das (stark toxische) Syphilismittel Salvarsan, mit denen sich Krankheiten nach heutigem Erkenntnisstand wirksam behandeln ließen. Das änderte sich erst nach dem Zweiten Weltkrieg, mit der Einführung der Antibiotika. Zu diesem Zeitpunkt hatte die ärztliche Medizin die überkommenen medizinischen Laienvorstellungen, die in früheren Jahrhunderten noch weitgehend ihre eigenen waren, schon sehr weitgehend verdrängt. Nur bruchstückhaft haben einzelne Elemente in der medikalen Laienkultur bis heute überlebt, beispielsweise in der verbreiteten Vorstellung der Möglichkeit einer „Entschlackungskur", in den Krankheitskonzepten und Therapien der Naturheilkunde und der Homöopathie,[3] und in zahlreichen heute noch gebräuchlichen Begriffen wie „Lebensgeister", „Katarrh", „Hypochondrie" und „Melancholie", deren ursprüngliche Bedeutung aber längst aus dem allgemeinen Sprachbewusstsein verschwunden ist.

---

[2] Vgl. meine Untersuchung von weit über 200 handschriftlichen medizinischen Topo- und Ethnographien bayerischer Gerichtsärzte aus den Jahren 1828–1837 (Staatsarchiv Bamberg K3FIII 1481) und aus den Jahren nach 1860 (Bayerische Staatsbibliothek München, Cgm 6874) in Stolberg, Heilkunde (1986).

[3] Hier vor allem in der Psoratheorie, die chronische Leiden auf im Körper verbliebene Krankheitsstoffe zurückführt.

Diese Entwicklung als Verlustgeschichte zu beschreiben, würde bei aller berechtigter Kritik an manchen Schattenseiten der modernen Biomedizin deren unleugbaren therapeutischen Erfolgen nicht gerecht. Die Anschaulichkeit, die für Patienten und Angehörige unmittelbar nachvollziehbare Logik und die Nähe zur subjektiven leiblichen Erfahrung, durch die sich die in diesem Buch beschriebenen medizinischen Vorstellungen und Praktiken der Renaissancezeit auszeichneten, sind der modernen Medizin allerdings über weite Strecken abhanden gekommen. An die Stelle einer von Arzt und Patienten gemeinsam getragenen Sinngebung ist bestenfalls das ärztliche Bemühen getreten, die hochkomplexen Erkenntnisse und Theorien über die pathologischen physikalischen und biochemischen Prozesse im Körper, die häufig nicht einmal der durchschnittliche Mediziner bis ins Detail versteht, in laienverständliche Bilder und Vergleiche zu packen. Die gemeinsame, von Ärzten und Laien geteilte medizinische Welt der Renaissance mit ihren leib- und erfahrungsnahen Konzepten ist unwiederbringlich verlorengegangen.

Quellen und Literatur

Bildliche Quellen – Abbildungsverzeichnis

Abb. 1	Schloss Ambras, Joris Hoefnagel nach Alexander Colin, aus: Civitates Orbis Terrarum, Teil 5, Köln 1598, Nr. 58
Abb. 2	Aufzeichnungen von Georg Handsch, Österreichische Nationalbibliothek Wien, Cod. 11183, fol. 434r
Abb. 3	Anatomiestunde des Dr. Willem van der Meer, Michiel Jansz van Mierevelt (1617), Museum Prinsenhof Delft (Photo Tom Haartsen)
Abb. 4	Porträt des Arztes Joris van Zeile, Bernard van Orley (1519), Musées royaux des Beaux-Arts de Belgique, Brüssel
Abb. 5	Statue des Hlg. Kosmas mit Harnglas, Wellcome Collection, London
Abb. 6	Rheubabarum aus: Pietro Andrea Mattioli, I discorsi nelli sei libri di Pedacio Dioscoride Anazarbeo, Venedig 1568, Wellcome Collection, London
Abb. 7	Schmerzhafte chirurgische Behandlung, Ölgemälde von Gerrit Lundens (1649), Wellcome Collection, London
Abb. 8	Zahnbrecher, Lukas van Leiden (1523), Wellcome Collection, London
Abb. 9	Der Besuch des Arztes, unbekannter Maler nach einem Gemälde von Frans van Mieris aus dem Jahr 1657, Wellcome Collection, London
Abb. 10	Destillierofen (Balneum Mariae) aus: Pietro Andrea Mattioli, Kreutterbuch, Frankfurt 1611, Universitätsbibliothek Erfurt
Abb. 11	Guy de Chauliac bei der Leichensektion, Gouache nach einer Handschriftenminitatur des 15. Jhd., Wellcome Collection, London
Abb. 12	Reliefporträt von Erzherzog Ferdinand II., Francesco Segala (um 1580), Kunsthistorisches Museum, Wien
Abb. 13 und Abb. 14	Egbert van Panderen (1581–1637), Der Arzt als Gott, Mensch, Engel Teufel, Wellcome Collection, London
Abb. 15	Der Besuch des Arztes, Frans van Mieris (1667), Paul Getty Museum, Los Angeles
Abb. 16	Badstube mit Gästen im Zuber, auf der Schwitzbank und mit Schröpfköpfen, Herzog August-Bibliothek, Wolfenbüttel, Cod. Guelf. 8.7. Aug. 8°, fol. 139r

Handschriftliche Quellen

Avignon, Bibliothèque municipale
Ms. 1998, Stammbuch von Isaac Perusset

Bamberg, Staatsbibliothek
Bamberger Sammlung, Msc. misc. 385, Memoriale practicum von Erasmus Reinhold

Bamberg, Staatsarchiv
K3FIII 1481, Sammlung von medizinischen Topo- und Ethnographien, 1828–1837

Berlin, Staatsbibliothek
Ms. bor. 680 und 682, Korrespondenz von Leonhard Thurneisser
Ms. germ. fol. 99, 420a, 420b, 421a, 422b, 423a, 423b, 424, 425 und 426, Korrespondenz von Leonhard Thurneisser
Ms. lat. qu. 41, Loci communes von Salomon Alberti
Hdschr. 311, Elementa medica et anatomica, Italien, spätes 16. Jhd.
Hdschr. 442, Arzneibuch, 16. Jahrhundert

Bethesda, National Library of Medicine
Ms. E 63, Praxisaufzeichnungen von Bartholomäus Carrichter
Ms. E 77, Stammbuch von Conrad Gessner

Dresden, Sächsische Landes- und Universitätsbibliothek
Ms. C 337, Sammlung mit Konsilien französischer Ärzte

Erlangen, Universitätsbibliothek
Ms. 909, studentische Aufzeichnungen aus Bologna und Padua von Johannes Brünsterer, um 1550
Ms. 910, Sammlung von Konsilien italienischer Ärzte, um 1550
Ms. 911, studentische Aufzeichnungen von Johannes Brünsterer, um 1550
Ms. 935, Mnemoneutikon von Joachim Camerarius II.
Ms. 981, Vorlesungsmitschrift zu Alessandro Massaria, De morbis mulierum, 1591
Ms. 1206, Loci communes von Ambrosius Prechtl

Ferrara, Biblioteca Ariostea
Collezione Antonelli, Ms. 531, von ihren Schülern aufgezeichnete *curationes* von Antonio Musa Brasavola und anderen Ärzten in Ferrara, around 1540

Göttingen, Staats- und Universitätsbibliothek
Ms Meibom 20, studentische Aufzeichnungen eines unbekannten Schreibers aus Padua, um 1550

Halle, Marienbibliothek
Ms. 92, Stammbuch von Joachim Oelhafen

Heidelberg, Universitätsbibliothek
Cpl 1895–1, Praxisjournal von Johannes Magenbuch (Kopie des Originals in der Biblioteca Vaticana)

Die Angaben zu Briefen von Ärzten und an Ärzte, die ich nicht selbst untersucht habe, sondern deren (genauere) Kenntnis ich der Datenbank des Würzburger Akademienprojekts „Frühneuzeitliche Ärztebriefe" (www.aerztebriefe.de) verdanke, finden sich mit der URL des Datensatzes und dem/den Namen der jeweiligen BearbeiterIn/nen jeweils in den betreffenden Anmerkungen.

Innsbruck, Tiroler Landesarchiv
Ferdinandea 164, Miscellanea, unter anderem zum Tod von Georg Handsch

Jena, Thüringer Universitäts- und Landesbibliothek
Ms. Prov. fol. 26 (16), Bericht von Johann Altenburger über den Tod der Anna von Sachsen

Kopenhagen, Kgl. Bibliothek
Ms. Gl. Kongl. 4 1691, Farrago medica von Isaac Habrecht (1606)
Ms. Gl. Kongl. S. 4° 1694, Sammlung von medizinischen observationes von Caspar Weckerlin (1616)

Leipzig, Universitätsbibliothek
Ms. 2494, Volumen locorum communium conscriptorum, um 1600

London, Wellcome Library
Western Manuscripts 330, Rezeptbuch

Montpellier, Bibliothèque de la Ville
Manuscrits Germain, Ms. 111, Liber procuratoris, Abschrift

München, Bayerische Staatsbibliothek
Cgm 3733, Tobias Geiger, Discursus medicus et politicus (1656)
Cgm 6874, Sammlung von medizinischen Topo- und Ethnographien bayerischer Gerichtsärzte, 1860er Jahre
Clm 25087, Michael Braun, Formula loquendi vulgariter in iudicio urinali, frühes 16. Jhd.

New Haven, Medical Historical Library, Yale University
ohne Signatur, Medizininische Handschrift, um 1552

Nürnberg, Stadtbibliothek
Ms. Cent. V, 10b, Praxisjournal von Georg Palm

Nürnberg, Germanisches Nationalmuseum
Hs 100.822, Praxisjournal von Georg Palm

Padua, Archivio antico dell'Università
n. 476 und n. 477, Epistolario della nazione degli artisti, 1565–1647.

St. Gallen, Kantonsbibliothek Vadiana
Ms. 408, Medizinische *loci communes* aus unbekannter Feder

Stockholm, Kungliga Biblioteket
X 101 Receptur-Diarium von Petrus Kirsten, 1612–1616

Stuttgart, Hauptstaatsarchiv
A 209, Bü 725, Untersuchung wegen verbotenem Arzneien
A 228, Bü 68, u. a. diverse Briefe von Ärzten
A 282, Bü. 1301, Personalakte Johann Schwartz

Ulm, Stadtarchiv
J1 Autographen, L 74–76, Familienkorrespondenz Gockel

Utrecht, Universiteitsbiblioteek
ms. VII E 49, Rezepttagebuch von Cornelis Booth

Valence, Archives départementales de la Drôme
Ms. D 17, Verzeichnis der verliehenen Doktorgrade

Venedig Archivio di Stato
Riformatori allo Studio di Padova 419 und 449, Korrespondenz

Venedig, Biblioteca Marciana
Cod. lat. VII 66 (=9684), Girolamo Amalteo

Washington, Folger Library
Bd.w. 158–133q, Stammbuch von Johann Ulrich Höcklin, 1564–1574

Weimar, Anna-Amalia-Bibliothek
Stb 134, Stammbuch von David Wirsung

Weimar, Thüringisches Hauptstaatsarchiv
Ernestinisches Gesamtarchiv, Reg. Rr 1–316, 803, Personalakte Antonius Juncker.

Wien, Österreichische Nationalbibliothek
NB: Signaturangaben in den Anmerkungen dieses Buchs, die sich auf die Angabe „Cod." gefolgt von einer Zahl beschränken, verweisen auf diesen Bestand
Codd. 9550, 9607, 9650 9666, 9671, 9821, 11006, 11130, 11141–3, 11153, 11183, 11200, 11204–11208, 11210, 11226, 11231, 11238–40 und 11251, handschriftlicher Nachlass von Georg Handsch
Cod. 11083, Konsil eines unbekannten Arztes über die Vorbeugung von Nierensteinen, vermutlich für Erzherzog Ferdinand II.
Cod. 11144, paracelsistische Handschrift, aus unbekannter Feder
Cod. 11155, zwei Konsilien für Erzherzog Ferdinand II., von Renato Brasavola (fälschlich auf 1554 datiert) und, gemeinsam verfasst, von Giulio Alessandrini, Pietro Andrea Mattioli und Christoph Heuberger, um 1571 (Abschriften)
Cod. 11158, Konsil von Andrea Gallo für den späteren Kaiser Maximilian II., um 1555
Cod. 11182, medizinisch-chirurgische Sammelhandschrift
Cod. 11228, Annotationes in Nonum Rhasis ad Almansorem dictatae a doctore Augustino Schurphio in schola Vitebergensi Anno 1537

Wrocław, Biblioteka Uniwersytecka
Sammlung der Kirchenbibliothek Maria Magdalena, M. 1024, Praxisaufzeichnungen von Bartholomäus Carrichter

Zwickau, Ratschulbibliothek
Ms. QQQQ1, Ms. QQQQ1a und Ms QQQQ1b, Ratiocinium (Praxisjournal) von Hiob Finzel

Gedruckte Literatur

Abe, Rudolf Horst: *Die Erfurter medizinische Fakultät in den Jahren 1392–1524*. Leipzig 1974.
Absmeier, Christine: *Das schlesische Schulwesen im Jahrhundert der Reformation. Ständische Bildungsreformen im Geiste Philipp Melanchthons*. Stuttgart 2011.
Achillini, Alessandro: *Opera omnia in unum collecta cum annotationibus excellentissimi doctoris Pamphili Montii Bononiensis*. Venedig 1545.
Adam, Melchior: *Vitae Germanorum medicorum, qui seculo superiori, et quod excurrit, claruerunt*. Heidelberg 1620.
Aetius von Amida: *Libri XVI*. Bd. 3. Übers. von Giovanni Battista da Monte. Basel 1535.
Aewerdieck, Björn: *Register zu den Wunderzeichenbüchern Job Fincels*. Frankfurt am Main 2010.
Agasse, Jean-Michel: Introduction. In: ders. und Concetta Pennuto (Hg.): *Une correspondance entre deux médecins humanistes. Girolamo Mercuriale – Johann Crato von Krafftheim*. Genf 2016, S. 9–133.
Agricola, Georgius: *De ortu et causis subterraneorum libri V. De natura eorum quae effluunt ex terra libri IV. De natura fossilium libri X. De veteribus et novis metallis libri II. Bermannus sive de re metallica dialogus*. Basel 1546.
Agrimi, Jole und Chiara Crisciani: *Consilia médicaux*. Turnhout 1994.
Aho, James: *Confession and bookkeeping. The religious, moral, and rhetorical roots of modern accounting*. Albany, NY 2005.
Albrecht, Stefan: Prag. In: Wolfgang Adam und Siegrid Westphal (Hg.): *Handbuch kultureller Zentren der Frühen Neuzeit. Städte und Residenzen im alten deutschen Sprachraum*. Berlin/Boston 2012, S. 1649–1694.
Alciati, Andrea: *Emblematum liber*. Augsburg 1531.
Algazi, Gadi: „Geistesabwesenheit". Gelehrte zuhause um 1500. In: Alf Lüdtke und Reiner Prass (Hg.): *Gelehrtenleben. Wissenschaftspraxis in der Neuzeit*. Köln/Weimar/Wien 2007, S. 215–234.
Algazi, Gadi: Habitus, familia und forma vitae. Die Lebensweise mittelalterlicher Gelehrter in muslimischen, jüdischen und christlichen Gemeinden – vergleichend betrachtet. In: Frank Rexroth (Hg.): *Beiträge zur Kulturgeschichte der Gelehrten im späten Mittelalter*. Ostfildern 2010, S. 185–217.
Algazi, Gadi: Scholars in households. Refiguring the learned habitus, 1480–1550. In: *Science in context* 16 (2003), S. 9–42.
Algazi, Gadi: Food for thought. Hieronymus Wolf grapples with the scholarly habitus. In: Rudolf Dekker (Hg.): *Egodocuments and history. Autobiographical writing in its social context since the Middle Ages*. Hilversum 2002, S. 21–44.
Algazi, Gadi: Eine gelernte Lebensweise: Figurationen des Gelehrtenlebens zwischen Mittelalter und Früher Neuzeit. In: *Berichte zur Wissenschaftsgeschichte* 30 (2007), S. 107–118.
Algazi, Gadi, Valentin Groebner und Bernhard Jussen (Hg.): *Negotiating the gift. Pre-modern figurations of exchange*. Göttingen 2003.
Alkemeyer, Thomas, Gunilla Budde und Dagmar Freist (Hg.): *Selbst-Bildungen. Soziale und kulturelle Praktiken der Subjektivierung*. Bielefeld 2013.
Alkemeyer, Thomas: Subjektivierung in sozialen Praktiken. Umrisse einer praxeologischen Analytik. In: Alkemeyer, Budde und Freist, *Selbst-Bildungen* (2013), S. 33–68.
Allen, Percy Stafford: Some letters of masters and scholars 1500–1530. In: *The English historical review* 22 (1907), S. 740–754.
Alpinus, Prosper: *De praesagienda vita et morte aegrotantium libri septem*. Frankfurt 1601.
Amatus Lusitanus: *Curationum medicinalium centuria prima, multiplici variaque rerum cognitione referta*. Florenz 1551.

Amatus Lusitanus: *Curationum medicinalium centuria prima, multiplici variaque rerum cognitione referta.* Paris 1552.
Amatus Lusitanus: Introitus ad aegrotantem. Simulque disgressio de crisi et diebus decretoribus. In: ders.: *Curationum* (1552), S. 1–61.
Alvarez, Antonio: *Epistolarum et consiliorum medicinalium pars prima.* Neapel 1585.
Andreozzi, Alfonso: *Le leggi penali degli antichi Chinesi: discorso proemiale sul diritto e sui limiti del punire e traduzioni originali dal cinese.* Florenz 1878.
Andreska, Jan: Losos labský v historických záznamech a v současnosti I. In: *Živa* (2010), S. 178–182.
Andretta, Elisa und Marilyn Nicoud (Hg.): *Être médecin à la cour (Italie, France, Espagne, XIIIe -XVIIIe siècle).* Florenz 2013.
Andretta, Elisa: *Roma medica. Anatomie d'un système médical au XVIe siècle.* Rom 2011.
Arbenz, Emil und Hermann Wartmann (Hg.): *Die Vadianische Briefsammlung der Stadtbibliothek St. Gallen.* Teil 6 und 7. St. Gallen 1906–1913.
Arber, Agnes: *Herbals. Their origin and evolution.* Cambridge 1986.
Arcaeus, Franciscus: *De recta curandorum vulnerum ratione libri II.* Antwerpen 1574.
Argenterio, Giovanni: *De morbis libri XIIII.* Florenz 1556.
Arrizabalaga, Jon: The ideal medical practitioner in Counter-Reformation Castile. The perception of the converso physician Jorge Henríques (c.1555–1622). In: Samuel S. Kottek und Luis Garcia-Ballester (Hg.): *Medicine and medical ethics in medieval and early modern Spain.* Jerusalem 1996, S. 61–91.
Arrizabalaga, Jon, John Henderson und Roger French: *The great pox. The French disease in Renaissance Europe.* New Haven 1997.
Assion, Peter und Joachim Telle: Der Nürnberger Stadtarzt Johannes Magenbuch. Zu Leben und Werk eines Mediziners der Reformationszeit. In: *Sudhoffs Archiv* 56 (1972), S. 353–421.
Augenio, Orazio: *Epistolarum et consultationum medicinalium prioris tomi libri XII.* Venedig 1602.
Aumüller, Gerhard: Professor in Marburg und Leibarzt in Kassel? Lebensbilder hessischer Ärzte zur Zeit des Landgrafen Philipp (1504–1567) und die weitere Entwicklung der Medizin unter Landgraf Moritz (1572–1632). In: Irmtraut Sahmland und Kornelia Grundmann (Hg.): *Perspektiven der Medizingeschichte Marburgs. Neue Studien und Kontexte.* Darmstadt, Marburg 2011, S. 11–46.
Austrius, Sebastianus: *De infantium sive puerorum morborum et symptomatorum dignitione tum curatione liber.* Basel 1540.
Avicenna, *Canon medicinae.* Hg. und mit Anm. versehen von Giovanni Costeo. Venedig 1595.
Baader, Gerhard: Medizinische Theorie und Praxis zwischen Arabismus und Renaissancehumanismus. In: Gundolf Keil, Bernd Moeller Bernd und Winfried Trusen (Hg.): *Der Humanismus und die oberen Fakultäten.* Weinheim 1987, S. 185–213.
Bacchelli, Franco: Antonio Musa Brasavola archiatra di Ercole II duca di Ferrara. In: *Micrologus* 16 (2008), S. 327–346.
Bachmann, Hans: Dr. Johann Peter Merenda. Aus dem Leben eines Innsbrucker Hofarztes, 1542 bis 1567. In: *Tiroler Heimatblätter* 28 (1953), S. 5–10.
Bacon, Francis: *Twoo bookes [...] Of the proficience and advancement of learning, divine and humane.* London 1605.
Baillou, Guillaume: *Consiliorum medicinalium libri II.* 3 Bde. Hg. von Jacques Thevart. Paris 1635.
Banzer, Marcus: *Fabrica receptarum. Id est: methodus brevis, perspicua ac facilis in qua quae sint remediorum compositorum formae, quae earundem differentiae, quae componendi & praescribendi ratio [...] planissime edocetur.* Augsburg 1622.
Barker-Benfield, G. J.: *The culture of sensibility. Sex and society in eighteenth-century Britain.* Chicago/London 1992.

Bartholinus, Thomas: *De libris legendis dissertationes.* Hg. von Joh. Gerh. Meuschen. Frankfurt 1711.
Bauch, Gustav: *Valentin Trozendorf und die Goldberger Schule.* Berlin 1921.
Bauer, Barbara: Die Rolle des Hofastrologen und Hofmathematikus als fürstlicher Berater. In: August Buck (Hg.): *Höfischer Humanismus.* Weinheim 1989, S. 93–117.
Bauhin, Caspar: *Gynaeciorum sive de mulierum affectibus commentarii.* Basel 1586.
Bayle, Ariane: Thériaque et triacleurs chez Pierre-André Mathiole. In: Sarah Voinier und Guillaume Winter (Hg.): *Poison et antidote dans l'Europe des XVIe et XVIIe siècles.* Paris 2011, S. 33–47.
Bedini, Gianni: *L'orto botanico di Pisa. Piante, storia, personaggi, ruoli / The botanic garden of Pisa. Plants, history, people, roles.* Pisa 2007.
Beer, Karl: Philippine Welser als Freundin der Heilkunst. In: *Gesnerus* 7 (1950), S. 80–86.
Beierlein, Paul Reinhard: Der kursächsische Leibarzt Sigismund Kohlreuter (1534–1599). In: *Sudhoffs Archiv* 38 (1954), S. 70–83.
Belloni Speciale, Gabriella: Falloppia, Gabriele. In: *Dizionario biografico degli Italiani* 44 (1994) (http://www.treccani.it/enciclopedia/gabriele-falloppia_%28Dizionario-Biografico%29/)
Belmas, Elisabeth und Serenella Nonnis Vigilante (Hg.): *Les relations médecin-malade des temps modernes à l'époque contemporaine.* Villeneuve d'Ascq-France 2013.
Ben-Chaim, Michael: *Experimental philosophy and the birth of empirical science. Boyle, Locke, and Newton.* Aldershot 2004.
Benivieni, Antonio: *De abditis nonnullis ac mirandis morborum et sanationum causis.* Hg. von Giorgio Weber. Florenz 1994.
Benzenhöfer, Udo und Wilhelm Kühlmann (Hg.): *Heilkunde und Krankheitserfahrung in der Frühen Neuzeit.* Tübingen 1992.
Bergdolt, Klaus: *Das Gewissen der Medizin. Ärztliche Moral von der Antike bis heute.* München 2004.
Berg, Alexander: *Der Krankheitskomplex der Kolik- u. Gebärmutterleiden in Volksmedizin und Medizingeschichte unter besonderer Berücksichtigung der Volksmedizin in Ostpreußen. Ein Beitrag zur Erforschung volkstümlicher Krankheitsvorstellungen.* Berlin 1935.
Bergdolt, Klaus, Berndt Hamm und Andreas Tönnesmann (Hg.): *Das Kind in der Renaissance.* Wiesbaden 2008.
Bernardi, Francesco: *Prospetto storico-critico. Dell'origine, facoltà, diversi stati, progressi, e vicende del Collegio medico chirurgico, e dell'arte chirurgica in Venezia.* Venedig 1797.
Berthold, Andreas: *Compendium breve de terrae sigillatae usu commodissimo & utilissimo.* Ohne Ort 1589.
Berthold, Andreas: *Nützlicher unnd nothwendiger Bericht von der Krafft, Würckung, Tugendt und Eigenschafften, der hülffreichen Terrae Sigillatae.* Frankfurt 1597.
Berthold, Andreas: *Terrae sigillatae nuper in Germania repertae vires atque virtutes admirandae eiusque administrandae ac usurpandae ratio.* Frankfurt 1583.
Berthold, Andreas: *The wonderfull and strange effect and vertues of a new Terra sigillata lately found out in Germanie, with the right order of the applying and administring of it: being oftentimes tried and experienced.* London 1587.
Bertolaso, Bartolo: La cattedra „De pulsibus et urinis" (1601–1748) nello studio padovano. In: *Castalia* 16 (1960), S. 109–117.
Bertolaso, Bartolo: Richerche d'archivio su alcuni aspetti dell'insegnamento medico presso la Università di Padova nel cinque- e seicento. In: *Acta medicae historiae patavina* 6 (1958–59), S. 17–37.
Bianchi, Massimo Luigi: Il tema dell'esperienza in Paracelso. In: Marco Veneziani (Hg.): *Experientia.* Florenz 2002, S. 199–216.
Bianchi, Massimo Luigi: Occulto e manifesto in Jean Fernel e Pietro Severino. In: *Atti e memorie dell'accademia toscana di scienze e lettere „La Colombaria"* 47 (1982), S. 185–248.

Bienert, Karl J.: Böhm[isch] Leipa, das Verkehrs-, Wirtschafts- und Kulturzentrum Böhmens. In: *Heimat-Buch*. Bodenbach a. Elbe [um 1937], S. 1–5.

Bigotti, Fabrizio: *Physiology of the soul. Mind, body and matter in the Galenic tradition of the late Renaissance (1550–1630)*. Turnhout 2019.

Biow, Douglas: The culture of cleanliness in Renaissance Italy. Ithaca/London 2006.

Blair, Ann: Humanist methods in natural phillosophy. The commonplace book. In: *Journal of the history of ideas* 53 (1992), S. 541–551.

Blair, Ann: Reading strategies for coping with information overload, ca. 1550–1700. In: *Journal of the history of ideas* 64 (2003), S. 11–28.

Blair, Ann M.: *Too much to know. Managing scholarly information before the modern age*. New Haven/London 2010.

Bloch, Iwan: *Der Ursprung der Syphilis. Eine medizinische und kulturgeschichtliche Untersuchung.* 2 Bde. Jena 1901/1911.

Bodenstein, Adam von (Hg.): *Metamorphosis*. Basel 1572.

Bodin, Jean: *Universae naturae theatrum: in quo rerum omnium effectrices causae et fines contemplantur et continuae series quinque libris discutiuntur*. Lyon 1596.

Boehm, Laetitia u. a. (Hg.): *Biographisches Lexikon der Ludwig-Maximilians-Universität München*. Teil 1: *Ingolstadt-Landshut 1472–1826*. Berlin 1998.

Boissier de Sauvages, François: *Nosologia methodica sistens morborum classes juxta Sydenhami mentem et botanicorum ordinem*. Bd. 1. Venedig 1773.

Bonnet, Théophile: *Sepulchretum sive anatomia practica ex cadaveribus morbo denatis*. Genf 1679.

Bösch, Alexander: *Liber familiarum personalium, das ist, Verzeichnus waß sich mit mir, und der meinigen in meiner haußhaltung, sonderliches begeben und zugetragen hatt. Lebensbericht und Familiengeschichte des Toggenburger Pfarrers Alexander Bösch (1618–1693)*. Hg., kommentiert und eingeleitet von Lorenz Heiligensetzer. Basel 2001

Botalli, Leonardo: *Commentarioli duo, alter de medici, alter de aegroti munere*. Lyon 1565.

Bottoni, Albertino: *De morbis muliebribus*. Padua 1585.

Boudewijns, Michael: *Ventilabrum medico-theologicum, quo omnes casus cum medicos tum aegros aliosque concernentes eventilantur, et quod SS. PP. conformius, scholasticis probabilius, & in conscientia tutius est, secernitur*. Antwerpen 1666

Boudon-Miller, Véronique und Guy Cobolet: *Lire les médecins Grecs à la Renaissance*. Paris 2004.

Bourbon, Florence: Jean Liebault (1535–1596), médicin hippocratique. Vers la gynécologie moderne. In: *Renaissance and Reformation* 33 (2010), S. 61–84.

Bourdieu, Pierre: *Esquisse d'une théorie de la pratique, précédé de trois études d'ethnologie kabyle*. Genf 1972.

Bourdieu, Pierre: Les trois états du capital culturel. In: *Actes de la recherche en sciences sociales* 30 (1979), S. 3–6.

Bourdieu, Pierre: The forms of capital. In: John G. Richardson (Hg.): *Handbook of theory and research for the sociology of education*. New York 1986, S. 241–60.

Braembussche, A. A. van den: Het biografisch element in de geschiedschrijving. Een geschiedstheoretische verkenning. In: *Tijdschrift voor sociale geschiedenis* 15 (1989), S. 26–60.

Brambilla, Giovanni Alessandro: *Scuola Longobarda: Pavesi, Milanesi, Piemontesi, Genovesi, Piacentini, Parmigiani, Modenesi, Ferraresi, Bolognesi, Veronesi, Padovani ec*. Bd. 2,1: *Secolo XVI*. Mailand 1781.

Brasavola, Antonio Musa: *In octo libros aphorismorum Hippocratis et Galeni commentaria et annotationes*. Basel 1541.

Brendecke, Arndt (Hg.): *Praktiken der Frühen Neuzeit. Akteure – Handlungen – Artefakte*. Köln/Weimar/Wien 2015.

Brendel, Johann Philipp (Hg.): *Consilia medica celeberrimorum quorundam Germaniae medicorum.* Frankfurt 1615.

Brockliss, Laurence W.B.: Curricula. In: Ridder-Symoens, *History* (1996), S. 565–620.

Brockliss, Laurence W. B.: *French higher education in the seventeenth and eighteenth centuries. A cultural history.* Oxford 1987.

Brockliss, Laurence W. B. und Colin Jones: *The medical world of early modern France.* Oxford 1997.

Bröer, Ralf: *Höfische Medizin. Strukturen der medizinischen Versorgung eines frühneuzeitlichen Fürstenhofes am Beispiel des Wiener Kaiserhofes (1650–1750).* Habilitationsschrift. Heidelberg 2006.

Brosseder, Claudia: *Im Bann der Sterne. Caspar Peucer, Philipp Melanchthon und andere Wittenberger Astrologen.* Berlin 2004.

Brugi, Biagio: *Gli scolari dello studio di Padova nel cinquecento. Discorso inaugurale.* Padua 1903.

Brunfels, Otto: *Theses seu communes loci totius rei medicae.* Straßburg 1532.

Brunschwig, Hieronymus: *Buch der Cirurgia. Hantwirckung der Wund Artzney.* Augsburg 1497.

Brunschwig, Hieronymus: *Großes Destillierbuch.* Straßburg 1512.

Brunschwig, Hieronymus: *Das Buch zu Destilliren die zusamen gethonen Ding.* Straßburg 1519.

Brunschwig, Jacques und Geoffrey E. R. Lloyd (Hg.) in Zusammenarbeit mit Pierre Pellegrin: *Greek thought. A guide to classical knowledge.* Cambridge/London 2000.

Buchwald, Georg: Simon Wilde aus Zwickau. Ein Wittenberger Studentenleben zur Zeit der Reformation. In: *Mitteilungen der Deutschen Gesellschaft in Leipzig* 9 (1894), S. 61–111.

Bünz, Enno: Leibärzte. In: Werner Paravicini (Hg.): *Höfe und Residenzen im spätmittelalterlichen Reich. Bilder und Begriffe. Teilband I: Begriffe.* Ostfildern 2005, S. 156–157.

Burckhardt, Jacob: *Die Cultur der Renaissance. Ein Versuch.* Basel 1860.

Burke, Peter: Images as evidence in seventeenth-century Europe. In: *Journal of the history of ideas* 64 (2003), S. 273–296.

Burke, Peter: Individuality and biography in the Renaissance. In: Enno Rudolph (Hg.): *Die Renaissance und die Entdeckung des Individuums in der Kunst. Die Renaissance als erste Aufklärung II.* Tübingen 1998, S. 65–78.

Burke, Peter: *Popular culture in early modern Europe.* London 1978.

Buschmann, Nicolaus: Persönlichkeit und geschichtliche Welt. Zur praxeologischen Konzeptualisierung des Subjekts in der Geschichtswissenschaft. In: Thomas Alkenmeyer, Gunilla Budde und Dagmar Freist (Hg.): *Selbst-Bildungen. Soziale und kulturelle Praktiken der Subjektivierung.* Bielefeld 2013, S. 125–149.

Bůžek, Václav: *Ferdinand von Tirol zwischen Prag und Innsbruck. Der Adel aus den böhmischen Ländern auf dem Weg zu den Höfen der ersten Habsburger.* Köln/Weimar 2009.

Bylebyl, Jerome J.: *Cardiovascular physiology in the sixteenth and early seventeenth centuries.* Unveröff. PhD-thesis, Yale University. New Haven 1969.

Bylebyl, Jerome J.: Medicine, philosophy and humanism in Renaissance Italy. In: John W. Shirley und F. David Hoeniger (Hg.): *Science and the arts in the Renaissance.* Washington, D.C. 1985, S. 27–49.

Bylebyl, Jerome J.: The school of Padua: humanistic medicine in the sixteenth century. In: Charles Webster (Hg.): *Health, medicine and mortality in the sixteenth century.* Cambridge 1979, S. 335–370.

Bylebyl, Jerome: The manifest and the hidden in the Renaissance clinic. In: William F. Bynum und Roy Porter (Hg.): *Medicine and the five senses.* Cambridge 2004, S. 40–60.

Calabritto, Monica: Medicina practica, consilia and the illnesses of the head in Girolamo Mercuriale and Giulio Cesare Claudini. Similarities and differences of the sexes: In: *Medicina e storia* 11 (2006), S. 63–83.

Calabritto, Monica: Curing melancholia in sixteenth-century medical *consilia* between theory and practice. In: *Medicina nei secoli* 24 (2012), S. 627–664.

Camerarius, Joachim: *Arithmologia ethica, loci communes, et epigrammata*. Leipzig 1552.
Cappelletti, Elsa M.: Le piante coltivate nell'orto botanico di Padova ai tempi di Luigi Squalermo detto Anguillara. In: Minelli, *L'orto* (1995), S. 162–171.
Cardano, Girolamo: *De malo recentiorum medicorum medendi usu libellus*. Venedig 1536.
Cardano, Girolamo: *Opera quaedam lectu digna*. Basel 1562.
Carlino, Andrea: *Books of the body. Anatomical ritual and Renaissance learning*. Chicago 1999.
Carrichter, Bartholomaeus: *Kräutterbuch. Darinnen begriffen, under welchem Zeichen Zodiaci, auch in welchem Gradu ein jedes Kraut stehe, wie sie in Leib, und zu allen Schäden zu bereiten, und zu welcher Zeit sie zu colligieren sein*. Straßburg 1609.
Castelli, Bartolommeo: *Lexicon medicum graecolatinum [...] ex Hippocrate, et Galeno desumptum*. Messana 1598.
Castro, Roderigo da: *Medicus-politicus: sive de officiis medico-politicis tractatus*. Hamburg 1614.
Castro, Roderigo da: *Universa mulierum medicina*. Teil 2. Hamburg 1662 (Orig. 1603).
Cavallo, Sandra und Tessa Storey: *Healthy living in late Renaissance Italy*. Oxford 2014.
Celsus, Aulus Cornelius: *De medicina libri octo*. Hg. von Johannes Antonides van der Linden, Leiden 1657.
Celtis, Konrad: *Quattuor libri amorum secundum quattuor latera Germaniae. Germania generalis. Accedunt carmina aliorum ad libros amorum pertinentia*. Hg. von Felicitas Pindter. Leipzig 1934.
Champier, Symphorien: *Claudii Galeni Pergameni historiales campi [...] in quatuor libros congesti et commentariis non poenitendis illustrati*. Basel 1532.
Chauliac, Guy de: *Chirurgia*. Leiden 1559.
Chauliac, Guy de: *Guigonis de Caulhiaco inventarium sive chirurgia magna*. Hg. von Michael R. McVaugh, Bd. 1: *Text*. Leiden 1997.
Chifflet, Jean: *Singulares tam ex curationibus, quam cadaverum sectionibus observationes*. Paris 1612.
Ciancio, Luca: „Per questa via s'ascende a magior seggio". Pietro Andrea Mattioli e le scienze mediche e naturali alla corte di Bernardo Cles. In: *Studi Trentini. Storia* 94 (2015), S. 159–184.
Ciancio, Luca: Many gardens – real, symbolic, visual – of Pietro Andrea Mattioli. In: Juliette Ferdinand (Hg.): *From art to science. Experiencing nature in the European garden 1500–1700*. Treviso 2016, S. 35–45
Cicero, Marcus Tullius: *Epistulae ad familiares*. Venedig 1471.
Cipolla, Carlo M.: *Public health and the medical profession in the Renaissance*. Cambridge 1976.
Clark, Stuart: *Thinking with demons. The idea of witchcraft in early modern Europe*. Oxford 1997
Clauser, Christoph: *Das die Betrachtung des Menschenn Harns on anderen Bericht unnütz*. Ohne Ort [1543].
Clouse, Michele L.: *Medicine, government and public health in Philip II's Spain. Shared interests, competing authorities*. Farnham 2011.
Codronchi, Baptista: *De christiana ac tuta medendi ratione*. Ferrara 1591.
Coiter, Volcher: *Externarum et internarum principalium humani corporis partium tabulae, atque anatomicae exercitationes observationesque variae*. Nürnberg 1573.
Collinus, Matthaeus u. a.: *Prima farrago sacri argumenti poematum ab aliquot studiosis poeticae bohemis scriptorum diversis temporibus ad nobilem et clarissimum virum D. Ioannem Seniorem Hoddeiovinum ab Hoddeiova*. Prag [1561].
Collinus, Matthaeus u. a.: *Tertia farrago poematum*. Prag 1561.
Collinus, Matthaeus u. a.: *Quarta farrago poematum*. Prag 1562.
Colombo, Realdo: *De re anatomica libri XV*. Venedig 1559.
Comparetti, Andrea: *Saggio della Scuola Clinica nello Spedale di Padova*. Padua 1793.
Cook, Harold J.: Good advice and little medicine. The professional authority of early modern English physicians. In: *Journal of British studies* 33 (1994), S. 1–31.

Cook, Harold J.: Medicine. In: Katharine Park und Lorraine Daston (Hg.): *Early modern science* (=The Cambridge History of Science, Bd. 3). Cambridge 2006, S. 407–434.

Cook, Harold J.: Physicians and natural history. In: Nicholas Jardine, James Secord und Emma Spary (Hg.): *Cultures of natural history.* Cambridge 1996, S. 91–105.

Cook, Harold J.: *Trials of an ordinary doctor: Joannes Groenevelt in seventeenth-century London.* Baltimore 1994.

Cook, Harold J.: Victories for empiricism, failures for theory. Medicine and science in the seventeenth-century. In: Charles T. Wolfe und Ofer Gal (Hg.): *The body as object and instrument of knowledge. Embodied empiricism and early modern science.* Dordrecht 2010, S. 9–32.

Cordus, Euricius: *De urinis. Das ist von rechter Besichtigunge des Harns und ihrem Mißbrauch.* Hg. von J. Dryander. Frankfurt 1543.

Cordus, Valerius: *Pharmacorum omnium, quae quidem in usu sunt, conficiendorum ratio: vulgo vocant dispensatorium pharmacopolarum.* Nürnberg 1546.

Cornarius, Janus: *Medicina, sive medicus, liber unus. Eiusdem orationes II: I. Hippocrates, sive doctor verus: II. de rectis medicinae studiis amplectendis.* Basel 1556.

Cornaro, Alvise: *Discorsi della vita sobria.* Mailand 1627.

Crato, Johannes: *Consiliorum et epistolarum medicinalium liber.* Hg. von Lorenz Scholz. Frankfurt am Main 1591.

Cunsolo, Elisabetta: Giulio Casserio e la pubblicazione del *De Vocis Auditusque Organis* tra Padova e Ferrara all'inizio del '600. In: *Mélanges de l'école française de Rome* 120–122 (2008), S. 385–405.

Da Monte, Giovanni Battista: *Consilia medica omnia, quae ullibi extant, partim antea, partim nunc primum edita.* Hg. von Girolamo Donzellini. Nürnberg 1559.

Da Monte, Giovanni Battista: *Consultationum medicinalium centuria prima.* Hg. von Valentinus Lublinus. Venedig 1554 (erneute Aufl. 1556).

Da Monte, Giovanni Battista: *Consultationum medicinalium ad varia morborum genera, centuria tertia.* Venedig 1558.

Da Monte, Giovanni Battista: *Consultationum medicinalium centuria secunda.* Venedig 1559.

Da Monte, Giovanni Battista: *Consultationum medicarum opus absolutissimum.* Hg. von Johannes Crato. Basel 1565.

Da Monte, Giovanni Battista: De uterinis affectibus. In: ders.: *Opuscula.* Hg. von Valentinus Lublinus. Venedig 1554, foll. 63r-109v.

Da Monte, Giovanni Battista: *Lectiones de urinis.* Hg. von Franz Emmerich. Wien 1552.

Da Monte, Giovanni Battista: *Methodus de elementis, cui accessit De syphillidos lue tractatus, unacum regulari cura huius morbi Benedicti faventini.* Wien 1553.

Da Monte, Giovanni Battista: *Opuscula varia ac praeclara.* 2 Bde. Basel 1558.

Darmon, Pierre: *Le tribunal de l'impuissance.* Paris 1979.

Daston, Lorraine: Perché i fatti sono brevi? In: *Quaderni storici* 108 (2001), S. 745–770.

Daston, Lorraine: Taking note(s). In: *Isis* 95 (2004), S. 443–448.

Daston, Lorraine und Katharine Park: *Wonders and the order of nature, 1150–1750.* New York 1998.

Davis, Dona Lee und Richard G. Whitten: Medical and popular traditions of nerves. In: *Social science and medicine* 26 (1988), S. 1209–1222.

Davis, Dona Lee und Setha M. Low (Hg.): *Gender, health, and illness. The case of nerves.* New York 1989.

De Renzi, Salvatore (Hg.): *Collectio salernitana.* 5 Bde. Neapel 1852–1859.

De Renzi, Silvia: A career in manuscripts: Genres and purposes of a physician's writing in Rome, 1600–1630. In: *Italian studies* 66 (2011), S. 234–248.

Dear, Peter: The meanings of experience. In: Katharine Park und Lorraine Daston (Hg.): *Early modern science* (The Cambridge History of Science, Bd. 3). Cambridge 2006, S. 106–131.

Debru, Armelle: Galen. In: Brunschwig/Lloyd, *Greek thought* (2000), S. 618–630.
Debus, Allen G.: *The French Paracelsians. The chemical challenge to medical and scientific tradition in early modern France.* Cambridge 1991.
Delisle, Candice: The letter: Private or public place? The Mattioli–Gesner controversy about the aconitum primum. In: *Gesnerus* 61 (2004), S. 161–176.
Dell'Acqua, Gioan Battista: Giovanni Manardo medico e clinico. In: *Atti del convegno internazionale per la celebrazione del V centenario della nascita di Giovanni Manardo 1462–1536.* Ferrara 1963, S. 8–42.
Demaitre, Luke: *Medieval medicine. The art of healing from head to toe.* Santa Barbara/Denver/Oxford 2013.
Demaitre, Luke: Medieval notions of cancer. Malignancy and metaphor. In: *Bulletin of the history of medicine* 72 (1998), S. 609–637.
Demaitre, Luke: Straws in the wind. Latin writings on asthma between Galen and Cardano. In: *Allergy and asthma proceedings* 23 (2002), S. 61–93.
Dinges, Martin, Kay Peter Jankrift, Sabine Schlegelmilch und Michael Stolberg (Hg.): *Medical practice, 1600–1900. Physicians and their patients.* Leiden 2016.
Donati, Marcello: *De medica historia mirabili libri sex.* Venedig 1588.
Dodoens, Rembert: *Medicinalium observationum exempla rara, recognita et aucta.* Köln 1581.
Dondi, Raffaele Flaminio: Elideo Padovani. Medico forlivese del secolo XVI. In: *Atti e memorie dell'Accademia di storia dell'arte sanitaria* 117 (1951), S. 139–144.
Dotzauer, Winfried: Deutsches Studium und deutsche Studenten an europäischen Hochschulen (Frankreich, Italien) und die nachfolgende Tätigkeit in Staat, Kirche und Territorium in Deutschland. In: Erich Maschke und Jürgen Sydow (Hg.): *Stadt und Universität im Mittelalter und in der frühen Neuzeit.* Tübingen 1974, S. 112–141.
Douglas, Mary: *Purity and danger. An analysis of concepts of pollution and taboo.* London 1978.
Drembach, Martin von: *De atra bile disputatio medica.* Resp. Blasius Thammüller. [Leipzig] [1548].
Drexel, Jeremias: *Aurifodina artium et scientiarum omnium excerpendi solertia.* München 1638.
Duden, Barbara: *Geschichte unter der Haut. Ein Eisenacher Arzt und seine Patientinnen um 1730.* Stuttgart 1987.
Dulieu, Louis: Félix Platter, étudiant de l'École de médecine de Montpellier. In: Ulrich Tröhler (Hg.): *Felix Platter (1536–1614) in seiner Zeit.* Basel 1991, S. 17–20.
Dulieu, Louis: Guillaume Rondelet. In: *Clio medica* 1 (1966), S. 89–111.
Dulieu, Louis: *La médecine à Montpellier.* Bd. 2: *La Renaissance.* Avignon 1979.
Dunus, Thaddaeus: *Muliebrium morborum omnis generis remedia.* Straßburg 1565.
Durling, Richard J.: A chronological census of Renaissance editions and translations of Galen In: *Journal of the Warburg and Courtauld Institutes* 24 (1961), S. 230–305.
Durling, Richard J.: Conrad Gesner's „Liber amicorum" 1555–1565. In: *Gesnerus* 22 (1965), S. 134–159.
Durling, Richard J.: Girolamo Mercuriale's *De modo studendi.* In: *Osiris* N. S. 6 (1991), S. 181–195.
Dumaître, Paule: *Ambroise Paré. Chirurgien de quatre rois de France.* Paris 1986.
Eadie, Mervyn J. und Peter F. Bladin: *A disease once sacred. A history of the medical understanding of epilepsy.* Eastleigh 2001.
Eamon, William: How to read a book of secrets. In: Elaine Leong und Alisha Rankin (Hg.): *Secrets and knowledge in medicine and science, 1500–1800.* Farnham 2011, S. 23–46.
Eamon, William: *Science and the secrets of nature. Books of secrets in medieval and early modern culture.* Princeton 1994.
Ebelová, Ivana (Hg.): *Pamětní kniha města české Lípy.* Ústí nad Labem 2005.
Eckart, Wolfgang U.: Anmerkungen zur „Medicus politicus"- und „Machiavellus Medicus"-Literatur des 17. und 18. Jahrhunderts. In: Benzenhöfer/Kühlmann, *Heilkunde* (1992), S. 114–129.

Eisenberg, Leon: The physician as interpreter. Ascribing meaning to the illness experience. In: *Comprehensive psychiatry* 22 (1981), S. 239–248.
Elias, Norbert: *Über den Prozeß der Zivilisation. Soziogenetische und psychogenetische Untersuchungen.* 2 Bde. 6. Aufl. Frankfurt 1979.
Elkeles, Barbara: Arzt und Patient in der medizinischen Standesliteratur der Frühen Neuzeit. In: Benzenhöfer/Kühlmann, *Heilkunde* (1992), S. 131–143.
Elkeles, Barbara: Medicus und Medikaster: Zum Konflikt zwischen akademischer und „empirischer" Medizin im 17. und frühen 18. Jahrhundert. In: *Medizinhistorisches Journal* 22 (1987), S. 197–211.
D'Elvert, Christian: *Zur Geschichte der Pflege der Naturwissenschaften in Mähren und Schlesien, insbesondere der Naturkunde dieser Länder, mit Rücksicht auf Böhmen und Österreich.* Brünn 1868.
Erastus, Thomas: *De lamiis seu strigibus.* Basel 1578.
Erastus, Thomas: *De medicina nova Philippi Paracelsi.* 4 Teile. Basel 1572–1573.
Erastus, Thomas: *Disputationum et epistolarum medicinalium volumen doctissimum.* Hg. von Theophilus Maderus. Zürich 1595.
Elkeles, Barbara: Arzt und Patient in der medizinischen Standesliteratur der Frühen Neuzeit. In: Benzenhöfer/Kühlmann, *Heilkunde* (1992), S. 131–143.
Ellenbog, Nikolaus: *Briefwechsel.* Hg. von Andreas Bigelmair und Friedrich Zoepfl. Münster 1938.
Enenkel, Karl A. E.: Die Grundlegung humanistischer Selbstpräsentation im Brief-Corpus: Francesco Petrarcas *Familiarium rerum libri XXIV.* In: van Houdt, *Self-presentation* (2002), S. 367–384.
Enenkel, Karl A. E.: In search of fame. Self-representation in neo-Latin humanism. In: Stephen Gersh und Bert Roest (Hg.): *Medieval and Renaissance humanism: Rhetoric, representation and reform.* Leiden 2003, S. 93–113.
Erasmus, Desiderius: *De conscribendis epistolis.* Cambridge 1521.
Erasmus, Desiderius: *De duplici copia verborum ac rerum commentarii duo.* Paris 1514.
Ettmüller, Michael: *Opera omnia theoretica et practica.* Teil 2. Lyon 1685.
Evans, Jennifer und Sara Read: *Maladies and medicine. Exploring health and healing 1540–1740.* Barnsley 2017.
Fabiani, Giuseppe: *La vita di Pietro Andrea Mattioli.* Hg. von Luciano Bianchi. Siena 1872.
Fabricius, Wilhelm: *Opera omnia quae extant.* Frankfurt 1646.
Fabricius, Wilhelm: *Wund-Artzney. Gantzes Werck, und aller Bücher, so viel deren vorhanden.* Frankfurt 1652.
Facciolati, Jacobus: *Fasti Gymnasii Patavini [...] collecti ab anno MDXVII quo restitutae scholae sunt ad MDCCLVI.* Padua 1757.
Falloppia, Gabriele: *De humani corporis anatome compendium.* Venedig 1571.
Falloppia, Gabriele: *Expositio in librum Galeni de ossibus. Huic accesserunt observationes anatomicae eiusdem authoris.* Hg. von F. Michinus. Venedig 1570.
Falloppia, Gabriele: *Observationes anatomicae ad Petrum Mannam.* Köln 1562.
Fantuzzi, Giovanni: *Notizie degli scrittori bolognesi.* Bd. 6. Bologna 1788.
Fausti, Daniela (Hg.): *La complessa scienza dei semplici. Atti delle celebrazioni per il V centenario della nascita di Pietro Andrea Mattioli, Siena, 12 marzo-19 novembre.* Siena 2001.
Favaro, Antonio (Hg.): *Atti della Nazione Germanica Artista nello Studio di Padova.* Bd. 1. Venedig 1911.
Favaro, Giuseppe: Contributi alla biografia di Girolamo Fabrici d'Acquapendente. In: *Memorie e documenti per la storia della Università di Padova.* Bd. 1. Padua 1922, S. 241–348.
Favaro, Giuseppe: *Gabrielle Falloppa modenese (MDXXII-MDLXII). Studio biografico.* Modena 1928.
Faventinus, Leonellus de Victoriis: *De aegritudinibus infantium tractatus admodum salutifer.* Venedig 1557.

Fernel, Jean: De abditis rerum causis libri duo. In: Fernel, *Universa medicina* (1644) (gesonderte Seitenzählung).
Fernel, Jean: *Universa medicina*. Genf 1542.
Fernel, Jean, *Universa medicina*. Genf 1644.
Ferrarius, Omnibonus: *De arte medica infantium quorum duo priores de tuenda eorum sanitate, posteriores de curandis morbis agunt.* Brixen 1577.
Ferretto, Silvia: *Bassiano Lando e la „scienza" della medicina tra filosofia e teologia nel XVI secolo.* Tesi, Università degli Studi di Trento, ciclo XXII, 2006 – 2009.
Ferri, Sara (Hg.): *Pietro Andrea Mattioli, Siena 1501-Trento 1578. La vita, le opere.* Perugia 1997.
Ferri, Sara: Il „Dioscoride", i „Discorsi", i „Commentarii": Gli amici e i nemici. In: dies., *Mattioli* (1997), S. 15 – 48.
Feustel, Robert: *Grenzgänge. Kulturen des Rauschs seit der Renaissance.* München 2013.
Fichtner, Gerhard: Padova e Tübingen: La formazione medica nei secoli XVI e XVII. In: *Acta medicae historiae patavina* 19 (1972 – 73), S. 43 – 62.
Ficino, Marsilio: *De triplici vita: libri tres.* Venedig 1498 (Nachdr. Hildesheim 1978).
Findlen, Paula und Pamela H. Smith (Hg.): *Merchants and marvels. Commerce and the representation of nature in early modern Europe.* New York 2002.
Findlen, Paula: *Possessing nature. Museums, collecting, and scientific culture in early modern Italy.* Berkeley/Los Angeles/London 1994.
Findlen, Paula: The formation of a scientific community. Natural history in sixteenth-century Italy. In: Anthony Grafton und Nancy Siraisi (Hg.): *Natural particulars. Nature and the disciplines in Renaissance Europe.* Cambridge, MA 1999, S. 369 – 400.
Finkler, Kaja: The universality of nerves. In: Davis/ Low, Gender (1989), S. 169 – 179.
Finucci, Valeria: *The prince's body. Vincenzo Gonzaga and Renaissance medicine.* Cambridge/London 2015.
Finzel, Hiob: *Wunderzeichen. Warhafftige Beschreybung und gründlich Verzeichnuß schröcklicher Wunderzeichen und Geschichten, die von dem Jar an M. D. XVII bis auff yetziges Jar M.D.LVI geschehen und ergangen sindt nach der Jarzal.* Nürnberg 1556.
Fischer, Klaus: *Hartmann Schedel in Nördlingen. Das pharmazeutisch-soziale Profil eines spätmittelalterlichen Stadtarztes.* Würzburg 1996.
Fischer-Homberger, Esther: *Hypochondrie. Melancholie bis Neurose. Krankheiten und Zustandsbilder.* Bern 1970.
Fissell, Mary: *Vernacular bodies. The politics of reproduction in early modern England.* Oxford 2004.
Flamm, Heinz: Bader – Wundarzt – Medicus. In: ders. und Karl Mazakarini (Hg.): *Bader – Wundarzt – Medicus. Heilkunst in Klosterneuburg. Begleitpublikation zur Ausstellung.* Klosterneuburg 1996, S. 7 – 40.
Fonseca, Rodericus: *Opusculum, quo adolescentes ad medicinam facile capessendam instruuntur, casus omnium febrium methodice discutiuntur, & curantur.* Florenz 1596.
Forcher, Michael: *Erzherzog Ferdinand II. Landesfürst von Tirol. Sein Leben. Seine Herrschaft. Sein Land.* Innsbruck/Wien 2017.
Foreest, Pieter van: *Observationum et curationum medicinalium libri XXXII.* Leiden 1603 – 1606, S. 482 – 486
Foreest, Pieter van: *Observationum et curationum chirurgicarum libri quatuor posteriores, de vulneribus, ulceribus, fracturis, luxationibus.* Leiden 1601.
Foreest, Pieter van: *Uromanteia. Das ist warhafftiger und wolgegründter Bericht von den vielfaltigen Urtheilen unnd Weissagungen auß den Urinen oder Wassern.* Frankfurt 1620.
Foreest, Pieter van: *Observationum et curationum medicinalium ac chirurgicarum opera omnia.* Frankfurt 1634.

Fortuna, Stefania: The Latin editions of Galen's *Opera omnia* (1490–1625) and their prefaces. In: *Early science and medicine* 17 (2012), S. 391–412.
Fossati, Pier Maria (Hg.): *Girolamo Fabrizi da Acquapendente. Medico e anatomista. La vita e le opere. Note in margine alla mostra.* Acquapendente 1988.
Fracanzano, Antonio: *De morbo gallico fragmenta quaedam elegantissima, ex lectionibus anni MDLXII Bononiae.* Angefügt an Gabriele Falloppio, *De morbo gallico liber.* Venedig 1574, S. 186–219.
Fracanzano, Antonio: *De morbo gallico liber.* Hg. von Camillo Cochio. Bologna 1564.
Fracastoro, Girolamo: *Syphilis sive morbus gallicus.* Verona 1536.
French, Roger: *Medicine before science. The rational and learned doctor from the Middle Ages to the Enlightenment.* Cambridge 2003.
Friedrich, Udo: *Naturgeschichte zwischen artes liberales und frühneuzeitlicher Wissenschaft. Conrad Gessners „Historia animalium" und ihre volkssprachige Rezeption.* Tübingen 1995.
Friedrich IV. von der Pfalz: Das Tagebuch und Ausgabenbuch des Churfürsten Friedrich IV. von der Pfalz. Hg. von J. Wille. In: *Zeitschrift für die Geschichte des Oberrheins* 33 (1880), S. 201–295.
Frijhoff, Willem: Patterns. In: Ridder-Symoens, *History* (1996), S. 43–105.
Fuchs, Leonhard: *De historia stirpium commentarij insignes.* Basel 1542.
Fučíková, Eliška u. a. (Hg.): *Rudolf II and Prague. The court and the city.* London 1997.
Fürst, Susanne: *Das Arztporträt in der Frühen Neuzeit.* Diss. med. Regensburg 2009.
Galen: *De morborum & symptomatum differentijs & causis libri 6.* Übers. von Wilhelm Kopp. Lyon 1547.
Galen: *Opera omnia.* 20 Bde. Hg. von C. G. Kühn. Leipzig 1822 (Nachdr. Hildesheim 1964).
Galen: Quod optimus medicus sit quoque philosophus. Übers. von Desiderius Erasmus. In: ders.: *Protreptikos logos pros tas technas [...]. Ad artes exhortatio. De optima doctrina. Quod optimus medicus sit quoque philosophus.* Paris 1547, S. 27–31.
Gallo, Andrea: *Fascis de peste, peripneumonia pestilentiali cum sputo sanguinis, febre pestilentiali, ac quibusdam symptomatibus, in quinque fasciculos digestus.* Brixen 1567.
Gasser, Achilles Pirmin: *Ainfeltiger und gegrünter Bericht, wie menigklich sich in pestilentzischem Ubergang, mit Artznyen, und anderer Lybsnot, halten, beweren und genören soll.* Nürnberg 1544.
Gasser, Achilles Pirmin: *Catalogus regum omnium, quorum sub christiana professione per Europam adhuc regna florent.* Augsburg 1552.
Gasser, Achilles Pirmin: *De regibus Hierosolymitanis.* Basel 1555.
Gasser, Achilles Pirmin: *Historiarum et chronicorum mundi epitome velut index.* Basel 1532.
Gaudin, Léon (Hg.): *Félix et Thomas Platter à Montpellier, 1552–1559, 1595–1599. Notes de voyage de deux étudiants balois.* Montpellier 1892.
Gentilcore, David: *Food and health in early modern Europe. Diet, medicine and society, 1450–1800.* London 2016.
Gentilcore, David: *Healers and healing in early modern Italy.* Manchester 1998.
Gentilcore, David: Was there a „popular medicine" in early modern Europe? In: *Folklore* 115 (2004), S. 151–166.
Germain, Alexandre Charles: La médecine arabe et la médecine grecque à Montpellier. In: ders. (Hg.): *Mélanges académiques d'histoire et d'archéologie.* Bd. 5. Montpellier 1877 (gesonderte Seitenzählung).
Germain, Alexandre Charles: *Les anciennes thèses de l'École de médecine de Montpellier. Collation des grades et concours professoraux.* Montpellier 1886.
Germain, Alexandre Charles: *Les étudiants de l'École de médecine de Montpellier au XVIe siècle. Étude historique sur le* Liber procuratoris studiosorum. Paris 1876.
Germain, Alexandre Charles: Les pèlerins de la science à Montpellier. In: *Bulletin de la Société Languedocienne de Géographie* 1 (1878), S. 161–181.

Gersdorff, Hans von: *Feldtbuch der Wundartzney.* Straßburg 1517.

Gessner, Conrad: *Historia animalium.* Zürich 1551–1558 und 1587.

Gessner, Conrad, *Pandectae sive partitionum universalium [...] libri XXI.* Zürich 1548.

Gessner, Conrad: *Sanitatis tuendae praecepta: cum aliis, tum literarum studiosis hominibus, & iis qui minus exercentur, cognitu necessaria; contra luxum conviviorum; contra notas astrologicas ephemeridum de secandis venis.* Zürich 1556.

Gillet, Johann Franz Albert: *Crato von Crafftheim und seine Freunde. Ein Beitrag zur Kirchengeschichte.* 2 Teile. Frankfurt am Main 1860.

Glaubitz, Michael von: *Zwo Haußtaffeln und Underricht fur die Reichen und Armen zur Sommer und Winterzeit wider die fürstehende schrecklich und wegfressende Pestilentz.* Mainz 1584.

Glück, Helmut: *Deutsch als Fremdsprache in Europa vom Mittelalter bis zur Barockzeit.* Berlin/New York 2002.

Good, Byron J.: *Medicine, rationality and experience. An anthropological perspective.* Cambridge 1994.

Gößwein, Elisabeth: *Mater puerorum. Das epileptische Kind im Fokus ärztlicher Fallberichte der Frühen Neuzeit.* Diss. med. Univ. Regensburg 2016.

Graf-Stuhlhofer, Franz: *Humanismus zwischen Hof und Universität. Georg Tannstetter (Collimitius) und sein wissenschaftliches Umfeld im Wien des frühen 16. Jahrhunderts.* Wien 1996.

Grafton, Anthony: *Cardano's cosmos. The worlds and works of a Renaissance astrologer.* Cambridge, MA 1999.

Green, Monica: Women's medical practice and health care in medieval Europe. In: *Signs* 14 (1989), S. 434–473.

Green, Monica: *Making women's medicine masculine: The rise of male authority in pre-modern gynecology.* Oxford 2008.

Greenblatt, Stephen: *Renaissance self-fashioning. From More to Shakespeare.* Chicago/London 1980.

Greiner, J.: Dinkelsbühler Arzt-Instruktionen von 1556. In: *Sudhoffs Archiv* 28 (1935), S. 123–125.

Grell, Ole Peter: Conflicting duties: Plague and the obligations of early modern physicians towards patients and commonwealth in England and the Netherlands. In: Andrew Wear, Johanna Geyer-Kordesch und Roger French (Hg.): *Doctors and ethics: The earlier historical setting of professional ethics.* Amsterdam 1993, S. 131–152.

Grell, Ole Peter (Hg.): *Paracelsus: The man and his reputation, his ideas and their transformation.* Leiden 1998.

Grendler, Paul F.: *The universities of the Italian Renaissance.* Baltimore 2002.

Grodzynski, Denise: Superstitio. In: *Revue des études anciennes* 76 (1974), S. 36–60.

Groß, Dominik und Jan Steinmetzer: Strategien ärztlicher Selbstautorisierung in der frühneuzeitlichen Medizin. Das Beispiel Volcher Coiters (1534–1576). In: *Medizinhistorisches Journal* 40 (2005), S. 275–320.

Größing, Sigrid-Maria: *Kaufmannstochter im Kaiserhaus. Philippine Welser und ihre Heilkunst.* [Wien] 1992.

Größing, Sigrid-Maria: *Die Heilkunst der Philippine Welser, Außenseiterin im Hause Habsburg.* Augsburg 1998.

Guarino, Mauro: Profilo storico degli ospedali di Bologna e Ferrara. In: Graziano Campanini, Mauro Guarino und G. Lippi (Hg.): *Le arti della salute. Il patrimonio culturale e scientifico della sanità pubblica in Emilia-Romagna.* Mailand 2005, S. 77–93.

Guidi, Guido: De curatione generatim, in: ders.: *Opera omnia sive ars medicinalis.* Frankfurt 1626 (gesonderte Seitenzählung).

Gunnoe, Charles: The debate between Johann Weyer and Thomas Erastus on the punishment of witches. In: James van Horn Melton (Hg.): *Cultures of communication from Reformation to*

Enlightenment. Constructing publics in the early modern German lands. Aldershot 2002, S. 257–285.
Gunnoe, Charles D.: Thomas Erastus and his circle of anti-Paracelsians. In: Joachim Telle (Hg.): *Analecta paracelsica. Studien zum Nachleben Theophrast von Hohenheims im deutschen Kulturgebiet der frühen Neuzeit.* Stuttgart 1994, S. 127–148.
Guth, Gustav: Das Idyll von den Teplitzer Heilquellen (Idyllion de thermis teplicensibus) des Thomas Mitis (1550). In: *Erzgebirgszeitung* 51, Heft 9 (1930), S. 125–129, 142–145 und 161–163.
Haag, Sabine und Sandbichler, Veronika (Hg.): *Ferdinand II. 450 Jahre Tiroler Landesfürst.* Innsbruck 2017.
Hacke, Daniela: Von der Wirkungsmächtigkeit des Heiligen: Magische Liebeszauberpraktiken und die religiöse Mentalität venezianischer Laien in der frühen Neuzeit. In: *Historische Anthropologie* 3 (2001), S. 311–332.
Handsch, Georg: Ad lectorem. In: Petrus Sibyllenus: *De peste liber.* Prag 1564.
Handsch, Georg: Calendarium novum rythmicis sententiis apposite ad unumquodque tempus vel festum accommodatis concinnatum. In: Matthaeus Collinus: *Elementarius libellus in lingua latina & boiemica pro novellis scholasticis.* Prag 1550.
Handsch, Georg: *Die Elbefischerei in Böhmen und Meißen.* Bearb. von Ottokar Schubert. Prag 1933.
Handsch, Georg: Edition zweier Briefe an Simon Ennius und eines Briefs an Matthaeus Collinus. In: *Časopis Musea království českého* 87 (1913), S. 167–169 und S. 179.
Handsch, Georg: In effigiem reginae Mariae. In: Thomas Mitis (Hg.): *In felicem inaugurationem sereniss[imi] regis Maximiliani, & sereniss[imae] reginae Mariae, chorus davidicus.* Prag 1562.
Handsch, Georg: In icona R[egis] Maximiliani. In: Thomas Mitis (Hg.): *In felicem inaugurationem sereniss[imi] regis Maximiliani, & sereniss[imae] reginae Mariae, chorus davidicus.* Prag 1562.
Handsch, Georg: Widmungsgedicht (ohne Titel). In: Wenzel Nicolaides (Hg.): *Cantiones evangelicae ad usitatas harmonias, quae in ecclesiis boemicis per totius anni circulum canuntur, accommodatae, praecipua Christi beneficia breviter complectentes.* Wittenberg 1554.
Handsch, Georg: Zum Leser. In: Mattioli, *New Kreutterbuch* (1563).
Handsch, Georg (Hg.): *Secunda farrago elegiarum et idylliorum ab aliquot studiosis poeticae bohemis scriptorum diversis temporibus ad nobilem et clarissimum virum D. Ioannem Seniorem Hoddeiovinum ab Hoddeiova.* Prag 1561.
Hankinson, Robert J.: *The Cambridge companion to Galen.* Cambridge 2008.
Hantschel, Franz (bearb.): *Heimatkunde des politischen Bezirkes B.-Leipa.* Böhmisch Leipa 1911.
Hart, James: *The arraignment of urines, wherein are set downe the manifold errors and abuses of ignorant urine-monging [sic!] empirickes, cozening quacksalvers, women-physitians and the like stuffe.* London 1623.
Harvey, William: *Exercitatio anatomica de motu cordis et sanguinis in animalibus.* Frankfurt 1628.
Hase, Eduard Friedrich: Dr. Thomas Reinesius, Stadtphysikus und Bürgermeister zu Altenburg. Ein Lebensbild aus dem 17. Jahrhundert. In: *Mitteilungen der Geschichts- und Altertumsforschenden Gesellschaft des Osterlandes* 4 (1858), S. 309–348.
Hasse, Hans Peter und Günther Wartenberg (Hg.): *Caspar Peucer 1525–1602. Wissenschaft, Glaube und Politik im konfessionellen Zeitalter.* Leipzig 2004.
Havenreuter, Johann Ludwig: *Theses medicae de iis rebus quae in principio artis medicae Galeni traduntur.* Resp. Joh. Sebastian Frid. Straßburg 1568.
Heide, Anton de: *Vertoog over de onzekerheit der piskijkerij en bedrieglijkheit der piskijkeren.* Amsterdam 1682.
Heigel, Karl Theodor von: Schrenck von Notzing. In: *Allgemeine Deutsche Biographie* 32 (1891), S. 485–488.
Hechstetter, Philippus: *Rararum observationum medicinalium decades tres.* Augsburg 1624.
Heischkel, Edith: Die Welt des praktischen Arztes. In: Walter Artelt und Walter Rüegg (Hg.): *Der Arzt und der Kranke in der Gesellschaft des 19. Jahrhunderts.* Frankfurt 1967, S. 1–16.

Hejnic, Josef: *Dva humanisté v roce 1547 (Jan Šentygar a Bohuslav Hodějovský)*. Prag 1957.
Hejnová, Miroslava: *Pietro Andrea Mattioli 1501–1578. U příležitosti 500. výročí narození/In occasione del V. centenario della nascita*. Prag 2001.
Helm, Jürgen: Die Galenrezeption in Philipp Melanchthons De anima (1540/1552). In: *Medizinhistorisches Journal* 31 (1996), S. 298–321.
Helm, Jürgen: Zwischen Aristotelismus, Protestantismus und zeitgenössischer Medizin. Philipp Melanchthons Lehrbuch „De anima" (1540/1552). In: Jürgen Leonhardt (Hg.): *Melanchthon und das Lehrbuch des 16. Jahrhunderts*. Rostock 1997, S. 175–191.
Helman, Cecil G.: *Culture, health and illness*. 5. Aufl. Boca Raton 2007.
Helman, Cecil G.: „Feed a cold, starve a fever". Folk models of infection in an English suburban community and their relation to medical treatment. In: *Culture, medicine and psychiatry* 2 (1978), S. 107–137.
Helmich, Egon: *Die Briefe Konrad Gesners an Crato von Krafftheim nach der Briefsammlung von 1566*. Diss. med. Düsseldorf 1938.
Henderson, John: *The Renaissance hospital. Healing the body and healing the soul*. New Haven 2006.
Henkel, Arthur und Albrecht Schöne (Hg.): *Emblemata. Handbuch zur Sinnbildkunst des XVI. und XVII. Jahrhunderts*. Stuttgart/Weimar 1996.
Herbst, Klaus-Dieter: *Biobibliographisches Handbuch der Kalendermacher*. 4 Bde. Jena 2020.
Herbst, Klaus-Dieter: Der Arzt als Autor von Jahreskalendern. In: Salatowsky/Stolberg, *Göttliche Kunst* (2019), S. 80–93.
Herz, Josef (Hg.): Das Tagebuch des Augsburger Arztes und Stadtphysicus Dr. Philipp Hoechstetter 1579–1635. In: *Zeitschrift des Historischen Vereins für Schwaben und Neuburg* 70 (1976), S. 180–224.
Herzog, E.: Zwei alte Physikat-Bestallungen aus den Jahren 1523 und 1546. In: *Vereinte deutsche Zeitschrift für die Staats-Arzneikunde*, N.F. 3 (1848), Heft 1, S. 194–200.
Hess, Volker und Sabine Schlegelmilch: Cornucopia officinae medicae: Medical practice records and their origin. In: Dinges u. a., *Medical practice* (2016), S. 11–38.
Hessus, Helius Eobanus: *Helii Eobani Hessi [...] et amicorum ipsius epistolarum familiarium libri XII*. Marburg 1543.
Heusinger, Tobias: *Das zitternde Herz des Monarchen. Kommentierte Edition eines ärztlichen Konsils von Andrea Gallo für Kaiser Maximilian II*. Diss. med. Würzburg 2021 [in Vorbereitung]
Hild, Heike: *Das Stammbuch des Medicus, Alchemisten und Poeten Daniel Stolcius als Manuskript des Emblembuches Viridarium Chymicum (1624) und als Zeugnis seiner Peregrinatio Academica*. Diss. TU München 1991.
Hindson, Betham: Attitudes towards menstruation and menstrual blood in Elizabethan England. In: *Journal of social history* 43 (2009), S. 89–114.
Hippokrates: *Aphorismi cum Galeni commentariis*. Übers. von Niccolò Leoniceno. Venedig 1538.
Hippokrates: *Œuvres complètes d'Hippocrate*. Hg. von Émile Littré. Paris 1839–1861 (Nachdr. Amsterdam 1978).
Hippokrates: *De aere, aquis et locis libellus*. Übers. von Janus Cornarius. Basel 1529.
Hirai, Hiro: *Medical humanism and natural philosophy: Renaissance debates on matter, life and the soul*. Boston/Leiden 2011.
Hirn, Josef: *Erzherzog Ferdinand II. von Tirol. Geschichte seiner Regierung und seiner Länder*. 2 Bde. Innsbruck 1885/1887.
Hlaváčková, Ludmila und Petr Svobodný: *Dějiny lékařství v českých zemích*. Prag 2004.
Hlaváčková, Ludmila, Petr Svobodný und Josef Adamec: *Biografický slovník pražské lékařské fakulty 1348–1939*. 2 Bde. Prag 1988 und 1993.

Hoffmann, Friedrich: *Medicus politicus sive regulae prudentiae secundum quas medicus juvenis studia sua & vitae rationem dirigere debet, si famam sibi felicemque praxin & cito acquirere & conservare cupit.* Leiden 1708.
Hoffmann-Axthelm, Walter: *Die Geschichte der Zahnheilkunde.* Berlin 1973.
Hoppe, Brigitte: Bildungseifrige Apotheker der Frühen Neuzeit. In: *Pharmazeutische Zeitung* 137 (1992), Nr. 44, S. 38–44.
Horer, Ananias: *Artzney-Teuffel, oder kurtzer Discurs, darinn diesem Ertzmörder seine Larve abgezogen.* Ohne Ort 1634.
Hörnigk, Ludwig von: *Politia medica.* Frankfurt am Main 1636.
Hornung, Johannes: *De uroscopia fraudulenta discursus. Kurtzer Bericht von dem unvollkommenen und betrüglichen Urtheil des menschlichen Borns oder Harns.* Herborn 1611.
Hornung, Johannes (Hg.): *Cista medica.* Nürnberg [1626].
Horský, Zdeněk: Die europäische Bedeutung der böhmischen Tradition der „neuen Wissenschaft" im 16. Jahrhundert. In: Hans-Bernd Harder (Hg.): *Studien zum Humanismus in den böhmischen Ländern.* Köln/Wien 1988, S. 275–289.
Horst, Gregor: *Büchlein von dem Schorbock, gemynem Vatterlandt zum besten Teutsch beschrieben.* Gießen 1615.
Horst, Horst: *Observationum medicinalium singularium libri quatuor posteriores.* Ulm 1628.
Horst, Jakob: *Brevis et dilucida enarratio libri Hippocratis De corde (zusammen mit weiteren Texten zu Horsts Promotion).* Frankfurt an der Oder 1563.
Horst, Jakob: Oratio de remoris discentium medicinam earumque remediis. In: ders.: *Epistolae philosophicae et medicinales.* Leipzig 1596.
Houdt, Toon van u. a. (Hg.): *Self-presentation and social identification. The rhetoric and pragmatics of letter-writing in early modern times.* Leuven 2002.
Houllier, Jacques: *De morborum internorum curatione liber I.* Paris 1567.
Huber, Katharina: *Felix Platters „Observationes". Studien zum frühneuzeitlichen Gesundheitswesen in Basel.* Basel 2003.
Hubmann, Astrid: *Der Zahnwurm. Die Geschichte eines volksheilkundlichen Glaubens.* Diss. med. Univ. Regensburg 2008.
Hutten, Ulrich von: *Von der wunderbarlichen Artzney des Holtz Guaiacum genant, und wie man die Frantzosen oder Blatteren heilen sol.* Übers. von Thomas Murner. Straßburg 1519.
Ingegno, Alberto: Astrologia, magia e ordine del mondo. In: Pietro Rossi und Carlo A. Viano (Hg.): *Storia della filosofia. 3. Dal Quattrocento al Seicento.* Rom/Bari 1995, S. 85–113.
Ijsewein, Jozef: *Companion to Neo-Latin studies. Teil 2: Literary, linguistic, philological and editorial questions.* 2. Aufl. Leuven 1998.
Institoris, Heinrich: *Malleus maleficarum.* Köln 1511.
Jackson, Mark: *Asthma. The biography.* New York 2009.
Jackson, Stanley W.: *Melancholia and depression. From Hippocratic times to modern times.* New Haven/London 1986.
Jacquart, Danielle: Theory, everyday practice, and three fifteenth-century physicians. In: *Osiris* 6 (1990), S. 140–160.
Jakubcová, Alena, Matthias Johannes Pernerstorfer und Hubert Reitterer: *Theater in Böhmen, Mähren und Schlesien. Von den Anfängen bis zum Ausgang des 18. Jahrhunderts. Ein Lexikon.* Wien 2013.
Jaumann, Herbert: Iatrophilologia. „Medicus philologicus" und analoge Konzepte in der frühen Neuzeit. In: Ralph Häfner (Hg.): *Philologie und Erkenntnis. Beiträge zu Begriff und Problem frühneuzeitlicher „Philologie".* Tübingen 2001, S. 151–176.
Jenny, Beat Rudolf (Hg.): *Die Amerbachkorrespondenz.* Bd. 6 und Bd. 9,1. Basel 1967 und 1982.
Jewson, Nicholas D.: Medical knowledge and the patronage system in 18th century England. In: *Sociology* 8 (1974), S. 369–385.

Jewson, Nicholas D.: The disappearance of the sick-man from medical cosmology, 1770–1870. In: *Sociology* 10 (1976), 225–44.
Jones, Colin: *The smile revolution in eighteenth century Paris.* Oxford 2014
Jouanna, Jacques: Die Entstehung der Heilkunst im Westen. In: Mirko Dražen Grmek (Hg.): *Die Geschichte des medizinischen Denkens. Antike und Mittelalter.* München 1996, S. 28–80.
Jouanna, Jacques: Hippocrates. In: Brunschwig/Lloyd, *Greek thought* (2000), S. 649–659.
Joubert, Laurent: *Le première et seconde parti des erreurs populaires, touchant la médecine et le regime de santé.* Rouen 1601.
Joubert, Laurent: *Oratio de praesidiis futuri excellentis medici.* Genf 1580.
Joutsivuo, Timo: *Scholastic tradition and humanist innovation. The concept of neutrum in Renaissance medicine.* Helsinki 1999.
Junghans, Helmar: Zeitpunkt und Ort von Luthers Turmerlebnis angesichts neuer Ausgrabungen. In: Christopher Spehr (Hg.): *Lutherjahrbuch.* 84. Jahrgang. Göttingen 2017, S. 11–50.
Jütte, Robert: *Ärzte, Heiler und Patienten. Medizinischer Alltag in der frühen Neuzeit.* München/Zürich 1991.
Jütte, Robert: „Wo kein Weib ist, da seufzet der Kranke". Familie und Krankheit in der Frühen Neuzeit. In: *Jahrbuch des Instituts für Geschichte der Medizin der Robert Bosch Stiftung* 7 (1989), S. 7–24.
Kalina von Jätenstein, Matthias: *Nachrichten über böhmische Schriftsteller und Gelehrte.* 2 Bde. Prag 1818/1819.
Karcher, Johannes: Thomas Erastus (1524–1583), der unversöhnliche Gegner des Theophrastus Paracelsus. In: *Gesnerus* 14 (1957), S. 1–13.
Kaartinen, Marjo: „Pray, Dr, is there reason to fear a cancer?' Fear of breast cancer in early modern Britain. In: Jonas Liliequist (Hg.): *A history of emotions, 1200–1800.* London 2012, S. 153–166 und S. 241–243 (Anm.).
Kassell, Lauren: Casebooks in early modern England. Medicine, astrology, and written records. In: *Bulletin of the history of medicine* 88 (2014), S. 595–625.
Kassell, Lauren: *Medicine and magic in Elizabethan London: Simon Forman – astrologer, alchemist, and physician.* Oxford 2005.
Kegler, Caspar: Ohne Titel *[Quaestiones de vacuationibus purgationibusque medicinae studiosis disputandae].* Einblattdruck. [Leipzig]: um 1500.
Kerger, Martin: *Methodus excerpendi, Drexeliana succinctior* (= Anhang zu Drexel, *Aurifodina*). Breslau 1695.
Kijper, Albert: *Medicinam rite discendi et exercendi methodus.* Leiden 1643.
King, Helen: *Hippocrates' woman. Reading the female body in ancient Greece.* London/New York 1998.
King, Helen: *Midwifery, obstetrics and the rise of gynaecology. The uses of a sixteenth-century compendium.* Aldershot 2007.
King, Helen: Once upon a text. Hysteria from Hippocrates. In: Sander L. Gilman u. a. (Hg.): *Hysteria beyond Freud.* Berkeley 1993, S. 3–90.
King, Helen: *The one-sex body on trial. The classical and early modern evidence.* Farnham 2013.
Kintzinger, Martin: Status medicorum. Mediziner in der städtischen Gesellschaft des 14. bis 16. Jahrhunderts. In: Peter Johanek (Hg.): *Städtisches Gesundheits- und Fürsorgewesen vor 1800.* Köln 2000, S. 63–92.
Kinzelbach, Annemarie: *Gesundbleiben, Krankwerden, Armsein in der frühneuzeitlichen Gesellschaft 1500–1700. Gesunde und Kranke in den Reichsstädten Ulm und Überlingen.* Stuttgart 1995.
Kinzelbach, Annemarie: Heilkundige Frauen im oberdeutschen Raum, 1450–1700. In: *Historische Anthropologie* 7 (1999), S. 165–190.
Kinzelbach, Annemarie: Zur Sozial- und Alltagsgeschichte eines Handwerks in der frühen Neuzeit. „Wundärzte" und ihre Patienten in Ulm. In: *Ulm und Oberschwaben* 49 (1994), S. 111–144.

Kinzelbach, Annemarie, Stephanie Neuner und Karen Nolte: Medicine in practice. Knowledge, diagnosis and therapy. In: Dinges u. a., *Medical practice* (2016), S. 99–130.

Kirwan, Richard: Introduction: Scholarly self-fashioning and the cultural history of universities. In: ders. (Hg.): *Scholarly self-fashioning and community in the early modern university*. Farnham 2013, S. 1–20.

Kistner, Nikolaus: *Opuscula historica et politico-philologa tributa in libros IV.* Hg. von Quirin Reuter. Frankfurt 1611.

Kitti, Jurina: *Vom Quacksalber zum Doctor medicinae. Die Heilkunde in der deutschen Graphik des 16. Jahrhunderts*. Köln 1985.

Klaas, Philip, Hubert Steinke und Alois Unterkircher: Daily business. The organization and finances of doctors' practices. In: Dinges u. a., *Medical practice* (2016), S. 71–98.

Klestinec, Cynthia: *Theaters of anatomy. Students, teachers, and traditions of dissection in Renaissance Venice*. Baltimore 2011.

Klibansky, Raymond, Erwin Panofsky und Fritz Saxl: *Saturn und Melancholie. Studien zur Geschichte der Naturphilosophie und Medizin, der Religion und der Kunst*. Frankfurt 1992.

Klose, Wolfgang: *Corpus alborum amicorum. Beschreibendes Verzeichnis der Stammbücher des 16. Jahrhunderts*. Stuttgart 1988.

Knoedler, Franz (Hg.): *De egestionibus: Texte und Untersuchungen zur spätmittelalterlichen Koproskopie*. Pattensen 1979.

Koch, Hans Theodor: Anatomie als universitäres Lehrfach. In: Jürgen Helm und Karin Stukenbrock (Hg.): *Anatomie. Sektionen einer medizinischen Wissenschaft im 18. Jahrhundert*. Wiesbaden 2003, S. 163–188.

Koch, Hans Theodor: Die Wittenberger Medizinische Fakultät (1502–1652). Ein biobibliographischer Überblick. In: Stefan Oehmig (Hg.): *Medizin und Sozialwesen in Mitteldeutschland zur Reformationszeit*. Leipzig 2007, S. 289–343.

König, Klaus G.: *Der Nürnberger Stadtarzt Dr. Georg Palma (1543–1591)*. Stuttgart 1961.

Koning, Jan de: Lo sviluppo della botanica nel XVI secolo. In: Minelli, *L'orto* (1995), S. 11–31.

Kostenzer, Otto: Die Leibärzte Kaiser Maximilians I. in Innsbruck. In: *Veröffentlichungen des Tiroler Landesmuseums Ferdinandeum* 50 (1970), S. 73–111.

Kotthorst, Lotte: Gelehrte Mediziner am Niederrhein. Das Italienstudium der Ärzte am Hof Wilhelms V. von Jülich-Kleve-Berg (1539–1592). In: Kaspar Gubler und Rainer C. Schwinges (Hg.): *Gelehrte Lebenswelten im 15. und 16. Jahrhundert*. Zürich 2018, S. 129–156.

Kraack, Gerhard: Die Anfänge der medizinischen Versorgung in Flensburg und die Gründung der Ratsapotheke im Jahr 1604. In: Broder Schwensen (Hg.): *Flensburg um 1600*. Flensburg 2006, S. 283–306

Kragius, Andreas: *Laurea apollinea monspelliensis*. Basel 1586.

Kramarczyk, Andrea: Der Arzt Johannes Naevius (1499–1574) – ein Freund des Joachim Camerarius. In: Rainer Kößling und Günther Wartenberg (Hg.): *Joachim Camerarius*. Tübingen 2017, S. 337–348.

Kramarczyk, Andrea und Antonia Krüger (Hg.): *Im Dienste von Kaiser und Kurfürst. Die Leibärzte Johannes und Caspar Neefe und ihre Familie*. Chemnitz 2014.

Kühlmann, Wilhelm: Poet, Chymicus, Mathematicus. Das Stammbuch des böhmischen Paracelsisten Daniel Stoltzius. In: Joachim Telle (Hg.): *Parerga Paracelsica. Paracelsus in Vergangenheit und Gegenwart*. Stuttgart 1991, S. 275–300.

Kühlmann, Wilhelm und Joachim Telle (Hg.): *Der Frühparacelsismus*. Bd. 1. Tübingen 2001.

Kühlmann, Wilhelm und Joachim Telle: Humanismus und Medizin an der Universität Heidelberg im 16. Jahrhundert. In: Wilhelm Doerr (Hg.): *Semper apertus. Sechshundert Jahre Ruprecht-Karls-Universität Heidelberg 1386–1986*. Bd. 1: *Mittelalter und Frühe Neuzeit 1386–1803*. Berlin 1985, S. 255–289.

Kühnel, Harry: Pietro Andrea Matthioli. Leibarzt und Botaniker des 16. Jahrhunderts. In: *Mitteilungen des Österreichischen Staatsarchivs* 15 (1962), S. 63–92.

Kuhn, Werner: *Die Studenten der Universität Tübingen zwischen 1477 und 1534. Ihr Studium und ihre spätere Lebensstellung*. Göppingen 1971.

Kusukawa, Sachiko: Aspectio divinorum operum: Melanchthon and astrology for Lutheran medics. In: Ole Peter Grell und Andrew Cunningham (Hg.): *Medicine and the Reformation*. London 1993, S. 33–56.

Kutschmann, Werner: *Der Naturwissenschaftler und sein Körper. Die Rolle der „inneren Natur" in der experimentellen Naturwissenschaft der frühen Neuzeit*. Frankfurt am Main 1986.

Kutschmann, Werner: Der Naturwissenschaftler und sein Körper. Naturwissensschaftsgeschichte aus antrhopologischer Perspektive. In: *Berichte zur Wissenschaftsgeschichte* 14 (1991), S. 137–146.

Kutzer, Michael: Herrgott, Heiler und Harnschau: Das Vermächtnis des Ulmer Stadtarztes Augustin Thoner (1567–1655). In: *Medizinhistorisches Journal* 35 (2000), S. 149–173.

Labouvie, Eva: *Andere Umstände. Eine Kulturgeschichte der Geburt*. Köln 1998.

Labouvie, Eva: *Verbotene Künste. Volksmagie und ländlicher Aberglaube in den Dorfgemeinden des Saarraumes (16.–19. Jahrhundert)*. St. Ingbert 1992.

Lachmund, Jens und Gunnar Stollberg: *Patientenwelten. Krankheit und Medizin vom späten 18. bis zum frühen 20. Jahrhundert im Spiegel von Autobiographien*. Opladen 1995.

Lachmund, Jens und Gunnar Stollberg: The doctor, his audience, and the meaning of illness. The drama of medical practice in the late 18th and early 19th centuries. In: dies. (Hg.): *The social construction of illness. Illness and medical knowledge in past and present*. Stuttgart 1992, S. 53–66.

Lahr, Beer: *Original-Denkwürdigkeiten eines Zeitgenossen am Hofe Johann Wilhelm's III. Herzogs von Jülich, Cleve, Berg. Nebst einem Anhange von Original-Briefen und Verhandlungen betreffend den Proceß der Herzogin Jakobe*. Hg. von E[rich] K[ühlwetter] und F[ranz Wilhelm] C[ustodis]. Düsseldorf 1834.

Laín Entralgo, Pedro: *Arzt und Patient. Zwischenmenschliche Beziehungen in der Geschichte der Medizin*. München 1969.

Laín Entralgo, Pedro: *La historica clinica. Historia y teoria del relato patografico*. Barcelona 1961.

Lambeck, Peter: *Commentariorum de Augustissima Bibliotheca Caesarea Vindobonensi liber*. Hg. von Adam Frantisek Kollár. 2. Aufl. Wien 1769.

Lammel, Hans-Uwe: Hofmedizin als interdisziplinäre Forschungsaufgabe – eine Bilanz. In: *Medizinhistorisches Journal* 53 (2018), S. 197–216.

Lane Furdell, Elizabeth: *The royal doctors 1485–1714. Medical personnel at the Tudor and Stuart courts*. New York 2001.

Lange, Johannes: *Epistolarum medicinalium volumen tripartitum*. Frankfurt 1589.

Lange, Johannes: *Medicinalium epistolarum miscellanea, varia ac rara*. Basel 1554.

Lange, Johannes: *Secunda medicinalium epistolarum miscellanea, varia ac rara*. Basel 1560.

Laqueur, Thomas W.: *Making sex. Body and gender from the Greeks to Freud*. Cambridge, MA/London 1990.

Laschinger, Johannes: Dr. Hartmann Schedel als Stadtarzt in Amberg (1477–1481). In: *Mitteilungen des Vereins für Geschichte der Stadt Nürnberg* 80 (1993), S. 137–145.

Lawrence, Christopher (Hg.): *Medical theory, surgical practice. Studies in the history of surgery*. London/New York 1992.

Lawrence, Christopher: Democratic, divine and heroic. The history and historiography of surgery. In: Lawrence, *Medical theory* (1992), S. 1–47.

Lawrence, Christopher: Medical minds, surgical bodies. corporeality and the doctors. In: Lawrence/Shapin, *Science incarnate* (1998), S. 156–201.

Lawrence, Christopher und Steven Shapin (Hg.): *Science incarnate. Historical embodiments of natural knowledge.* Chicago 1998.

Ledvinka, Václav und Jiří Pešek: The public and private lives of Prague's burghers. In: Fučíková, *Rudolf II* (1997), S. 287–301.

Leong, Elaine: Collecting knowledge for the family: Recipes, gender and practical knowledge in the early modern English household. In: *Centaurus* 55 (2013), S. 81–103.

Leong, Elaine: *Recipes and everyday knowledge. Medicine, science and the household in early modern England.* Chicago/London 2018.

Lesser, Andreas: *Die albertinischen Leibärzte vor 1700 und ihre verwandtschaftlichen Beziehungen zu Ärzten und Apothekern.* Petersberg 2015.

Leven, Karl-Heinz: *Die Geschichte der Infektionskrankheiten. Von der Antike bis ins 20. Jahrhundert.* Landsberg 1997.

Leven, Karl-Heinz: Krankheiten – historische Deutung versus retrospektive Diagnose. In: Norbert Paul und Thomas Schlich (Hg.): *Medizingeschichte. Aufgaben, Probleme, Perspektiven.* Frankfurt 1998, S. 153–185.

Liber decanorum fac[ultatis] phil[sophiae] ab anno 1367, usque ad annum 1585. Teil 2. Prag 1832.

Liébault, Jean: *Trois livres appartenans aux infirmitez et maladies des femmes.* Paris 1582.

Lind, L. R.: *Pre-Vesalian anatomy. Biography, translations, documents.* Philadelphia 1975.

Lindeboom, G. A.: Medical education in the Netherlands 1575–1750. In: C. D. O'Malley (Hg.): *The history of medical education.* Berkeley 1970, S. 201–234.

Lindemann, Mary: *Medicine and society in early modern Europe.* 2. Aufl. Cambridge 2010.

Lingo, Alison Klairmont: *The rise of medical practitioners in sixteenth-century France. The case of Lyon and Montpellier.* PhD-Dissertation. Berkeley 1980.

Liphimeus, Sabalathrus: *Warnung wider den Harn-Teuffel.* Nürnberg 1626.

Lockwood, D. P.: *Ugo Benzi. Medical philosopher and physician, 1376–1439.* Chicago 1951.

Long, Pamela O.: *Artisan/practitioners and the rise of the new science, 1400–1600.* Corvallis, OR 2001.

Lonie, Iain M.: Fever pathology in the sixteenth century. Tradition and innovation. In: William F. Bynum und Vivian Nutton (Hg.): *Theories of fever from antiquity to the Enlightenment.* London 1981, S. 19–44.

Lonie, Iain M.: The „Paris Hippocratics". Teaching and research in Paris in the second half of the sixteenth century. In: Wear, French und Lonie, *Medical Renaissance* (1985), S. 169–174.

López Pinero, José María: *Ciencia y técnica en la sociedad espanola de los siglos XVI y XVII.* Barcelona 1979.

López Piñero, José María: The medical profession in 16th century Spain. In: Russell, *Town and state physician* (1981), S. 85–98.

Löwenstein, Jakob Samuel: Biographien und Schriften der ordentlichen Professoren der Medicin an der Hochschule zu Frankfurth a.O. in den Jahren 1506 bis 1811. In: *Janus* (1848), S. 283–315 und S. 419–443.

Low, Setha M: Culturally interpreted symptoms or culture-bound syndromes. A cross-cultural review of nerves. In: *Social science and medicine* 21 (1985), S. 187–196.

Low, Setha M: Embodied metaphors: nerves as lived experience. In: Thomas J. Csordas (Hg.): *Embodiment and experience. The existential ground of culture and self.* Cambridge 1994, S. 139–162.

Ludovicus, Laurentius (Hg.): *Compendium etymologiae et syntaxis in usum gymnasii Gorlicensis. Addita sunt gnorismata regularum in syntaxi, usurpata a Valentino Trozedorfio, in schola Goldbergensi.* Görlitz 1572.

Ludwig, Walther: *Das Stammbuch als Bestandteil humanistischer Kultur. Das Album des Heinrich Carlhack Hermeling (1587–1592).* Göttingen 2006.

Ludwig, Walther (Hg.): *Vater und Sohn im 16. Jahrhundert. Der Briefwechsel des Wolfgang Reichart genannt Rychardus mit seinem Sohn Zeno (1520–1543)*. Hildesheim 1999.

Lunel, Alexandre: *La maison médicale du roi. XVIe-XVIIIe siècle. Le pouvoir royal et les professions de santé*. Seyssel 2008.

Luther, Martin: *Werke. Kritische Gesamtausgabe. Briefwechsel*. 5. Bd.: *1529–1530*. Bearb. von O. Clemen. Weimar 1934.

MacDonald, Michael: *Mystical Bedlam. Madness, anxiety, and healing in seventeenth-century England*. Cambridge 1981.

Mache, Ursula: *Anatomischer Unterricht in Padua im 16. Jahrhundert. Edition, Übersetzung und Kommentierung der Aufzeichnungen eines böhmischen Studenten*. Duisburg 2019 (zugl. Diss. med. dent. Regensburg 2019).

MacKinney, Loren C.: Medical education in the Middle Ages. In: *Cahiers d'histoire mondiale* 2 (1955), S. 835–861.

MacKinney, Loren C.: Medical ethics and etiquette in the early middle ages. The persistence of Hippocratic ideals. In: *Bulletin of the history of medicine* 26 (1952), S. 1–31.

Maclean, Ian: *Logic, signs and nature in the Renaissance. The case of learned medicine*. Cambridge 2002.

Maclean, Ian: The medical republic of letters before the Thirty Years War. In: *Intellectual history review* 18 (2008), S. 15–30.

Maclean, Ian: *The Renaissance notion of woman. A study in the fortunes of scholasticism and medical science in European intellectual life*. Cambridge 1987.

Maiwald, V[incenz]: *Geschichte der Botanik in Böhmen*. Wien/Leipzig 1904.

Malatesta, Maria (Hg.): *Doctors and patients. History, representation, communication from antiquity to the present*. Berkeley 2015.

Manardi, Giovanni: *Epistolae medicinales, in quibus multa recentiorum errata et antiquorum decreta reserantur*. Ferrara 1521.

Manardi, Giovanni: *Epistolarum medicinalium libri XX*. Venedig 1557.

Mantese, Giovanni: *Per una storia dell'arte medica in Vicenza alla fine del sec. XVI*. Vicenza 1969.

Manzke, Walter: *Remedia pro infantibus. Arzneiliche Kindertherapie im 15. und 16. Jahrhundert, dargestellt anhand ausgewählter Krankheiten*. Diss. rer. nat. Marburg 2008.

Marinello, Giovanni: *Le medicine partenenti alle infermità delle donne*. Venedig 1563.

Marland, Hilary: *Dangerous motherhood. Insanity and childbirth in Victorian Britain*. Basingstoke/New York 2004.

Martínek, Jan: *Jan Hodějovský a jeho literární okruh*. Hg. von Marta Vaculínová, zusammen mit Dana Martínková. Prag 2012.

Martínková, Dana: Beschreibungen böhmischer und mährischer Städte im Zeitalter des Humanismus. In: Hans-Bernd Harder (Hg.): *Studien zum Humanismus in den böhmischen Ländern*. Teil III: *Die Bedeutung der humanistischen Topographien und Reisebeschreibungen in der Kultur der böhmischen Länder bis zur Zeit Balbins*. Köln 1993, S. 25–34.

Martínková, Dana: *Literární druh veršovaných popisů měst v naší latinské humanistické literatuře*. Posthum hg. von Marta Vaculínová (zusammen mit Martínek, Jan Hodějovský). Prag 2012.

Martínková, Dana: *Poselství ducha. Latinská próza českých humanistů*. Prag 1975.

Marzell, Heinrich: Die Haselwurz (Asarum europaeum L.) in der alten Medizin. In: *Sudhoffs Archiv für Geschichte der Medizin und der Naturwissenschaften* 42 (1958), S. 319–325.

Massaria, Alessandro: *Praelectiones de morbis mulierum*. Hg. von Heinrich Osthausen. Leipzig 1600.

Mattioli, Pietro Andrea: *Commentarii in libros sex Pedacii Dioscoridis de materia medica*. Venedig 1554.

Mattioli, Pietro Andrea: *Commentarii in P. Dioscoridis De materia medica*. Venedig 1565.

Mattioli, Pietro Andrea: *Commentarii in sex libros Pedacii Dioscoridis Anazarbei de medica materia.* Venedig 1570.
Mattioli, Pietro Andrea: *Epistolarum medicinalium libri quinque.* Prag 1561.
Mattioli, Pietro Andrea: *Epistolarum medicinalium libri quinque.* Lyon 1564.
Mattioli, Pietro Andrea: *Il Magno Palazzo del Cardinale di Trento.* Venedig 1539.
Mattioli, Pietro Andrea: Morbi gallici novum ac utilissimum opusculum. In: Niccolò Leoniceno u. a.: *Liber de morbo gallico.* Venedig 1535, ohne Seitenzählung.
Mattioli, Pietro Andrea: *New Kreutterbuch mit den allerschönsten und artlichsten Figuren aller Gewechsz, dergleichen vormals in keiner Sprach nie an Tag kommen.* Übers. und Hg. von Georg Handsch. Venedig 1563.
Mattioli, Pietro Andrea: *Kreutterbuch.* Hg. von Joachim Camerarius. Frankfurt am Main 1586.
Mauch, Adolf: *Libellus de aegritudinibus infantium. Ein Buch über Kinderkrankheiten von Paolo Bagellardi (Padua 1472), ins Deutsche übertragen.* Diss. med. Bottrop 1937.
Mauser, Ricardo Maximilian: *Die Geschichte der Thermen Portugals: Von den Caldas da Rainha (1485) bis zu den Thermen in Vizela (1785).* Diss. med. Universität Würzburg 2012.
Mauss, Marcel: *Die Gabe. Form und Funktion des Austauschs in archaischen Gesellschaften.* Frankfurt 1990.
Mayer, Maximilian: *Verständnis und Darstellung des Skorbuts im 17. Jahrhundert. Mit einer Edition und Übersetzung der Fallgeschichten zu ‚Skorbut' bei Johannes Frank.* Diss. med. Universität Würzburg 2012 (http://opus.bibliothek.uni-wuerzburg.de/frontdoor/index/index/docId/6241).
Mazzuchelli, Giammaria: *Gli scrittori d'Italia cioè notizie storiche, e critiche intorno alle vite, e agli scritti dei letterati Italiani.* Bd. 1.1. Brescia 1758.
McClive, Cathy: *Menstruation and procreation in early modern France.* Farnham 2015.
McVaugh, Michael R.: *The rational surgery of the Middle Ages.* Tavarnuzze/Impruneta 2006.
Meibom, Johann Heinrich: *Hippocratis magni Orkos [graece] sive jusjurandum, recensitum, et libro commentario illustratum.* Leiden 1643.
Melanchthon, Philipp: *Commentarius de anima.* Wittenberg 1540.
Melanchthon, Philipp: *Liber de anima.* Wittenberg 1552.
Melanchthon, Philipp: *Loci communes rerum theologicarum seu hypotyposes theologicae.* Wittenberg 1521.
Melhofer, Philipp: *Lasstafel oder Almannach [...] Auff das MDXLIII Jare.* Augsburg 1543.
Menčik, Ferdinand (Hg.): *Dopisy M. Matouše Kollína z Chotěřiny a jeho přátel ke Kašparovi z Nydbrucka, tajnému radovi krále Maximiliána II.* Prag 1914.
Menini, Cesare: „Curationes A. M. Brasavoli". Contributo alla conoscenza delle opere di Antonio Musa Brasavola come medico pratico. In: *Rivista della storia delle scienze mediche e naturali* 43 (1952), S. 255–261.
Mercado, Luìs: *De mulierum affectionibus.* Venedig 1587.
Mercuriale, Girolamo: *De morbis cutaneis.* Übersetzt von Richard L. Sutton unter dem Titel: *Sixteenth century physician and his methods. Mercurialis on diseases of the skin.* Kansas City 1986.
Mercuriale, Girolamo: *De morbis muliebribus praelectiones.* 4. Aufl. Venedig 1601.
Mercuriale, Girolamo: *De morbis puerorum tractatus.* Venedig 1583.
Mercuriale, Girolamo: De ratione discendi medicinam epigraphe. In: Joachim Georg Schenck, (Hg.): *De formandis medicinae studiis et schola medica constituenda enchiridion selectum.* Straßburg 1607, S. 18–35.
Merenda, Giovanni P.: *Evacuandi ratio tribus in libris luculenter perstricta.* Basel 1547.
Mertens, Dieter: Zur Sozialgeschichte und Funktion des *poeta laureatus* im Zeitalter Maximilians I. In: Rainer Christoph Schwinges (Hg.): *Gelehrte im Reich. Zur Sozial- und Wirkungsgeschichte akademischer Eliten des 14. bis 16. Jahrhunderts.* Berlin 1996, S. 327–348.
Merula, Gaudenzio: *Memorabilium opus.* Lyon 1556.

Metzger, Nadine: *Wolfsmenschen und nächtliche Heimsuchungen: Zur kulturhistorischen Verortung vormoderner Konzepte von Lykanthropie und Ephialtes.* Remscheid 2011.

Meyer, Stefanie: *Der „Discursus medicus et politicus" von Tobias Geiger (1656). Edition und Kommentar.* Diss. med. Würzburg [2021].

Micale, Mark S.: *Approaching hysteria. Disease and its interpretations.* Princeton 1995.

Mikkeli, Heikki: *An Aristotelian response to Renaissance humanism. Jacopo Zabarella on the nature of arts and sciences.* Helsinki 1992.

Mikkeli, Heikki: *Hygiene in the early modern medical tradition.* Helsinki 1999.

Miller, Genevieve: A seventeenth-century astrological diagnosis. In: Ashworth Underwood, Edgar (Hg.): *Science, medicine and history. Essays on the evolution of scientific thought and medical practice.* London 1953, S. 27–33.

Milton, J. R.: Induction before Hume. In: *British journal for the philosophy of science* 38 (1987), S. 49–74.

Moehsen, J. C. W.: *Leben Leonhard Thurneissers zum Thurn. Ein Beitrag zur Geschichte der Alchemie wie auch der Wissenschaften und Künste in der Mark Brandenburg gegen Ende des 16. Jahrhunderts.* Berlin/Leipzig 1783.

Minelli, Alessandro (Hg.): *L'orto botanico di Padova, 1545–1995.* Venedig 1998.

Mone, Franz Joseph: Ueber Krankenpflege, vom 13. bis 16. Jahrhundert. In: *Zeitschrift für die Geschichte des Oberrheins* 2 (1851), S. 257–291.

Monnetus, Io[annis] Carolus: Ad lectorem. In: Giovanni Battista da Monte: *In tertium primi Epidemiorum sectionem explanationes.* Hg. von Valentinus Lublinus. Venedig 1554.

Montagnana, Marco Antonio: *De herpete, phagedaena, gangraena, sphacelo et cancro, tam cognoscendis, tam curandis tractatio accuratissima.* Venedig 1589.

Montaigne, Michel de: *Die Essais.* Ausgewählt, übertragen und eingeleitet von Arthur Franz. Leipzig 1953.

Moran, Bruce: *The alchemical world of the German court. Occult philosophy and chemical medicine in the circle of Moritz of Hessen (1572–1632).* Stuttgart 1991.

Moss, Ann: Power and persuasion. Commonplace culture in early modern Europe. In: David Cowling und Mette B. Bruun (Hg.): *Commonplace culture in Western Europe in the early modern period.* Leuven 2011, S. 1–17.

Moss, Ann: *Printed commonplace-books and the structuring of Renaissance thought.* Oxford 1996.

Muccillo, Maria: Da Monte (De Monte, Dei Monte), Giovanni Battista. In: *Dizionario biografico degli Italiani* 32 (1986) (http://www.treccani.it/enciclopedia/da-monte-giovanni-battista-detto-montano_%28Dizionario-Biografico%29/).

Müller, Harald: „Specimen eruditionis". Zum Habitus der Renaissance-Humanisten und seiner sozialen Bedeutung. In: Frank Rexroth (Hg.): *Beiträge zur Kulturgeschichte der Gelehrten im späten Mittelalter.* Ostfildern 2010, S. 117–151.

Müller, Nikolaus: *Philipp Melanchthons letzte Lebenstage, Heimgang und Bestattung nach den gleichzeitigen Berichten der Wittenberger Professoren. Zum 350. Todestage Melanchthons.* Leipzig 1910.

Müller-Jahncke, Wolf-Dieter: Von Ficino zu Agrippa. Der Magia-Begriff des Renaissance-Humanismus im Überblick. In: Antoine Faivre und Rolf Christian Zimmermann (Hg.): *Epochen der Naturmystik. Hermetische Traditionen im wissenschaftlichen Fortschritt.* Berlin 1979, S. 24–51.

Mugnai Carrara, Daniela: Epistemological problems in Giovanni Mainardi's commentary on Galen's Ars parva. In: Anthony Grafton und Nancy Siriasi (Hg.): *Natural particulars. Nature and the disciplines in Renaissance Europe.* Cambridge, MA 1999, S. 251–273.

Mugnai Carrara, Daniela: Profilo di Nicolò Leoniceno. In: *Interpres. Rivista di studi quattrocenteschi* (1979), S. 169–212.

Mugnai Carrara, Daniela und Maria Conforti: L'insegnamento della medicina dall'istituzione delle università al 1550. In: Antonio Clericuzio und Germana Ernst (Hg.): *Il Rinascimento italiano e l'Europa*. Bd. 5: *Le scienze*. Treviso/Costabissara 2008, S. 455–478.

Murphy, Hannah: *A new order of medicine. The rise of physicians in Reformation Nuremberg*. Pittsburgh 2019.

Nagy, Doreen Evenden: *Popular medicine in seventeenth-century England*. Bowling Green 1988.

Nance, Brian: *Turquet de Mayerne as Baroque physician. The art medical portraiture*. Amsterdam/New York 2001.

Neefe, Caspar: *De missione sanguinis, quam phlebotomiam appellant, disputatio*. Leipzig 1548.

Nelles, Paul: Reading and memory in the universal library: Conrad Gessner and the Renaissance book. In: Donald Beecher und Grant Williams (Hg.): *Ars reminiscendi. Mind and memory in Renaissance culture*. Toronto 2009, S. 147–169.

Nettesheim, Agrippa von: *Die Eitelkeit und Unsicherheit der Wissenschaft und die Verteidigungsschrift*. Hg. von Fritz Mauthner. Bd. 2. München 1913.

Neuburger, Max: *Die Lehre von der Heilkraft der Natur im Wandel der Zeiten*. Stuttgart 1926.

Neumeister, Sebastian und Conrad Wiedemann (Hg.): *Res publica litteraria. Die Institutionen der Gelehrsamkeit in der frühen Neuzeit*. Wiesbaden 1987.

Neuser, Wilhelm H.: Das Stammbuch des Zacharias Ursinus (1553–1563 und 1581). In: *Blätter für pfälzische Kirchengeschichte und religiöse Volkskunde* 31 (1964), S. 101–155.

Newton, Hannah: *The sick child in early modern England, 1580–1720*. Oxford 2012.

Nicoud, Marilyn: Medici, lettere e pazienti. Pratica medica e retorica nella corrispondenza della cancelleria sforzesca. In: Andretta/Nicoud, *Être médecin* (2013), S. 213–233.

Nováková, Julie: Rytmické kalendarium Jiřího Handsche. In: *Listy filologické* 89 (1966), S. 315–320.

Nutton, Vivian: Continuity or rediscovery? The city physician in classical antiquity and mediaeval Italy. In: Russell, *Town and state physician* (1981), S. 9–46.

Nutton, Vivian.: Hippocrates in the Renaissance. In: Gerhard Baader und Rolf Winau (Hg.): *Die Hippokratischen Epidemien. Theorie – Praxis – Tradition*. Stuttgart 1989, S. 420–439.

Nutton, Vivian: Humanist surgery. In: Wear, French und Lonie, *Medical Renaissance* (1985), S. 75–99.

Nutton, Vivian: Introduction. In: ders., *Medicine* (1990), S. 1–14.

Nutton, Vivian: John Caius und Johannes Lange. Medizinischer Humanismus zur Zeit Vesals. In: *NTM* 21 (1984), S. 81–87.

Nutton, Vivian: Roman Medicine, 250 BC to AD 200, and Medicine in Late Antiquity and the Early Middle Ages. In: Conrad Lawrence u. a.: *The Western medical tradition, 800 BC to AD 1800*. Cambridge, 1995, S. 39–70.

Nutton, Vivian (Hg.): *Medicine at the courts of Europe, 1500–1837*. London/New York 1989.

Nutton, Vivian: Medicine at the German Universities, 1348–1500. A Preliminary Sketch. In: *Würzburger medizinhistorische Mitteilungen* (1997), S. 173–187.

Nutton, Vivian: The diffusion of ancient medicine in the Renaissance. In: *Medicina nei secoli* N. S. 14 (2002), S. 461–478.

Nutton, Vivian and Roy Porter (Hg.): *The history of medical education in Britain*. Amsterdam/Atlanta, GA 1995.

Nutton, Vivian: The reception of Fracastoro's theory of contagion. The seed that fell among thorns? In: *Osiris* 6 (1990), S. 196–234.

Nutton, Vivian.: Wittenberg anatomy. In: Ole Peter Grell (Hg.): *Medicine and the Reformation*. London 1993, S. 11–32.

Oberrauch, Lukas: Medizin. In: Martin Korenjak (Hg.): *Tyrolis latina. Geschichte der lateinischen Literatur in Tirol*. Bd. 1: *Von den Anfängen bis zur Gründung der Universität Innsbruck*. Wien 2012, S. 363–377.

Oetheus, Jakob: *Gründtlicher Bericht, Lehr unnd Instruction von rechtem und nutzlichem Brauch der Artzney.* Dillingen 1574.

Oetheus, Jakob: *Theses de methodo therapeutica, secundum dogmaticam, ac rationalem medicinam.* Resp. Philipp Menzel. Ingolstadt 1569.

Ofenhitzer, Franziska: *Praxisalltag in der Frühen Neuzeit. Das Rezeptdiarium (1612–1616) von Petrus Kirstenius aus Breslau.* Diss. med. Univ. Würzburg 2015.

Ogilvie, Brian W.: *The science of describing. Natural history in Renaissance Europe.* Chicago/London 2006.

Olmi, Giuseppe: Molti amici in vari luoghi. Studio della natura e rapporti epistolari nel XVI secolo. In: *Nuncius* 6 (1991), S. 3–31.

O'Malley, Charles D.: *Andreas Vesalius of Brussels, 1514–1564.* Berkeley/Los Angeles 1965.

O'Malley, Charles D.: Medical education during the Renaissance. In: ders. (Hg.): *History of medical education.* Berkeley/Los Angeles 1970, S. 89–102.

Ongaro, Giuseppe: La medicina nello Studio di Padova e nel Veneto. In: *Storia della cultura veneta. Dal primo Quattrocento al Consilio di Trento.* Vol III/III. Vicenza 1981, S. 75–134.

Ongaro, Giuseppe: L'insegnamento clinico di Giovan Battista da Monte (1489–1551). Una revisione critica. In: *Physis* 31 (1994), S. 357–369.

Ongaro, Giuseppe: Medicina. In: Piero del Negro (Hg.): *L'Università di Padova. Otto secoli di storia.* Padua 2001, S. 153–193.

Ongaro, Giuseppe: *Wirsung a Padova 1629–1643.* Treviso 2010.

Orsolato, Giuseppe: Sulla prima fondazione di una clinica in Padova e sul monumento a G. B. Da Monte nella casa che fu del professore G. A. Giacomini. In: *Rivista periodica dei lavori della Reale Accademia di scienze, lettere ed arti in Padova* 23 (1872–73), S. 127–152.

Padoani, Elideo: *Processus, curationes et consilia in curandis particularibus morbis quae prosperos habuerunt eventus.* Hg. von Johannes Wittich. Leipzig 1607.

Pagel, Walter: *Das medizinische Weltbild des Paracelsus. Seine Zusammenhänge mit Neuplatonismus und Gnosis.* Wiesbaden 1962.

Palmer, Richard: Physicians and the state in post-medieval Italy. In: Russell, *Town and state physician* (1981), S. 47–61.

Panáček, Jaroslav: *Testament Georga Handsche z roku 1578.* Bezděz 2013.

Pancino, Claudia: Doctor and patient in the modern age: words, gazes and gestures. In: Maria Malatesta (Hg.): *Doctors and patients. History, representation, communication from Antiquity to the present.* San Francisco 2015, S. 81–107.

Pánek, Jaroslav: The nobility in the Czech lands, 1550–1650. In: Fučíková, *Rudolf II* (1997), S. 270–286.

Panke-Kochinke, Birgit: *Die Geschichte der Krankenpflege (1679–2000). Ein Quellenbuch.* Frankfurt 2003.

Paracelsus: *Grosse Wundartzney. Von allen Wunden, Stich, Schüsß Bränd, Bisß, Beynbrüch.* Ulm 1536.

Paracelsus: *Von der Bergsucht oder Bergkranckheiten drey Bücher.* Dillingen 1567.

Paracelsus: *Von der frantzösischen Kranckheit drey Bücher.* Nürnberg 1530.

Pardi, Giuseppe: *Titoli dottorali conferiti dallo studio di Ferrara nei sec. XV e XVI.* Lucca 1901 (Nachdr. Bologna 1970).

Paré, Ambroise: *Les œuvres.* Paris 1575.

Paré, Ambroise: *Opera chirurgica.* Frankfurt 1594.

Paré, Ambroise: *Response [...] aux calomnies d'aucuns médecins, et chirurgiens, touchant ses œuvres.* [Paris 1575].

Park, Katherine: *Doctors and medicine in early Renaissance Florence.* Princeton/New York 1985.

Park, Katherine: Observations in the margins, 500–1500. In: Lorraine Daston und Elizabeth Lunbeck (Hg.): *Histories of scientific observation.* Chicago/London 2011, S. 15–44.

Park, Katharine and Robert A. Nye: Destiny is anatomy. In: *The New Republic* 18. Februar 1991, S. 53–57.
Paullini, Christian Franz: *Wie nemlich mit Koth und Urin fast alle, ja auch die schwerste, gifftige Kranckheiten, und bezauberte Schaden, vom Haupt biß zun Füssen inn- und äusserlich glücklich curirt worden*. Frankfurt 1696.
Paulos von Aegina: *Paulos' von Aegina, des besten Arztes sieben Bücher*. Übers. u. hg. von Julius Berendes. Leiden 1914.
Pawlik, Christian: *Martin Stainpeis: Liber de modo studendi seu legendi in medicina. Bearbeitung und Erläuterung einer Studienanleitung für Mediziner im ausgehenden Mittelalter*. Diss. med. TU München 1980.
Pellegrin, Pierre: Medicine. In: Brunschwig/Lloyd, *Greek thought* (2000), S. 414–432.
Pešek, Jiří: Prague between 1550 and 1650. In: Fučíková, *Rudolf II* (1997), S. 252–269.
Pfeil, Brigitte und Tilmann Walter: Im Dienst der Reichsstadt. Der spätmittelalterliche Stadtarzt Amplonius von der Buchen (1403–1438) und seine Briefe an die Stadt Nördlingen. In: *Jahrbuch des Historischen Vereins für Nördlingen und das Ries* 35 (2017), S. 57–91.
Phaer, Thomas: *The regiment of life [...] with the boke of children*. London 1545.
Piccinini, Gabriella: Tra scienza ed arti. Lo Studio di Siena e l'insegnamento della medicina (secoli XIII-XVI). In: *L'Università di Siena. 750 anni di storia*. Mailand 1991, S. 145–158.
Pictorius, Georg: *Von Zernichten Artzten*. Straßburg 1557.
Pieters, Jürgen und Julie Rogiest: Self-fashioning in de vroegmoderne literatuur- en cultuurgeschiedenis: genese en ontwikkeling van een concept. In: *Frame* 22 (2009), S. 43–59.
Placotomus, Johannes [alias Johannes Brettschneider]: *De ratione discendi ac praecipue medicinam*. Leipzig 1552.
Planer, Andreas: *Theses med[ico]-phys[icae] de concoctione, eiusque differentiis*. Resp. Israel Spach. Straßburg 1577.
Planerio, Giovanni: Epistolae morales. In: ders. (Hg.): *Varia opuscula*. Venedig 1584 (gesonderte Seitenzählung).
Planerio, Giovanni: Brevis patriae suae descriptio. In: ders.: *Varia opuscula*. Venedig 1584 (gesonderte Seitenzählung).
Platter, Felix: *Beschreibung der Stadt Basel 1610 und Pestbericht 1610/11*. Hg. von Valentin Lötscher. Basel/Stuttgart 1987.
Platter, Felix: *De corporis humani structura et usu libri III. Tabulis methodice explicati, iconibus accurate illustrati*. Basel 1583.
Platter, Felix: *Observationum in hominis affectibus plerisque corpori et animo [...] incommodantibus libri tres*. Basel 1614.
Platter, Felix: *Quaestionum medicarum paradoxarum & endoxarum, iuxta partes medicinae dispositarum centuria posthuma*. Hg. von Thomas Platter. Basel 1625.
Platter, Felix: *Tagebuch (Lebensbeschreibung) 1536–1567*. Hg. von Valentin Lötscher. Basel 1976.
Plinius: *Epistolarum libri X*. Lyon 1539.
Pomata, Gianna: A word of the empirics: The ancient concept of observation and its recovery in early modern medicine. In: *Annals of science* 65 (2011), S. 1–25.
Pomata, Gianna: *La promessa di guarigione. Malati e curatori in antico regime. Bologna XVI-XVIII secolo*. Bari 1994.
Pomata, Gianna: Observation rising. Birth of an epistemic genre, 1500–1600. In: Lorraine Daston und Elizabeth Lunbeck (Hg.): *Histories of scientific observation*. Chicago/London 2011, S. 45–80.
Pomata, Gianna: *Praxis historialis*. The uses of *historia* in early modern medicine. In: Pomata/Siraisi, *Historia* (2005), S. 105–146.
Pomata, Gianna: Sharing cases: The *observationes* in early modern medicine. In: *Early science and medicine* 15 (2010), S. 193–236.

Pomata, Gianna und Nancy G. Siraisi (Hg.): *Historia. Empiricism and erudition in early modern Europe.* Cambridge, MA 2005.
Pons, Jacobus: *Medicus seu ratio, ac via aptissima ad recte tum discendam, tum exercendam medicinam. Ad tyrones.* Lyon 1600.
Pormann, Peter E. und Emily Savage Smith: *Medieval Islamic medicine.* Kairo 2007.
Porter, Roy und George S. Rousseau: *Gout. The patrician malady.* New Haven/London 1998.
Porter, Roy: The rise of physical examination. In: W. F. Bynum und Roy Porter (Hg.): *Medicine and the five senses.* Cambridge 2004, S. 179–197.
Poynter, F. N. L. und W. J. Bishop (Hg.): A seventeenth-century doctor and his patients: John Symcotts, 1592?-1662. Streatley 1951.
Premuda, Loris: Un discepolo di Leoniceno tra filologia ed empirismo. G. Manardo e il „libero esame" dei classici della medicina in funzione di più spreguidicati orientamenti metodologici. In: *Atti del convegno internazionale per la celebrazione del V centenario della nascita di Giovanni Manardo 1462–1536.* Ferrara 1963, S. 43–56.
Prioreschi, Plinio : Did the Hippocratic physician treat hopeless cases? In: *Gesnerus* 49 (1992), S. 341–350.
Procházka, Faustin: *De saecularibus liberalium artium in Bohemia et Moravia fatis commentarius.* Prag 1782.
Pulz, Waltraud: *Nüchternes Kalkül – verzehrende Leidenschaft. Nahrungsabstinenz im 16. Jahrhundert.* Köln/Weimar/Wien 2007.
Purš, Ivo: Die Bibliothek Erzherzog Ferdinands II. auf Schloss Ambras. In: Sabine Haag und Veronika Sandbichler (Hg.): *Ferdinand II. 450 Jahre Tiroler Landesfürst.* Innsbruck 2017, S. 99–104.
Quaranta, Alessandra: Medici trentini e *Respublica medicorum* europea: scambi culturali e scientifici nella seconda metà del Cinquecento. In: *Studi Trentini. Storia* 97 (2018), S. 83–120.
Questel, Caspar: *Dissertatio academica de pulvinari morientibus non subtrahendo, von Abziehung der Sterbenden Haupt=Küssen, ex moralibus, divinis, juris item ac artis medicae principis methodice proposita, et exemplis rarioribus illustrata.* Jena 1678.
Ragland, Evan R.: „Making trials" in sixteenth- and early seventeenth-century European academic medicine. In: *Isis* 108 (2017), S. 503–528.
Ramsey, Matthew: *Professional and popular medicine in France, 1770–1830. The social world of medical practice.* Cambridge 1988.
Rankin, Alisha: Becoming an expert practitioner: Court experimentalism and the medical skills of Anna of Saxony (1532–1585). In: *Isis* 98 (2007), S. 23–53.
Rankin, Alisha: On anecdote and antidotes. Poison trials in early modern Europe. In: *Bulletin of the history of medicine* 91 (2017), S. 274–302.
Rankin, Alisha: *Panaceia's daughters. Noblewomen as healers in early modern Germany.* Chicago/London 2013.
Raphael, Lutz: Habitus und sozialer Sinn. Der Ansatz der Praxistheorie bei Pierre Bourdieu. In: Friedrich Jäger und Jürgen Straub (Hg.): *Handbuch der Kulturwissenschaften.* Bd. 2. Stuttgart 2004, S. 266–276.
Rasori, Giovanni: *Sul metodo degli studi medici prolusione.* Mailand 1809, S. 58–62.
Rath, Gernot: *Die Entwicklung des klinischen Unterrichts.* Göttingen 1965.
Rath, Gernot: Moderne Diagnosen historischer Seuchen. In: *Deutsche medizinische Wochenschrift* 81 (1956), S. 2065–2069.
Rather, L. J.: *The genesis of cancer: A study in the history of ideas.* Baltimore 1978.
Reckwitz, Andreas: Grundelemente einer Theorie sozialer Praktiken. Eine sozialtheoretische Perspektive. In: *Zeitschrift für Soziologie* 32 (2003), S. 282–301.
Read, Sara: *Menstruation and the female body in early modern England.* Basingstoke 2013.
Reeds, Karen Meier: *Botany in medieval and Renaissance universities.* New York/London 1991.

Reger, Brigitte: *Affectio hypochondriaca. Das Krankheitsbild der Hypochondrie in der Frühen Neuzeit.* Diss. med. Regensburg 2015.
Resende, Garcia de: *Crónica de D. João II e miscelânea.* Coimbra 1798 (Facsimile Nachdruck Lissabon 1991).
Renner, Franz: *Ein new wolgegründet nützlichs unnd haylsams Handtbüchlein gemeiner Praktik aller innerlicher und eusserlicher Erzney wider die Krankheit der Franzosen.* Nürnberg 1557.
Reusnerus, Nicolaus: *Icones sive imagines virorum literis illustrium.* Straßburg 1590.
Rhazes (Al-Rāzī): *Al-Rāzī, on the treatment of small children (De curis puerorum). The Latin and Hebrew translations.* Hg. von Michael McVaugh. Leiden 2015.
Richards, Jennifer: Useful books: Reading vernacular regimens in sixteenth-century England. In: *Journal of the history of ideas* 73 (2012), S. 247–271.
Richter, David: *Genealogia Lutherorum.* Berlin/Leipzig 1733.
Ridder-Symoens, Hilde de (Hg.): *A history of the university in Europe.* Bd. II: *Universities in early modern Europe (1500–1800).* Cambridge 1996.
Riddle, J. M.: Three previously unknown sixteenth-century contributors to pharmacy, medicine and botany. Ioannes Manardus, Franciscus Frigimelica and Melchior Guilandinus. In: *Pharmacy in history* 21 (1979), S. 143–155.
Ritzmann, Iris: *Sorgenkinder. Kranke und behinderte Mädchen und Jungen im 18. Jahrhundert.* Köln/Weimar/Wien 2008.
Roeck, Bernd: *Der Morgen der Welt. Geschichte der Renaissance.* München 2017.
Roger, Jacques: *Jean Fernel et les problèmes de la médecine de la Renaissance.* Paris 1960.
Rondelet, Guillaume: *Libri de piscibus marinis in quibus verae piscium effigies expressae sunt.* Lyon 1554.
Ronsseus, Balduinus: *Miscellanea seu epistolae medicinales.* Leiden 1590.
Rosenberg, Daniel: Early modern information overload. In: *Journal of the history of ideas* 64 (2003), S. 1–9.
Rosenheim, Max: *The album amicorum. Communicated to the Society of Antiquaries.* Oxford 1910.
Rudel, Otto: *Beiträge zur Geschichte der Medizin in Tirol. Gesammelt für das Etschländer Ärzteblatt.* Bozen 1925.
Ründal, Erik O.: „daß seine Mannschaft ganz unvollkommen sey". Impotenz in der Frühen Neuzeit. Diskurse und Praktiken in Deutschland. In: *Österreichische Zeitschrift für Geschichtswissenschaft* 22, N. 2 (2011), S. 50–74.
Ruland, Martin: *Curationum empiricarum et historicarum, in certis locis et notis personis optime expertarum et rite probatarum centuria prima.* Basel 1578.
Russell, Andrew W. (Hg.): *The town and state physician in Europe from the Middle Ages to the Enlightenment.* Wolfenbüttel 1981.
Sacchini, Franciscus: *De ratione libros cum profectu legendi.* Ingolstadt 1614.
Salatowsky, Sascha und Michael Stolberg (Hg.): *Eine göttliche Kunst. Medizin und Krankheit in der Frühen Neuzeit* (Katalogband zur Ausstellung in der Forschungsbibliothek Gotha). Gotha 2019.
Sander, Sabine: *Handwerkschirurgen. Sozialgeschichte einer verdrängten Berufsgruppe.* Göttingen 1989.
Santa Maria, Angiolgabriello di: *Biblioteca, e storia di quei scrittori cosi della città come del territorio di Vicenza che pervennero fin' ad ora a notizia.* Bd. 3 und Bd. 4. Vicenza 1772.
Santing, Catrien: *Geneeskunde en humanisme. Een intellectuele biografie van Theodericus Ulsenius (c. 1460–1508).* Rotterdam 1992.
Santoro, Marco: *Uso e abuso delle dediche. A proposito del* Della dedicatione de' libri *di Giovanni Fratta.* Rom 2006.
Sassonia, Ercole: *Pantheum medicinae selectum: sive medicinae practicae templum, omnibus omnium fere morborum insultibus commune, libris undecim distinctum.* Frankfurt 1603.
Savonarola, Michele: *Practica.* Venedig 1502.

Sawyer, Ronald C.: Friends or foes? Doctors and their patients in early modern England. In: Yosio Kawakita, Shizu Sakai und Yasuo Otsuka (Hg.): *History of the doctor-patient relationship*. Tokio/Brentwood 1995, S. 31–53.

Schäfer, Daniel: Regimina infantium. Die Sorge um die Gesundheit der Kinder in der Renaissance. In: Bergdolt, Hamm und Tönnesmann, *Kind* (2008), S. 71–100.

Schaffrath, Ulrich: Läuse, Muscheln und Tabak. Das Herbar Ratzenberger. In: *Philippia* 15 (2012), S. 191–214.

Schattner, Angela: *Zwischen Familie, Heilern und Fürsorge. Das Bewältigungsverhalten von Epileptikern in deutschsprachigen Gebieten des 16.–18. Jahrhunderts*. Stuttgart 2012.

Schatzki, Theodore R., Karin Knorr Cetina und Eike von Savigny (Hg.): *The practice turn in contemporary theory*. London/New York 2001.

Schenck, Johann von Grafenberg: *Observationum medicarum, rararum, novarum, admirabilium, et monstrosarum libri*. 2 Bde. Freiburg 1597/1599.

Schiebinger, Londa: Skeletons in the closet. The first illustrations of the female skeleton in eighteenth-century anatomy. In: *Representations* 14 (1986), S. 42–82.

Schieß, Traugott: *Briefe aus der Fremde von einem Zürcher Studenten der Medizin (Dr. Georg Keller) 1550–1558* (= Neujahrblatt Nr. 262). Zürich 1906.

Schild, Wolfgang: Das Blut des Hingerichteten. In: Christina von Braun und Christoph Wulf (Hg.): *Mythen des Bluts*. Frankfurt 2007, S. 126–154.

Schilling, Ruth, Sabine Schlegelmilch und Susan Splinter: Stadtarzt oder Arzt in der Stadt? Drei Ärzte der Frühen Neuzeit und ihr Verständnis des städtischen Amtes. In: *Medizinhistorisches Journal* 46 (2011), S. 99–133.

Schirrmeister, Albert: *Triumph des Dichters. Gekrönte Intellektuelle im 16. Jahrhundert*. Köln/Weimar/Wien 2003.

Schlegelmilch, Sabine: *Ärztliche Praxis und sozialer Raum im 17. Jahrhundert. Johannes Magirus (1615–1697)*. Köln 2018.

Schlegelmilch, Sabine: Das Selbstbewußtsein der Chirurgen. Tobias Geigers Traktat *Discursus Medicus et Politicus* (1656). In: Mariacarla Gadebusch Bondio, Christian Kaiser und Manuel Förg (Hg.): *Menschennatur in Zeiten des Umbruchs. Das Ideal des „politischen" Arztes in der Frühen Neuzeit* [Oldenburg 2020, im Druck]

Schlegelmilch, Sabine: How to become a town physician. Letters of application to German town authorities (1500–1700). In: Andrew Mendelsohn, Annemarie Kinzelbach und Ruth Schilling (Hg.): *Civic medicine. Physician, polity, and pen in early modern Europe*. Abingdon 2019, S. 88–109.

Schlegelmilch, Sabine: „What a magnificent work a good physician is". The medical practice of Johannes Magirus (1615–1697). In: Dinges u. a., *Medical practice* (2016), S. 151–168.

Schmid, Alois: „Poeta et orator a Caesare laureatus". Die Dichterkrönungen Kaiser Maximilians I. In: *Historisches Jahrbuch* 109 (1989), S. 56–108.

Schmidt, Erich Ludwig: *Deutsche Volkskunde im Zeitalter des Humanismus und der Reformation*. Berlin 1904.

Schmidt, Paul Gerhard: Mediziner oder Poet? Soziale Lage und Lebenspläne hessischer Humanisten. In: August Buck und Tibor Klaniczay (Hg.): *Sozialgeschichtliche Fragestellungen in der Renaissanceforschung*. Wiesbaden 1992, S. 107–117.

Schmidt-Biggemann, Wilhelm: *Topica universalis. Eine Modellgeschichte humanistischer und barocker Wissenschaft*. Hamburg 1983.

Schmitt, Charles B.: Aristotle among the physicians. In: Wear, French und Lonie, *Medical Renaissance* (1985), S. 1–15 und Anm. S. 271–279.

Schmitt, Charles B.: *Aristotle and the Renaissance*. Cambridge 1983.

Schnell, Bernhard: Arzt und Literat. Zum Anteil der Ärzte am spätmittelalterlichen Literaturbetrieb. In: *Sudhoffs Archiv* 75 (1991), S. 44–57.

Schober, Karl und Emil Neder: *Sechshunderjahrfeier der Stadt Böhmisch Leipa, 1337–1937*. Böhmisch-Leipa 1929.

Schober, Sarah-Maria: *Gesellschaft im Exzess. Mediziner in Basel um 1600*. Frankfurt 2019.

Scholz, Lorenz (Hg.): *Consiliorum et epistolarum medicinalium Io. Cratonis a Kraftheim […] liber quintus*. Hanau 1594.

Scholz, Lorenz: *Consiliorum medicinalium Ioannis Cratonis a Kraftheim liber VII*. Hannover 1610.

Scholz, Lorenz (Hg.): *Consiliorum et epistolarum medicinalium […] liber secundus*. Frankfurt 1592.

Scholz, Lorenz: *Epistolarum philosophicarum, medicinalium ac chymicarum a summis nostrae aetatis philosophis ac medicis exaratum volumen*. Frankfurt 1598.

Schrauf, Karl und Wenzel Hartl: *Fünf Wiener Ärzte und Naturforscher aus dem XVI. Jahrhundert. Johann Aicholz, Diomedes Cornarius, Mathias Cornax, Wilhelm Coturnossius, Andreas Dadius*. Wien 1894.

Schrick, Michael: *Von den ausgebrannten Wassern*. Augsburg 1481.

Schuster, Daniel: *„Da schleicht hinein ein böser Gast". Körper- und Krankheitsmetaphern in der medizinischen Ratgeberliteratur des 16. und 17. Jahrhunderts*. Diss. med. Würzburg [2021, eingereicht]

Schütte, Jana Madlen: *Medizin im Konflikt: Fakultäten, Märkte und Experten in deutschen Universitätsstädten des 14. bis 16. Jahrhunderts*. Leiden 2017.

Schwarz, Christiane: *Studien zur Stammbuchpraxis der Frühen Neuzeit. Gestaltung und Nutzung des Album amicorum am Beispiel eines Hofbeamten und Dichters, eines Politikers und eines Goldschmieds (etwa 1550–1650)*. Frankfurt 2002 (zugleich Diss. phil. München 1999).

Scipio, Rosario (Hg.): *Girolamo Fabrici l'Acquapendente*. Viterbo 1978.

Seidl, Katharina: *„….how to assuage all outer and inner malady…". Medicine at the court of Archduke Ferdinand II*. In: Sabine Haag und Veronika Sandbichler (Hg.): *Ferdinand II. 450 years sovereign ruler of Tyrol*. Katalog zur Ausstellung. Innsbruck/Wien 2017, S. 67–71.

Senfelder, Leopold: Georg Handsch von Limus. Lebensbild eines Arztes aus dem XVI. Jahrhundert. In: *Wiener klinische Rundschau* (1901), S. 495–499, S. 514–516 und S. 533–535.

Sennert, Daniel: *Opera omnia*. Lyon 1656.

Sennert, Daniel: *Institutionum medicinae libri V*. Wittenberg 1620.

Sevilla, Isidor von: *Praeclarissimum opus […] quod ethimologiarum intitulat[ur]*. Paris 1509.

Sharpe, Kevin: *The politics of reading in early modern England*. New Haven 2000.

Sherman, W. H.: *Used books. Marking readers in Renaissance England*. Philadelphia 2008.

Sherrington, Charles: *The endeavour of Jean Fernel*. Cambridge 1946.

Simons, Madelon: *„Een Theatrum van Representatie?" Aartshertog Ferdinand van Oostenrijk stadhouder in Praag tussen 1547 en 1567*. Diss. phil. Amsterdam 2009.

Simons, Ronald C. und Charles C. Hughes (Hg.): *The culture-bound syndromes. Folk illnesses of psychiatric and anthopological interest*. Dordrecht 1985.

Siraisi, Nancy G.: Anatomizing the past. Physicians and history in Renaissance culture. In: *Renaissance quarterly* 53 (2000), S. 1–30.

Siraisi, Nancy G.: *Avicenna in Renaissance Italy. The Canon and medical teaching in Italian universities after 1500*. Princeton 1987.

Siraisi, Nancy G.: Baudouin Ronsse as writer of medical letters. In: Ann Blair und Anja-Silvia Going (Hg.): *For the sake of learning. Essays in honor of Anthony Grafton*. Leiden/Boston 2016, S. 123–139.

Siraisi, Nancy G.: *Communities of learned experience. Epistolary medicine in the Renaissance*. Baltimore 2013.

Siraisi, Nancy G.: Die medizinische Fakultät. In: Walter Rüegg (Hg.): *Geschichte der Universität in Europa. Bd. I: Von der Reformation zur Französischen Revolution (1500–1800)*. München 1996, S. 321–342.

Siraisi, Nancy G.: Disease and symptom as problematic concepts in Renaissance medicine. In: Eckhard Kessler und Ian Maclean (Hg.): *Res et verba in der Renaissance*. Wiesbaden 2002, S. 217–240.
Siraisi, Nancy G.: *History, medicine and the traditions of Renaissance learning*. Ann Arbor 2007.
Siraisi, Nancy G.: L'individuale nella medicina tra medioevo e umanesimo: i 'casi clinici'. In: Roberto Cardini und Mariangela Regoliosi (Hg.): *Umanesimo e medicina. Il problema dell'individuale*. Rom 1996, S. 33–62.
Siraisi, Nancy G.: Medicina practica. Girolamo Mercuriale as teacher and textbook author. In: Emidio Campi, Simone De Angelis, Anja-Silvia Goeing und Anthony T. Grafton (Hg.): *Scholarly knowledge. Textbooks in early modern Europe*. Genf 2008, S. 287–305.
Siraisi, Nancy G.: *Medicine and the Italian universities 1250–1600*. Leiden 2001.
Siraisi, Nancy G.: Medicine, 1450–1620, and the history of science. In: *Isis* 103 (2012), S. 491–514.
Siraisi, Nancy G.: *Medieval & early Renaisance medicine*. Chicago/London 1990.
Siraisi, Nancy G.: Oratory and rhetoric in Renaissance medicine. In: *Journal of the history of ideas* 65 (2004), S. 191–211.
Siraisi, Nancy G.: Segni evidenti, teoria e testimonianza nelle narrazioni di autopsie del Rinascimento. In: *Quaderni storici* 36 (2001), S. 719–744.
Siraisi, Nancy G.: *Taddeo Alderotti and his pupils. Two generations of Italian medical learning*. Princeton 1981.
Siraisi, Nancy G.: *The clock and the mirror. Girolamo Cardano and Renaissance medicine*. Princeton 1997.
Siraisi, Nancy G.: The faculty of medicine. In: Hilde de Ridder-Symoens (Hg.): *A History of the University in Europe*. Bd. I: *Universities in the Middle Ages*. Cambridge 1992, S. 360–387.
Slater, John, und Maria Luz López Terrada: Scenes of mediation: Staging medicine in the Spanish interludes. In: *Social history of medicine* 24 (2011), S. 226–243.
Smolka, Josef und Marta Vaculínová: Renesanční lékař Georg Handsch (1529–1578). In: *DVT – Dějiny věd a techniky* 43 (2010), S. 1–26.
Sole, Brunoro a und Jacob Schultes: *Loci communes juris caesarei, pontificii et saxonici. Opus legentibus, consulentibus, judicibus, advocatis utile, facile, necessarium*. Leipzig 1607.
Solenander, Rainer: *Consiliorum medicinalium Reineri Soleandri [...] sectiones quinque [...] cum consiliis celeberrimi medici Ioannis Montani*. 2. Aufl. Hannover 1609.
Spach, Israel (Hg.): *Gynaeciorum sive de mulierum tum communibus, tum gravidarum, parientium, et puerperarum affectibus et morbis libri*. Straßburg 1597.
Spach, Israel: *Nomenclator scriptorum medicorum. Hoc est: Elenchus eorum, qui artem medicam suis scriptis illustrarunt, secundum locos communes ipsius medicinae*. Straßburg 1591.
Span, Lorenz: *Epicedion nobili ac excellentissimo domino D. Andreæ de Gallis tridentino*. Prag 1560.
Spitzer, Gabriele: *Leonhard Thurneysser zum Thurn und die von ihm gegründete Berliner Druckerei (1574–1591)*. 3 Bde. Diss. phil. Berlin 1987.
Spitzner, Hermann Rudolf: *Die Salernitanische Gynäkologie und Geburtshilfe unter dem Namen der „Trotula"*. Diss. Leipzig 1921.
Staden, Heinrich von: Incurability and hopelessness. The Hippocratic corpus. In: Paul Potter (Hg.): *La maladie et les maladies dans la collection hippocratique. Actes du VIe Colloque International Hippocratique*. Québec 1990, S. 75–112.
Starn, Randolph: A postmodern Renaissance? In: *Renaissance quarterly* 60 (2007), S. 1–24.
Statuta Dominorum Artistarum Achademiae [sic] Patavinae [Padua [?] um 1600]
Stainpeiss, Martin: *Liber de modo studendi seu legendi in medicina*. Wien 1520.
Starck, Andreas: *Krancken Spiegel*. Mülhausen 1598.
Steiger, Anselm Johann: *Melancholie, Diätetik und Trost. Konzepte der Melancholie-Therapie im 16. und 17. Jahrhundert*. Heidelberg 1996.

Stein, Claudia: *Die Behandlung der Franzosenkrankheit in der Frühen Neuzeit am Beispiel Augsburgs.* Stuttgart 2003.
Stein, Claudia: *Negotiating the French pox in early modern Germany.* Farnham 2009.
Stengel, Johann: *Theses de venae sectione.* Würzburg 1602.
Sterzi, Giuseppe: *Giulio Casseri anatomico e chirurgo (1552c.–1616).* Venedig 1909.
Stocker, Johannes: *Empirica: sive medicamenta varia, experientia diuturna comprobata et stabilita, contra plerosque omnes corporis humani morbos tam internos quam externos.* Hg. von Tobias Dornkrell ab Eberhertz. Frankfurt 1601.
Stöhsel, Robert: *Die Fieberlehre an den Universitäten Montpellier und Pavia im 14. und 15. Jahrhundert. Mitteilung eines handschriftlichen „Sermo utilis de febribus" von Antonius Guaynerius.* Diss. med. Würzburg 1923.
Stolberg, Michael: „Abhorreas pinguedinem": Fat and obesity in early modern medicine (c. 1500–1750). In: *Studies in the history and philosophy of biology and biomedical sciences* 43 (2012), S. 370–378.
Stolberg, Michael, Accounting, religion, and the economics of medical care in 16th-century Germany. Hiob Finzel's *Rationarium praxeos medicae*, 1565–1589. In: Axel Hüntelmann und Oliver Falk (Hg.): *Accounting for health. Calculation, paperwork, and medicine, 1500–2000.* London 2020 [im Druck].
Stolberg, Michael: Active euthanasia in early modern society. Learned debates and popular practices. In: *Social history of medicine* 20 (2007), S. 205–221.
Stolberg, Michael: A sixteenth-century physician and his patients: The practice journal of Hiob Finzel, 1565–1589. In: *Social history of medicine* 32 (2019), S. 221–240.
Stolberg, Michael: A woman down to her bones. The anatomy of sexual difference in the sixteenth and early seventeenth centuries. In: *Isis* 94 (2003), S. 274–299.
Stolberg, Michael: A woman's hell? Medical perceptions of menopause in preindustrial Europe. In: *Bulletin of the history of medicine* 73 (1999), S. 408–428.
Stolberg, Michael: Bedside teaching and the acquisition of practical skills in mid-sixteenth-century Padua. In: *Journal of the history of medicine and allied sciences* 69 (2014), S. 633–661.
Stolberg, Michael: „Cura palliativa". Begriff und Diskussion der palliativen Krankheitsbehandlung in der vormodernen Medizin (ca. 1500–1850). In: *Medizinhistorisches Journal* 42 (2007), S. 7–29.
Stolberg, Michael: Der gesunde Leib. Zur Geschichtlichkeit frühneuzeitlicher Körpererfahrung. In: Paul Münch (Hg.): *„Erfahrung" als Kategorie der Frühneuzeitgeschichte* (= Historische Zeitschrift, Beiheft 31 (2001)), S. 37–57.
Stolberg, Michael: *Die Geschichte der Palliativmedizin. Medizinische Sterbebegleitung von 1500 bis heute.* Frankfurt 2011.
Stolberg, Michael: *Die Harnschau. Eine Kultur- und Alltagsgeschichte.* Köln/Weimar 2009.
Stolberg, Michael: Die Homöopathie auf dem Prüfstand. Der erste Doppelblindversuch der Medizingeschichte im Jahr 1835. In: *Münchener Medizinische Wochenschrift* 138 (1996), S. 364–366.
Stolberg, Michael: Emotions and the body in early modern medicine. In: *Emotion review* 11 (2019), S. 113–122.
Stolberg, Michael: Empiricism in sixteenth-century medical practice. The notebooks of Georg Handsch. In: *Early science and medicine* 18 (2013), S. 487–516.
Stolberg, Michael: Enthüllungen. Die uroskopische Schwangerschaftsdiagnose und ihre Darstellung in der frühneuzeitlichen Kunst. In: Daniel Hornuff und Heiner Fangerau (Hg.): *Visualisierung des Ungeborenen.* Paderborn 2020, S. 51–68.
Stolberg, Michael: Erfahrungen und Deutungen der weiblichen Monatsblutung in der Frühen Neuzeit. In: Barbara Mahlmann-Bauer (Hg.): *Scientiae et artes. Die Vermittlung alten und neuen Wissens in Literatur, Kunst und Musik.* Wolfenbüttel 2004, S. 913–931.

Stolberg, Michael: Examining the body (c. 1500–1750) In: Sarah Toulalan und Kate Fisher (Hg.): *The Routledge history of sex and the body, 1500 to the present.* Oxford 2013, S. 91–105.

Stolberg, Michael: Formen und Funktionen ärztlicher Fallberichte in der Frühen Neuzeit (1500–1800). In: Johannes Süßmann, Susanne Scholz und Gisela Engel (Hg.): *Fallstudien: Theorie – Geschichte – Methode.* Berlin 2007, S. 81–95.

Stolberg, Michael: *Heilkunde zwischen Staat und Bevölkerung. Angebot und Annahme medizinischer Versorgung in Oberfranken im frühen 19. Jahrhundert.* Diss. med. TU München 1986.

Stolberg, Michael: *Homo patiens. Krankheits- und Körpererfahrung in der Frühen Neuzeit.* Weimar 2003.

Stolberg, Michael: Keeping the body open. Impurity, excretions, and healthy living in the early modern period. In: James Kennaway und Rina Knoeff (Hg.): *Lifestyle and medicine in the Enlightenment. The six non-naturals in the long eighteenth-century.* New York/London 2020, S. 205–222.

Stolberg, Michael: Kommunikative Praktiken. Ärztliche Wissensvermittlung am Krankenbett im 16. Jahrhundert. In: Arndt Brendecke (Hg.): *Praktiken der Frühen Neuzeit. Akteure – Handlungen – Artefakte.* Köln/Weimar/Wien 2015, S. 111–121.

Stolberg, Michael: Konservierte Pflanzen für die Wissenschaft. In: Salatowsky/Stolberg, *Göttliche Kunst* (2019), S. 122–124.

Stolberg, Michael: Krankheitsgeschehen und leibärztliche Praxis am Hof von Erzherzog Ferdinand II. Die Aufzeichnungen des Georg Handsch (1529–1578). In: Elena Taddei und Marina (Hg.): *Hof- und Leibärzte, 1450–1750.* Innsbruck 2021 [in Vorbereitung].

Stolberg, Michael: Learning from the common folks. Academic physicians and medical lay culture in the sixteenth century. In: *Social history of medicine* 27 (2014), S. 649–667.

Stolberg, Michael: Lykanthropie. In: Manfred Landfester (Hg.): *Der Neue Pauly.* Bd. 15/1: *Wissenschafts- und Rezeptionsgeschichte La–Ot.* Stuttgart/Weimar 2001, S. 243–246.

Stolberg, Michael: Medical note-taking in the sixteenth and seventeenth centuries. In: Alberto Cevolini (Hg.): *Forgetting machines: Knowledge management evolution in early modern Europe.* Leiden/Boston 2016, S. 243–264.

Stolberg, Michael: Medizinische Loci communes. Formen und Funktionen einer ärztlichen Aufzeichnungspraxis im 16. und 17. Jahrhundert. In: *NTM – Zeitschrift für Geschichte der Wissenschaften, Technik und Medizin* 21 (2013), S. 37–60.

Stolberg, Michael: „Mein askulapisches Orakel!": Patientenbriefe als Quelle einer Kulturgeschichte der Krankheitserfahrung im 18. Jahrhundert. In: *Österreichische Zeitschrift für Geschichtswissenschaft* 7 (1996), S. 385–404.

Stolberg, Michael: Menstruation and sexual difference in early modern medicine. In: Andrew Shail und Gillian Howie (Hg.): *Menstruation. A cultural history.* Basingstoke 2005, S. 90–101.

Stolberg, Michael: Metaphors and images of cancer in early modern Europe. In: *Bulletin of the history of medicine* 88 (2014), S. 48–74.

Stolberg, Michael: Möglichkeiten und Grenzen einer retrospektiven Diagnose. In: Waltraud Pulz (Hg.): *Zwischen Himmel und Erde. Körperliche Zeichen der Heiligkeit.* Stuttgart 2012, S. 209–227.

Stolberg, Michael: Negotiating the meanings of illness. Medical popularization and the patient in the 18th century. In: Wilhelm de Blécourt und Cornelie Usborne (Hg.): *Cultural approaches to the history of medicine. Mediating medicine in early modern and modern Europe.* Basingstoke/New York 2004, S. 89–107.

Stolberg, Michael: Studying medicine in 16th-century Padua and Montpellier. A comparative analysis from the perspectives of medical students. In: Delia Gavrus und Susan Lamb: *History of medical education.* Montreal 2020 [in Vorbereitung]

Stolberg, Michael: Post-mortems, anatomical dissections and humoural pathology in the sixteenth and early seventeenth centuries. In: Silvia De Renzi, Marco Bresadola und Maria Conforti (Hg.): *Pathology in practice. Diseases and dissections in early modern Europe.* New York/London 2017, S. 79–95.

Stolberg, Michael: Probleme und Perspektiven einer Geschichte der Volksmedizin. In: Thomas Schnalke und Claudia Wiesemann (Hg.): *Die Grenzen des Anderen. Medizingeschichte aus postmoderner Perspektive.* Wien 1998, S. 49–73.

Stolberg, Michael: Sweat. Learned concepts and popular perceptions, 1500–1800. In: Manfred Horstmannshoff, Helen King und Claus Zittel (Hg.): *Blood, sweat and tears. The changing concepts of physiology from Antiquity to early modern Europe.* Leiden/Boston 2012, S. 503–522.

Stolberg, Michael: Teaching anatomy in post-Vesalian Padua. An analysis of student notes. In: *Journal of medieval and early modern studies* 48 (2018), S. 61–78.

Stolberg, Michael: The decline of uroscopy in early modern learned medicine, 1500–1650. In: *Early science and medicine* 12 (2007), S. 313–336.

Stolberg, Michael: The many uses of writing. A humanist physician in sixteenth-century Prague. In: Andrew Mendelsohn, Annemarie Kinzelbach und Ruth Schilling (Hg.): *Civic medicine. Physician, polity, and pen in early modern Europe.* London 2019, S. 67–87.

Stolberg, Michael: The monthly malady: A history of premenstrual suffering. In: *Medical history* 44 (2000), S. 301–322.

Stolberg, Michael: Tödliche Menschenversuche im 16. Jahrhundert. In: *Deutsches Ärzteblatt*, Ausgabe A 111 (2014), S. 2060–2062.

Stolberg, Michael: „You have no good blood in your body". Oral communication in sixteenth-century physicians' medical practice. In: *Medical history* 59 (2015), S. 63–82.

Stolberg, Michael: „Zorn, Wein und Weiber verderben unsere Leiber." Krankheit und Affekt in der frühneuzeitlichen Medizin. In: Johann Anselm Steiger und Ralf Georg Bogner (Hg.): *Passion, Affekt und Leidenschaft in der Frühen Neuzeit.* Wiesbaden 2005, S. 1033–1059.

Stolberg, Michael: Zwischen Identitätsbildung und Selbstinszenierung. Ärztliches Self-Fashioning in der Frühen Neuzeit. In: Dagmar Freist (Hg.): *Diskurse – Körper – Artefakte. Historische Praxeologie in der Frühneuzeitforschung.* Bielefeld 2015, S. 33–55.

Stolberg, Michael und Tilmann Walter: Martin Luthers viele Krankheiten. Ein unbekanntes Konsil von Matthäus Ratzenberger und die Problematik der retrospektiven Diagnose. In: *Archiv für Reformationsgeschichte* 109 (2018), S. 126–151.

Stolz, Michael: *Artes-liberales-Zyklen: Formationen des Wissens im Mittelalter.* Bd. 1. Tübingen/Basel 2004.

Storchová, Lucie: *Bohemian school of humanism and its editorial practices (ca. 1550–1610).* Turnhout 2014.

Storchová, Lucie: Georg Handsch. In: dies. (Hg.): *Companion to humanism in East Central Europe.* Berlin 2020 [im Druck].

Storchová, Lucie: Humanist occasional poetry and strategies for acquiring patronage. The case of Georg Handsch. In: Sylva Dobalová und Jaroslava Hausenblasová: *Archduke Ferdinand II of Austria: A second-born son in Renaissance Europe* [in Vorbereitung].

Storchová, Lucie: *Paupertate styloque connecti. Utváření humanistické učenecké komunity v českých zemích.* Prag 2011.

Storchová, Lucie: „The tempting girl, I know so well": Representations of gout and the self-fashioning of Bohemian humanist scholars. In: *Early science and medicine* 21 (2016), S. 511–530.

Strobelberger, Johann Stefan: *Laureationum medicarum apud exteros promeritarum adversum obtrectatores breves vindiciae, in honorem Scholae medicae Monspeliensis propositae.* Nürnberg 1628.

Stroh, Walter: *Aerztliche Bewerbungen, Berufungen, Bestallungen des 15. und des 16. Jahrhunderts, aus Esslingen, sowie Verwandtes zum ärztlichen Standeswesen jener Zeit*. Diss. med. Leipzig 1920.
Stromer, Heinrich: *Algorithmus linealis numerationem, additionem, subtractionem, duplationem, mediationem, multiplicationem, divisionem et progressionem una cum regula de tri perstringens*. Wien 1520.
Stübler, Eberhard: *Geschichte der medizinischen Fakultät der Universität Heidelberg 1386–1925*. Heidelberg 1926.
Stupanus, Johann Niklaus: *De praefocatione matricis*. Exhibet Rudolph Heinrich Groshaus. Basel 1612.
Sudhoff, Karl: *Erstlinge der pädiatrischen Literatur. Drei Wiegendrucke über Heilung und Pflege des Kindes*. München 1925.
Sudhoff, Karl: *Iatromathematiker vornehmlich im 15. und 16. Jahrhundert*. Breslau 1902.
Sudhoff, Karl: Kurpfuscher, Ärzte und Stadtbehörden am Ende des 15. Jahrhunderts. Handschriften- und Aktenstudie. In: *Archiv für Geschichte der Medizin* 8 (1915), S. 98–124.
Sudhoff, Karl: *Versuch einer Kritik der Echtheit der Paracelsischen Schriften*. 2 Bde. Berlin 1898/99.
Sudhoff, Karl: Zur Geschichte der Lehre von den kritischen Tagen im Krankheitsverlaufe. In: *Sudhoffs Archiv* 21 (1929), S. 1–22.
Sullivan, Erin: *Beyond melancholy. Sadness and selfhood in Renaissance England*. Oxford 2016.
Svobodný, Petr: The medical faculty. In: Ivana Čornejová und Michal Svatoš (Hg.): *A history of Prague University, 1348–1802*. Prag 2001, S. 171–185.
Sylvius, Jacobus: *Ordo et ordinis ratio in legendis Hippocratis et Galeni libris*. Paris 1548.
Talbot, Charles: Medical education in the Middle Ages. In: O'Malley, History (1970), S. 73–87.
Tanfani, Gustavo: „I consilia medica" di Vittore Trincavella. In: *Rivista di storia delle scienze mediche e naturali* 43 (1952), S. 248–254.
Tanner, Jakob: *Historische Anthropologie zur Einführung*. Hamburg 2004.
Tannstetter, Georg: *Artificium de applicatione astrologiae ad medicinam, deque conviventia earundem*. Hg. u. kommentiert von Rosemarie Eichinger. Wien/Münster 2006 (orig.: Straßburg 1531).
Telle, Joachim: Arzneikunst und der „gemeine Mann". Zum deutsch-lateinischen Sprachenstreit in der frühneuzeitlichen Medizin. In: Herzog August Bibliothek Wolfenbüttel (Hg.): *Pharmazie und der gemeine Mann. Hausarznei und Apotheke in deutschen Schriften der frühen Neuzeit*. Wolfenbüttel 1982, S. 43–48.
Telle, Joachim: Bartholomäus Carrichter. Zu Leben und Werk eines deutschen Fachschriftstellers des 16. Jahrhunderts. Mit einem Werkverzeichnis von Julian Paulus. In: *Daphnis, Zeitschrift für mittlere deutsche Literatur* 26 (1997), S. 715–751.
Temkin, Owsei: An historical analysis of the concept of infection. In: ders.: *Studies in intellectual history*. Baltimore 1968, S. 123–147.
Temkin, Owsei: Fernel, Joubert, and Erastus on the specificity of cathartic drugs. In: Allen G. Debus (Hg.): *Science, medicine and society in the Renaissance*. Bd. 1. New York 1972, S. 61–68.
Temkin, Owsei: *Galenism: Rise and decline of a medical philosophy*. Ithaca, N.Y. 1973.
Temkin, Owsei: Studien zum „Sinn"-Begriff in der Medizin. In: *Kyklos* 2 (1929), S. 21–105.
Temkin, Owsei: *The falling sickness. A history of epilepsy from the Greeks to the beginnings of modern neurology*. 2. überarb. Aufl. Baltimore/London 1971.
Theodosius, Ioannes Baptista: *Medicinales epistolae LXVIIII*. Basel 1553.
Thoner, Augustinus: *Observationum medicinalium haud trivialium libri quatuor*. Ulm 1649.
Thurn, Nikolaus: Deutsche neulateinische Städtelobgedichte. Ein Vergleich ausgewählter Beispiele des 16. Jahrhunderts. In: *Neulateinisches Jahrbuch* 4 (2002), S. 253–269.

Thurneisser zum Thurn, Leonhard: *Pison. Das erst Theil. Von kalten, warmen minerischen und metallischen Wassern, sampt der Vergleichunge der Plantarum und Erdgewechsen 10. Bücher.* Frankfurt an der Oder 1572.
Timaeus von Güldenklee, Balthasar: *Casus medicinales praxi triginta sex annorum observati.* Leipzig 1667.
Timaeus von Güldenklee, Balthasar: *Casus et observationes practicae triginta sex annorum.* Leipzig 1691.
Timaeus von Güldenklee, Balthasar: *Responsa medica et diaeteticon opus posthumum.* Leipzig 1668.
Tiraboschi, Girolamo: *Biblioteca modenese.* Bd. II. Modena 1782.
Touwaide, Alain: Galien et la toxicologie. In: Wolfgang Haase (Hg.): *Aufstieg und Niedergang der römischen Welt.* Teil II: *Principat,* Band 37,2. Berlin/New York 1994, S. 1887–1986.
Tovazzi, Giangrisotomo: *Familiarium tridentinum.* Transkr. von R. Stenico. Trient 2006 (http://www.db.ofmtn.pcn.net/ofmtn/files/biblioteca/TOVAZZI%20FAMILIARIUM%20TRIDENTINUM.pdf 1806).
Toxites, Michael: *Spongia stibii adversus Lucae Stenglini medicinae doctoris et physici augustani aspergines.* Straßburg 1567.
Traister, Barbara Howard: *The notorious astrological physician of London. Works and days of Simon Forman.* Chicago/London 2001.
Trevor-Roper, Hugh: The court physician and Paracelsism. In: Nutton, *Medicine* (1990), S. 79–94.
Triebs, Michaela: *Die Medizinische Fakultät der Universität Helmstedt (1576–1810). Eine Studie zu ihrer Geschichte unter besonderer Berücksichtigung der Promotions- und Übungsdisputation.* Wiesbaden 1995.
Trincavella, Vettore: *Consilia medica post editionem venetam et lugdunensem, accessione CXXVIII consiliorum locupletata, et per locos communes digesta.* Basel 1587.
Trincavella, Vettore: *Consiliorum medicinalium libri III. Epistolarum medicinalium libri III.* Venedig 1586.
Trincavella, Vettore: *De ratione curandi particulares humani corporis affectus praelectiones.* Venedig 1575.
Truc, Miroslav: Die gesellschaftliche Aufgabe der Prager Karls-Universität in der zweiten Hälfte des 16. und am Anfang des 17. Jahrhunderts. In: Hans-Bernd Harder (Hg.): *Später Humanismus in der Krone Böhmens 1570–1620.* Dresden 1998, S. 203–210.
Tulpius, Nicolaus: *Observationum medicarum libri tres.* Amsterdam 1641.
Uhlig, Paul: Auf der Suche nach Stadtärzten: Zwickauer Ratsprotokolle berichten. In: *Sudhoffs Archiv für Geschichte der Medizin und der Naturwissenschaften* 31 (1938), S. 330–336.
Ullmann, Manfred: *Die Medizin im Islam.* Leiden/Köln 1970.
Valentin, Michel: *François Broussais, empereur de la médecine. Jeunesse, correspondance, vie et œuvre.* Dinard 1988.
Valleriola, François: *Loci medicinae communes, tribus libris digesti.* Lyon 1562.
Valleriola, François: *Loci medicinae communes, tribus libris digesti.* Venedig 1563.
Valleriola, François: *Loci medicinae communes, tribus libris digesti, quibus accessit appendix, universa complectens ea, quae ad totius operis integritatem deesse videbantur.* Lyon 1589.
Valleriola, François: *Observationum medicinalium libri sex.* Lyon 1573.
Vanzan-Marchini, Nelli-Elena: *I mali e i rimedi della Serenissima.* Venedig 1995.
Varanda, Jean: *De morbis mulierum libri III.* Montpellier 1620.
Vekerdy, Lilla: Paracelsus's *Great Wound Surgery.* In: Elizabeth Lane Furdell (Hg.): *Textual healing. Essays on medieval and early modern medicine.* Leiden/Boston 2005, S. 77–99.
Vesal, Andreas: *De humani corporis fabrica.* Basel 1543.
Vettori, Benedetto: *Medicatio empirica singulorum morborum.* Paris 1551.
Vieler, Ingrid: *Die deutsche Arztpraxis im 19. Jahrhundert.* Diss. med. Mainz 1958.

Vietor, Peter: *Theses medicae de praefocatione uteri.* Basel 1610.
Vigo, Giovanni da: *The most excellent workes of chirurgerye.* [London] 1543.
Vinař, Josef: *Obrazy z minulosti českého lékářství.* Prag 1959.
Vischer, Christoph: Die Stammbücher der Universitätsbibliothek Basel: ein beschreibendes Verz[eichnis]. In: *Festschrift Karl Schwarber.* Basel 1949, S. 247–264.
Vittori, Leonello: *De aegritudinibus infantium tractatus admodum salutifer.* Venedig 1557.
Vives, Juan Luís: *De conscribendis epistolis.* Basel 1536.
Vives, Juan Luís: *The passions of the soul* (1543). Hg. von Carlos G. Noreña. Lewiston/Queenston 1990.
Voigtlaender, Heinz: *Löhne und Preise in vier Jahrtausenden.* Speyer 1994.
Waardt, Hans de: Johann Wier. Hofarzt von Herzog Wilhelm und Vorkämpfer für Toleranz. In: Guido von Büren, Ralf-Peter Fuchs und Georg Mölich (Hg.): *Herrschaft, Hof und Humanismus. Wilhelm V. von Jülich-Kleve-Berg und seine Zeit.* Bielefeld 2018, S. 573–590.
Wackerbauer, Anton: Dr. Reiner Solenander (Reinhard Gathmann) ein niederrheinischer Arzt, Leibarzt am Düsseldorfer Hofe (1524–1601). In: *Düsseldorfer Jahrbuch. Beiträge zur Geschichte des Niederrheins* 37 (1932/33), S. 95–140.
Wagner, Wolfgang Eric: Doctores – Practicantes – Empirici. Die Durchsetzung der Medizinischen Fakultäten gegenüber anderen Heilergruppen in Paris und Wien im späten Mittelalter. In: Rainer C. Schwinges (Hg.): *Universität im öffentlichen Raum.* Basel 2008, S. 15–43.
Wallis, Patrick: Competition and cooperation in the early modern medical economy. In: Mark S. R. Jenner und Patrick Wallis (Hg.): *Medicine and the market in England and its colonies, c. 1450-c. 1850.* London 2007, S. 47–68.
Walter, Tilmann: Ärztliche Selbstdarstellung im Zeitalter der Fugger und Welser. Epistolarische Strategien und Repräsentationspraktiken bei Felix Platter (1536–1614). In: Angelika Westermann und Stefanie von Welser (Hg.): *Personen und Milieu. Individualbewusstsein? Persönliches Profil und soziales Umfeld.* Husum 2013, S. 285–314.
Walter, Tilmann: Ärztehaushalte im 16. Jahrhundert. Einkünfte, Status und Praktiken der Repräsentation. In: *Medizin, Geschichte und Gesellschaft* 27 (2008), S. 31–73.
Walter, Tilmann: New light on Antiparacelsianism (c. 1570–1610). The medical republic of letters and the idea of progress in science. In: *Sixteenth century journal* 43 (2012), S. 701–725.
Wear, Andrew: Explorations in Renaissance writings on the practice of medicine. In: Wear, French und Lonie, *Medical Renaissance* (1985), S. 118–145.
Wear, Andrew: *Knowledge & practice in English medicine, 1550–1680.* Cambridge 2000.
Wear, Andrew: Medical practice in late seventeenth- and early eighteenth-century England: Continuity and union. In: ders., R. K. French und I. M. Lonie (Hg.): *The medical revolution of the seventeenth century.* Cambridge 1989, S. 294–320.
Wear, Andrew: Medicine in early modern Europe 1500–1700. In: Conrad Lawrence, Michael Neve, Vivian Nutton, Roy Porter und Andrew Wear (Hg.): *The Western medical tradition, 800 BC to AD 1800.* Cambridge, 1995, S. 215–361.
Wear, Andrew: Popularized ideas of health and illness in seventeenth-century France. In: *Seventeenth century French studies* 8 (1986), S. 229–242.
Wear, Andrew: The spleen in Renaissance anatomy. In: *Medical history* 21 (1977), S. 43–60.
Wear, Andrea, Roger French und Iain Lonie (Hg.): *The medical Renaissance of the sixteenth century.* Cambridge 1985.
Webster, Charles: *Paracelsus: Medicine, magic and mission at the end of time.* New Haven/London 2008.
Wehrli, Gustav A.: *Die Bader, Barbiere und Wundärzte im alten Zürich.* Zürich 1927.
Wehrli, Gustav: *Der Zürcher Stadtarzt Dr. Christoph Clauser und seine Stellung zur Reformation der Heilkunde im 16. Jahrhundert. Nebst Faksimileausgabe seiner Harnschrift und seiner Kalender.* Zürich 1924.

Weisser, Olivia: *Ill composed. Sickness, gender, and belief in early modern England.* New Haven/London 2015.
Wellner, Axel: Bergmedicus Christian August Mithoff (1615–1657). Ein Beitrag zur Medizingeschichte des Harzes. In: *Allgemeiner Harz-Berg-Kalender für das Jahr 1984* (1984), S. 36–38.
Welsch, Georg Hieronymus: *Curationum exotericarum chiliades II.* Ulm 1676.
Welsch, Georg Hieronymus: *Consiliorum medicinalium centuriae IV.* Ulm 1676.
Weston, Robert: *Medical consulting by letter in France, 1665–1789.* Farnham 2013.
Weyer, Johannes: *De praestigiis daemonum libri V.* Basel 1564.
Wiedemann, Theodor: *Geschichte der Reformation und Gegenreformation im Lande unter der Enns.* Bd. 3: *Die reformatorische Bewegung im Bisthume Passau.* Prag 1882.
Wiegand, Hermann: Volkskunde und Ethnographie bei Konrad Celtis. In: Franz Fuchs (Hg.): *Konrad Celtis in Nürnberg.* Wiesbaden 2004, S. 51–73.
Wightman, William P.D.: Quid sit methodus? „Method" in the sixteenth century medical teaching and „discovery". In: *Journal of the history of medicine* 19 (1964), S. 360–376.
Williams, Katherine E.: Hysteria in seventeenth-century case records and unpublished manuscripts. In: *History of psychiatry* 1 (1990), S. 383–401.
Wilson, Adrian: On the history of disease concepts. The case of pleurisy. In: *History of science* 38 (2000), S. 271–319.
Wittern, Wittern: Die Unterlassung ärztlicher Hilfeleistung in der griechischen Medizin der klassischen Zeit. In: *Münchener medizinische Wochenschrift* 121 (1979), S. 731–734.
Wittich, Johannes: *Praeservator sanitatis. Ein nützlicher Bericht von den sechs unvormeidlichen [sic] Dingen, zur Gesundheit gantz ersprießlichen, wie man sich in denselben beydes zu Hause und auch über Land verhalten sol.* Leipzig 1590.
Wittstock, Antje: *Melancholia translata: Marsilio Ficinos Melancholie-Begriff im deutschsprachigen Raum des 16. Jahrhunderts.* Göttingen 2011.
Wolf, Kaspar (Hg.): *Gynaeciorum, hoc est, de mulierum tum communibus, tum aliis, tum gravidarum, parientium, et puerperarum affectibus et morbis libri.* Basel 1566.
Wolff, Eberhard: „Volksmedizin": Abschied auf Raten. Vom definitorischen zum heuristischen Begriffsverständnis. In: *Zeitschrift für Volkskunde* 94 (1998), S. 233–257.
Wolff, Fritz: *Kartographen – Autographen* (Katalog der Ausstellung im Hessischen Staatsarchiv in Marburg). Marburg 1990.
Wolff, Jacob: *Die Lehre von der Krebskrankheit von den ältesten Zeiten bis zur Gegenwart.* Bd. 1, 2. Aufl. Jena 1929.
Wolfangel, Doris: *Dr. Melchior Ayrer (1520–1579).* Diss. med. Würzburg 1957.
Wolkan, Rudolf: *Geschichte der deutschen Litteratur in Boehmen bis zum Ausgange des XVI. Jahrhunderts.* Prag 1894.
Wolkan, Rudolf: *Geschichte der deutschen Literatur in Böhmen und in den Sudentenländern.* Augsburg 1925.
Wolkan, Rudolf: Handsch, Georg. In: *Allgemeine Deutsche Biographie.* Bd. 49 (1904), S. 749–751.
Wondrák, Eduard: Der Arzt und Dichter Laurentius Span (1530–1575). In: *Medizinhistorisches Journal* 18 (1983), S. 238–249.
Worstbrock, Franz Josef (Hg.): *Der Brief im Zeitalter der Renaissance.* Weinheim 1983.
Wotschke, Theodor: Johann Theobald Blasius, ein Lissaer Rektor des 16. Jahrhunderts. In: *Deutsche Wissenschaftliche Zeitschrift für Polen* 6 (1925), S. 1–30.
Wustmann, Gustav: *Der Wirt von Auerbachs Keller. Dr. Heinrich Stromer von Auerbach (1482–1542). Mit sieben Briefen Stromers an Spalatin.* Berlin 1902.
Yeo, Richard: *Notebooks, English virtuosi, and early modern science.* Chicago/London 2014.
Zacchia, Paolo: *Quaestiones medico-legales.* 3. Aufl. Amsterdam 1651.

Zahn, G.: Das Herbar des Dr. Caspar Ratzenberger (1598) in der Herzoglichen Bibliothek zu Gotha. In: *Mitteilungen des Thüringischen Botanischen Vereins*. N.F. 16 (1901), S. 50–121.

Zedelmaier, Helmut: Navigieren im Text-Universum. Theodor Zwingers *Theatrum vitae humanae*. In: *metaphorik.de* 14 (2008), S. 113–135.

Zerbi, Gabriele: *Opus perutile de cautelis medicorum*. [Venedig, nach 1494].

Zerbi, Gabriele: *Über die Kautelen der Ärzte. „De cautelis medicorum" (ca. 1495)*. Übers. und hg. von Mariacarla Gadebusch Bondio, Manuel Förg und Christian Kaiser. Stuttgart 2019.

Zinn, Johann Conrad: *Disputatio de vulneribus capitis*. Basel 1595.

Zitter, Miriam: *Die Leibärzte der württembergischen Grafen im 15. Jahrhundert (1397–1496). Zur Medizin an den Höfen von Eberhard dem Milden bis Eberhard im Bart*. Leinfelden/Echterdingen 2000.

Zwinger, Theodor: *Theatrum vitae humanae*. Basel 1586.

Register

Abführmittel *siehe auch* Purganzien 173, 236, 250, 252, 350, 364, 367, 451f., 456, 458, 463, 497
Absinth 269, 332, 456, 488, 491, 503
Aderlass 29, 86, 90f., 93, 143, 155, 157f., 161, 174–177, 193–203, 236, 246, 250, 256, 268, 280, 283f., 296, 324, 330, 341, 417f., 420, 430, 451f., 458, 461, 477f., 494f., 497, 509, 511
Alessandrini, Giulio (1506–1590) 44, 103, 181, 237
Amatus Lusitanus (1511–1568) 127, 160, 269, 293, 306, 341, 378
Amulette 274, 358, 368, 512, 514–519
Anatomie 3f., 8, 24, 30, 40, 43, 58, 71f., 74–78, 85–88, 92, 107, 191, 214, 276, 317–320, 331f., 348f., 375, 382, 385, 387, 391, 393, 399, 428, 495, 506
angina 53, 251
Ansteckung *siehe auch* Kontagien 29, 141–143, 232, 242, 244, 291f., 405, 452
Antike 19–21, 42, 45, 47f., 50, 87, 96, 105, 114, 134, 154, 203, 206, 228, 237, 247, 278, 286, 290, 292, 311, 317, 329, 348f., 390–392, 476f., 505–508, 512
Antimon (Spießglanz) 269, 274, 282, 302, 356, 362–364, 444, 459, 480, 483, 505
apoplexia siehe Schlagfluss
Aposteme 57, 176, 183, 196, 264, 326, 384–387
Apotheken 83, 201, 246, 353, 404f., 414, 421, 427f., 437, 447, 485, 488, 500
Apotheker 79, 82–84, 100, 106, 132, 290, 315f., 345, 363, 372, 374, 404, 406, 428, 447, 455f., 464, 469, 488, 490, 504
Arabische Medizin 21, 42f., 87, 284, 358
Aristoteles (384–322 v. Chr.) 22, 24, 26, 232, 342, 349
Aristotelismus 22f., 26, 41, 49, 113, 279, 377, 506
Artes liberales 21, 23, 27f., 30, 35
Arzt-Patienten-Beziehung 12, 160–162, 431–485
Ärzteporträts 120
Asthma (*asthma*) 63, 204, 221, 245, 352, 381, 475, 478

Astrologie 22, 25, 154–159, 226, 282, 351, 354, 367, 417, 424, 429, 517
Aszites (Bauchwassersucht) 87, 266f.
Atemnot 212, 242, 266f., 326, 329, 381, 386f., 451, 459, 473, 478, 502
atomi 165, 234, 340, 517
Augenkrankheiten 326, 519
Ausfluss, genitaler 145, 148, 161, 167, 204, 210, 213, 265, 287, 321, 327, 438, 463, 466
Aussatz (*lepra*) 54, 142, 145, 221, 253, 221, 289f., 301, 358f., 405, 480
Ausscheidungen 29, 49, 56, 61, 80, 119, 144f., 148, 151, 153, 171–173, 187, 189, 191–195, 201f., 207, 209f., 212, 230, 237–240, 263, 276, 280, 294, 321, 327, 463, 466, 507f.
Auswurf (*sputum*) 174, 241–245, 265, 454, 511
Autopsien 78, 150, 183, 241, 257, 264, 382–390, 393
Avicenna / Ibn Sīnā (980–1037) 21f., 41f., 44, 46, 54, 57, 72, 108, 116, 139, 147, 188, 196, 201, 210, 212, 227, 294, 342, 348, 358

Bacon, Francis (1561–1626) 392f.
Bader 3, 29, 92, 119, 129, 144, 195, 214, 217, 219, 296, 324, 340, 398f., 408, 447, 453, 463, 486, 491, 493–496, 499, 502, 510
Bäder *siehe auch* Heilbäder 204f., 273, 342, 430
Badstuben 175, 203, 314, 491, 493f.
Barbiere 3, 19, 29, 86, 92, 119, 129, 144, 175, 183, 197–199, 214, 216–219, 264, 288, 297f., 302, 306–308, 310, 340, 398f., 408, 447, 458, 474, 479, 486, 488, 491, 494–496, 499, 510
Basel 28, 31, 33, 39f., 78, 92, 100, 377, 398, 427
Bauhin, Caspar (1560–1624) 100f., 116, 319
Behandlungsvertrag 446–448
Bellocati, Alvise 44, 52, 58, 60, 65, 68, 70, 165, 211, 243, 269, 384
Benediktenkraut 261, 503f.
Berufskrankheiten 152, 243
Bezoare 295, 371f., 519
Blut *siehe auch* Geblüt 10, 20, 48, 50f., 55f., 76, 125, 130, 132–136, 142, 149, 152–154, 165f., 168, 172, 174–177, 193f., 197, 201,

210–212, 230, 232, 234, 268, 274, 278–280, 284, 292, 294f., 319, 323f., 341f., 345f., 380f., 386f., 451, 461, 463, 479, 489, 511, 518
Blutegel 201, 502
Bluthusten 161, 196, 229, 241, 243, 245f., 265
Blutschau 174–177, 234, 323
Bologna 22, 24, 39, 44, 58, 63f., 71, 78, 82, 85, 89–91, 142, 149, 163, 220, 260, 291, 303, 348, 378, 447, 478
Botanik 3, 58, 78–85, 106, 109, 120, 222, 224, 260, 297, 348f., 366, 370f., 391, 393, 462, 503, 505, 517
Braun, Michael (fl. frühes 16. Jhd.) 131, 137
Brechmittel 192, 236
Brettschneider (Placotomus), Johannes (1514–1577) 44–46, 57
Briefpraxis, ärztliche 428–430
Briefwechsel, ärztliche 101–109
Bruchleiden (Hernien) 88, 218f., 495
Brünsterer, Johannes († 1564) 59, 64, 68, 70, 72, 147, 172, 352, 379
Brüste, weibliche 265, 282, 293, 313, 319, 323, 338, 346, 452
Brustkrebs 265, 385
Bürgertum 397f., 426, 437, 445

calor innatus siehe Lebenswärme
Camenicenus, Jacobus († 1565) 84, 176, 206, 436, 457
Camerarius, Joachim II. (1534–1598) 1, 116, 303, 355, 362f.
Camuzio, Andrea (1512–1587) 418
Capivaccia, Girolamo (1523–1589) 58, 60, 160, 248f., 320
Cardano, Girolamo (1501–1576) 155, 376, 380, 393, 476, 518
Carrichter, Bartholomäus († 1567) 366, 380
Cassia 187, 190f., 197, 268, 316, 343, 456f., 463
Cellarius, Daniel 93, 100, 332
Celsus 87, 386, 477
Celtis, Konrad (1459–1508) 95, 111
Chirurgen 57, 74, 76, 85–87, 90f., 214, 218f., 264, 295, 315, 372, 398, 410, 448, 466, 476, 487, 494f.
Chirurgie 57, 72, 74, 79, 85–92, 159f., 182, 197, 202, 214, 216, 218–220, 262, 269, 284, 307, 314, 386, 410, 474, 479, 493–495

Coiter, Volcher (1534–1576) 220
collegia 60f., 66, 125, 129, 311, 378, 498
Collinus, Matthaeus (1516–1566) 1, 34–37, 79, 84, 97, 104f., 114, 182, 249, 287, 312, 323, 329, 337, 397, 399f., 444, 457, 459
Comes de Monte (Panfilio Pigatti) († 1587) 66, 70, 173, 175, 230, 322, 324, 363, 379, 440
complexio 48, 56, 67, 207, 229, 280
Cornarius, Janus (1500–1558) 119, 407f.
Crato, Johannes von Krafftheim (1519–1585) 60, 102, 104, 304f., 362, 367, 415, 496
Curaeus, Joachim (1532–1573) 40, 44, 58, 74
curationes siehe auch Fallgeschichten; *observationes* 65, 127, 185, 223, 293, 377f., 481
Curio, Georg (Georg Kleinschmidt) (1498–1556) 65

da Monte, Giovanni Battista (1489–1551) 25, 44, 52f., 58, 60, 62–64, 66–69, 71, 174, 244, 257f., 271–273, 286, 299, 312, 321, 336, 349, 378, 476
Dämpfe, schädliche (*vapores*) 54, 138–140, 149, 167f., 203, 249, 272f., 279, 284, 313, 319, 322, 326, 332–334, 363, 367, 441, 507, 511, 517
Darm 51, 88, 130, 138, 144, 188, 190, 192, 257, 262, 265, 490, 511
Destillate *siehe auch* Quintessenzen 355, 359, 361, 505
Diagnose, retrospektive 241, 278, 327, 335
Diätetik 3, 48, 54, 67, 151–154, 160, 185, 202, 205–213, 249, 259, 300, 323f., 341, 346, 364, 370, 417f., 430, 462
Dichtkunst 27, 35f., 46, 95–99, 101, 103, 110, 113f., 392, 415, 422, 518
Disputationen 92f., 96, 116, 517
Dreckapotheke 253, 261, 269f., 302, 306, 353, 502, 517
Dreitagesfieber (*tertiana*) 62, 68, 175, 194, 221, 231, 236, 380, 391, 487, 495, 499, 519

Einhorn 369, 488, 491
Eintagsfieber (*febris ephemera*) 228f.
Ellenbog, Ulrich 23, 30, 32
Emotionen 93, 112, 151, 153f., 207, 230, 273, 276, 283, 335f., 342, 421, 442
Empfängnisverhütung 338
Empirie 5, 59, 79, 118, 120, 224, 239, 348–400, 504, 506, 516

Empyeme (Eiteransammlungen in der Lunge) 62, 69, 174, 216, 244, 479
Epilepsie *siehe* Fallsucht
Erasmus von Rotterdam (1466–1536) 23, 113, 254, 261
Erastus, Thomas (1524–1583) 100, 108, 304 f., 355, 357, 514, 517, 519
Ernährung *siehe auch* Diätetik 49 f., 130–133, 137, 139, 144, 152 f., 166, 193, 208 f., 230, 240, 250, 257–259, 300, 321, 323–325, 341, 357, 381, 440 f., 489, 507
Essig 200, 217, 236, 249, 273, 305, 307, 314, 342, 380, 457
Ethik, ärztliche 10, 79, 245, 371–375, 404, 431, 435, 449, 459, 471, 476–479, 485
Ethnographie 111–113
experimenta 174, 185, 274, 306, 310, 352 f., 358, 439, 500, 503, 505

facultates 49, 152 f., 287
Fallgeschichten *siehe auch observationes* 71, 91, 106, 125, 127, 129, 149 f., 155, 224, 241, 286, 334, 349, 375–378, 383, 423, 427, 465, 478, 495, 509
Falloppia, Gabriele (1523–1562) 60, 70, 72, 74–77, 82, 87–90, 199, 214, 239, 247, 266, 268 f., 276, 279, 290, 318, 362, 375, 383 f., 504
Fallsucht (*epilepsia*) 20, 54, 116, 129, 149, 157 f., 163, 213, 224, 253, 270–274, 290, 312–315, 329, 337, 351, 358, 469, 473, 518
Farragines poematum 400
Faulfieber (*febres putridae*) 228 f.
Fäulnis 68, 137, 139, 142 f., 188, 194, 230, 232, 236, 240, 265, 321, 356, 366, 373
Fehlgeburt 341
Ferdinand I., Kaiser (1503–1564) 194, 241, 371, 385
Ferdinand II., Erzherzog (1529–1595) 5 f., 8, 100, 140, 181, 198, 201, 213, 233, 254 f., 280, 284 f., 288, 301, 306, 310, 356, 359, 399 f., 413 f., 421, 430, 456, 483
Fernel, Jean (1497–1558) 42, 47, 55, 116 f., 193, 227, 248 f., 271 f., 359, 383
Ferrara 1, 24, 58, 65, 71, 78, 85, 90 f., 93, 108, 174, 176, 180, 248, 312, 351, 378
Fieberhitze 139–141, 152, 165, 227, 229 f., 233–237, 440, 472, 503
Fieberkrankheiten 3, 44, 52 f., 56, 62, 67, 69 f., 116, 132, 139–141, 147, 149, 157, 161, 166, 179, 181, 193 f., 198, 203, 208 f., 221, 224, 226–240, 245, 267, 282, 312 f., 316, 322, 326, 353, 361, 379 f., 440 f., 443 f., 452, 458 f., 469, 483, 491, 503, 506, 514–516, 519
Finzel, Hiob (Iobus Fincelius) (um 1529–1589) 11, 28, 128, 148 f., 160, 197, 221, 225, 228 f., 311, 330, 334, 343, 345 f., 408, 411, 425–428, 434–437, 445 f., 510
Fleisch 137, 191, 208, 249, 300, 364, 473
Flüsse 132, 134 f., 140, 170, 200, 248–250, 257, 295, 303, 367, 417, 441, 454
foetor (Mundgeruch) 480
Foreest, Pieter van (1521–1597) 63, 91, 128, 149, 169, 377, 383
Fracanzano, Antonio († um 1567) 40, 44, 52 f., 60, 63, 65, 67, 69–71, 74, 79, 82 f., 161, 179, 191, 228, 232, 235, 239, 245, 251, 281, 289–291, 293, 318, 320, 323, 327, 331 f., 341–343, 346, 378
Fracastoro, Girolamo (1478–1553) 286, 292, 294, 299
Franzosenkrankheit (*morbus gallicus*) 44, 52, 64, 120, 134, 142 f., 161, 171, 189, 196 f., 221, 224, 250, 281, 285–302, 354, 356, 438, 452, 467, 494 f., 505
Frauenheilkunde 44, 52, 76, 137, 145, 224, 313, 317, 319 f., 324
Frigimelica, Francesco (1491/92–1558) 60, 70
Frühneuzeitliche Ärztebriefe (Würzburger Akademieprojekt) 11, 14, 28, 103 f., 403, 411
Fuchs, Leonhard (1501–1566) 47, 55, 80, 116 f., 197, 261

Gabentausch 105 f.
Galen 20 f., 23, 41–43, 46–48, 53, 55–57, 72, 75, 79, 87, 89, 93, 116, 120, 126, 146 f., 162, 174, 196 f., 213, 219, 227, 263, 267, 305, 317 f., 323 f., 331–333, 349, 351, 358, 362, 367, 389, 475, 480, 508, 518
Galileo, Galilei (1564–1641/42) 24
Galle, gelbe und schwarze 48, 51, 112, 125, 130, 140, 142, 144, 146, 166, 174, 194, 196, 229, 231, 257, 263, 272, 278–280, 365 f., 389, 417, 514
Gallensteine 183, 257, 385 f., 389
Gallo, Andrea († 1560) 37, 84, 88, 104, 132, 138, 140, 156–158, 170, 173, 180–183, 187 f., 190, 194, 196, 201, 210, 212 f., 226, 231, 234, 236 f., 240, 246, 251 f., 255, 257,

259f., 262, 267–269, 273, 277, 280, 284, 288, 292f., 295, 299, 301f., 306, 312, 315, 325, 331f., 341, 344, 352f., 359, 364, 373, 380, 385, 399f., 412, 415, 420, 424, 426, 438, 456, 458, 460, 479–481, 484, 499, 516, 519
Gärten, botanische 81–84, 106
Gasser, Achilles Pirmin (1505–1577) 100, 109f., 486
Gebärmutter 55, 71, 75f., 89, 136–138, 140, 161, 168, 183, 195f., 199, 204, 212, 230, 258, 264f., 272, 313, 317–326, 328, 330–332, 334, 338f., 341–343, 345f., 417, 440, 452, 454f., 466, 470, 511
Gebärmuttererstickung 138, 148, 160, 169, 224, 321f., 327–336, 338, 345, 470, 507
Geblüt 135f., 138–140, 147, 149, 176, 193–196, 236, 251, 263, 293, 324, 364, 366f., 388f., 417, 507
Geburtshilfe 202, 342–347, 491
Gegengifte 370
Geheimmittel *siehe auch experimenta* 332, 352–354, 358, 365, 368, 417, 421, 439, 500, 503
Gehirn 20, 49–51, 130, 145f., 154, 187, 208, 249, 271–273, 276–278, 284, 332, 364, 417, 455, 507
Gelbsucht 173, 196, 221, 253, 353, 499, 503
Gelehrtenrepublik 8, 94f., 99, 101–103, 105, 107
Gelenkleiden 44, 54, 134, 195, 204, 247f., 251, 253
Genitalien 76, 145f., 288, 296, 332
Geschwülste 67, 70, 89, 120, 200, 214, 263–265, 290, 315, 386, 479, 507
Geschwüre 57, 67, 89, 119, 145, 165, 205, 214, 216f., 243–245, 251, 257, 263f., 279f., 286, 288f., 293, 298f., 302, 315, 319, 387, 410, 444, 447, 466f., 486, 488, 494f., 504
Gessner, Conrad (1516–1565) 86, 91, 100, 109, 114, 319, 362f., 367, 422
Gestank 29, 188, 243f., 387, 473, 488f., 502
Gicht *siehe auch* Podagra 221, 224, 226, 247–254, 259, 305, 358f., 475
Gichter (Krampfanfälle) 226, 275, 313
Gift 64, 152, 212, 239f., 251, 263, 272, 284, 322f., 330, 333f., 351, 353, 359, 363f., 369–375, 383, 498
Gleichgewichtslehre 10, 56, 126, 145f., 149, 223, 279, 388, 508

gonorrhoea siehe Samenfluss, unwillkürlicher
Guayak 83, 250, 294f., 299, 301f., 387, 438

Haarausfall 161, 242, 285, 289
Haare 144, 173, 203, 274, 290, 301, 315, 371, 417, 493, 514
Habitus, gelehrter 9, 94, 83–121
Habrecht, Isaac (1589–1633) 47, 117
Hajek, Thaddeus (1525–1600) 252, 483
Hämorrhoiden 90, 145, 205, 322, 326, 380
Harnschau 10, 63, 65, 67f., 116, 120, 131, 163–171, 173, 176f., 179, 233f., 237f., 256, 280, 288, 294, 340, 366, 380, 403, 427, 429, 436, 452–455, 464, 507
Hausbesuchspraxis 64, 68, 125, 404, 427, 435, 468, 494
Hausmittel 260, 262, 311, 435, 438, 486–491, 503, 510
Haut 51, 56, 67, 70, 119, 144, 152f., 176, 181, 200–203, 228, 233, 236, 253, 256, 263, 265, 279, 288f., 294f., 298, 305, 314, 318, 333, 385, 388, 417, 461, 473, 476, 490, 493f., 503
Hautausschlag 196, 287f., 301, 312, 315, 472
Hebammen 29, 202, 311, 342–345, 405, 466
Heilbäder 204f., 248, 261, 294, 369, 387, 468
Heilerfolge 57, 349, 353, 357, 400, 439, 500, 504
Heilpflanzen 1, 70, 79–83, 185, 358, 393
Heilsegen 350, 358, 514
Herbarien 82, 106
Herz 49–51, 76, 112, 138–140, 154, 179, 227, 232, 234, 258, 277, 284, 330–333, 336, 448, 519
Herzzittern (*tremor cordis*) 157, 178, 188, 333, 400, 417, 430
Hexerei 512–517
hiera picra 187, 191, 197, 316, 457, 459
Hildebrand (erzherzoglicher Hofchirurg) 182, 216f., 243, 264, 273, 282, 293, 299, 306f., 315, 386f., 495
Hippokrates 20, 24, 41–43, 46, 57, 93, 102, 116, 120, 151, 156, 172, 174, 206–208, 210, 212f., 219, 242, 244, 249, 257, 271, 305, 317f., 320, 338, 341f., 348f., 358, 367, 375, 377, 442, 449, 476f., 508
Historiographen, ärztliche 109–111
Hoddeiovinus (Hodiejowsky von Hodiejowa), Johannes (1496–1566) 36, 98, 296, 299, 399f., 422

Homöopathie 261, 367f., 525
Honorare 408, 445–449
Humanismus 1, 8, 36, 42f., 79, 94f., 97, 99, 101–105, 108–110, 113, 118f., 249, 254, 317, 349, 377, 390, 392, 422, 476, 508
humidum radicale 227, 242
Husten 56, 144, 149, 212, 216, 229, 241f., 246, 315, 381, 386, 458, 479, 485, 487, 502
Hypochondrie 284, 334, 525
Hysterie 328f., 334, 336, 391

Impotenz 211, 467, 513f.
Infektion 141, 197, 210, 242, 263, 292f.
intemperies (Qualitätenungleichgewicht) 56, 80, 125, 146f., 149, 188, 223, 268, 330, 508
Irrtümer, ärztliche 4, 79, 128, 169, 190, 218, 238, 252, 278, 340, 434, 441, 443f., 462–464, 469
Ischias (*sciatica*) 148, 249, 251, 253, 353, 499, 504

Jena 28, 33, 58, 149
Johanniskraut 351, 513, 517
Joubert, Laurent (1529–1582) 339, 477
Jungfernhäutchen (*hymen*) 76
Jurisprudenz 29f., 39, 115

Kalender 25, 155
Karlsbad 205, 261, 294
Kasuistik *siehe auch* Fallgeschichten 350, 375f., 393
Katarrh 52, 54, 134, 145, 148, 160, 167, 221, 229, 243, 249, 283, 304, 366, 381, 385, 441, 444, 451, 493, 502, 507, 517, 525
Katheter 255, 259f.
Kauter (Brenneisen) 90, 219, 285, 307, 315, 495
Keller, Georg († 1603) 24, 30–32, 39f., 86, 91
Kinder 50, 202, 219, 226, 233, 239, 255, 260, 270, 273, 283, 293, 311–316, 425, 469, 479, 487, 502
Klientel, ärztliche 12, 402, 413, 423f., 427, 499
Klistiere 142, 191, 219, 362, 460f., 469, 480, 490
Knochen 50, 72, 75f., 120, 288, 299, 305
Koliken 138, 166, 211, 239, 255, 257, 273, 387, 420, 460f., 480, 501, 517

Konsilien 60, 71, 127, 129, 206, 208–210, 223, 311, 367, 417, 430, 508
Kontagien (Ansteckungsstoffe) 54, 141–143, 244, 263, 291–293, 364, 507
Kopfschmerzen 52, 134, 140, 161, 192, 224, 233, 282, 285, 290, 295, 305, 312, 322, 332, 420, 487, 493, 503, 513
Krämpfe 55, 190, 226, 270–272, 274, 316, 387, 480, 487f.
Krankenhaus 62–64, 67f., 90, 190, 382, 387, 398, 405, 424, 470, 473
Krankenpflege 218, 468, 470–474
Krankheiten, angetane 63, 512f.
Krankheiten, erbliche 54, 242, 250, 260, 276
Krankheitsbegriff 128–130, 134, 160, 221–224, 279, 286, 452, 511
Krankheitsstoffe 10, 53, 68, 130–141, 144, 147–149, 152f., 160, 165–167, 173f., 176, 180, 183, 187–196, 200, 203, 216f., 221, 228f., 232, 234–237, 239f., 243, 245, 248–253, 256f., 260, 263, 269, 277, 279, 290f., 293–295, 300, 303, 305, 325, 330, 332f., 350, 370, 384, 388, 452, 459, 463f., 472f., 488f., 493, 507f., 510–512
Krätze 62, 142f., 232, 242, 294, 312, 315, 364
Kräuterbücher 80, 106, 366
Krebs 67, 221f., 263–265, 319, 325, 385f., 391, 474, 476
Krisenlehre 144, 203, 237f., 292, 464

Lähmung 52, 59, 208, 221, 275, 277f., 364, 475
Laienheiler 3, 53, 119, 128f., 131, 135, 137, 169f., 172, 184f., 248, 251, 260, 266, 269, 295f., 298, 302, 304, 306, 322, 334, 340, 389, 393, 398f., 447, 453, 486, 495–501, 503–505, 510
Laienheiler, jüdische 20, 170, 293, 296, 467, 505
Laienkultur, medikale 134, 158, 224, 239f., 246, 252, 276, 331, 350, 397, 452, 486, 502–520
Landbevölkerung 20, 133, 169f., 175, 253, 353, 424, 426, 435, 512
Landi, Bassiano († 1562) 33, 47, 146
Lange, Johannes (1485–1565) 91, 108, 216, 495, 517
Laqueur, Thomas, one-sex model 317–319

Lebensgeist (*spiritus vitalis*) 50f., 69f., 76, 152–154, 174, 179, 228, 342, 345, 417, 525
Lebenswärme (*calor innatus*) 21, 49–51, 67, 69f., 131f., 139f., 152f., 165f., 168, 187f., 211, 227, 240, 259, 315, 317, 319, 321, 342
Leber 51, 54, 70f., 77, 112, 130, 132–134, 136f., 139, 144, 146–148, 151, 165, 168, 176, 183f., 192, 195f., 204, 207, 211, 258, 263, 265, 267f., 280, 293, 366, 380f., 384–389, 417, 438, 440f., 454, 498, 507
Lehner, Ulrich 31, 35f., 84, 104, 128, 140, 157, 162, 165f., 179f., 188, 190f., 194f., 202, 211, 216, 235, 237, 249–252, 259, 275, 283f., 289, 311, 320, 324, 331f., 341, 352f., 369, 400, 424, 426, 440, 466, 478, 480, 483f., 499, 513
Leibärzte 1, 54, 95, 100, 157, 170, 173, 353, 356f., 367, 374, 410–422, 424f., 438, 485, 509
Leipa (Česka Lipa) 1–3, 5, 34, 36f., 105, 131, 137, 233, 260, 273, 306, 315, 346, 363, 399f., 499, 502f., 505, 514
Leoniceno, Niccolo (1428–1524) 108, 291, 442
loci communes 113–119, 156, 223, 376, 390–393
Loxan, Katharina von († 1580) 175, 199, 266, 303
Luft 48, 50, 54, 110, 142, 151, 158, 200, 207, 231f., 237, 314, 417, 454, 464, 473, 479, 502
Lunge 51, 62, 71, 76, 130, 135, 174, 176, 192, 196, 216, 229, 241, 243–246, 265, 267, 284, 314, 366, 384, 387–389, 417, 441, 454, 479
Lykanthropie (Werwolfwahn) 279

Magen 44, 51f., 54, 71, 130–138, 140, 142, 144, 146–148, 152, 167, 170, 172, 183, 187–189, 192, 197, 200, 204f., 207–209, 211, 232, 236, 250, 257–259, 263–265, 326, 357, 368, 371, 381, 385–388, 440f., 451, 454–456, 458, 507
Magie 246, 274, 306, 350, 509, 512, 514–520
Manardi, Giovanni (1462–1534) 108, 156, 253, 295, 442, 476
Manna 187, 191
manus Christi (Zuckerverreibung) 187, 260, 456, 502

Masern 181, 312, 440f., 472
Masturbation 4, 210f., 213, 259, 380
Mathematik 22, 24, 27, 36, 155
Mattioli, Pietro Andrea (1501–1577) 1, 60, 79–81, 84, 100, 103, 105f., 109, 111, 157f., 172, 181, 183, 191, 195–197, 199, 216, 229, 236, 238, 244, 246, 249f., 255, 258, 261, 266, 269, 281, 283, 285, 290, 295, 297, 299–303, 306, 313, 315, 320, 333, 345, 352–354, 356f., 360f., 363f., 366, 371–374, 380, 385, 400, 412f., 415, 419, 424, 426, 438, 442f., 450, 457, 460, 464, 467f., 480, 483f., 495, 512f.
Maximilian I, Kaiser (1459–1519) 211
Maximilian II, Kaiser (1527–1576) 158, 178, 238, 280, 400, 430, 499
Medizinstudium 24f., 28, 30, 32, 39, 45, 57f., 60, 64f., 74, 81, 83, 94, 96, 98f., 102, 115, 117f., 136, 225, 232, 235, 237, 251, 311, 320, 343, 351f., 377, 390
Melancholie (Krankheit) 52, 140, 175, 194, 213, 224, 271, 278–285, 334, 348, 366, 417, 525
Melanchthon, Philipp (1497–1560) 26, 101, 115, 254, 415, 485
Menstrualblut 63, 149, 195, 272, 322–326, 333
Menstruation 59, 145, 157, 161, 184, 189, 196f., 200, 210, 212, 224, 230, 249, 258, 263, 282f., 320–327, 333, 338, 346, 363, 440, 452f., 459, 465f.
Mercuriale, Girolamo (1530–1606) 24, 46, 58, 116, 320
Methode, ärztliche 13, 25, 46, 48, 53, 57, 60f., 367, 378, 381, 393, 420, 506
Milch 50, 270, 282, 292, 312, 316, 319, 327, 346f., 417, 452
Milz 51, 63, 70f., 130, 136f., 142, 148, 183f., 195, 204, 258, 268, 270, 278, 280, 315, 366, 380, 388, 441, 454, 479, 505
Mitesser 314
Mitis, Thomas (1523–1591) 36, 97f., 105, 111, 162, 204
mittelalterliche Medizin 19, 22f., 41, 60, 85f., 127, 143, 214, 227, 246, 271, 279, 294, 349, 410, 494
Montpellier 22f., 29–31, 33, 39f., 58, 61, 65f., 71, 78, 82, 84f., 91, 93, 95, 180, 320, 348, 382, 426, 477, 497
Mundgeruch (*foetor*) 243, 289

Musa Brasavola, Antonio (1500–1555)   24, 58, 65, 71, 90, 93, 174, 312, 321, 351, 378, 442
Musik   22, 27f., 36, 207, 281

Nabelverstürzung   224, 503, 515
Nasenbluten   145, 174, 196, 200, 326, 341, 500, 515
Naturheilkraft   196, 234, 236, 238f., 301, 464, 512
Naturkunde   25, 100, 105f., 114, 118, 120, 376, 390–392, 421
Naturphilosophie   20, 22, 48, 72
Natio germanica artistarum (Padua)   32
Neefe, Johann (1499–1574)   33, 76, 86, 105, 195, 205, 262, 295, 324, 332–334, 352, 409, 413, 415, 465f., 490, 499
Nerven   49f., 204, 210, 213, 217, 249f., 252, 273, 305, 328, 387, 417, 507
Nieren   51, 93, 131, 139, 161, 210, 234, 241, 251, 257f., 260, 268, 387, 389
Niesen   192
Nieswurz   79, 105, 273, 364, 461

observationes siehe auch Fallgeschichten   71, 91, 106, 125, 127, 129, 149, 155, 185, 223f., 241, 286, 311, 322, 334, 349f., 376–378, 380f., 383, 423, 465, 478, 481, 495, 509
Ohnmachten   88, 189, 199, 221, 270, 280, 284, 329, 331, 333f., 379
Ohrensauen (*tinnitus*)   134, 285, 290, 295
Opium   54, 239, 251, 282, 306, 315, 375, 435, 457, 462, 480
Orgasmus, weiblicher   339
Ospedale di San Francesco (Padua)   62f., 163

Padoani, Elideo (fl. um 1540)   58, 63, 71, 90, 142, 378
Palliativbehandlung   53f., 185, 462, 475f., 480
Palm, Georg (1543–1591)   423
Paracelsismus   10, 101, 126, 136, 146, 171, 350, 354–368, 389
Paracelsus (Theophrastus Bombastus von Hohenheim (1493–1541)   85, 91, 216, 354, 356, 358f., 363–367, 495, 502
Parazentese   87, 269
Paré, Ambroise (1510–1590)   91, 372
Paris   22, 31, 34, 39f., 65, 78, 372
Pereira, Gómez (1500–1567)   239

Pest   30, 40, 54, 109f., 143, 193f., 203, 232, 236, 242, 285, 354, 356, 358, 364, 370, 405, 502, 511, 518
Pharmazeutik   80, 83, 95
Philonium   260
Philosophie   20–23, 25f., 393, 506
phlegma   48, 131, 133, 139, 232, 257
Phlegmone   55, 90
phthisis siehe Schwindsucht
Placebowirkungen   368, 519
Planerio, Giovanni (1509–1600)   110
Platter, Felix (1536–1614)   32, 78, 82, 84, 93, 102, 110, 189, 325, 377, 398, 427, 497
plethora   149, 193, 277, 324
Pleuritis (*pleuresia*)   56, 63, 70, 149, 157, 161, 193, 196, 384
Pocken   291, 312
Podagra *siehe auch* Gicht   53, 149, 190, 195, 204, 221, 224, 226, 247–254, 258–260, 358, 491, 500
Posthius, Johannes (1537–1597)   95, 180, 383, 518
Praxisjournale   11f., 94, 128, 148, 160, 197, 225, 229, 311, 330, 366, 376, 423–426, 428, 435, 437, 445f., 509
Prechtl, Ambrosius (1533–1569)   118
Prognose   56, 70, 179, 369, 380, 430, 442, 444, 459, 473f., 477f., 480f.
Promotion   1, 20, 24, 31f., 39f., 85, 93f., 96
Prosopographie, ärztliche   40, 407
Prostituierte   74, 113, 288, 291, 337f., 467, 480
Pulsdiagnose   65, 67–70, 116f., 120, 153, 177–180, 198, 213, 234, 333, 371f., 379, 436, 485
Purganzien   116, 158, 161, 187–193, 196f., 205, 238, 252, 268, 295, 322, 327, 451, 457, 461, 463, 497, 503, 505

Qualitätenlehre   10, 20, 48, 56, 68, 79, 126, 145f., 149, 192, 208, 223, 294, 350, 359, 511
Quecksilbertherapie   294–298, 301f., 310, 463, 467, 518
Quintessenzen   236, 359, 361, 488

ratio   48, 53, 262, 284, 393
Ratzenberger, Caspar (1533–1603)   83, 106, 307
Redensarten   112, 153, 239f., 398, 420, 435

Regimina *siehe auch* Diätetik 209, 417
Reichart, Zeno 30, 292
Reinesius, Thomas (1587–1667) 28
Reinhold, Erasmus (1511–1553) 116f.
Religion 39, 99, 101, 104, 114, 143, 155, 179, 218, 275, 281f., 336, 415, 438f., 444f., 449, 474, 477, 480, 484f., 514, 516, 519
Rezeptbücher 489f.
Rhabarber 173, 187, 191, 269, 359
Rhazes / al-Rāzī (854–925) 43f., 52, 57, 235, 277, 285, 311
Rheticus, Georg Joachim (1514–1574) 354, 358
Rhetorik 22, 27, 113
Rondelet, Guillaume (1507–1566) 58, 78, 95, 320
Rotlauf 149, 196, 250
Ruhr (*dysenteria*) 129, 142f., 210, 235, 480f., 491

Säfte 10, 48, 54, 56, 76, 116, 125f., 136, 139f., 145f., 149, 158, 165, 191–194, 203f., 210, 229f., 232, 263, 278, 281, 294, 319, 341, 350, 357, 359, 366, 388, 508, 511
Salbei 253, 503
Salsaparilla 197
Samen, weiblicher und männlicher 76, 106, 138, 145, 149, 210–213, 286f., 293, 337–339, 354, 371, 417, 468
Samenfluss, unwillkürlicher (*gonorrhoea*) 89, 145, 210f., 286–288, 292, 294, 327
Sarego, Alessandro (fl. um 1550) 74
Säuglinge 270, 273, 282, 311f., 314–316, 339, 346, 425, 452, 487
Scham 167, 169, 300, 323, 465–468, 493
Scharbock (*scorbutus*) 142, 221f., 391, 417
Schärfen 140, 149, 165, 193, 198, 210, 243, 262f., 279, 281, 303, 316, 341, 381
Schedel, Hartmann (1440–1514) 85, 109, 402, 423, 428
Scheintod 330
Schentigar, Johannes († 1554) 35, 97, 104, 111, 499
Schlaf 151f., 203, 207–209, 503
Schlaflosigkeit 290, 480, 518
Schlagfluss (*apoplexia*) 59, 221, 224f., 245, 272, 275–278, 441, 478
Schleim 10, 20, 48, 125, 131–141, 144, 147, 149, 162, 165–168, 173–177, 188f., 192, 213, 229, 232, 242f., 248, 257f., 260, 271–273, 276, 294, 298, 327, 366f., 417, 454f., 463, 469, 489, 491, 511
Schmerz 55, 71, 88, 161, 165, 191, 196, 200f., 213, 217, 219, 230, 247–249, 251, 254f., 257, 260, 262, 264, 287, 289f., 298f., 302–304, 306–308, 312, 314, 316, 326, 331, 336, 342f., 346, 354, 365, 381, 386f., 448, 458, 460–462, 464, 473, 475, 480, 490, 512, 516, 519
Schröpfen 29, 155, 200–202, 214, 250, 302, 305, 332, 346f., 417, 493, 502
Schulbildung 21, 34, 94, 96, 103, 113
Schurff, Augustin (1495–1548) 45, 53, 78
Schwangerschaft 75, 117, 131, 162, 283, 313, 320, 323f., 337–341, 346f., 503
Schwartz, Johann (fl. um 1550) 30–32, 34, 39, 78, 397, 413f.
Schweiß 51, 56, 131, 144, 189, 194, 202f., 205, 221, 237, 241f., 250, 254, 278, 294, 297, 300, 371f., 469, 493, 503
Schwindel 170, 275, 290, 332, 380, 461
Schwindsucht (*phthisis*) 54, 62, 69, 142f., 174, 221, 224, 229, 232, 240–246, 264, 474, 476f., 479f.
Schwitzbäder 203, 493
Seele 22, 49, 51, 359, 443, 483f.
Seelengeist 50f.
Seelenvermögen 21, 49
Selbstbehandlung 486–491
Senna 190f., 503
Sennert, Daniel (1572–1637) 32, 40
Seuchen *siehe auch* Pest *und* Kontagien 40, 141, 152, 370, 373
Sexualität 4, 76, 112, 182, 206, 210–213, 273, 285, 287f., 291–293, 300, 327, 337f., 342, 380, 467f., 493f.
Siegelerde (*terra sigillata*) 284, 373
Skorbut *siehe* Scharbock
Solenander, Reiner (1524–1601) 412
Spach, Israel (1560–1610) 115, 319
Span, Laurentius (1530–1575) 95, 98, 111, 414
Spezifika 185, 223, 246, 274, 351, 359
spiritus animalis siehe Seelengeist
spiritus vitalis siehe Lebensgeist
Stadtärzte 21, 25, 29, 86, 91, 95, 100, 114, 118, 148, 154, 220, 308, 377, 383, 397, 402–408, 410f., 414, 425, 428, 446, 498
Stammbücher 99–102
Steinleiden 89, 135, 140, 149, 161, 168, 191, 213, 217, 219, 224, 251, 254–262, 284,

342, 361, 365, 379f., 385, 387f., 413, 430, 459, 474
Steinschnitt   214, 262
Stillen   313, 323, 346, 354, 452
Stipendien   30, 33, 86, 91
Strobelberger, Johann Stefan (1593–1630)   65, 82, 84
Stromer, Heinrich (um 1476–1542)   28
Studienratgeber   45f.
Studium   3, 23, 29–92
Stuhlgang   51, 136, 160, 175, 210, 258, 281, 312, 368, 465, 473, 480, 489
Stuhlschau   171–173, 176, 191, 469
Sylvius, Jacobus (1478–1555)   22, 42
Symptome, pathognomonische   56, 271
Syphilis *siehe* Franzosenkrankheit

Tartar   136, 357, 389
Temperament   48, 61, 67, 143, 145, 166, 202, 208, 279f., 366, 370
Terebinth   250, 260
Theologie   29f., 39, 115
Therapie, kurative   47, 54, 235, 246, 474, 476
Theriak   84, 498, 502
Thurneisser, Leonhard (1531–1596)   305, 367, 417, 419–421, 429, 449
Tieranatomie   75, 78, 389
Tod   226, 242, 275, 311, 330, 444, 471, 474, 476, 481–485
Toxites, Michael (1514–1581)   354, 363f., 366
Transpiration, nicht wahrnehmbare   144, 152
Träume   4, 162, 212f., 276, 381, 517f.
Tremenus, Ludovicus (fl. Mitte 16. Jhd.)   104, 197, 216, 234, 237, 288, 353, 362, 437
Trient   37, 66, 99, 111, 198, 212, 219, 240, 260, 303, 306, 386, 397, 500
Trincavella, Vettore (1498–1563)   40, 44, 52, 58–61, 65, 67f., 70, 89, 205, 211, 224, 228, 230, 232, 234, 238, 267, 280, 284, 291, 294, 321f., 379, 429, 478, 504
Tübingen   65, 86, 308, 397
Tumoren *siehe* Geschwülste

Umschläge   203, 237, 250, 489
unheilbar Kranke   53, 358, 440, 474–481
Unreinheit   10, 29, 120, 130, 133–135, 137–139, 142, 144f., 148, 162, 165, 168, 171, 173, 194, 204, 237, 253, 264, 287, 292, 295, 300, 321–324, 327, 364, 451f., 466, 493, 507f., 510f.

Unterricht am Krankenbett   57–71
Untersuchung, körperliche   10, 67, 69–71, 136, 180–184, 266–268, 466
Ursachenlehre   54–56, 60f., 116, 129, 137, 145, 151, 226, 393

Vadian, Joachim (1494–1551)   33, 95, 413
Valleriola, François (1504–1580)   117
Vater-Sohn-Beziehung   31, 34f., 437
Venedig   40, 53, 64, 66, 81, 85, 143, 190, 497
Verhärtungen   136, 180, 184, 204, 388, 476
Verkochung   51, 80, 130–136, 139, 144, 147f., 152, 165–167, 188, 202, 207, 238, 240, 248, 250, 257–259, 321, 325, 381, 459, 507f.
Verschleimung   131–133, 135, 138, 161, 166, 258
Verstopfungen   54, 63, 70, 132, 135f., 138f., 144f., 147–149, 160f., 168, 176, 180f., 183, 188f., 192, 195f., 211, 221, 230, 236, 239, 258, 263, 267f., 270–273, 276f., 324, 326, 366f., 380f., 388, 417, 441, 454, 479, 507f.
Vesal, Andreas (1514–1564)   66, 70, 74, 77
Viertagesfieber (*quartana*)   160, 221, 231f., 234, 238f., 366, 412, 475, 516
Volksmedizin *siehe* Laienkultur, medikale
Vorlesungen   3, 24, 33, 40–45, 47, 52, 57, 59, 61–63, 66f., 72, 75, 80, 86f., 91–93, 107, 125, 146f., 154, 163, 228, 248, 291, 311, 320, 323, 351, 508
Vorlesungsmitschriften   4, 43, 45, 58, 80, 284, 291, 376

Wacholder   253, 503–505
Wahnsinn   278–284, 513
Wassersucht   59, 62, 67, 69, 88, 129, 134, 154, 175, 182–184, 196, 204, 221, 224, 253, 264–269, 358, 364, 369, 385f., 389, 391, 440, 474, 477, 479f., 488, 505, 507
Wechselfieber   179, 231–233
Wechseljahre   161, 325f.
Weckerlin, Caspar (1580–1616)   117, 381
Wein   35, 136, 152, 187, 208f., 236, 249, 259, 273, 287, 305f., 342, 344–346, 380f., 408, 412, 420, 446, 457, 466, 498, 501
Welser, Anna (1507–1571)   132, 158, 172, 217, 264, 301, 316, 487
Welser, Philippine (1527–1580)   167, 189, 199, 205, 269, 285, 316, 329, 361, 472, 488

Weyer, Johannes (1515–1588)   412, 514, 519
Wild, Stefan (1495–1550)   250
Wilde, Simon (um 1520–1560)   28, 65
Willenbroch, Johannes   54, 132, 136, 157f., 170, 173, 179, 181, 183, 197, 199, 220, 242, 246, 248, 269, 272f., 281f., 320, 346, 351, 354, 356f., 359, 387, 389, 415, 420f., 426, 439, 458, 463, 480, 513
Winde (*flatus*)   68, 138, 203, 257, 266, 312, 357, 467
Wittenberg   3, 32, 40, 45, 53f., 65, 78, 99, 149
Witwen   169, 212, 326, 413, 470
Wochenbett   195, 282f., 320f., 338, 345–347, 513
Wochenbettpsychose   282
Wochenfluss (*lochiae*)   230, 282, 346
Wolff, Heinrich (1520–1581)   180
Wundbehandlung   89f., 199, 216–218, 386, 514
Würmer   44, 162, 172, 232, 273, 312f., 362, 440, 451, 469, 490, 503

Ysop   503

Zabarella, Jacopo (1533–1589)   24f.
Zähne   72, 142, 192, 243, 298, 302–308, 318, 417, 441, 458, 487
Zahnheilkunde   302–307
Zahnschmerzen   37, 302–307, 310, 516, 519
Zahnwurm   304
Zehrfieber (*febris hectica*)   56, 228f., 242, 245, 264, 385, 475
Zeitmessung   198, 298, 473
Zichorie   197, 456, 503
Zinn, Johann Konrad (1571–1636)   92
Zunge   144, 173, 181, 190, 195, 235, 289, 298, 372, 444
Zürich   25, 33, 86, 398, 448, 495
Zwinger, Theodor (1533–1588)   33, 100, 115, 117, 224, 421